5ª Edição

NEUROCIÊNCIA
Fundamentos para a Reabilitação

LAURIE LUNDY-EKMAN, PhD, PT

Professor Emerita of Physical Therapy Pacific University
Hillsboro, Oregon

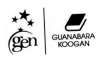

© 2019 Elsevier Editora Ltda.

Todos os direitos reservados e protegidos pela Lei 9.610 de 19/02/1998.

Nenhuma parte deste livro, sem autorização prévia por escrito da editora, poderá ser reproduzida ou transmitida sejam quais forem os meios empregados: eletrônicos, mecânicos, fotográficos, gravação ou quaisquer outros.

ISBN: 978-85-352-9233-6

ISBN versão eletrônica: 978-85-352-9234-3

NEUROSCIENCE: FUNDAMENTALS FOR REHABILITATION, 5th Edition

Copyright © 2018 by Elsevier Inc. All rights reserved.
Previous editions copyrighted 2013, 2007, 2002, and 1998.

This translation of Neuroscience: Fundamentals for Rehabilitation, 5th Edition by Laurie Lundy-Ekman was undertaken by Elsevier Editora Ltda. and is published by arrangement with Elsevier Inc.

Esta tradução de Neuroscience: Fundamentals for Rehabilitation, 5th Edition, Laurie Lundy-Ekman foi produzida por Elsevier Editora Ltda. e publicada em conjunto com Elsevier Inc.

ISBN: 978-0-3234-7841-0

Capa
Monika Mayer

Editoração Eletrônica
Thomson Digital

Elsevier Editora Ltda.
Conhecimento sem Fronteiras

Rua da Assembleia, nº 100 – 6º andar – Sala 601
20011-904 – Centro – Rio de Janeiro – RJ

Av. Doutor Chucri Zaidan, nº 296 – 23º andar
04583-110 – Brooklin Novo – São Paulo – SP

Serviço de Atendimento ao Cliente
0800 026 53 40
atendimento1@elsevier.com

Consulte nosso catálogo completo, os últimos lançamentos e os serviços exclusivos no site www.elsevier.com.br

---

NOTA

Esta tradução foi produzida por Elsevier Brasil Ltda. sob sua exclusiva responsabilidade. Médicos e pesquisadores devem sempre fundamentar-se em sua experiência e no próprio conhecimento para avaliar e empregar quaisquer informações, métodos, substâncias ou experimentos descritos nesta publicação. Devido ao rápido avanço nas ciências médicas, particularmente, os diagnósticos e a posologia de medicamentos precisam ser verificados de maneira independente. Para todos os efeitos legais, a Editora, os autores, os editores ou colaboradores relacionados a esta tradução não assumem responsabilidade por qualquer dano/ou prejuízo causado a pessoas ou propriedades envolvendo responsabilidade pelo produto, negligência ou outros, ou advindos de qualquer uso ou aplicação de quaisquer métodos, produtos, instruções ou ideias contidos no conteúdo aqui publicado.

CIP-BRASIL. CATALOGAÇÃO NA PUBLICAÇÃO
SINDICATO NACIONAL DOS EDITORES DE LIVROS, RJ

L983n
5. ed.

Lundy-Ekman, Laurie
 Neurociência : fundamentos para a reabilitação / Laurie Lundy-Ekman ; [tradução Karina Carvalho] ... [et al.]. - 5. ed. - Rio de Janeiro : Elsevier, 2019.
 ; 28 cm.

Tradução de: Neuroscience : fundamentals for rehabilitation
Inclui bibliografia e índice
ISBN 9788535292336

1. Neurociências. 2. Sistema nervoso - Doenças - Pacientes - Reabilitação. 3. Medicina de reabilitação. 4. Fisioterapia. I. Carvalho, Karina. II. Título.

19-57336   CDD: 612.8
                           CDU: 611.8

Vanessa Mafra Xavier Salgado - Bibliotecária - CRB-7/6644

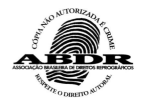

Revisão Científica e Tradução

Coordenação da Revisão Científica

Victor Hugo Bastos (Caps. 3, 5, 6, 8, 9, 12, 15, 20, 21, 24, 25, 26 e 28)
Fisioterapeuta (IBMR)
Especialista em Neurofisiologia (IBMR)
Mestrado em Motricidade Humana (UCB)
Doutorado e pós-doutorado em Saúde Mental (IPUB-UFRJ)
Pós-doutorando em Neurociências e Neurologia Clínica (Escola de Medicina - UFF)
Professor da graduação em Fisioterapia (UFDPar-PI)
Docente nos mestrados e doutorados: Ciências Biomédicas, Biotecnologia, RENORBIO (UFDPar-PI)

Revisão Científica

Ana Carolina Gomes Martins (Caps. 1 e 4, Caderno Zero)
Fisioterapeuta (UNIFESO)
Mestrado em Saúde Materno-Infantil pela Universidade Federal Fluminense (UFF)
Docente do Curso de Graduação em Fisioterapia do Centro Universitário Serra dos Órgãos (UNIFESO)

Nélio Silva de Souza (Cap. 17, Capa e Índice)
Fisioterapeuta pela UNIFESO
Especialista em Gerontologia e Geriatria Interdisciplinar (UFF) e Fisioterapia Neurofuncional do adulto (ABRAFIN)
Mestrado em Ciências da Reabilitação pela UNISUAM
Doutorando em Neurociências pela UFF

Silmar Silva Teixeira (Caps. 2, 7, 10, 11, 13, 14, 16, 18, 19, 22, 23, 27, 29)
Pós-doutorado pela Universidade Federal do Rio de Janeiro (UFRJ)
Doutorado em Saúde Mental pela Universidade Federal do Rio de Janeiro (UFRJ)
Mestrado em Ciências da Motricidade Humana pela Universidade Castelo Branco (UCB)
Fisioterapeuta
Professor efetivo e coordenador do Laboratório de Neuroinovação Tecnológica & Mapeamento Cerebral na Universidade Federal do Piauí (UFPI)

Tradução

Karina Carvalho (Caps. 4 a 8)
Doutorado em Biologia Humana e Experimental pela Universidade do Estado do Rio de Janeiro (UERJ)
Mestrado em Morfologia pela Pós-graduação em Biologia Humana e Experimental da UERJ
Bióloga pela UERJ

Luiz Claudio de Queiroz (Caps. 1, 2, 11 a 21)
Tradutor Técnico Inglês-Português

Marcella de Melo Silva (Caps. 9, 10, 22 a 24)
Graduada em Psicologia pela UERJ
Especializada em Tradução pelo Curso de Tradutores Daniel Brilhante de Brito

Sueli Basile (Cap. 3)
Tradutora Inglês/Português pelo Instituto Presbiteriano
Mackenzie e Cell – LEP

Tatiana Ferreira Robaina (Índice)
Doutorado em Ciências pela UFRJ
Mestrado em Patologia pela UFF
Especialista em Estomatologia pela UFRJ
Cirurgiã-dentista pela Universidade Federal de Pelotas (UFPel)

Vilma Varga (Caps. 25 a 29)
Tradutora e Médica Neurologista

Colaboradores

Catherine Siengsukon, PT, PhD
Associate Professor
Director of Brain Behavior Lab
Physical Therapy and Rehab Science Department
University of Kansas Medical Center
Kansas City, Kansas
Capítulo 7: Neuroplasticidade

Denise Goodwin, OD, FAAO
Professor of Optometry
Pacific University College of Optometry
Forest Grove, Oregon
Capítulo 4: Neuroimagem e Atlas de Neuroanatomia

Cathryn (Cathy) Peterson, PT, EdD
Professor
Department of Physical Therapy
University of the Pacific
Stockton, California
Capítulo 13: Motor System: Motor Neurons and Spinal Motor Function
Capítulo 15: Sistema Motor: O Cerebelo e as Vias Espinocerebelares
Capítulo 16: Funções Motoras e Psicológicas: Núcleos da Base

Apresentação

Como percebemos, sentimos emoções, nos movemos, aprendemos e lembramos? E quais são as doenças neurais comuns que afetam esses processos? A neurociência é a tentativa de responder a estas perguntas. No entanto, as respostas na neurociência não são estáticas; o conhecimento progride rapidamente. Esta quinta edição de *Neurociência: Fundamentos para a Reabilitação* reflete conceitos atualizados e pesquisas recentes. No entanto, o propósito original do livro permanece inalterado: apresentar informações cuidadosamente selecionadas, clinicamente importantes e essenciais para a compreensão dos distúrbios neurológicos encontrados pelos terapeutas. O *feedback* de alunos, clínicos e educadores indica que o livro é considerado excepcionalmente útil tanto para introdução à neurociência como para referência durante a prática clínica.

Este livro é único ao abordar questões de neurociência críticas para a prática de reabilitação física. Questões clínicas incluindo o tônus muscular anormal, a dor crônica, e o controle do movimento são enfatizados, enquanto os tópicos muitas vezes discutidos extensivamente em livros de neurociência, como a função de neurônios no córtex visual, são omitidos.

A obra tem cinco seções: Visão Geral da Neurologia, Neurociência no Nível Celular, Desenvolvimento do Sistema Nervoso, Sistemas Verticais e Regiões. A seção **Visão Geral da Neurologia** introduz neuroanatomia, distúrbios neurológicos, avaliação neurológica e neuroimagem. Na seção **Neurociência no Nível Celular** discute-se a variedade de células neurais, canais iônicos neuronais, potenciais de membrana, sinapses e mecanismos de aprendizado/memória. A seção **Desenvolvimento do Sistema Nervoso** cobre a embriologia do sistema nervoso e os distúrbios de desenvolvimento. Três sistemas compõem a seção de **Sistemas Verticais**: somatossensorial, autônomo e motor. O sistema somatossensorial transmite informações da pele e do sistema musculoesquelético para o cérebro. O sistema autônomo transmite informações entre o cérebro e os músculos lisos, as vísceras e as glândulas. O sistema motor transmite informações do cérebro para os músculos esqueléticos. Os distúrbios que afetam esses três sistemas são apresentados. A seção **Regiões** cobre o sistema nervoso periférico, região espinal, tronco encefálico e cerebelar, e cérebro.

Esta organização oferece ao aluno a oportunidade de aprender primeiro como as células neurais operam e depois aplicar esse conhecimento, desenvolvendo uma compreensão da neurociência dos sistemas. Na neurociência dos sistemas de aprendizagem, o aluno desenvolve familiaridade com marcos em todo o sistema nervoso que são revisitados na seção Regiões.

Desse modo, o livro é estruturado para que os capítulos subsequentes aproveitem a informação nos capítulos iniciais, e essa informação é desenvolvida mais plenamente e aplicada aos novos distúrbios clínicos no final do texto. Esta estrutura fornece um quadro para exame neurológico e avaliação: primeiro os sistemas envolvidos são identificados, e, em seguida, as regiões implicadas são identificadas.

A quinta edição foi completamente revisada. Os 29 capítulos desta edição refletem uma grande reorganização dos 19 capítulos da quarta edição, e são destinados a tornar o material gerenciável e memorizável. Os capítulos inteiramente novos nesta edição são:

Capítulo 3: Distúrbios Neurológicos e Exame Neurológico
Capítulo 4: Atlas de Neuroimagem e Neuroanatomia
Capítulo 23: Tonturas e Instabilidade

AS CARACTERÍSTICAS DIFERENCIADAS DESTE LIVRO INCLUEM

- *Histórias pessoais escritas por pessoas com distúrbios neurológicos.* Estas histórias dão o imediatismo da informação e uma conexão com a realidade que às vezes faltam nos livros acadêmicos.
- *Casos incorporados em alguns capítulos* que orientam os alunos no desenvolvimento de habilidades de raciocínio clínico diagnóstico
- *Notas clínicas contendo exemplos de casos* para desafiar os alunos a aplicar a informação à prática clínica
- *Perfis de doenças que fornecem um resumo rápido das características de distúrbios neurológicos comuns,* incluindo patologia, etiologia, sinais e sintomas, região afetada, demografia e prognóstico

MATERIAL DE TREINAMENTO

- **Atlas Colorido** de fotografias do cérebro humano com desenhos correspondentes.
- **Sumários de Capítulos, Introduções e Sumário Geral** esclarecem a organização de cada capítulo e reforçam tópicos importantes.
- **Notas Clínicas** são oportunidades para os alunos testarem sua capacidade para aplicar as informações de neurociências a um caso específico.
- **Referências** são fornecidas como guias para pesquisa na literatura.
- Centenas de **ilustrações coloridas** originais complementam o conteúdo.

Agradecimentos

Muitas pessoas fizeram contribuições significativas para esta edição de *Neurociência: Fundamentos para a Reabilitação*. Denise Goodwin (OD, FAAO) generosamente compartilhou sua perícia; forneceu uma crítica perspicaz, minuciosa e imensamente útil aos Capítulos 2, 3, 21 e 23; e criou o novo capítulo 4, Atlas de Neuroimagem e Neuroanatomia. Catherine Siengsukon (PT, PhD) habilmente atualizou e revisou o Capítulo 7. Wesley McGeachy (PT, DPT) forneceu críticas úteis e detalhadas dos Capítulos 3, 4, 22 e 23. Katie Farrell (PT, DSc) e Jose Reyna (PT, DPT) posaram para muitas das fotografias que descrevem os procedimentos de teste neurológicos no Capítulo 3. Andy Ekman e Erin Jobst (PT, PhD) fotografaram as demonstrações dos procedimentos de teste neurológicos no Capítulo 3. Erin Jobst também forneceu uma correção crítica ao Capítulo 3. Claire Gubernator (aluna de DPT) criou os apêndices de confiabilidade, sensibilidade e especificidade do Capítulo 3 e criticou os Capítulos 3 e 23. Cathy Peterson (PT, EdD) forneceu os casos de raciocínio clínico diagnóstico e os objetivos listados no início de cada capítulo; foi coautora dos Capítulos 13, 15 e 16; e fez muitas sugestões para a reorganização do texto e novas figuras.

Trabalhar com a equipe Elsevier foi um grande prazer. Cindy Mosher, consultora editorial, brilhantemente guiou e esculpiu o texto, melhorando a organização, apresentação e consistência. A criatividade de Cindy, as habilidades analíticas e a ponderação enriqueceram tanto o processo quanto o produto. Laura Klein, especialista em desenvolvimento de conteúdo, orquestrou a criação de ilustrações e a revisão das ilustrações existentes, organizou e domou o caos do rearranjo e atualização de conteúdo e coordenou todo o projeto. Lauren Willis, estrategista de conteúdo, coordenou o projeto geral do livro, gerenciou os colaboradores e organizou a criação da versão *ebook* do texto. Jeanne Robertson criou belas ilustrações para esta edição, além de revisar as existentes. David Stein, gerente de projetos, gerenciou o *copyediting*, revisão, impressão, encadernação e gerenciamento de inventário. Sua diligência, experiência e paciência são inspiradoras. Kathy Falk, editora de aquisições para edições anteriores, supervisionou as fases iniciais desta edição antes de sua aposentadoria. O seu encorajamento e sua bondade guiaram-me através de águas ocasionalmente agitadas. Kristen Oyirifi, em marketing e vendas, desenvolveu o plano de marketing e materiais, gerando visibilidade para o livro. Sem as habilidades, o trabalho duro e a perícia de todas estas pessoas, este livro não teria sido possível.

Meus agradecimentos às pessoas que escreveram e atualizaram capítulos nas edições anteriores: Lisa Stehno-Bittel, Catherine Siengsukon e Anne Burleigh-Jacobs. Obrigado também aos médicos e professores que revisaram manuscritos anteriores: David A. Brown, Carmen Cirstea, Catherine Siengsukon, Anne Burleigh-Jacobs, Erin Jobst, Renate Powell, Mike Studer, Robert Rosenow e Daiva Banaitis. Os estudantes que forneceram a orientação em edições precedentes incluem Christopher Boor, Nancy Heinley, Mike Hmura e Susan Hendrickson. As imagens digitais de anatomia são do *Digital Anatomist Interactive Atlases*, de Dr. John W. Sundsten e Katheleen A. Mulligan, Department of Biological Structure, University of Washington, Seattle, Washington, Estados Unidos.

Sumário

1   Introdução à Neurociência, 1
Laurie Lundy-Ekman, PhD, PT

Parte 1   Visão geral da neurologia

2   Neuroanatomia, 4
Laurie Lundy-Ekman, PhD, PT

3   Distúrbios Neurológicos e o Exame Neurológico, 44
Laurie Lundy-Ekman, PhD, PT

4   Neuroimagem e Atlas de Neuroanatomia, 87
Denise Goodwin, OD, FAAO

Parte 2   Neurociência no nível celular

5   Propriedades Físicas e Elétricas das Células no Sistema Nervoso, 99
Laurie Lundy-Ekman, PhD, PT

6   Comunicação Neural: Transmissão Sináptica e Extrassináptica, 121
Laurie Lundy-Ekman, PhD, PT

7   Neuroplasticidade, 137
Catherine Siengsukon, PT, PhD

Parte 3   Desenvolvimento do sistema nervoso

8   Desenvolvimento do Sistema Nervoso, 150
Laurie Lundy-Ekman, PhD, PT

Parte 4   Sistemas verticais

9   Sistema Nervoso Autônomo, 170
Laurie Lundy-Ekman, PhD, PT

10   Sistema Somatossensorial Periférico, 185
Laurie Lundy-Ekman, PhD PT

11   Sistema Somatossensorial Central, 197
Laurie Lundy-Ekman, PhD, PT

12   A Dor como uma Doença: Dor Neuropática, Síndromes de Sensibilidade Central e Síndromes Dolorosas, 220
Laurie Lundy-Ekman, PhD, PT

13   Sistema Motor: Neurônios Motores e Função Motora Espinal, 241
Laurie Lundy-Ekman, PhD PT e Cathy Peterson, PT EdD

14   Sistema Motor: Tratos Motores, 258
Laurie Lundy-Ekman, PhD, PT

15   Sistema Motor: O Cerebelo e as Vias Espinocerebelares, 290
Laurie Lundy-Ekman, PhD, PT e Cathy Peterson, PT, EdD

16   Funções Motoras e Psicológicas: Núcleos da Base, 301
Laurie Lundy-Ekman, PhD, PT e Cathy Peterson, PT, EdD

Parte 5   Regiões

17   Região Periférica, 324
Laurie Lundy-Ekman, PhD, PT

18   Região Espinal, 351
Laurie Lundy-Ekman, PhD, PT

19   Nervos Cranianos, 385
Laurie Lundy-Ekman, PhD, PT

20   Região do Tronco Encefálico, 407
Laurie Lundy-Ekman, PhD, PT

21   Sistema Visual, 426
Laurie Lundy-Ekman, PhD, PT

22   Sistema Vestibular, 444
Laurie Lundy-Ekman, PhD, PT

23   Tontura e Instabilidade, 459
Laurie Lundy-Ekman, PhD, PT

24   Sistema do Líquido Cefalorraquidiano, 473
Laurie Lundy-Ekman, PhD, PT

25   Irrigação Sanguínea, Acidente Vascular Encefálico, Dinâmica dos Fluidos e Pressão Intracraniana, 478
Laurie Lundy-Ekman, PhD, PT

26   Telencéfalo, 491
Laurie Lundy-Ekman, PhD, PT

27   Memória, Consciência e Intelecto, 511
Laurie Lundy-Ekman, PhD, PT

28   Comportamento, Emoções, Tomadas de Decisão, Personalidade: Lobos Pré-frontal e Temporal Anterior, 522
Laurie Lundy-Ekman, PhD, PT

29   Comunicação, Atenção Dirigida e Cognição Espacial: Córtex de Associação Temporoparietal e Giro Frontal Inferior, 537
Laurie Lundy-Ekman, PhD, PT

1 Introdução à Neurociência

Laurie Lundy-Ekman, PhD, PT

Sumário do Capítulo

Análise do Sistema Nervoso
O que Nós Aprendemos com esses Estudos?

Organização deste Livro
Raciocínio Clínico Diagnóstico

Muitas pessoas vivem com limitações funcionais relacionadas com danos ou patologias do sistema nervoso. As pessoas que sofreram danos cerebrais, lesão da medula espinal, defeitos congênitos ou doenças neurológicas devem lidar com os efeitos dessas afecções. Tarefas aparentemente simples como sentar-se, levantar-se, caminhar, vestir-se e lembrar-se de um nome podem se transformar em desafios inacreditáveis. A fisioterapia e a terapia ocupacional desempenham papel crucial para ajudar as pessoas a readquirirem a capacidade para agir da maneira mais independente possível. A compreensão do sistema nervoso e da pesquisa atual permite que os médicos façam diagnósticos precisos, estabeleçam objetivos adequados e desenvolvam e implementem as melhores intervenções possíveis para promover os melhores resultados para os pacientes.

ANÁLISE DO SISTEMA NERVOSO

A *neurociência molecular* investiga a química e a física envolvidas na função neural. A neurociência no nível molecular estuda as trocas iônicas necessárias para que uma célula nervosa conduza informações de uma parte do sistema nervoso para outra e a transferência química de informações entre as células nervosas. Reduzidos a seu nível mais fundamental, a sensação, a movimentação, a compreensão, o planejamento, o relacionamento, a fala e a maioria das demais funções humanas dependem de alterações químicas e elétricas nas células do sistema nervoso.

A *neurociência celular* considera as distinções entre os diferentes tipos de células no sistema nervoso e como cada tipo de célula funciona. Perguntas sobre como um neurônio processa e transmite informações, como a informação é transferida entre neurônios e os papéis das células não neurais no sistema nervoso são de nível celular.

A *neurociência dos sistemas* investiga grupos de neurônios que desempenham uma função comum. A análise no nível dos sistemas estuda as conexões, ou circuitos do sistema nervoso. Exemplos disso são o sistema proprioceptivo, que transmite informações de posição e movimento do sistema musculoesquelético para o sistema nervoso central, e o sistema motor, que controla o movimento.

A *neurociência comportamental* examina as interações entre os sistemas que influenciam o comportamento. Por exemplo, estudos de controle postural investigam a influência relativa das sensações visual, vestibular e proprioceptiva no equilíbrio sob diferentes condições.

A *neurociência cognitiva* abrange os campos de pensamento, aprendizagem e memória. Estudos focados em planejamento, uso da linguagem e identificação das diferenças entre a memória voltada a eventos específicos e a memória para executar habilidades motoras são exemplos de análise no nível cognitivo.

O QUE NÓS APRENDEMOS COM ESSES ESTUDOS?

Com base em uma série de investigações em todos os níveis de análise em neurociência, começamos a ter capacidade para responder perguntas como as seguintes:

- Como os íons influenciam o funcionamento da célula nervosa?
- Como uma célula nervosa transmite informações de um local no sistema nervoso para outro?
- Como é formada e compreendida a linguagem?
- Como a informação sobre um forno quente tocado pela ponta de um dedo chega à consciência?
- Como a medicina moderna pode contribuir para a recuperação da função neural?
- Como a fisioterapia e a terapia ocupacional ajudam um paciente a readquirir independência máxima após uma lesão neurológica?

As respostas para essas perguntas são exploradas neste texto. O propósito deste livro é apresentar informações essenciais para compreender os distúrbios neurológicos encontrados pelos terapeutas. Os terapeutas especializados em reabilitação neurológica costumam tratar clientes com distúrbios cerebrais e da medula espinal. Entretanto, os clientes com distúrbios neurológicos não estão confinados à reabilitação neurológica; os terapeutas especializados em ortopedia frequentemente tratam os clientes com dor crônica no pescoço ou na região lombar, síndromes de compressão nervosa e outros problemas do sistema nervoso. Independentemente da área de especialidade, o conhecimento completo da neurociência básica é importante para todo terapeuta.

ORGANIZAÇÃO DESTE LIVRO

As informações são apresentadas em cinco seções:
1. *Visão geral neurológica*: introdução à neuroanatomia, distúrbios neurológicos, avalição neurológica e neuroimagem são abordados nesta seção.

2. *Nível celular*: as células do sistema nervoso são neurônios e células gliais. Um *neurônio* é a unidade funcional do sistema nervoso, consistindo em um corpo celular nervoso e nos processos que se estendem para fora do corpo celular: os dendritos e o axônio (Fig. 1.1). As **células gliais** são células não neuronais que prestam serviços para os neurônios. Algumas células gliais especializadas formam bainhas de mielina, os revestimentos que envolvem e isolam os axônios no sistema nervoso e ajudam na transmissão dos sinais elétricos. Outros tipos de glia enviam sinais e nutrem, suportam e protegem os neurônios.
3. *Desenvolvimento*: o desenvolvimento do sistema nervoso humano *in utero* e durante a infância é considerado nesta seção. Também são descritos os distúrbios comuns do desenvolvimento.
4. *Sistemas verticais*: os três sistemas verticais — autônomo, somatossensorial e motor — têm axônios que se estendem pela periferia, medula espinal e cérebro. O sistema autônomo promove a comunicação bidirecional entre o cérebro e a musculatura lisa, musculatura cardíaca e glândulas. O sistema somatossensorial transmite informações da pele e do sistema musculoesquelético para o córtex cerebral (Fig. 1.2A). O sistema motor somático transmite informações do cérebro para a musculatura esquelética (Fig. 1.2B).
5. *Regiões*: esta seção abrange as áreas do sistema nervoso, que pode ser dividido em quatro regiões: periférica; espinhal; tronco encefálico e cerebelar; e regiões cerebrais (Fig. 1.3). O **sistema nervoso periférico** consiste em todas as partes do sistema nervoso que não estão envoltas pela coluna vertebral ou pelo crânio. Os nervos periféricos, incluindo os nervos mediano, ulnar, ciático e craniano, são grupos de axônios. As três regiões restantes são partes do **sistema nervoso central**, aquelas envoltas em osso. A **região espinal** inclui as partes do sistema nervoso envoltas na coluna vertebral. Dentro do crânio, o **tronco encefálico** conecta a medula espinal com a região cerebral e o cerebelo se conecta ao tronco encefálico posterior. A parte mais maciça do encéfalo, o **cérebro**, consiste em diencéfalo e hemisférios cerebrais.

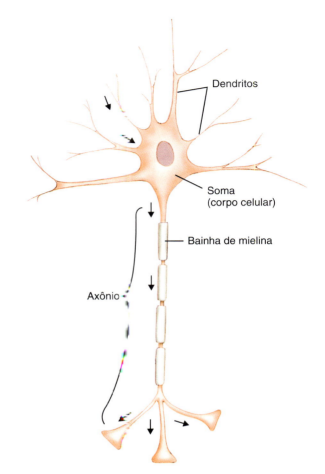

Fig. 1.1 As partes de um neurônio e sua bainha de mielina.

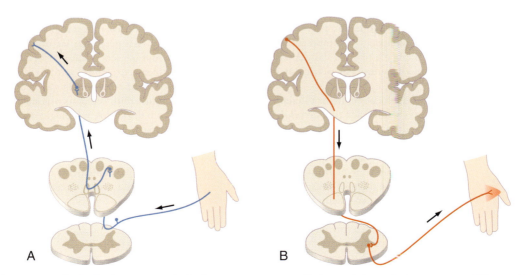

Fig. 1.2 Dois sistemas verticais. Os sistemas verticais têm estruturas na periferia, medula espinal, tronco encefálico e cérebro. **A,** O sistema somatossensorial, transmitindo informações de toque das mãos via um nervo periférico para a medula espinal, depois através do tronco encefálico, e finalmente para o córtex cerebral. **B,** O sistema motor somático, enviando informações do córtex cerebral através do tronco encefálico até a medula espinal, depois através de um nervo periférico até o músculo.

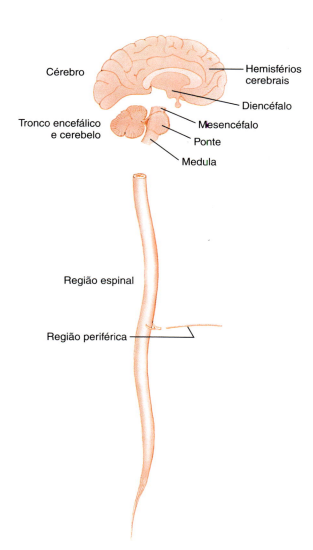

Fig. 1.3 Vista lateral das regiões do sistema nervoso.
As regiões são listadas à esquerda e as subdivisões, à direita.

Introdução à Neurociência **CAPÍTULO 1**

RACIOCÍNIO CLÍNICO DIAGNÓSTICO

A maioria dos capítulos tem casos clínicos integrados. Os casos estão em quadros coloridos e incluem uma breve descrição, seguida por questões de orientação. Cada caso é projetado para ajudar os estudantes a desenvolverem habilidades de raciocínio clínico diagnóstico. Um componente-chave do raciocínio clínico diagnóstico é o reconhecimento de padrão.[1] As questões básicas de raciocínio clínico diagnóstico para promover o reconhecimento de padrão estão organizadas estrategicamente dentro do capítulo; as respostas estão nos parágrafos subsequentes. As questões avançadas de raciocínio clínico diagnóstico no final do capítulo incentivam o leitor a integrar as informações e a pesquisar pelo conteúdo relacionado em outros capítulos.

Veja a lista completa das referências em www.evolution.com.br.

PARTE 1 VISÃO GERAL DA NEUROLOGIA

2 Neuroanatomia

Laurie Lundy-Ekman, PhD, PT

Objetivos do Capítulo

1. Explicar a diferença entre substância branca e substância cinzenta.
2. Listar os nomes dos axônios mielinizados que percorrem juntos o sistema nervoso central.
3. Listar as funções do sistema nervoso periférico, da região espinal, do tronco encefálico e do cerebelo.
4. Descrever a localização e a função das estruturas que compreendem o diencéfalo.
5. Identificar os lobos do hemisfério cerebral e dos sulcos que formam limites claros entre os lobos.
6. Identificar as estruturas de substância branca e de substância cinzenta nos hemisférios cerebrais.
7. Identificar os ventrículos e as camadas das meninges.
8. Descrever o suprimento sanguíneo do cérebro.

Sumário do Capítulo

Introdução à Neuroanatomia
Introdução ao Atlas
Neuroanatomia no Nível Celular
Sistema Nervoso Periférico
Sistema Nervoso Central
    Região Espinal
    Tronco Encefálico e Região Cerebelar
        Nervos Cranianos
        Cerebelo
    Cérebro
        Diencéfalo
        Hemisférios cerebrais

Sistema do Líquido Cerebrospinal: Ventrículos e Meninges
Suprimento sanguíneo
    Suprimento Sanguíneo para o Tronco Encefálico e Cerebelo
    Suprimento Sanguíneo para os Hemisférios Cerebrais
        Círculo de Willis
        Artérias Cerebrais
Resumo
Atlas

INTRODUÇÃO À NEUROANATOMIA

Planos são linhas imaginárias através do sistema nervoso (Fig. 2.1). Existem três planos:

- Sagital
- Horizontal
- Coronal

    Um plano sagital divide uma estrutura em partes direita e esquerda. Um plano mediossagital divide uma estrutura nas metades direita e esquerda, e um corte paralelo produz seções parassagitais. Um plano horizontal corta uma estrutura em ângulos retos até o eixo longitudinal da mesma, criando uma seção horizontal ou corte transversal. Um plano coronal divide uma estrutura em partes anterior e posterior. O plano de um corte real é utilizado para denominar a superfície de corte; por exemplo, um corte através do cérebro ao longo do plano coronal se chama ***corte coronal***.

INTRODUÇÃO AO ATLAS

A seção final deste capítulo é o Atlas, o qual consiste em fotografias de cérebros com desenhos que identificam as estruturas. Os títulos das imagens do Atlas têm a letra A no número da figura. Por exemplo, a Figura A.1 é a primeira imagem no Atlas. Como este vai servir como referência no texto inteiro, muitas das estruturas rotuladas nos desenhos não são introduzidas neste capítulo e serão discutidas mais adiante no decorrer do texto.

NEUROANATOMIA NO NÍVEL CELULAR

As diferenças nos constituintes celulares produzem uma característica óbvia — a diferença entre as substâncias branca e cinzenta — nos cortes do sistema nervoso central (Fig. 2.2). A substância

4

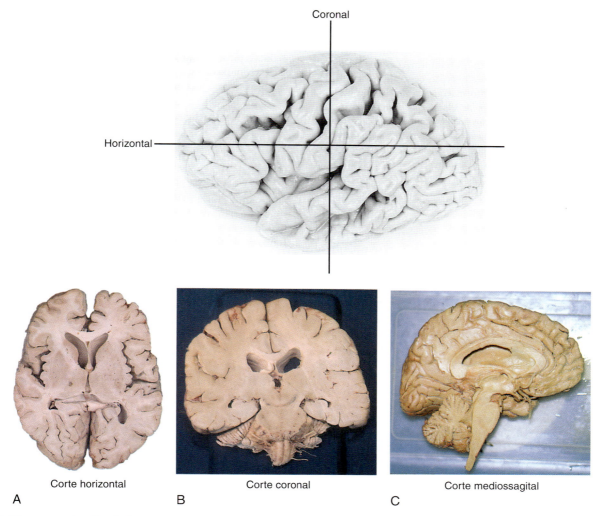

Corte horizontal
A

Corte coronal
B

Corte mediossagital
C

Fig. 2.1 Planos e cortes do cérebro.
Vista lateral por cortesia de Dr. Melvin J. Ball.

branca é composta de axônios, projeções de células neurais que geralmente transmitem as informações para longe do corpo celular, e mielina, uma camada celular isolante que envolve os axônios. As áreas com uma grande proporção de mielina aparecem brancas, em virtude do alto teor de gordura da mielina. Um feixe de axônios mielinizados que percorrem juntos o sistema nervoso central se chama *trato, lemnisco, fascículo, coluna, pedúnculo* ou *cápsula*. Um exemplo é a **cápsula interna**, composta de axônios conectando o córtex cerebral com outras áreas do sistema nervoso central (Figs. 2.2 e 2.9).

As áreas do sistema nervoso central que aparecem cinzentas contêm basicamente corpos celulares de neurônios. Essas áreas são a **substância cinzenta**. Grupos de corpos celulares no sistema nervoso periférico são **gânglios**. No sistema nervoso central, grupos de corpos celulares são mais conhecidos como **núcleos**, embora a substância cinzenta na superfície do cérebro se chame **córtex**.

Os axônios na substância branca transmitem informações entre as partes do sistema nervoso. A informação é integrada na substância cinzenta.

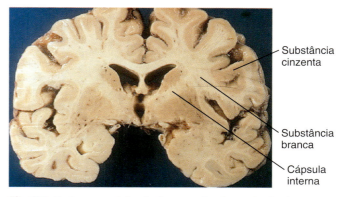

Fig. 2.2 Corte coronal do cérebro, revelando a substância branca e a substância cinzenta. A substância branca é composta de axônios circundados por grandes quantidades de mielina. A cápsula interna consiste em axônios conectando o córtex cerebral com outras áreas do sistema nervoso central. A substância cinzenta é composta principalmente de corpos celulares neuronais.
(Cortesia de Jeanette Townsend.)

SISTEMA NERVOSO PERIFÉRICO

Dentro de um nervo periférico se encontram os axônios aferentes e eferentes. Os axônios aferentes carregam informações dos receptores periféricos na direção do sistema nervoso central; por exemplo, um axônio aferente transmite informações para o sistema nervoso central quando a mão toca um objeto. Os axônios eferentes carregam informações para longe do sistema nervoso central. Por exemplo, os axônios eferentes carregam comandos motores do sistema nervoso central para os músculos esquelético (Fig. 2.3). A linha pontilhada na Figura 2.3 indica a transição do sistema nervoso periférico para o sistema nervoso central.

SISTEMA NERVOSO CENTRAL

O sistema nervoso central consiste em três regiões: espinal, tronco encefálico, cerebelar e cérebro.

Região Espinal

A medula espinal está contida na coluna vertebral e se estende do forame magno (a abertura no aspecto inferoposterior do crânio) até o nível da primeira vértebra lombar.

Cortes transversais da medula espinal revelam substância cinzenta localizada centralmente produzindo uma forma similar à letra 'H' circundada por substância branca (Fig. 2.4). A substância cinzenta contém interneurônios, corpos celulares de neurônios e terminações de neurônios. A substância branca contém axônios e mielina.

A medula espinal tem duas funções principais:
- Transmitir informações entre os neurônios que inervam as estruturas periféricas e o cérebro
- Processar informações

A medula transmite informações somatossensoriais para o cérebro e sinais do cérebro para os neurônios que controlam diretamente os movimentos. Um exemplo de processamento de informações da medula espinal é o movimento reflexivo de um membro para longe de um estímulo doloroso. Dentro da medula são necessários circuitos para orquestrar o movimento.

Tronco Encefálico e Região Cerebelar

O tronco encefálico tem a forma de um cilindro, mais largo no topo. As partes do tronco encefálico são o bulbo, a ponte e o mesencéfalo (Fig. 2.5; Figs. A.1 a A.3). A parte anterior do mesencéfalo é o pedúnculo cerebral. As características do bulbo anterior são pirâmide, oliva e decussação das pirâmides. A maior parte do tronco encefálico consiste em tratos de substância que transmitem sinais neurais para o cérebro, cerebelo e medula espinal e dentro do tronco encefálico. Além disso, o tronco encefálico contém importantes grupos de neurônios que controlam o equilíbrio (sensações

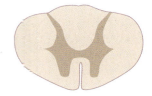

Fig. 2.4 Corte transversal da medula espinal. A substância cinzenta forma um "H" dentro da substância branca.

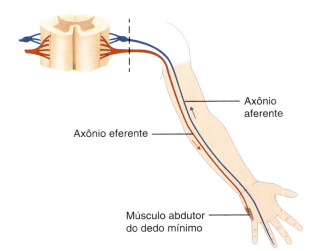

Fig. 2.3 Axônios aferentes e eferentes no membro superior. Um único elemento da medula espinal é ilustrado. As setas ilustram a direção da informação em relação ao sistema nervoso central. Por convenção, os neurônios nas vias sensoriais costumam ter a cor azul e os neurônios nas vias motoras normalmente são coloridos de vermelho. A linha pontilhada indica a transição do sistema nervoso periférico para o sistema nervoso central.

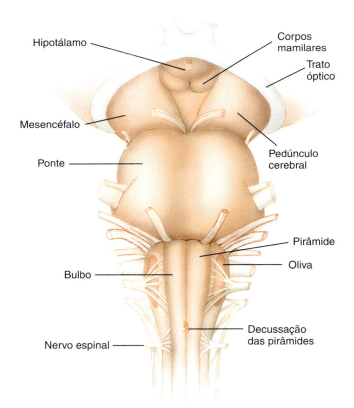

Fig. 2.5 Tronco encefálico anterior. O hipotálamo, os corpos mamilares e o trato óptico são exibidos para referência e não fazem parte do tronco encefálico.

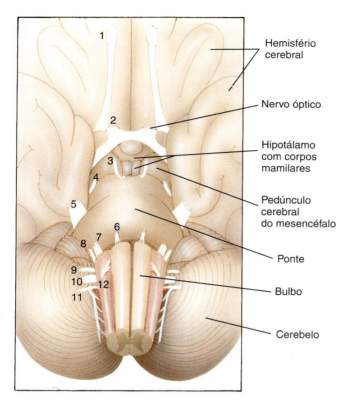

Fig. 2.6 Superfície inferior do cérebro mostrando inserções dos nervos cranianos, exceto a inserção do nervo craniano IV. O nervo craniano IV se insere no tronco encefálico posterior.

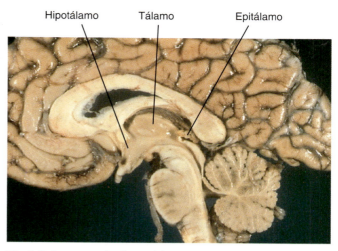

Fig. 2.7 As partes do diencéfalo visíveis em um corte mediossagital são: tálamo, hipotálamo e epitálamo. O subtálamo é lateral ao plano do corte.
(Cortesia de Jeanette Townsend.)

de movimento da cabeça, orientação em relação à vertical, ajustes posturais), atividade cardiovascular, respiração, movimentos oculares e outras funções. Os cortes horizontais do tronco encefálico são exibidos nas Figuras A.12 a A.15.

> O tronco encefálico transmite informações entre o cérebro e a medula espinal, integra informações e regula funções vitais (p. ex., respiração, frequência cardíaca, temperatura).

Nervos Cranianos

Doze pares de nervos cranianos emergem da superfície do cérebro (Fig. 2.6; Figs. A.3 e A.10). Cada nervo craniano é designado por um nome e um número. A numeração é atribuída de acordo com o sítio de inserção no cérebro, de anterior para posterior. A maioria dos nervos cranianos inerva estruturas na cabeça, face e pescoço. A exceção é o nervo vago, que inerva as vísceras torácicas e abdominais, além das estruturas na cabeça e no pescoço.

Cerebelo

O cerebelo consiste em dois grandes hemisférios cerebelares (Fig. 2.6; Figs. A.1, A.3, A.8 e A.10) conectados na linha média pelo verme (Fig. 2.8B). O cerebelo está conectado ao tronco encefálico posterior por grandes feixes de fibras chamadas de *pedúnculos*. Os pedúnculos superior, médio e inferior unem o mesencéfalo, a ponte e o bulbo com o cerebelo (Figs. A.10 e A.11). A função do cerebelo é coordenar os movimentos.

Cérebro

O cérebro é a maior parte do sistema nervoso central, compreendendo o diencéfalo e os hemisférios cerebrais.

Diencéfalo

O diencéfalo consiste em quatro estruturas (Fig. 2.7):
- Tálamo (Figs. A.2, A.5 e A.7)
- Hipotálamo (Fig. A.2)
- Epitálamo (principalmente o corpo pineal; Fig. A.2)
- Subtálamo (Fig. A.5)

O tálamo é uma grande coleção de núcleos ovais no centro do cérebro. As outras três estruturas são denominadas de acordo com a sua relação anatômica com o tálamo: o hipotálamo é inferior ao tálamo, o epitálamo é posterossuperior ao tálamo e o subtálamo é inferolateral ao tálamo. Os corpos mamilares são um atributo proeminente do hipotálamo. O epitálamo consiste principalmente na glândula pineal.

Os núcleos talâmicos transmitem informações para o córtex cerebral, processam informações emocionais e alguma memória, integram diferentes tipos de sensações (i.e., tato e informações visuais) ou regulam consciência, estímulo e atenção. O hipotálamo mantém a homeostase e regula o crescimento, os órgãos reprodutivos e muitos comportamentos. A glândula pineal influencia a secreção de outras glândulas endócrinas, incluindo a hipófise e as glândulas suprarrenais. O subtálamo faz parte de um circuito neural que controla o movimento.

Hemisférios cerebrais

A fissura longitudinal divide os dois hemisférios cerebrais. As superfícies dos hemisférios cerebrais são marcadas por elevações

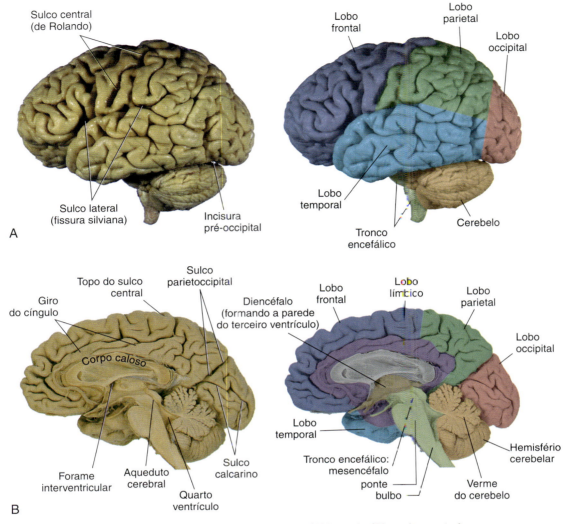

Fig. 2.8 Principais regiões e marcos anatômicos do cérebro nas vistas **(A)** lateral e **(B)** mediossagital.
(Modificada com a permissão de Vanderah T, Gould D: Nolte's the human brain: an introduction to its functional anatomy, ed 7, Philadelphia, 2016, Elsevier. Dissection courtesy Grant Dahmer, Department of Cell Biology and Anatomy, University of Arizona College of Medicine.)

arredondadas chamadas de *giros* (singular: giro) e sulcos (singular: sulco). Cada hemisfério cerebral é subdividido em seis lobos (Fig. 2.8):
- Frontal
- Parietal
- Temporal
- Occipital
- Límbico
- Insular

Os primeiros quatro lobos são denominados de acordo com seus ossos sobrejacentes no crânio. O lobo límbico está no aspecto medial do hemisfério cerebral. A ínsula é uma seção do hemisfério enterrada no suco lateral. A separação dos lobos temporal e frontal revela a ínsula.

As distinções entre os lobos são claramente marcadas em apenas alguns casos; no restante, os limites entre os lobos são aproximados. As distinções claras incluem:
- A fronteira entre o lobo frontal e o lobo parietal, marcada pelo sulco central
- A fronteira entre o lobo parietal e o lobo occipital, claramente marcada somente no hemisfério medial pelo sulco parietoccipital
- A divisão do lobo temporal e do lobo frontal, marcada pelo sulco lateral
- O lobo límbico, na superfície medial do hemisfério, delimitada por sulcos acima e abaixo

A superfície inteira dos hemisférios cerebrais é composta de substância cinzenta, chamada de **córtex cerebral**. O córtex cerebral processa informações sensoriais, motoras e memória, sendo o sítio do raciocínio, linguagem, comunicação não vernal, inteligência e personalidade.

Abaixo do córtex cerebral está a substância branca, composta de axônios conectando o córtex cerebral com outras áreas do sistema nervoso central. Duas coleções de axônios são particularmente interessantes: o corpo caloso e a cápsula interna. O corpo caloso é um enorme feixe de axônios que conecta os córtices cerebrais direito e esquerdo (Fig. 2.8B; Figs. A.2, A.4 e A.9). A cápsula interna consiste em axônios que se projetam do córtex cerebral até as estruturas

Neuroanatomia **CAPÍTULO 2** 9

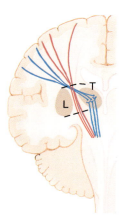

Fig. 2.9 Cápsula interna e tálamo. A cápsula interna separa o tálamo (T) dos núcleos da base (L indica o núcleo lenticular; ver também a Fig. 2.10). As linhas pontilhadas indicam a extensão vertical da cápsula interna, de nível com a parte superior até a inferior do tálamo. Os axônios motores do córtex cerebral são exibidos em vermelho; os axônios somatossensoriais são exibidos em azul. Os sítios de comunicação entre os axônios somatossensoriais são exibidos no tálamo.

subcorticais e daí até o córtex cerebral (Fig. 2.9; Figs. A.4, A.5 e A.7). A cápsula interna é subdividida em membros anterior e posterior, com um genu (dobra) entre estes (Fig. 2.10A).

Dentro da substância branca dos hemisférios existem outras áreas de substância cinzenta: os núcleos da base, o núcleo amigdaloide e o hipocampo. Os núcleos da base nos hemisférios cerebrais incluem núcleo caudado, putâmen e globo pálido (Fig. 2.10; Figs. A.4, A.5 e A.7). O nome conjunto do putâmen e do globo pálido é núcleo lenticular. Os núcleos da base estão envolvidos no comportamento social e orientado a objetivos, movimento e emoções.

O núcleo amigdaloide é um núcleo importante envolvido nas emoções e na motivação (Fig. 2.11; Fig. A.4). O hipocampo faz parte do sistema de memória declarativa e processa a memória dos fatos. As memórias fatuais são facilmente declaradas; um exemplo é o seu endereço. O sistema de memória declarativa inclui o hipocampo e o fórnice (Fig. 2.12; hipocampo, Fig. A.4), e partes do tálamo e do córtex cerebral.

SISTEMA DO LÍQUIDO CEREBROSPINAL: VENTRÍCULOS E MENINGES

O líquido cerebrospinal, um filtrado modificado de plasma, circula das cavidades internas do cérebro para a superfície do sistema nervoso central e é reabsorvido no sistema sanguíneo venoso. As cavidades internas do cérebro são os quatro **ventrículos**: o par de ventrículos laterais nos hemisférios cerebrais; o terceiro ventrículo, uma fenda na linha média no diencéfalo; e o quarto ventrículo, situado posterior à ponte e ao bulbo, e anterior ao cerebelo (Fig. 2.13; Figs. A.6 e A.7). O forame interventricular conecta os ventrículos laterais com o terceiro ventrículo, e o aqueduto cerebral conecta o terceiro com o quarto ventrículo. O sistema ventricular continua através do bulbo e da coluna espinal como o canal central, com uma terminação romba na coluna espinal caudal.

As meninges, que são revestimentos membranosos do cérebro e da medula espinal, fazem parte do sistema do líquido cerebrospinal. Do aspecto interno para o externo, as meninges consistem em pia-máter, aracnoide-máter e dura-máter. Apenas a aracnoide-máter e a dura-máter podem ser observadas nas amostras macroscópicas. A pia-máter é uma membrana muito delicada, aderida à superfície do sistema nervoso central. A aracnoide-máter, que também é uma membrana delicada, ganhou esse nome pela sua semelhança com uma teia de aranha. A dura-máter, batizada pela sua dureza, tem duas projeções que separam partes do cérebro: a foice do cérebro separa os hemisférios cerebrais e o tentório do cerebelo separa os hemisférios cerebrais posteriores do cerebelo (Fig. 2.14). Dentro dessas projeções da dura-máter existem espaços chamados de *seios durais*, que retornam o líquido cerebrospinal e o sangue venoso para as veias jugulares. O sistema do líquido cerebrospinal regula o conteúdo do fluido extracelular e proporciona flutuabilidade para o sistema nervoso central ao suspender o cérebro e a medula espinal dentro do fluido e do revestimento membranoso.

SUPRIMENTO SANGUÍNEO

Dois pares de artérias fornecem sangue para o cérebro (Fig. 2.15):
- Duas **artérias carótidas internas** fornecem sangue para a maior parte do cérebro
- Duas **artérias vertebrais** fornecem sangue para os lobos occipital e temporal inferior e para o tronco encefálico/região cerebelar

Suprimento Sanguíneo para o Tronco Encefálico e Cerebelo

Ramos das artérias vertebrais e ramos da artéria basilar abastecem o tronco encefálico e o cerebelo. Perto da junção da ponte e do bulbo, as artérias vertebrais se unem e formam a **artéria basilar**. A artéria basilar e seus ramos abastecem a ponte e a maior parte do cerebelo. Na junção da ponte e do mesencéfalo, a artéria basilar se divide e transforma nas **artérias cerebrais posteriores**.

Suprimento Sanguíneo para os Hemisférios Cerebrais

Círculo de Willis

O **círculo de Willis** é um anel anastomótico de nove artérias que fornece todo o sangue para os hemisférios cerebrais (Fig. 2.15). Seis pares de grandes artérias anastomosam via três artérias comunicantes pequenas. As grandes artérias são a **artéria cerebral anterior** (um ramo da carótida interna), a artéria carótida interna e a artéria cerebral posterior (ramo da basilar). A **artéria comunicante anterior** (sem par) une as artérias cerebrais anteriores, e a **artéria comunicante posterior** liga a carótida interna com a artéria cerebral posterior.

Artérias Cerebrais

As três artérias cerebrais principais abastecem os territórios ilustrados na Figura 2.16. A artéria carótida interna se ramifica em duas das principais artérias cerebrais: as **artérias cerebrais média** e anterior. A artéria cerebral posterior continua a partir do círculo de Willis como a terceira principal artéria cerebral.

Em contraste com outras partes do corpo que que têm as principais veias correspondentes às principais artérias, o sangue venoso do cérebro drena para os seis durais (venosos). Os seios durais são canais entre as camadas da dura-máter. Por sua vez, os seios durais drenam nas veias jugulares.

RESUMO

Este capítulo introduziu a estrutura e a organização do sistema nervoso.

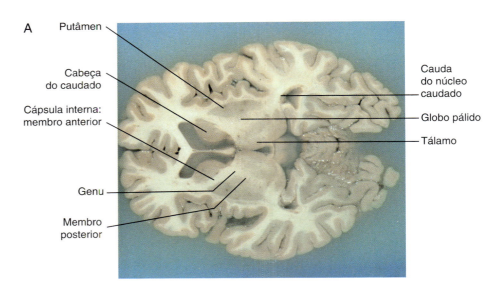

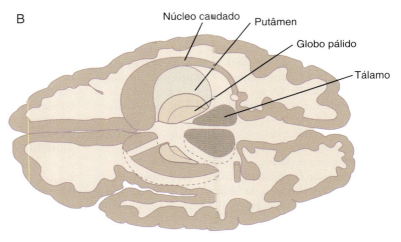

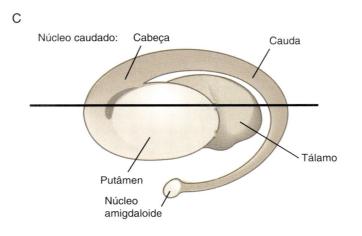

Fig. 2.10 Núcleos da base, tálamo e cápsula interna. A, Corte horizontal do cérebro. O aspecto anterior fica à esquerda. A cápsula interna é a substância branca delimitada pela cabeça do núcleo caudado e do tálamo medialmente e pelo núcleo lenticular (putâmen e globo pálido) lateralmente. **B,** Corte horizontal do cérebro. O aspecto anterior fica à esquerda. A localização dos núcleos da base e do tálamo dentro da substância branca dos hemisférios cerebrais é ilustrada. Os núcleos da base são exibidos em três dimensões no lado direito do cérebro. **C,** Vista lateral do núcleo caudado esquerdo, putâmen, tálamo e núcleo amigdaloide. A linha indica o nível do corte em B.
(Fotografia em A, Copyright 1994, University of Washington. Todos os direitos reservados. Digital Anatomist Interactive Brain Atlas and the Structural Informatics Group, Department of Biological Structure. Proibido reutilizar, redistribuir ou comercializar sem a prévia autorização por escrito do autor Dr. John W. Sundsten e da University of Washington Seattle, Washington, U.S.A.)

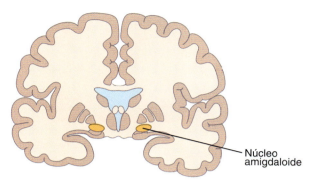

Fig. 2.11 O núcleo amigdaloide; parte do sistema para emoções e motivação. Corte coronal. A área azul-clara é um espaço cheio de fluido; parte do sistema ventricular (Fig. 2.13).

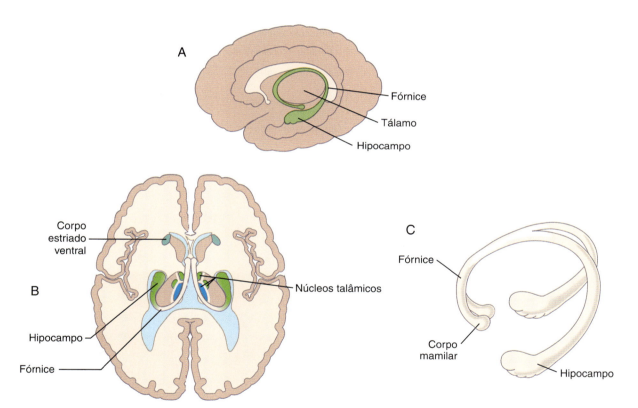

Fig. 2.12 Hipocampo e fórnice; partes do sistema de memória declarativa. A, Vista do lado direito do cérebro. O aspecto anterior fica à esquerda. O tálamo foi indicado para referência. **B,** Corte horizontal. O aspecto anterior fica em cima. A vista superior mostra o hipocampo e o fórnice em três dimensões. O hipocampo está abaixo do plano do corte e o fórnice está acima do plano do corte. A área azul-clara é um espaço cheio de fluido, parte do sistema ventricular (Fig. 2.13). **C,** O fórnice e o hipocampo. O fórnice termina no corpo mamilar. Vista superior e lateral. O aspecto anterior está para a esquerda.

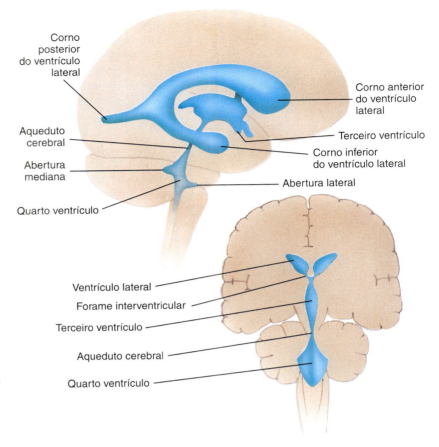

Fig. 2.13 Os quatro ventrículos: dois ventrículos laterais, o terceiro ventrículo e o quarto ventrículo. Cada ventrículo lateral está dentro de um hemisfério cerebral. Cada ventrículo lateral tem três projeções chamadas de cornos: anterior, posterior e inferior. O terceiro ventrículo fica entre o tálamo esquerdo e direito, e o quarto ventrículo fica entre o mesencéfalo e a ponte anteriormente e o cerebelo posteriormente.

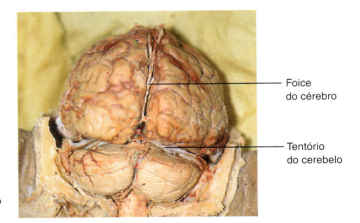

Fig. 2.14 A dura-máter revestindo o cérebro posterior foi removida para revelar as projeções durais: a foice do cérebro e o tentório do cerebelo.

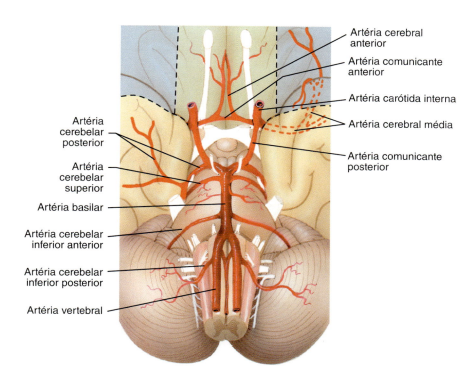

Fig. 2.15 Suprimento artéria para o cérebro. A circulação posterior, abastecida pelas artérias vertebrais, é indicada à esquerda. A circulação anterior, abastecida pelas artérias carótidas internas, é indicada à direita. A área abastecida pela artéria cerebral posterior é indicada em amarelo; o território da artéria cerebral média é azul, e o território da artéria cerebral anterior é verde.

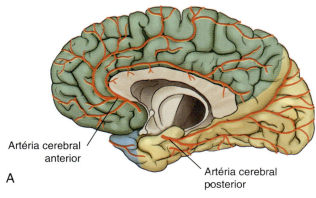

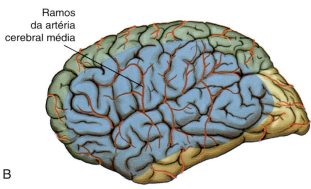

Fig. 2.16 Suprimento arterial para os hemisférios cerebrais. As grandes artérias cerebrais: anterior, média e posterior. Verde indica a área abastecida pela artéria cerebral anterior; azul indica a área abastecida pela artéria cerebral média; e amarelo indica a área abastecida pela artéria cerebral posterior.

ATLAS

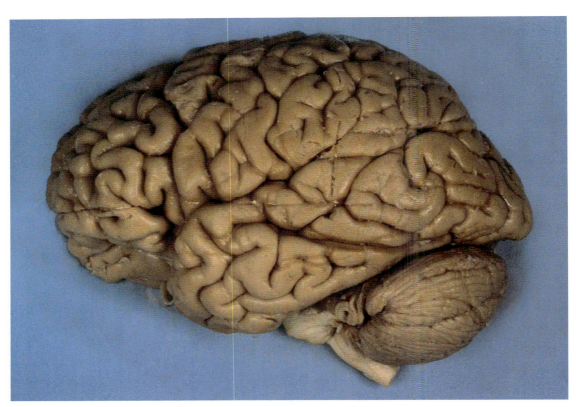

Fig. A.1 Vista lateral do cérebro. O aspecto anterior fica à esquerda. As linhas pontilhadas indicam os limites entre as áreas que não são separadas pelos sulcos. Os giros orbitais fazem parte do lobo frontal.
(Copyright 1994, University of Washington. Todos os direitos reservados. Digital Anatomist Interactive Brain Atlas and the Structural Informatics Group, Department of Biological Structure. Proibido reutilizar, redistribuir ou comercializar sem a prévia autorização por escrito do autor Dr. John W. Sundsten e da University of Washington Seattle, Washington, U.S.A.)

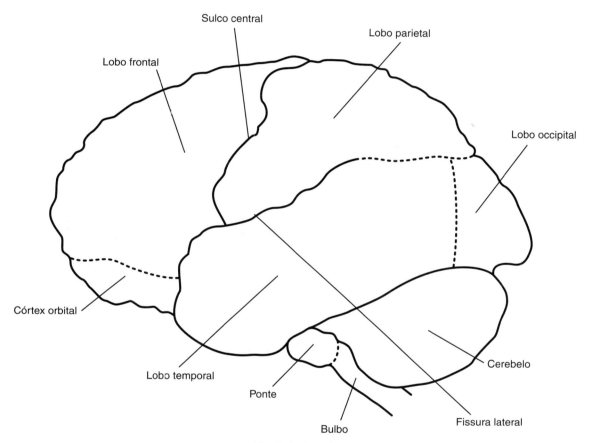

Fig. A.1 *(Cont.)*

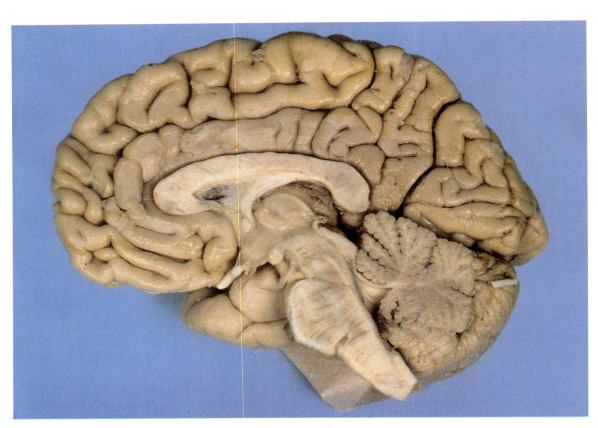

Fig. A.2 Vista mediossagital do cérebro. O aspecto anterior fica à esquerda.
(Copyright 1994, University of Washington. Todos os direitos reservados. Digital Anatomist Interactive Brain Atlas and the Structural Informatics Group, Department of Biological Structure. Proibido reutilizar, redistribuir ou comercializar sem a prévia autorização por escrito do autor Dr. John W. Sundsten e da University of Washington Seattle, Washington, U.S.A.)

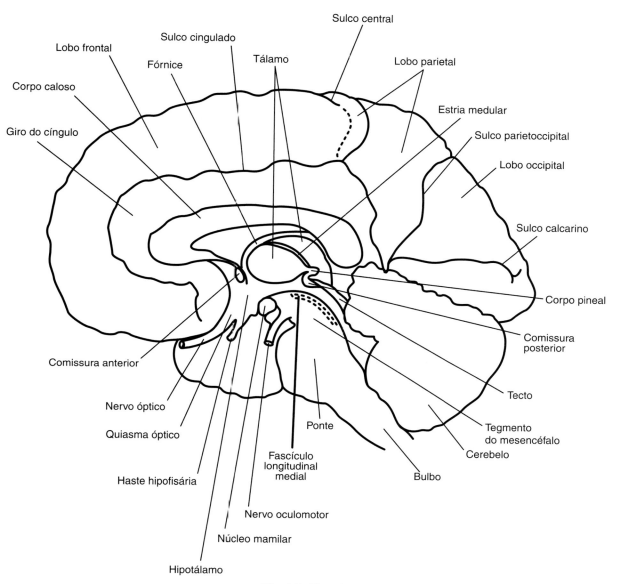

Fig. A.2 *(Cont.)*

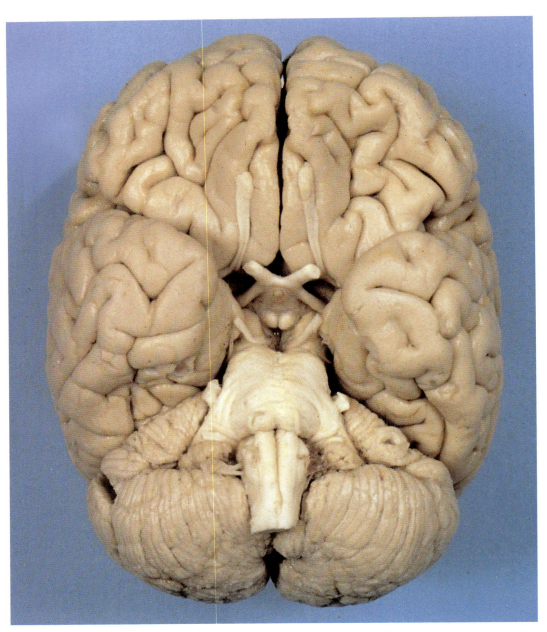

Fig. A.3 Vista inferior do cérebro. O aspecto anterior fica no topo. O destaque mostra a bulbo e parte dos nervos cranianos associados a esta.
(Copyright 1994, University of Washington. Todos os direitos reservados. Digital Anatomist Interactive Brain Atlas and the Structural Informatics Group, Department of Biological Structure. Proibido reutilizar, redistribuir ou comercializar sem a prévia autorização por escrito do autor Dr. John W. Sundsten e da University of Washington Seattle, Washington, U.S.A.)

Neuroanatomia **CAPÍTULO 2** 19

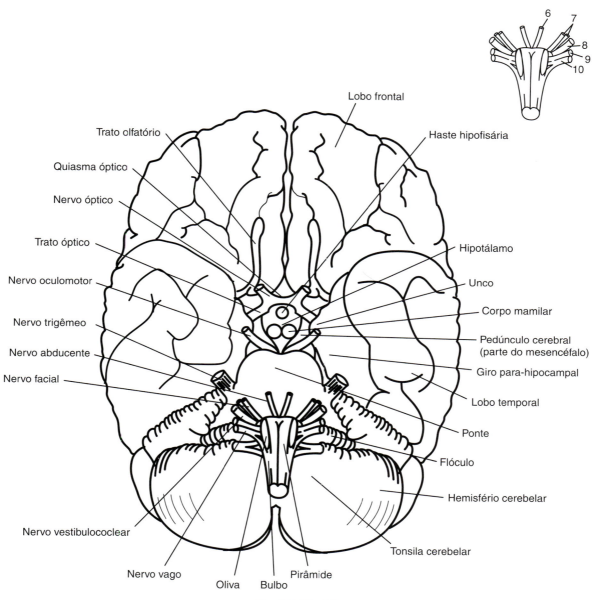

Fig. A.3 *(Cont.)*

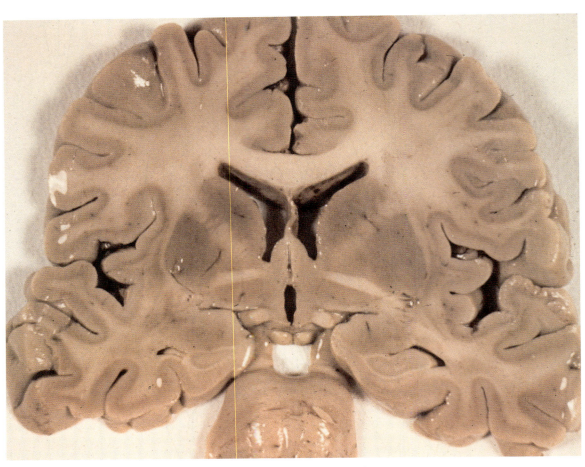

Fig. A.4 Corte coronal oblíquo. Veja no destaque o ângulo do corte mediossagital.
(Copyright 1994, University of Washington. Todos os direitos reservados. Digital Anatomist Interactive Brain Atlas and the Structural Informatics Group, Department of Biological Structure. Proibido reutilizar, redistribuir ou comercializar sem a prévia autorização por escrito do autor Dr. John W. Sundsten e da University of Washington Seattle, Washington, U.S.A.)

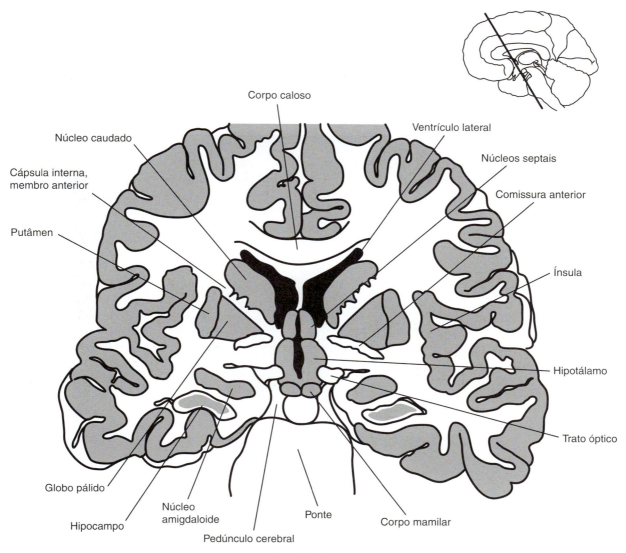

Fig. A.4 *(Cont.)*

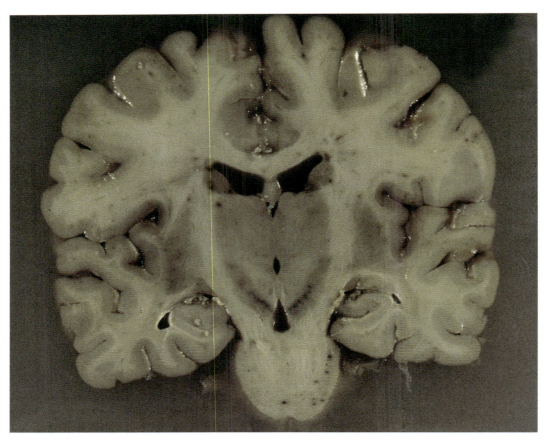

Fig. A.5 Corte coronal através do putâmen e do globo pálido. Repare na continuação direta da cápsula interna no pedúnculo cerebral. *(Copyright 1994, University of Washington. Todos os direitos reservados. Digital Anatomist Interactive Brain Atlas and the Structural Informatics Group, Department of Biological Structure. Proibido reutilizar, redistribuir ou comercializar sem a prévia autorização por escrito do autor Dr. John W. Sundsten e da University of Washington Seattle, Washington, U.S.A.)*

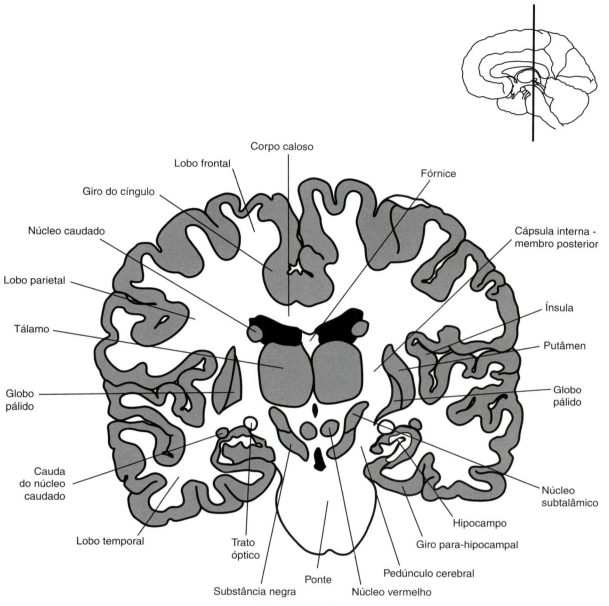

Fig. A.5 *(Cont.)*

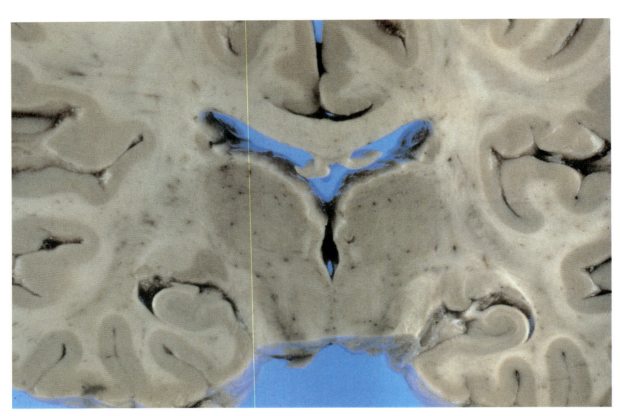

Fig. A.6 Corte coronal através do tálamo posterior.
(Fotografia por cortesia de Dr. Jeannette Townsend, University of Utah.)

Neuroanatomia **CAPÍTULO 2** 25

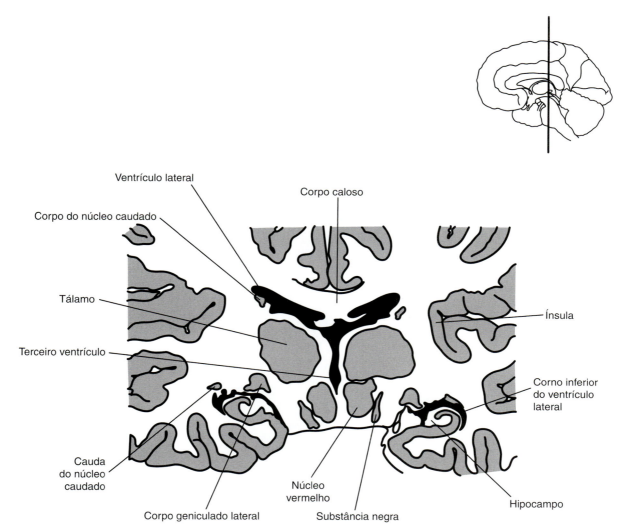

Fig. A.6 *(Cont.)*

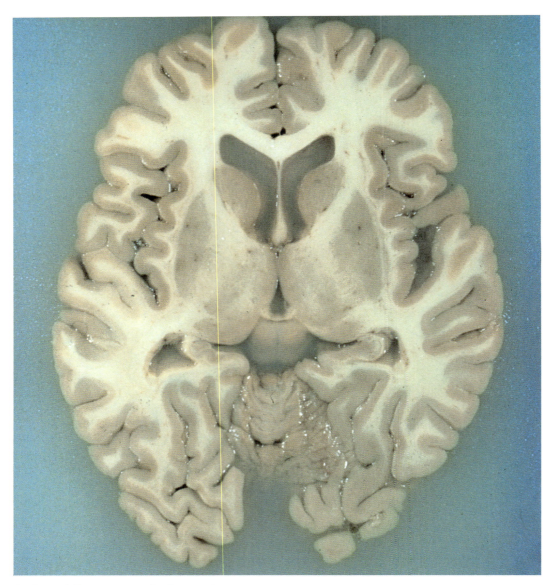

Fig. A.7 Corte horizontal. O aspecto anterior fica em cima.
(Copyright 1994, University of Washington. Todos os direitos reservados. Digital Anatomist Interactive Brain Atlas and the Structural Informatics Group, Department of Biological Structure. Proibido reutilizar, redistribuir ou comercializar sem a prévia autorização por escrito do autor Dr. John W. Sundsten e da University of Washington Seattle, Washington, U.S.A.)

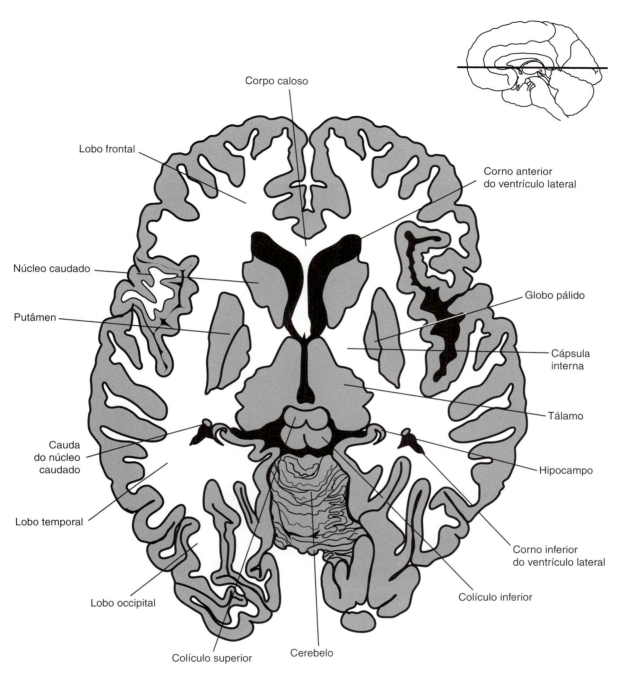

Fig. A.7 *(Cont.)*

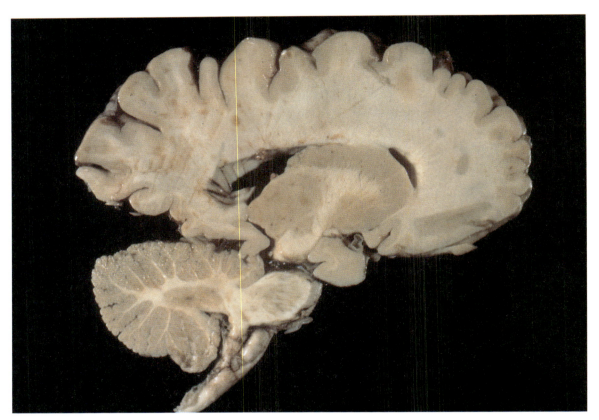

Fig. A.8 Corte sagital, lateral até a linha média. O aspecto anterior fica à direita. No destaque, o cerebelo foi removido para mostrar claramente a localização do corte. O corte inclui o cerebelo.
(Fotografia por cortesia de Dr. Jeannette Townsend, University of Utah.)

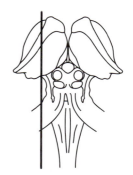
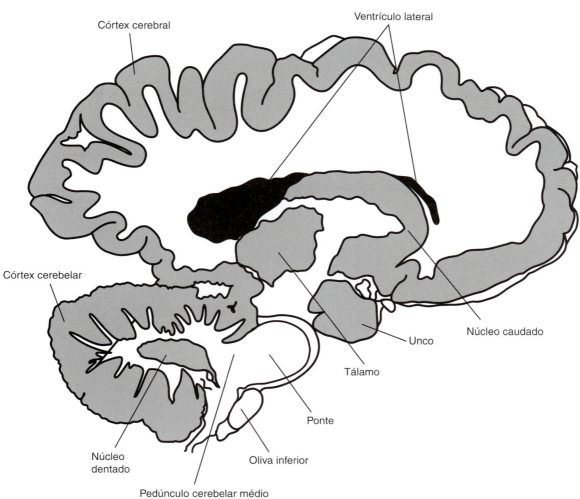

Fig. A.8 *(Cont.)*

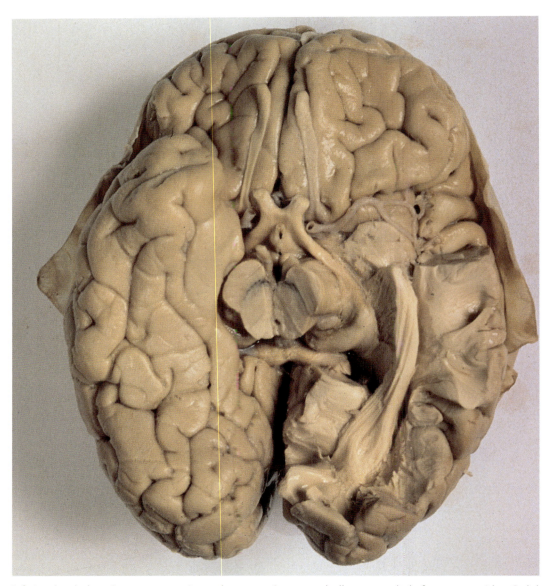

Fig. A.9 Vista inferior do cérebro. O aspecto anterior está no topo. A ponte, o bulbo e o cerebelo foram removidos. Os lobos temporal e occipital foram parcialmente removidos para revelar a radiação óptica.
(Copyright 1994, University of Washington. Todos os direitos reservados. Digital Anatomist Interactive Brain Atlas and the Structural Informatics Group, Department of Biological Structure. Proibido reutilizar, redistribuir ou comercializar sem a prévia autorização por escrito do autor Dr. John W. Sundsten e da University of Washington Seattle, Washington, U.S.A.)

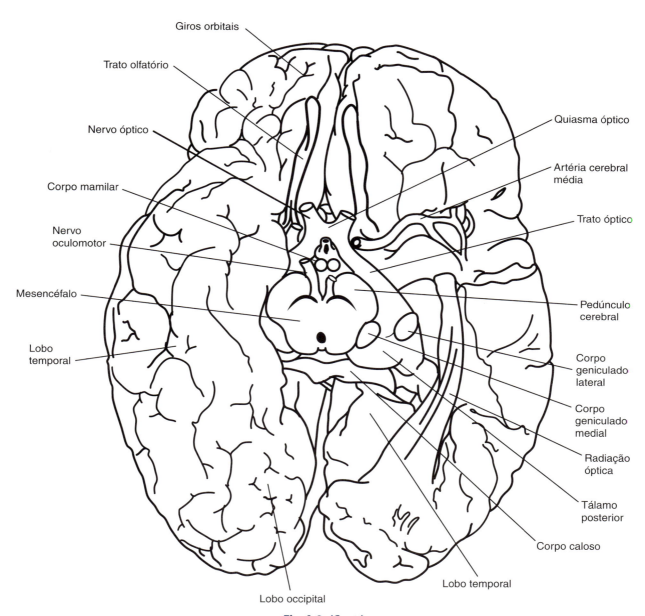

Fig. A.9 *(Cont.)*

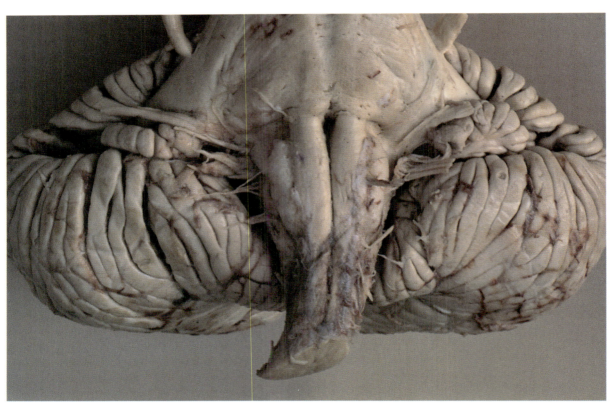

Fig. A.10 Vista anterior da ponte, bulbo e cerebelo. Na amostra, apenas um fragmento do nervo hipoglosso está intacto. Na ilustração, o corte inicial do nervo hipoglosso foi adicionado à direita.

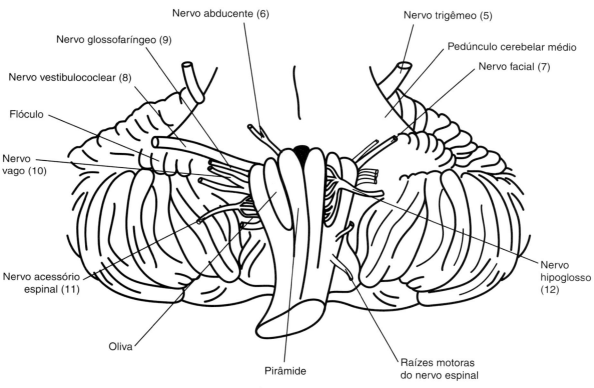

Fig. A.10 *(Cont.)*

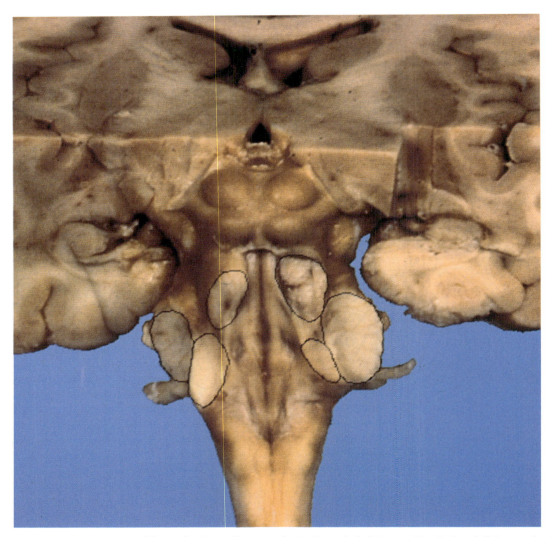

Fig. A.11 Vista posterior do tronco encefálico e dos hemisférios cerebrais. O cerebelo foi removido. Os hemisférios cerebrais foram seccionados no plano horizontal e, também, no plano coronal através do lobo temporal. A linha vermelha indica a intersecção dos planos de corte. Acima da linha está o corte horizontal do cérebro. Veja no destaque o corte mediossagital mostrando os ângulos dos cortes.
(Copyright 1994, University of Washington. Todos os direitos reservados. Digital Anatomist Interactive Brain Atlas and the Structural Informatics Group, Department of Biological Structure. Proibido reutilizar, redistribuir ou comercializar sem a prévia autorização por escrito do autor Dr. John W. Sundsten e da University of Washington Seattle, Washington, U.S.A.)

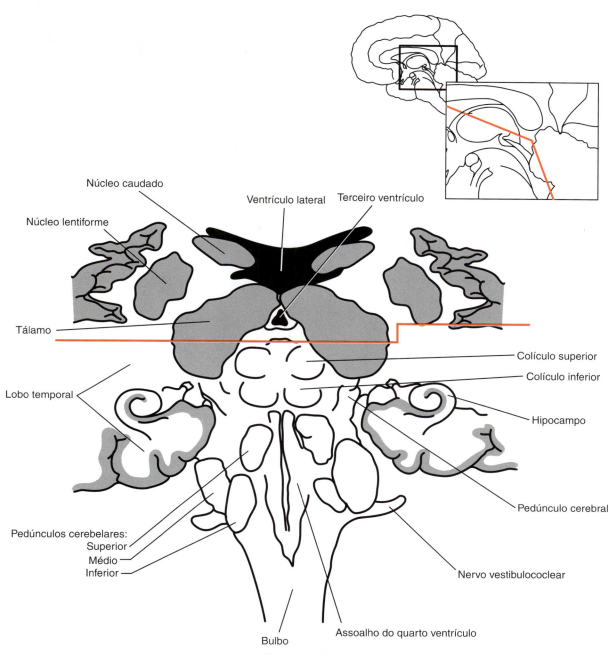

Fig. A.11 *(Cont.)*

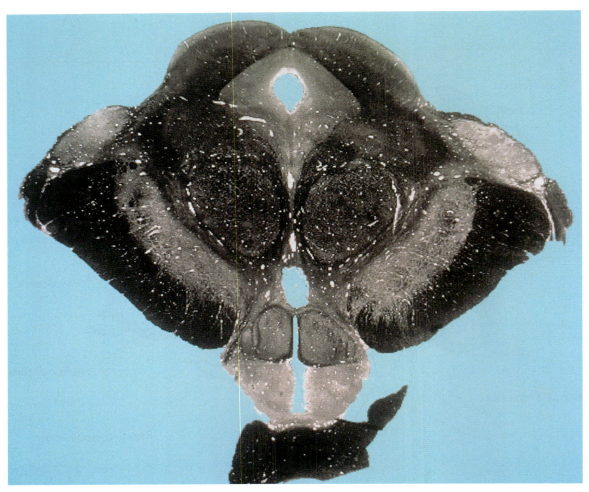

Fig. A.12 Corte horizontal do mesencéfalo superior. O aspecto posterior fica em cima. A mielina foi corada para aparecer preta e não de cor clara. Na parte de baixo do corte, abaixo da linha pontilhada, encontram-se estruturas que não fazem parte do mesencéfalo: o quiasma óptico e o hipotálamo com seus núcleos mamilares. No desenho, o sombreamento reflete a aparência natural (não corada) do tecido, com a substância cinzenta escura e a substância branca clara.
(Copyright 1994, University of Washington. Todos os direitos reservados. Digital Anatomist Interactive Brain Atlas and the Structural Informatics Group, Department of Biological Structure. Proibido reutilizar, redistribuir ou comercializar sem a prévia autorização por escrito do autor Dr. John W. Sundsten e da University of Washington Seattle, Washington, U.S.A.)

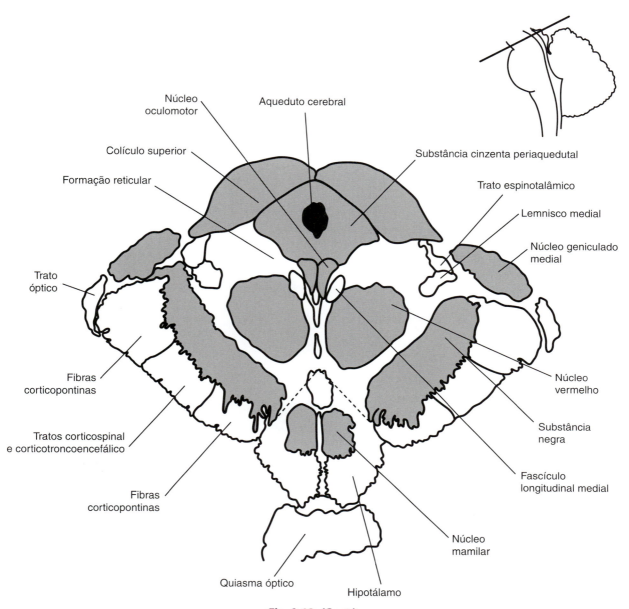

Fig. A.12 (Cont.)

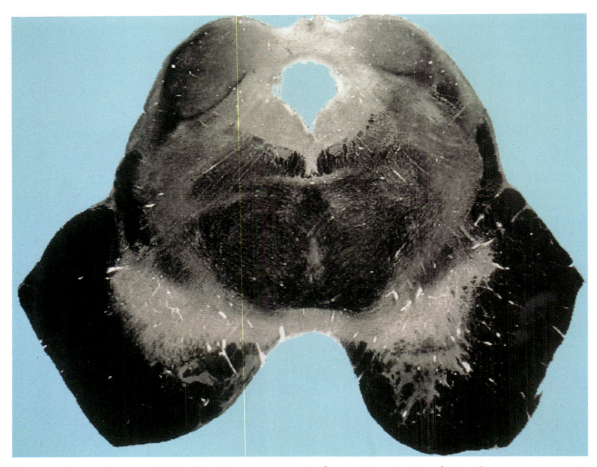

Fig. A.13 Corte horizontal do mesencéfalo inferior. O aspecto posterior fica em cima. A mielina foi corada para aparecer preta e não de cor clara. Na parte de baixo do corte, abaixo da linha pontilhada, encontram-se estruturas que não fazem parte do mesencéfalo: o quiasma óptico e o hipotálamo com seus núcleos mamilares. No desenho, o sombreamento reflete a aparência natural (não corada) do tecido, com a substância cinzenta escura e a substância branca clara.
(Copyright 1994, University of Washington. Todos os direitos reservados. Digital Anatomist Interactive Brain Atlas and the Structural Informatics Group, Department of Biological Structure. Proibido reutilizar, redistribuir ou comercializar sem a prévia autorização por escrito do autor Dr. John W. Sundsten e da University of Washington Seattle, Washington, U.S.A.)

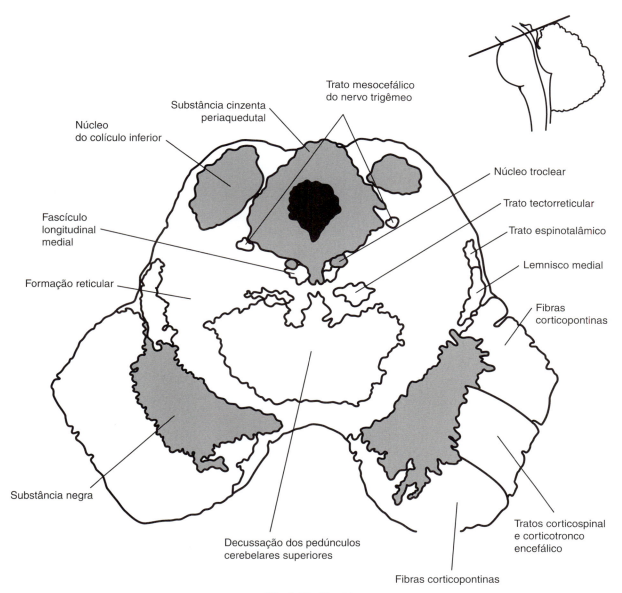

Fig. A.13 *(Cont.)*

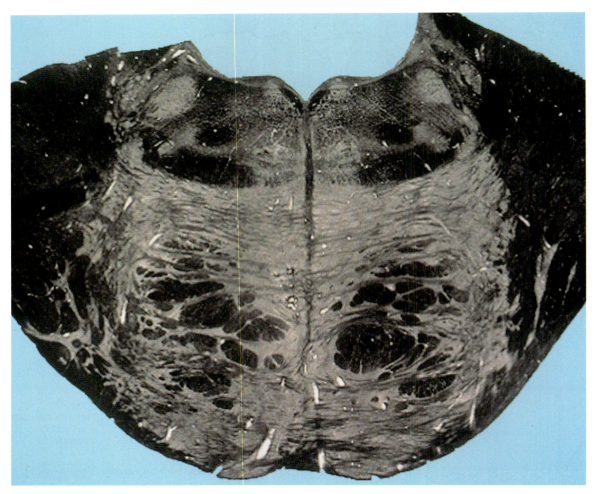

Fig. A.14 Ponte média. O aspecto posterior fica na parte superior. A mielina foi corada para parecer preta e não de cor clara. Na parte de baixo do corte, abaixo da linha pontilhada, encontram-se estruturas que não fazem parte do mesencéfalo: o quiasma óptico e o hipotálamo com seus núcleos mamilares. No desenho, o sombreamento reflete a aparência natural (não corada) do tecido, com a substância cinzenta escura e a substância branca clara.
(Copyright 1994, University of Washington. Todos os direitos reservados. Digital Anatomist Interactive Brain Atlas and the Structural Informatics Group, Department of Biological Structure. Proibido reutilizar, redistribuir ou comercializar sem a prévia autorização por escrito do autor Dr. John W. Sundsten e da University of Washington Seattle, Washington, U.S.A.)

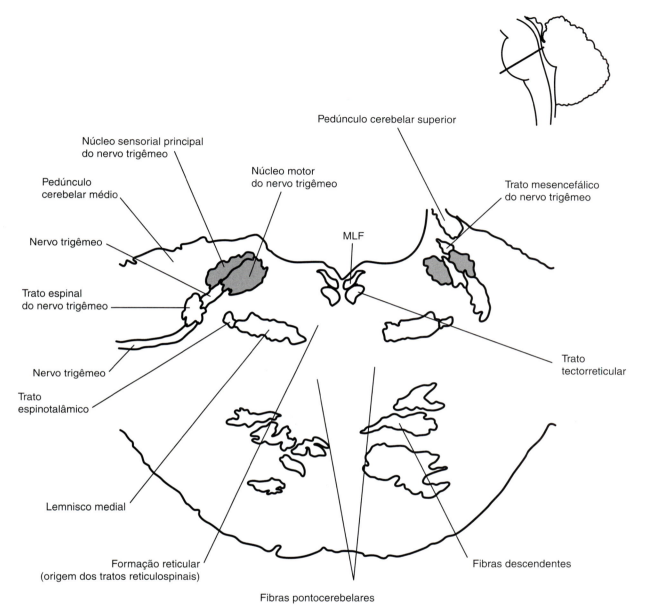

Fig. A.14 *(Cont.)*

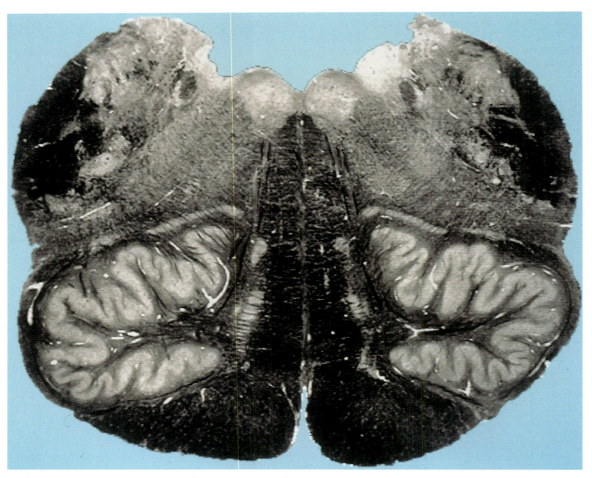

Fig. A.15 Bulbo superior. O aspecto posterior fica em cima. A mielina foi corada para aparecer preta e não de cor clara. Na parte de baixo do corte, abaixo da linha pontilhada, encontram-se estruturas que não fazem parte do mesencéfalo: o quiasma óptico e o hipotálamo com seus núcleos mamilares. No desenho, o sombreamento reflete a aparência natural (não corada) do tecido, com a substância cinzenta escura e a substância branca clara.
(Copyright 1994, University of Washington. Todos os direitos reservados. Digital Anatomist Interactive Brain Atlas and the Structural Informatics Group, Department of Biological Structure. Proibido reutilizar, redistribuir ou comercializar sem a prévia autorização por escrito do autor Dr. John W. Sundsten e da University of Washington Seattle, Washington, U.S.A.)

Neuroanatomia CAPÍTULO 2 43

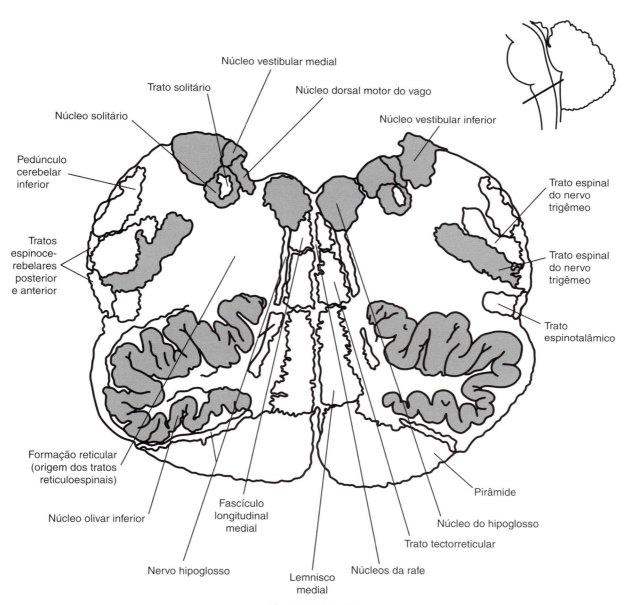

Fig. A.15 *(Cont.)*

3 Distúrbios Neurológicos e o Exame Neurológico

Laurie Lundy-Ekman, PhD, PT

Objetivos do Capítulo

1. Definir o que é *lesão*. Explicar como o entendimento do efeito de uma lesão contribui para o raciocínio clínico.
2. Comparar as lesões *focais*, *multifocais* e *difusas*.
3. Comparar e contrastar a *incidência* com a *prevalência*.
4. Diferenciar entre a velocidade do início e o padrão de progressão em um distúrbio neurológico.
5. Listar as questões usadas na obtenção de uma história neurológica.
6. Descrever como deve ser decidida a realização de um exame de triagem neurológica, um exame neurológico abrangente ou de testes especiais.
7. Listar as oito categorias de testes neurológicos.
8. Explicar quais terapeutas avaliam o estado mental.
9. Descrever pelo menos um teste para cada nervo craniano.
10. Listar os dois testes de triagem usados para avaliar a função autonômica.
11. Descrever os testes recomendados para avaliar o sistema motor.
12. Explicar o objetivo do exame somatossensorial. Listar as sensações avaliadas durante o exame somatossensorial.
13. Descrever os testes para coordenação.
14. Comparar e contrastar *hiper-reflexia* com *hiporreflexia*.
15. Explicar o objetivo de avaliar o controle postural com o paciente mantendo os olhos fechados.
16. Descrever os testes usados para a triagem da marcha.

Sumário do Capítulo

Aplicação Clínica do Aprendizado da Neurociência
Distúrbios Neurológicos
    Incidência e Prevalência dos Distúrbios Neurológicos
Exame Neurológico
    História
    Testes e Medições
Diagnóstico
Exame Neurológico de Triagem
Exame Neurológico Abrangente
Testes Especiais
Testes de Função Neurológica
Testes do Estado Mental
    Nível de Consciência
    Atenção: Teste Mundial ou Teste de *Span* (Extensão) de Dígitos (Memória) (Teste de Triagem)
    Linguagem e Fala
        Compreensão
        Designação
        Teste de Nomenclatura de Categoria de 1 Minuto
        Leitura
        Escrita

Orientação
Memória Declarativa (Memória de Fatos e Eventos; Teste de Triagem)
    Memória de Trabalho ou de Curta Duração
    Memória Recente
    Memória de Longa Duração
Comportamento Direcionado ao Objetivo (Conhecido também como Função Executiva; Teste de Triagem)
    Teste de Nomenclatura de 1 Minuto: Carta Inicial
Cálculo
Estereognosia (Teste Especial)
Identificação Visual (Teste Especial)
Estimulação Bilateral Simultânea (Teste Especial)
    Toque
    Visão
Planejamento Motor
Compreensão dos Relacionamentos Espaciais (Testes Especiais)
    Atividades da Vida Diária
    Desenho
    Exploração Visual

Distúrbios Neurológicos e o Exame Neurológico **CAPÍTULO 3** 45

Desenho do Esquema Corporal
Conceito de Relacionamento de Partes do Corpo
Orientação para a Posição Vertical
Observação e Testes dos Nervos Cranianos
Nervo Olfatório (Nervo Craniano I) (Teste Especial)
Nervo Óptico (Nervo Craniano II)
Campos Visuais (Teste de Triagem)
Nervos Cranianos II e III: Reflexo Pupilar à Luz
(ou Reflexo Fotomotor) (Teste de Triagem)
Nervo Oculomotor (Nervo Craniano III)
Posição da Pálpebra Superior e Elevação da Pálpebra
Superior (Teste de Triagem)
Respostas Pupilares
Observar o Tamanho das Pupilas na Iluminação da
Sala
Resposta Pupilar à Luz
Resposta Pupilar aos Objetos Próximos e Distantes
Convergência
Estabilidade do Olhar e Movimentos Extraoculares
(Nervos Cranianos III, IV e VI)
Olhar para a Frente (Teste de Triagem)
Alinhamento Ocular (Testes Especiais)
Teste de Oclusão (ou Cobertura)
Testes de Oclusão-Desoclusão e de Oclusão Alternada
Movimentos Oculares de Perseguições Suaves (Teste
de Triagem)
Nervo Oculomotor (Nervo Craniano III) de
Perseguições Suaves
Nervo Troclear (Nervo Craniano IV) de Perseguições
Suaves
Nervo Abducente (Nervo Craniano VI) de
Perseguições Suaves
Diagnóstico Diferencial: Lesões dos Nervos Cranianos
III, IV ou VI versus Lesões do Fascículo Longitudinal
Supranuclear ou Medial
Testes para as Vias e os Centros Oculomotores que
Controlam os Movimentos Oculares
Movimentos Sacádicos Voluntários
Nistagmo Optocinético (Teste Especial)
Acuidade Visual Dinâmica (Teste Especial)
Nistagmo
Nistagmo Fisiológico
Nistagmo Patológico (Teste Especial)
Nervo Trigêmeo (Nervo Craniano V)
Teste de Tato Leve (Teste de Triagem)
Sensação de Objeto Pontiagudo versus Rombo: Teste
de Picada de Alfinete
Reflexo Corneano
Desvio de Mandíbula e Fechamento Mandibular
Reflexo Mandibular ou Massetérico (Músculo
Masseter) (não Recomendado)
Nervo Facial (Nervo Craniano VII) (Teste de Triagem)

Nervo Vestibulococlear (Nervo Craniano VIII)
Testes Auditivos que Examinam o Ramo Coclear do
Nervo Craniano VIII
Exame Auditivo Usando o Atrito dos Dedos (Teste de
Triagem)
Teste de Rinne (Teste Especial)
Teste de Weber (Teste Especial)
Ramo Vestibular
Teste do Indicador (Teste de Triagem)
Teste de Impulsão Cefálica: Reflexo Vestíbulo-Ocular
(Teste Especial)
Testes para Determinar Causas de Tontura
Teste de Nistagmo da Posição da Cabeça para
Vertigem Postural Paroxística: Manobra de
Dix-Hallpike (Teste Especial)
Teste na Posição Supina de Rotação Lateral da Cabeça
(Teste Especial)
Controle Oculomotor: Exame HINTS:
(Head-Impulse-Nystagmus-Test-of-Skew) —
Impulsão Cefálica — Nistagmo — Teste de
Inclinação (Teste Especial)
Nervo Glossofaríngeo (Nervo Craniano IX)
Nervo Vago (Nervo Craniano X)
Nervo Acessório (Nervo Craniano XI)
Nervo Hipoglosso (Nervo Craniano XII)
Protrusão da Língua (Teste de Triagem)
Resistência Manual de Movimento da Língua
Testes Autonômicos
Teste de Hipotensão Ortostática (Teste de Triagem)
Observação da Aparência da Pele (Teste de Triagem)
Funções Urinária, Intestinal e Sexual
Testes Motores
Força Muscular
Testes Rápidos de Força Muscular (Teste de Triagem)
Teste Muscular Manual
Desvio Pronador (Teste Especial)
Massa Muscular (Inspeção Visual É um Teste de Triagem)
Tônus Muscular: Resistência Muscular ao Alongamento
Passivo (Teste de Triagem)
Escala de Ashworth para Medir a Espasticidade
e a Escala de Ashworth Modificada (não
Recomendada)
Testes Somatossensoriais
Teste Somatossensorial Rápido (Teste de Triagem)
Tato Leve: Sensação Primária
Teste de Localização para Tato Leve
Teste do Toque nos Dedos dos Pés ou Ipswich (Teste
Especial)
Testes de Limiares Táteis para Tato Leve (Teste
Especial)
Tato Leve: Sensações Corticais (Testes Especiais)
Discriminação de Dois Pontos

Tato Simultâneo Bilateral: Teste para Extinção
Sensorial
Grafestesia
Propriocepção Consciente
Movimento Articular ou Cinestesia
Posição Articular ou Artrestesia
Vibração ou Palestesia
Sensação de Objeto Pontiagudo versus Rombo:
Sensação de Picada de Alfinete (Teste de Triagem)
Sensação de Picadas, Agudas
Sensação Discriminativa de Temperatura (Teste Especial)
Teste de Alodinia ao Pincel para Dor Neuropática (Teste Especial)
Testes de Coordenação
Movimentos Alternados Rápidos (Teste de Triagem)
Precisão e Fluidez de Movimentos
Teste do Dedo-Nariz
Teste do Dedo-Dedo
Teste de Calcanhar-Joelho (Teste de Triagem)
Caminhada em Tandem: Caminhar Encostando o Calcanhar nos Artelhos (Pé-Antepé)
Testes de Reflexos Espinais
Reflexos dos Tendões (Teste de Triagem)
Clônus (Teste Especial)
Reflexo Plantar (Teste de Triagem)
Testes de Controle Postural
Teste de Romberg
Romberg em Tandem (Pé-Antepé) (Teste de Triagem)
Estabilidade: Movimentos Involuntários Anormais (Teste de Triagem)
Marcha
Caminhada
Caminhada em Tandem (Pé-Antepé): Caminhar Encostando o Calcanhar nos Artelhos
Caminhar nos Calcanhares (Teste de Triagem)
Caminhar na Ponta dos Pés (Teste de Triagem)
Parar de Andar Quando Fala
Caminhar enquanto Gira a Cabeça para a Direita e para a Esquerda no Comando ou enquanto Movimenta a Cabeça para Cima e para Baixo (Teste de Triagem)
Parar Rapidamente no Comando, Realizando um Giro Rápido no Comando ou Transitando em um Percurso de Obstáculos
Caminhar enquanto Transporta um Copo de Água
Apêndice

APLICAÇÃO CLÍNICA DO APRENDIZADO DA NEUROCIÊNCIA

Para os terapeutas, o principal objetivo em estudar o sistema nervoso é entender os efeitos das lesões nesse sistema. Uma *lesão* é uma área de dano ou disfunção. O entendimento dos efeitos das lesões permite ao terapeuta selecionar a terapia adequada, prever os resultados terapêuticos e reconhecer os sinais e sintomas que indicam a necessidade de encaminhar o paciente para outro profissional de saúde. Um sinal é a evidência de uma doença ou de uma deficiência que pode ser observada por outra pessoa que não seja o paciente. Por exemplo, edema e paralisia são sinais. Um sintoma é a experiência subjetiva do paciente. Exemplos de sintomas são dor, fadiga e dormência.

Sinais e sintomas após uma lesão do sistema nervoso dependem do local da lesão. Por exemplo, a destruição completa de uma área específica do córtex cerebral interfere gravemente na função das mãos. A causa do dano poderia ser a interrupção do suprimento sanguíneo, um tumor ou uma inflamação local, mas, independentemente da causa, o dano para essa área do córtex cerebral compromete a destreza da mão. Dependendo da distribuição no sistema nervoso, as lesões podem ser classificadas como se seguem:
- *Focal:* limitada a um único local
- *Multifocal:* limitada a vários locais não simétricos
- *Difusa:* afeta estruturas bilateralmente simétricas, mas não cruza a linha média como uma lesão isolada

Um tumor na medula espinal é um exemplo de uma lesão focal. Um tumor que se metastatizou para vários locais é multifocal. A doença de Alzheimer, um distúrbio de memória e cognitivo, é difusa porque afeta as estruturas cerebrais bilateralmente, mas não cruza a linha média como uma lesão isolada.

Independentemente da causa da disfunção do sistema nervoso, os sinais e sintomas resultantes dependem da localização e do tamanho da(s) lesão(ões).

DISTÚRBIOS NEUROLÓGICOS

Eventos que podem afetar o sistema nervoso incluem as seguintes manifestações clínicas:
- Trauma
- Distúrbios vasculares
- Inflamação
- Distúrbios degenerativos
- Distúrbios de desenvolvimento
- Tumores
- Distúrbios imunológicos
- Distúrbios tóxicos e metabólicos

Incidência e Prevalência de Distúrbios Neurológicos

Incidência é a proporção de uma população que desenvolve um **novo** caso do distúrbio dentro de um período definido. A incidência é relatada, em geral, por 100.000 pessoas. Por exemplo, quando indaguei 40 adultos quem desenvolveu uma nova cavidade dental no ano passado, apenas 1 novo caso foi relatado, indicando incidência de 2.500 por 100.000. *Prevalência* é a proporção atual da população com a condição, incluindo casos antigos e novos. A taxa de prevalência é relatada geralmente por 1.000 pessoas. A prevalência de cavidades dentais no mesmo

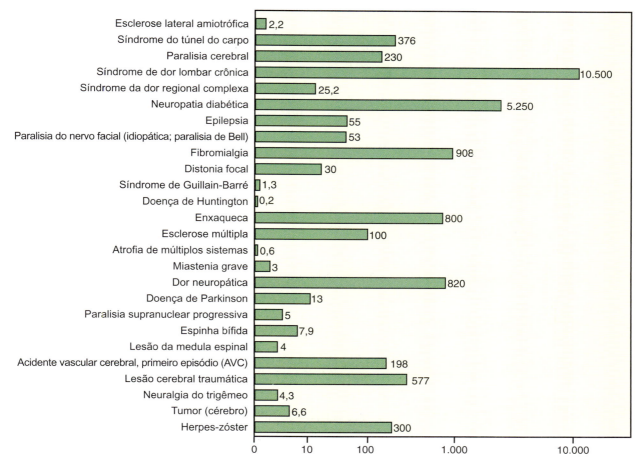

Fig. 3.1 Incidência de distúrbios neurológicos selecionados em países desenvolvidos por 100.000 habitantes em 1 ano.[1,3-26] O número à direita de cada barra indica a incidência exata do distúrbio. Observe que o eixo y usa uma escala logarítmica. *AVC,* acidente vascular cerebral.

grupo de pessoas foi de 39/40, indicando uma prevalência de 975 por 1.000. Os dados de incidência e prevalência auxiliam na determinação da probabilidade de um paciente ter um distúrbio específico.

A enxaqueca apresenta baixa incidência e alta prevalência, considerando que a prevalência é a soma cumulativa de taxas de incidência do passado. A incidência de enxaqueca é de 3.800/100.000 pessoas por ano (3,8% da população desenvolvem um novo caso durante determinado ano).[1] A prevalência de enxaqueca para mulheres é de 17,5% e para homens é de 8,6%, para uma prevalência global de 13,2%.[2] Por outro lado, a doença dos neurônios motores (ou doença neuromotora) denominada ***esclerose lateral amiotrófica (ELA)*** é fatal. Apenas 50% das pessoas com ELA sobrevivem por mais de 30 meses após o início do primeiro sintoma.[3] A incidência anual de ELA é de 1,5/100.000, e a prevalência é de 5,5/100.000.[4] A Figura 3.1 indica a incidência de distúrbios neurológicos selecionados em países mais desenvolvidos.[3,26] Os números de incidência e prevalência citados neste texto são de países desenvolvidos, salvo indicação em contrário.

EXAME NEUROLÓGICO

O exame neurológico apresenta duas partes:
- História
- Testes e medições

História

Uma história é uma entrevista estruturada conduzida para identificar os sintomas que levaram o indivíduo a procurar fisioterapia ou terapia ocupacional. Consulte no Quadro 3.1 as questões recomendadas.

A velocidade do início e o padrão de progressão dos sintomas fornecem importantes indícios para a causa da disfunção do sistema nervoso. A velocidade da fase inicial dos sintomas é classificada da seguinte forma:
- **Aguda,** indicando minutos ou horas para os sintomas e sinais máximos
- **Subaguda,** progredindo para os sintomas e sinais máximos em alguns dias
- **Crônica,** agravamento gradual de sinais e sintomas continuando durante semanas ou anos

O início agudo indica geralmente um problema vascular, o início subagudo indica com frequência um processo inflamatório, e o início crônico sugere muitas vezes um tumor ou doença degenerativa. Nos casos de trauma, a causa geralmente é óbvia, e nos casos de distúrbios imunológicos, tóxicos ou metabólicos, a velocidade do início dos sintomas varia de acordo com a causa específica. O padrão de progressão pode ser estável, melhorando, agravando ou flutuando. O conhecimento da velocidade típica do início e do padrão esperado de progressão para cada modalidade de doença é decisivo para reconhecer quando os sinais e sintomas específicos do indivíduo

48 PARTE 1 *Visão geral da neurologia*

QUADRO 3.1 ELABORAÇÃO DE UMA HISTÓRIA NEUROLÓGICA

1. *Quais os problemas que você está tendo? (Registre os problemas usando as próprias palavras do paciente.)*
2. *Quando o problema começou?*
3. *O problema começou abruptamente ao longo de algumas horas ou dias, ou gradualmente?*
4. *Qual a gravidade do problema?*
5. *Os sintomas são constantes ou intermitentes?*
    - *Se os sintomas forem intermitentes, indague: com que frequência os sintomas ocorrem, quanto tempo os sintomas duram, algo piora ou melhora os sintomas?*
    - *Se o paciente se queixar de dor, indague especificamente sobre a dor:*
        a. *Onde a dor está localizada? Você pode indicar o local onde a dor é pior?*
        b. *A dor passa por seu braço (ou sua perna)?*
        c. *Descreva a dor: é lancinante, latejante, profunda, desagradável?*
6. *Você teve episódios anteriores?*
7. *Você teve quaisquer outros sintomas (dormência, fraqueza, dor, cefaleia, náuseas, vômitos, sensação de tonturas ou desequilíbrio)?*
8. *Você toma medicamentos ou suplementos?*

TABELA 3.1 RESUMO DE DIAGNÓSTICOS NEUROLÓGICOS

Velocidade do Início	Causa Provável	Exemplos de Diagnósticos	Padrão de Progressão
Aguda	Vascular	Acidente vascular cerebral	De melhora ou estável
	Trauma	Lesão traumática da medula espinal	
Subaguda	Inflamatória	Esclerose múltipla	Flutuante
	Infecciosa	Meningite bacteriana	Melhora gradual
Crônica	Tumor	Meningioma	Agravamento progressivo
	Doença degenerativa	Doença de Parkinson	

representam um quadro clínico que requer um encaminhamento médico. A Tabela 3.1 resume o diagnóstico neurológico.

Enquanto discute o histórico do indivíduo, o terapeuta muitas vezes obtém a informação adequada sobre o estado mental desse indivíduo:

- O indivíduo está acordado?
- O indivíduo está consciente?
- O indivíduo está apto a responder adequadamente às questões?

Testes e Medições

O objetivo do exame neurológico é determinar a etiologia provável dos problemas neurológicos, de modo que possam ser prestados os cuidados adequados. Testes específicos são realizados para avaliar a função neural. Tais testes são descritos posteriormente neste capítulo. Revise o prontuário do paciente antes de constatar se o paciente poderá auxiliar na seleção dos testes neurológicos. Se indicados, testes adicionais podem ser realizados para avaliar a função dentro de regiões específicas do sistema nervoso.

DIAGNÓSTICO

Pela síntese das informações obtidas por revisão do prontuário do paciente, história, testes e medições, o terapeuta começa a responder às seguintes questões:

- A lesão está no sistema nervoso periférico ou central?
- Os sinais são simétricos nos lados direito e esquerdo do corpo?
- A lesão é focal, multifocal ou difusa?
- Os padrões de sinais e sintomas indicam uma síndrome?
- Que região(ões) do sistema nervoso está(ão) envolvida(s)?
- Qual é a causa provável?
- Qual é o diagnóstico?

A Figura 3.2 apresenta, na forma de fluxogramas, como a informação é integrada no alcance de um diagnóstico. Em muitos casos, o terapeuta consegue obter um diagnóstico. Em outros casos, o terapeuta pode não estar apto a responder a várias questões do diagnóstico, ou o diagnóstico pode estar além do âmbito da prática da fisioterapia ou da terapia ocupacional. Nesses casos, o paciente deve ser encaminhado para o profissional médico adequado.

Os testes neurológicos exigem o exame de respostas muito diferentes a uma variedade de aportes de informações, a fim de determinar se a função neural está normal. O estado mental, os nervos cranianos (NCs), os sistemas autonômicos, motor e somatossensorial, os reflexos espinais, o controle postural e o andar (ou a marcha, a caminhada) são examinados. Os itens de confiabilidade, sensibilidade e especificidade do exame neurológico estão listados no Apêndice. Não há dados incluídos para o teste do estado mental, considerando que os dados disponíveis são para os resultados que não são úteis para a prática do terapeuta. Por exemplo, os dados sobre o teste do desenho do relógio estão disponíveis para utilização no teste para o diagnóstico de demência, porém os terapeutas usam o teste para determinar se o paciente apresenta boa compreensão das relações espaciais.

EXAME NEUROLÓGICO DE TRIAGEM

O exame de triagem apresenta vários objetivos: determinar se há um distúrbio neurológico, se os sinais e sintomas são compatíveis com determinado diagnóstico, se o paciente requer o encaminhamento para outro provedor de serviços da saúde, ou para definir quais sistemas neurais exigem mais investigação. O exame de triagem pode clarificar o sistema nervoso ou desvendar uma questão não identificada. Por exemplo, um indivíduo com uma entorse (ou luxação) de tornozelo poderia ser diagnosticado incorretamente como portador de esclerose múltipla. Consulte no Quadro 3.2 os testes que podem ser usados em um exame de triagem inicial. Estes testes são identificados nas descrições dos exames com a expressão "Teste de Triagem" após seu título.

EXAME NEUROLÓGICO ABRANGENTE

O exame abrangente investiga o estado mental, os NCs, a função autonômica, os sistemas motor e somatossensorial, a coordenação, os reflexos espinais, o controle postural e o andar (ou marcha,

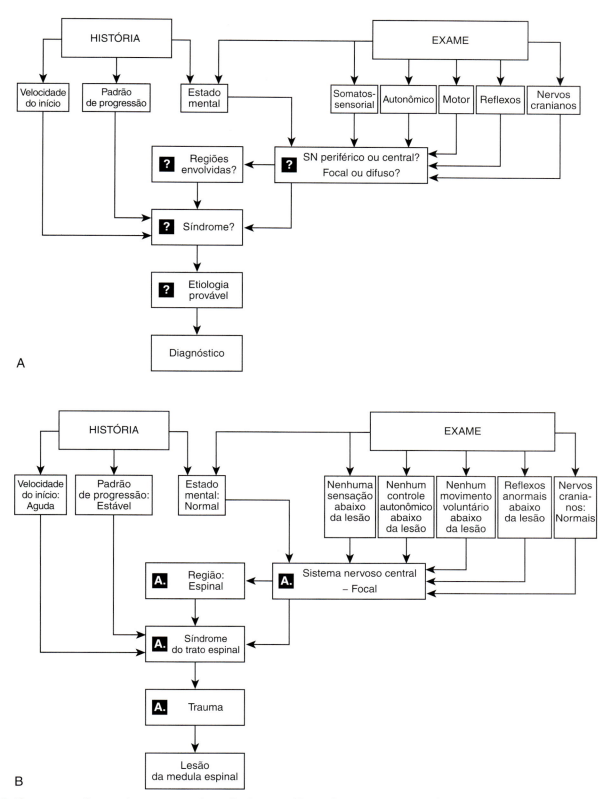

Fig. 3.2 Fluxogramas ilustrando o processo de avaliação neurológica. A, O processo generalizado. Um "?" indica uma questão que pode ser respondida analisando as informações que se direcionam para esse quadro. **B,** Aplicação do processo de avaliação neurológica. Os achados clínicos são indicados na história, nos testes e nas medições, considerando que são as etapas subsequentes para a obtenção de um diagnóstico. "A" indica uma resposta a uma questão colocada em "A". Nesse caso, o diagnóstico é uma lesão da medula espinal. *SN,* Sistema nervoso.

QUADRO 3.2 SUGESTÕES PARA UM EXAME DE TRIAGEM NEUROLÓGICA

Os detalhes sobre os testes reunidos neste quadro são apresentados posteriormente neste capítulo. Os itens de triagem mencionados a seguir são sugestões; a realização ou não dos testes desses itens depende do quadro clínico do paciente.

1. **Estado mental:** *avalie informalmente a cognição enquanto obtém a história do paciente; avalie formalmente a atenção, o comportamento direcionado ao objetivo (função executiva) e a memória declarativa.*
2. **Nervos cranianos (NCs):**
   NCs II, III, IV e VI: campos visuais; posição das pálpebras superiores; posição dos olhos no olhar para a frente; movimentos oculares de perseguição
   NC V: sensação de toque leve na face
   NC VII: solicite ao paciente que feche os olhos e os lábios firmemente e encha as bochechas
   NC VIII: esfregue simultaneamente as pontas dos seus dedos a aproximadamente 2,5 cm (1 polegada) de distância das orelhas do paciente e compare a audição do paciente com a sua
   NC X: ouça a voz do paciente
   NC XII: solicite ao paciente que coloque a língua para fora
3. **Sistema autonômico:** *observe a queda da pálpebra superior, a coloração anormal ou a pele brilhante ou seca; examine a alteração na pressão arterial da posição supina para o posicionamento em pé; indague sobre função sexual e continência e esvaziamento do intestino e da bexiga.*
4. **Sistema motor:** *observe a massa muscular; a força muscular nos abdutores do ombro, os flexores e extensores do cotovelo, os extensores do punho, os flexores do quadril, os extensores do joelho, e os dorsiflexores do tornozelo; o flexor do cotovelo relaxado e a resistência do flexor do joelho para o alongamento passivo.*
5. **Sistema somatossensorial:** *tato leve, propriocepção, e de picada de alfinete nos dedos (dedos 1 e 5).*
6. **Coordenação:** *movimentos rápidos alternados; dedo-nariz; calcanhar-joelho.*
7. **Reflexos espinais:** *bíceps, quadríceps, plantar (a resposta anormal é a indicação do sinal de Babinski).*
8. **Equilíbrio de controle postural:** *Romberg em tandem; estabilidade (avalie se o paciente pode realizar esse teste com segurança); quando o paciente estiver sentado em silêncio, observe os movimentos involuntários.*
9. **Marcha:** *observe quando o paciente estiver andando na sala; durante esse procedimento examine o calcanhar, os artelhos e a rotação da cabeça para a esquerda e para a direita no comando.*

QUADRO 3.3 MODALIDADES DE TESTES DE FUNÇÕES NEUROLÓGICAS

Estado mental
Nervos cranianos
Função autonômica
Função motora
Função somatossensorial
Coordenação
Reflexos espinais
Equilíbrio e controle postural
Marcha

significativas para o planejamento de intervenções adequadas. Um exame abrangente inclui muitos itens além daqueles relativos ao exame de triagem, porém não inclui os testes especiais que serão discutidos no próximo item deste capítulo.

TESTES ESPECIAIS

Alguns testes fornecem informações úteis somente em circunstâncias específicas. Esses testes são realizados apenas quando sinais e/ou sintomas específicos estão presentes. Por exemplo, vários testes são adequados somente em pacientes com manifestações de tonturas. Estes testes são identificados nas descrições dos exames com a expressão "Teste Especial" após seu título.

TESTES DE FUNÇÃO NEUROLÓGICA

Para cada teste e/ou avaliação, a técnica é descrita, seguida por uma descrição da resposta normal e quais estruturas estão intactas. Após essa etapa, várias respostas anormais e quais estruturas podem estar comprometidas são descritas em itálico. A seção de testes apresenta dois objetivos: introduzir os testes no exame neurológico e servir como uma referência para interpretar os resultados do exame neurológico. Quando o leitor realizar a primeira leitura deste capítulo, as seções em itálico serão opcionais. Posteriormente, ao longo da leitura, quando o leitor estiver estudando funções neurais específicas e no atendimento de pacientes, as seções em itálico serão úteis.

Nove categorias de função neurológica podem ser testadas (Quadro 3.3). O restante deste capítulo explica testes específicos e suas interpretações.

TESTES DO ESTADO MENTAL

Quando o paciente apresenta um bom desempenho de comunicação e é capaz de transmitir um histórico coerente da saúde, não há necessidade para um teste formal do estado mental. Os testes apresentados neste capítulo não são usados para classificar distúrbios do estado mental ou estabelecer um diagnóstico. Esses testes são destinados a fornecer informações para o planejamento dos exames remanescentes e para a prescrição do tratamento. O nível de consciência e linguagem e as habilidades da fala são testados em primeiro lugar, para determinar se o paciente estará apto a participar nos testes suplementares. Os testes adicionais do estado mental avaliam uma variedade de funções do córtex cerebral.

caminhada). Muitos pacientes não necessitam de um exame neurológico abrangente. Por exemplo, um paciente com uma lesão do membro superior causada por uma motosserra (ou serra elétrica) requer apenas um exame dos sistemas motor e somatossensorial[A] daquele membro. Em contrapartida, um paciente com um traumatismo cranioencefálico recente necessita de um exame abrangente, considerando que a lesão pode afetar todos os aspectos da função neural. Desse modo, um exame abrangente fornecerá informações

---

[A] **Nota do Revisor Científico:** Na verdade, existe também a necessidade de uma avaliação por parte do profissional fisioterapeuta do sistema nervoso autônomo e suas funções nesse membro superior, principalmente no que diz respeito à motricidade vascular no trecho restante do membro (coto).

Nível de Consciência

Observe a interação do paciente com o meio ambiente. Os níveis de consciência são classificados conforme especificado a seguir.

Alerta: responde aos estímulos ordinários

Letárgico: tende a perder o controle das conversas e tarefas; adormece se é fornecido pouco estímulo

Prostrado: torna-se rapidamente alerta em resposta a estímulos fortes; não pode responder de forma significativa às questões

Estupor: alerta apenas durante a estimulação vigorosa

Coma: pouca ou nenhuma resposta à estimulação

Os níveis de consciência dependem de atividade neural no sistema de ativação reticular ascendente (SARA) (neurônios que surgem no tronco encefálico e se projetam para o tálamo que governa a consciência), núcleos relacionados com a consciência do tálamo, projeções talâmicas para o córtex cerebral e córtex cerebral.

Lesões de quaisquer estruturas listadas interferem na consciência.

Atenção: Teste Mundial ou Teste de *Span* (Extensão) de Dígitos (Memória) (Teste de Triagem)

Solicite ao paciente que soletre a palavra *mundo* de trás para a frente, depois liste as letras da palavra *mundo* em ordem alfabética. Alternativamente, solicite ao paciente que profira uma série de cinco números de trás para a frente (p. ex.: 17268, 86271). Observe que soletrar a palavra *mundo* de trás para a frente e proferir os dígitos dos números de trás para a frente leva um tempo do que para a frente. O desempenho normal é obter respostas totalmente corretas.

Quaisquer erros são anormais. Uma grande variedade de fatores prejudica a atenção, de modo que achados anormais não indicam uma lesão específica. A incapacidade[B] para um desempenho correto pode indicar um déficit intelectual, de atenção ou de memória, ou no caso de soletração, pode evidenciar analfabetismo.

Linguagem e Fala

Avalie o uso espontâneo de palavras, gramática e fluência da fala. Linguagem é o uso de símbolos para a comunicação. A fala é a comunicação por meio de palavras proferidas. Os terapeutas ocupacionais e fisioterapeutas não realizam diagnósticos de distúrbios de linguagem ou da fala. Entretanto, os(as) terapeutas devem compreender a terminologia para se comunicar com médicos e fonoaudiólogos. Os(as) terapeutas[C] necessitam conhecer quais os outros distúrbios que estão associados frequentemente aos distúrbios da fala e linguagem, e como comunicar-se efetivamente com os pacientes com esses distúrbios. Os testes de linguagem e fala presumem que o paciente está familiarizado com o idioma inglês.[D]

*Os distúrbios de linguagem são conhecidos como **afasias**. As áreas do cérebro envolvidas na afasia podem ser a área de Broca, área de Wernicke, ou conexões entre as áreas de Broca e Wernicke (Cap. 29). **Disartria** é uma deficiência da fala causando dificuldade na articulação das palavras. Na disartria, a lesão afeta o córtex pré-motor e/ou*

motor (Cap. 14), neurônios do tronco corticoencefálico,[E] ou NCs que inervam os músculos usados na fala.

Os testes para linguagem e fala incluem aqueles descritos nas seções especificadas posteriormente neste capítulo.

Compreensão

Solicite ao paciente que responda a uma questão semelhante ao texto especificado a seguir.

"Como a irmã do meu irmão se relaciona com meus pais?"

A dificuldade pode ser decorrente de afasia receptiva (problema de compreensão da linguagem envolvendo possivelmente a área de Wernicke), afasia expressiva (problema de produzir a linguagem envolvendo possivelmente a área de Broca), ou um distúrbio auditivo.

Designação

Solicite ao paciente que identifique objetos (lápis, relógio, clipe de papel) e partes do corpo (nariz, joelho, olho).

Se o paciente puder produzir fala social automática (p. ex., "Alô, como vai você?") mas não puder nomear os objetos, a dificuldade pode ser causada por disfunção da área de Wernicke (afasia de Wernicke).

Teste de Nomenclatura de Categoria de 1 Minuto

Este teste solicita ao paciente que produza palavras dentro de uma categoria. Um exemplo é "Dizer o nome de quantos animais você conseguir". Outras categorias usadas comumente são frutas ou vegetais. Conte o número de palavras que o paciente pode citar em 1 minuto. O desempenho normal equivale a um resultado superior a 21 palavras.[27]

Um total inferior a 15 palavras indica um déficit de linguagem. A lesão apresenta probabilidade de estar no lobo temporal esquerdo.[28]

Leitura

Solicite ao paciente que leia um parágrafo simples em voz alta. A seguir, faça perguntas sobre o parágrafo.

Assumindo que o paciente apresenta a fala intacta, a dificuldade pode ser decorrente de distúrbio de leitura, déficit de memória de trabalho (ou de curto prazo), déficit visual ou analfabetismo.

Escrita

Solicite ao paciente que escreva resposta para questões simples.

A dificuldade pode ser em razão de agrafia (incapacidade[F] para escrever), déficit visual, deficiência do controle motor do membro superior ou analfabetismo. A área de Wernicke é o local de disfunção na agrafia.

Os testes especificados a seguir exigem fala e linguagem intactas, considerando que o paciente precisa entender as questões para responder verbalmente.

- Orientação
- Memória declarativa
- Comportamento direcionado ao objetivo
- Cálculo
- Estereognosia
- Identificação visual

Para pacientes com deficiências de linguagem, um fonoaudiólogo pode ser capaz de informar a equipe sobre a capacidade do paciente para responder de forma confiável com uma ou duas palavras ou sim/não.

[B] **Nota do Revisor Científico:** *A expressão "incapacidade", por vezes, é muito radical, visto que muitas vezes o paciente ainda apresenta algo em relação à função citada. Neste caso, a expressão "limitação funcional" fica mais adequada ao paciente.*

[C] **Nota do Revisor Científico:** *Vale ressaltar que no texto original, em inglês, é usada com frequência a expressão que traduzida se dá como "terapeuta", porém, essa expressão passa a ideia de que a autora se refere ao profissional fisioterapeuta. preferimos deixar terapeuta como no original, mas dar esse destaque para facilitar a compreensão dos leitores.*

[D] **Nota do Revisor Científico:** *Ou com seu idioma nativo. No caso desta versão do livro, a língua portuguesa.*

[E] **Nota do Revisor Científico:** O comprometimento direto do cerebelo ou vias cerebelares também pode levar o paciente a quadros de disartrias.

[F] **Nota do Revisor Científico:** A expressão mais adequada nessa situação é "limitação funcional".

Orientação

Avalie a orientação do paciente para pessoa, local, tempo e situação. Questões semelhantes a estas especificadas podem ser usadas:
Pessoa: Qual é o seu nome? Onde você nasceu? Você é casado(a)?
Local: Onde estamos agora? Em que cidade e estado estamos?
Horário: Que horas são? Que dia da semana é hoje?
Situação: Por que você está aqui? Por que estou avaliando você?

Essas questões avaliam a memória para fatos e percepções. As questões sobre pessoa avaliam a memória de longa duração e as questões sobre horário e local avaliam a memória de trabalho (ou de curta duração). Questões sobre situação avaliam a percepção.

A dificuldade na resposta dessas questões pode indicar disfunção do hipocampo; um distúrbio de linguagem ou da fala; ou um distúrbio generalizado do processamento cortical, por causa de toxicidade de fármacos, psicose ou ansiedade extrema.

Memória Declarativa (Memória de Fatos e Eventos; Teste de Triagem)

Estes testes são uma parte essencial para a determinação se o paciente é capaz ou não de recordar as instruções do terapeuta.

Memória de Trabalho ou de Curta Duração

Informe ao paciente que ele será submetido a uma verificação de sua memória solicitando que relembre três palavras por alguns minutos. Especifique para o paciente três palavras não relacionadas, e solicite que repita essas palavras. Em seguida, converse sobre outros tópicos e, após 3 minutos, solicite quais foram as três palavras formuladas anteriormente. Pessoas com a memória de trabalho (ou de curta duração) intacta podem relembrar todas as três palavras. Alguns exemplos de palavras usadas: *relógio, telefone* e *sapato*.

Memória Recente

Indague o paciente sobre as atividades nos últimos dias. Por exemplo, "O que você comeu no café da manhã? Quem visitou você ontem?"

Memória de Longa Duração

Solicite ao paciente que cite nomes de presidentes, mencione eventos históricos ou suas experiências de escolarização e de trabalho.

Os problemas da memória declarativa ocorrem com os danos para o hipocampo (área do cérebro que processa as memórias factuais) ou com interrupções temporárias da função cerebral, como pode ocorrer durante a psicose (um transtorno de pensamento que interfere no contato com a realidade), com a ansiedade extrema ou após um traumatismo craniano agudo.

Comportamento Direcionado ao Objetivo (Conhecido também como Função Executiva; Teste de Triagem)

O comportamento direcionado ao objetivo envolve a decisão de um objetivo, o planejamento, seguir com o plano e monitorar o progresso em direção à meta.

Teste de Nomenclatura de 1 Minuto: Carta Inicial

Este teste solicita que o paciente cite o maior número possível de palavras iniciadas com a letra *F.* Peça ao paciente: "Diga o maior número possível de palavras que comecem com a letra *F.* Nomes de pessoas ou locais, bem como variações em uma palavra, não são considerados." Estabeleça o tempo para 1 minuto e registre o número de palavras. O desempenho normal é um resultado superior a 13 palavras.[27]

Um total inferior a 13 palavras indica um déficit no comportamento direcionado ao objetivo (função executiva).[27] A lesão apresenta uma probabilidade de estar localizada no lobo frontal esquerdo (envolvendo o lobo frontal e o circuito estriado).[28,29]

Cálculo

O objetivo deste teste é avaliar o pensamento abstrato e a capacidade de manter a atenção. 7s em Série (*Serial Seven Test*): solicite ao paciente que subtraia 7 de 100, e continue subtraindo 7 de cada resultado. Ou formule para o paciente problemas simples de adição, subtração, multiplicação ou divisão. Por exemplo, "Qual o resultado de 6 × 30?"

A dificuldade pode indicar problemas para manter a atenção, ou um problema com o pensamento abstrato.

Estereognosia (Teste Especial)

Estereognosia é a habilidade de usar as informações de sensibilidade tátil, proprioceptivas e de movimento para identificar um objeto colocado nas mãos. Mantenha o paciente com os olhos fechados e, em seguida, coloque um objeto comum (chave, papel, clipe, caneta) nas mãos do paciente (Fig. 3.3). Peça ao paciente: "Fale que objeto é este. Você pode movimentar o objeto nas suas mãos." A resposta normal é a capacidade de identificar o objeto.

Astereognosia é a incapacidade para identificar o objeto apesar da sensibilidade tátil e da sensação proprioceptiva e da capacidade para movimentar o objeto nas mãos. A astereognosia indica uma lesão na área somatossensorial secundária do córtex cerebral ou da substância branca adjacente.

Identificação Visual (Teste Especial)

Mostre ao paciente um objeto e solicite que o identifique.

Se o paciente não puder identificar o objeto visualmente, mas puder identificar esse objeto pelo toque ou outro sentido, o distúrbio é agnosia visual. A agnosia visual é causada pelos danos nas áreas visuais secundárias no córtex cerebral do lobo occipital.

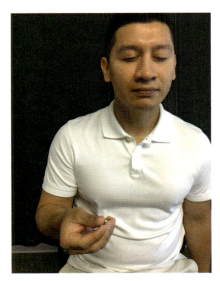

Fig. 3.3 Estereognosia.

Estimulação Bilateral Simultânea (Teste Especial)

Este teste avalia se o paciente está ciente dos estímulos apresentados ao mesmo tempo em ambos os lados do corpo. Desse modo, este teste avalia a atenção. A sensação primária deve estar intacta em ambos os lados; ou seja, o paciente deve ser capaz de relatar os estímulos de toque isolado em cada lado do corpo ou a informação visual apresentada para cada campo visual.

Toque

Solicite ao paciente que diga "esquerdo" se o lado esquerdo for tocado, "direito" se o lado direito for tocado, e "ambos" se os dois lados forem tocados. Toque levemente um membro, o membro oposto, ou ambos os lados do corpo simultaneamente (Fig. 3.4). Em geral, teste os antebraços e os joelhos. Este teste avalia se o paciente pode responder aos estímulos em ambos os lados do corpo simultaneamente.

Visão

Mostre ao paciente dois objetos, um no campo visual direito e outro no campo visual esquerdo. Solicite que mencione os nomes dos objetos.

Se o paciente for capaz de relatar corretamente por toque ou forma visual a denominação dos objetos apresentados de um lado de sua linha mediana, mas não estiver ciente dos estímulos apresentados para um lado quando os estímulos foram apresentados bilateralmente, o paciente apresenta **extinção sensorial***, uma forma de negligência unilateral.* **Negligência unilateral** *é a tendência de se comportar como se um lado de espaço ou um lado do corpo não existisse (Cap. 29). Trata-se de um déficit na capacidade de prestar atenção aos estímulos em um lado do corpo. A causa mais comum de negligência unilateral é uma lesão no lobo parietal inferior contralateral.*

Os testes remanescentes exigem uma linguagem receptiva intacta, mas não a fala.

Planejamento Motor

Solicite que o paciente demonstre a escovação do cabelo, o uso de uma chave de fenda ou o ato de abotoar uma camisa.

Assuir a sensação intacta, a compreensão da tarefa e o controle motor, e a incapacidade de produzir movimentos específicos indica apraxia (transtorno do planejamento motor). A apraxia ocorre geralmente como um resultado de danos para as áreas pré-motora e motora suplementar.[G]

Compreensão dos Relacionamentos Espaciais (Testes Especiais)

Os testes para a compreensão das relações espaciais são indicados apenas quando uma lesão afeta o lobo parietal ou as áreas cerebrais adjacentes, ou quando a observação indica um problema com a compreensão espacial. Os problemas com a compreensão espacial podem causar desempenho assimétrico. Exemplos incluem o ato de comer o alimento da metade do prato, vestir somente uma manga de camisa ou barbear apenas um lado da face.[H]

Atividades da Vida Diária

Observe o paciente fazendo uma refeição; solicite que ponha um artigo de vestuário; ou solicite que realize uma tarefa de higiene pessoal ou que deite ou saia de uma cama ou sente ou levante de uma cadeira.

A dificuldade pode indicar deficiência motora, negligência unilateral ou um declínio generalizado na função cerebral. Assumindo a sensação intacta e o controle motor, a assimetria de desempenho geralmente indica negligência unilateral.

Desenho

Solicite ao paciente que copie um desenho simples ou desenhe, de memória, um relógio, uma casa ou uma flor (Fig. 3.5).

A dificuldade pode indicar deficiência motora, negligência unilateral, apraxia construcional ou uma redução generalizada na função cerebral. A assimetria de desempenho geralmente indica negligência unilateral. Se metade do desenho for omitida ou houver muito menos detalhes que o outro lado, a compreensão dos relacionamentos espaciais está prejudicada.[I] *Se o déficit for grave, a pessoa pode se perder mesmo em uma sala familiar e é improvável que seja capaz de viver de forma independente (Cap. 29). Se a maioria das partes do desenho estiver*

[G]**Nota do Revisor Científico:** *Também pode ocorrer por lesão cerebelar ou nas vias cerebelares.*
[H]**Nota do Revisor Científico:** *Essa condição clínica também é conhecida como síndrome de heminegligência corporal.*
[I]**Nota do Revisor Científico:** *Nessa condição, pode-se chamar também de negligência unilateral extracorporal.*

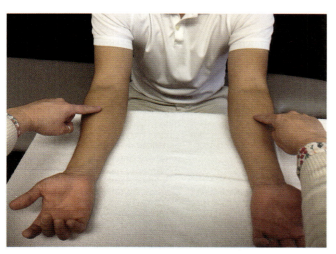

Fig. 3.4 Estimulação bilateral simultânea.

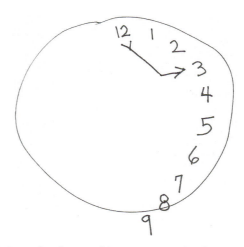

Fig. 3.5 Desenho de um relógio por um indivíduo com heminegligência sensorial.

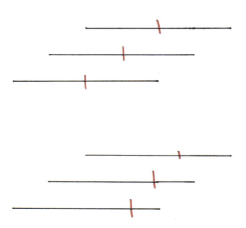

Fig. 3.6 Bissecção de linhas. Parte superior: três linhas com bissecções normais. Parte inferior: três linhas bissectadas por uma pessoa com heminegligência sensorial.

presente, mas não evidenciar o relacionamento espacial correto entre si, e se o desenho melhorar quando o paciente estiver copiando um modelo, o déficit é de apraxia construcional. Na apraxia construcional, a lesão está geralmente no lobo parietal ou frontal do hemisfério especializado em linguagem.

Exploração Visual

Solicite ao paciente que leia um parágrafo em voz alta ou que marque o centro de uma linha horizontal (Fig. 3.6).

Supondo que a acuidade visual e os campos visuais (visão central e periférica) são adequados, a omissão de palavras ou partes de palavras localizadas no lado esquerdo do parágrafo ou a não marcação de um ponto que não seja o centro de uma linha horizontal indica negligência unilateral. Um déficit de exploração visual pode causar a colisão de um indivíduo com objetos, considerando que este desconheça a presença desses objetos no campo visual. Por exemplo, uma pessoa que não apresente uma exploração visual adequada pode colidir com uma porta.

Desenho do Esquema Corporal

Dê ao paciente um pedaço de papel em branco e solicite que desenhe uma pessoa.

A assimetria no desenho de uma pessoa (p. ex., omitir parte do lado esquerdo do corpo ou inserir menos detalhes no lado esquerdo do corpo) indica a negligência unilateral.

Conceito de Relacionamento de Partes do Corpo

Solicite ao paciente que aponte uma parte do corpo no comando ou que imite o examinador apontando para partes do seu próprio corpo.

Imprecisão ou falha bilateral em apontar para partes do corpo indica um déficit específico na concepção do relacionamento de partes do corpo de forma global. A lesão é geralmente no lobo parietal ou temporal posterior do hemisfério esquerdo.

Orientação para a Posição Vertical

Segure uma bengala verticalmente e depois mova esse objeto para uma posição horizontal. Entregue a bengala para o paciente e solicite que retorne esse objeto para a posição original.

Se a bengala não estiver na posição vertical, a orientação para esse posicionamento está deficiente. A lesão pode estar no lobo parietal direito, no tálamo posterior ou no sistema vestibular.

OBSERVAÇÃO E TESTES DOS NERVOS CRANIANOS

Os nervos cranianos (NCs) inervam a cabeça, o pescoço e as vísceras. Os NCs I e II são parte do sistema nervoso central (SNC). O NC III passando pelo NC XII segue do SNC para a periferia. A Tabela 3.2 apresenta um resumo dos NCs.

Inicie observando os sinais de disfunção de nervos cranianos NCs específicos (Tabela 3.3). Note que os sinais anormais podem ser causados por outras lesões diferentes daquelas evidenciadas pelos NCs. Estes podem estar normais, mas a perda de sinais de outros neurônios pode interferir na função desses NCs. A coluna no lado direito da Tabela 3.3 apresenta uma listagem de outras lesões diferentes daquelas reveladas pelos NCs que podem causar sinais anormais.

As seções especificadas a seguir discutem testes para os NCs.

Nervo Olfatório (Nervo Craniano I) (Teste Especial)

O nervo olfatório transmite a informação sobre odores. O paciente fecha seus olhos, fecha uma narina e, então, sente o cheiro de café ou de cravo.[J] Normalmente o paciente identifica corretamente a substância. O NC I não é testado, a menos que o examinador suspeite da existência de um déficit.

A impossibilidade para identificar corretamente a substância indica uma ausência de capacidade olfativa.[K] *Uma lesão NC I interfere na*

[J] **Nota do Revisor Científico:** *Na prática clínica de avaliação dos NCs na fisioterapia e mesmo na clínica neurológica, a ideia é testar com odores conhecidos do paciente, odores clássicos. Nenhum odor irritativo deve ser usado para esse teste, pois não sensibilizará o NC V pela irritação provocada e não o NC I.*
[K] **Nota do Revisor Científico:** *Essa condição clínica de não percepção absoluta do estímulo olfatório é conhecida como anosmia, enquanto a redução da capacidade olfatória, como hiposmia.*

TABELA 3.2	NERVOS CRANIANOS	
Número	Nome	Função Relacionada
I	Olfatório	Olfato
II	Óptico	Visão
III	Oculomotor	Movimenta o olho para cima, para baixo, medialmente; levanta a pálpebra superior; contrai a pupila
IV	Troclear	Movimenta o olho medialmente e para baixo
V	Trigêmeo	Sensação facial, mastigação, sensação da articulação temporomandibular
VI	Abducente	Abduz o olho
VII	Facial	Expressão facial, fechamento dos olhos, lágrimas, salivação e paladar
VIII	Vestibulococlear	Sensação da posição da cabeça relativa à gravidade e ao movimento da cabeça; audição
IX	Glossofaríngeo	Deglutição, salivação e paladar
X	Vago	Regula vísceras, deglutição, fala e paladar
XI	Acessório	Eleva os ombros, roda a cabeça
XII	Hipoglosso	Movimenta a língua

TABELA 3.3	SINAIS NEUROLÓGICOS QUE PODEM SER CAUSADOS POR LESÕES DOS NERVOS CRANIANOS	
Sinais	**Podem Ser Causados por uma Lesão de Nervo Craniano (NC)**	**Outras Possíveis Causas do Sinal**
Pupilas assimétricas	NC II (óptico) ou III (ramo parassimpático do nervo oculomotor); lesão parassimpática do NC III causa dilatação da pupila	Lesão dos eferentes simpáticos ao músculo dilatador da pupila causa constrição desta
Queda da pálpebra superior (ptose)	NC III (oculomotor) causa ptose grave	Lesão da inervação simpática a um músculo elevador da pálpebra (causa ptose leve)
Posição anormal do olho	NC III, IV ou VI (oculomotor, troclear, abducente)	Lesão dos tratos motores que sinalizam o NC III, IV ou VI
Queda ou assimetria dos músculos faciais	NC VII (facial); causa fraqueza ou paralisia no lado esquerdo ou direito da face	Lesão do trato motor que sinaliza o NC VII ou o córtex motor; causa fraqueza ou paralisia da metade inferior de um lado da face
Dificuldade com a articulação das palavras	NC V, VII, X ou XII (trigêmeo, facial, vago, hipoglosso)	Lesão que interfere nos tratos motores que sinalizam o NC V, VII, X ou XII

capacidade de sentir odores; entretanto, muco, velhice extrema ou tabagismo podem interferir na capacidade olfativa.

Nervo Óptico (NC II)

O nervo óptico transmite a informação visual da retina para o quiasma óptico.

Campos Visuais (Teste de Triagem)

Este teste examina a via visual na totalidade, a partir da retina por meio dos dois neurônios que transmitem a informação visual para o córtex visual. A parte anterior do primeiro neurônio realiza o percurso no nervo óptico (NC II; Fig. 3.7).

Paciente e examinador estão aproximadamente com 91 cm (3 pés) de afastamento. Com o olho esquerdo coberto, o paciente olha no olho esquerdo do examinador. O examinador diz para o paciente, "Continue olhando no meu olho. Estou testando o que você consegue ver nas bordas da sua visão. Diga 'agora' quando você observar meu dedo mover." O examinador posiciona seu dedo indicador aproximadamente 61 cm (2 pés) na lateral e 15 cm (6 polegadas) acima do olho direito do paciente, e, em seguida, flexiona rapidamente o dedo a uma distância aproximada de 2,5 cm (1 polegada) (Fig. 3.8). Em seguida, o examinador repete o teste em mais três posições do dedo: lateralmente e abaixo do olho, medialmente e acima, e depois medialmente e abaixo do olho. A seguir, o examinador testa o olho esquerdo do paciente. Normalmente o paciente relata que está vendo o dedo mover.

Se o nervo óptico estiver rompido, o paciente está cego ipsilateralmente. As lesões nos outros lados da via visual também interferem na visão (Cap. 21).

NC II e III: Reflexo Pupilar à Luz (ou Reflexo Fotomotor) (Teste de Triagem)

Escurecer as luzes da sala, se necessário, para ver as pupilas do paciente. Solicite ao paciente que olhe um objeto distante (para evitar uma resposta pupilar ao olhar um objeto próximo). Com uma lanterna iluminando longe dos olhos, mova rapidamente essa lanterna para iluminar um olho e depois afaste. Normalmente, ambas as pupilas se contraem igualmente (Fig. 3.9). O NC II do olho que foi iluminado fornece a via aferente dos reflexos pupilares diretos (ipsilaterais) e indiretos (contralaterais). O NC III bilateral fornece as vias eferentes para o músculo esfíncter pupilar. Mesmo se a resposta da pupila for normal, é importante repetir o mesmo procedimento com o outro olho para testar o NC II.

Uma lesão que afeta o NCII[L] ou o NC III apresentará interferência em ambos os reflexos. Uma lesão completa do NC II impedirá que o reflexo ocorra em ambos os olhos quando a luz iluminar o olho afetado. As lesões que afetam o ramo do NC III que inerva o músculo esfíncter da íris causarão uma resposta lenta ou ausente da pupila à luz. Uma lesão do NC III pode ser diferenciada das lesões que afetam os núcleos de controle pupilar do tronco encefálico (área pré-tectal ou núcleo parassimpático do nervo oculomotor; Fig. 21.77), considerando que as lesões dos núcleos de controle pupilares poderão causar sinais adicionais do tronco encefálico (Cap. 20).

Nervo Oculomotor (NC III)

O NC III inerva um músculo que eleva a pálpebra superior (levantador da pálpebra superior), o músculo esfíncter pupilar e quatro dos seis músculos que movem o olho (reto superior, reto medial, reto inferior e oblíquo inferior).

Posição da Pálpebra Superior e Elevação da Pálpebra Superior (Teste de Triagem)

Solicite ao paciente que olhe para a frente. Examine a altura do espaço entre as pálpebras superior e inferior e a posição das pálpebras em relação à íris e à pupila. Normalmente a posição das pálpebras é simétrica, e a pálpebra superior cobre a porção superior da íris, superior à pupila (Fig. 3.10A). Solicite, então, ao paciente que olhe para cima sem mover a cabeça. A pálpebra superior se retrai ao olhar para cima (Fig. 3.10B).

Se houver uma lesão do nervo oculomotor, a altura do espaço entre as pálpebras é assimétrica, e a queda da pálpebra (ptose palpebral) não retrai com o olhar para cima. Sinais adicionais de uma lesão do nervo oculomotor incluem uma pupila dilatada, desvio lateral e descendente do olho ao tentar olhar para a frente, e visão dupla. Diferencie de uma lesão envolvendo a inervação simpática da cabeça. Os sinais de uma lesão da inervação simpática que inclui a ptose (queda palpebral) leve ou menos grave que os sintomas manifestados por uma lesão do NC III, além de a pálpebra caída se retrair ao olhar para cima; ausência de suor e vermelhidão no mesmo lado da face; e constrição da pupila (síndrome de Horner; Fig. 9.14).

Respostas Pupilares

Os itens especificados a seguir testam o ramo parassimpático do nervo oculomotor ao músculo esfíncter pupilar.

[L] **Nota do Revisor Científico:** *Embora em inglês seja comum se chamar de NC I ou NC II, em português, encontramos mais a nomenclatura de primeiro NC, segundo NC, e assim por diante.*

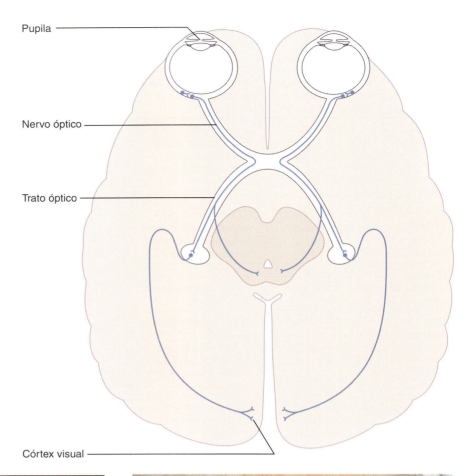

Fig. 3.7 Duas vias neuronais da retina ao córtex visual. A primeira parte do primeiro neurônio é o nervo óptico.

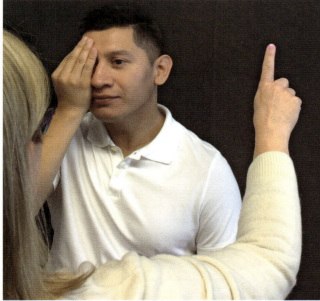

Fig. 3.8 Campos visuais.

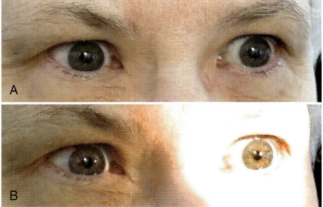

Fig. 3.9 Reflexo pupilar à luz (ou reflexo fotomotor). A, Antes do reflexo. **B,** A exposição de um olho à luminosidade causa constrição de ambas as pupilas.

Observar o Tamanho das Pupilas na Iluminação da Sala
As pupilas devem estar simétricas e com aproximadamente 3 a 6 mm de diâmetro.

Uma lesão do NC III interfere na constrição ipsilateral das pupilas causando uma dilatação pupilar em decorrência da entrada das terminações simpáticas, sem oposição ao músculo dilatador das pupilas.

Resposta Pupilar à Luz
Este teste é realizado com o NC II, conforme descrito no teste para o reflexo pupilar à luz.

Resposta Pupilar aos Objetos Próximos e Distantes
O paciente olha para um objeto distante e depois para o nariz do examinador. Normalmente a pupila dilata quando olha para um objeto distante e contrai ao olhar para um objeto próximo.

Uma lesão do NC III deverá causar a dilatação da pupila, permanecendo inalterada nessa condição.

Convergência

Convergência é a adução dos olhos. A convergência testa o NC III, a percepção visual e o controle da fusão visual realizado pelo SNC. Fusão visual é a percepção de uma única imagem visual, quando ambos os olhos focalizam o mesmo objeto. Solicite ao paciente que olhe na direção da ponta de uma caneta à medida que esta é movida lentamente em uma distância aproximada de 61 cm (2 pés) em direção ao nariz do paciente. Ambos os olhos devem ser direcionados para a ponta da caneta até que esta esteja a uma distância de aproximadamente 10 cm (4 polegadas) do nariz (Fig. 3.11).

Uma resposta anormal é um olho se mover em direção à linha mediana e o outro olho se mover para fora. Essa resposta anormal pode indicar lesão do NC III, percepção visual defeituosa ou déficit no controle da fusão visual realizado pelo SNC.

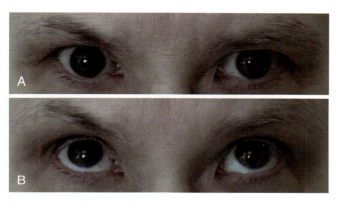

Fig. 3.10 Posição da pálpebra superior. **A,** Olhando para a frente. **B,** Olhando para cima.

Estabilidade do Olhar e Movimentos Extraoculares (NCs III, IV e VI)

Os NCs III, IV e VI inervam os músculos extraoculares que estabilizam a posição dos olhos e também movem o olho (Fig. 3.12). O NC III inerva o reto medial (move o olho medialmente), reto superior (move o olho para cima), reto inferior (move o olho para baixo) e oblíquo inferior (move o olho aduzido para cima). O nervo NC IV inerva o músculo oblíquo superior (move o olho aduzido para baixo). O NC VI inerva o reto lateral (move o olho lateralmente).

As ações desses três NCs são testadas de forma conjunta.

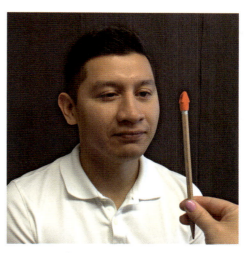

Fig. 3.11 Convergência.

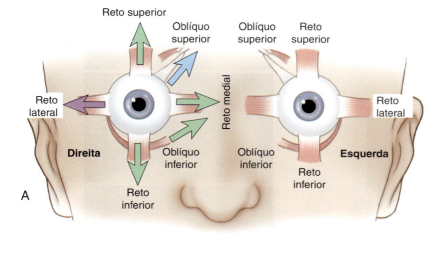

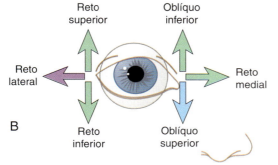

Fig. 3.12 A, Os seis músculos extraoculares que movem os olhos. As setas indicam a direção em que o músculo se movimenta. **B,** Movimentos do olho direito pelos músculos extraoculares. O reto lateral abduz o olho e o reto medial aduz o olho. O reto superior move o olho para cima e o reto inferior move o olho para baixo. Quando o olho é aduzido, o oblíquo superior move o olho para baixo e o oblíquo inferior move o olho para cima. O NC III inerva os quatro músculos que movem o olho nas direções indicadas pelas setas verdes. O NC IV inerva o músculo oblíquo superior que move o olho na direção da seta azul. O NC VI inerva o músculo reto lateral que move o olho na direção da seta roxa. Consulte os desenhos adicionais dos músculos extraoculares na Figura 21.11.

Olhar para a Frente (Teste de Triagem)

Observe a posição dos olhos do paciente enquanto este olha para a frente. Ambos os olhos parecem olhar na mesma direção; ausência de **nistagmo** (movimentos oscilantes involuntários dos olhos).

Uma lesão do NC III leva o olho ipsilateral ao olhar lateral e para baixo (puxado por músculos sem oposição inervados pelos NCs IV e VI; Fig. 3.13). Uma lesão do NC IV causa o olho ipsilateral com o olhar ligeiramente para cima, considerando que as ações dos músculos inervados pelos NCs III e VI estão sem oposição. Uma lesão do NC VI causa o olho ipsilateral com o olhar medial (puxado pelo músculo sem oposição que se desloca medialmente, inervado pelo NC III). Uma lesão que afeta qualquer um dos NCs que inervam os músculos extraoculares causa visão dupla, considerando que os olhos não estão olhando na mesma direção, e, desse modo, a informação visual é projetada em diferentes áreas da retina direita e esquerda.

Alinhamento Ocular (Testes Especiais)

O desalinhamento dos olhos interfere na percepção profunda e na coordenação oculomanual[30] e pode causar visão dupla, cefaleia, fadiga ocular, rotação da cabeça e inclinação da cabeça.[31] Desse modo, os testes para o desalinhamento dos olhos são indicados nos pacientes que apresentam as condições especificadas, e em pacientes após concussão ou com déficits vestibulares. Existem dois tipos de desalinhamento: **tropia**, desalinhamento ocular que está sempre presente, e **foria**, a tendência de um olho se desviar de olhar para a frente quando a visão binocular (usando ambos os olhos) não está disponível. A capacidade para alinhar os olhos pode ser testada por três testes que envolvem a observação dos movimentos dos olhos, quando um olho está coberto ou descoberto: o teste de oclusão, o teste de oclusão e desoclusão e o teste de oclusão (ou cobertura) alternada. O paciente está sentado e é solicitado a olhar em direção a um objeto distante na visão central.

Teste de Oclusão (ou Cobertura)

O teste de oclusão determina se há **tropia**. O examinador cobre o olho esquerdo do paciente (Fig. 3.14). Se o olho direito permanecer direcionado para o alvo, a resposta é normal.

Se o olho direito se mover para olhar o alvo, o olho direito é estrábico (Fig. 3.14). A tropia pode ser congênita ou adquirida. A tropia resulta da paresia de um ou mais músculos extraoculares de um olho ou de uma lesão dos NCs III, IV ou VI. A tropia aguda causa visão dupla.

Testes de Oclusão-Desoclusão e de Oclusão Alternada

Estes dois testes determinam se há a presença de uma **foria**. Para o teste de oclusão-desoclusão, um olho é ocluído por aproximadamente 10 segundos (esse procedimento é para evitar a fusão visual), e a seguir é desocluído rapidamente. No momento que é desocluído, o olho é observado para a detecção de qualquer movimento. Se o olho desocluído não se mover, a resposta é normal.

Se o olho desocluído se mover, trata-se de um olho fórico.

Outro teste para foria é o teste de oclusão alternada. Neste, a oclusão é movida de um olho para o outro várias vezes. A oclusão permanece sobre um olho por vários segundos e, em seguida, é movida rapidamente para ocluir o outro olho. Essa técnica evita a fusão. O olho que é ocluído é observado para a detecção de movimento. Se o olho desocluído permanecer estável, a resposta é normal.

Se o olho que foi desocluído rapidamente se mover, trata-se de um olho fórico.

Movimentos Oculares de Perseguições Suaves (Teste de Triagem)

Perseguições suaves são movimentos oculares que seguem um objeto se movendo. Solicite ao paciente que mantenha a cabeça parada e siga os movimentos do objeto com seus olhos. Mova o objeto na forma de uma grande letra "*H*", como mostrado na Figura 3.15.

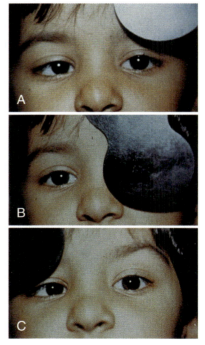

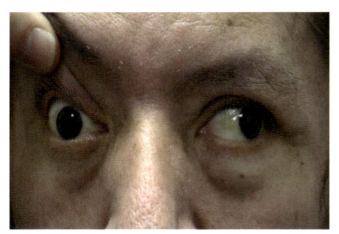

Fig. 3.13 Paralisia do nervo oculomotor afetando o olho direito. O paciente está tentando olhar na direção esquerda. O olho direito não pode aduzir porque o músculo reto medial está fraco. O examinador segura a pálpebra direita para cima, considerando que, sem a inervação oculomotora, a pálpebra direita cai e a pupila está dilatada.
(Cortesia de Dr. Denise Goodwin.)

Fig. 3.14 Teste de oclusão. Com ambos os olhos descobertos **(A),** o olho esquerdo olha para a frente no alvo e o olho direito se desvia em direção à linha mediana. Para o teste de oclusão **(B),** o examinador cobre um olho e, em seguida, o outro. Neste paciente, a tropia (estrabismo) do olho direito se corrige temporariamente quando o olho esquerdo é coberto. Quando o olho direito é coberto e depois descoberto, a tropia está presente **(C).**
(De Perkin GD: Mosby's color atlas and text of neurology, ed 2, London, 2002, Mosby.)

Distúrbios Neurológicos e o Exame Neurológico **CAPÍTULO 3** 59

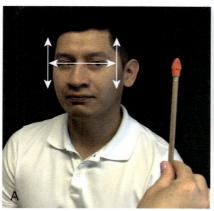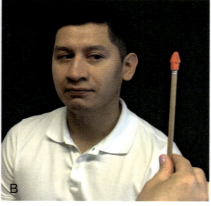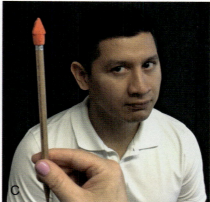

Fig. 3.15 Movimentos oculares de perseguição suave. **A,** A forma "H" sobreposta indica os movimentos do objeto que os olhos do paciente devem seguir. **B,** Movimentos oculares de perseguição suave para a esquerda. **C,** Movimentos oculares de perseguição suave para a direita e para cima.

Comece com o objeto na frente do nariz do paciente, depois mova o objeto para a direita de modo que o olho direito do paciente se mova lateralmente, a seguir mova o objeto para cima, e depois mova o objeto para baixo. Retorne o objeto para o nível horizontal da pupila e, em seguida, mover o objeto para a esquerda do paciente, de modo que seu olho direito se movimente em direção ao nariz, a seguir mova o objeto para cima e depois para baixo. Os olhos devem se mover suavemente, e os movimentos devem ser bem coordenados.

Nervo Oculomotor (NC III de Perseguições Suaves

Normalmente os olhos do paciente seguem o dedo do examinador, movimentando o olho medialmente, movendo o olho para cima quando é aduzido, e quando o olho está olhando lateralmente, movendo o olho para cima e para baixo (Fig. 3.12). Os olhos devem se mover simetricamente e de forma suave.

As lesões do NC III causam déficits ipsilaterais de adução dos olhos, de movimento para cima do olho aduzido, ou, quando o olho é abduzido, déficits de movimentos do olho para cima e para baixo. O olho não pode realizar movimentos sacádicos (um tipo de movimento rápido dos olhos; descrito posteriormente), de perseguições, vestibulares desencadeados ou de convergência nas direções afetadas.

Nervo Troclear (NC IV de Perseguições Suaves

O olho do paciente segue o dedo do examinador aproximadamente a meio caminho entre o olhar para a frente e o canto medial do olho, e depois para baixo. Normalmente o olho se move para dentro e depois para baixo.

A capacidade para mover o olho medialmente está intacta em uma lesão do NC IV, considerando que o NC III inerva o músculo reto medial. Uma lesão do NC IV causa um déficit no olhar inferomedial. O paciente relata visão dupla e dificuldade de leitura e para descer escadas.

Nervo Abducente (NC VI) de Perseguições Suaves

O olho do paciente segue o dedo do examinador para olhar lateralmente.

Lesão do NC VI: Déficit de abdução afetando apenas o olho ipsilateral. O paciente relata visão dupla porque os olhos não estão apontando na mesma direção.

Observação: Nem todos os movimentos oculares de perseguição anormal são causados por lesões do NC. Outras causas possíveis de movimentos de perseguição anormal incluem lesões no córtex parietoccipital, cerebelo ou tronco encefálico.

Diagnóstico Diferencial: Lesões dos NCs III, IV ou VI *versus* Lesões do Fascículo Longitudinal Supranuclear ou Medial

As consequências de uma lesão dos NCs III, IV ou VI estão descritas nas seções anteriores. Uma **lesão supranuclear** *(lesão superior aos núcleos para os nervos cranianos [NCs] III, IV e VI) interfere nos sinais descendentes aos núcleos dos NCs III, IV ou VI. Essa lesão restringe os movimentos de ambos os olhos em apenas uma direção. Os reflexos pupilares deverão ser normais. Se o paciente com uma lesão supranuclear olha para um alvo e o examinador move passivamente a cabeça do paciente, os olhos deverão mover-se na direção restringida anteriormente, considerando que os movimentos dos olhos desencadeados pelas rotações da cabeça são provocados pelos sinais vestibulares dos (NCs que inervam os músculos extraoculares, e não pelos sinais supranucleares. Consulte a seção do NC VIII sobre o Teste de Impulsão Cefálica neste capítulo para a informação sobre a influência vestibular nos movimentos oculares.*

Uma lesão afetando o **fascículo longitudinal medial** *que conecta os núcleos dos NCs III, IV e VI (Fig. 21.13) causa oftalmoplegia internuclear (internuclear = entre os núcleos; oftalmoplegia = fraqueza ou paralisia de músculos que movem o olho). Os únicos efeitos são adução fraca do olho afetado e nistagmo de abdução do olho contralateral (Fig. 3.16). Os reflexos pupilares e todos os outros movimentos dos olhos são normais.*

Testes para as Vias e os Centros Oculomotores que Controlam os Movimentos Oculares

Observe o teste dos movimentos oculares de perseguições suaves desses centros e vias além dos testes dos NCs III, IV e VI. Quatro testes — movimentos sacádicos voluntários, nistagmo optocinético, acuidade visual dinâmica e nistagmo — avaliam de forma mais profunda a capacidade dos centros e vias do cérebro que controlam os NCs III, IV e VI.

Movimentos Sacádicos Voluntários

Sacádicos são movimentos oculares rápidos que mudam o olhar de um objeto para outro. Para notar os movimentos oculares sacádicos normais, observe os olhos de um indivíduo enquanto procede a uma leitura. Os movimentos oculares de alta velocidade trazem objetos novos para a visão central, em que os detalhes das imagens são observados. Para testar os movimentos oculares sacádicos voluntários, mantenha seus dedos indicadores aproximadamente 30,5 cm

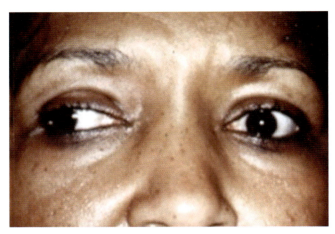

Fig. 3.16 Oftalmoplegia internuclear. O olho esquerdo não pode aduzir além da linha mediana. O nistagmo não é visível em uma fotografia estática.
(Cortesia de Dr. Richard London.)

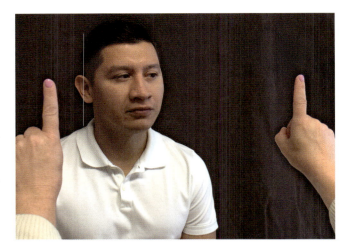

Fig. 3.17 Movimentos oculares sacádicos.

na lateral de seus ombros e solicite ao paciente que olhe para um dedo e depois para o outro (Fig. 3.17). Normalmente os movimentos oculares são suaves, coordenados e abrangentes.

As respostas anormais incluem o seguinte:

1. *Ambos os olhos desviados ipsilateralmente; paciente incapaz de direcionar os olhos além da linha mediana de forma contralateral. Indica lesão aguda ou subaguda de um campo visual frontal (Fig. 21.21). O déficit é temporário considerando que o campo visual frontal contralateral pode compensar.*
2. *Ambos os olhos desviados contralateralmente; paciente incapaz de direcionar os olhos além da linha mediana de forma ipsilateral. Lesão da formação reticular paramediana pontina.*
3. *Um olho incapaz de aduzir além da linha mediana; o outro olho aduz normalmente. Indica uma lesão do fascículo longitudinal medial entre os núcleos abducente e oculomotor. Consulte a Figura 3.16 – oftalmoplegia internuclear; ver Cap. 21.*

Nistagmo Optocinético (Teste Especial)

Este reflexo estabiliza as imagens durante os movimentos lentos da cabeça (inferior a 2 Hz; ou seja, quando a cabeça é rodada em uma frequência inferior a duas vezes por segundo). A informação visual é usada para ajustar a posição dos olhos. Nistagmo optocinético consiste em movimentos oculares de perseguições alternadas e sacádicas. Por exemplo, um passageiro em um carro olha um poste telefônico até que ele saia da visão (movimento ocular de perseguição) e a seguir esse passageiro muda rapidamente para olhar o próximo poste telefônico (movimento ocular sacádico).

Para testar o nistagmo optocinético, solicite ao paciente que olhe para um pano listrado verticalmente, e depois movimente o pano no sentido horizontal (Fig. 3.18). Normalmente os olhos seguem uma listra (movimentos oculares de perseguição) e depois fazem um rápido movimento sacádico para a próxima listra.

Problemas com a fase de perseguição indicam uma lesão nas vias parietoccipitais ipsilaterais. Dificuldades com os movimentos sacádicos indicam uma lesão no campo visual frontal contralateral.

Acuidade Visual Dinâmica (Teste Especial)

Este procedimento testa a capacidade do paciente para manter o olhar em um objeto enquanto a cabeça está se movendo. Esse processo necessita de reflexo vestíbulo-ocular (RVO), um ajuste automático da posição dos olhos para compensar o movimento da cabeça (Fig. 21.18). Solicite ao paciente que leia um gráfico ocular, enquanto o examinador roda passivamente a cabeça deste paciente em uma frequência de 2 Hz (ou 2 vezes por segundo) (Fig. 3.19). Adéque as rotações da cabeça à cadência de um metrônomo para manter uma sincronização precisa. Pacientes com RVO intacto (consulte o Teste de Impulsão Cefálica na seção sobre o teste do nervo craniano VIII neste capítulo) deverão apresentar menos de uma linha de perda de precisão durante os movimentos da cabeça, em comparação com suas acuidades quando a cabeça está estável. As informações sobre o movimento da cabeça a partir do sistema vestibular na orelha interna direcionam os movimentos oculares para compensar precisamente o movimento da cabeça, mantendo o olhar estável.

Pacientes com RVO anormal deverão apresentar perda de acuidade de duas ou mais linhas no gráfico ocular durante a rotação da cabeça.[32]

Nistagmo

Nistagmo são movimentos involuntários de oscilação do globo ocular.

Nistagmo Fisiológico

Os movimentos involuntários de oscilação do globo ocular são uma resposta normal quando o olhar é direcionado para um alvo listrado em movimento (nistagmo optocinético), submetendo-se à estimulação calórica do sistema vestibular (Cap. 22), após girar em círculos (como as crianças fazem para sentir tonturas intencionalmente), ou quando movem os olhos para uma posição extrema. Quando os olhos são direcionados acima de 35 graus diretamente para a frente, em amplitude baixa, o nistagmo irregular é normal e não patológico.

Nistagmo Patológico (Teste Especial)

Nistagmo Espontâneo, Olhos Abertos. O paciente olha para um objeto distante em linha reta à frente. De modo geral, não há movimento dos olhos (ausência de nistagmo espontâneo). Os sinais simétricos do sistema vestibular normalmente auxiliam a manter o olhar estável para a frente.

Os movimentos oscilantes involuntários dos olhos indicam uma lesão do sistema vestibular, optocinético, da perseguição suave ou do cerebelo.

Nistagmo, Olhos Fechados. Solicite ao paciente que mantenha o olhar em linha reta para a frente com os olhos fechados. Observe as pálpebras para os movimentos oculares subjacentes. Os olhos

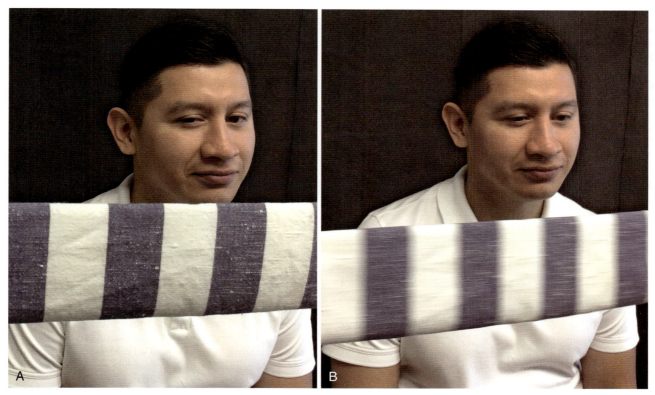

Fig. 3.18 Nistagmo optocinético. A, Movimentos oculares de perseguição como as listras que se movimentam para a direita do paciente. **B,** Movimento ocular sacádico rápido para focalizar a próxima listra.

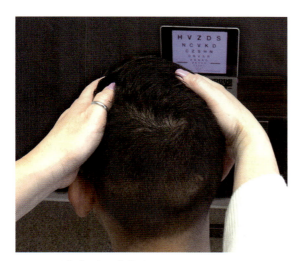

Fig. 3.19 Acuidade visual dinâmica.

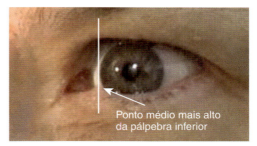

Fig. 3.20 Teste do olhar excêntrico. Para evitar o nistagmo fisiológico normal, a borda da íris no olho aduzido deve se alinhar verticalmente com a borda medial superior da pálpebra inferior. A linha vertical indica a posição correta do olho. Nessa posição, os olhos são desviados aproximadamente 30° do centro. Somente o nistagmo patológico deverá apresentar o olho nessa posição.

estão fechados para eliminar a fixação visual, que estabiliza os olhos quando o olhar é direcionado para um único local.

O nistagmo simétrico em geral está presente desde o nascimento. Nistagmo do tipo jerk *(em sacudidas) — rápido em uma direção, lento na direção oposta — geralmente indica uma lesão vestibular unilateral. As lesões cerebelares também podem causar o nistagmo patológico.*

Nistagmo de Posicionamento do Olhar Excêntrico. Coloque seu dedo aproximadamente a 30 graus à direita da linha mediana do paciente. Solicite ao paciente que olhe para a ponta desse dedo durante 10 a 15 segundos. A borda da íris esquerda do paciente deve se alinhar verticalmente com a borda medial superior da pálpebra inferior (Fig. 3.20). Essa posição da íris indica um ângulo de aproximadamente 30 graus da pupila a partir do centro. Observe os olhos do paciente. A seguir solicite ao paciente que olhe a ponta do seu dedo colocado a 30 graus à direita da linha mediana. O ângulo de 30 graus do olhar para a frente é usado, considerando que algumas pessoas com o controle oculomotor normal apresentam nistagmo fisiológico em ângulos superiores a 35 graus. Em seguida, posicione seu dedo a 30 graus acima dos olhos do paciente e solicite que ele olhe para a ponta desse dedo durante 10 a 15 segundos. Repita esse procedimento com a ponta do dedo a 30 graus abaixo dos olhos do paciente. Normalmente, o olhar estará estável, sem nistagmo.

Se ocorrer nistagmo em várias direções, esse processo geralmente indica um efeito de medicamentos, mas pode indicar um distúrbio cerebelar ou vestibular central. Nistagmo causado por uma lesão do SNC não suprime com fixação visual e pode alterar a direção quando o olhar muda de direção. Nistagmo vestibular periférico é inibido pela fixação visual e aumenta na amplitude quando o olhar é orientado na direção do nistagmo.

Nervo Trigêmeo (Nervo Craniano V)

O NC V consiste em três ramos (oftálmico, maxilar e mandibular). Os ramos do NC V transmitem informações somatossensoriais da face, boca,[M] mandíbula, articulação temporomandibular, músculos da mastigação e parte da dura-máter. O ramo mandibular do NC V transmite sinais motores aos músculos da mastigação.

Teste de Tato Leve (Teste de Triagem)

Use o toque leve para avaliar a sensação facial em três áreas bilateralmente. Peça ao paciente: "Diga sim quando sentir o toque, e a seguir aponte ou diga onde você sentiu esse toque. Diga se sentiu o mesmo toque em ambos os lados." Demonstre o toque com os olhos do paciente abertos e, em seguida, solicite ao paciente que feche os olhos e os mantenha assim.

Toque levemente a face do paciente com uma mecha de algodão (Fig. 3.21). Toque a área da fronte de um lado e depois do outro, de modo que o paciente possa comparar se sentiu o mesmo toque em ambos os lados (esse procedimento testa as divisões oftálmicas). Em seguida, toque uma bochecha e depois a outra (esse procedimento testa as divisões maxilares). Finalmente, toque o queixo de um lado e depois do outro lado (o procedimento testa as divisões mandibulares).[N]

Toque a mesma área em ambos os lados. Não arraste o estímulo pela pele; esse procedimento testa a coceira, uma sensação diferente.

[M]**Nota do Revisor Científico:** *Sensibilidade geral das duas hemilínguas também (no caso, tato, dor, pressão, temperatura e vibração).*

[N]**Nota do Revisor Científico:** *Caso haja necessidade de aprofundar mais esses testes, basta não usar algodão mas o estesiômetro, que é um instrumento mais preciso.*

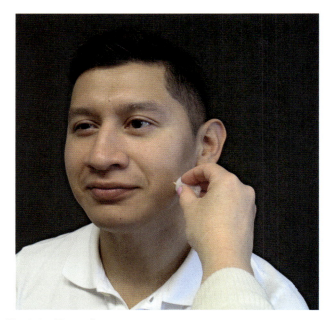

Fig. 3.21 Toque leve.

Se as respostas do paciente forem precisas, isso indica que a via para o toque leve (nervo trigêmeo ao núcleo na ponte para o tálamo ao córtex somatossensorial) está intacta a partir da periferia ao córtex cerebral.

As lesões do NC V causam anestesia ou dor grave na área afetada. A anestesia ocorre se a condução do nervo for prejudicada. Lesões afetando os núcleos sensoriais trigeminais ou as vias ascendentes para o tálamo e o córtex somatossensorial também prejudicam a sensação facial. Neuralgia trigeminal é uma condição de dor crônica causada pelos danos à bainha de mielina ou pressão sobre o ramo do nervo.

Sensação de Objeto Pontiagudo *versus* Rombo: Teste de Picada de Alfinete

Este procedimento testa a capacidade para perceber sinais interpretados como dor e a habilidade para diferenciar entre pressão e percepção de dor. Solicite ao paciente que relate as sensações "agudas" ou "desagradáveis". Segure um alfinete entre os dedos indicador e polegar, posicione a ponta desse alfinete na face do paciente e permita que o alfinete deslize entre os dedos com cada estimulação. Esse método produz uma quantidade consistente de força. Use força suficiente para afastar a pele, mas não a romper.

Demonstre o teste primeiramente com os olhos do paciente abertos, dizendo para o paciente, "esta é a sensação de objeto pontiagudo que você deverá sentir" (pique suavemente a mão ou o braço com o alfinete), "e esta é a sensação de objeto rombo que você deverá sentir" (toque a mão ou o braço com a extremidade romba [ou cega] do alfinete). Em seguida, solicite ao paciente que feche seus olhos e espete-o suavemente com o alfinete usando a extremidade pontiaguda (sensação de objeto pontiagudo) ou toque com a extremidade romba (ou cega) do alfinete (sensação de objeto rombo). Se o paciente relatar que está sentindo o estímulo, indague onde o estímulo foi sentido. Descarte o alfinete após o uso em um único paciente, para evitar o risco de propagação de infecção. Normalmente as pessoas são capazes de diferenciar com exatidão entre os estímulos agudos e desagradáveis, e podem localizar o estímulo.

As lesões do NC V causam anestesia da área afetada.

Reflexo Corneano

Toque a área externa da córnea de um olho com uma mecha de algodão; ambos os olhos devem piscar (Fig. 3.22). O ramo aferente para o reflexo é o NC V; o ramo eferente é por meio do NC VII.

Se houver uma lesão do NC V, o olho estimulado não fecha. Considerando que a resposta é bilateral, o examinador pode estimular o outro olho para determinar se a ausência do reflexo é decorrente do problema com o ramo aferente ou eferente do reflexo.

Desvio da Mandíbula e Fechamento Mandibular

Solicite ao paciente que abra a mandíbula e observe o desvio. Para determinar o desvio mandibular durante a abertura, observe a posição relativa do espaço entre os dentes frontais superiores e os dentes frontais inferiores. A mandíbula deve permanecer na linha mediana. Em seguida, peça ao paciente que feche a mandíbula contra essa resistência; o examinador não deve conseguir superar a força dos músculos masseter. Palpe os músculos masseter enquanto o paciente aperta os dentes e depois relaxa; as contrações musculares devem ser sentidas de forma equivalente.

Danos unilaterais ao NC V: Na abertura, a mandíbula se desvia em direção ao lado fraco por causa da ação do músculo pterigoide contralateral sem oposição. A fraqueza do músculo masseter é evidente com palpação e quando o examinador pode superar a força do músculo. Lesões que afetam o trato motor aos neurônios que inervam o músculo

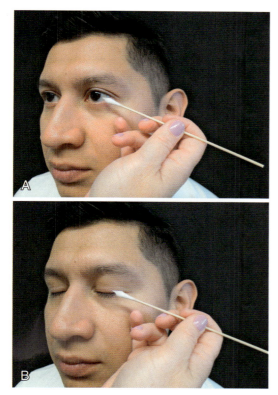

Fig. 3.22 Reflexo corneano. **A,** Toque a parte mais externa da córnea com uma mecha de algodão. **B,** Ambos os olhos fechados.

masseter, ou a junção neuromuscular, ou o músculo também causam fraqueza do músculo masseter.

Reflexo Mandibular ou Massetérico (Músculo Masseter) (não Recomendado)

Este reflexo está incluído para a integralidade, mas o teste não é recomendado por três motivos: o reflexo com frequência não está presente,[33] o teste não fornece informações úteis, considerando que os lados direito e esquerdo são testados simultaneamente, e os resultados não adicionam informações exclusivas aos resultados do teste anterior (abertura e fechamento da mandíbula). Solicite ao paciente que abra ligeiramente a boca e relaxe. Posicione a ponta do dedo no centro do queixo do paciente e toque a ponta desse dedo com um martelo de reflexo, movendo o queixo para baixo. Uma resposta anormal é a ausência de resposta ou um fraco movimento ascendente da mandíbula.

Nas lesões do trato corticoencefálico, o toque provoca um rápido fechamento da boca.

Nervo Facial (N C VII) (Teste de Triagem)

O NC VII inerva os músculos de expressão facial, alguns receptores do paladar, e todas, exceto uma das glândulas da cabeça: glândulas salivares (exceto a glândula salivar parótida), glândula lacrimal (produz lágrimas) e glândulas mucosas. Solicite ao paciente que realize movimentos faciais, incluindo levantar as sobrancelhas, fechar os olhos, sorrir e fechar os lábios e inflar as bochechas (Fig. 3.23A-D). Leve assimetria é normal. Consulte no Capítulo 19 mais informações sobre o NC VII.

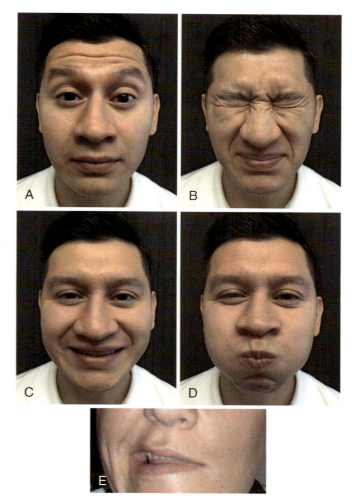

Fig. 3.23 **A-D,** Músculos de expressão facial. **E,** Paciente com a paralisia de Bell esboçando um sorriso parcial (apenas três quartos de um sorriso normal). A metade esquerda da face está paralisada.
(E, Cortesia de Dr. Denise Goodwin.)

A incapacidade para realizar os movimentos e o vazamento audível de ar no teste de inflar as bochechas são anormais. Uma lesão do NC VII causa paralisia ou paresia facial ipsilateral. As áreas superior e inferior da face estão igualmente envolvidas. A lesão impede o paciente de fechar completamente o olho ipsilateral e de mover a fronte ipsilateral, bochechas, lábios e queixo. O olho ipsilateral e a boca estão secos. Os corpos celulares ou os axônios do NC VII podem estar afetados. Se a lesão afetar os axônios, o distúrbio é denominado paralisia de Bell (Fig. 3.23E).

Para diferenciar uma lesão do NC VII de uma lesão cortical ou uma lesão do trato corticonuclear[O] com sinais para o NC VII, observe que a lesão cortical ou do trato corticonuclear resulta em paresia, afetando apenas a face inferior contralateral, e poupa a face superior. A face superior recebe entradas de ambos os hemisférios cerebrais (Fig. 19.6).

Nervo Vestibulococlear (NC VIII)

O NC VIII transmite informações auditivas e vestibulares.

[O]**Nota do Revisor Científico:** *Segundo a nomenclatura anatômica vigente, o nome correto dessa via é corticonuclear*

Testes Auditivos que Examinam o Ramo Coclear do Nervo Craniano VIII

Exame Auditivo Usando o Atrito dos Dedos (Teste de Triagem)

Esfregue as pontas dos dedos junto a ambas as orelhas do paciente de forma simultânea (Fig. 3.24A). O desempenho do paciente pode ser comparado com a audição do examinador. Normalmente o paciente relata ouvir o estímulo igualmente em cada orelha.

A diferença na acuidade auditiva do paciente ou entre a capacidade auditiva do examinador e do paciente deve ser investigada de forma complementar usando os dois testes especificados a seguir.

Teste de Rinne (Teste Especial)

Coloque e segure a haste de um diapasão vibrante no osso mastoide; quando o paciente não ouvir mais esse som, mova o diapasão vibrante por condução aérea aproximadamente a 2,5 cm (1 polegada) do canal auditivo (Fig. 3.24B-C). O som é conduzido pelo ar o dobro do tempo em que é conduzido através do osso e, desse modo, o paciente deve continuar ouvindo o diapasão vibrante após ele ser removido do processo mastoide.

Lesão do ramo coclear do NC VIII: O paciente relata ouvir o diapasão vibrante através do ar após a condução óssea, mas com um volume reduzido ipsilateralmente (perda auditiva neurossensorial). Uma incapacidade para ouvir o diapasão vibrante fora do canal auditivo (condução aérea prejudicada) indica perda auditiva condutiva decorrente de um bloqueio do canal auditivo ou de uma lesão da orelha média.

Teste de Weber (Teste Especial)

Coloque e segure a haste de um diapasão vibrante na parte superior da cabeça do paciente (Fig. 3.24D); indague ao paciente se o som está mais alto em uma orelha que na outra. Normalmente o som é igual em ambas as orelhas.

Lesão do ramo coclear do NC VIII: O som é mais alto em uma orelha que na outra. Uma lesão do ramo coclear causa perda auditiva neurossensorial; a função neural é prejudicada na orelha afetada. Desse modo,

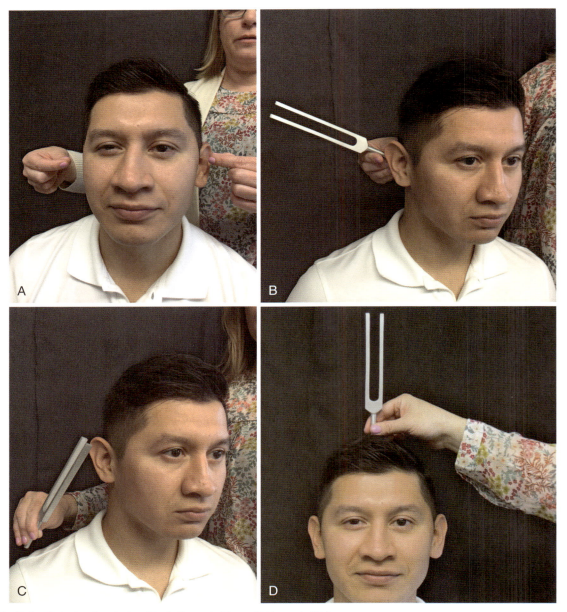

Fig. 3.24 Audição. **A,** Atrito dos dedos. **B e C,** Teste de Rinne. **D,** Teste de Weber.

o som é mais alto na orelha não afetada. Essa condição clínica apresenta diferenciação da perda auditiva condutiva, na qual as ondas sonoras não são conduzidas através da orelha externa ou média para a orelha interna por causa de infecção da orelha média, cerume excessivo, infecção da orelha média ou tímpano perfurado. Na perda auditiva condutiva, o som é mais alto na orelha afetada porque a condução óssea é normal e a perda condutiva impede que a informação sonora do ambiente chegue à orelha interna.

Ramo Vestibular

O ramo vestibular do NC VIII transmite as informações sobre a posição e o movimento da cabeça a partir dos receptores periféricos localizados na orelha interna ao SNC. Os testes *past pointing* (prova do indicador) e de impulsão cefálica examinam a função do nervo vestibular. Os testes adicionais na seção "Testes para Determinar Causas de Tontura" não testam o nervo vestibular, mas estão incluídos nessa seção porque esses testes são usados para o diagnóstico diferencial de distúrbios vestibulares.

Teste do Indicador (Teste de Triagem)

O examinador mantém o dedo diretamente na frente do paciente a uma distância aproximada ao comprimento do braço. O paciente toca alternadamente a ponta do dedo do examinador e depois atinge acima com o braço estendido (Fig. 3.25). O paciente realiza quatro tentativas com os olhos abertos, depois quatro tentativas com os olhos fechados. Normalmente o paciente é capaz de tocar a ponta do dedo do examinador todas as vezes.

Falhar o alvo indica um distúrbio vestibular ou cerebelar. Quando há uma lesão unilateral aguda afetando o aparelho vestibular ou o nervo vestibular (Cap. 22), o desempenho é normal quando os olhos estão abertos considerando que a visão é usada para corrigir o movimento. Com os olhos fechados, a lesão vestibular unilateral causa consistentemente o desvio do dedo do paciente para um lado do dedo do examinador. O lado do desvio é compatível com ambas as mãos. O desempenho igualmente impreciso neste teste quando os olhos estão abertos ou fechados indica um distúrbio cerebelar.

Teste de Impulsão Cefálica: Reflexo Vestíbulo-Ocular (Teste Especial)

O RVO estabiliza imagens visuais durante os movimentos da cabeça. Este teste avalia o efeito de sinais vestibulares na posição do olho durante os movimentos rápidos da cabeça. O teste em referência é indicado apenas se o paciente relatar tonturas ou instabilidade contínuas e é usado para auxiliar na diferenciação entre neurite vestibular (infecção do nervo vestibular) e lesões do SNC causando tonturas ou instabilidade. Antes de realizar este teste, consulte o Quadro 3.4[34,35] para verificar as diretrizes sobre quando o teste de impulsão cefálica deve ser evitado.

Peça ao paciente: "Mantenha o olhar no meu nariz", em seguida, com a cabeça do paciente posicionada em aproximadamente 30 graus de flexão cervical, gire passivamente a cabeça do paciente de um lado para o outro. As rotações passivas da cabeça devem ser rápidas (duas a três rotações por segundo), imprevisíveis e de pequena amplitude (10 graus a 20 graus). Interrompa abruptamente uma rotação da cabeça na linha mediana do paciente e observe os olhos do paciente. Normalmente os olhos do paciente permanecem fixos no nariz do examinador (Fig. 3.26). Os impulsos passivos da cabeça fornecem

---

QUADRO 3.4 DESOBSTRUÇÃO DA COLUNA CERVICAL E CONTRAINDICAÇÕES PARA OS TESTES DE MOVIMENTAÇÃO DA CABEÇA

A probabilidade de lesão da coluna cervical é baixa se o paciente cumprir os cinco critérios a seguir.[34]
1. *Totalmente alerta e orientado*
2. *Sem drogas ou álcool*
3. *Ausência de dor no pescoço, especialmente sensibilidade na linha mediana da região posterior da coluna cervical*
4. *Ausência de sinais neurológicos focais*
5. *Nenhuma outra lesão significativa do tipo "distração" (outra lesão que possa afastar o paciente da dor que afeta a coluna cervical)*

Contraindicações para a Manobra de Dix-Hallpike[35]
História: *cirurgia da coluna cervical ou instabilidade, artrite reumatoide, trissomia do 21 (síndrome de Down)*

Sintomas: *sintomas agudos de entorse: dor retro-orbital aguda, dor fascial no braço; parestesia na face, língua, mãos ou pés*

Sinais: *fraqueza dos membros; aumento da resistência muscular ao alongamento (aumento do tônus muscular); marcha atáxica, cefaleia occipital agravada por tosse ou espirros; desmaios/colapsos na rotação da cabeça*

Nota: *As contraindicações para a manobra de Dix-Hallpike aplicam-se também ao teste de impulso da cabeça.*

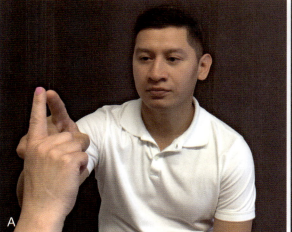 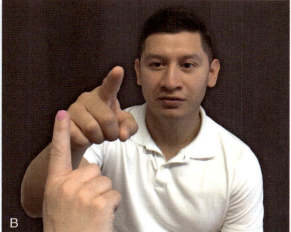

Fig. 3.25 Teste Past pointing (teste do indicador). **A,** Normal; alcance preciso do alvo. **B,** *Past pointing*: o alvo não é alcançado.

estímulos de alta frequência e alta aceleração, semelhantes aos sinais gerados quando uma pessoa está andando e girando a cabeça. O teste de impulsão cefálica é denominado também teste de impulso da cabeça.

Se o RVO estiver reduzido ou ausente, um movimento ocular rápido corretivo será usado após a cabeça interromper o movimento para compensar a perda do alvo visual durante a movimentação. Os movimentos oculares corretivos indicam uma perda vestibular periférica.

Nota: O teste de nistagmo com agitação cefálica não está incluído porque o teste de agitação cefálica não adiciona informações significativas aos resultados do teste de impulsão cefálica.[36]

Testes para Determinar Causas de Tontura

Teste de Nistagmo de Posição da Cabeça para Vertigem Postural Paroxística: Manobra de Dix-Hallpike (Teste Especial)

Este teste não examina o NC VIII; em vez disso, este teste determina se um movimento específico da cabeça desencadeia tontura. Vertigem postural paroxística (VPP; Cap. 22) é o início súbito (paroxismo) de tontura quando a cabeça é movida em uma posição específica. O teste de nistagmo de posição da cabeça é diagnóstico para VPP; se a manobra de posição da cabeça provocar a ocorrência de nistagmo conforme o texto em itálico na seção no fim desta discussão, o paciente apresenta VPP. O teste de nistagmo de posição da cabeça é conhecido também como manobra de Dix-Hallpike.

Este teste é sempre indicado quando um paciente relata episódios de tontura e instabilidade provocados pelo movimento da cabeça, a menos que o paciente tenha uma contraindicação. Antes de realizar este teste, consulte o Quadro 3.4.

Para a manobra de Dix-Hallpike, o paciente é sentado por longo tempo (joelhos estendidos) em um suporte. Solicite ao paciente que mantenha o olhar no seu nariz, e coloque suas mãos em cada lado da cabeça do paciente. Passivamente gire a cabeça do paciente 45 graus à esquerda ou à direita, em seguida mova rapidamente o paciente para a posição supina com a cabeça ainda posicionada a 45 graus e o pescoço estendido a 30 graus (Fig. 3.27). A cabeça do paciente deve ser mantida na posição provocadora das reações durante 30 segundos. Normalmente não há nistagmo ou vertigem na posição final.

Dois tipos de vertigem postural paroxística (VPP) ocorrem com a manobra de Dix-Hallpike: benigna (VPPB) e central (VPPC). A VPPB causa até 80% das vertigens/instabilidades episódicas associadas aos movimentos da cabeça.[37] O mecanismo da VPPB é o fluxo de fluido anormal em um receptor vestibular periférico, com maior frequência no canal semicircular posterior (Cap. 22). O nistagmo e a vertigem diminuem à medida que o fluido interrompe a movimentação.

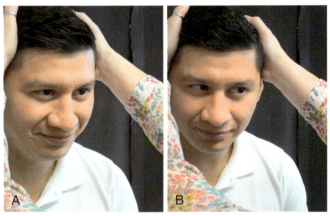

Fig. 3.26 Teste de impulso da cabeça. **A,** Posição inicial, o pescoço do paciente em flexão de 30 graus, paciente olhando para o nariz do examinador. **B,** Durante as rotações passivas da cabeça, os olhos do paciente permanecem fixados no nariz do examinador.

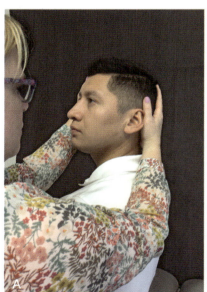 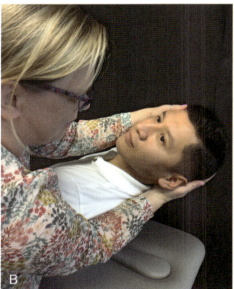 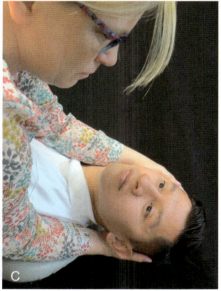

Fig. 3.27 Teste da posição da cabeça para a vertigem postural paroxística, conhecido também como a manobra de Dix-Hallpike. A manobra começa com o paciente sentado com os joelhos estendidos em um suporte. O terapeuta coloca as mãos nas laterais da cabeça do paciente e passivamente gira a cabeça do paciente em 45 graus para a esquerda ou para a direita. Em seguida, o terapeuta move rapidamente o paciente para a posição supina, com a cabeça ainda rodada a 45 graus, e finaliza com o pescoço do paciente estendido a 30 graus. **A,** Posição inicial. **B,** No meio do teste. **C,** Posição final. Observe quando o paciente está na posição supina final: a cabeça e o pescoço estão fora do suporte, porque o pescoço deve ser estendido a 30 graus.

Respostas anormais à manobra de Dix-Hallpike que indicam VPPB no canal posterior:[38]

- *Latência antes do início: o nistagmo começa alguns segundos após o movimento ser concluído.*
- *O nistagmo se intensifica, em seguida desaparece.*
- *O nistagmo dura de 5 a 30 segundos e depois diminui, mesmo se o paciente permanecer na posição provocadora.*
- *O nistagmo se revela principalmente rotacional em torno do eixo anteroposterior do olho, com a parte superior do olho oscilando de forma rápida em direção à região inferior da orelha.*

Em menos de 15% dos casos de VPPB, os canais semicirculares anterior ou horizontal estão envolvidos.[39] O envolvimento do canal anterior produz um nistagmo rotacional com um componente vertical oscilando com rapidez de forma ascendente (oscilação longe dos pés).[38] Um teste diferente, a rotação da cabeça em posição supina para o lado, é usado para testar a VPPB do canal horizontal. O teste é descrito mais adiante na seção "Teste na Posição Supina de Rotação Lateral da Cabeça."

Lesões que afetam os núcleos vestibulares, o cerebelo ou suas conexões causam VPPC. As respostas anormais que indicam a VPPC são variáveis:

- *Pode haver ou não atraso no início do nistagmo após a posição final ser alcançada.*
- *A duração do nistagmo é de 5 segundos a minutos.*
- *Nistagmo é, em geral, de oscilação rápida descendente (em direção aos pés); no entanto, o nistagmo pode ser vertical puro, horizontal puro, ou rotacional puro.*

Consulte os Capítulos 22 e 23 para obter mais informações sobre VPP.

Se houver contraindicações para a manobra de Dix-Hallpike, o teste de posicionamento lateral pode ser usado. O paciente se senta ao lado de uma mesa de exame, gira a cabeça a 45 graus, e em seguida se deita rapidamente no lado oposto da rotação da cabeça. Os resultados normais e anormais são os mesmos descritos para a manobra de Dix-Hallpike.

Se a manobra de Dix-Hallpike e o teste de posicionamento lateral não provocarem nistagmo, o teste na posição supina de rotação lateral da cabeça pode ser usado.

Teste na Posição Supina de Rotação Lateral da Cabeça (Teste Especial)

Com o paciente deitado na posição supina, apoie sua cabeça em flexão do pescoço a 20 graus. Mantenha a flexão enquanto gira a cabeça do paciente a 90 graus para um lado; em seguida mantenha a cabeça naquela posição até 1 minuto. Repita para o lado oposto. O resultado normal é não haver nistagmo ou vertigem na posição final.

Resultados anormais: O nistagmo começa após alguns segundos de atraso, oscila no sentido horizontal em direção à parte inferior da orelha e pode inverter a direção enquanto a cabeça se mantiver estável. Esse processo indica que a VPPB está afetando o canal semicircular horizontal. Consulte o Capítulo 22 para obter mais informações.

A Tabela 3.4 compara os resultados dos testes de nistagmo em VPPB e VPPC.

Controle Oculomotor: Exame HINTS (*Head-Impulse-Nystagmus-Test-of-Skew*) — Impulsão Cefálica — Nistagmo — Teste de Inclinação[40,41] (Teste Especial)

Este exame não testa especificamente o NC VIII. Ao contrário, o exame HINTS é usado para diferenciar uma causa do sistema nervoso central de uma causa do sistema nervoso periférico para tontura e instabilidade agudas. O exame HINTS consiste em três testes da função oculomotora:

TABELA 3.4   VERTIGEM POSTURAL PAROXÍSTICA

Distúrbio	Teste Positivo de Nistagmo	Duração do Nistagmo	Direção da Fase Rápida
VPPB do canal posterior	Teste de Dix-Hallpike	5-30 segundos	Principalmente rotacional, parte superior do olho em direção à região inferior da orelha
VPPB do canal horizontal	Teste de rotação lateral da cabeça na posição supina	30-90 segundos	Horizontal em direção à região inferior da orelha
VPPC	Teste de Dix-Hallpike	5 ou mais de 90 segundos; pode continuar enquanto a posição da cabeça for mantida	Geralmente baixa. Pode ser horizontal pura, vertical pura ou rotacional pura

VPPB, Vertigem postural paroxística benigna; *VPPC*, vertigem postural paroxística central.

- Teste de impulso da cabeça (Fig. 3.26)
- Teste de nistagmo no olhar excêntrico (Fig. 3.20)
- Teste de inclinação (consulte o teste de oclusão alternada, na seção anterior "Estabilidade do Olhar e Movimentos Extraoculares")

O exame HINTS é superior à imagem por ressonância magnética para distinguir entre lesões vestibulares periféricas e acidente vascular cerebral vertebrobasilar durante os primeiros 2 dias após o início dos sintomas.[40,41] O exame HINTS pode ser usado pelos fisioterapeutas do departamento de emergência para diferenciar o diagnóstico de lesões vestibulares periféricas do acidente vascular cerebral vertebrobasilar.

Os resultados dos três testes que indicam acidente vascular de tronco encefálico podem ser lembrados pelo acrônimo em inglês INFARCT: Impulsão Normal, Fase rápida com Alternância, Refixação no Teste de Cobertura (ou oclusão) ocular.[40] Alternância no teste de nistagmo significa que o nistagmo de fase rápida inverte a direção no olhar excêntrico. Refixação no teste de cobertura (ou oclusão) refere-se ao movimento do olho que não está ocluído para se fixar no alvo. Qualquer um desses três sinais — teste de impulsão normal da cabeça, nistagmo alternado ou desvio de inclinação — indica acidente vascular de tronco encefálico.

Uma causa periférica de tontura e instabilidade é indicada apenas quando os resultados dos três testes se apresentam como se seguem: achados anormais no teste de impulso da cabeça; no olhar excêntrico, a direção do nistagmo de fase rápida permanece inalterada; e não há refixação no teste de cobertura (ou oclusão).[40]

Nervo Glossofaríngeo (NC IX)

O NC IX transporta informações da língua e laringe ao SNC. Tocar o palato mole com uma mecha de algodão para provocar reflexo faríngeo (ou de engasgo, semelhante a ânsia de vômito). A resposta normal, engasgo e elevação simétrica do palato mole, requer eferentes do NC X. Esse reflexo é testado somente se houver suspeita de lesão do tronco encefálico ou do nervo craniano, pois trata-se de um exame desagradável para o paciente.

Lesão do NC IX: Ausência de reflexo faríngeo (ou de engasgo) ou elevação assimétrica do palato mole.

Nervo Vago (NC X)

O NC X é aferente para as sensações viscerais e motoras para o palato, faringe, laringe, coração e muitas glândulas. O paciente abre sua boca e diz "ah". O examinador observa o palato mole. A resposta normal é a elevação do palato mole.

A lesão do NC X causa rouquidão e elevação simétrica do palato mole com a úvula se desviando em direção ao lado não afetado.

Nervo Acessório (NC XI)

O NC XI é motor e inerva os músculos esternocleidomastóideo (ECOM) e trapézio.[P]

Para testar o músculo trapézio, o paciente deve elevar ambos os ombros, e o examinador deve aplicar força descendente ao movimento. Esse teste deve ser omitido em pacientes com dor nas costas porque esse procedimento pode agravar a dor. Para testar o músculo ECOM direito, fique em frente ao paciente e coloque sua mão esquerda no ombro direito do paciente para estabilizar. Solicite ao paciente para girar a cabeça para a direita. Em seguida, coloque sua mão direita no lado direito do crânio do paciente e tente retornar a cabeça do paciente para a frente (Fig. 3.28). Normalmente o paciente é capaz de resistir à força moderada ou maior. O teste deve ser omitido em pacientes com dor no pescoço.

[P] **Nota do Revisor Científico:** *No caso da inervação do músculo trapézio, é evidente que ocorra preferencialmente nas fibras ascendentes do trapézio.*

Lesão do NC XI: Paralisia unilateral ou paresia de dois músculos. Diferencie da lesão do trato corticonuclear, que causa paresia combinada com hiperatividade neuromuscular (resistência muscular anormal ao alongamento passivo, mesmo quando o paciente está tentando relaxar). Considerando que a inervação corticonuclear para os neurônios motores que inervam os músculos ECOM e trapézio ascendente é bilateral, uma lesão do trato corticonuclear unilateral não causa paralisia muscular completa.

Nervo Hipoglosso (NC XII)

O NC XII transmite sinais motores para a língua.

Protrusão da Língua (Teste de Triagem)

O paciente coloca sua língua para fora (Fig. 3.29A). Normalmente a língua se projeta na linha mediana.

Lesão do NC XII: A língua protraída se desvia para o lado da lesão (Fig. 3.29B), e a língua ipsilateral atrofia.

Resistência Manual de Movimento da Língua

O paciente empurra sua língua na bochecha. No lado externo da bochecha do paciente, o examinador realiza uma pressão contra a língua. Normalmente, a língua é capaz de resistir à força moderada.

Lesão do NC XII: A força gerada pela língua é facilmente superada pela pressão do examinador.

Consulte os itens de confiabilidade, sensibilidade e especificidade no exame do NC na Tabela A.1.

TESTES AUTONÔMICOS

Nota: O sistema nervoso autonômico inerva três músculos relacionados com a visão discutidos anteriormente. Os músculos esfíncter da pupila e o dilatador pupilar são inervados pelo sistema nervoso parassimpático e simpático, respectivamente. A pálpebra superior é fracamente elevada por um sistema nervoso simpático-músculo inervado (músculo tarsal superior). O elevador primário da pálpebra superior é um músculo esquelético.

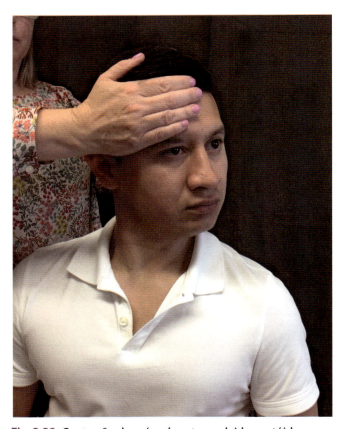

Fig. 3.28 Contração do músculo esternocleidomastóideo. Normalmente o terapeuta fica na frente do paciente. Nesta foto, está atrás do paciente de modo que a contração do músculo é visível.

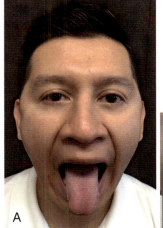 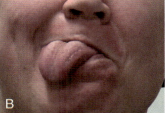

Fig. 3.29 A, Protrusão lingual normal. **B,** Paciente com lesão do NC XII tentando projetar a língua na linha mediana.

(B cortesia de Dra. Denise Goodwin.)

Teste de Hipotensão Ortostática (Teste de Triagem)

Hipotensão ortostática é uma queda anormal na pressão arterial após a passagem da posição supina para o posicionamento em pé. A capacidade do sistema nervoso simpático para regular a pressão arterial pode ser avaliada pela medição da pressão arterial do paciente na posição supina, colocando em seguida o paciente na posição em pé e medindo a pressão arterial 3 minutos depois. Normalmente os sinais simpáticos provocam constrição dos vasos sanguíneos nos membros inferiores e abdome, impedindo alterações na pressão arterial que excedam 20 mmHg na pressão sistólica e 10 mmHg na pressão diastólica. A prevenção de uma queda excessiva na pressão arterial mantém o fluxo sanguíneo para o cérebro.

Hipotensão ortostática é uma queda superior a 20 mmHg na pressão arterial sistólica ou superior a 10 mmHg na pressão arterial diastólica após a passagem da posição supina para o posicionamento em pé. Essa resposta anormal da pressão arterial pode indicar uma falha do sistema nervoso simpático para a vasoconstrição adequada dos vasos sanguíneos nos membros inferiores e no abdome. Perda sanguínea, desidratação, anemia e efeitos colaterais de medicamentos são outras causas comuns de hipotensão ortostática. Consulte os itens de confiabilidade, sensibilidade e especificidade dos testes de hipotensão ortostática na Tabela A.2.

Observação da Aparência da Pele (Teste de Triagem)

A pele normal parece ligeiramente brilhante, e a cor da pele é simétrica.

A assimetria da cor da pele, a coloração incomum da pele (vermelha brilhante, azul, branca), e pele seca e brilhante são anormais. A disfunção do sistema nervoso simpático prejudica o controle dos vasos sanguíneos na pele. A síndrome de Horner (Cap. 9) e a síndrome complexa de dor regional (Cap. 12) interferem na regulação simpática dos vasos sanguíneos na pele.

Funções Urinária, Intestinal e Sexual

O sistema autonômico controla também as funções urinária, intestinal e sexual e, desse modo, o paciente deve ser questionado se apresenta manifestações preocupantes em relação a essas funções. Considerando que essas funções podem ser um assunto delicado, a melhor abordagem é proceder às perguntas de maneira direta, incluindo "Você notou alguma alteração na continência urinária ou na frequência em que você usa o banheiro?" ou "Você notou qualquer diferença na sua capacidade para se envolver em atividades sexuais?" Como prestadores de serviços de saúde que servem como ponto de entrada no sistema de saúde, é relevante para os terapeutas incluir avaliações das funções intestinal, urinária e sexual.

A retenção urinária ou fecal ou a incapacidade de ereção ou lubrificação adequada pode ser um sintoma que leve o examinador a considerar ou descartar a doença que envolve as raízes lombares ou espinais sacrais. Como alternativa, a incontinência urinária pode estar associada a esclerose múltipla ou a um assoalho pélvico enfraquecido que necessita ser reeducado.

TESTES MOTORES

Os dois primeiros testes avaliam o movimento voluntário, exigindo sinais do córtex motor por meio do trato motor e, em seguida, dos neurônios motores para provocar contração muscular voluntária (Fig. 1.2A). Tamanho, constituição corporal, idade, nível de atividade e sexo do paciente devem ser considerados na avaliação da força muscular. A força muscular deve ser comparada a um grupo homólogo. Uma mulher de estatura pequena, leve, com 85 anos de idade e sedentária deverá apresentar uma força muscular significativamente menor que a força muscular de um fisiculturista de estatura grande, ainda que sua força muscular possa ser normal para o seu grupo homólogo.[Q]

Força Muscular

Ao testar o sistema motor, realize o teste de um lado, em seguida teste imediatamente a mesma função no lado oposto. Esse procedimento permite uma comparação ideal. Desse modo, a força muscular do bíceps deve ser testada em um lado e depois no outro, em vez de testar a força muscular de vários músculos no braço esquerdo e, em seguida, proceder do mesmo modo no braço direito.[R]

Testes Rápidos de Força Muscular (Teste de Triagem)

Para uma triagem rápida, o paciente deve estar sentado. Os grupos musculares mencionados a seguir são testados para verificar a inervação pelas raízes específicas dos nervos espinais, além de verificar os neurônios motores e os tratos motores. Resista manualmente à elevação de ombro (C1-C3), flexores do cotovelo (C5), extensores do punho (C6), flexores dos dedos (C8), flexores do quadril (L2), extensores do joelho (L3) e dorsiflexores do tornozelo (L4). Considerando que os flexores plantares normais do tornozelo apresentam grau acentuado de potência, solicite ao paciente que eleve uma perna, apoiando nos artelhos, para avaliar os flexores plantares (S1). Esta triagem rápida testa grupos de músculos, não músculos individuais. Músculos normais são capazes de resistir ao menos a uma quantidade moderada de força.

Paresia ou paralisia indica geralmente uma lesão do neurônio ipsilateral ou uma lesão do trato motor contralateral.

Teste Muscular Manual

Consulte Kendall et al.[42] ou Hislop e Montgomery.[43]

Desvio Pronador (Teste Especial)

O paciente deve estar sentado. O paciente flexiona ambos os ombros em 90 graus, estende os cotovelos, realiza a supinação completa de ambos os antebraços e fecha os olhos (Fig. 3.30). Normalmente a flexão do ombro, a extensão do cotovelo e a posição das palmas das mãos para cima podem ser mantidas durante os 30 segundos necessários. Este teste é realizado somente quando há suspeita de fraqueza sutil do membro superior.

[Q]**Nota do Revisor Científico:** *Artigos recentes e trabalhos apresentados em congressos vêm demonstrando que classicamente os neurologistas se importam muito com o teste de força muscular e não dão tanta atenção ao tônus muscular. neurofisiologicamente como o tônus é prévio ao movimento, os fisioterapeutas mais experientes cada vez mais não consideram os testes de força muscular, mas, sim, os testes de tônus em todos os segmentos envolvidos. vale reforçar que nesse ponto a avaliação do fisioterapeuta é bem mais crítica e precisa que a avaliação que o neurologista faz. esse fato decorre da preocupação maior que o fisioterapia tem com o tônus em detrimento da força, afinal a força advém de um tônus regulado. se o tônus está alterado para mais ou para menos, os padrões de força também sofreram essa alteração.*

[R]**Nota do Revisor Científico:** *por conta da explicação anterior, o fisioterapia não se atenta tanto para a avaliação de força, mas, sim, para a avaliação de tônus que é mais relevante e precede a força e consequentemente o movimento. muitos fisioterapeutas nem perdem muito tempo avaliando força, indo, no caso, direto para avaliação de tônus por ser mais relevante para a recuperação, pela neuroplasticidade cortical dos trajetos encefálicos*

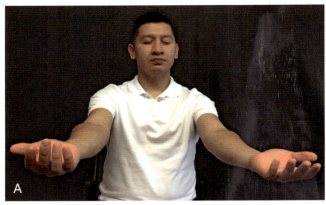 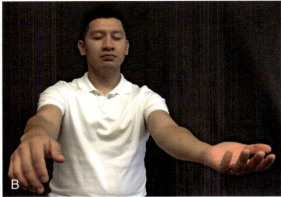

Fig. 3.30 Desvio pronador. **A,** Posição de teste. **B,** Demonstração do desvio pronador.

A incapacidade [S] para manter essa posição durante 30 segundos, com pronação gradual e desvio (ou derivação) inferior de um braço, indica uma lesão do trato motor. O desvio (ou derivação) ocorre porque o trato motor prejudicado não será capaz de enviar sinais suficientes aos neurônios motores que inervam os músculos flexores dos ombros para manter a posição contra a gravidade.

Massa Muscular (Inspeção Visual É um Teste de Triagem)

Inspecione visualmente para verificar a disparidade no tamanho da estrutura muscular. Meça a circunferência dos membros, se houver suspeita de uma diferença.

Uma atrofia mais grave indica geralmente lesão do neurônio motor. Uma atrofia menos [T] grave indica lesão do trato motor ou desuso.

Tônus Muscular: Resistência Muscular ao Alongamento Passivo (Teste de Triagem)

Flexione passivamente, em seguida, estenda o cotovelo do paciente e depois o joelho (Fig. 3.31A-B). Realize flexão plantar, em seguida, a dorsiflexão do tornozelo. O teste para o tônus do flexor plantar é mais fácil se o examinador segurar o calcanhar do paciente e colocar seu antebraço contra a sola do pé (Fig. 3.31C). Observe a resistência ao movimento.

Uma resistência inferior ao normal pode indicar uma lesão do neurônio motor. Uma resistência excessiva ao alongamento[U] pode ser um sinal de uma lesão do trato motor ou dos núcleos da base. Se a resistência ao alongamento passivo aumentar com o alongamento mais rápido, esse processo indica uma lesão do trato motor. Rigidez, resistência excessiva que não varia com a velocidade do alongamento é uma característica da doença de Parkinson, síndromes de Parkinson-Plus e parkinsonismo (doenças com sinais e sintomas semelhantes àqueles da doença de Parkinson). Contratura (perda adaptativa do comprimento muscular; Cap. 13) ou proteção muscular podem causar também uma redução na amplitude de movimento passiva.

Escala de Ashworth para Medir a Espasticidade e a Escala de Ashworth Modificada (não Recomendada)

A Escala de Ashworth e a Escala de Ashworth Modificada consistem em avaliações clínicas subjetivas de resistência ao alongamento passivo.[V] Por exemplo, o avaliador alonga passivamente o bíceps e avalia se a resistência ao alongamento é normal ou maior que o normal. Embora a Escala de Ashworth e a Escala de Ashworth Modificada (a Escala Ashworth Modificada adiciona a pontuação 1+ ; as escalas apresentam, portanto, os mesmos parâmetros) proponham como objetivo a medição da espasticidade (hiperatividade neuromuscular; Cap. 14), essas escalas não medem realmente a espasticidade porque as informações desse teste não podem ser usadas para diferenciar entre contratura e hiper-reflexia[W],[44,45] Além disso, não existe relação direta entre as alterações na pontuação de Ashworth e as melhorias ou os declínios na atividade funcional. As pontuações elevadas na Escala de Ashworth estão associadas à contratura (encurtamento estrutural do músculo), e não à espasticidade.[46] As pontuações de Ashworth atribuídas por um neurologista experiente se correlacionam de maneira insatisfatória com o registro eletromiográfico durante o alongamento passivo, usando um motor que controla a velocidade do alongamento muscular[X].[47] A confiabilidade e a validade da Escala de Ashworth são inadequadas para recomendar o uso desse procedimento para a medição da espasticidade.[45,48]

Consulte os itens de confiabilidade, sensibilidade e especificidade no exame do sistema motor na Tabela A.3.

TESTES SOMATOSSENSORIAIS

O objetivo do exame somatossensorial é estabelecer se há deficiência sensorial e, em caso positivo, definir o local, o tipo de sensação afetada e a gravidade do déficit. Os testes devem ser realizados em um ambiente tranquilo e livre de distrações, com o paciente sentado ou deitado em uma superfície firme e estável para evitar uma oscilação inconveniente durante os testes. Considerando que os testes somatossensoriais exigem a atenção total do paciente, as instruções devem ser concisas e os testes realizados o mais breve possível. É necessário explicar o objetivo dos testes e demonstrar cada teste antes da realização. Durante a demonstração, permita que o paciente observe o estímulo. Durante os testes, o paciente deve manter os

---

[S] **Nota do Revisor Científico:** *Limitação funcional, na verdade, é o termo mais adequado para o contexto citado.*
[T] **Nota do Revisor Científico:** *Na verdade, não "existe" uma atrofia menos grave. Simplesmente ou há atrofia, que é a perda total de trofismo (do latim, trofus, que significa nutrição), ou há uma hipotrofia, que, aí sim, é a redução do trofismo da estrutura em questão.*
[U] **Nota do Revisor Científico:** *Na parte técnica referente a essa forma muscular como está no texto, existe uma diferença relevante entre alongamento e estiramento mantido. Embora a tradução ao pé da letra seja voltada para alongamento, o entendimento do leitor pode ficar prejudicado, pois se trata, tecnicamente, da ação de um estiramento mantido e não um alongamento que é um fim terapêutico muscular.*

[V] **Nota do Revisor Científico:** *No caso, o estiramento mantido explicado na nota anterior.*
[W] **Nota do Revisor Científico:** *Na verdade, hipertonia.*
[X] **Nota do Revisor Científico:** *Entende-se por estiramento mantido.*

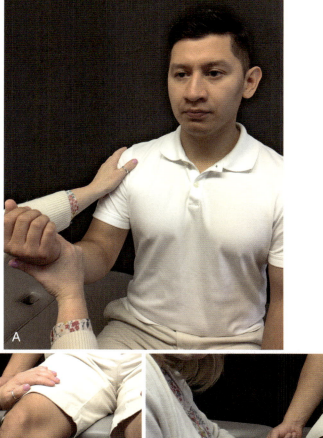
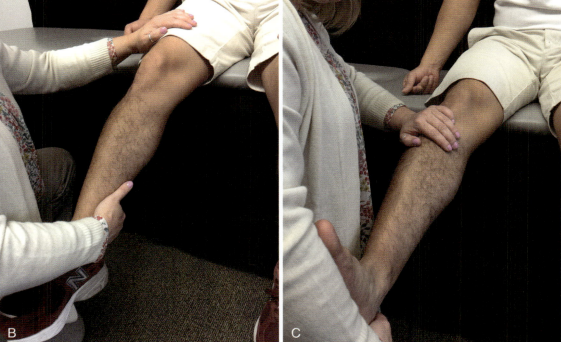

Fig. 3.31 Testes do tônus muscular dos flexores do cotovelo (A), flexores dos joelhos (B) e dos flexores plantares (C).

olhos fechados. Registre os resultados após cada teste. O intervalo entre os estímulos deve ser irregular para impedir o paciente de prever a estimulação. Comparar as respostas do paciente nos lados direito e esquerdo é muitas vezes um procedimento informativo, especialmente se um dos lados do corpo ou face estiver em uma condição neurologicamente intacta.

O exame somatossensorial abrange as seguintes sensações:
- Tato leve
- Propriocepção consciente
- Objeto pontiagudo *versus* rombo
- Temperatura discriminativa

Uma limitação relevante dos testes somatossensoriais é a confiança na percepção da consciência do estímulo sensorial. A maioria das informações somatossensoriais é usada em níveis subconscientes. Por exemplo, o cerebelo processa quantidades maciças (ou significativas) de informações somatossensoriais; entretanto, não há um conhecimento consciente desse processamento. Desse modo, testar a propriocepção fazendo com que o paciente relate se pode sentir a posição de um membro avalia o conhecimento consciente de propriocepção, mas não a capacidade para usar as informações proprioceptivas para ajustar os movimentos.

Teste Somatossensorial Rápido (Teste de Triagem)

A triagem rápida para a deficiência sensorial consiste no teste de toque leve nos dedos das mãos (teste dos dedos 1, 3 e 5) e no teste das sensações de objeto pontiagudo *versus* rombo nos mesmos dedos e a face com a picada de alfinete (*pinprick*). Consulte posteriormente nesta seção as técnicas de picada de alfinete (*pinprick*). Essa triagem rápida avalia a função de alguns axônios de grande diâmetro (transmitem sinais de toque) e alguns axônios de pequeno diâmetro (transmitem sinais interpretados como dor). Se for detectada perda ou comprometimento da sensação, testes adicionais são realizados para determinar o padrão preciso da perda sensorial.

Indicações para testes mais completos incluem os seguintes requisitos:
- Qualquer queixa de perda ou anormalidade sensorial
- Lesões cutâneas não dolorosas
- Fraqueza ou atrofia localizadas

Advertência: Todos os testes somatossensoriais exigem que o paciente tenha conhecimento consciente e cognição intactos. Esses testes não avaliam a capacidade para usar a somatossensação para o preparo antes e durante os movimentos.

Tato leve e informações proprioceptivas percorrem a partir dos receptores cutâneos, músculos, ligamentos e tendões por meio de um nervo na medula espinal. Em seguida, os sinais percorrem a medula espinal dorsal e o tronco encefálico para o tálamo, e depois seguem a massa branca cerebral para alcançar o conhecimento consciente no córtex somatossensorial primário. O nome anatômico para o percurso é a via coluna dorsal/lemnisco medial com base na localização dos axônios no SNC: coluna dorsal da medula espinal e lemnisco medial no tronco encefálico.

Tato Leve: Sensação Primária

Teste de Localização para Tato Leve

Peça ao paciente: "Diga sim quando você sentir o toque e, em seguida, aponte o local ou diga onde você sentiu o toque. Informe se a sensação do toque foi a mesma em ambos os lados."

Toque levemente a polpa digital do paciente com uma mecha de algodão. Toque a mesma área de um lado e, em seguida, do outro lado, e desse modo o paciente pode comparar se a sensação do toque foi a mesma em ambos os lados. Não arraste o estímulo por meio da pele; esse procedimento avalia coceira, uma sensação diferente. Se as respostas forem precisas, é possível concluir que a localização proximal do toque é normal. Se as respostas do paciente forem precisas, esse resultado indica que a via para o tato leve (sistema da coluna dorsal/lemnisco medial) está intacta a partir da periferia ao córtex cerebral.

Indivíduos em ventilação mecânica ou com distúrbios de comunicação podem apresentar desafios incomuns para os testes sensoriais. O terapeuta pode estabelecer um sistema de comunicação usando o

TABELA 3.5	LOCAIS PARA TESTES DE DERMÁTOMOS (PELE INERVADA POR UMA ÚNICA RAIZ DO NERVO ESPINAL) E PELE INERVADA PELOS RAMOS DO NERVO TRIGÊMEO
1. Lateral superior do braço (C6)	8. Tórax, nível umbilical (T10)
2. Ponta do dedo médio (C7)	9. Lateral da sola do pé ou do pequeno artelho (S1)
3. Ponta do dedo mínimo (C8)	10. Lateral inferior da perna ou parte superior do grande artelho (L5)
4. Região anterior do ombro (C4)	11. Parte média anterior da coxa (L2)
5. Lateral do ombro (C5)	12. Região medial da rótula (L3)
6. Região medial inferior do braço (T1)	13. Região medial inferior da perna (L4)
7. Tórax, nível dos mamilos (T5)	

Locais para testes da face: examinar as áreas inervadas pelos três ramos do nervo trigêmeo

1. Ramo oftálmico: acima da pálpebra
2. Ramo maxilar: bochecha
3. Ramo mandibular: queixo

Raízes dos nervos espinais estão nos parênteses.

piscar dos olhos (um para sim, dois para não) ou movimentos dos dedos com indivíduos cooperativos.

Os três locais possíveis de lesões que afetam o tato leve são discutidos neste capítulo: sistema talamocortical, nervo e raiz do nervo espinal. Consulte no Capítulo 11 os possíveis locais adicionais de lesões que afetam o sistema de tato leve.

A falha para localizar o tato leve apesar da informação precisa quando ocorre esse processo indica uma lesão contralateral dos neurônios que transmitem as informações de tato leve a partir do tálamo ao córtex cerebral.

Se a localização do tato distal estiver prejudicada, teste as distribuições cutâneas do nervo (áreas cutâneas inervadas por uma única raiz do nervo espinal). Consulte as Figuras 10.6 e 10.7 com ilustrações das distribuições cutâneas do nervo e dermátomos. A Tabela 3.5 especifica os locais para testar alguns dermátomos e pele inervada pelos ramos do nervo trigêmeo. Mapeie o padrão de sensação normal, prejudicada e ausente do paciente.

O mapa resultante pode ser comparado com os mapas padronizados de distribuições do nervo e de dermátomos para determinar se o padrão de perda sensorial do paciente é compatível com um nervo ou um padrão da região espinal (Figs. 10.6 e 10.7). Considerando que cada indivíduo apresenta características exclusivas, e os dermátomos adjacentes se sobrepõem uns aos outros, os mapas apresentados representam distribuições de nervos comuns, mas não definitivas. A sobreposição de dermátomos adjacentes garante também que, se apenas uma raiz sensorial for cortada (ou interrompida), a perda completa de sensação não ocorre em nenhuma área.

Teste do Toque nos Dedos dos Pés ou Ipswich (Teste Especial)

O objetivo do Teste do Toque nos Dedos dos Pés ou Ipswich[49] é identificar a sensação de toque prejudicada nos pés de indivíduos com diabetes. Solicite que o paciente feche os olhos e diga sim quando sentir um toque. Delicadamente, coloque (toque levemente) a ponta do seu dedo indicador no topo (ou ponto mais alto) do hálux durante 1 a 2 segundos (Fig. 3.32). Repita esse procedimento no terceiro e quinto dedo. Realize o teste em ambos os pés. Não empurre, bata ou pressione, pois podem ser provocadas outras sensações diferentes do tato leve.[49]

A ausência de sensação em dois ou mais dos seis locais indica neuropatia periférica.[49]

Testes de Limiares Táteis para Tato Leve (Teste Especial)

Selecione um monofilamento para o teste. Monofilamentos são filamentos de *nylon* disponíveis em conjuntos de 5 a 10; a pressão de curvamento varia de 0,02 a 40,0 g. Peça ao paciente: "Diga sim quando você sentir o toque." Toque o monofilamento na pele do paciente. O monofilamento deve ser aplicado perpendicular à pele. Pressione de modo que o filamento se curve (Fig. 3.33), mantenha a pressão por aproximadamente 1 segundo, em seguida remova o filamento da pele do paciente. Comece com as pontas dos dedos; se as respostas forem precisas, presume-se que os limiares táteis proximais são normais. A resposta normal é a capacidade de sentir o filamento de 6 g em qualquer parte do pé. Se o teste for para neuropatia diabética (doença que afeta um nervo), teste seis locais na superfície plantar de cada pé: a polpa do hálux e todas as cinco articulações metatarsofalangeanas.[50]

Os filamentos que aplicam maior força são usados para quantificar a redução da sensibilidade tátil. A incapacidade/limitação funcional para sentir o filamento de 10 g indica a perda da sensibilidade protetora.[50] *No entanto, esse teste não é suficientemente preciso para ser usado como o único teste de sensibilidade protetora.*[51]

Tato Leve: Sensações Corticais (Testes Especiais)

Os três testes a seguir dependem de o sentido do tato estar intacto; esses testes não podem ser realizados se a sensação de tato leve estiver anormal. O processamento pelo córtex somatossensorial primário é essencial para discriminação dos dois pontos (diferenciando a estimulação da pele com um ponto *versus* dois pontos), consciência simultânea em ambos os lados do corpo e grafestesia (a capacidade de reconhecer a escrita de palavras na pele pelo toque). Para prever a função da mão com testes sensoriais, somente as pontuações da discriminação de dois pontos se correlacionam de forma ideal com a função da mão.

Discriminação de Dois Pontos

Peça ao paciente: "Diga-me se você sente um ponto ou dois pontos." Use uma ferramenta discriminadora de dois pontos (Fig. 3.34). Comece utilizando os pontos mais distantes que o valor médio para a parte do corpo em teste. Em seguida, estimule aleatoriamente com um único ponto ou dois pontos, e determine a distância mínima entre dois pontos que o paciente pode identificar. Pressione apenas o suficiente para branquear a pele.[52] Ao estimular com dois pontos, é necessário certificar-se para aplicar ambos os pontos exatamente ao mesmo tempo. Em geral, apenas as mãos e os pés são testados.

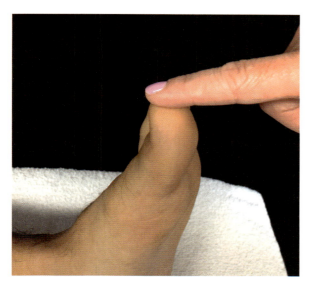

Fig. 3.32 Teste do toque nos dedos dos pés (ou Ipswich).

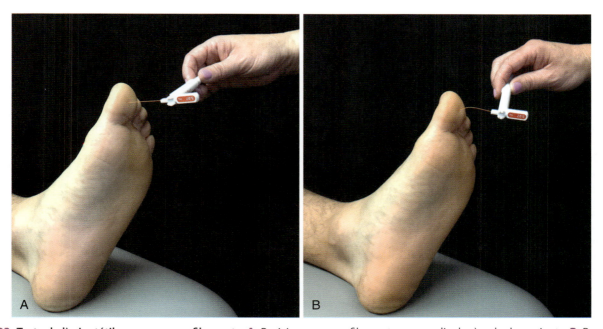

Fig. 3.33 Teste do limiar tátil com um monofilamento. **A,** Posicione o monofilamento perpendicular à pele do paciente. **B,** Pressione de forma que o filamento se curve, e a pressão seja mantida durante cerca de 1 segundo.

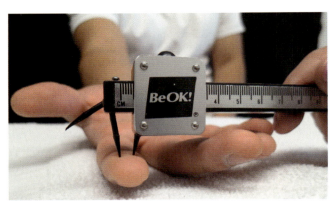

Fig. 3.34 Discriminação de dois pontos.

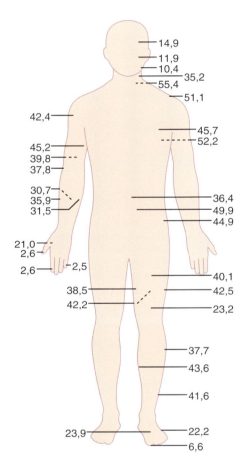

Fig. 3.35 Valores normais de discriminação de dois pontos, em milímetros, para vários locais no corpo.
(Valores de Nolan MF: Limites da capacidade de discriminação de dois pontos nos membros inferiores de homens e mulheres jovens adultos. Phys Ther 63:1424, 1983; Nolan MF: Two-point discrimination assessment in the upper limbs in young adult men and women. Phys Ther 62:965, 1982; Nolan MF: Quantitative measure of cutaneous sensation: two-point discrimination values for the face and trunk. Phys Ther 65:181-185, 1985.)

Valores normais para a capacidade de discriminar com exatidão entre pontos (Fig. 3.35) indicam que a via para o tato leve (Fig. 1.2B) está intacta a partir da periferia ao córtex cerebral. O valor normal é de aproximadamente 8 mm nas áreas plantares.

Indivíduos com úlceras do pé diabético exigem que a distância seja de aproximadamente 14 mm antes que possam fazer a distinção entre dois pontos.[53]

Tato Simultâneo Bilateral: Teste para Extinção Sensorial

Este teste é demonstrado na Figura 3.4.

Grafestesia

Peça ao paciente: "diga-me qual número estou desenhando na palma de sua mão." A palma da mão do paciente deve ser posicionada de frente para o examinador, com os dedos apontados para cima como se sinalizassem "pare". Usando uma chave ou objeto semelhante, desenhe um número na palma da mão do paciente.[Y] Normalmente o paciente é capaz de identificar corretamente o número. A grafestesia testa o sistema coluna dorsal/lemnisco medial e o lobo parietal.

Se a sensação de toque ainda estiver intacta, o paciente não pode realizar essa tarefa, e isso indica uma lesão no córtex parietal contralateral ou na substância branca adjacente.

Propriocepção Consciente

Três testes são usados para avaliar a propriocepção consciente (consciência de movimento e da posição relativa de partes do corpo), a saber: movimento articular, posição articular e vibração.[Z]

Movimento Articular ou Cinestesia

Peça ao paciente: "diga-me se estou dobrando ou endireitando sua articulação." Segure firmemente os lados da falange (geralmente o hálux ou um dedo), e de maneira passiva flexione ou estenda a articulação em aproximadamente 10 graus (Fig. 3.36). Randomize a ordem das flexões/extensões. Evite o procedimento de segurar os lados anterior e posterior da falange, considerando que essa pressão na polpa do dedo ou na unha pode dar sinais de pressionamento para o paciente. A resposta normal é a ausência de erros.

Erros indicam disfunção nos nervos, na medula espinal, no tronco encefálico ou no cérebro, afetando o sistema da coluna dorsal/lemnisco medial.

Posição Articular ou Artrestesia

O examinador deve informar ao paciente que vai movimentar uma articulação. Flexione passivamente ou estenda a articulação (geralmente cotovelo ou tornozelo). Mantenha uma posição estática antes de solicitar ao paciente para responder. Peça o paciente para adequar a posição final da articulação com o membro oposto ou para relatar a posição da articulação. Se o paciente não tiver força suficiente, posicione o membro fraco e faça o paciente espelhar a posição com o membro forte ou omita esse teste. A resposta normal é a ausência de erros.

[Y]**Nota do Revisor Científico:** *Diversos autores, fisioterapeutas e neurologistas não indicam fazer números ou letras na pele do paciente, pois ele pode ser não ser alfabetizado ou ter outro tipo de lesão cognitiva de mais complexo rastreio. Nesse sentido, esses profissionais e autores indicam que seja feito um símbolo gráfico na pele, como um traço, um "V" ou uma onda, por estes serem mais facilmente percebidos pelo paciente. Nesses casos, o teste deve ser refeito algumas vezes para se ter certeza de que o paciente está percebendo o estímulo corretamente. Um "b" ou o número "2", por exemplo, seriam traços muitos complexos para o paciente efetivamente perceber, e isso poderia nos dar a sensação de um falso-positivo no teste.*

[Z]**Nota do Revisor Científico:** *Movimento articular mais conhecido como "cinestesia", posição articular mais conhecida como "artrestesia", e normalmente não se enquadra a sensação de vibração como sensação proprioceptiva, entrando essa em uma nova classe sensorial chamada de "palestesia".*

Distúrbios Neurológicos e o Exame Neurológico   **CAPÍTULO 3**   75

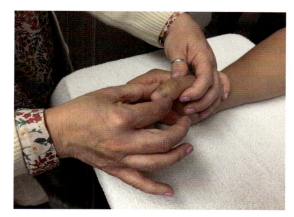

Fig. 3.36 Percepção do movimento articular ou artrestesia

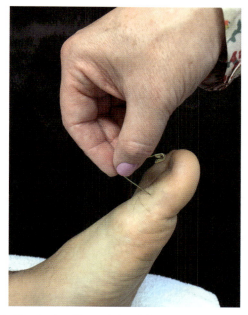

Fig. 3.38 Picada de alfinete (*pinprick*).

Sensação de Objeto Pontiagudo *versus* Rombo: Sensação de Picada de Alfinete (Teste de Triagem)

O objetivo desse teste é determinar se o paciente apresenta sensação protetora. A perda de sensação protetora produz um risco para o paciente no que se refere ao desconhecimento de uma lesão afetando uma área com sensação inadequada. Se o paciente puder distinguir entre um estímulo com objeto pontiagudo e um estímulo com objeto rombo, os neurônios que enviam impulsos interpretados como dor estão intactos. A informação referente à estimulação com objeto pontiagudo na pele percorre a partir do receptor por meio do nervo na medula espinal, em seguida por meio do trato espinotalâmico ao tálamo, e depois para o córtex somatossensorial primário. O nome anatômico para a via completa, o sistema espinotalâmico, baseia-se nos neurônios do trato espinotalâmico que alcançam da medula espinal ao tálamo. A informação relativa a uma estimulação com objeto rombo na pele percorre no sistema da coluna dorsal/lemnisco medial.

Sensação de Picadas, Agudas

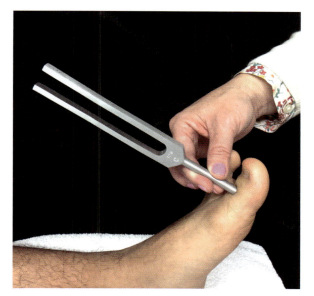

Fig. 3.37 Vibração ou palestesia

Erros indicam disfunção nos nervos, na medula espinal, no tronco encefálico ou no cérebro, afetando o sistema da coluna dorsal/lemnisco medial.

Vibração ou Palestesia

Use um diapasão com frequência de 128 Hz. Peça ao paciente: "avise-me quando a vibração parar." Percorra uma superfície dura com o diapasão e aguarde até o som audível parar. Coloque a haste do diapasão vibrante na pele[AA] em teste e, em seguida, use a outra mão para interromper a vibração. Teste a articulação interfalangeana dorsal distal dos dedos indicadores e a articulação interfalangeana superior do hálux (Fig. 3.37).

Se o sentido de vibração dos dedos estiver prejudicado, teste os punhos, em seguida os cotovelos e depois as clavículas. Se o sentido de vibração dos artelhos estiver prejudicado, teste os maléolos mediais, em seguida a patela e depois as espinhas ilíacas anterossuperiores. A vibração analisa os grandes axônios periféricos e os neurônios do sistema da coluna dorsal/lemnisco medial. Em geral, as lesões superiores ao tálamo não prejudicam a sensação de vibração.

Solicite ao paciente que relate os parâmetros "agudo" ou "rombo". Segure um alfinete com segurança entre os dedos indicador e o polegar, e permita que o alfinete deslize entre os dedos com cada estimulação (Fig. 3.38). Esse método produz uma quantidade consistente de força. Use força suficiente para recuar a pele, mas não puncionar. Espete suavemente o paciente com um alfinete ou toque-o com uma extremidade romba de um alfinete. Considerando a possibilidade da propagação de doenças transmitidas pelo sangue, é necessário ter cautela durante esse teste para evitar a punção da pele. Descarte o alfinete após o uso em um único paciente. Se o paciente relatar que está sentindo o estímulo, indague onde esse estímulo foi sentido. Normalmente os indivíduos apresentam a capacidade para diferenciar com exatidão entre os estímulos agudos e desagradáveis.

Lesões completas dos nervos produzem perda de todas as sensações na região suprida pelo nervo. Lesões dos tratos espinotalâmicos ou radiações talamocorticais produzem a limitação funcional para diferenciar entre sensações agudas e desagradáveis. As lesões do córtex sensorial primário interferem na capacidade para localizar o estímulo, embora o paciente apresente a capacidade para distinguir entre os estímulos agudos versus *os desagradáveis.*

[AA] **Nota do Revisor Científico:** Sempre na pele, mas onde haja extremidade óssea, senão o resultado do teste poderá ser um falso-positivo.

Sensação Discriminativa de Temperatura (Teste Especial)

Solicite ao paciente que relate a temperatura como quente ou fria. Toque o paciente com tubos de ensaio preenchidos com água quente (45 °C) e fria (20 °C). Para testar apenas frio, coloque a alça de um martelo de reflexos em temperatura ambiente na pele; a alça deverá ficar fria. Mantenha contato com a pele do paciente por aproximadamente 3 segundos antes de solicitar uma resposta. A resposta normal é a identificação precisa de quente ou frio. A temperatura discriminativa não é testada rotineiramente e, em geral, é usada para mapear áreas de deficiência para determinar se a perda sensorial se enquadra em um padrão periférico ou dermatomal.

Teste de Alodinia ao Pincel para Dor Neuropática (Teste Especial)

A dor neuropática é patológica, causada por uma lesão ou doença do sistema somatossensorial.[54] Esse processo está em contraste com a dor fisiológica, que é a percepção da estimulação de receptores que sinalizam danos teciduais. Na dor neuropática, o processo doloroso é uma doença, não um sinal de advertência (Cap. 12). Para o teste de alodinia ao pincel, indague ao paciente: "como você sente isto?" Percorra levemente a pele com uma escova de espuma larga de cerca de 2,5 cm (1 polegada) (Fig. 3.39). Esse percurso deve ser de 3 a 5 cm de extensão e deve exigir aproximadamente 1 segundo.[55] A resposta normal é a percepção de tato leve.

A dor em resposta à escovação é denominada alodinia ao pincel (alodinia significa dor causada por um estímulo que normalmente não é doloroso) e indica dor neuropática.

Nota: O teste de alodinia ao frio (um estímulo percebido normalmente como frio se apresenta como uma sensação dolorosa) não é recomendado porque a alodinia ao pincel é superior para a diferenciação entre as condições neuropáticas e as não neuropáticas.[56]

Consulte os itens de confiabilidade, sensibilidade, e especificidade no exame somatossensorial na Tabela A.4.

TESTES DE COORDENAÇÃO

Esses testes são realizados somente se o paciente tiver força adequada para completar os movimentos necessários. Os testes avaliam a função cerebelar[BB] e a capacidade para usar informações proprioceptivas durante o movimento.

[BB] **Nota do Revisor Científico:** *Além de funções dos núcleos da base.*

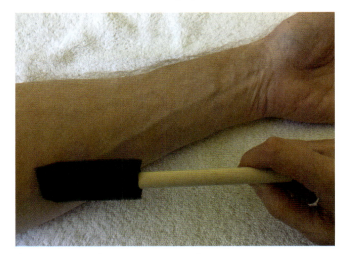

Fig. 3.39 Teste de alodinia ao pincel.

Diagnóstico diferencial: lesões cerebelares versus *proprioceptivas. Resultados anormais nos testes de coordenação são causados pela disfunção cerebelar ou proprioceptiva. Se a disfunção for cerebelar, a propriocepção consciente será normal. Se a disfunção for proprioceptiva, a propriocepção consciente e o sentido vibratório serão prejudicados, e os reflexos dos tornozelos estarão reduzidos ou ausentes.*

Movimentos Alternados Rápidos (Teste de Triagem)

O paciente coloca os antebraços nos posicionamentos pronado e supinado (Fig. 3.40) e, em seguida, bate levemente ambos os dedos indicadores ou ambos os pés; observe a velocidade, suavidade, simetria e ritmo dos movimentos.

Disdiadococinesia *é o termo para designar movimentos rápidos e alternados realizados de maneira anormal. Se o paciente tiver dificuldade com esses movimentos na ausência de fraqueza, esses sintomas indicam disfunção cerebelar ou proprioceptiva.*

Precisão e Fluidez de Movimentos

O paciente realiza várias vezes os movimentos mencionados a seguir.

Teste do Dedo-Nariz

O paciente se aproxima para tocar a ponta do dedo do examinador e, em seguida, toca seu próprio nariz (Fig. 3.41). A princípio, o paciente alterna lentamente entre os dois alvos e, em seguida, se movimenta mais rapidamente. O paciente repete o ciclo com duas ou três repetições com os olhos abertos, e, em seguida, realiza duas ou três tentativas com os olhos fechados.

Teste do Dedo-Dedo

O paciente abduz seu braço com o cotovelo estendido, em seguida toca a ponta do dedo do examinador. O paciente completa duas ou três repetições com os olhos abertos, e, em seguida, realiza duas ou três tentativas com os olhos fechados. Uma variação é para o examinador mover seu dedo em diferentes posições e distâncias durante a parte do teste com os olhos abertos, para provocar problemas de coordenação sutis.

Resultados normais para os testes do dedo-nariz e do dedo-dedo: todos os movimentos são suaves e precisos. Por exemplo, durante o teste do dedo-nariz, o paciente reduz os movimentos do dedo quando se aproxima do alvo e interrompe cada movimento de forma precisa, com a ponta do dedo tocando com exatidão o nariz ou a ponta do dedo do examinador.

Sinais anormais nesses testes são **ataxia** *(movimentos voluntários anormais que são de força normal, mas são repentinos e imprecisos);* **tremor intencional** *(agitação involuntária que piora durante o movimento voluntário);*[57] *e* **dismetria** *(incapacidade/limitação funcional de se mover em uma distância precisa). Nos testes do dedo-nariz e do dedo-dedo, a ataxia consiste nos movimentos do braço de força normal que são repentinos e irregulares; o tremor intencional consiste em agitação involuntária e rítmica do braço quando o paciente alcança o alvo; e dismetria é o alcance impreciso, de modo que a ponta do dedo do paciente não entra em contato com o alvo. A coordenação anormal indica disfunção cerebelar ou proprioceptiva.*

Teste de Calcanhar-Joelho (Teste de Triagem)

O paciente deitado na posição supina coloca o calcanhar de um pé no joelho da perna oposta, mantém o calcanhar nesse local por alguns segundos, e, em seguida, desliza o calcanhar pelo joelho até o tornozelo, mantendo a parte posterior do calcanhar em contato com a crista tibial. Após uma pausa, o paciente desliza o calcanhar

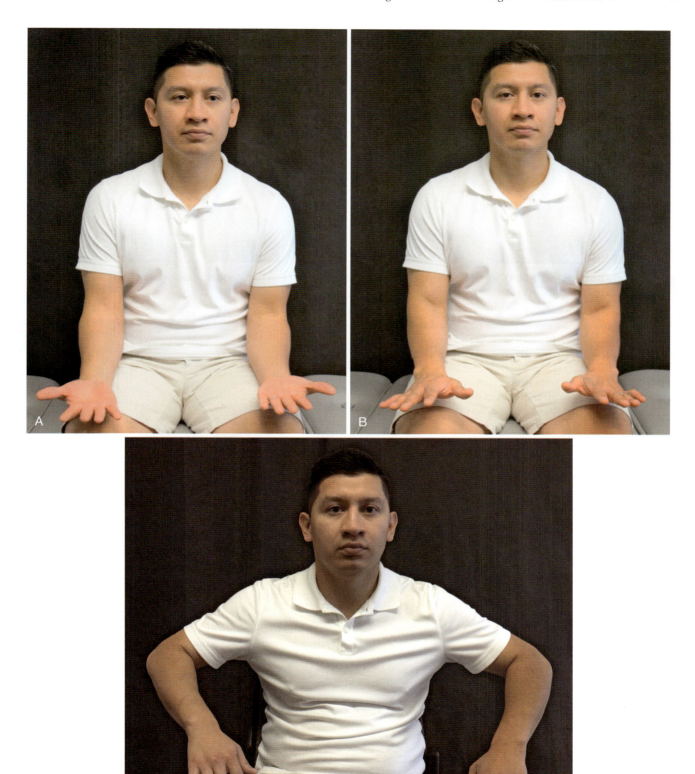

Fig. 3.40 Movimentos alternados rápidos de supinação e pronação (ou teste de diadococinesia). **A,** Supinação. **B,** Pronação normal nas laterais dos cotovelos. **C,** Substituição muscular usando os abdutores do ombro em vez dos músculos pronadores.

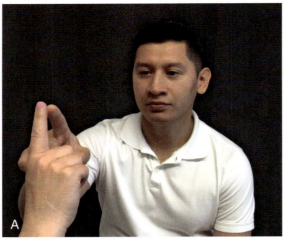 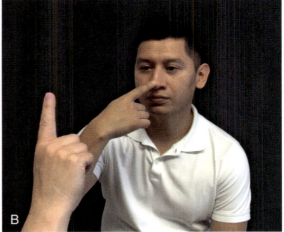

Fig. 3.41 Teste do dedo-nariz. **A,** O teste dedo-nariz começa com o paciente tocando o dedo do examinador. **B,** O paciente toca seu próprio nariz. O paciente alterna tocando dedo e nariz.

até o joelho, continuando a manter a parte posterior do calcanhar em contato com a crista tibial. O paciente realiza duas ou três repetições com os olhos abertos e, em seguida, procede a duas a três tentativas com os olhos fechados (Fig. 3.42).

Resultado normal: o movimento é suave e preciso. O calcanhar do paciente mantém contato com a crista tibial e se movimenta em uma linha reta do joelho ao tornozelo e de volta.

Sinais anormais: O paciente coloca o calcanhar acima ou abaixo do joelho (dismetria), a perna se agita involuntariamente enquanto o paciente está tentando manter o calcanhar estável (tremor postural, agitando involuntariamente enquanto mantém uma posição), e movimentos bruscos do calcanhar na direção medial e lateralmente, à medida que o calcanhar desliza para baixo e até a crista tibial (ataxia). A coordenação anormal indica uma disfunção cerebelar ou proprioceptiva.

Se a ataxia afetar o tronco, coloque o indivíduo na posição supina para eliminar a ataxia troncular quando avaliar a coordenação dos membros. A posição supina oferece estabilidade para os movimentos dos membros, de modo que a coordenação desses membros pode ser avaliada separadamente da ataxia troncular.

Caminhada em Tandem: Caminhar Encostando o Calcanhar nos Artelhos (Pé-Antepé)

Este teste de coordenação é descrito na seção "Marcha".

Consulte os itens de confiabilidade, sensibilidade e especificidade no exame de coordenação na Tabela A.5.

TESTES DE REFLEXOS ESPINAIS

Reflexos envolvem uma quantidade relativamente pequena de processamentos do SNC, fornecendo saída automática na resposta a uma entrada específica. A entrada descendente do cérebro inibe moderadamente de forma crônica a maioria dos reflexos da medula espinal. Desse modo, os danos aos tratos inibitórios descendentes causam com frequência **hiper-reflexia** (reflexos muito ativos ou responsivos em excesso), enquanto os danos nos circuitos reflexivos causam **hiporreflexia** (redução dos reflexos ativos ou responsivos) ou perda dos reflexos. Ao realizar os testes dos reflexos, avalie um lado, iniciando

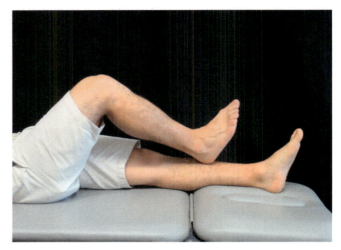

Fig. 3.42 Teste de calcanhar-joelho mostrando o calcanhar direito no meio do movimento do joelho esquerdo para o tornozelo esquerdo.

com o lado considerado como normal ou menos afetado, em seguida avalie o mesmo reflexo no outro lado para detectar assimetria.

Reflexos dos Tendões (Teste de Triagem)

O reflexo do tendão é uma contração muscular provocada pelo alongamento/estiramento mantido repentino de um músculo. Esse teste indica se a alça reflexa (receptores no músculo, aferentes, segmento da medula espinal, eferentes e músculo) está funcionando. Um toque forte no tendão muscular geralmente provoca o estiramento do músculo. O reflexo do tendão é denominado também reflexo de estiramento fásico, reflexo de estiramento muscular, reflexo tendinoso profundo (RTP) e reflexo tendinoso repentino.

Os reflexos dos tendões do bíceps, braquiorradiais, tríceps, quadríceps e do tendão sural geralmente são testados no exame abrangente (Fig. 3.43). Para um exame de triagem, são testados os reflexos dos tendões do bíceps e quadríceps. A articulação em teste deve ser flexionada aproximadamente em 90 graus, e o músculo deve ser mantido relaxado. Para ajudar no relaxamento muscular, apoie a articulação com o braço (exceto para o tríceps). Use um martelo de reflexo na mão que está livre para bater rapidamente

Distúrbios Neurológicos e o Exame Neurológico **CAPÍTULO 3** 79

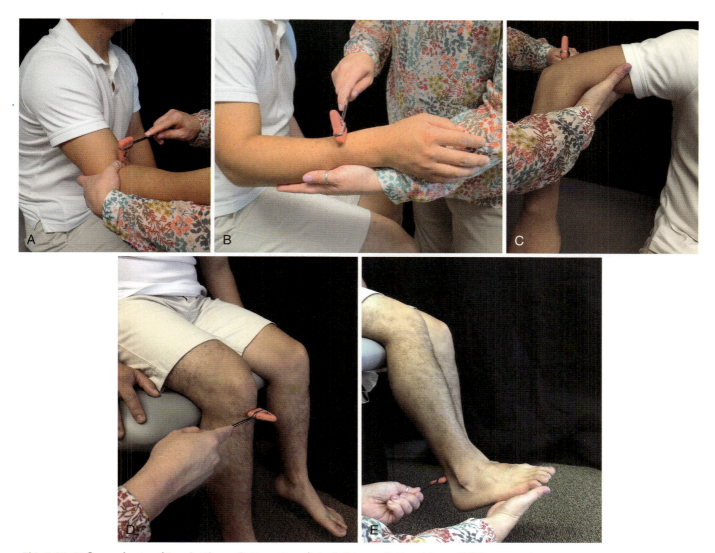

Fig. 3.43 Reflexos dos tendões. **A,** Bíceps. **B,** Braquiorradiais. **C,** Tríceps. **D,** Quadríceps. **E,** Tríceps sural.

no tendão; o músculo deve contrair. Se os reflexos não puderem ser provocados, solicite ao paciente para apertar os dentes, ou, se o teste for no membro inferior, para agarrar seus dedos bem unidos e puxar isometricamente contra sua própria resistência (*manobra de Jendrassik,* Fig. 3.44). Qualquer uma dessas contrações musculares aumenta o comando descendente do cérebro para a medula espinal, e desse modo aumenta a atividade motora provocada pelo toque (ou batida) no tendão. Algumas vezes os reflexos tendinosos não podem ser provocados mesmo nos indivíduos com o sistema nervoso intacto.

Hiper-reflexia assimétrica pode indicar uma lesão do trato motor. Hiporreflexia assimétrica ou ausência de reflexo tendinoso indica uma lesão periférica ou da medula espinal.

Os reflexos são classificados usando uma escala subjetiva:
0 = ausente, mesmo com reforço
1+ = reduzido
2+ = normal
3+ = aumentado
4+ = clônus

Clônus (Teste Especial)

Clônus são contrações involuntárias, repetidas e rítmicas de um único grupo de músculos. Para testar o clônus, aplique o alongamento/estiramento passivo, abrupto, sustentado e suave de um músculo. Alongamento/estiramento muscular, estímulos cutâneos e nocivos, bem como tentativas em movimentos voluntários podem induzir o clônus.[58] Nem todos os clônus são patológicos; a dorsiflexão rápida e passiva do tornozelo pode provocar o clônus não sustentado em indivíduos neurologicamente intactos. O clônus não sustentado desaparece após algumas batidas (repetições), mesmo mantendo o alongamento/estiramento muscular.[57] Em geral, apenas os flexores plantares do tornozelo são testados. A manobra do teste é a mesma referente ao teste para o tônus muscular (Fig. 3.31); no entanto, a resposta é diferente: resistência excessiva ao alongamento/estiramento indica o aumento do tônus muscular; clônus é a contração repetida dos músculos alongados/estirados. A resposta de cada músculo testado é comparada com a resposta do mesmo músculo no outro lado do corpo.

A presença de mais de quatro batidas de clônus, assimetria de clônus ou de clônus sustentado que persiste enquanto o alongamento/estiramento muscular é mantido, é sempre manifestação de doenças. Hiper-reflexia assimétrica pode indicar uma lesão do trato motor. Hiporreflexia assimétrica ou ausência de reflexo de alongamento/estiramento indica uma lesão periférica ou da região espinal. O clônus sustentado é produzido quando a ausência de inibição do trato motor permite a ativação de redes neurais oscilantes na medula espinal.

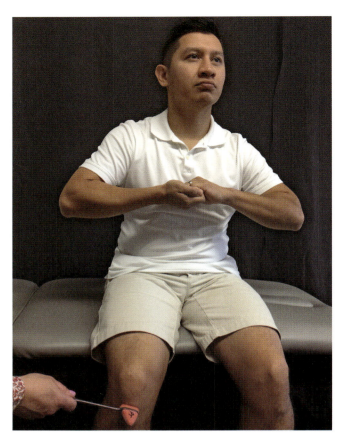

Fig. 3.44 Manobra de Jendrassik.

Reflexo Plantar (Teste de Triagem)

Percorra firmemente a sola do pé do paciente com a ponta do cabo de um martelo de reflexo. Percorra a parte lateral do calcanhar até o pequeno artelho e, em seguida, através da planta ao grande artelho (Fig. 3.45). Comece usando pressão leve; se não houver resposta, aumente a pressão. A resposta é normal se não ocorrer resposta ou todos os artelhos curvarem.

A resposta anormal é uma resposta extensora, evidenciada se o hálux estender; outros artelhos podem se afastar, mas esse aspecto não é necessário para uma resposta extensora. O sinal de levantamento do hálux indica uma lesão do trato corticospinal (um dos tratos motores). A resposta extensora é denominada também sinal de Babinski. O sinal de levantamento do hálux é normal nos bebês com idade inferior a 1 ano, considerando que a inibição descendente do cérebro ainda não está adequada à influência do reflexo plantar.[CC]

Consulte os itens de confiabilidade, sensibilidade e especificidade no exame de reflexo espinal na Tabela A.6.

TESTES DE CONTROLE POSTURAL

Quando o paciente está na posição em pé com os olhos abertos, as informações visuais, proprioceptivas e vestibulares são usadas para manter a estabilidade postural. Com os olhos fechados, o paciente deve confiar na propriocepção e nas informações do sistema vestibular.

Teste de Romberg

Esse teste avalia a propriocepção. A diferença no equilíbrio na posição em pé entre as condições de olhos abertos e olhos fechados é comparada. O paciente fica na posição em pé sem sapatos, com os braços cruzados no peito e os pés unidos. Cronometre quanto tempo o paciente mantém o equilíbrio com os olhos abertos (máximo de 30 segundos), em seguida com os olhos fechados (máximo de 30 segundos). Normalmente o paciente é capaz de manter o equilíbrio durante o tempo necessário. Movimentos oscilantes são considerados normais.

O teste de Romberg é pontuado como aprovação/desaprovação; as falhas ocorrem durante a condição com os olhos fechados. Os critérios para falhas incluem o movimento dos braços ou pés para manter o equilíbrio, a abertura dos olhos, começar a cair e necessitar de ajuda. Um problema proprioceptivo (ataxia sensorial) é evidenciado se o paciente é capaz de manter o equilíbrio com os olhos abertos durante 30 segundos, mas falha no teste de Romberg quando os olhos estão fechados. A ataxia sensorial é confirmada pela propriocepção consciente e o sentido vibratório e a redução ou ausência dos reflexos do tornozelo.

Se o paciente não puder manter a posição do teste com os olhos abertos, o teste de Romberg não é aplicável, considerando que o teste exige uma diferença entre as condições de olhos abertos e de olhos fechados. Se com os olhos abertos o paciente não puder manter a posição em pé com os pés unidos e os braços cruzados, é evidenciada a presença de um problema cerebelar. Verifique a existência de um problema cerebelar pelo teste de sentido vibratório, propriocepção e reflexos do tornozelo; essas condições se apresentam normais na ataxia cerebelar.

Romberg em Tandem (Pé-Antepé) (Teste de Triagem)

Da mesma forma que o teste de Romberg, mas na postura em tandem (pé-antepé), com um pé diretamente em frente ao outro (Fig. 3.46).

A interpretação é a mesma mencionada para o teste de Romberg. O Romberg em tandem é um teste útil para as lesões que afetam os nervos dos membros inferiores (neuropatia periférica).[59]

Estabilidade: Movimentos Involuntários Anormais (Teste de Triagem)

O paciente senta-se em silêncio; observe os movimentos involuntários. Um teste mais sensível é manter o paciente na posição em pé com os olhos fechados, os braços esticados para a frente, os antebraços pronados e os dedos abduzidos (Fig. 3.47). O teste mais sensível é um teste especial usado somente se o examinador suspeitar da presença de movimentos involuntários anormais.

Movimentos involuntários (movimentos repentinos não intencionais ou tremores) indicam distúrbios dos núcleos da base.

Consulte os itens de confiabilidade, sensibilidade e especificidade no exame de controle postural na Tabela A.7.

MARCHA

A marcha ou o modo de andar é uma ação complexa, exigindo visão, propriocepção, sentido vestibular, neurônios motores, tratos motores, núcleos da base, cerebelo e planejamento motor. Nos casos de distúrbio na marcha, os sistemas necessários devem ser testados para determinar a causa desse distúrbio.

[CC] **Nota do Revisor Científico:** Alguns pesquisadores acreditam na hipótese citada, porém somada ao fato da não maturação da via corticospinal no que diz respeito a sua mielinização. No caso, a via ainda não está mielinizada o suficiente para responder como "normal".

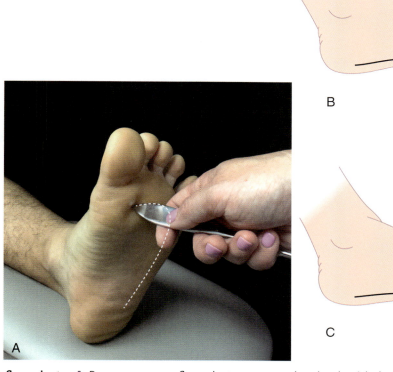
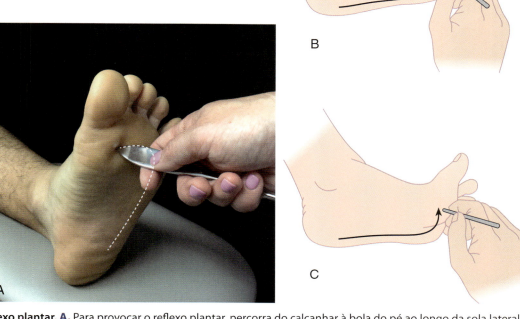

Fig. 3.45 Reflexo plantar. A, Para provocar o reflexo plantar, percorra do calcanhar à bola do pé ao longo da sola lateral, em seguida cruze medialmente a bola do pé. **B,** A resposta normal é a flexão dos artelhos. A ausência de resposta é normal também. **C,** Dorsiflexão do hálux é uma resposta de desenvolvimento ou relacionada com doença, denominada sinal de Babinski. Em pessoas com lesões do trato corticospinal ou em crianças com idade inferior a 7 meses, o grande artelho se estende. Embora os outros artelhos possam se separar, conforme demonstrado, o movimento dos artelhos além do hálux não é exigido para o sinal de Babinski.

TABELA 3.6	MARCHA ANORMAL
Descrição da Marcha	**Possíveis Causas**
Marcha atáxica: andar de base ampla	Lesão cerebelar ou proprioceptiva
Ausência de dorsiflexão no apoio do calcanhar	Fraqueza do dorsiflexor ou rigidez excessiva dos músculos flexores plantares
Ausência de dorsiflexão durante o apoio tardio	Rigidez excessiva dos músculos flexores plantares
Andar ou marcha escarvante (*steppage*)	Ausência de somatossensação no membro inferior ou necessidade de retirar os artelhos do chão se os dorsiflexores estiverem fracos
Rigidez do membro inferior	Hiper-reflexia reflexa do tendão ou lesão do trato motor
Dificuldade em iniciar ou parar de andar	Distúrbio dos núcleos da base
Ausência de simetria	Lesão do trato motor

Caminhada

Observe de frente, de trás e de lado. Olhe especificamente para o seguinte:
1. Distância entre os pés; normalmente o maléolo medial passa aproximadamente 5 cm (2 polegadas) em separado.
2. Dorsiflexão durante a batida do calcanhar e durante a postura final.
3. Andar ou marcha escarvante (*steppage*): levantamento excessivo do joelho.
4. Rigidez do membro inferior.
5. Dificuldade para iniciar e parar de andar.
6. Velocidade
7. Simetria
   A Tabela 3.6 descreve o andar anormal e as possíveis causas.

Caminhada em Tandem (Pé-Antepé): Caminhar Encostando o Calcanhar nos Artelhos

Esse teste avalia a coordenação e o equilíbrio. Demonstre a caminhada encostando o calcanhar aos artelhos, os braços posicionados nas laterais do corpo, coloque o calcanhar de um pé na frente dos artelhos do outro pé. Solicite ao paciente que dê 10 passos encostando o calcanhar nos artelhos, mantendo os braços nas laterais do corpo. Se o paciente for bem-sucedido, solicite que dê 10 passos, com

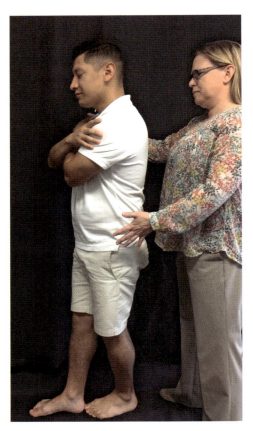

Fig. 3.46 Romberg em tandem (pé-antepé).

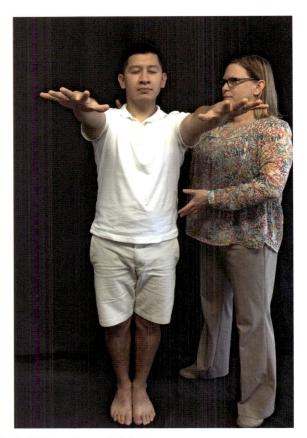

Fig. 3.47 Teste de estabilidade.

os braços nas laterais do corpo, encostando o calcanhar nos artelhos e com os olhos fechados. O desempenho normal é uma pequena evidência de oscilação sem perda de equilíbrio.

A perda de equilíbrio, a incapacidade de continuar na posição dos pés encostando o calcanhar nos artelhos ou a abertura dos olhos durante a condição de olhos fechados indicam fraqueza ou uma lesão cerebelar, proprioceptiva ou vestibular. A incapacidade para dar mais que dois passos na condição de olhos fechados diferencia a neuropatia periférica do desempenho normal.[58]

Caminhar nos Calcanhares (Teste de Triagem)

O teste avalia a fraqueza de dorsiflexão dos tornozelos.

Anormal: impossibilidade de dorsiflexionar o tornozelo. Se for unilateral, as possíveis causas incluem lesão do nervo fibular ou lesão da raiz nervosa L4/L5, ou acidente vascular cerebral. Se for bilateral, indica neuropatia periférica.

Caminhar na Ponta dos Pés (Teste de Triagem)

Avalia a força dos músculos da panturrilha.

A incapacidade indica uma lesão dos nervos ou uma lesão do nervo espinal S1.

Parar de Andar Quando Fala

Ande com o paciente e faça uma pergunta. Normalmente o paciente responde à questão enquanto continua a andar.

Se o paciente parar de andar para responder à pergunta, o ato de andar exige mais atenção consciente que o normal, e o paciente apresenta risco de queda.

Caminhar enquanto Gira a Cabeça para a Direita e para a Esquerda no Comando ou enquanto Movimenta a Cabeça para Cima e para Baixo (Teste de Triagem)

Normalmente o paciente é capaz de responder aos comandos enquanto continua a andar sem perder o equilíbrio. Este teste avalia a capacidade do sistema vestibulomotor para compensar os movimentos da cabeça (tratos vestibulospinais e RVO). Um paciente com um sistema vestibular normal pode realizar essa tarefa facilmente.

Um paciente com lesão vestibular deverá apresentar tendência para a perda de equilíbrio (dada a entrada anormal para os tratos vestibuloespinais) e ter dificuldade com a orientação visual (RVO inadequado). Essas manobras podem revelar ataxia sutil.

Parar Rapidamente no Comando, Realizando um Giro Rápido no Comando ou Transitando em um Percurso de Obstáculos

O paciente responde aos comandos para evitar obstáculos enquanto continua a andar. Este teste avalia a capacidade para antecipar alterações no controle postural.

Caminhar enquanto Transporta um Copo de Água

Este teste avalia a capacidade de proceder a ajustes para alterações no centro de gravidade e/ou para o aumento das demandas cognitivas.

Consulte os itens de confiabilidade, sensibilidade e especificidade no exame de observação da marcha na Tabela A.8.

Veja a lista completa das referências em www.evolution.com.br/.

3 Apêndice

TABELA A.1 OBSERVAÇÃO E TESTES DE NERVOS CRANIANOS

Item de Teste	Confiabilidade[a]	Sensibilidade[a] (%)	Especificidade[a] (%)	Diagnósticos Especificados (Sens, Esp) (%)
NC I: Olfatório				
• Identificação de odores	—	66[1]	96[1]	
NC II: Óptico				
• Campos visuais	—	37,[2] 44,3-45,7,[3] 22[4,b]	93,4,[2] 97,6-98,4,[3] 95 [4,b]	
• Reflexo pupilar à luz (o NC III é eferente)	Glaucoma: interavaliador = 0,63[5]	69[6]	84[6]	
NC III: Oculomotor				
• Elevação da pálpebra superior	—	—	—	
• *Esfíncter da pupila*				
• Observação, simetria NC II é aferente para as seguintes ações:	Interavaliador = 0,48 [7]	3[7]	100[7]	
• Resposta à luz	—	—	—	
• Resposta a objetos próximos e distantes	—	—	—	
• Convergência	—	—	—	
NC III, IV, VI: Oculomotor, troclear, abducente				
• Nistagmo optocinético	—	13[4,b]	100[4,b]	LCT: Sens = 80, Esp = 80[8]
• Acuidade visual dinâmica (testa o controle vestibular dos movimentos oculares)	Distúrbio vestibular, pediatria: interavaliador = 0,84, teste-reteste = 0,94[9]	Distúrbio vestibular, pediatria: 100[9]	Distúrbio vestibular, pediatria: 100[9]	
NC V: Trigêmeo				
• Tato leve	—	40[10]	89[10]	
• Pontiagudo/rombo	—	40[10]	89[10]	
• Reflexo corneano (NC VII é eferente)	—	59[10], 96[11]	100[10], 93[11]	
• Desvio da mandíbula	—	—	—	
• Reflexo mandibular	—	96[11]	93[11]	
NC VII: Facial				
• Expressões faciais	—	17[4,b]	95[4,b]	
NC VIII: Vestibulococlear				
• Testes auditivos				
• Atrito dos dedos	Interavaliador = 0,83 intra-avaliador = 0,80[12]	35[12]	97[12]	
• Teste de Rinne	—	—	100[13]	
• Teste de Weber	—	26[13]	74[13]	
• Testes vestibulares				
• *Past pointing* (dismetria)	—	—	—	Para vestibulopatia periférica: Sens = 74,7, Esp = 58,5[14]
• RVO com impulso da cabeça	—	—	—	
• Exame HINTS	—	AVC: 100[15], 96,5 [16]	AVC: 96[15], 84,4[16]	LCT: Sens = 80, Esp = 100[18]
• Receptores periféricos (Dix-Hallpike)	—	VPPB: 79[17]	VPPB: 75[17]	
NC IX: Glossofaríngeo				
• Reflexo do vômito (NC X é eferente)	—	—	—	Disfagia pós-AVC assoc.: Sens = 32, Esp = 92[19]
NC X: Vago				
• Elevação do palato mole (NC IX é aferente)	—	—	—	

(Continua)

TABELA A.1 OBSERVAÇÃO E TESTES DE NERVOS CRANIANOS (Cont.)

Item de Teste	Confiabilidade[a]	Sensibilidade[a] (%)	Especificidade[a] (%)	Diagnósticos Especificados (Sens, Esp) (%)
NC XI: Acessório				
• Trapézio	—	11[4,b]	100[4,b]	
• ECOM	—	—	—	
NC XII: Hipoglosso				
• Protrusão da língua	—	—	—	
• Resistência manual do movimento da língua	—	—	—	

[a]Exceto quando indicado de outro modo: diagnóstico neurológico não especificado (incluindo "lesões cerebrais", "lesões intracranianas").
[b]A população de estudo de Anderson et al.[6] consistiu em 46 indivíduos com lesões em um único hemisfério cerebral identificadas por TC/RM, porém sem sinais neurológicos focais óbvios.
VPPB, Vertigem postural paroxística benigna; *NC*, nervo craniano; *TC*, tomografia computadorizada; *AVC*, acidente vascular cerebral; *HINTS*, impulso da cabeça (*Head-Impulse-Nystagmus-Test-of-Skew*); *RM*, ressonância magnética; *ECOM*, esternocleido-occiptomastóideo; *Sens*, sensibilidade; *Esp*, especificidade; *LCT*, lesão cerebral traumática; *RVO*, reflexo vestíbulo-ocular.

 Veja a lista completa das referências em http://evolve.elsevier.com/Lundy/.

TABELA A.2 TESTES DE HIPOTENSÃO ORTOSTÁTICA

Item de Teste	Confiabilidade[a]	Sensibilidade[a] (%)	Especificidade[a] (%)	Diagnósticos Especificados (Sens, Esp) (%)
Hipotensão ortostática	—	21,[1] 15,5[2]	71,[1] 89,9[2]	Doença de Parkinson: Sens = 97, Esp = 98[3]

[a]Exceto quando indicado de outro modo: diagnóstico neurológico não especificado (incluindo "lesões cerebrais", "lesões intracranianas").
Sens, Sensibilidade; *Esp*, especificidade.

 Veja a lista completa das referências em http://evolve.elsevier.com/Lundy/.

TABELA A.3 TESTES MOTORES

Item de Teste	Confiabilidade[a]	Sensibilidade[a] (%)	Especificidade[a] (%)	Diagnósticos Especificados (Sens, Esp) (%)
Força muscular				
• Triagem rápida	AVC: interavaliador = 0,84-0,96, intra-avaliador = 0,70-0,96[1]	38,9[2]	97,5[2]	
• Teste muscular manual	Interavaliador = 0,82-0,97 Teste-reteste = 0,96-0,98[1]	—	—	
• Desvio pronador	Interavaliador = 0,25, intra-avaliador = 0,14[3]	61,[3] 92,2,[2] 22[4,b]	43,[3] 90,[2] 100[4,b]	
Massa muscular	Interavaliador = 0,32-0,81[5]	—	—	Hipertrofia em doença neuromuscular: Sens = 27,4, Esp = 94[6]
Tônus muscular				
• Resistência à distensão passiva	—	4[4,b]	100[4,b]	LME: Sens = 22-59,6, Esp = 95-98,3[7]
• Ashworth modificado	Interavaliador = 0,58[8], 0,847[9]	AVC: 50[10]	AVC: 92[10]	

[a]Exceto quando indicado de outro modo: diagnóstico neurológico não especificado (incluindo "lesões cerebrais", "lesões intracranianas").
[b]A população de estudo de Anderson et al.[4] consistiu em 46 indivíduos com lesões em um único hemisfério cerebral identificadas por TC/RM, porém sem sinais neurológicos focais óbvios.
TC, Tomografia computadorizada; *AVC*, acidente vascular cerebral; *RM*, ressonância magnética; *LME*, lesão da medula espinal; *Sens*, sensibilidade; *Esp*, especificidade.

 Veja a lista completa das referências em http://evolve.elsevier.com/Lundy/.

TABELA A.4 TESTES SOMATOSSENSORIAIS

Item de Teste	Confiabilidade[a]	Sensibilidade[a] (%)	Especificidade[a] (%)	Diagnósticos Especificados (Sens, Esp) (%)
Tato leve: sensação primária				
• Localização	—	AVC: 6,6-45,5[1]	—	
• Limiares	LME: intra-avaliador = 0,46-0,61[2], teste-reteste = 0,84[3] NPD: Interavaliador = 0,77, intra-avaliador = 0,80[4]	NPD: 87,5-95,8[4] 57-93[5]	NPD: 45,5-61,4[4] 75-100[5]	

(Continua)

TABELA A.4 TESTES SOMATOSSENSORIAIS (Cont.)

Item de Teste	Confiabilidade[a]	Sensibilidade[a] (%)	Especificidade[a] (%)	Diagnósticos Especificados (Sens, Esp) (%)
Tato leve: sensação cortical				
• Discriminação de dois pontos	Interavaliador = 0,12-0,22, intra-avaliador = 0,09-0,24[6]	20[7,b]	95[7,b]	
• Toque bilateral simultâneo	—	—	—	
• Grafestesia	—	13[7,b]	100[7,b]	
Propriocepção consciente				
• Movimento articular	—	—	—	AVC: Sens = 14,8-30,6[1]
• Posição articular	—	4[7,b]	100[7,b]	AVC: Sens = 34,4-62,9[1]
• Vibração	NPD: teste-reteste = 0,948[8] LME: teste-reteste = 0,90[3]	NPD: 100[8]	NPD: 96,6[8]	
• Ipswich touch test (toque nos dedos dos pés)	NPD: teste-reteste = 0,948[8]	NPD: 100[8]	NPD: 90,3[8]	
Sensação de objeto pontiagudo versus rombo	—	4,[7,b] 64,6,[9] 80[10]	100,[7,b] 50,[9] 81[10]	AVC: Sens = 32,3-50,8[11]
Sensação de temperatura discriminativa	LME: teste-reteste = 0,90-0,95[3]	84,2[11]	93,8[11]	AVC: Sens = 22,2-50[1]
Alodinia ao pincel	—	—	100[12]	

[a]Exceto quando indicado de outro modo: diagnóstico neurológico não especificado (incluindo "lesões cerebrais", "lesões intracranianas").
[b]A população de estudo de Anderson et al.[7] consistiu em 46 indivíduos com lesões em um único hemisfério cerebral identificadas por TC/RM, porém sem sinais neurológicos focais óbvios.
TC, Tomografia computadorizada; AVC, acidente vascular cerebral; NPD, neuropatia periférica diabética; RM, ressonância magnética; LME, lesão da medula espinal; Sens, sensibilidade; Esp, especificidade.

 Veja a lista completa das referências em http://evolve.elsevier.com/Lundy/.

TABELA A.5 TESTES DE COORDENAÇÃO

Item de Teste	Confiabilidade[a]	Sensibilidade[a] (%)	Especificidade[a] (%)
Movimentos alternados rápidos	—	30[1,b]	100[1,b]
Precisão e fluidez dos movimentos			
• Dedo-nariz	Interavaliador = 0,43, intra-avaliador = 0,92[2] LCT: interavaliador = 0,36-0,40[3]	9[1,b], 11[2]	95[1,2,b]
• Dedo-dedo[c]	—	73,3[4]	87,5[4]
• Calcanhar-joelho	—	0[1,b]	100[1,b]
• Caminhar encostando o calcanhar nos dedos do pé (marcha em tandem)	Interavaliador = 0,74, intra-avaliador = 0,92[2]	55[2]	95[2]

[a]Exceto quando indicado de outro modo: diagnóstico neurológico não especificado (incluindo "lesões cerebrais", "lesões intracranianas").
[b]A população de estudo de Anderson et al.[1] consistiu em 46 indivíduos com lesões em um único hemisfério cerebral identificadas por TC/RM, porém sem sinais neurológicos focais óbvios.
[c]Movimentos finos dos dedos (polegar para cada dedo).
TC, Tomografia computadorizada; RM, ressonância magnética; LCT, lesão cerebral traumática.

 Veja a lista completa das referências em http://evolve.elsevier.com/Lundy/.

TABELA A.6 TESTE DE REFLEXOS ESPINAIS

Item de Teste	Confiabilidade[a]	Sensibilidade[a] (%)	Especificidade[a] (%)	Diagnósticos Especificados (Sens, Esp) (%)
Reflexo tendinoso	—	11,[1,b] 68,9[2]	95,[1,b] 87,5[2]	Neuropatia de pequenas fibras: Sens = 50-61, Esp = 92-94[3]
Clônus	Mielopatia cervical: interavaliador = 0,66[4]	—	—	Mielopatia cervical: Sens = 11, Esp = 96[4]
Reflexo plantar	Teste-reteste = 0,30[5] Mielopatia cervical: interavaliador = 0,56[4]	13[1,b]	100[1,b]	Mielopatia cervical: Sens = 33, Esp = 92[4]

[a]Exceto quando indicado de outro modo: diagnóstico neurológico não especificado (incluindo "lesões cerebrais", "lesões intracranianas").
[b]A população de estudo de Anderson et al.[1] consistiu em 46 indivíduos com lesões em um único hemisfério cerebral identificadas por TC/RM, porém sem sinais neurológicos focais óbvios.
TC, Tomografia computadorizada; RM, ressonância magnética; Sens, sensibilidade; Esp, especificidade.

 Veja a lista completa das referências em http://evolve.elsevier.com/Lundy/.

TABELA A.7 TESTES DE CONTROLE POSTURAL

Item de Teste	Confiabilidade[a]	Sensibilidade[a] (%)	Especificidade[a] (%)	Diagnósticos Especificados (Sens, Esp) (%)
Teste de Romberg	Doença de Parkinson: teste-reteste = 0,84-0,86[2]	—	—	Previsão de quedas na doença de Parkinson: Sens = 65, Esp = 98[1] Distúrbios vestibulares: Sens = 55-61, Esp = 53-61 [2] Concussão: Sens = 55, Esp = 77[2]
Romberg pé-antepé	—	Distúrbio vestibular: 53,8[3]	Distúrbio vestibular: 38,6[3]	
Estabilidade	—	—	—	

[a]Exceto quando indicado de outro modo: diagnóstico neurológico não especificado (incluindo "lesões cerebrais", "lesões intracranianas").
Sens, Sensibilidade; Esp, especificidade.

 Veja a lista completa das referências em http://evolve.elsevier.com/Lundy/.

TABELA A.8 OBSERVAÇÃO E TESTES DA MARCHA

Item de Teste	Confiabilidade[a]	Sensibilidade[a] (%)	Especificidade[a] (%)	Diagnósticos Especificados (Sens, Esp) (%)
Observação • Caminhada • Caminhada em tandem • Caminhar sobre os calcanhares • Caminhar na ponta dos pés	Confiabilidade vestibular periférica: velocidade da marcha = 0,88, desvio da marcha = 0,92[1] AVC: teste-reteste = 0,77, interavaliador = 1,00[2] Interavaliador = 0,74, intra-avaliador = 0,92[3] — —	— 55[3] — —	— 95[3] — —	 Doença vestibular, 5 passos: Sens = 5, Esp = 100[4]
Parar de andar quando fala	—	—	—	AVC, pacientes com queda vs. sem queda: Sens = 53, Esp = 70[5] Doença de Parkinson: Sens = 10,5, Esp = 94,3[6]
Caminhar com rotação da cabeça • Horizontal • Vertical	 Vestibular periférico: teste-reteste = 0,04-0,48[1] AVC: teste-reteste = 0,64, interavaliador = 0,55[2] Vestibular periférico: teste-reteste = 0,53[1] AVC: teste-reteste = 0,66, interavaliador = 0,67[2]	— —	— —	
Caminhar com comandos Parar Girar rapidamente em pivô Andar em um trajeto com obstáculos	 — Vestibular periférico: teste-reteste = 0,21[1] AVC: teste-reteste = 0,56, interavaliador = 0,83[2] Vestibular periférico: teste-reteste = 0,45-0,65[1] AVC: teste-reteste = 0,71-0,84, interavaliador = 0,87-0,93[2]	— — —	— — —	
Caminhar segurando um copo de água	—	—	—	

[a]Exceto quando indicado de outro modo: diagnóstico neurológico não especificado (incluindo "lesões cerebrais", "lesões intracranianas").
AVC, Acidente vascular cerebral; Sens, sensibilidade; Esp, especificidade.

 Veja a lista completa das referências em http://evolve.elsevier.com/Lundy/.

4 Neuroimagem e Atlas de Neuroanatomia

Denise Goodwin, OD, FAAO

Objetivos do Capítulo

1. Comparar e contrastar os mecanismos e usos para a tomografia computadorizada (TC), ressonância magnética (RM), imagem por tensor de difusão (DTI), tomografia por emissão de pósitrons (PET) e ressonância magnética funcional (RMf).
2. Descrever as orientações das imagens axiais, coronais e sagitais.
3. Classificar vários tecidos como hiperdenso ou hipodenso e descrever suas aparências relativas nas tomografias.
4. Explicar as indicações para a TC com contraste.
5. Classificar vários tecidos como hiper ou hipointensos e descrever suas aparências relativas em exames de RM.
6. Comparar e contrastar as RMs ponderadas em T1 e T2.
7. Descrever as utilizações da RM de recuperação de inversão atenuada com fluido (FLAIR), imagem ponderada por difusão (DWI) e DTI.
8. Comparar e contrastar a angiografia por TC (ATC), a angiografia por ressonância magnética (ARM), a venografia por TC (VTC), e a venografia por ressonância magnética (VRM).
9. Comparar e contrastar a PET com a RMf.

Sumário do Capítulo

Tomografia Computadorizada
    Tomografia Computadorizada com Contraste Acentuado
Imagem de Ressonância Magnética
    Ressonância Magnética Ponderada em T1 e T2
    Ressonância Magnética com Recuperação de Inversão Atenuada por Fluido
    Imagem por Difusão
        Imagem Ponderada por Difusão

        Imagem por Tensor de Difusão
    Imagem por Ressonância Magnética de Contraste
Neuroangiografia
Técnicas de Imagem Funcional
    Tomografia por Emissão de Pósitrons
    Ressonância Magnética Funcional
Conclusão
Atlas de Imagens de Neuroanatomia

O uso de técnicas de neuroimagem para visualizar imagens transversais de anatomia neural é um avanço relativamente recente. Começando na década de 1970, novas técnicas de imagem foram desenvolvidas para criar imagens claras da medula espinal e do cérebro vivos, não obscurecidas pelo crânio e pelas vértebras circundantes. Essas técnicas de imagem forneceram informações fisiológicas e patológicas nunca antes disponíveis. A tomografia computadorizada (TC), a imagiologia por ressonância magnética (RM), a tomografia por emissão de pósitrons (PET) e a ressonância magnética funcional (RMf) usam análises informatizadas para criar uma imagem do sistema nervoso. A Tabela 4.1 compara técnicas de imagiologia médica que visualizam as estruturas anatômicas. A Tabela 4.2 compara as técnicas de imagem usadas para analisar a função neural.

Ter uma compreensão da neuroimagem permitirá que você entenda os achados radiológicos e se comunique com outros profissionais sobre resultados de neuroimagem. É importante reconhecer as limitações das varreduras específicas, de forma que as lesões não sejam perdidas em razão da interpretação incorreta. Além disso, o seu conhecimento combinado de dados clínicos e neuroanatomia pode auxiliar na avaliação e encontrar condições que de outra forma seriam perdidas na neuroimagem.

A neuroimagem é visualizada em um dos três planos (Fig. 4.1): um corte axial é uma fatia horizontal que divide o corpo em porções caudal e rostral; um corte coronal é uma fatia vertical que divide o corpo em porções posterior e anterior; e uma imagem sagital se refere a uma fatia vertical que divide o corpo em lados direito e esquerdo.

As imagens axiais são orientadas como se você estivesse em pé e olhando para a cabeça de uma pessoa inclinada. Assim sendo, o lado direito do corpo está à esquerda da imagem e o lado esquerdo do corpo está no lado direito da imagem (Fig. 4.1A). Com as imagens coronais, as imagens são vistas como se você estivesse em pé na frente da pessoa olhando para ela. O resultado é igual ao das imagens axiais: o lado direito da pessoa está à sua esquerda, e o lado esquerdo da pessoa está do seu lado direito (Fig. 4.1B).

TABELA 4.1 — TÉCNICAS DE IMAGIOLOGIA MÉDICA

	Tomografia Computadorizada (TC)	Imagem por Ressonância Magnética (RM)	Imagem por Tensor de Difusão (DTI); um Tipo Especializado de RM
Mecanismo	Os raios X passam através do corpo até o detector	Campos magnéticos e ondas de rádio detectam íons hidrogênios	Campos magnéticos e ondas de rádio detectam a difusão de água ao longo dos axônios
Uso	Hemorragia aguda, anormalidades ou fraturas ósseas, lesões calcificadas, sinusite	Acidentes vasculares cerebrais, tumores, infecção, esclerose múltipla	Imagens detalhadas dos caminhos da substância branca, planejamento cirúrgico
Tempo de finalização da varredura	5 min	30-120 min	30 min
Exposição à radiação	Presente	Nenhuma	Nenhuma

TABELA 4.2 — TÉCNICAS DE IMAGEM MÉDICAS FUNCIONAIS

	Tomografia por Emissão de Pósitrons (PET)	Ressonância Magnética Funcional (RMf)
Mecanismo	Detecta isótopos radioativos conforme estes viajam ao longo do corpo	Mede as alterações no fluxo de sangue oxigenado
Uso	Mede fluxo sanguíneo, glicose, metabolismo e consumo de oxigênio	Detecta a atividade neural no cérebro pela avaliação das alterações no fluxo de sangue
Tempo de finalização da varredura	30 min	60 min
Exposição à radiação	Presente	Nenhuma

Ambas as tecnologias de TC e RM permitem visualizar o cérebro. A principal diferença entre a TC e RM é que a TC usa feixes de raios X, enquanto a RM emprega ondas de rádio para formar imagens. Ambas podem ser adaptadas para olhar especificamente as artérias e veias. As imagens funcionais, incluindo a RMf e a PET, permitem a avaliação do metabolismo e do fluxo sanguíneo. Cada uma dessas tecnologias é discutida nas seções seguintes.

TOMOGRAFIA COMPUTADORIZADA

A TC usa raios X para medir as densidades relativas dos tecidos. O feixe de raios X é girado em torno do paciente. Um computador consulta e reconstrói os dados para criar a imagem (Fig. 4.2). Um material com densidade elevada, incluindo metal e osso, aparece branco em imagens de TC. As estruturas menos densas, incluindo ar e líquido cefalorraquidiano (LCR), aparecem escuras em imagens de TC. Um tecido com alto teor de água aparece cinza-escuro, e as substâncias com alta concentração de proteína aparecem em cinza-claro. O tecido cerebral tem uma cor cinza-clara. Os termos *hiperdenso* e *hipodenso* são termos relativos usados para descrever as estruturas mais claras ou mais escuras, respectivamente, do que o tecido cerebral. As estruturas com intensidade semelhante ao cérebro são chamadas de *isodensas* ao tecido cerebral.

A TC é o método de escolha em situações emergenciais, quando há busca por fraturas ou outras anormalidades ósseas, ou na identificação de hemorragia intracraniana aguda. A hemorragia aguda é hiperdensa na TC quando comparada ao tecido cerebral (Fig. 4.3). Com a TC, é possível ver as fraturas cranianas com detalhes delicados, e as representações tridimensionais (Fig. 4.4) podem ser inestimáveis na determinação do tratamento.

A radiação é a principal preocupação com a TC, particularmente em crianças. A TC deve ser evitada em crianças e em gestantes. A diminuição da espessura da fatia e o aumento do número de fatias causam uma dose de radiação maior. Com as novas técnicas, o tempo de aquisição e a dose de radiação são reduzidos. Comparada à ressonância magnética, a tomografia computadorizada é mais rápida, mais barata e mais prontamente disponível. No entanto, distinguir pequenas áreas de patologia dos tecidos moles com TC é difícil, particularmente em áreas com grandes quantidades de osso. Nestes casos, o uso da ressonância magnética é mais apropriado.

Tomografia Computadorizada com Contraste Acentuado

Para detectar o aumento da angiogênese (aumento do desenvolvimento de vasos sanguíneos) ou colapso da barreira hematoencefálica, um agente de contraste contendo iodo é injetado, seguido por uma varredura por TC. O iodo é usado por ser mais denso que o tecido cerebral, portanto, parece hiperdenso em relação às estruturas cerebrais. O aumento da angiogênese pode ser um sinal de tumor, porque as células divisórias liberam substâncias químicas que aumentam o suprimento de sangue do tumor. Infecções, inflamação ou tumores danificam as células endoteliais capilares, quebrando a barreira hematoencefálica. A difusão do material de contraste para fora do vaso aumenta a densidade do tecido circundante. O meio de contraste não deve ser usado em pacientes com insuficiência renal ou alérgicos ao iodo.

RESSONÂNCIA MAGNÉTICA

A RM expõe uma pessoa a um forte campo magnético, fazendo com que os prótons de hidrogênio no tecido se alinhem no interior do campo magnético. As bobinas de radiofrequência transmitem, então, um pulso de radiofrequência para o tecido, mudando o alinhamento dos prótons. Após o pulso de radiofrequência, os prótons retornam à sua posição original, causando uma mudança no sinal elétrico. A velocidade com que os prótons voltam para a posição original (tempo de relaxamento) depende da densidade e da mobilidade das moléculas no tecido. O hidrogênio na água, por exemplo, relaxa a uma taxa diferente do hidrogênio na massa cinzenta. Essa diferença influencia o contraste entre vários tecidos na imagem de RM.

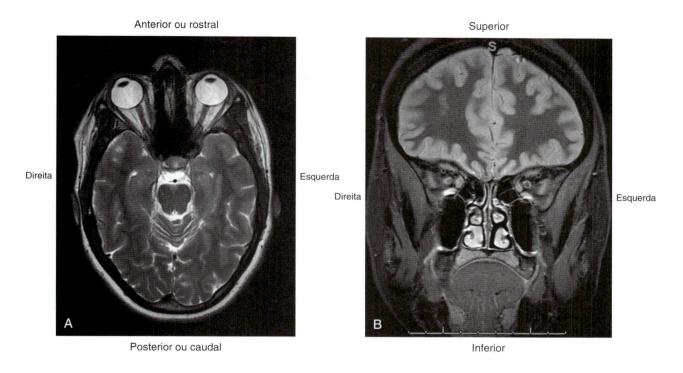

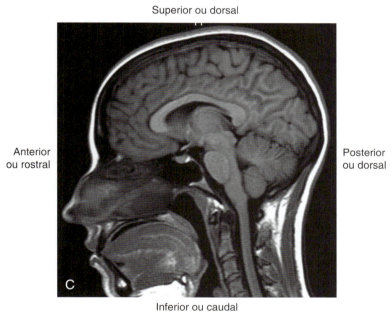

Fig. 4.1 Orientação da neuroimagem. **A,** Imagem de ressonância magnética (RM) axial. **B,** RM coronal. **C,** RM sagital.

Os termos *isointenso*, *hiperintenso* e *hipointenso* são usados para descrever o brilho relativo das imagens de RM. A intensidade das imagens de RM depende da presença de prótons de hidrogênio. Como o ar (p. ex., os seios da face) e o osso calcificado não têm água, eles parecem hipointensos ao tecido cerebral nas imagens de RM. Os vasos sanguíneos maiores aparecerão escuros na ressonância magnética. Isso ocorre porque os prótons estimulados no sangue fluindo deixam a área antes de a imagem poder ser obtida. As aparências relativas de tecidos comuns são destacadas na Tabela 4.3.

A RM fornece melhor resolução da anatomia do sistema nervoso em comparação com uma TC. Por causa disso, a RM é o estudo de escolha quando se olha para doenças dos tecidos moles, incluindo tumores, esclerose múltipla, ou na inflamação, a menos que haja contraindicações para a RM, a qual é particularmente útil na avaliação de lesões da hipófise e da região adjacente à hipófise. Contudo, a RM é mais cara e requer mais tempo. Além disso, a RM não é tão boa quanto a TC na avaliação óssea ou de hemorragia aguda.

A RM é contraindicada naqueles com fragmentos de metal no corpo, um marca-passo ou implantes cocleares. O campo magnético pode causar o desalojamento de componentes ferromagnéticos, causando ferimentos nos vasos sanguíneos, nervos ou órgãos. Além disso, os implantes metálicos conduzem corrente elétrica dentro da RM e podem causar queimaduras. Os dispositivos elétricos, incluindo marca-passos, podem apresentar uma disfunção devido

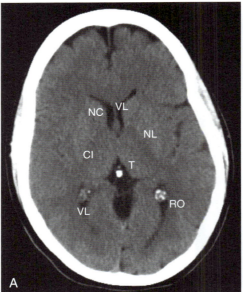
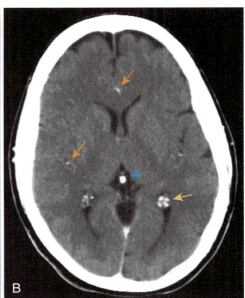

Fig. 4.2 Imagens de tomografia computadorizada (TC) axial sem contraste **(A)** e após injeção de contraste **(B)**. O osso é branco, e o ar é preto. A substância cinzenta é ligeiramente mais clara que a substância branca. Observe as áreas hiperdensas com vasos sanguíneos intactos (*setas laranja*). A calcificação, que é brilhante com e sem contraste, ocorre normalmente no plexo coroide (*seta amarela*) e glândula pineal adulta (*seta azul*). *NC*, núcleo caudado; *CI*, cápsula interna; *NL*, núcleo lentiforme; *VL*, ventrículos laterais; *RO*, radiações ópticas; *T*, tálamo.

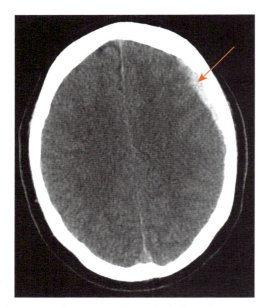

Fig. 4.3 Tomografia computadorizada (TC) axial sem contraste demonstrando a hemorragia subdural hiperdensa (*seta*) após um acidente com veículo motor.

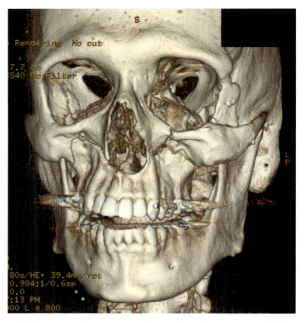

Fig. 4.4 Tomografia computadorizada tridimensional (TC) após um acidente com veículo motor. Múltiplas fraturas estão presentes, mais notavelmente ao redor da órbita esquerda.

à interferência da RM. Aqueles com claustrofobia severa podem precisar ser sedados antes do exame de RM.

Existem vários tipos de exames de RM, obtidos com a utilização de diferentes sequências de RM. Uma sequência de RM é uma combinação ordenada de pulsos magnéticos e de radiofrequência. Os pulsos são manipulados para enfatizar tecidos específicos. A manipulação dos parâmetros de varredura da RM altera o tempo de relaxamento dos prótons e, por conseguinte, a aparência das imagens dos tecidos. As sequências mais comuns são imagens ponderadas em T1 e T2, mas outros tipos de ponderações também são utilizados, incluindo a recuperação da inversão atenuada por fluido (FLAIR) e a imagem ponderada por difusão (DWI).

Ressonância Magnética Ponderada em T1 e T2

As imagens T1 aumentam o contraste entre as substâncias cinza e branca em comparação com as imagens T2, tornando-as especialmente valiosas ao avaliar detalhes anatômicos. Os fluidos, incluindo o LCR e o fluido vítreo no olho, são escuros nos exames em T1 (Fig. 4.5A). O fluido nas digitalizações T2 é brilhante (Fig. 4.5B). Por isso, a patologia é geralmente mais evidente em T2, em comparação com varreduras T1.

TABELA 4.3	APARÊNCIA DOS TECIDOS EM IMAGENS PONDERADAS EM T1 E T2	
	T1	T2
LCR	Escuro	Brilhante
Ar	Escuro	Escuro
Osso denso	Escuro	Escuro
Cálcio	Escuro	Escuro
Substância branca	Cinza-claro	Cinza-escuro
Substância cinza	Cinza-escuro	Cinza-claro
Gordura	Brilhante	Brilhante
Edema	Escuro	Brilhante
Fluxo sanguíneo	Escuro	Escuro

LCR, Líquido cefalorraquidiano.

Imagem de Ressonância Magnética com Recuperação de Inversão Atenuada por Fluido

As imagens FLAIR são um tipo de imagem T2 na qual o sinal do LCR e do fluido vítreo é suprimido. Tal como ocorre com outras imagens T2, o fluido associado ao edema permanece brilhante nas imagens FLAIR, tornando este um exame ideal para procurar áreas de edema do tecido neural. As imagens FLAIR são particularmente úteis ao olhar para placas associadas à esclerose múltipla que estão perto dos ventrículos. As placas são visíveis nas imagens em T2, mas são muito mais óbvias nas imagens FLAIR (Fig. 4.6). Além disso, as placas mais sutis ao redor dos ventrículos podem ser perdidas com imagens T2 porque o LCR é brilhante nos ventrículos e as placas são brilhantes diretamente adjacentes aos ventrículos. É fácil, portanto, confundir as placas com uma continuação dos ventrículos.

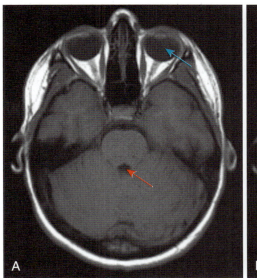
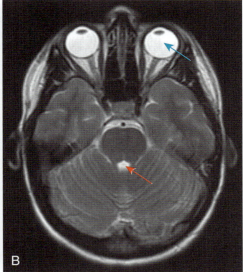

Fig. 4.5 Imagem por ressonância magnética (RM) axial ponderada em T1 **(A)** e RM axial ponderada em T2 **(B)**. Observe que as áreas com fluido agregado, incluindo o líquido cefalorraquidiano no quarto ventrículo (*setas vermelhas*) e o vítreo (*setas azuis*), são escuras em uma RM ponderada em T1 e brilhantes em uma RM ponderada em T2.

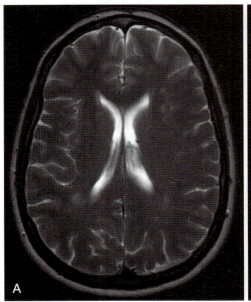
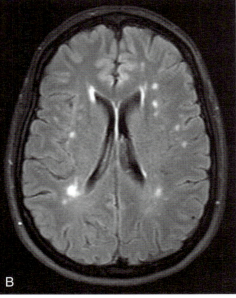

Fig. 4.6 Imagem de ressonância magnética (RM) axial ponderada em T2 **(A)** e imagem axial de recuperação de inversão com atenuação por fluido (FLAIR) **(B)** da mesma pessoa. Observe como é mais fácil diferenciar as lesões perto dos ventrículos laterais da imagem FLAIR.

Imagem por Difusão

Os dois tipos mais comuns de imagens de RM são imagens por tensor de difusão e por difusão.

Imagem Ponderada por Difusão

A imagem ponderada por difusão (DWI) destaca as áreas de movimento reduzido da água (Fig. 4.7). Esses exames são particularmente úteis ao avaliar a isquemia, mas também são úteis na diferenciação de várias lesões. Normalmente a água é capaz de se difundir livremente entre as células. Com isquemia, as células incham por causa da disfunção da bomba de sódio-potássio (Na^+-K^+). Esse inchaço diminui o espaço entre as células e, por conseguinte, restringe a facilidade com que a água pode se difundir ao redor das células. Um infarto pode ser visto em poucos minutos na DWI.

Imagem por Tensor de Difusão

A imagem por tensor de difusão (DTI) cria uma imagem do trato da substância branca (Fig. 4.8). Com a DTI, a RM é usada para medir a água que se difunde ao redor de feixes de axônios. A água se difunde relativamente livre ao longo dos feixes de axônios, mas é impedida de se mover perpendicularmente ao axônio por membranas celulares, organelas e mielina circundantes. A análise dos padrões de difusão da água é usada para criar imagens tridimensionais mostrando a orientação dos tratos da substância branca. Esta tecnologia auxilia na compreensão de condições neurológicas, incluindo esclerose múltipla ou lesão cerebral traumática, e avaliação das vias neuronais antes e após a cirurgia e a reabilitação. Foram documentadas alterações no trato corticospinal com DTI após uma terapia de movimento induzida por contenção.[1] Nesta terapia do movimento o membro superior mais forte é contido em uma tala para forçar a pessoa a usar o membro superior mais fraco.

Imagem por Ressonância Magnética com Contraste

Semelhante à TC, o uso de um agente de contraste com a RM destaca as áreas de quebra da barreira hematoencefálica ou de aumento da angiogênese. O uso do agente melhora o contraste entre o tecido normal e o tecido patológico (Fig. 4.9). O gadolínio é o agente intravenoso de contraste usado na ressonância magnética. Este geralmente é bem tolerado. No entanto, aqueles com doença renal grave podem desenvolver fibrose nefrogênica sistêmica, uma complicação rara, mas grave de agentes de contraste à base de gadolínio. Embora menos provável que aquela causada pelo contraste iodado, pode ocorrer anafilaxia. Os agentes de contraste devem ser evitados durante a gravidez.

NEUROANGIOGRAFIA

As reconstruções tridimensionais dos vasos sanguíneos podem ser obtidas de forma não invasiva usando a tecnologia da RM ou da TC. A angiografia TC (ATC) ou angiografia por RM (ARM) é útil na triagem de estenose carotídea, aneurisma (dilatação da parede da artéria ou veia) e conexões anormais entre as artérias e veias (fístula arteriovenosa, ou malformação arteriovenosa) (Fig. 4.10). A venografia por TC (VTC) ou a venografia por RM (VRM) podem ser úteis para determinar a presença de uma trombose sinusal cerebral aguda (coágulo de sangue em um seio venoso), que põe o paciente em risco significativo de acidente vascular cerebral.

A angiografia por cateter convencional, utilizando contraste e radiografias, ainda pode ser necessária se a suspeita de lesão vascular for alta, apesar dos resultados normais de ATC ou ARM. Para a angiografia com cateter, a ponta de plástico do cateter é inserida na artéria femoral e, em seguida, usando a orientação por raios X, o cateter é movido para a origem do vaso que está sendo examinado, a artéria carótida interna ou vertebral. Em seguida, um corante

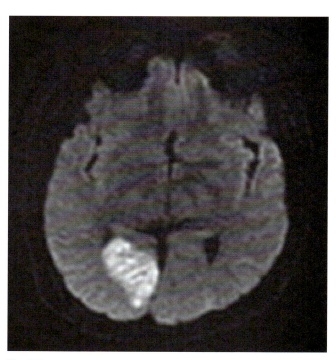

Fig. 4.7 Imagem ponderada por difusão (DWI) mostrando isquemia no lobo occipital direito.

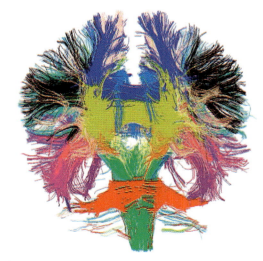

Fig. 4.8 A imagem por tensor de difusão (DTI) mede o movimento da água e gera uma imagem dos tratos que conectam as partes do sistema nervoso. Esta varredura fornece uma visão tridimensional das fibras conectando as áreas do cérebro.
(De Wang X, Grimson WE, Westin CF: Tractography segmentation using a hierarchical Dirichlet processes mixture model. Neuroimage *54(1):290-302, 2011.)*

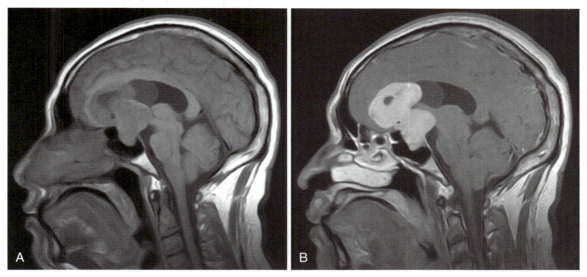

Fig. 4.9 Imagem por ressonância magnética (RM) ponderada em T1 sagital sem **(A)** e com **(B)** contraste em paciente com tumor hipofisário. Note o quão mais evidente o tumor hipofisário aparece após a administração de contraste.

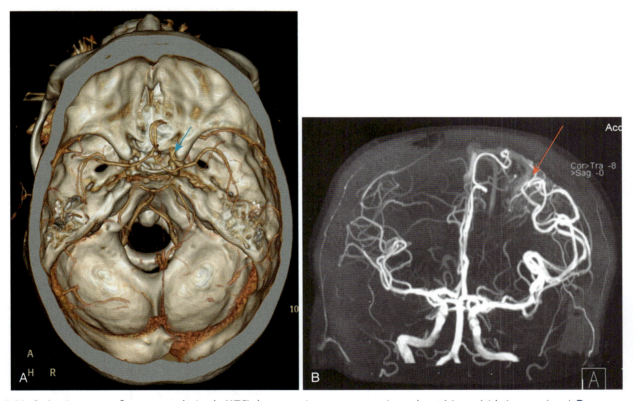

Fig. 4.10 A, Angiotomografia computadorizada (ATC) de um paciente com aneurisma da artéria carótida interna *(seta).* **B,** Angiorressonância magnética (ARM) de um paciente com malformação arteriovenosa *(seta).*

radiopaco é injetado no cateter, e isso é seguido por uma sequência de raios X. Na primeira série de raios X, as artérias são visíveis; mais tarde, enquanto o corante circula, as veias são vistas. A angiografia por cateter é particularmente útil para visualizar aneurismas, oclusões e malformações do sistema arteriovenoso. No entanto, dado o risco de trombose e embolização associada à cateterização arterial e melhora da sensibilidade do ATC e da ARM, a angiografia convencional é raramente usada como uma modalidade de primeira linha.

A ATC é o estudo de escolha para condições neurovasculares emergenciais. O agente de contraste é injetado por via intravenosa. A variação do tempo entre a injeção de contraste e o início da varredura permite a geração de imagens das artérias ou veias.

A ARM pode ser realizada com ou sem a injeção de material de contraste (gadolínio). A ARM sem contraste diferencia entre o fluxo de sangue e o tecido estacionário. Este método é útil quando há uma preocupação com o uso do gadolínio, incluindo gravidez ou disfunção renal. O contraste corante melhora a visibilidade das artérias médias e pequenas, e a ARM com contraste tem tempos de aquisição mais curtos e é menos propensa a movimento e artefatos de fluxo em comparação com as técnicas de ARM sem contraste.[2]

TÉCNICAS DE IMAGENS FUNCIONAIS

A imagem funcional permite o mapeamento de regiões ativas do cérebro. Os sinais elétricos a partir de neurônios são difíceis de medir diretamente, porque os eletrodos devem ser inseridos nos neurônios. Na imagem funcional, os sinais indiretos de atividade neural, incluindo aumento da demanda metabólica, são usados para estimar a atividade neural. O aumento da demanda metabólica em áreas ativas do cérebro induz o aumento no fluxo sanguíneo que fornece mais glicose e oxigênio para a região ativa. A PET e a RMf podem detectar essas mudanças no fluxo de sangue, o que pode, por sua vez, ser utilizado como uma medida indireta de atividade neural.

As imagens funcionais acrescentaram muito à compreensão da função cerebral normal, aos distúrbios neurológicos e à reabilitação. A função neurológica pode ser medida enquanto uma pessoa está realizando uma tarefa específica; exemplos incluem tarefas motoras, de linguagem ou visuais. A informação é, então, usada para determinar as áreas do cérebro ativas antes e durante a tarefa. Esta tecnologia está sendo empregada para determinar os efeitos da lesão cerebral e o grau de neuroplasticidade após a reabilitação. Como a neuroimagem funcional pode ter um impacto significativo na reabilitação neurológica, é fundamental ter uma compreensão das técnicas.[3-5]

Tomografia por Emissão de Pósitrons

A PET envolve a injeção de isótopos radioativos. Os detectores medem os raios gama enquanto viajam através da vasculatura cerebral. A PET é capaz de medir o fluxo sanguíneo, o metabolismo da glicose e o consumo de oxigênio (Fig. 4.11). O valor da PET é a capacidade de medir as alterações metabólicas ao nível celular. Como a RMf é menos invasiva, a PET não é usada com frequência. Além disso, os *scanners* PET não são tão comuns quanto os *scanners* de RM usados para a RMf.

Ressonância Magnética Funcional

A RMf mede a atividade neuronal detectando as mudanças na oxigenação do fluxo sanguíneo. O aumento da atividade neural durante a realização de uma tarefa provoca aumento no fluxo de sangue e metabolismo de oxigênio. A RMf mensura a atividade da massa cinzenta. A imagem da RMf pode ser sobreposta à imagem anatômica da RM (Fig. 4.12). A principal vantagem do presente método em comparação com a PET é que não há nenhuma necessidade de injeção de isótopos radioativos. Isso faz com que a RMf seja mais segura e não invasiva.

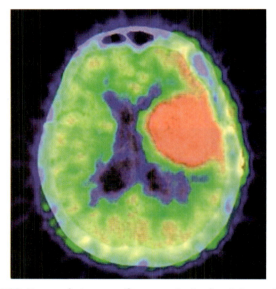

Fig. 4.11 Exame de tomografia por emissão de pósitrons (PET) mostrando um tumor (*vermelho*).
(De Kamoshima Y, Terasaka S, Kobayashi H, et al.: Radiation induced intraparenchymal meningioma occurring 6 years after CNS germinoma: case report. Clin Neurol Neurosurg *114[7]:1077-1080, 2012.)*

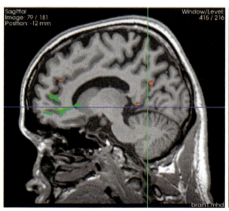 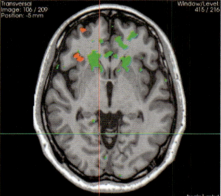 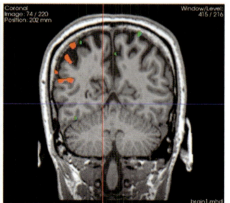

Fig. 4.12 Imagem por ressonância magnética funcional (RMf) que mostra aumento do fluxo sanguíneo nas áreas do cérebro quando a pessoa está movendo a mão (*vermelha*) *versus* quando a pessoa está movendo o pé (*verde*).
(De Zhang Q, Alexander M, Ryner L: From Synchronized 2D/3D optical mapping for interactive exploration and real-time visualization of multi-function neurological images. Comput Med Imaging Graph *37[7-8]:552-567, 2013.)*

CONCLUSÃO

A neuroimagem permite uma compreensão da neuroanatomia que anteriormente era indisponível. Além disso, a neuroimagem vem sendo cada vez mais utilizada para demonstrar a eficácia da neurorreabilitação. Foram observadas alterações na RMf e na DTI após terapia ocupacional ou fisioterapia com paralisia cerebral, fibromialgia e acidente vascular cerebral.[1,6,7] Como a reorganização das vias neurais ocorre após a terapia de reabilitação, um conhecimento de técnicas de neuroimagem pode ser vital no planejamento de tratamento individual e otimizar os regimes terapêuticos.

ATLAS DE IMAGENS DE NEUROANATOMIA

Estruturas neuroanatômicas importantes devem ser reconhecidas nas neuroimagens. As Figuras 4.13 a 4.21 demonstram as áreas-chave.

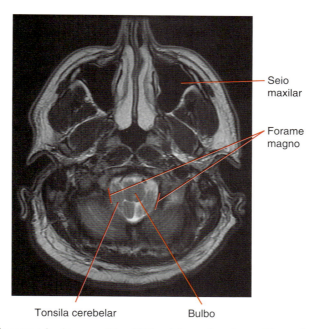

Fig. 4.13 Imagem de ressonância magnética (RM) axial ponderada em T2 no nível do forame magno.

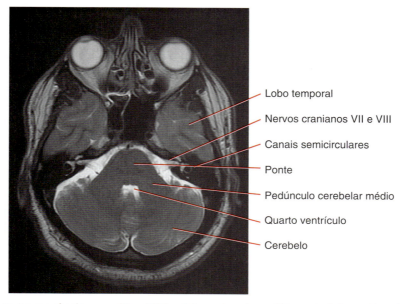

Fig. 4.14 Imagem por ressonância magnética (RM) axial ponderada em T2 no nível do pedúnculo cerebelar médio.

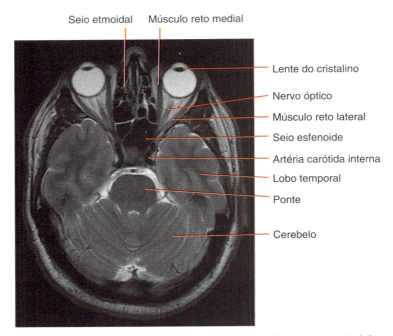

Fig. 4.15 Imagem por ressonância magnética (RM) axial ponderada em T2 no nível da ponte superior.

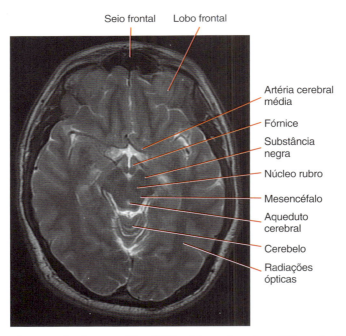

Fig. 4.16 Imagem de ressonância magnética (RM) axial ponderada em T2 no nível do mesencéfalo.

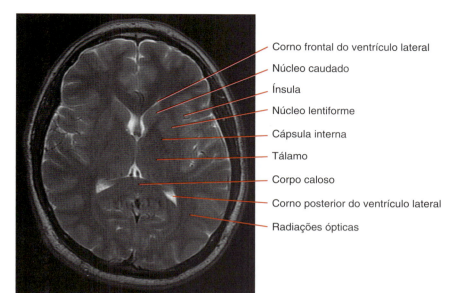

Fig. 4.17 Imagem por ressonância magnética (RM) axial ponderada em T2 demonstrando os gânglios basais.

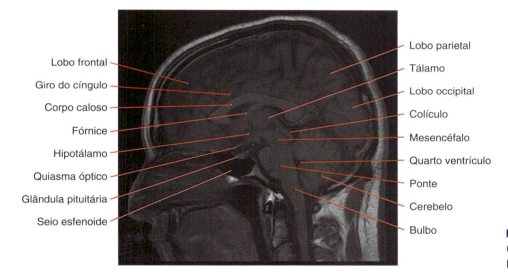

Fig. 4.18 Imagem por ressonância magnética (RM) sagital média ponderada em T1.

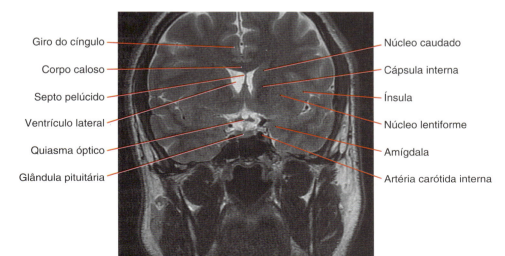

Fig. 4.19 Imagem de ressonância magnética coronal (RM) ponderada em T1 no nível do quiasma óptico.

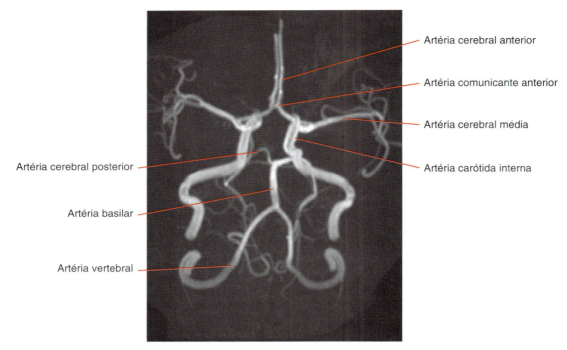

Fig. 4.20 Angiorressonância magnética (ARM) demonstrando os principais vasos sanguíneos cerebrais.

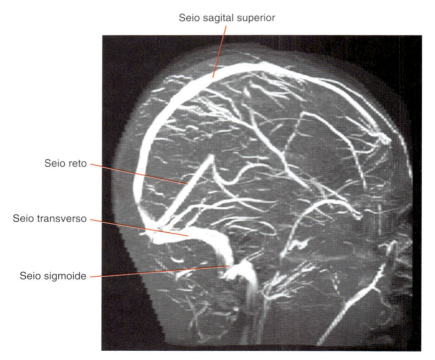

Fig. 4.21 Venografia por ressonância magnética (VRM) demonstrando os principais seios cerebrais.

Veja a lista completa das referências em www.evolution.com.br.

PARTE 2 NEUROCIÊNCIA NO NÍVEL CELULAR

5 Propriedades Físicas e Elétricas das Células no Sistema Nervoso

Laurie Lundy-Ekman, PhD, PT

Objetivos do Capítulo

1. Descrever os quatro principais componentes de um neurônio.
2. Categorizar os neurônios motores, neurônios sensoriais e interneurônios de acordo com as duas classificações dos neurônios encontrados em vertebrados.
3. Descrever os quatro tipos de canais de membrana necessários para a transmissão de informações pelos neurônios.
4. Explicar os processos que mantêm um potencial negativo de membrana em repouso.
5. Definir despolarização e hiperpolarização.
6. Comparar os potenciais locais com os potenciais de ação.
7. Explicar as duas adaptações estruturais nos axônios que promovem uma velocidade de condução mais rápida.
8. A produção de um potencial de ação requer uma sequência de três eventos. Diagramar como cada evento muda o potencial de membrana.
9. Definir aferente e eferente.
10. Categorizar os neurônios sensoriais e motores como aferente e eferente.
11. Definir e dar exemplos de convergência e divergência neuronal.
12. Identificar e descrever as funções das células da glia no sistema nervoso central (SNC) e sistema nervoso periférico (SNP).
13. Criar um diagrama de Venn comparando a síndrome de Guillain-Barré com a esclerose múltipla.

Sumário do Capítulo

Introdução
Estrutura dos Neurônios
    Componentes dos Neurônios
    Transporte Axoplásmico
    Tipos de Neurônios
        Células Bipolares
        Células Multipolares
Propagação de Informação por Neurônios
    Canais de Membrana
    Potenciais Elétricos
Potencial de Membrana em Repouso
Alterações do Potencial da Membrana em Repouso
    Potenciais Locais e Potenciais de Ação
        Potenciais Locais
        Potenciais de Ação
            Propagação de Potenciais de Ação

        Mielinização
        Condução Saltatória
Direção do Fluxo de Informação em Neurônios
Interações entre Neurônios
Glia: Sinalização e Células de Suporte
    Mielinização: Oligodendrócitos e Células de Schwann
    Sinalização/Limpeza/Nutrição: Astrócitos
    Defesa: Células Microgliais
Neuroinflamação: Efeitos Benéficos e Nocivos
Mielina: Aplicação Clínica
    Desmielinização do Sistema Nervoso Periférico
    Desmielinização do Sistema Nervoso Central
Células-Tronco Neurais
Resumo

$\int$ou uma professora universitária e fisioterapeuta de 37 anos de idade que convive com a esclerose múltipla (EM). Antes de começar a lecionar, eu era uma fisioterapeuta em tempo integral por 6 anos, trabalhando com deficientes neurológicos adultos em ambientes de reabilitação. Comecei a ensinar fisioterapia quando eu tinha 29 anos de idade.

Aos 28 anos, tive sintomas iniciais de EM. Meu braço direito ficou dormente por aproximadamente 3 dias. Algumas semanas depois que a dormência diminuiu, senti o pé caído. Isso progrediu ao longo de 24 horas, e eu fui avaliada em um departamento de emergência. Os testes iniciais incluíram uma punção lombar e um mielograma, potenciais evocados e tomografia computadorizada (TC), e todos produziram resultados normais. Eu continuei a ter a fala levemente arrastada e fraqueza do meu lado direito. Esses sintomas se resolveram em aproximadamente 10 dias. Fui submetida a uma ressonância magnética (RM), que confirmou o diagnóstico de EM secundário à descoberta de uma lesão no córtex. Aproximadamente 6 semanas depois, sofri sintomas de início rápido (aproximadamente 2 horas) de fraqueza do lado esquerdo, incapacidade de engolir, discurso confuso e déficits sensoriais no lado esquerdo. Sofri de sinal de Lhermitte[a] e tinha (e continuo a ter) um corte perfeito na linha média (até a face, mas sem a incluir) no qual o lado direito do meu corpo sente como se estivesse queimando, a cada minuto de cada dia.

Nos 9 anos com EM, experimentei nove ataques (embora nenhum nos últimos 27 meses). Cada ataque foi diferente. Dois foram puramente sensoriais envolvendo ambos os membros inferiores; dois, puramente autonômicos nos quais eu vomitava por horas; e um que consistiu apenas em um corte no campo visual. Os demais tiveram elementos de problemas sensoriais, motores, visuais e vestibulares. Não tenho sofrido qualquer disfunção intestinal ou da bexiga.

Tive retorno quase completo de função após cada ataque, com os únicos sintomas remanescentes sendo hipersensibilidade sensorial persistente do lado direito (maior nos membros que no tronco); distúrbios visuais leves, incluindo hipersensibilidade à luz e diminuição da capacidade de dirigir à noite; sensação vibratória prejudicada; e déficits menores de equilíbrio. Nenhum dos sintomas não resolvidos mudou minha vida de maneira relevante. Sou ativa e tive apenas de fazer algumas pequenas alterações acomodativas. Não sofro de aumento dos níveis de fadiga ou tenho dificuldades com o calor, ao contrário de muitas pessoas com EM. Considero minha condição bastante estática. Mantenho minha aptidão com atividades aeróbias e anaeróbicas.

Não faço nenhum tipo de terapia, exceto como participante de estudos de pesquisa. Como participante regular em estudos de pesquisa em Portland, Oregon, estive envolvida em um estudo de clonagem de células e em outro que usava o fármaco Betaseron®. Atualmente, eu estou no meio de um estudo de 5 anos de Avonex®, um tratamento com interferon. Antes do estudo do Avonex®, eu normalmente teria um ataque por ano, incluindo durante o período de 5 anos do estudo Betaseron®, em que eu recebi um placebo. Eu não tive um ataque em 27 meses. Parte deste tempo eu recebi tratamentos de Betaseron® via injeção subcutânea, e parte incorpora o período desde que eu iniciei o protocolo de injeções intramusculares semanais do estudo com o interferon Avonex®. Como o curso da EM é imprevisível e o estudo do Avonex® está incompleto, não se pode tirar conclusões a respeito da efetividade do tratamento. Eu também atribuo minha saúde continuada a outras práticas, incluindo dieta, exercício, controle do estresse e propósito na minha vida. Eu acredito que todos esses fatores desempenham papéis positivos para manter a saúde e prevenir ou minimizar o estado da doença.

—Lori Avedisian

---

[a]*O sinal de Lhermitte é caracterizado por choques elétricos abruptos viajando pela medula espinal como consequência da flexão da cabeça. O cruzamento entre os neurônios quando a medula espinal se movimenta causa a sensação de choque. Na EM, a perda de isolamento entre os neurônios no cordão cervical permite o cruzamento. Embora o sinal de Lhermitte ocorra com frequência na EM, também ocorre com uma lesão traumática, de radiação ou outra lesão na medula.*[1]

A história da professora Avedisian é típica de EM reincidente/remissiva, o tipo mais comum da doença. Na EM reincidente/remissiva, surgem sinais e sintomas e, em seguida, resolvem-se completamente. Como a doença ataca aleatoriamente, as células que fornecem isolamento no SNC e, assim, as lesões podem ocorrer em qualquer parte da substância branca da medula espinal ou do cérebro, a EM pode criar problemas com qualquer função neurológica. Mais frequentemente, a EM interfere na somatossensibilização, na visão, nos movimentos e nas funções cognitivas. Os medicamentos podem atrasar ou até impedir novos ataques neste tipo de EM.[2] A EM é discutida em maior detalhe mais adiante neste capítulo.

INTRODUÇÃO

Com uma média de 21 bilhões de neurônios corticais cerebrais e 150 mil km de fibras nervosas mielinizadas (isoladas)[3] controlando a sensação, o movimento e os processos autonômicos e mentais, o sistema nervoso humano é incrivelmente complexo. Esta vasta rede de células desenvolve constantemente novas interações e modifica sua resposta com base na entrada no sistema. As funções do corpo humano requerem interações químicas e elétricas entre as células neurais. A informação sensorial dos receptores periféricos é transmitida à medula espinal e ao cérebro, onde é analisada. Com base nessas informações sensoriais, um comando motor pode ser emitido para o movimento coordenado dos músculos. As interações químicas e elétricas dentro do cérebro também são responsáveis pela memória de experiências e movimentos.

Este capítulo, que apresentará os aspectos físicos básicos, elétricos e as propriedades químicas do sistema nervoso, é dividido em três partes: a primeira abrange os *neurônios* (células nervosas); a segunda descreve a *glia* (células que dão suporte aos neurônios, e alguns tipos enviam sinais); e a terceira abrange *as células-tronco* (precursores de neurônios e células gliais).

ESTRUTURA DOS NEURÔNIOS

Os neurônios recebem informações, processam e geram uma resposta (Fig. 5.1). As organelas de um neurônio incluem um núcleo, um complexo de Golgi, mitocôndrias, lisossomos e retículo endoplasmático. O núcleo, o aparelho de Golgi e o retículo endoplasmático rugoso estão restritos ao *soma*, ou corpo celular, do neurônio. Outras organelas, como mitocôndrias e retículo endoplasmático liso, são distribuídas

Propriedades Físicas e Elétricas das Células no Sistema Nervoso **CAPÍTULO 5** 101

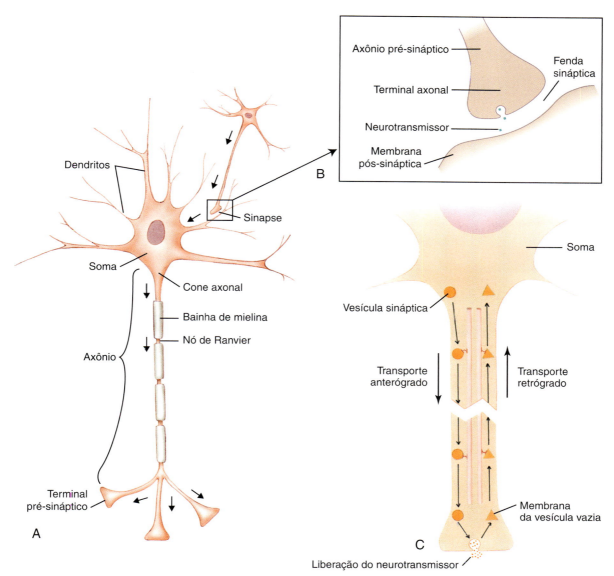

Fig. 5.1 Partes de um neurônio. A, O corpo da célula (soma), as unidades de entrada (dendritos) e a unidade de saída (axônio) com seus terminais pré-sinápticos. O axônio e os nós de Ranvier contribuem para a sinalização elétrica dentro do neurônio. Também é mostrada uma sinapse, em que um terminal pré-sináptico de um neurônio se comunica com um dendrito de um neurônio pós-sináptico. As setas indicam a direção da transferência de informações. **B,** Sinapse, o local de comunicação entre os neurônios ou entre um neurônio e um músculo ou glândula. Os componentes de uma sinapse são o terminal axônico do neurônio pré-sináptico, a fenda sináptica e a membrana pós-sináptica. **C,** Transporte axoplásmico. Substâncias requeridas pelo axônio são entregues pelo soma via transporte anterógrado. O transporte retrógrado movimenta substâncias do axônio para o soma. As proteínas que "movimentam" as vesículas ao longo dos microtúbulos são mostradas em vermelho.

por todo o neurônio. Uma membrana plasmática circunda a célula, separando o ambiente extracelular do seu conteúdo.

Os neurônios são facilmente identificados sob um microscópio por causa de sua forma original. Longos fios de proteínas chamadas de *microtúbulos, microfilamentos* e *neurofilamentos* compõem o citoesqueleto dentro da célula e são responsáveis por manter a forma neuronal única.

Componentes dos Neurônios

Um neurônio típico tem quatro componentes principais (Fig. 5.1A):
- Soma
- Dendritos
- Axônio
- Terminais pré-sinápticos

O soma sintetiza uma grande quantidade e variedade de proteínas usadas como neurotransmissores. Os *dendritos*, extensões semelhantes a ramificações que servem como os principais locais receptores para a célula, projetam-se do soma. Eles são especializados em receber informações de outras células.

Outro processo que se estende do soma é o *axônio*, que se estende do corpo celular até as células-alvo. O axônio é a unidade de saída da célula, especializada em enviar informações para outros neurônios, células musculares ou glândulas. A maioria dos neurônios tem um

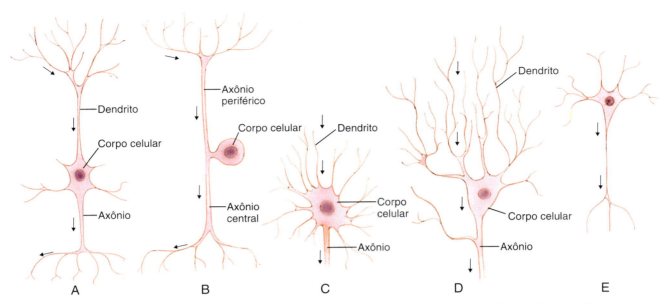

Fig. 5.2 Morfologia dos neurônios. As células não estão desenhadas na mesma escala. As setas indicam a direção do fluxo de informações. **A,** Célula bipolar da retina. **B,** Célula pseudounipolar, um neurônio que transmite informações da periferia para o sistema nervoso central. Essas células são as únicas a ter dois axônios: um axônio periférico que conduz sinais da periferia para o corpo celular e um axônio central que conduz sinais para a medula espinal. **C,** Célula multipolar. As células multipolares têm muitos dendritos e um único axônio. A célula representada transmite informações da medula espinal ao músculo esquelético. **D,** Célula multipolar típica do cerebelo. **E,** Interneurônio. Este tipo de célula é distribuído por todo o sistema nervoso central.

único axônio que surge de uma região especializada da célula, chamada de *cone axonal*. Os axônios variam em comprimento. Os axônios mais curtos têm menos de 1 mm de comprimento,[4] enquanto os axônios que transmitem informações motoras da medula espinal até o pé podem ter até 1 m de comprimento. Os axônios terminam nos *terminais pré-sinápticos*, ou projeções digitiformes que são os elementos transmissores do neurônio. Os neurônios transmitem informações sobre sua atividade por meio do lançamento de produtos químicos chamados de *neurotransmissores* a partir dos terminais pré-sinápticos na *fenda sináptica*. A fenda sináptica, o espaço entre um terminal sináptico e sua célula-alvo, serve como o local para a comunicação interneuronal (Fig. 5.1B). A comunicação pela fenda sináptica é descrita totalmente no Capítulo 6. Brevemente, o neurônio pré-sináptico libera um neurotransmissor na fenda sináptica, o neurotransmissor se difunde de um lado da fenda para o outro, e, então, o neurotransmissor se liga aos receptores do neurônio pós-sináptico, célula muscular ou glândula.

As funções básicas de um neurônio são a recepção, a integração, a transmissão e a transferência de informações.

Transporte Axoplasmático

O mecanismo celular que transporta substâncias ao longo de um axônio é o *transporte axoplásmico* (Fig. 5.1C). O transporte axoplásmico ocorre em duas direções: anterógrada e retrógrada. O *transporte anterógrado* movimenta os neurotransmissores e outras substâncias do soma para o axônio em direção ao terminal pré-sináptico. O *transporte retrógrado* move as substâncias da sinapse de volta para o *soma*. A taxa de transporte axonal é variável, mas aparece retardar com o envelhecimento[5] e em várias doenças neurodegenerativas,[6] incluindo a doença de Alzheimer, de Huntington e esclerose lateral amiotrófica (ELA).

Os neurônios são células eletricamente ativas com especializações únicas incluindo dendritos, axônios e terminais sinápticos. As organelas celulares dentro dos neurônios produzem e transportam os neurotransmissores para a interação célula a célula.

Tipos de Neurônios

Embora os quatro componentes gerais do neurônio permaneçam os mesmos — soma, dendritos, axônio e terminal pré-sináptico —, a organização dessas partes varia com o tipo de neurônio. Os neurônios dos vertebrados são classificados em dois grupos:
- Células bipolares
- Células multipolares

Células Bipolares

Esta classificação é baseada no número de processos que surgem diretamente do corpo celular (Fig. 5.2A). *As células bipolares* têm dois processos primários que se estendem do corpo da célula:
- Raiz dendrítica
- Axônio

A raiz dendrítica se divide em múltiplos ramos dendríticos, e o axônio se projeta para formar seus terminais pré-sinápticos. A célula bipolar da retina no olho é um exemplo desse tipo de célula.

As *células pseudounipolares,* uma subclasse de células bipolares, parecem ter uma única projeção do corpo da célula que se divide em duas raízes axonais. As células pseudounipolares têm dois axônios e nenhum dendrito verdadeiro. As células pseudounipolares mais comuns são os neurônios sensoriais, que trazem informações do corpo para a medula espinal (Fig. 5.2B). O axônio periférico conduz informação sensorial a partir da periferia para o corpo da célula, ao passo que o axônio central conduz informações do corpo celular para a medula espinal. Um único soma suporta ambos os axônios. O neurônio somatossensorial mais longo se estende desde a ponta do dedo até o tronco cerebral. Assim, um único neurônio somatos-sensorial tem mais do 1,8 m de comprimento em uma pessoa mais alta do que 1,90 m.

Células Multipolares

As *células multipolares* têm múltiplos dendritos provenientes de muitas regiões do corpo celular e um único axônio. Elas são as células mais comuns do sistema nervoso dos vertebrados, com uma variedade de formas e organizações dendríticas. As células multipolares são especializadas para receber e acomodar grandes quantidades de entrada sináptica nos seus dendritos. Um exemplo de uma célula multipolar é o neurônio motor da medula espinal, que se projeta dela até a inervação das fibras do músculo esquelético. Uma célula motora espinal típica recebe aproximadamente 8 mil sinapses em seus dendritos e 2 mil sinapses no próprio corpo celular. Células multipolares no cerebelo, chamadas de *células de Purkinje*, recebem até 150 mil sinapses em suas árvores dendríticas expansivas.

PROPAGAÇÃO DE INFORMAÇÃO PELOS NEURÔNIOS

Os neurônios funcionam passando por rápidas mudanças no potencial da membrana celular. Um potencial elétrico em uma membrana ocorre quando a distribuição de íons cria uma diferença na carga elétrica em cada lado da membrana celular. Quatro tipos de canais de membrana permitem o fluxo de íons através da membrana:
- Canais de vazamento
- Canais controlados por modalidade
- Canais ligados por ligantes
- Canais dependentes de voltagem

Canais de Membrana

Todos os canais servem como aberturas através da membrana. Quando os canais estão abertos, íons, incluindo Na^+, K^+, Cl^- e Ca^{2+}, difundem-se através das aberturas. Os *canais de vazamento* permitem a difusão de um pequeno número de íons através da membrana a uma taxa contínua e lenta. Os canais de vazamento podem ser importantes na manutenção de gradientes osmóticos.

Os demais canais são chamados de "dependentes" porque abrem em resposta a um estímulo e fecham quando o estímulo é removido. Os *canais dependentes da modalidade*, específicos de neurônios sensoriais, abrem em resposta a forças mecânicas (isto é, estiramento, toque e pressão), mudanças de temperatura ou produtos químicos. Os *canais dependentes de ligantes* são abertos em resposta a um neurotransmissor que se liga à superfície de um receptor do canal em uma membrana celular pós-sináptica. Quando abertos, estes canais fechados permitem o fluxo de íons carregados eletricamente entre os ambientes extracelular e intracelular da célula, resultando na geração de potenciais locais.

Os *canais dependentes de voltagem* abrem em resposta a mudanças no potencial através da membrana celular (Fig. 5.3). Os canais dependentes de voltagem abrem quase instantaneamente e fecham

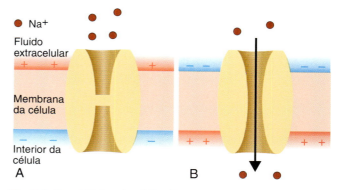

Fig. 5.3 Canal iônico de sódio. Os canais iônicos são proteínas que atravessam a membrana celular. **A,** Quando o canal iônico está fechado, os íons não podem passar pelo canal. **B,** A aplicação de voltagem na membrana celular faz com que o canal mude de configuração, permitindo que os íons passem pelo canal. Como a concentração de Na^+ é maior fora do neurônio que em seu interior, a abertura dos canais de Na^+ produz um influxo de Na^+ no neurônio.

tão rapidamente quanto se abrem. Os canais dependentes de voltagem são importantes na propagação de potenciais de ação (como discutido mais adiante neste capítulo) e na liberação de neurotransmissores para transmissão de informações a uma célula adjacente (Cap. 6).

Potenciais Elétricos

Uma rápida mudança na carga elétrica da membrana celular transmite informações ao longo do comprimento de um axônio e gera a liberação de transmissores químicos para outros neurônios ou para a membrana eletricamente excitável de um músculo ou glândula. A diferença na carga elétrica, transportada por íons, é chamada de *potencial elétrico* da membrana. Três tipos de potenciais elétricos nos neurônios são essenciais para a transmissão de informações:
- Potencial de membrana em repouso
- Potencial local
- Potencial de ação

POTENCIAL DE DESCANSO DA MEMBRANA

Quando um neurônio não está transmitindo informações, o valor do potencial elétrico através da membrana é chamado de *potencial de membrana em repouso*. O potencial de membrana em repouso é uma condição de estado estacionário sem fluxo líquido de íons através da membrana. Embora alguns íons individuais possam se mover continuamente pela membrana através de canais de vazamento, quando a célula está em seu potencial de membrana em repouso, não há mudança líquida na distribuição total de íons entre os dois lados.

Quando o neurônio está em repouso, a membrana celular serve como capacitor, separando as cargas elétricas de cada lado da membrana plasmática. Uma distribuição desigual de carga iônica através da membrana é essencial para os neurônios serem excitáveis. Duas forças atuam em íons para determinar sua distribuição na membrana do plasma: o *gradiente de concentração* e o *gradiente elétrico*.

Em um exemplo simplificado, considere o que ocorre se apenas os íons de cloreto de sódio (NaCl) estiverem fora da célula e os canais de membrana deixarem apenas o Na^+ passar, como ilustrado na Figura 5.4. Quando os canais estão fechados, nenhum íon se move

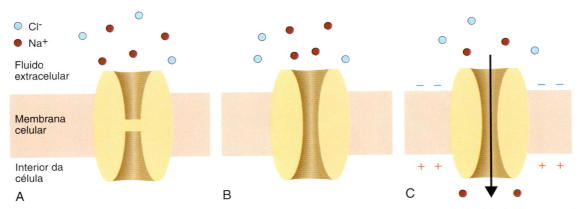

Fig. 5.4 Gradiente eletroquímico simples. A, O NaCl está presente apenas fora da célula. Um canal de Na⁺ fechado na membrana não permite que os íons se movam através da membrana. **B,** O canal de Na⁺ é aberto. **C,** O Na⁺ flui para dentro da célula, mas o Cl⁻ fica preso lá fora, deixando as cargas negativas desequilibradas na parte externa da membrana. Apenas certo número de íons de sódio pode fluir através do canal aberto antes de a carga negativa do Cl⁻ atrair o Na⁺ para fora da célula. A distribuição da carga elétrica é simbolizada pelos sinais negativos que revestem o exterior da membrana celular e os sinais positivos ao longo do interior da membrana celular. Neste ponto, os íons estão em equilíbrio eletroquímico. Um rápido influxo de Na⁺ ocorre durante um potencial de ação excitatório quando o potencial de membrana do neurônio se torna positivo.

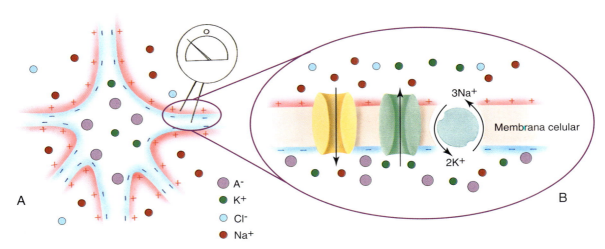

Fig. 5.5 Potencial de membrana de repouso. O potencial de membrana de repouso é medido pela comparação da diferença elétrica entre o interior e o exterior da membrana celular. Em repouso, o interior da membrana celular é aproximadamente 70 mV mais negativo que o exterior da membrana celular. Inserção, O potencial de membrana em repouso é mantido pela difusão passiva de íons através da membrana celular e via transporte ativo de Na⁺ e K⁺ pelas bombas Na⁺-K⁺. As concentrações de Na⁺ e Cl⁻ são mantidas mais altas do lado de fora em comparação com o interior da célula, enquanto a concentração de K⁺ é mantida mais alta no interior em comparação com a parte externa da célula. Altas concentrações de moléculas carregadas negativamente não neutralizadas (ânions) dentro da célula também contribuem para o potencial negativo da membrana em repouso. A⁻, Ânion.

através da membrana (Fig. 5.4A) e o potencial de membrana é constante. Quando os canais se abrem, o fluxo de Na⁺ a partir da região de alta concentração de Na⁺ para a região de baixa concentração de Na⁺, neste caso, de fora para dentro da célula (Fig. 5.4B). Apenas certa quantidade de Na⁺ entra na célula porque uma força elétrica (gradiente elétrico) é produzida através da membrana à medida que os íons Na⁺ se movem para dentro da célula. Como apenas o Na⁺ passa através da membrana, o Cl⁻ permanece fora com sua carga negativa (Fig. 5.4C). A carga negativa atrai o Na⁺ para fora da célula, e um equilíbrio eletroquímico é alcançado. Uma vez que o equilíbrio de Na⁺ é alcançado, mesmo que os canais de Na⁺ permaneçam abertos, não ocorre nenhum movimento líquido de íons Na⁺ através da membrana.

Essas forças químicas e elétricas controlam o movimento de íons. O equilíbrio da distribuição de um íon específico é alcançado quando não há movimento líquido desse íon através da membrana. Os íons individuais continuam a se difundir pela membrana, mas quantidades iguais do íon entram e saem da célula.

Em um neurônio em repouso, o potencial de membrana é a diferença na voltagem entre o interior e o exterior do neurônio. Normalmente, o potencial de membrana em repouso de um neurônio é de aproximadamente -70 mV, indicando que o interior do neurônio contém mais cargas negativas que o exterior (Fig. 5.5). Nos neurônios, este gradiente eletroquímico e a potencial de membrana em repouso resultante são mantidos pelo seguinte:

- Moléculas carregadas negativamente (ânions) aprisionadas dentro do neurônio, porque são muito grandes para se difundir pelos canais
- Difusão passiva de íons através dos canais de vazamento na membrana da célula
- Bomba de sódio-potássio (Na$^+$-K$^+$)

A bomba de Na$^+$-K$^+$ usa energia do trifosfato de adenosina (ATP) para mover ativamente íons através da membrana contra seus gradientes eletroquímicos. A bomba Na$^+$-K$^+$ carrega dois íons K$^+$ para dentro da célula e três íons Na$^+$ para fora da célula com cada ciclo. Assim, enquanto a célula tiver ATP, uma distribuição desigual de K$^+$ e Na$^+$ e as cargas associadas existirão em toda a membrana.

A distribuição desigual de íons cria uma carga elétrica através da membrana do neurônio conhecida como *potencial de membrana*. A distribuição de íons específicos depende de (1) gradiente de concentração do íon e (2) forças elétricas agindo sobre o íon.

MUDANÇAS NO POTENCIAL DE MEMBRANA EM REPOUSO

O potencial de membrana em repouso é significativo porque prepara a membrana para as mudanças no potencial elétrico. Mudanças súbitas no potencial de membrana resultam do fluxo de íons carregados eletricamente por meio de canais dependentes de voltagem que abrangem a membrana celular (Fig. 5.3). A membrana é *despolarizada* quando o potencial se torna menos negativo que o potencial de repouso. A despolarização é excitante e aumenta a probabilidade de o neurônio gerar um sinal elétrico transmissível. Por outro lado, quando a membrana é hiperpolarizada, o potencial torna-se mais negativo que o potencial de repouso. A hiperpolarização é inibitória e diminui a capacidade do neurônio de gerar um sinal elétrico.

Essas mudanças súbitas e breves duram apenas milissegundos. Mudanças graduais e mais duradouras no potencial de membrana são referidas como *modulação*. A modulação, que envolve pequenas mudanças no potencial elétrico da membrana que alteram o fluxo de íons através da membrana celular, é discutida com mais detalhes posteriormente, no Capítulo 6.

As alterações no potencial de membrana ocorrem quando canais iônicos se abrem para permitir seletivamente a passagem de íons específicos.

Potenciais Locais e Potenciais de Ação

Os potenciais elétricos dentro de cada neurônio conduzem informações em uma direção previsível e consistente. A condução se origina com potenciais focais nos locais receptores do neurônio: em neurônios sensoriais, os sítios receptores são os receptores sensoriais; nos neurônios motores e interneurônios, os sítios receptores estão na membrana pós-sináptica. A mudança inicial no potencial de membrana é chamada de *potencial local* porque se espalha apenas a uma curta distância ao longo da membrana.

Se a alteração no potencial local resulta em despolarização suficiente da membrana celular, um potencial de ação é, então, gerado. Um potencial de ação é uma despolarização grande e breve no potencial elétrico que é repetidamente regenerado ao longo do comprimento de um axônio. A regeneração permite que um potencial de ação se espalhe ativamente a longas distâncias, transmitindo informações pelo axônio aos sítios de liberação química pré-sináptica do terminal pré-sináptico.

A Figura 5.6 ilustra os eventos que transmitem as informações sensoriais ao longo de um axônio, começando com uma mudança no potencial local e desenvolvendo em um potencial de ação. Essa sequência é a seguinte:

1. Deformação de um receptor de pressão periférico
2. Mudança no potencial local da membrana no terminal sensorial
3. Desenvolvimento e propagação de um potencial de ação no axônio sensorial
4. Liberação do transmissor do terminal pré-sináptico do neurônio sensorial
5. Ligação do transmissor ao canal dependente de ligante na membrana celular pós-sináptica
6. Ativação do potencial sináptico na membrana pós-sináptica

As características específicas dos potenciais locais e de ação estão resumidas na Tabela 5.1 e são discutidas nas seções a seguir.

Potenciais Locais

Os potenciais locais são categorizados como *potenciais receptores* ou *potenciais sinápticos*, dependendo se são gerados em um receptor periférico de um neurônio sensorial ou em uma membrana pós-sináptica. Estes potenciais locais podem se espalhar apenas passivamente e, portanto, ficam confinados a uma pequena área da membrana.

Os receptores periféricos têm canais dependentes da modalidade. Os potenciais receptores locais são gerados quando os receptores periféricos de um neurônio sensorial são esticados, comprimidos, deformados ou expostos a agentes térmicos ou químicos. Os potenciais receptores locais fazem com que os canais iônicos dependentes da modalidade sejam abertos, codificando as informações sensoriais em um fluxo de corrente iônica. Por exem-

TABELA 5.1	CARACTERÍSTICAS DOS POTENCIAIS LOCAIS E DE AÇÃO			
	Amplitude	Efeito na Membrana	Propagação	Canais Iônicos Responsáveis pela Alteração no Potencial de Membrana
Potencial local	Pequena, gradual	Tanto despolarizante quando hiperpolarizante	Passiva	Receptor terminal no neurônio sensorial: canal dependente da modalidade Membrana pós-sináptica: canal dependente de ligante
Potencial de ação	Grande, tudo ou nada	Despolarizante	Ativa e passiva	Canais dependentes de voltagem

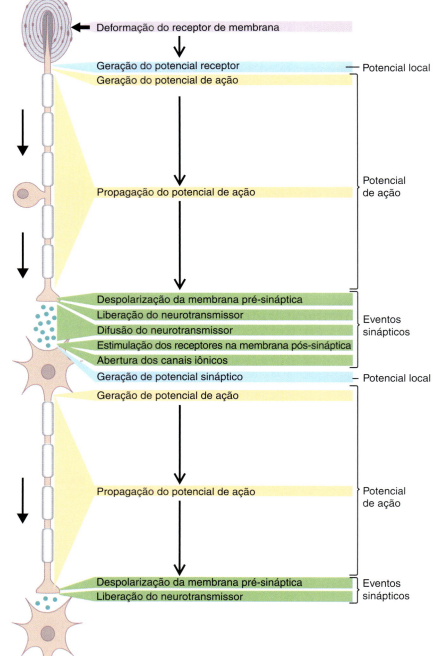

Fig. 5.6 Sequência de eventos após estimulação de um receptor sensorial. O fluxo de informações através da interação entre os potenciais receptores, os potenciais de ação e os potenciais sinápticos é apresentado. Um potencial receptor é gerado por mudança mecânica (pressão) do receptor final. Um potencial de ação se propaga ao longo do axônio do neurônio sensorial da periferia para a medula espinal. A liberação de transmissores químicos na sinapse com o segundo neurônio gera um potencial sináptico no segundo neurônio. Se estímulos suficientes são recebidos pelo segundo neurônio, um potencial de ação é gerado nesse neurônio. O potencial de ação se propaga ao longo do axônio. Quando o potencial de ação alcança o terminal do axônio, um transmissor químico é liberado do terminal. O transmissor se liga, então, a receptores na membrana do terceiro neurônio, e a abertura de canais de membrana gera potenciais sinápticos.

plo, o alongamento de um músculo abre canais iônicos na membrana de receptores sensoriais incorporados no músculo. A abertura dos canais permite o fluxo iônico, gerando potenciais receptores que são classificados em amplitude e duração.[A] Se o estímulo é maior ou mais duradouro, o potencial receptor resultante será maior ou mais duradouro. A maioria dos potenciais receptores é despolarizante (portanto, excitante). No entanto, a estimulação sensorial também pode causar um potencial receptor que é hiperpolarizante (portanto, inibitório). Por exemplo, a estimulação de receptores na orelha interna produz excitação se os pelos sensoriais forem dobrados em uma direção e inibição se os pelos sensoriais forem dobrados no sentido oposto.

Potenciais sinápticos locais são gerados em neurônios motores e interneurônios quando eles são estimulados por informações de outros neurônios. Quando um neurônio pré-sináptico libera seu neurotransmissor, o agente químico viaja através da fenda sináptica e interage com sítios receptores químicos na membrana da célula pós-sináptica (Fig. 5.6). A ligação do neurotransmissor aos receptores na célula pós-sináptica abre canais iônicos dependentes de ligante, mudando localmente o potencial de membrana em repouso da célula. As propriedades do receptor de membrana determinam a resposta ao neurotransmissor. Alguns receptores permitem que os íons

---

[A] **Nota do Revisor Científico:** Também chamada por alguns autores de latência.

atravessem essa despolarização da membrana (excitatória), enquanto outros respondem ao mesmo neurotransmissor, permitindo que os íons que cruzam hiperpolarizem a membrana (inibitória). Semelhantemente aos potenciais dos receptores, os potenciais sinápticos são classificados em amplitude e duração: se o neurotransmissor estiver disponível em maiores quantidades por um longo tempo, o potencial sináptico resultante será maior e mais duradouro.

Como os potenciais locais podem se espalhar passivamente ao longo de seus receptores ou membranas sinápticas, estes geralmente viajam apenas 1 a 2 mm e a amplitude diminui com a distância percorrida. A força dos potenciais locais pode ser aumentada e múltiplos potenciais integrados através dos processos somatórios temporais e espaciais (Fig. 5.7). A *soma temporal* é o efeito combinado de uma série de pequenas mudanças potenciais que ocorrem em milissegundos um do outro. O *somatório espacial* é o processo no qual os receptores ou potenciais sinápticos gerados em diferentes regiões do neurônio são somados.[B] Por meio da soma, um número suficiente de potenciais que ocorrem dentro de um período curto provoca alterações significativas no potencial de membrana e promove ou inibe a geração de um potencial de ação. No cone axônico ou na zona de gatilho, a membrana neuronal integra a despolarização e a hiperpolarização de potenciais locais. A mudança na rede do potencial determina o que ocorre com o neurônio.

[B] **Nota do Revisor Científico:** Os potenciais podem ser ainda somados no tempo e no espaço; desta forma, assim chamamos de somação espaçotemporal, que, na verdade, é a forma mais comumente usada no sistema nervoso para garantir que uma informação efetivamente seja enviada para excitar ou inibir.

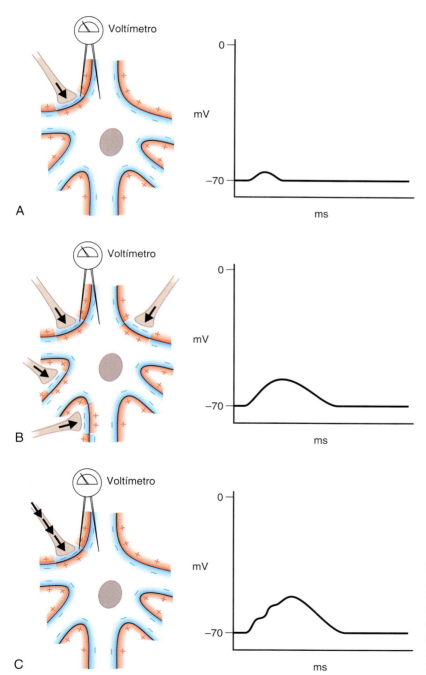

Fig. 5.7 Integração de sinais locais. A, Um único estímulo fraco para uma célula resulta em uma leve despolarização da membrana. **B,** Soma espacial de vários estímulos diferentes resulta em despolarização significativa da membrana. **C,** Soma temporal de vários estímulos em rápida sucessão resulta em despolarização significativa da membrana.

Os neurônios sofrem mudanças rápidas no potencial elétrico da membrana para conduzir sinais elétricos. Os potenciais receptores e sinápticos são graduados em amplitude e duração e conduzem informações elétricas locais no neurônio.

Potenciais de Ação

Como os potenciais receptores e sinápticos se espalham apenas a curtas distâncias, outro mecanismo celular, o potencial de ação, é essencial para o rápido movimento de informações em longas distâncias. Um *potencial de ação* é um grande sinal de despolarização que é ativamente propagado ao longo de um axônio por geração repetida de um sinal. Por serem ativamente propagados, os potenciais de ação transmitem informações a distâncias maiores que os potenciais receptores ou sinápticos. Ao contrário dos sinais de entrada locais, que variam em amplitude, o potencial de ação é *tudo ou nada*. Isso significa que toda vez, até mesmo quando estímulos minimamente suficientes são fornecidos, um potencial de ação será produzido. Estímulos fortes e estímulos minimamente suficientes produzem potenciais de ação de mesma tensão e duração.

A iniciação ou disparo de um potencial de ação é semelhante ao toque de uma tecla em um teclado de computador. Independentemente de a tecla ser ou não pressionada com cuidado e devagar ou rapidamente e com força, a letra será inscrita quando a quantidade suficiente de pressão é alcançada. A forma da letra não é influenciada por quão duramente a tecla está sendo pressionada.

Nos neurônios, a geração de potenciais de ação envolve um súbito influxo de Na^+ através de canais dependentes de voltagem. Apesar de os canais de Na^+ dependentes de voltagem estarem geralmente ausentes na região do terminal receptor e da membrana sináptica, dentro de aproximadamente 1 mm das regiões de entrada há uma distribuição densa de canais Na^+. Nos neurônios sensoriais, a região receptora mais próxima com alta densidade de canais de Na^+ é chamada de *zona de gatilho*. Em interneurônios e neurônios motores, a região mais próxima à sinapse com uma alta densidade de canais de Na^+ é chamada de *cone axonal*. Os potenciais receptores ou sinápticos que viajaram passivamente uma curta distância em direção à zona de gatilho ou ao cone axonal são espacial e temporalmente somados. Se o somatório de potenciais locais despolarizarem a membrana além de determinado nível limiar de voltagem, a abertura de muitos canais Na^+ dependentes de voltagem geram, então, um potencial de ação. Se a soma não resultar em despolarização excedendo o limiar, não haverá, então, potencial de ação.

O *limiar da intensidade do estímulo* é a intensidade do estímulo suficiente para produzir um potencial de *ação*. Normalmente uma despolarização de -15 mV (uma mudança no potencial de membrana de -70 mV para -55 mV) é suficiente para disparar um potencial de ação. Quando a voltagem através da membrana chega a -55 mV, muitos canais de Na^+ dependentes de voltagem se abrem. O Na^+ flui rapidamente para dentro da célula, impulsionado pela alta concentração de Na^+ extracelular e atraídos pela carga elétrica negativa dentro da membrana. Mais tarde, os canais do K^+ abrem e o K^+ sai da célula, repelido pela carga elétrica positiva dentro da membrana (criada pelo fluxo de Na^+) e pelo gradiente de concentração

de K^+. Quando o K^+ deixa a célula, a membrana torna-se temporariamente mais polarizada de quando em repouso — a membrana fica *hiperpolarizada*. A Figura 5.8 ilustra a mudança no potencial de membrana que ocorre durante um potencial de ação. O pico ocorre a aproximadamente 35 mV e, então, o potencial rapidamente cai de volta para o potencial de membrana em repouso.

Em resumo, um potencial de ação é produzido por uma sequência de três eventos:

1. Despolarização rápida, dada a abertura do canal de Na^+ dependente de voltagem
2. Diminuição da condução de Na^+, dado o fechamento dos canais de Na^+
3. Repolarização rápida, dada a abertura dos canais de K^+ dependentes de voltagem

Em razão do efluxo contínuo de K^+, a repolarização é seguida por um período de hiperpolarização, durante o qual o potencial de membrana é ainda mais negativo que durante o repouso. Quando a membrana é hiperpolarizada, é mais difícil iniciar um potencial de ação subsequente. Durante este tempo, a membrana é dita como *refratária*. As características dos canais iônicos definem o período refratário. Alguns canais ficam inativos imediatamente após a abertura para um potencial de ação e exigem uma quantidade específica de tempo antes que estes possam ser ativados novamente para um potencial de ação subsequente. O período refratário pode ser dividido em dois estados distintos:

- Período refratário absoluto
- Período refratário relativo

Durante o *período refratário absoluto*, a membrana não responde a estímulos. Este estado ocorre porque os canais de Na^+ responsáveis pelo movimento ascendente do potencial de ação não podem ser reabertos por uma quantidade específica de tempo após o seu fechamento. O *período refratário relativo* ocorre durante a última parte do potencial de ação (Fig. 5.9). Durante este período, o potencial de membrana está retornando para o seu nível de repouso e pode até ser hiperpolarizado. Um estímulo pode ativar os canais de Na^+ neste momento, mas deve ser mais forte que o normal. O período refratário promove a propagação progressiva do potencial de ação, evitando seu fluxo retrógrado. Se não houvesse período refratário, o fluxo passivo de íons associado a um potencial de ação poderia se espalhar tanto para a frente quanto para trás do comprimento do axônio. Embora o fluxo de K^+ para fora da célula restaure o potencial de membrana em repouso, os níveis de repouso da concentração de íons devem ser restaurados ao longo do tempo pela bomba de Na^+-K^+, que move ativamente Na^+ para fora do neurônio e K^+ para dentro do neurônio.

Quando a abertura de canais de Na^+ dependentes de voltagem despolariza a zona de gatilho ou o cone axonal até o nível do limiar, um potencial de ação é gerado. Um potencial de ação é uma resposta elétrica do tipo "tudo ou nada" à despolarização local de uma membrana. Os potenciais de ação são gerados no axônio pelo influxo de Na^+ para o neurônio, causando a despolarização da membrana; o efluxo de K^+, então, repolariza a membrana. O período refratário é o tempo necessário para que o potencial de membrana seja parcialmente restabelecido.

Propagação de Potenciais de Ação

Uma vez que um potencial de ação tenha sido gerado, a mudança no potencial elétrico se espalha passivamente ao longo do axônio

Propriedades Físicas e Elétricas das Células no Sistema Nervoso **CAPÍTULO 5** 109

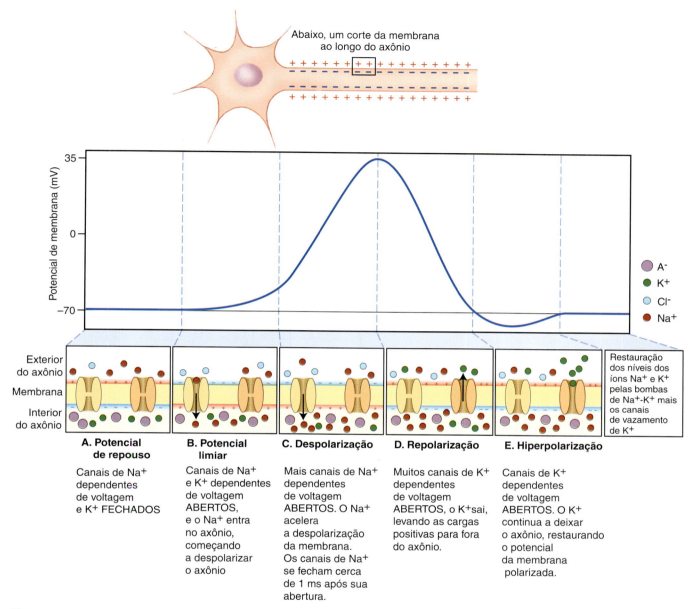

Fig. 5.8 Potencial de ação. A, Neste exemplo, o potencial de membrana em repouso da célula é de -70 mV, e os canais de membrana estão fechados. **B,** A iniciação do potencial de ação começa com a abertura de canais de Na+ dependentes de voltagem e o influxo rápido de Na+, fazendo com que a membrana celular se torne menos negativa (isto é, despolarizada). **C,** A membrana é despolarizada. **D,** O fechamento dos canais de Na+ e a abertura dos canais de K+ causam reversão do potencial de membrana. **E,** Em última análise, a breve hiperpolarização da membrana resulta no potencial, tornando-se mais negativo que o potencial de repouso. Mais tarde, a membrana celular retorna ao potencial de repouso após o fechamento dos canais da membrana pela ação da bomba Na+-K+ (não mostrado).

para a região adjacente da membrana. O impulso é propagado por troca da polaridade do sinal elétrico. Quando a despolarização da região inativa adjacente alcança o limiar, outro potencial de ação é gerado. Esse processo, a disseminação passiva da despolarização para a membrana adjacente e a geração de novos potenciais de ação, é repetido ao longo de todo o comprimento do axônio (Fig. 5.10). O processo é análogo a acender um rastro de pólvora: assim que a trilha é acesa, o calor gerado inflama a pólvora adjacente e o processo se propaga pela trilha. A propagação de um potencial de ação depende das propriedades passivas do axônio e da abertura ativa dos canais iônicos distribuídos ao longo do comprimento do axônio.

Alguns axônios são especializados em uma propagação de potencial de ação mais rápida. Esses axônios de condução mais rápida têm duas adaptações estruturais que melhoram suas propriedades passivas:
- Diâmetro aumentado do axônio
- Mielinização

O efeito destas adaptações na propagação de um subconjunto elétrico de sinal ao longo de um axônio é semelhante ao do fluxo de água por uma mangueira. Uma mangueira mais larga permitirá a passagem de mais água em menos tempo. Da mesma forma, um axônio de maior diâmetro vai permitir uma corrente maior de fluxo, com menos tempo necessário para alterar a carga elétrica da membrana adjacente.

> **RACIOCÍNIO CLÍNICO DIAGNÓSTICO 5.1**
>
> **G. B., Parte I**
>
> Seu paciente, G. B., é um homem de 56 anos de idade que está internado no hospital por 3 dias após a admissão com um diagnóstico de síndrome de Guillain-Barré, um distúrbio autoimune que danifica as células que fornecem mielina no sistema nervoso periférico. Ele foi admitido no hospital através do pronto-socorro com queixas de cansaço, incapacidade de usar as mãos e dificuldade de ficar em pé e respirar. Ele apresentava tosse persistente por 3 semanas; 2 dias antes da internação, ele notou formigamento e dormência em seus dedos. No dia da internação, a fraqueza geral progrediu para quase a paralisia total dos músculos voluntários, incluindo músculos faciais e de deglutição, e desconforto respiratório. Ele foi colocado em um ventilador, com um cateter urinário e uma sonda nasogástrica para alimentação.
>
> **G. B. 1:** Por que o G.B. requer uma sonda nasogástrica?
> Veja a seção a seguir para responder a estas perguntas:
> **G. B. 2:** O que é mielina?
> **G. B. 3:** Como a mielina afeta a taxa na qual um sinal é propagado pelo comprimento de um axônio?
> **G. B. 4:** Como a mielina afeta a distância que um sinal é propagado pelo comprimento de um axônio?

Mielinização

Mielinização é a presença de uma bainha de proteínas e gorduras ao redor de um axônio. A mielina fornece isolamento, impedindo a corrente de fluxo através da membrana axonal. Se os íons pudessem decair seu gradiente eletroquímico durante a propagação do potencial de ação, a amplitude do potencial se dissiparia à medida que o impulso viajasse pelo axônio. Do mesmo modo, quando uma mangueira tem paredes com furos, o fluxo diminui à medida que a distância da torneira aumenta. Em um axônio, para manter a amplitude do potencial de ação acima do limiar, a distribuição desigual de íons deve ser mantida (não se pode permitir que o potencial de membrana retorne ao potencial de repouso). Quando há separação maior de cargas através da membrana do axônio, como fornecido pela mielina, menos íons positivos devem ser depositados ao longo da membrana interna para despolarizar a membrana para um nível limiar; portanto, a corrente de fluxo durante um período mais curto pode resultar em membrana de despolarização ao longo de uma distância maior. A mielinização aumenta a velocidade de propagação do potencial de ação e a distância que uma corrente pode se distribuir passivamente. A mielina mais grossa leva a uma condução mais rápida e maiores chances de propagação do potencial de ação.

Condução Saltatória

Os axônios mielinizados têm pequenas porções que não contêm mielina, chamadas de *nós de Ranvier*. A condução saltatória (do termo

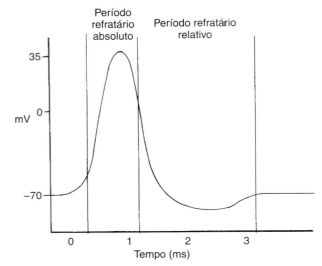

Fig. 5.9 Períodos refratários. Durante e imediatamente após o potencial de ação são dois períodos refratários. O período refratário absoluto corresponde ao tempo em que o nível de disparo é alcançado até que a repolarização (reversão do potencial) seja completada em um terço. O período refratário relativo corresponde ao tempo imediatamente após o período refratário absoluto até que o potencial de membrana retorne ao nível de repouso.

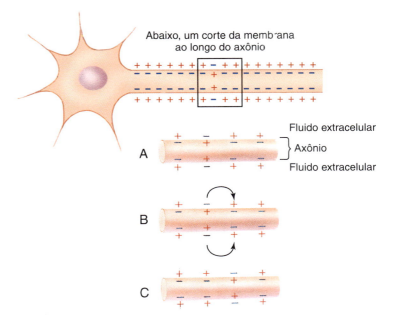

Fig. 5.10 Propagação do potencial de ação. A, Uma corrente despolarizante se espalha passivamente pelo axônio, fazendo com que o interior do axônio se torne mais positivo que quando a membrana está em repouso. **B,** Na membrana adjacente, quando a corrente despolarizante alcança o nível limiar, os canais de Na⁺ se abrem, causando uma rápida despolarização da membrana. **C,** Um potencial de ação é gerado, e a corrente de despolarização continua a se propagar pelo axônio.

em latim para o verbo saltar) é a rápida propagação de um potencial de ação ao longo de um axônio mielinizado, já que o potencial de ação parece saltar rapidamente de um nó para outro. Os nós de Ranvier são distribuídos a cada 1 a 2 mm ao longo do axônio e contêm altas densidades de canais de Na^+ e canais de K^+. Um potencial de ação se espalha rapidamente ao longo de uma região mielinizada e, em seguida, diminui quando cruza a região não mielinizada do nó de Ranvier. Quando um nó se torna despolarizado, os canais de Na^+ dependentes de voltagem se abrem, gerando um novo potencial de ação e a propagação da corrente iônica ao longo do axônio até o próximo nó (Fig. 5.11). Nos axônios mielinizados, os nós de Ranvier são os únicos locais em que há troca iônica através da membrana. A propagação do potencial de ação em um axônio mielinizado requer que um novo potencial de ação seja gerado em cada nó de Ranvier e transmitido pelo axônio. Dessa maneira, o potencial de ação mantém seu tamanho e sua forma ao viajar ao longo do axônio.

> Os potenciais de ação são propagados ao longo do comprimento de um axônio por meio das propriedades de membrana ativa e passiva. A taxa na qual o potencial de ação viaja é variável e depende do diâmetro do axônio e da mielina.

RACIOCÍNIO CLÍNICO DIAGNÓSTICO 5.2

G. B., Parte II

Por causa dos danos à sua mielina, ele tem deficiências sensoriais e motoras em seus membros.
G. B. 5: A sensação de toque leve é prejudicada em todo o corpo e na face de G.B. Que tipos de neurônios transmitem informações sensoriais da periferia para o sistema nervoso central (SNC)?
G. B. 6: Ele está paralisado. Quais tipos de neurônios transmitem sinais motores do SNC para os músculos?

DIREÇÃO DO FLUXO DE INFORMAÇÃO NOS NEURÔNIOS

Normalmente, a informação dentro de um neurônio é propagada em apenas uma direção. Dependendo do seu papel na direção da transferência de informação, um neurônio se enquadra em um dos três grupos funcionais:

- Neurônios aferentes
- Neurônios eferentes
- Interneurônios

Os neurônios aferentes transportam informações sensoriais da parte externa do corpo em direção ao SNC. Os neurônios eferentes transmitem comandos do SNC para os músculos lisos e estriados e para as glândulas. Os *interneurônios*, a maior classe de neurônios, atuam em todo o sistema nervoso, processando informações localmente ou transmitindo informações a curtas distâncias. Por exemplo, os interneurônios da medula espinal controlam a atividade dos circuitos de reflexos locais dentro da medula espinal.

Os termos *aferente* e *eferente* também podem se referir à direção da informação transmitida por um grupo particular de neurônios dentro do SNC. Por exemplo, quando os neurônios talamocorticais transmitem informações do tálamo para o córtex cerebral, essa informação é eferente do tálamo e aferente ao córtex cerebral.[C] As vias neuronais dentro do SNC são comumente nomeadas combinando os nomes das regiões eferente (isto é, local de origem) e aferente (isto é, o local de terminação). Por exemplo, os neurônios corticospinais se originam no córtex cerebral e terminam na medula espinal.

INTERAÇÕES ENTRE NEURÔNIOS

A especificidade e a diversidade de funções dentro do sistema nervoso podem ser atribuídas à convergência neuronal e à divergência neuronal (Fig. 5.12). A *convergência* é o processo pelo qual múltiplas entradas de uma variedade de células terminam em um único neurônio. Um exemplo de convergência é a entrada neural para áreas de associação sensorial no córtex cerebral, em que informações de audição, visão e tato são integradas. Através da soma temporal e espacial, um número suficiente de insumos convergentes que ocorrem em

---

[C] **Nota do Revisor Científico:** Comumente, estudantes trocam esses termos por entenderem que só se referem à chegada e à saída de informações do SNC. Não se trata bem disso. Na prática clínica, a expressão aferência se refere às informações que chegam a determinada área do sistema nervoso, e a expressão eferência se refere às informações que saem de uma área do SN. Sempre essas áreas têm de ser descritas como no exemplo citado anteriormente das vias talamocorticais. Repare que é a via e não a região que é aferente ou eferente. Nesse exemplo, os axônios que saem do tálamo, em relação ao tálamo, são eferentes, mas como chegam ao córtex cerebral, em relação a esse, a mesma via é considerada aferente (pois está chegando ao córtex cerebral e estamos indicando o local de chegada).

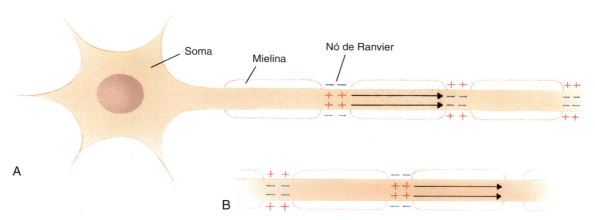

Fig. 5.11 Condução saltatória, ou o processo pelo qual um potencial de ação parece saltar de um nó para outro ao longo de um axônio. **A,** Um potencial despolarizante se espalha rapidamente ao longo das regiões mielinizadas do axônio, depois diminui quando cruza o nó de Ranvier não mielinizado. **B,** Quando um potencial de ação é gerado em um nó de Ranvier, o potencial despolarizante novamente se espalha rapidamente pelas regiões mielinizadas, parecendo saltar de um nó para outro.

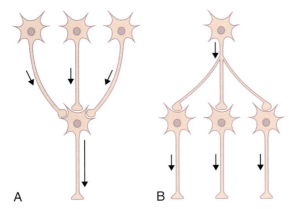

Fig. 5.12 Convergência e divergência. A, O estímulo convergente para interneurônios e neurônios motores na medula espinal inclui o estímulo do sistema musculoesquelético e estímulo do cérebro. **B,** A resposta divergente inclui a ativação de vários neurônios por estímulos individuais. Apenas algumas das conexões reais são mostradas.

um curto período causa mudanças significativas no potencial de membrana e promovem ou inibem a geração de um potencial de ação. A *divergência* é o processo pelo qual um único axônio pode ter muitos ramos que terminam em uma multiplicidade de células. Um exemplo de divergência é a sinalização de informações de uma picada de agulha. A picada de agulha ativa os receptores finais de um neurônio sensorial que transmite informações sobre danos nos tecidos. A mensagem é transmitida para vários neurônios na medula espinal, provocando uma resposta motora que afasta a parte do corpo do estímulo, como a flexão do cotovelo para puxar o dedo para longe do estímulo doloroso.

A divergência e a convergência contribuem para a distribuição da informação em todo o sistema nervoso.

RACIOCÍNIO CLÍNICO DIAGNÓSTICO 5.3

G. B., Parte III

G. B. 7: Quais células mielinizam os neurônios do sistema nervoso periférico?

G. B. 8: Quais células mielinizam os neurônios no sistema nervoso central?

GLIA: SINALIZAÇÃO E CÉLULAS DE SUPORTE

No início das pesquisas, acreditava-se que a glia fosse uma substância similar à cola, responsável por determinar a forma do sistema nervoso. O termo *glia* é derivado da palavra grega para cola. A microscopia eletrônica revelou a glia como uma estrutura mais complexa, composta de células. As células gliais formam uma rede de suporte crítica para os neurônios. Alguns tipos de células gliais fazem mais que fornecer a estrutura para o sistema nervoso; alguns realmente transmitem informações[7] e afetam fortemente a sinalização neural nos locais sinápticos e extrassinápticos.[8] Além disso, as células gliais estão ativamente envolvidas na patogênese de uma série de doenças, incluindo o distúrbio cognitivo e memória na doença de Alzheimer[8]

e as deficiências associadas à esclerose múltipla (EM). Existem três tipos de glia: mielinizante, sinalização/limpeza/nutrição e defesa.

Mielinização: Oligodendrócitos e Células de Schwann

Os *oligodendrócitos* e as *células de Schwann* formam a mielina, uma cobertura protetora de lipídeos e proteínas que isola os axônios. Como discutido anteriormente neste capítulo, a mielina protege os axônios do ambiente extracelular, permitindo a transmissão rápida e eficiente de sinais neurais. Os oligodendrócitos são encontrados no SNC, e cada um deles mieliniza, ou envolve, partes de vários axônios de diferentes neurônios. As células de Schwann são encontradas no SNP. Uma célula de Schwann pode envolver um axônio ou vários axônios (Fig. 5.13).

Um axônio é *mielinizado* quando a bainha envolve completamente o axônio, geralmente várias vezes. Se a bainha de mielina cobre apenas parcialmente o axônio, o neurônio é classificado como *não mielinizado*, mesmo que o termo *parcialmente mielinizado* fosse mais preciso.[D] As células de Schwann são as únicas células de suporte do sistema nervoso periférico (SNP). Quando os nervos estão inflamados, as células de Schwann agem como células fagocíticas que ingerem e destroem as bactérias e outras células. Após a lesão, as células de Schwann fornecem fatores tróficos para o reparo dos axônios.

Sinalização/Limpeza/Nutrição: Astrócitos

Os *astrócitos*, células em forma de estrela encontradas em todo o SNC, têm um papel direto na sinalização celular.[9] Os astrócitos podem ser estimulados por sinais de neurônios adjacentes ou por mudanças mecânicas (mudanças na forma ou pressão). Os astrócitos estimulados espalham ondas de Ca^{2+} para os astrócitos vizinhos através de aberturas (chamadas de *junções gap*) de uma célula para a próxima (Fig. 5.14). A sinalização em junções comunicantes é bidirecional porque o Ca^{2+} e outras moléculas pequenas podem se difundir por elas em qualquer direção. Essas ondas de Ca^{2+} podem ser reguladas pela atividade neuronal.[10,11] Ondas espontâneas de Ca^{2+} podem também ter origem nos astrócitos sem estímulo de outros astrócitos ou neurônios.

A comunicação entre neurônios e astrócitos viaja em ambas as direções. A estimulação de astrócitos pode aumentar ou diminuir a comunicação entre os neurônios.[9] Os astrócitos estimulados podem liberar o glutamato, um gliotransmissor que se liga a receptores nos neurônios.[12] Embora os astrócitos liberem neurotransmissores, eles não têm sinapses e não geram potenciais de ação.

Os astrócitos são essenciais na limpeza do SNC. Eles atuam como caçadores, absorvendo íons extras de K^+ no ambiente extracelular, removendo neurotransmissores da fenda sináptica entre os neurônios e limpando outros detritos no espaço extracelular. Propostas recentes para um sistema glinfático, com astrócitos realizando funções linfáticas no SNC, não são bem apoiadas por evidências.[13]

Os pés terminais de astrócitos, conectando os neurônios e a parte externa dos capilares sanguíneos (Fig. 5.15), também fornecem uma

---

[D] **Nota do Revisor Científico:** Não se trata de um mero detalhe na nomenclatura entre axônio mielinizado e não mielinizado na prática clínica. Com a evolução para a microscopia eletrônica (ME), os pesquisadores puderam observar que praticamente todos os axônios, se não todos efetivamente, têm algum grau de proteção com a bainha de mielina. Antes do evento da ME, acreditava-se que um axônio era mielinizado ou não, simples assim. Com o advento e a evolução da ME, podemos notar que "todos" os axônios têm bainha de mielina. Mesmo assim, os estudiosos do assunto ainda mantiveram a nomenclatura de mielínicos, para os axônios que têm muita bainha de mielina, e de amielínicos, para os que têm pouca bainha de mielina, embora os termos não sejam, como descrito antes, os mais adequados para se usar hoje em dia.

Propriedades Físicas e Elétricas das Células no Sistema Nervoso   **CAPÍTULO 5**   113

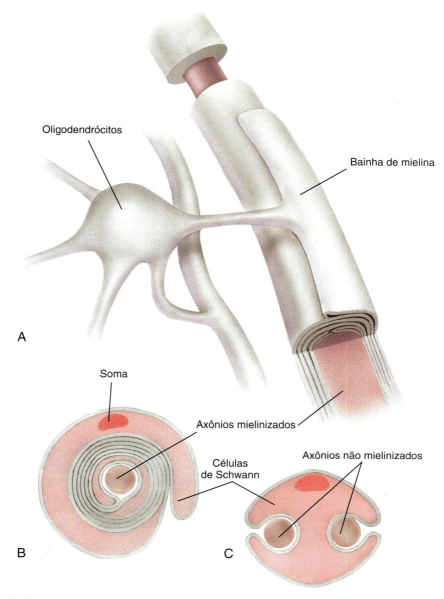

Fig. 5.13 Mielinização. A, Os oligodendrócitos fornecem bainhas de mielina no sistema nervoso central. **B e C,** As células de Schwann fornecem isolamento aos axônios periféricos. Os axônios mielinizados são completamente envolvidos por células de Schwann. Os axônios não mielinizados são parcialmente cercados.

função nutritiva para os neurônios. Os sinais específicos de Ca^{2+} nos astrócitos ativam o efluxo de K^+ que é detectado pela célula do músculo liso vascular adjacente, permitindo a comunicação com o vaso sanguíneo. Quando os neurônios estão em momentos de alta atividade, mais sangue é necessário na região para nutrir o neurônio. Os astrócitos servem como ligação, preenchendo a fenda de comunicação entre o neurônio e as células do músculo liso vascular. Os astrócitos também são componentes da barreira hematoencefálica. A barreira hematoencefálica é uma barreira dinâmica de permeabilidade seletiva que separa o sangue que circula do fluido cerebral extracelular. A barreira é formada por junções apertadas entre as células endoteliais capilares do cérebro que impedem que grandes moléculas passem dos vasos sanguíneos para o espaço extracelular do cérebro. A barreira usa transportadores endoteliais para manter a homeostase, regulando a entrada de substâncias químicas essenciais no cérebro e protegendo o cérebro, impedindo que produtos químicos entrem no cérebro. Finalmente, os astrócitos desempenham um papel importante no desenvolvimento precoce do SNC, fornecendo um caminho para a migração de neurônios. Esse mesmo caminho pode ser importante durante a recuperação de uma lesão.

Defesa: Células Microgliais

As *células microgliais* normalmente funcionam como fagócitos. A microglia (ou micróglia) age como o sistema imunológico do SNC e limpa o ambiente neural. No sistema nervoso saudável, a micróglia examina continuamente o ambiente extracelular em busca de indicadores de danos.[14] Elas são ativadas durante o desenvolvimento do sistema nervoso e após uma lesão, infecção ou doença. Durante o desenvolvimento normal do sistema

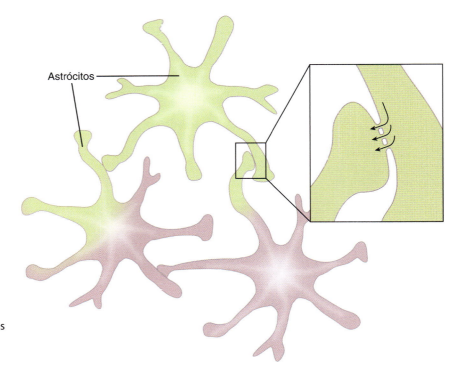

Fig. 5.14 Comunicação entre astrócitos. A cor verde indica a presença de Ca^{2+}. O astrócito superior foi estimulado, produzindo uma onda de íons Ca^{2+} passando pelas junções comunicantes da célula estimulada até a célula não estimulada. Detalhe, ampliação da junção da fenda.

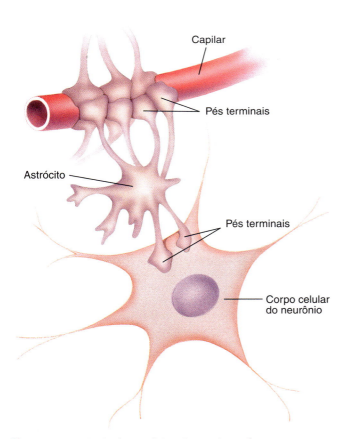

Fig. 5.15 Terminais do astrócito. Os astrócitos formam uma ligação entre os neurônios e os capilares, fornecendo nutrição.

nervoso, muitos neurônios que não formam sinapses fortes morrem. À medida que as células neurais morrem, seja como parte do desenvolvimento normal ou como resultado de doença ou lesão, as células que estão morrendo secretam proteínas que atraem a micróglia para o local. A micróglia limpa e remove os detritos das células mortas. Este papel da micróglia é essencial para a cicatrização normal após acidente vascular cerebral, lesão cerebral traumática ou infecção do SNC. No entanto, a atividade anormal da micróglia contribui para danos neurais em certas doenças,[15] como explicado na próxima seção.

NEUROINFLAMAÇÃO: EFEITOS BENÉFICOS E NOCIVOS

A *neuroinflamação* é a resposta do SNC para infecção, doença e lesão. Essa resposta é mediada pela micróglia e pelos astrócitos reativos (Fig. 5.16). A micróglia reativa é benéfica quando ela remove os detritos, produz fatores neurotróficos que suportam a regeneração axonal e remielinização, e mobilizam os astrócitos para voltar a vedar a barreira hematoencefálica e proporcionam suporte trófico.[16]

No entanto, a neuroinflamação pode matar os neurônios e os oligodendrócitos e inibir a regeneração neural.[16] Na doença de Alzheimer, na doença de Parkinson, na EM, na ELA e no acidente vascular cerebral, a micróglia e os astrócitos se tornam excessivamente ativados, perdem a sua função de tamponamento fisiológico e liberam compostos tóxicos para o ambiente neuronal.[15-18] Além disso, o vírus da imunodeficiência humana (HIV), associado com a síndrome da imunodeficiência humana (AIDS), pode ativar a micróglia e estimular uma cascata de ruptura celular. Claramente há um equilíbrio delicado entre os papéis normais e protetores da micróglia e os papéis destrutivos mais recentemente identificados. À medida que os pesquisadores continuam a investigar as funções complexas das células da glia, os papéis dessas células na saúde e na doença do sistema nervoso são cada vez mais apreciados.

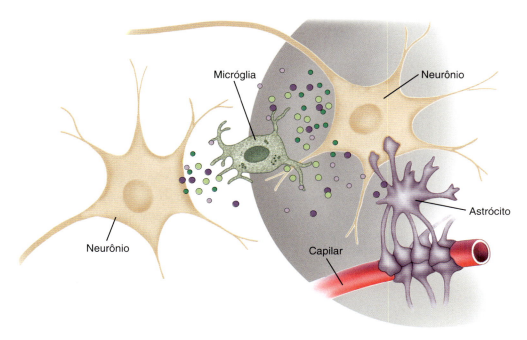

Fig. 5.16 Resposta neuroinflamatória após acidente vascular cerebral isquêmico. A área cinzenta é isquêmica. Substâncias pró e anti-inflamatórias são liberadas pela micróglia reativa. Os astrócitos reativos param de manter os neurônios e liberam substâncias neurotróficas e neurotóxicas, incluindo o glutamato. Na área isquêmica, os neurônios mortos estimulam ainda mais as células gliais. (Adapatdo de Ceulemans AG, Zgave T, Kooijman R, et al.: The dual role of the neuroinflammatory response after ischemic stroke: modulatory effects of hypothermia. J Neuroinflammation 7:74, 2010.)

Os oligodendrócitos e as células de Schwann mielinizam os neurônios no SNC e no SNP, respectivamente. Os astrócitos trocam sinais com outros astrócitos e com neurônios. Os astrócitos e a micróglia contribuem para funções nutritivas e de limpeza em todo o SNC e, quando hiperativos, podem contribuir para os danos associados à doença neurodegenerativa.

RACIOCÍNIO CLÍNICO DIAGNÓSTICO 5.4

G. B., Parte IV

G. B. 9: Quais células foram atacadas, resultando em suas deficiências sensoriais e motoras?
G. B. 10: O que a plasmaférese faz aos anticorpos circulantes?
G. B. 11: O que faz a terapia de imunoglobulina intravenosa?
G. B. 12: Durante a fase inicial de recuperação, por que o exercício deve ser conservador?

MIELINA: APLICAÇÃO CLÍNICA

A mielina é fundamental para a condução da informação no sistema nervoso. Como um potencial de ação viaja ao longo de um axônio de uma região mielinizada para uma área onde a mielina foi danificada, a resistência ao sinal elétrico aumenta. A propagação da corrente elétrica diminui e, eventualmente, pode parar antes de chegar ao próximo local de condução. Embora a maioria dos neurônios seja mielinizada, existem tipos de neurônios que normalmente não contêm mielina, incluindo a substância cinzenta na superfície do cérebro. O motivo de alguns neurônios terem axônios mielinizados e outros não mielinizados ainda é um mistério, mas as pistas estão começando a se encaixar. Primeiro, parece haver um requisito de tamanho, porque os axônios curtos não são mielinizados. Segundo, os fatores de crescimento neurais, ao se difundirem, parecem regular o processo de mielinização.[19]

Avanços consideráveis têm sido feitos usando o implante de células para melhorar a regeneração neuronal na doença desmielinizante e após traumatismos nervosos. Por exemplo, em animais, os implantes de células de Schwann resultam em regeneração significativa de axônios através da transecção da medula espinal.[20] Essa regeneração é frequentemente associada à melhora da função motora e tem grande potencial como intervenção médica para indivíduos com lesão medular (LM).

Desmielinização do Sistema Nervoso Periférico

A neuropatia periférica é qualquer alteração doentia envolvendo nervos. As neuropatias periféricas envolvem frequentemente a destruição da mielina que envolve as maiores e mais mielinizadas fibras nervosas motoras e sensoriais, resultando em propriocepção interrompida (consciência da posição do membro)[E] e fraqueza. Os distúrbios autoimunes, as anormalidades metabólicas, os vírus, o trauma e os produtos químicos tóxicos podem causar desmielinização periférica.

A síndrome de Guillain-Barré é uma doença autoimune que envolve a inflamação aguda e a desmielinização das fibras periféricas sensoriais e motoras. O sistema imunológico da pessoa gera anticorpos que atacam as células de Schwann. A síndrome de Guillain-Barré frequentemente ocorre de 2 a 3 semanas após uma infecção leve. Em aproximadamente dois terços dos casos, o Guillain-Barré é precedido por uma infecção intestinal que ativa o sistema imunológico, causando a produção de um anticorpo que erroneamente reage de forma cruzada com a bainha de mielina.[21,22] Em casos graves, a desmielinização segmentar é tão extrema que os axônios dentro da bainha de mielina degeneram, resultando

---

[E] **Nota do Revisor Científico:** E/ou da percepção consciente de movimento em um membro.

PATOLOGIA 5.1 — SÍNDROME DE GUILLAIN-BARRÉ

Patologia	Desmielinização
Etiologia	Autoimune
Velocidade de início	Aguda, subaguda ou crônica
Sinais e sintomas	A fraqueza é geralmente maior que a perda sensorial; pode haver dor ou hipersensibilidade ao toque
Consciência	Normal
Cognição, linguagem e memória	Normal
Sensoriais	Sensações normais (formigamento, queimação); dor
Autonômicos	Flutuação da pressão arterial; ritmos cardíacos irregulares
Motores	Paresia e paralisia; pode incluir músculos respiratórios
Nervos cranianos	Nervos motores cranianos mais afetados (movimentos oculares e faciais, mastigação e deglutição)
Região afetada	Sistema nervoso periférico
Demografia	Afeta todas as idades, sem preferência de gênero
Incidência	1,3 a cada 100.000 pessoas por ano[23]
Prevalência de vida	0,2 a cada 1.000[24]
Prognóstico	Progressivamente pior durante 2 a 3 semanas, então há melhora gradual; taxa de mortalidade de 3% a 10%; 25% necessitam de ventilação artificial, dado o envolvimento dos músculos respiratórios; 20% têm déficits severos permanentes na deambulação ou necessitam de assistência ventilatória 1 ano após a alta hospitalar.[25] Após a recuperação, 80% das pessoas continuam a sentir fadiga extrema.[26]

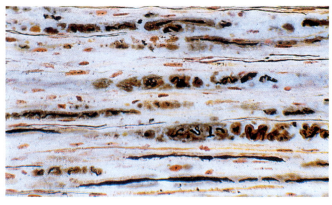

Fig. 5.17 Biópsia de nervo mostrando desmielinização periférica e degeneração do axônio, que ocorrem na síndrome de Guillain-Barré grave.
(Cortesia de Dr. Melvin J. Ball.)

em maiores complicações residuais do que aquelas observadas em pessoas cujos axônios permanecem intactos (Fig. 5.17).

Os sinais e sintomas da síndrome incluem a diminuição da sensação e a paralisia do músculo esquelético progredindo simetricamente de distal para proximal (Patologia 5.1).[24,25] Os nervos cranianos da face podem ser afetados, causando dificuldade com mastigação, deglutição, fala e expressões faciais. A dor é proeminente em alguns casos, na maioria das vezes há dor profunda ou hipersensibilidade ao toque. Em casos graves, os nervos do sistema nervoso autônomo e do sistema respiratório são afetados, causando alterações na função cardíaca e respiratória. Vinte e cinco por cento dos pacientes necessitam de um ventilador.[25] Três a 10% das pessoas com síndrome de Guillain-Barré morrem de falência cardíaca ou respiratória.[26] Em geral, os sinais e sintomas têm um início rápido seguido por um platô e, em seguida, pela recuperação gradual. No entanto, até 80% das pessoas relatam fadiga severa após a recuperação da síndrome de Guillain-Barré.[26] Aos 6 meses após o início, aproximadamente 20% dos pacientes não conseguem andar.[26]

O tratamento médico pode incluir *plasmaférese* e *terapia com imunoglobulina intravenosa*. A *plasmaférese* é o processo de filtragem do plasma do sangue para eliminar os anticorpos circulantes responsáveis para atacar as células de Schwann. A *terapia da imunoglobulina intravenosa* neutraliza os anticorpos específicos e diminui a inflamação.[25] A terapia ocupacional é dirigida a atividades da vida diária, incluindo o autocuidado. A fisioterapia envolve inicialmente exercícios de flexibilidade e amplitude de movimento durante a fase aguda do distúrbio.[F] Na fase de recuperação, a fisioterapia é direcionada em direção ao fortalecimento[G] e ao retorno da mobilidade funcional. Quando o movimento voluntário está presente, o exercício deve ser rigorosamente monitorado para evitar danos por excesso de trabalho nos músculos parcialmente desnervados, porque o exercício de músculos parcialmente desnervados interfere no recrescimento axonal.[27]

[F] **Nota do Revisor Científico:** *Atualmente, os procedimentos fisioterapêuticos estão muito avançados, sendo possível realizar outras propostas terapêuticas além do descrito na fase aguda. Com a devida cautela, podem-se usar procedimentos como o conceito de facilitação neuromuscular proprioceptiva (FNP) sem causar cansaço ou fadiga ao paciente. Pode-se utilizar de recursos termoterápicos e eletroterápicos com uma margem de segurança muito boa para o paciente. Tudo dependerá de uma efetiva avaliação fisioterapêutica, da condição clínica do paciente e os recursos e habilidades do fisioterapeuta, sendo sempre o ideal uma equipe multiprofissional para acompanhar o caso, como fonoaudiólogos, psicólogos, psiquiatra, terapeutas ocupacionais, musicoterapeutas, profissionais de enfermagem etc.*
[G] **Nota do Revisor Científico:** *Na verdade, funcionalização do tônus neuromuscular do paciente e consequente ganho de força.*

> A destruição das células de Schwann impede a condução de sinais elétricos ao longo das vias sensoriais e motoras do sistema nervoso periférico.

Desmielinização do Sistema Nervoso Central

A desmielinização do SNC envolve danos nas bainhas de mielina no cérebro e na medula espinal. A EM ocorre quando o sistema imunológico produz anticorpos que atacam os oligodendrócitos.[28] A destruição dos oligodendrócitos na EM produz pontos de desmielinização, chamados de *placas*, na substância branca do SNC (Fig. 5.18). O efeito da desmielinização dos neurônios do SNC é o mesmo que a desmielinização dos neurônios periféricos: transmissão de sinais retardada ou bloqueada.[29]

Os sinais e sintomas da EM incluem fraqueza, falta de coordenação, visão prejudicada, visão dupla, sensação prejudicada e fala arrastada (Patologia 5.2).[30-32] Além disso, pode ocorrer interrupção da memória e das emoções. O diagnóstico é difícil porque a EM geralmente se manifesta com um sinal que pode se resolver completamente. Por exemplo, uma pessoa pode relatar visão dupla, causada por edema ou inflamação de nervos cranianos que se direcionam aos olhos, e, em seguida, pode não sentir quaisquer sinais por meses. Sinais neurológicos que se resolvem completamente, incluindo visão dupla temporária, desaparecem quando o inchaço e a inflamação diminuem. A desmielinização e a transecção axonal produzem prejuízos relativamente permanentes associados ao estágio progressivo.[33] A substância cinzenta também é afetada, com uma perda significativa do volume de massa cinzenta.[34,35] Muitas pessoas com EM têm dificuldades com a memória, desaceleração de pensamento, atenção e concentração.[34,35]

O início da EM ocorre mais comumente na faixa etária entre 20 e 40 anos, e as mulheres são três vezes mais afetadas que os homens. Existem quatro tipos de EM, todos nomeados de acordo com o curso da progressão da doença. A *EM reincidente/remissiva* começa com recaídas e remissões alternadas. Durante as recaídas, novos sinais e sintomas aparecem e antigos sinais/sintomas recorrem ou pioram. Cada recaída é seguida de remissão, quando a pessoa se recupera total ou parcialmente dos déficits adquiridos durante a recaída. A reincidência/remissão é o curso inicial da doença em 85% dos casos. Sem tratamento, a maioria das pessoas com EM reincidente/remissiva se transforma em *secundária progressiva*, distinguida por um declínio neurológico contínuo com menos ou sem recidivas. Naturalmente, *a EM progressiva primária* é um declínio funcional estável desde o início do tratamento, com predominância dos sintomas da medula espinal; este curso ocorre em 10% dos casos. *A EM reincidente progressiva* começa com um declínio funcional estável com recidivas sobrepostas e remissões parciais; a função nunca se recupera totalmente durante as remissões. A EM reincidente progressiva é o curso em 5% dos casos.[1]

Por algum tempo, os cientistas procuraram os fatores ambientais que, com a genética, aumentam o risco de uma pessoa desenvolver EM, tendo descoberto por fim que a incidência de EM se correlaciona com a exposição solar inadequada.[35] Essa conclusão foi amplamente baseada em estudos populacionais que mostraram maior incidência de EM em países com latitudes com menos luz solar.[37] Menos luz solar reduz os níveis de vitamina D, porque a vitamina D é produzida na pele quando exposta à luz solar. Mais recentemente, a correlação entre a distância do Equador e a prevalência de EM não tem sido tão forte em razão de maior mobilidade e uso mais amplo de protetor solar. No entanto, a insuficiência de vitamina D como um fator de risco para a EM é suportado por um número significativo de publicações.[37] Uma teoria para o mecanismo molecular envolve a ativação de receptores de vitamina D nas células regulatórias imunológicas. Uma vez que esses receptores são ativados pela vitamina D, estes diminuem a atividade imunológica, reduzindo potencialmente a probabilidade de desenvolver uma doença autoimune como a EM.[38]

A EM sempre afetou mais as mulheres que os homens, mas, ao longo do tempo, estudos epidemiológicos têm mostrado aumento significativo no percentual de mulheres com diagnóstico de EM em comparação com homens.[38] Muitos fatores, incluindo obesidade, parto tardio e melhores cuidados de saúde para as mulheres, levando a um melhor diagnóstico, devem ser explorados para entender o aumento desproporcional de diagnósticos em mulheres. Uma possibilidade é um efeito direto dos cromossomos XX sobre a função imunológica, o que pode levar a um aumento da probabilidade do sistema imunológico da mulher se tornar hiperativo. Pesquisas relacionadas mostraram que a vitamina D parece ter um efeito imunomodulador mais forte em mulheres que em homens.[40]

Os terapeutas ocupacionais e físicos trabalham para manter ou melhorar a função, quando possível. Pessoas com EM são encorajadas a evitar altas temperaturas e esforço excessivo, porque o aumento da temperatura corporal pode interferir na atividade das proteínas de membrana nos axônios, incapacitando/limitando ainda mais a condução potencial de ação. A vitamina D_3 adequada, o controle do estresse, o exercício regular e o tratamento médico adequado podem retardar a progressão da doença.[41] Felizmente,

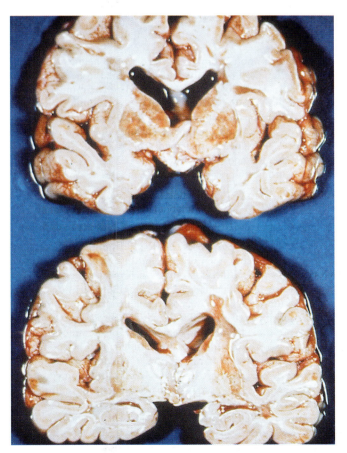

Fig. 5.18 Seção coronal do cérebro mostrando desmielinização da região central. As áreas anormais na substância branca são placas características da esclerose múltipla.
(Cortesia de Dr. Melvin J. Ball.)

PATOLOGIA 5.2 ESCLEROSE MÚLTIPLA

Patologia	Desmielinização
Etiologia	Autoimune, dada uma combinação de suscetibilidade genética com níveis inadequados de vitamina D ou outros fatores
Velocidade de início	Pode ser aguda, subaguda ou crônica
Duração	Exacerbação e remissão
Sinais e sintomas	
Consciência	Normal
Cognição, linguagem e memória	Raramente afeta a cognição e/ou a memória
Sensoriais	Formigamento, dormência, comichão
Autonômicos	Distúrbios da bexiga, impotência sexual nos homens, anestesia genital nas mulheres
Motores	Fraqueza, incoordenação, alterações nos reflexos
Nervos cranianos	Cegueira parcial em um olho, visão dupla, visão escurecida, distúrbios nos movimentos oculares
Região afetada	Sistema nervoso central
Demografia	A idade típica de início é entre 20 e 40 anos; afeta três vezes mais as mulheres que os homens
Incidência	100 a cada 100.000 pessoas por ano[1]
Prevalência de vida	1 a cada 1.000[30]
Prognóstico	Curso variável; muito raramente fatal; a maioria das pessoas com EM vive uma vida quase normal. Dentro de 10 anos após o diagnóstico, aproximadamente metade das pessoas usa bengala durante a caminhada e 15% usam cadeira de rodas.[1]

EM, esclerose múltipla.

o tratamento médico inclui uma variedade de novos medicamentos, alguns agindo sobre o sistema imunológico, que estão fazendo grandes melhorias na vida das pessoas que têm EM.[2]

A destruição de oligodendrócitos impede a condução de sinais elétricos ao longo das vias do SNC.

CÉLULAS-TRONCO NEURAIS

O sistema nervoso, ao contrário de muitos outros tecidos, tem capacidade limitada de se reparar após a lesão. Os neurônios maduros não podem se reproduzir. No entanto, na última década, células-tronco neurais foram descobertas em cérebros em desenvolvimento e adultos. Essas células são imaturas e indiferenciadas, os precursores dos neurônios e das células da glia. Por meio da maturação e diferenciação, as células-tronco podem dar origem a diferentes tipos de células no SNC.[42] Fatores de crescimento neural mostraram ter um efeito sobre a proliferação de células-tronco.[43] Experimentalmente, células neurais adultas podem ser derivadas dessas células primitivas. As características das células-tronco neurais incluem a capacidade de:

- Autorrenovação
- Diferenciação na maioria dos tipos de neurônios e células da glia
- Preenchimento de regiões em desenvolvimento e degenerativas do SNC

Duas áreas do cérebro adulto produzem a maioria dos novos neurônios: parte do hipocampo e as células que revestem a parede ventrículo lateral. As células de ambas as áreas produzem constantemente novos neurônios que são importantes na criação de redes neuronais no cérebro.[44] As células-tronco neurais no cérebro maduro e saudável estão envolvidas na formação de memórias e no aprendizado de novas tarefas.[45] Além disso, há muita excitação com relação ao possível papel das células-tronco como implantes de células cerebrais para reabilitação após lesão ou doença. Os transplantes de células-tronco em pessoas com a doença do neurônio motor ELA, uma doença atualmente sem tratamentos eficazes, têm apresentado resultados conflitantes.[46]

Os neurônios sobrevivem e proliferam após o implante apenas se, assim como as células-tronco, forem imaturos.[47] A capacidade das células-tronco de se diferenciar no cérebro e fazer ligações com os neurônios existentes foi verificada. Essa capacidade é maior no cérebro jovem, até mesmo fetal, mas também pode ocorrer em cérebros de animais adultos, levando à possibilidade de terapias para indivíduos com doença degenerativa ou lesão cerebral. Um obstáculo à utilização de células-tronco neuronais como ferramentas terapêuticas será a dificuldade na sua obtenção a partir do cérebro. O cordão umbilical e a medula óssea podem servir como fontes de células-tronco neurais.[48] Outras formas de neurogênese (criação de novos neurônios) estão sendo exploradas. Por exemplo, as células fibroblásticas adultas, que são abundantes no corpo, podem ser reprogramadas para formar neurônios, expondo-as a um coquetel de fatores de crescimento e outras moléculas.[49] Este processo evita qualquer conflito ético porque não é necessário tecido embrionário para a conversão.

Outras possibilidades de terapia com células-tronco incluem o uso de células-tronco após a LME. Quarenta e seis por cento das pessoas com LME com mais de 1 ano de duração apresentaram melhoras funcionais sustentadas quando os implantes de células-tronco foram combinados com fisioterapia.[50] Comer, vestir, se arrumar, ficar em pé e caminhar com muletas estavam entre as funções que melhoraram. No mesmo estudo, as pessoas que receberam apenas

Propriedades Físicas e Elétricas das Células no Sistema Nervoso **CAPÍTULO 5** 119

implantes de células-tronco não apresentaram melhora.[50] A reabilitação futura pode consistir em terapias baseadas em evidências para ajudar os transplantes celulares a fazer novas conexões no cérebro, na medula espinal ou em neurônios periféricos com o potencial de retornar as pessoas à plena função.

RESUMO

Toda a atividade do sistema nervoso depende das complexas propriedades físicas e elétricas das células. Diversas, adaptáveis e versáteis, essas células afetam tanto a atividade normal quanto a anormal. Embora fisioterapeutas e terapeutas ocupacionais trabalhem com o corpo inteiro dos clientes, a base para a reabilitação encontra-se no nível celular. Uma compreensão completa dos papéis dessas células — e suas contribuições para o movimento, atividade e doença — permite que um terapeuta planeje com mais eficácia as intervenções de tratamento.

RACIOCÍNIO CLÍNICO DIAGNÓSTICO 5.5

G. B., Parte V

RACIOCÍNIO CLÍNICO AVANÇADO

G. B. 13: Leia a descrição do dano axonal no Capítulo 7. Nomeie e descreva o processo degenerativo que ocorreria se os axônios desmielinizados forem danificados.

G. B. 14: Leia a descrição da regeneração axonal no sistema nervoso periférico (SNP) no Capítulo 7. Uma vez que a progressão da doença cesse (supondo que os axônios foram danificados) e o paciente comece a se recuperar, em que velocidade você pode esperar a regeneração axonal no SNP?

G. B. 15: Consulte a tabela de diâmetro da fibra no Capítulo 10 (Tabela 10.1). Explique por que apresenta ausência de propriocepção e força, mas sensibilidade à picada intacta em todo o corpo.

—**Cathy Peterson**

NOTAS CLÍNICAS

Caso 1

I. D., um homem de 19 anos de idade, sofreu graves sintomas, que exigiram que ele ficasse em casa sem trabalhar por 2 dias. Quatro dias após seu retorno ao trabalho, ele observou formigamento e dormência em seus dedos. No fim do dia, ele notou que seus movimentos da mão estavam desajeitados. No dia seguinte, voltou ao trabalho. Ao meio-dia ele não podia ficar de pé e não podia usar as mãos. No hospital, ele experimentou fraqueza respiratória e foi colocado em um ventilador. Ele tinha quase paralisia total dos músculos voluntários, incluindo músculos faciais e deglutição. Ele não conseguiu fechar os olhos e precisou de alimentação por sonda. Estudos de condução nervosa para as vias motoras e sensoriais foram conduzidos. (Para testar as vias nervosas sensoriais periféricas, um estímulo elétrico é dado à pele em um ponto sobre um nervo e é gravado com eletrodos de superfície em um ponto mais proximal sobre o mesmo nervo. O tempo necessário para transmitir o sinal entre os dois pontos indica a velocidade de condução. Os estudos motores periféricos de condução são semelhantes, exceto pelo fato de que o estímulo elétrico é dado proximalmente ao longo do nervo e é gravado a partir da pele sobre um músculo associado.) Para I. D., os estudos indicaram que a condução sensorial periférica e o tempo de condução motora foram significativamente prolongados bilateralmente. I. D. tinha sofrido desmielinização de nervos, presumivelmente em decorrência de uma resposta autoimune à infecção. Com perda de mielina, a condução nervosa foi gravemente comprometida.

I. D. teve perda sensorial e fraqueza muscular que prejudicaram significativamente sua capacidade de se mover. A terapia ocupacional o treinou para usar controles de sucção e sopro para controlar uma cadeira de rodas elétrica, prescreveu equipamentos médicos duráveis e instruiu cuidadores em manejo com a pele e posicionamento na cadeira de rodas e cama e, posteriormente, em atividades de treinamento diário. A fisioterapia incluiu posições de drenagem postural para higiene pulmonar, aumento da tolerância à posição vertical, exercícios de amplitude de movimento, exercícios respiratórios, exercícios de fortalecimento gradual de baixa carga e baixa repetição e, posteriormente, treinamento de mobilidade funcional.

Questões

1. Foi confirmado o envolvimento do sistema nervoso periférico na doença. A perda de mielina envolve oligodendrócitos ou células de Schwann?
2. Como a perda de mielina ao longo das fibras sensoriais periféricas afeta a propagação dos potenciais de ação nos axônios afetados?
3. Será que a perda de mielina em fibras nervosas sensoriais prejudica a geração de potenciais receptores locais ou a propagação dos potenciais de ação?

Caso 2

J. R. é uma estudante universitária de 21 anos.

Preocupação principal: Fraqueza na minha perna direita. Tudo começou durante um jogo de futebol. Eu comecei a tropeçar no meu próprio pé.

Duração: Por quanto tempo esta condição durou? Cinco dias. É semelhante a um problema passado? Não.

NOTAS CLÍNICAS (Cont.)

Gravidade/Característica: Quão incômodo é esse problema? Muito incômodo. Isso interfere nas suas atividades diárias? Sim, eu sou incapaz de jogar futebol.
Padrão de progressão: Permanece o mesmo.
Localização/Radiação: A fraqueza está localizada em lugar específico? Sim, apenas minha perna direita. Isso mudou ao longo Tempo? Não.
O que melhora (ou piora) o sintoma? Nada de que eu esteja ciente.
Há algum sintoma associado? Não.
Algum problema com a visão? Sim, nos últimos 3 meses minha visão tem ficado ocasionalmente embaçada por alguns dias, mas, em seguida, volta ao normal.

EXAME

S: Normal, exceto o pé direito. Déficits no pé direito: distinção entre pontiagudo e ponta romba; sentido movimento articular; sentido de vibração
A: Normal
M: Normal, exceto no membro inferior direito. Membro inferior direito: força muscular 4/5; pé caído (dedos dos pés se arrastam); passos altos para levantar o pé durante a fase de balanço da marcha
R: Normal, exceto o membro inferior direito. Membro inferior direito: sinal de Babinski; clônus

S, somatossensorial; *A*, autônomo; *M*, motor; *R*, reflexo.

J. R. foi encaminhada a um médico por suspeita de esclerose múltipla. No hospital, os potenciais visuais evocados foram avaliados para determinar a velocidade de condução nervosa ao longo dos tratos visuais. Os potenciais evocados são extraídos de um eletroencefalograma (EEG) gravado durante a apresentação repetitiva de um *flash* de luz. O tempo do estímulo até a aparência do potencial no EEG indica o tempo de condução central. Para J. R., a diminuição dos tempos de condução sensorial visual foi determinada. J. R. foi encaminhada para fisioterapia para exercícios de fortalecimento e treinamento de marcha com órtese tornozelo-pé. As ordens do médico especificaram exercícios de baixa repetição e evitar esforço físico excessivo.[H]

Questões

1. Tempos de condução atrasados para os potenciais evocados sugerem um problema com a condução sensorial no SNC. Que anormalidade do sistema nervoso pode explicar os tempos de condução nervosa sensorial tardios?
2. Qual mecanismo relacionado com a geração do potencial de ação pode ser diretamente prejudicado pelo aumento da temperatura corporal associado ao esforço excessivo?

[H]. **Nota do Revisor Científico:** Nesse aspecto, há uma diferença relevante entre a relação fisioterapeuta-médico em países europeus, norte-americanos e no Brasil. No Brasil, o fisioterapeuta é um profissional completamente autônomo e não depende de indicação ou prescrição de qualquer outro profissional da saúde, seja ele médico generalista ou especialista em alguma área de formação. O próprio paciente pode procurar diretamente seu fisioterapeuta, sem passar por qualquer outro profissional. Obviamente esse é um informe técnico do que ocorre no Brasil, mas, na maioria das vezes, os profissionais de saúde se organizam para um atendimento e visão em equipe para melhor promover as condições de saúde do paciente. O texto no original em inglês passa a ideia de que o médico prescreve a fisioterapia, o que não é verdade em nenhum país. O máximo que é feito é o encaminhamento ao serviço de fisioterapia ou a um profissional fisioterapeuta específico. Planos médicos (e não planos de saúde) são gerenciados por médicos como o próprio nome indica, e, nesse caso, no Brasil, infelizmente a saúde por planos é extremamente atrasada e, somente nesses casos, o médico encaminha o paciente para a fisioterapia e, às vezes, se envolve na prescrição fisioterapêutica, o que é uma questão ética delicada e que vem sendo discutida nas autarquias federais dessas classes profissionais nos últimos anos.

 Veja a lista completa das referências em www.evolution.com.br.

6 Comunicação Neural: Transmissão Sináptica e Extrassináptica

Laurie Lundy-Ekman, PhD, PT

Objetivos do Capítulo

1. Descrever os três componentes de uma sinapse.
2. Listar os sete eventos da sinapse, resultando em comunicação sináptica.
3. Definir o potencial pós-sináptico excitatório (PPSE) e o potencial pós-sináptico inibitório (PPSI). Explicar os efeitos de PPSE e PPSI.
4. Descrever a facilitação e a inibição pré-sináptica.
5. Contrastar os efeitos da ativação dos canais dependentes de ligantes com os efeitos da ativação dos sistemas de mensageiros secundário da proteína G.
6. Descrever como os fármacos podem melhorar ou diminuir a função dos neuromensageiros.
7. Explicar as diferenças entre neurotransmissores e neuromoduladores.
8. Associar os seguintes neuromensageiros aos seus agonistas e antagonistas, distúrbios associados e ações comuns em membranas pós-sinápticas: acetilcolina (ACh), norepinefrina (NE), dopamina (DO), serotonina, ácido γ-aminobutírico (GABA), glutamato e glicina.
9. A toxina botulínica e a miastenia gravis afetam a comunicação na junção neuromuscular. Explicar as diferenças entre o uso terapêutico da toxina botulínica e a doença miastenia gravis.

Sumário do Capítulo

Estrutura da Sinapse
Eventos na Sinapse
Potenciais Elétricos nas Sinapses
    Potenciais Pós-Sinápticos
        Potencial Pós-Sináptico Excitatório
        Potencial Pós-Sináptico Inibitório
    Facilitação e Inibição Pré-Sináptica
Neuromensageiros: Neurotransmissores e Neuromoduladores
Receptores Sinápticos
    Canais Iônicos Dependentes de Ligantes
    Ativação de Canais Iônicos pela Proteína G
Receptores Extrassinápticos
    Cascata de Eventos Intracelulares: Proteína G
    Sistema de Mensageiro Secundário
Agonistas e Antagonistas Neuromensageiros
Neurotransmissores e Neuromoduladores
    Específicos
    Acetilcolina

Aminoácidos
    Glutamato
    Glicina e Ácido γ-Aminobutírico
Aminas
    Dopamina
    Norepinefrina
    Serotonina
    Histamina
Peptídeos
    Peptídeos Opioides
    Substância P
    Peptídeo Relacionado com o Gene da Calcitonina
Óxido Nítrico
Regulação do Receptor
Distúrbios da Função Sináptica
    Doenças que Afetam a Junção Neuromuscular
    Canalopatia
Resumo
Raciocínio Clínico Diagnóstico Avançado

Quando eu era jovem, achava fascinante a história do motim do navio inglês HMS Bounty. Pensava que *motim* soava como uma palavra que eu deveria ter no meu vocabulário. Mal sabia que um dia usaria a palavra no contexto do meu próprio corpo. Hoje, meu sistema imunológico faz um tipo de motim: tenho miastenia gravis (MG). Minha doença apareceu pela primeira vez há um ano, quando eu era um estudante universitário de 28 anos completando os pré-requisitos para um programa de pós-graduação em fisioterapia. Minha visão começou a se comportar de maneira estranha. Senti tontura e desorientação quando tentei olhar de um ponto para outro. Era como se um olho não conseguisse acompanhar o outro. Consultei meu oftalmologista, que sugeriu tudo, desde um tumor cerebral até a esclerose múltipla. Depois de uma bateria de testes, incluindo ressonância magnética (RM), todas as suas teorias foram eliminadas. Felizmente, fui encaminhado a um neuro-oftalmologista, que sabia o que eu tinha antes mesmo de me examinar. Ele me passou um teste Tensilon, que foi positivo, e diagnosticou oficialmente a MG, que é uma doença que afeta os receptores musculares, interferindo na contração muscular.

Minha vida mudou significativamente no último ano. Tenho sorte, no entanto, porque a doença afeta apenas meus olhos neste momento. Sofro de visão dupla a maior parte do tempo e tenho dificuldade em manter minhas pálpebras abertas. Aprendi que dependia dos meus olhos de maneiras que nunca havia percebido. O que mais noto é a ausência de percepção de profundidade, causada pela fraqueza dos músculos que normalmente deveriam alinhar meus olhos.

Após uma rápida deterioração no início da doença, minha condição se estabilizou. Uso um medicamento chamado de brometo de piridostigmina (Mestinon®), que controla meus sintomas em certo grau por curtos períodos. Fiz também uma timectomia no verão passado, porque estudos mostraram que, por motivos amplamente desconhecidos, a remoção do timo pode resultar em melhora expressiva em pacientes com MG. Essas melhoras podem levar até 1 ano para se manifestarem. Tenho notado melhoras modestas na minha condição desde a cirurgia. Não fiz fisioterapia para minha doença porque, neste momento, foi afetada apenas a porção oculomotora (controle do movimento dos olhos) da minha visão.

—*David Hughes*

A história de David é clássica para a miastenia gravis. O sistema autoimune ataca os receptores pós-sinápticos da membrana muscular, interferindo na sinalização entre os neurônios e as células musculares. Apesar de os neurônios liberarem a quantidade normal de neurotransmissor de acetilcolina na junção neuromuscular, as células musculares não recebem a maioria dos sinais. No caso de David, muitas vezes, os músculos que movem os olhos e elevam as pálpebras superiores são os mais afetados. Para testar a miastenia gravis, o medicamento Tensilon® é usado. O Tensilon® inibe a enzima que decompõe a acetilcolina, deixando mais acetilcolina na fenda sináptica para se ligar repetidamente aos receptores das células musculares. Isso melhora rapidamente a força muscular, aumentando a resposta muscular aos impulsos nervosos. O aumento da força muscular ocorre dentro de 1 minuto da administração do fármaco e dura apenas alguns minutos. A miastenia gravis é discutida mais adiante neste capítulo.

A comunicação neural ocorre nas sinapses e nos sítios extrassinápticos (fora das sinapses). Doenças e distúrbios que interferem na comunicação neural podem perturbar qualquer aspecto da função neural, desde o pensamento até a sinalização nervo-músculo e a regulação do humor. Este capítulo discute como funcionam as sinapses usando neurotransmissores, o papel dos neuromoduladores nos locais extrassinápticos e os agonistas e antagonistas dos neuromensageiros (neurotransmissor e neuromodulador). Este capítulo também aborda algumas das doenças e distúrbios causados pela falha da comunicação neural.

RACIOCÍNIO CLÍNICO DIAGNÓSTICO 6.1

M. G., Parte I

Sua paciente, M. G., é uma contadora de 47 anos de idade e membro de uma equipe semiprofissional de *roller derby*. Ela teve uma fratura do olecrânio há 12 semanas que foi reparada com fixação externa; a fixação foi removida há 6 semanas. O histórico médico pregresso é significativo para a miastenia gravis por 18 anos. Ela retorna à sua clínica para ser avaliada para retornar ao esporte. É janeiro e, depois das férias, a ptose dela está mais grave e ocorre diariamente no início da noite e se resolve com o sono.
M. G. 1: A miastenia gravis é um distúrbio autoimune que danifica os receptores de acetilcolina (ACh) nas membranas musculares. Isso interfere na sinalização entre os neurônios e as células musculares. A doença afeta a membrana pré-sináptica ou a membrana pós-sináptica?
M. G. 2: Quando a ACh é liberada na fenda sináptica na junção neuromuscular, o potencial pós-sináptico é um potencial pós-sináptico excitatório (PPSE) ou um potencial pós-sináptico inibitório (PPSI)?

ESTRUTURA DA SINAPSE

Em uma sinapse, um neurônio e uma célula pós-sináptica se comunicam. A célula pós-sináptica pode ser qualquer célula de um órgão, glândula, vaso sanguíneo, músculo ou outro neurônio. Uma sinapse compreende um terminal pré-sináptico, um terminal pós-sináptico e a fenda sináptica (Fig. 6.1). O *terminal pré-sináptico*, localizado no fim do axônio, é uma projeção especializada para a liberação de produtos químicos. A região da membrana da célula receptora é o *terminal pós-sináptico*. O espaço entre os dois terminais é chamado de *fenda sináptica*. O terminal pré-sináptico contém vesículas (pequenos pacotes ligados à membrana) de substâncias químicas denominadas *neurotransmissores*. Os neurotransmissores transmitem informações por meio da fenda sináptica. A membrana pós-sináptica contém receptores, com moléculas especializadas projetadas para ligar os neurotransmissores específicos.

EVENTOS NA SINAPSE

As etapas a seguir resumem a comunicação sináptica. Esta sequência é mostrada na Figura 6.2.
1. Um potencial de ação (um breve pulso de corrente elétrica que viaja ao longo do axônio) chega ao terminal pré-sináptico.
2. A membrana do terminal pré-sináptico se despolariza abrindo os canais de cálcio (Ca^{2+}) dependentes de voltagem.
3. O influxo de Ca^{2+} no terminal do neurônio, combinado com a liberação de Ca^{2+} das reservas intracelulares, desencadeia o movimento das vesículas sinápticas, que contêm neurotransmissores, em direção a um local de liberação na membrana pré-sináptica.
4. As vesículas sinápticas se fundem com a membrana, liberando o neurotransmissor na fenda sináptica.

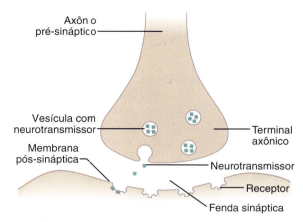

Fig. 6.1 Sinapse. Um terminal axônico de um neurônio que se comunica via neurotransmissor com qualquer região da membrana em outro neurônio, célula muscular ou glândula forma uma sinapse.

5. O neurotransmissor se difunde através da fenda sináptica.
6. O neurotransmissor que entra em contato com um receptor apropriado na membrana pós-sináptica se liga àquele receptor.
7. O receptor muda de forma. A configuração alterada do receptor:
    • Abre um canal iônico associado ao receptor de membrana ou
    • Ativa mensageiros intracelulares associados ao receptor de membrana.

A comunicação sináptica entre os neurônios pode ocorrer no corpo celular (axossomático), nos dendritos (axodendrítico) ou no axônio (axoaxônico) do neurônio pós-sináptico (Fig. 6.3). Um único neurônio pode ter múltiplas entradas sinápticas em cada região. O número total de potenciais de ação que alcança o terminal influencia diretamente a quantidade de neurotransmissor liberado. Os estímulos excitatórios fortes para a célula pré-sináptica levam a um maior número de potenciais de ação que alcançam o terminal pré-sináptico. Além disso, a duração do estímulo na célula pré-sináptica influencia a série de potenciais de ação subsequentes: quando a célula pré-sináptica é estimulada por mais tempo, a série de potenciais de ação é mais longa.

POTENCIAIS ELÉTRICOS NA SINAPSE

Alguns dos neurotransmissores liberados na fenda sináptica se ligam a receptores na membrana pós-sináptica. A estimulação química desses receptores pode resultar na abertura de canais iônicos de membrana. Canais iônicos que se abrem quando um neurotransmissor se liga são chamados de *dependentes de ligantes*, porque um ligante é uma substância que se liga a um receptor. Se a sinapse é neuromuscular, axossomática ou axodendrítica, o fluxo de íons na membrana pós-sináptica gera um potencial pós-sináptico local. A atividade axoaxônica produz efeitos pré-sinápticos, que serão discutidos mais adiante na seção "Facilitação e Inibição Pré-Sináptica".

Potenciais Pós-Sinápticos

Os *potenciais pós-sinápticos* são mudanças locais na concentração de íons através da membrana pós-sináptica. Quando um neurotransmissor se liga a um receptor que abre canais iônicos na membrana pós-sináptica, o efeito pode ser a despolarização ou a hiperpolarização local. Uma despolarização local é um *potencial pós-sináptico excitatório* (PPSE). Uma hiperpolarização local é um *potencial pós-sináptico inibitório* (PPSI).

Um aumento na força ou na duração de um estímulo excitatório para a célula pré-sináptica resulta na liberação de maiores quantidades de neurotransmissor.

Potencial Pós-Sináptico Excitatório

Um PPSE ocorre quando os neurotransmissores se ligam a receptores de membrana pós-sinápticos que abrem os canais iônicos, permitindo um fluxo local e instantâneo de Na^+ ou Ca^{2+} no neurônio. O fluxo de íons carregados positivamente na célula faz com que a membrana celular pós-sináptica se torne despolarizada (menos negativa), criando um PPSE (Fig. 6.4). A soma dos PPSEs pode levar à geração de um potencial de ação (Cap. 5).

Os PPSEs são comuns em todo o sistema nervoso central e periférico. Por exemplo, na sinapse entre um neurônio e uma célula muscular (junção neuromuscular), o neurônio libera o neurotransmissor acetilcolina (ACh). A ligação da ACh é excitatória, abrindo canais dependentes de ligantes que permitem o influxo de Na^+ na célula muscular, iniciando uma série de eventos que levam à contração mecânica da célula muscular. Todo potencial de ação em um neurônio motor (um neurônio que inerva o músculo) provoca um PPSE que resulta na contração da célula muscular porque normalmente os neurônios motores liberam quantidades suficientes de ACh para se ligar e ativar muitos receptores em uma membrana celular muscular.

Potencial Pós-Sináptico Inibitório

Um PPSI é uma hiperpolarização local da membrana pós-sináptica, que diminui a possibilidade de um potencial de ação. Em contraste com o PPSE, um PPSI envolve um fluxo local de Cl^- e/ou K^+ em resposta a um neurotransmissor ligado a receptores de membrana pós-sinápticos (Fig. 6.5). Os canais iônicos pós-sinápticos se abrem, permitindo que o Cl^- entre na célula ou o K^+ saia da célula. Isso faz com que a membrana celular pós-sináptica local se torne hiperpolarizada (mais negativa). A hiperpolarização pode inibir a geração de um potencial de ação na célula pós-sináptica. Se os PPSEs coincidirem com os PPSIs, o somatório determinará se um potencial de ação será gerado. Se a preponderância de entrada para um neurônio for inibitória, um potencial de ação não é gerado no neurônio pós-sináptico. Somente se houver despolarização suficiente para alcançar o limiar, ocorrerá a geração de um potencial de ação na célula pós-sináptica.

Nos neurônios, em alguns órgãos, e nas glândulas suprarrenais, as mudanças no potencial de membrana pós-sináptica podem ser excitatórias ou inibitórias. Na maioria dos órgãos e glândulas, as alterações no potencial de membrana pós-sináptica são excitatórias. No músculo esquelético, as alterações no potencial de membrana pós-sináptica são sempre excitatórias.

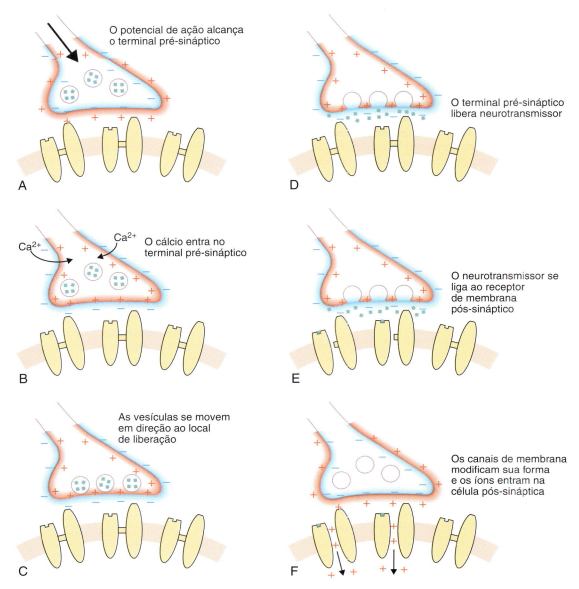

Fig. 6.2 Série de eventos em uma sinapse química ativa. A, O potencial de ação alcança o terminal do axônio. **B,** A mudança no potencial elétrico causa a abertura de canais de Ca^{2+} dependentes de voltagem e o influxo de Ca^{2+}. **C,** Os níveis elevados de Ca^{2+} promovem, então, o movimento de vesículas sinápticas para a membrana. **D,** As vesículas sinápticas se ligam à membrana e, em seguida, liberam o neurotransmissor na fenda sináptica. **E,** O neurotransmissor se difunde por meio da fenda sináptica e ativa um receptor de membrana. **F,** Neste caso, o receptor está associado a um canal iônico que se abre quando o sítio receptor está ligado ao neurotransmissor, permitindo que íons carregados positivamente entrem na célula pós-sináptica.

Facilitação e Inibição Pré-Sináptica

A atividade em uma sinapse pode ser influenciada pela *facilitação pré--sináptica*, que permite que mais neurotransmissores sejam liberados, ou pela *inibição pré-sináptica*, que permite uma liberação menor (Fig. 6.6). Por exemplo, a facilitação pré-sináptica intensifica os sinais que são interpretados como dor. A inibição pré-sináptica diminui os mesmos sinais. Clinicamente, esse fenômeno pode ser observado quando um paciente se concentra em um ombro dolorido. Concentrar-se mentalmente na dor pode aumentar o nível de ativação das áreas cerebrais associadas à experiência da dor; a distração pode diminuir a atividade cerebral.

Os efeitos pré-sinápticos ocorrem quando a quantidade de neurotransmissor liberada por um neurônio é influenciada pela atividade anterior em uma sinapse axoaxônica. O neurotransmissor liberado do terminal axônico de uma ligação de neurônio com receptores no terminal axônico de um segundo neurônio altera o potencial de membrana do segundo terminal. Por exemplo, a atividade nas sinapses axoaxônicas entre os axônios descendentes do cérebro e os axônios dos neurônios somatossensoriais pode facilitar ou inibir os sinais interpretados como dolorosos. Este efeito pré-sináptico intensifica ou alivia a percepção da dor.

A facilitação pré-sináptica ocorre quando um axônio pré-sináptico libera um neurotransmissor que despolariza ligeiramente o terminal axônico de um segundo neurônio. Isso causa um pequeno influxo de Ca^{2+} no terminal pós-sináptico do segundo neurônio. Por causa desse pequeno influxo de Ca^{2+}, quando um potencial de ação chega ao segundo terminal pré-sináptico do neurônio, a duração do

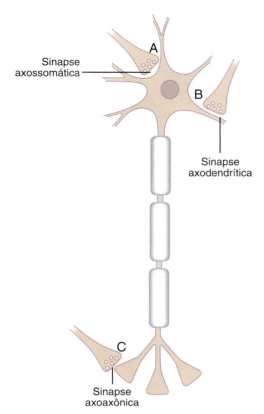

Fig. 6.3 Tipos de sinapses. A, Sinapse axossomática entre o axônio de um neurônio pré-sináptico e o corpo celular ou soma de um neurônio pós-sináptico. **B,** Sinapse axodendrítica entre o axônio de um neurônio pré-sináptico e um dendrito de um neurônio pós-sináptico. **C,** Sinapse axoaxônica entre o axônio de um neurônio pré-sináptico e o axônio de um neurônio pós-sináptico.

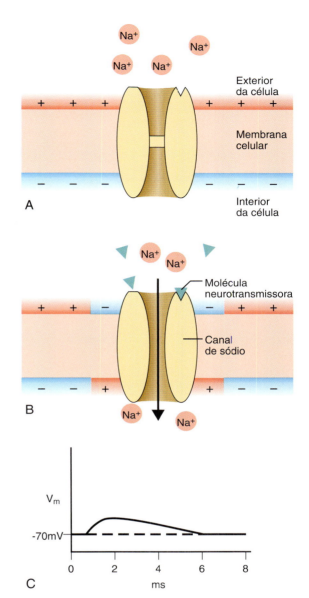

Fig. 6.4 Potencial pós-sináptico excitatório. A, A membrana de repouso, com canais de Na+ fechados. **B,** O neurotransmissor liberado na fenda sináptica se liga a receptores de membrana que estimulam a abertura dos canais de Na+ controlados por ligantes. Um influxo resultante de Na+ despolariza a membrana e causa excitação do neurônio. **C,** O potencial de membrana pós-sináptico resultante é mais positivo que o potencial de membrana em repouso.

potencial de ação aumenta. O potencial de ação prolongado permite que entre mais Ca^{2+} que o normal no terminal pós-sináptico do segundo neurônio. O aumento da concentração de Ca^{2+} faz com que mais vesículas do neurotransmissor se movam para a membrana celular e liberem o transmissor para a sinapse para se ligar aos receptores na célula pós-sináptica (Fig. 6.6A).

A inibição pré-sináptica ocorre quando um axônio libera um neurotransmissor que hiperpolariza ligeiramente a região axonal de um segundo neurônio. Quando isso ocorre, a duração do potencial de ação diminui no terminal axônico do segundo neurônio em decorrência da inibição local da membrana terminal do axônio. Como resultado da diminuição da duração do potencial de ação, o influxo de Ca^{2+} é reduzido. Consequentemente, o neurônio inibido libera menos neurotransmissor em sua célula pós-sináptica alvo (Fig. 6.6B). Quando um terapeuta pede ao paciente que se concentre na tarefa em questão e bloqueie os pensamentos relativos à dor, ele pede ao paciente que ative a inibição pré-sináptica.

A liberação de neurotransmissores de um terminal axônico pode ser facilitado ou inibido pela ação química de uma sinapse axoaxônica

NEUROMENSAGEIROS: NEUROTRANSMISSORES E NEUROMODULADORES

O neuromensageiro é o termo geral para neurotransmissores e neuromoduladores, os produtos químicos que transmitem informações entre os neurônios. Os neurotransmissores são liberados por um neurônio pré-sináptico e atuam diretamente nos canais iônicos pós-sinápticos ou ativam proteínas dentro do neurônio pós-sináptico. Os neurotransmissores podem excitar ou inibir o neurônio pós-sináptico, dependendo da molécula liberada e dos receptores presentes na membrana pós-sináptica. Os efeitos dos neurotransmissores

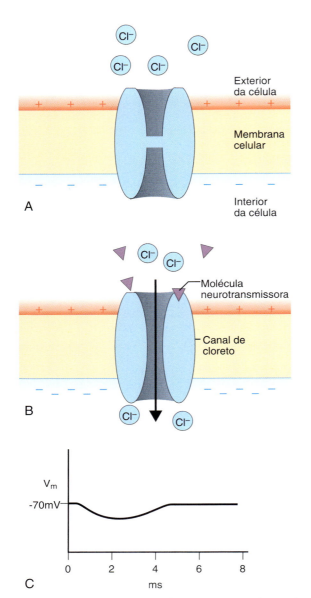

Fig. 6.5 Potencial pós-sináptico inibitório. **A,** A membrana de repouso, com Cl⁻ canais fechados. **B,** Neurotransmissor liberado na fenda sináptica se liga com receptores de membrana; isso estimula a abertura dos canais Cl⁻. Um influxo resultante de Cl⁻ hiperpolariza a membrana, causando inibição do neurônio. **C,** O potencial de membrana pós-sináptico resultante é mais negativo que o potencial de membrana em repouso.

são breves, com duração de milissegundos até minutos. Os neuromoduladores são liberados no líquido extracelular e ajustam a atividade de muitos neurônios. Os neuromoduladores alteram a função neural agindo a uma distância da fenda sináptica (Fig. 6.7). Seus efeitos se manifestam mais lentamente que os dos neurotransmissores, e esses efeitos persistem por minutos a dias. A Tabela 6.1 resume as funções dos neurotransmissores e neuromoduladores.

A mesma molécula pode atuar como um neurotransmissor ou um neuromodulador, dependendo se a molécula é liberada somente em sinapses específicas ou se é liberada no espaço extracelular. Por exemplo, a substância P, um polipeptídeo de cadeia curta discutido mais adiante neste capítulo, age como um neurotransmissor entre

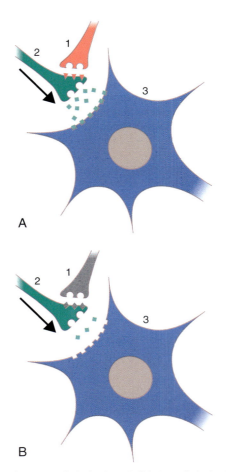

Fig. 6.6 Facilitação pré-sináptica e inibição pré-sináptica. Em ambos os painéis, o interneurônio é rotulado como 1, o neurônio pré-sináptico é rotulado como 2 e o neurônio pós-sináptico é rotulado como 3. **A,** O interneurônio (1) acaba de ser ativado, liberando o neurotransmissor que está ligado a receptores no terminal axônico do neurônio pré-sináptico (2). A ligação do neurotransmissor facilitará a liberação do neurotransmissor pelo neurônio pré-sináptico (2). Assim, quando um potencial de ação (seta) alcança o terminal do axônio do neurônio pré-sináptico, mais Ca²⁺ entra no terminal pré-sináptico e mais transmissor que o normal é liberado pelo neurônio pré-sináptico. O resultado é o aumento da estimulação do neurônio pós-sináptico (3), dado o aumento da liberação do neurotransmissor. **B,** Efeito oposto. O interneurônio (1) liberou um neurotransmissor que está ligado ao terminal axônico do neurônio pré-sináptico (2). A ligação deste transmissor inibirá a liberação de neurotransmissor pelo neurônio pré-sináptico. Assim, quando um potencial de ação (seta) alcança o terminal do axônio do neurônio pré-sináptico, entra menos Ca²⁺ que o normal no terminal, e menos neurotransmissor é liberado pelo neurônio pré-sináptico. O resultado é a diminuição da estimulação da membrana celular pós-sináptica (3), dada a diminuição da liberação de neurotransmissores na fenda sináptica entre o neurônio pré-sináptico e o neurônio pós-sináptico.

certos neurônios da medula espinal, mas como um neuromodulador no hipotálamo. A maioria dos medicamentos administrados a pacientes com doenças do sistema nervoso mimetiza a ação de um neurotransmissor ou neuromodulador ou bloqueia a capacidade do neurotransmissor ou neuromodulador de interagir com seu receptor.

TABELA 6.1	COMPARAÇÃO DOS NEUROTRANSMISSORES E NEUROMODULADORES		
	Local de Ação	Modo de Ação	Duração
Neurotransmissores	Sinapse	Potencial pós-sináptico excitatório ou inibitório	Milissegundos a minutos
Neuromoduladores	Sítios extrassinápticos	Altera a expressão gênica, abre os canais de cálcio, altera o metabolismo e outros processos	Minutos a dias

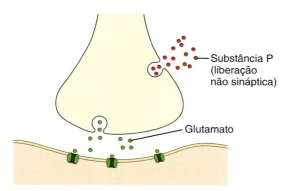

Fig. 6.7 Cotransmissão do neurotransmissor e neuromodulador. Neste exemplo, o transmissor é o glutamato, e o modulador é a substância P. Essa combinação é liberada pelos axônios dos neurônios que transmitem informações percebidas como dor. A despolarização da membrana terminal pré-sináptica inicia eventos que culminam na liberação simultânea de neuromodulador (substância P) no espaço extracelular (liberação não sináptica) e neurotransmissor (glutamato) na fenda sináptica.

Os neurônios geralmente contêm mais de um neurotransmissor pronto para liberação e podem liberar múltiplos transmissores simultaneamente. Os produtos químicos que funcionam mais comumente como neurotransmissores e neuromoduladores estão reunidos na Tabela 6.2. Os pesquisadores frequentemente identificam novos compostos como possíveis neurotransmissores. Essas descobertas complicam muito a classificação de neurônios e sinapses. Este capítulo enfoca os neurotransmissores e neuromoduladores que foram caracterizados extensivamente.

Neurotransmissores e neuromoduladores são os produtos químicos liberados de um terminal axônico. Seus efeitos dependem do tipo de receptor com o qual se ligam. Os efeitos dos neurotransmissores são locais, atuando na membrana pós-sináptica. Os neuromoduladores são liberados no fluido extracelular e afetam profundamente a função de muitos neurônios.

RECEPTORES SINÁPTICOS

Uma vez que um neurotransmissor é liberado na fenda sináptica, este deve se ligar a um receptor na membrana pós-sináptica para ter um efeito. Os receptores no neurônio pós-sináptico são nomeados geralmente pelo neurotransmissor ao qual se ligam. Por exemplo, os receptores que se ligam ao ácido γ-aminobutírico (GABA) são chamados de *receptores GABA*. A maioria dos neurotransmissores

TABELA 6.2	NEUROTRANSMISSORES E NEUROMODULADORES COMUNS	
Categoria	Transmissor/ Modulador	Ação na Membrana Pós-Sináptica
Colinérgico	Acetilcolina (ACh)	Geralmente excitatória
Aminoácido	Ácido γ-aminobutírico (GABA)	Inibitória
	Glutamato (Glu)	Excitatória
	Glicina (Gli)	Inibitória, principalmente na medula espinal
Amina	Dopamina (DA)	Inibitória ou excitatória, dependendo do receptor
	Histamina	Geralmente inibitória
	Norepinefrina (NE)	Inibitória ou excitatória, dependendo do receptor
	Serotonina (5-HT)	Geralmente inibitória
Peptídeo	Endorfinas	Geralmente inibitória
	Encefalinas	Geralmente inibitória
	Substância P	Geralmente excitatória
	Peptídeo relacionado com o gene da calcitonina	Excitatória
Gás	Óxido nítrico	Excitatória

pode se ligar a vários tipos diferentes de receptores. O efeito de um neurotransmissor tem como base não o próprio produto químico, mas o tipo de receptor ao qual se liga. Por exemplo, quando a ACh ativa os receptores musculares esqueléticos, o efeito é excitatório. Quando a ACh se liga aos receptores musculares cardíacos, o efeito é inibitório.

Os receptores pós-sinápticos usam dois mecanismos para a transdução de sinais. Quando ativados, os receptores produzem respostas rápidas ou lentas, por:
1. Canais iônicos dependentes de ligante (respostas rápidas)
2. Ativação dos canais iônicos pela proteína G (respostas lentas)

Canais Iônicos Dependentes de Ligantes

Os *canais iônicos dependentes de ligantes* consistem em proteínas que funcionam tanto como receptores para o neurotransmissor quanto como canais iônicos. As comportas desses canais se abrem em resposta a uma ligação específica do ligante químico à superfície do receptor (Figs. 6.4 e 6.5).

No estado de descanso, os canais controlados por ligantes estão fechados, bloqueando o fluxo de íons através dos canais. Quando um neurotransmissor específico se liga ao receptor, o portal se abre, e íons específicos se difundem pelo gradiente eletroquímico por meio da membrana do neurônio. Por exemplo, quando o glutamato se liga a um canal controlado por um ligante, Na^+ ou Ca^{2+} fluem para o neurônio, produzindo despolarização local (um PPSE). Os neurotransmissores inibitórios também atuam abrindo os canais iônicos. Quando o GABA se liga a certos receptores, canais seletivos para Cl^- são abertos. Os íons de cloreto se difundem com seu gradiente eletroquímico para dentro da célula, carregando a carga negativa. A carga negativa adicional que entra na célula hiperpolariza a membrana, diminuindo a probabilidade de alcançar o limiar e disparar um potencial de ação. Assim, alguns canais iônicos bloqueados por ligantes inibem a ativação neuronal e outros são excitatórios.

Em geral, os canais iônicos se abrirão e se fecharão rapidamente, desde que o neurotransmissor esteja presente na fenda sináptica. Alguns canais controlados por ligantes têm mecanismos de fechamento que inativam o canal após certo tempo, mesmo quando o ligante ainda está presente no fluido extracelular. Todos os outros receptores tornam-se inativos quando o neurotransmissor é removido da fenda sináptica por degradação ou pela recaptação do neurotransmissor de volta ao terminal pré-sináptico do axônio.

A abertura rápida e breve dos canais da membrana ocorre quando um neurotransmissor se liga ao local do receptor do canal da membrana. Receptores de canais iônicos agem como um bloqueio e uma chave. O neurotransmissor é análogo à chave; usando a chave abre o bloqueio.

Ativação de Canais Iônicos pela Proteína G

Os canais iônicos ativados pela proteína G alteram a excitabilidade elétrica dos neurônios. A função anormal desse sistema está envolvida na epilepsia, na dor crônica e na dependência de drogas.

Os canais iônicos podem ser abertos usando-se receptores acoplados à proteína G, causando reações mais lentas que as dos canais controlados por ligantes. As proteínas ligantes de nucleotídeos de guanina (proteínas G) abrem canais iônicos atuando como "transportadores" dentro do neurônio. As subunidades das proteínas G se movem entre o receptor do neurotransmissor e os canais iônicos alvos. Os canais iônicos alvos apresentam sítios receptores na superfície interna da membrana celular.

Quando um neurotransmissor se liga a um receptor da proteína G, ocorre a seguinte sequência[1] (Fig. 6.8):
1. A proteína receptora muda de forma, e a proteína G no interior do neurônio é ativada.
2. Uma subunidade da proteína G se liberta e se move para se ligar a um canal iônico de membrana.
3. O canal iônico muda de forma e abre.

RECEPTORES EXTRASSINÁPTICOS

Um neuromodulador que se liga a um receptor extrassináptico ativa uma cascata de eventos intracelulares, usando um sistema de mensageiros secundários de proteína G.

Cascata de Eventos Intracelulares: Sistema de Mensageiro Secundário da Proteína G

O sistema de mensageiros secundários da proteína G é responsável por algumas das mudanças mais profundas e duradouras do sistema nervoso. Em todo o genoma humano, os genes dos receptores da proteína G são os mais abundantes.[2] Por meio de suas vias de mensageiros secundários, as proteínas G afetam os sistemas de ação prolongada que regulam o humor, a percepção da dor, o movimento, a motivação e a cognição.[3] A função anormal deste sistema está implicada em doenças mentais, transtornos de humor (transtornos depressivos e bipolares), doença de Alzheimer, doença de Parkinson e esclerose múltipla.[4]

O neuromodulador é o primeiro mensageiro, e o mensageiro secundário é um produto químico produzido dentro da célula (Figs. 6.9 e 6.10). As proteínas G ativam mensageiros secundários intracelulares, iniciando uma cascata de eventos intracelulares:
- Ativação de genes, fazendo com que a célula produza diferentes neurotransmissores ou outros produtos celulares específicos
- Abertura de canais iônicos de membrana
- Liberação de reservas internas de Ca^{2+} para regular o metabolismo e outros processos celulares

Assim, um segundo sistema mensageiro oferece a capacidade de amplificar de modo significativo um sinal e alterar radicalmente a atividade de um neurônio (Fig. 6.11). A diferença de efeitos entre a ativação dos canais dependentes de ligantes e os receptores mediados pela proteína G é ilustrada na Figura 6.12.

A ação dos sistemas de mensageiros secundários é semelhante ao sistema de ignição em um carro: o uso da chave (o neuromodulador) inicia o motor. Isso ativa vários sistemas — lubrificação, eletricidade, combustível e refrigeração de ar — e faz com que o virabrequim gire. Similarmente, um mensageiro secundário inicia muitos eventos diferentes dentro do neurônio.

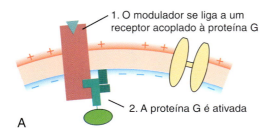
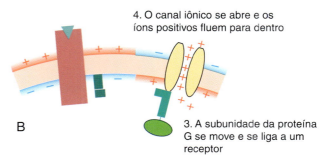

Fig. 6.8 Canal iônico controlado por proteína G. **A,** Um neuromodulador ligado ao receptor de membrana faz com que o receptor mude de forma, ativando a proteína G anexada. **B,** Uma subunidade da proteína G se destaca do receptor de membrana e se move dentro do neurônio para se ligar a um canal iônico. O canal se abre e os íons fluem para a célula.

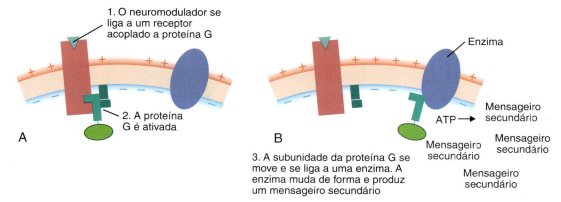

Fig. 6.9 Proteína G atuando em um sistema de mensageiro secundário. Um neuromodulador se liga a um receptor e ativa a proteína G, fazendo com que uma subunidade da proteína G se liberte. A subunidade se move para se ligar a um receptor em uma enzima, fazendo com que a enzima mude de forma. A alteração da forma da enzima faz com que a enzima produza um mensageiro secundário, ativando uma variedade de proteínas celulares, incluindo quinases e canais de proteínas.

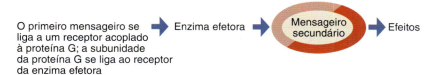

Fig. 6.10 Um esquema simplificado de um sistema de mensageiro secundário mediado por proteína G. Esses sistemas envolvem (1) ligação de um neuromodulador a um receptor de membrana associado à proteína G, (2) ativação de uma enzima efetora, (3) níveis aumentados de um mensageiro secundário que provoca efeitos finais, dependendo do tipo de célula.

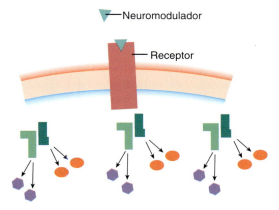

Fig. 6.11 Ação da proteína G. Um neuromodulador se liga a um receptor, ativando-o. O receptor sequencialmente liga três moléculas de proteína G. As moléculas da proteína G se dissociam do receptor e se dividem em subunidades. Cada uma das subunidades das moléculas da proteína G transmite o sinal a múltiplas moléculas efetoras. Assim, o sinal gerado pela ligação de um neuromodulador com um receptor é diversificado e amplificado.

AGONISTAS E ANTAGONISTAS DOS NEUROMENSAGEIROS

Substâncias que afetam o sistema nervoso geralmente se ligam a receptores ou impedem a liberação de neurotransmissores ou neuromoduladores. Se um fármaco se liga ao receptor e imita os efeitos dos neuromensageiros que ocorrem naturalmente, este é chamado de agonista. Se, por outro lado, previne a liberação de neuromensageiros ou se liga ao receptor e impede os efeitos de um mensageiro que ocorre naturalmente, o fármaco é denominado *antagonista*. Como a nicotina se liga a certos receptores de ACh e provoca os mesmos efeitos que são provocados pelo neurotransmissor, a nicotina é um agonista da ACh.

A **toxina botulínica (BTX)** é um antagonista neurotransmissor usado para melhorar as habilidades funcionais de pessoas com anormalidades de movimento causadas por distúrbios do sistema nervoso central. A toxina botulínica é naturalmente produzida por uma família de bactérias e, quando ingerida, causa paralisia generalizada ao inibir a liberação de ACh na junção neuromuscular. Quando pequenas doses de toxina botulínica são injetadas terapeuticamente diretamente em um músculo hiperativo, o efeito local é a paralisia muscular. Essa paralisia dura até 12 semanas e pode resultar em melhor amplitude de movimento, posição do membro em repouso e movimento funcional para pessoas com paralisia cerebral, lesão da medula espinal e derrame cerebral[A].[5,6] A toxina botulínica também é usada no tratamento de cefaleia, artrite, distúrbios gastrointestinais e distúrbios da dor crônica.[7]

RACIOCÍNIO CLÍNICO DIAGNÓSTICO 6.2

M. G., Parte II

M. G. 3: Os receptores de acetilcolina (ACh) que são danificados pela miastenia grave estão associados a efeitos de curta duração de ação rápida ou efeitos de longa duração de ação lenta?

M. G. 4: Os receptores de ACh são muscarínicos ou nicotínicos?

[A]. **Nota do Revisor Científico:** *Aqui o termo derrame está sendo usado para facilitar a leitura por parte de leigos no assunto, porém a expressão mais adequada, atualmente pela literatura, é acidente vascular encefálico (AVE) ou mesmo doença cerebrovascular (DCV).*

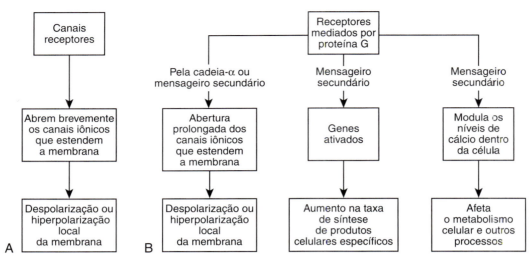

Fig. 6.12 Os efeitos da ligação do neurotransmissor/modulador a um receptor. **A,** Os efeitos da ligação de neurotransmissores ao receptor dependente de ligante. **B,** Os efeitos com receptores mediados por proteína G.

TABELA 6.3 RESUMO DA ACETILCOLINA

Acetilcolina: Sítio de Ação	Efeito da Ligação	Distúrbios	+Agonistas -Antagonistas
Membrana muscular esquelética	Inicia a contração muscular esquelética	A miastenia grave destrói os receptores de ACh	-Toxina botulínica
Sistema nervoso autonômico	Diminui a frequência cardíaca, contrai as pupilas, aumenta as secreções digestivas e a contração muscular lisa		-Atropina
Cérebro	Excitação, prazer, sentimento de recompensa Função cognitiva	Fumo de tabaco Doença de Alzheimer	+Nicotina

Ach, acetilcolina.

NEUROTRANSMISSORES E NEUROMODULADORES ESPECÍFICOS

Acetilcolina

A ACh é o principal transmissor de informações no sistema nervoso periférico. Todos os neurônios motores (neurônios que fazem sinapse com as fibras musculares esqueléticas) usam a ACh para provocar os efeitos de ação rápida nas membranas musculares. A miastenia grave, doença autoimune descrita por David Hughes no início deste capítulo, destrói os receptores de ACh no músculo esquelético, levando à fraqueza ou paralisia muscular.

A ACh também tem efeitos de ação lenta no sistema nervoso periférico que regulam a frequência cardíaca e outras funções autonômicas. No cérebro, a ACh é produzida por neurônios no prosencéfalo basal (área inferior ao corpo estriado) e no mesencéfalo. No sistema nervoso central, a ação lenta e a neuromodulação por ACh estão envolvidas no controle do movimento e na seleção de objetos de atenção.[8,9]

Os receptores que se ligam à ACh se enquadram em duas categorias: nicotínica e muscarínica. Estes receptores distinguem-se pela sua capacidade de ligar a certos fármacos. A nicotina, derivada do tabaco, ativa seletivamente os receptores nicotínicos. A muscarina, um veneno derivado de cogumelos, ativa apenas os receptores muscarínicos.

Os receptores nicotínicos abrem os canais iônicos. Esses receptores de ação rápida produzem a despolarização local. Os receptores nicotínicos são encontrados na junção neuromuscular, nos gânglios autonômicos e em algumas áreas do sistema nervoso central. Os receptores nicotínicos do cérebro estão implícitos em várias funções, incluindo desenvolvimento neuronal, memória e aprendizado.[10] A perda de neurônios que expressam o receptor nicotínico no cérebro é uma característica da doença de Alzheimer; três fármacos atualmente licenciados usados para tratar a doença de Alzheimer (rivastigmina, galantamina e donepezil) agem aumentando a concentração de ACh no cérebro.[11] A dependência da nicotina é discutida no Capítulo 28.

Os receptores muscarínicos são receptores da proteína G. As ações da ACh nos receptores muscarínicos contribuem principalmente para a regulação do músculo cardíaco, do músculo liso e da atividade glandular (Cap. 9). Como o sistema da proteína G é de ação mais lenta que os canais iônicos dependentes de ligante, os efeitos da ACh nos receptores muscarínicos são mais lentos e mais duradouros que o efeito da ACh sobre os receptores nicotínicos. A Tabela 6.3 resume as informações sobre a ACh.

Aminoácidos

Os transmissores de aminoácidos incluem glutamato, glicina e GABA.

Glutamato

O *glutamato*, o principal transmissor excitatório rápido do sistema nervoso central, tem poderosos efeitos excitatórios em praticamente todas as regiões do cérebro, provocando mudanças neurais que ocorrem com o aprendizado e o desenvolvimento. A ativação de alguns receptores de glutamato causa rápida despolarização da membrana pós-sináptica. Um tipo de receptor de glutamato, o receptor N--metil-D-aspartato (NMDA), é essencial para o desenvolvimento e a aprendizagem. Esses papéis positivos dos receptores NMDA são descritos mais detalhadamente no Capítulo 7.

Em contraste, a atividade anormal dos receptores NMDA está associada a numerosos distúrbios. O nível de glutamato no ambiente local dos receptores NMDA deve ser finamente regulado porque a exposição de neurônios a altas concentrações de glutamato por apenas alguns minutos pode levar à excitotoxicidade, a morte de neurônios por superexcitação (Cap. 7). A hiperatividade dos receptores NMDA pode causar convulsões epilépticas.[12] As alterações na transmissão do glutamato estão associadas à dor crônica, à doença de Parkinson (distúrbio cognitivo e de movimento, abordado no Cap. 16), à esquizofrenia e à lesão neuronal associada ao acidente vascular cerebral agudo.[12] A droga ilícita fenciclidina ("pó de anjo") se liga ao receptor NMDA e bloqueia o fluxo de íons, fazendo com que os usuários se sintam separados do ambiente, se sintam fortes e invulneráveis e experimentem alucinações (percepções vívidas de algo que não está presente) e transtornos de humor severos. A fenciclidina pode causar ansiedade aguda, paranoia e hostilidade violenta e, ocasionalmente, psicoses (perda de contato com a realidade) indistinguíveis da esquizofrenia.

Glicina e Ácido γ-Aminobutírico

Tanto a glicina como o GABA são transmissores inibitórios. A *glicina* inibe as membranas pós-sinápticas, principalmente no tronco cerebral e na medula espinal. O *GABA* é o principal neurotransmissor inibitório no sistema nervoso central, particularmente nos interneurônios da medula espinal. Os efeitos inibitórios produzidos pelo GABA e pela glicina impedem a atividade neural excessiva. Níveis baixos desses transmissores podem causar hiperatividade neural, levando a convulsões, contrações musculares indesejadas e ansiedade.

A glicina se liga a receptores dependentes de ligantes. O GABA se liga a dois tipos de receptores, referidos como $GABA_A$ e $GABA_B$. Os receptores $GABA_A$ são encontrados em quase todos os neurônios. Os receptores $GABA_A$ abrem quando o GABA se liga ao receptor, produzindo hiperpolarização da membrana pós-sináptica. As benzodiazepinas (ansiolíticos e anticonvulsivantes) e os fármacos barbitúricos imitam a ação do GABA e se ligam ao subtipo do receptor $GABA_A$. Os barbitúricos são usados farmacologicamente para sedação, para diminuir a ansiedade e como anticonvulsivantes para o tratamento de convulsões. Além disso, fornecem uma sensação de euforia. Tudo isso pode ser explicado pela capacidade desses fármacos em ativar os receptores $GABA_A$ e inibir a excitação neuronal.

O GABA também ativa respostas de ação lenta. Os receptores $GABA_B$ estão ligados a canais iônicos por meio de sistemas de mensageiros secundários. O baclofeno, um relaxante muscular usado para tratar a contração muscular excessiva na lesão medular crônica, aumenta a liberação pré-sináptica de GABA na medula espinal, aumentando, assim, a atividade dos receptores $GABA_B$. A atividade do receptor $GABA_B$ hiperpolariza os neurônios e, assim, inibe a liberação de ACh, reduzindo a contração do músculo esquelético. A Tabela 6.4 resume as informações sobre os transmissores de aminoácidos.

Aminas

As aminas funcionam como neuromoduladores. Os neuromoduladores de amina incluem dopamina, norepinefrina (NE), serotonina e histamina. Juntos, os neuromoduladores da amina atuam no cérebro para controlar muitos comportamentos. A Figura 6.13 ilustra a interação entre NE, serotonina e dopamina para controlar o humor, a ansiedade, o apetite, motivação e outras emoções e comportamentos. Essa interação fornece ao cérebro múltiplos caminhos redundantes para alterar sentimentos e comportamentos, mas ao mesmo tempo torna muito difícil projetar fármacos para tratar distúrbios psicológicos específicos. Por exemplo, os fármacos projetados especificamente para inibir o comportamento impulsivo provavelmente têm efeitos colaterais sobre emoções, cognição, agressividade e ansiedade.

Dopamina

A *dopamina* afeta a atividade motora, a cognição e o comportamento. A ação da dopamina está associada a desejar uma recompensa e, assim, motiva determinados comportamentos. Querer uma recompensa afeta comportamentos tão importantes quanto comer e tão destrutivo quanto o vício.[B] A dopamina é produzida no mesencéfalo[C] e ativa, pelo menos, cinco subtipos de receptores. Todos os receptores usam sistemas de segundo mensageiro.

Na doença de Parkinson, os níveis de dopamina são inadequados e podem ser suplementados pelo fármaco L-Dopa. O L-Dopa é um precursor da dopamina que atravessa a barreira hematoencefálica (a dopamina não atravessa a barreira hematoencefálica) e é convertido em dopamina no cérebro.[D]

[B]. **Nota do Revisor Científico:** *Por exemplo, pessoas tidas como viciadas em esportes considerados radicais trabalham com mais liberação de dopamina, o que aumenta o "vício" por esse esporte, podendo inclusive causar dependência caso o esporte seja parado muito repentinamente, como quando há lesões.*
[C]. **Nota do Revisor Científico:** *No caso particular, a dopamina é produzida em grande escala na substância negra mesencefálica.*
[D]. **Nota do Revisor Científico:** *No caso, nos neurônios da substância negra mesencefálica e em outras áreas encefálicas.*

TABELA 6.4 RESUMO DOS TRANSMISSORES AMINOÁCIDOS

Transmissor: Sítio de Ação	Efeito da Ligação	Distúrbio	+Agonista -Antagonista
Glutamato: cérebro	Excitação; aprendizado e memória	Excesso: convulsão epilética, excitotoxicidade, dor crônica, doença de Parkinson, esquizofrenia	-Fenciclidina
Glicina: medula espinal	Inibição	Baixo: contrações musculares esqueléticas indesejadas	-Estriquinina: convulsões, paralisia respiratórias
GABA: SNC	Inibição; sedação, ansiolítico, anticonvulsivante e indução de sono	Baixo: convulsões, contrações musculares indesejadas, ansiedade	+Álcool +Benzodiazepínicos (incluindo Valium®) +Barbitúricos +Fármacos de epilepsia +Baclofeno

SNC, Sistema nervoso central; *GABA*, ácido γ-aminobutírico.

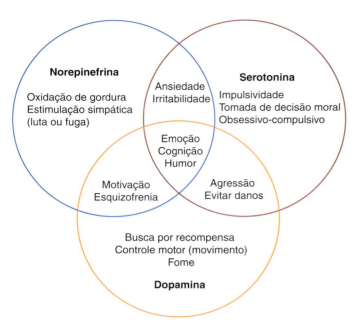

Fig. 6.13 Diagrama de Venn comparando os efeitos de serotonina, norepinefrina e dopamina.

As vias de sinalização que usam dopamina estão implícitas na fisiopatologia da esquizofrenia. O envolvimento da dopamina em certos aspectos da psicose é demonstrado pela ação de alguns medicamentos antipsicóticos que impedem a ligação da dopamina a certos locais receptores. Esses fármacos diminuem as alucinações, os delírios e os pensamentos desorganizados. No entanto, como os antipsicóticos impedem a ligação da dopamina nas áreas motoras do cérebro, além das áreas de raciocínio, as contrações musculares involuntárias são um efeito colateral de muitos desses medicamentos.

A cocaína e as anfetaminas afetam diretamente a sinalização da dopamina interferindo na *recaptação* da dopamina no neurônio pré-sináptico.[13] O impedimento da recaptação da dopamina prolonga sua atividade, permitindo que esta continue a se ligar e ativar os receptores repetidamente. A cocaína produz euforia e comportamentos estereotipados, incluindo movimentação constante e ato de roer unha, ao interferir na ação da proteína de recaptação.[14] As anfetaminas energizam os usuários aumentando a liberação de dopamina e bloqueando a recaptação de dopamina e NE. O uso de cocaína ou anfetaminas altera severamente a química do cérebro. Os efeitos de uma dose única de cocaína podem durar até 5 dias,[15] e os efeitos de uma dose única de metanfetamina podem durar até 21 dias.[16]

Norepinefrina

A *norepinefrina* (também chamada de *noradrenalina*) desempenha um papel vital na vigilância ativa, aumentando a atenção à informação sensorial. Os níveis mais altos de NE estão associados à vigilância (p. ex., ao dirigir em uma estrada lotada), e os níveis mais baixos ocorrem durante o sono. A NE é essencial para produzir a reação de "luta ou fuga" ao estresse. Na periferia, a NE é liberada pelos neurônios no sistema nervoso autônomo e é secretada pela glândula suprarrenal. No sistema nervoso central, a NE é produzida em núcleos do tronco cerebral, no hipotálamo e no tálamo.

A hiperatividade do sistema nervoso central produz medo e, em casos extremos, pânico agindo em regiões corticais e emocionais. Os níveis excessivos de NE podem produzir *síndrome do pânico*, o início abrupto de terror intenso, uma sensação de perda de identidade pessoal

e a percepção de que questões familiares são estranhas ou irreais, combinadas com sinais de aumento da atividade do sistema nervoso simpático.[17] O transtorno de estresse pós-traumático também envolve excesso de NE.[18] Os veteranos com transtorno de estresse pós-traumático vivenciam *flashbacks* de eventos traumáticos, pânico, tristeza, pensamentos intrusivos sobre o evento traumático e perda de emoções quando recebem um medicamento que estimula a atividade do NE. Os indivíduos controle não diagnosticados com transtorno de estresse pós-traumático relatam poucos efeitos do mesmo medicamento.[19]

Os receptores de NE são mediados por proteína G com dois subtipos principais: α e β. No cérebro, a ativação de receptores de NE pode produzir respostas excitatórias ou inibitórias. No coração, a ativação dos receptores β aumenta a taxa e a força da contração cardíaca. Os β-bloqueadores, fármacos que se ligam aos receptores β e impedem a ativação dos receptores, previnem a sudorese, o batimento cardíaco rápido e outros sinais de ativação simpática que podem ocorrer em situações estressantes. Músicos e atores geralmente tomam o β-bloqueador propranolol antes de uma apresentação.

Serotonina

A *serotonina* afeta sono, nível geral de excitação, cognição, percepção (incluindo dor), atividade motora e humor. Os níveis mais altos de serotonina ocorrem com o estado de alerta, e baixos níveis estão associados ao sono de movimento rápido dos olhos (REM). Os baixos níveis de serotonina também estão relacionados com depressão e comportamento suicida. Contudo, dados recentes indicam que a depressão não pode ser atribuída apenas a baixos níveis de serotonina e que outras moléculas neuromoduladoras provavelmente desempenham um papel mais importante.[20] O antidepressivo fluoxetina (Prozac®) é um bloqueador seletivo da recaptação da serotonina. Ao bloquear a recaptação da serotonina, o fármaco garante que a serotonina permanecerá nas sinapses por mais tempo, proporcionando mais oportunidades para a serotonina se ligar aos receptores.

Os receptores de serotonina vêm em várias formas e são acoplados a diferentes vias de sinalização. Alguns são receptores de proteína G, e outros são canais bloqueados por ligantes. Esta diversidade dá ao sistema várias maneiras de responder ao mesmo neuromodulador. A dietilamida do ácido lisérgico (LSD), uma substância alucinógena, ativa um conjunto de receptores de serotonina.

Histamina

Como neuromodulador, a histamina é concentrada no hipotálamo, uma área do cérebro que regula a função hormonal e aumenta a excitação. Os medicamentos anti-histamínicos são usados para tratar as alergias nasais, bloqueando os receptores de histamina nas células. No entanto, os anti-histamínicos também bloqueiam os receptores de histamina no cérebro, causando sonolência como um efeito colateral. A Tabela 6.5 resume as informações sobre os neuromoduladores amínicos.

Peptídeos

Os peptídeos neuroativos podem afetar a sinalização neuronal agindo como hormônios tradicionais, neurotransmissores ou neuromoduladores. Os peptídeos no sistema nervoso central podem agir como neurotransmissores únicos dentro da sinapse, mas a maioria trabalha em conjunto com outros neurotransmissores e neuromoduladores.

Peptídeos Opioides

Um grupo de peptídeos neuroativos é chamado de *peptídeos opioides endógenos*, porque estes são produzidos dentro do sistema nervoso

TABELA 6.5 RESUMO DE NEUROMODULARES DE AMINA

Neuromodulador: Sítio de Ação	Efeito da Ligação	Distúrbios	+Agonistas -Antagonistas
Dopamina: sistema emocional	Sentimento de desejo de recompensa	Baixo: depressão Vício	+Anfetaminas +Cocaína
Dopamina: núcleos da base	Controle de movimento, atenção, tomada de decisão, comportamento direcionado a um objetivo	Baixo: doença de Parkinson TDAH	+L-Dopa +Anfetaminas (exemplo: Adderall® para TDAH)
Dopamina: lobo frontal	Pensamento, planejamento	Excesso: esquizofrenia	-Fármacos antipsicóticos
NE: glândula suprarrenal e sistema nervoso simpático	Frequência cardíaca e força de contração aumentadas; dilatação dos bronquíolos, inibição de peristalse		-Propanolol
NE: sistema emocional e certas áreas do córtex cerebral	Controle do humor, atenção aumentada da informação sensorial	Excesso: sentimento de medo, síndrome do pânico, transtorno do estresse pós-traumático	+Anfetaminas +Cocaína +Antidepressivos tricíclicos
Serotonina: SNC	Regula o sono, o apetite, a excitação, o humor	Baixo: depressão, ansiedade Excesso: transtorno obsessivo-compulsivo, esquizofrenia	+Inibidores de recaptação de serotonina (incluindo Prozac®)
Histamina: cérebro	Regula a vigília e a atenção		-Anti-histamínico

TDAH, transtorno do déficit de atenção e hiperatividade; *SNC*, sistema nervoso central; *NE*, norepinefrina.

e se ligam aos mesmos receptores que a droga opioide se liga. Este grupo inclui endorfinas, encefalinas e dinorfinas. Os opioides inibem os neurônios no sistema nervoso central que estão envolvidos na percepção da dor. Os receptores opioides são predominantemente encontrados na medula espinal, no hipotálamo e em áreas específicas da massa cinzenta do tronco encefálico (Cap. 13).

Substância P

Um dos neuropeptídeos mais comuns é a *substância P*. Quando o tecido é lesionado, a substância P estimula as terminações nervosas no local da lesão. Então, dentro do sistema nervoso central, atua como um neurotransmissor, transportando informações da medula espinal para o cérebro. A substância P é um neuromodulador na fisiopatologia das síndromes dolorosas que envolvem a percepção de estímulos normalmente inócuos como dolorosos. No hipotálamo e no córtex cerebral, a substância P atua como neuromodulador, geralmente produzindo excitação de longa duração de células pós-sinápticas. Além disso, modula o sistema imunológico e a atividade neuronal em tempos de alto estresse.[21]

Peptídeo Relacionado com o Gene da Calcitonina

O *peptídeo relacionado com o gene da calcitonina* frequentemente atua como um neuromodulador. Os efeitos neuromoduladores do peptídeo relacionado com o gene da calcitonina estão envolvidos em alterações neuronais a longo prazo em resposta a estímulos dolorosos, especialmente na cefaleia da enxaqueca.[22] A Tabela 6.6 resume as informações sobre os neuromensageiros peptídicos.

Óxido Nítrico

O óxido nítrico regula o sistema vascular na periferia e é ativo no cérebro. O óxido nítrico não requer um receptor na membrana celular externa para se ligar a fim de que ocorra sua ativação. Pelo contrário, este se difunde através da membrana celular e atua em sistemas mensageiros dentro da célula pós-sináptica. O óxido nítrico está envolvido em mudanças persistentes na resposta pós-sináptica a estímulos repetidos e na morte celular de neurônios. Esses processos, chamados de *potenciação de longo prazo (PLP)* e *excitotoxicidade*, respectivamente, são explicados no Capítulo 7. Como parte da PLP, o óxido nítrico desempenha um papel no desenvolvimento de convulsões associado à função mitocondrial anormal.[24]

REGULAÇÃO DO RECEPTOR

As células regulam a atividade do receptor de várias maneiras, incluindo a limitação do número de receptores disponíveis para ativação na superfície celular. Em resposta à estimulação frequente de um ligante, a célula diminuirá a atividade do receptor por:

- Internalização do receptor ou
- Inativação do receptor

A superestimulação de receptores pós-sinápticos pode causar uma diminuição no número de receptores na superfície. Os receptores ativados são *internalizados* quando parte da membrana pós-sináptica se dobra para dentro da célula, criando uma vesícula que contém o receptor e que se desenvolve no citoplasma. Esses receptores "usados" podem ser reciclados de volta para a membrana, prontos para uma ativação subsequente, ou podem ser degradados pela célula e substituídos por moléculas receptoras recém-formadas.

A *inativação* deixa o número total de receptores constante da membrana, mas desliga alguns, de modo que o número de receptores funcionais diminui. Um exemplo desse mecanismo é o receptor β-adrenérgico, que se liga à NE. Após a ativação do receptor, uma quinase intracelular fosforila o receptor. A fosforilação bloqueia a capacidade de moléculas NE subsequentes de ativar ao receptor. Somente quando for desfosforilado, o receptor poderá ser ativado por um ligante.

TABELA 6.6 RESUMO DE NEUROMENSAGEIROS PEPTÍDICOS

Mensageiros: Sítio de Ação	Efeito da Ligação	Distúrbios	+Agonistas / -Antagonistas
Peptídeos opioides: neurônios sensoriais periféricos e SNC	Inibe os sinais nociceptivos	Excesso: ansiedade	+Opiáceos (heroína, morfina, oxicodona) / -Naloxona
Substância P: terminais nervosos na pele, nos músculos e articulações	Sinaliza os danos teciduais ou potenciais danos teciduais		Nenhum usado clinicamente
Substância P: cérebro	Controle respiratório e cardiovascular; regulação de humor; sinais interpretados como dor	Excesso: algumas condições de dor patológicas	Nenhum usado clinicamente
Peptídeo relacionado com o gene da calcitonina	Vasodilatação; alterações neurais de longo prazo na enxaqueca	Excesso: enxaqueca[23]	Nenhum usado clinicamente

SNC, sistema nervoso central.

Os neurônios podem aumentar o número de receptores ativos na superfície em resposta a baixos níveis de um neurotransmissor ou à ativação infrequente de receptores. Isso aumenta a probabilidade de o ligante se ligar a um receptor funcional.

DISTÚRBIOS DA FUNÇÃO SINÁPTICA

As doenças que afetam a junção neuromuscular e os canais iônicos no sistema nervoso central interferem na função sináptica.

Doenças que Afetam a Junção Neuromuscular

A sinalização entre terminais nervosos eferentes e células musculares pode ser interrompida por doença. Por exemplo, na síndrome de Lambert-Eaton, os anticorpos destroem os canais de Ca^{2+} dependentes de voltagem no terminal pré-sináptico. O bloqueio do influxo de Ca^{2+} no terminal provoca a diminuição da liberação de neurotransmissores e a redução da excitação do músculo, levando à fraqueza muscular. A síndrome de Lambert-Eaton ocorre geralmente em pessoas com câncer de pequenas células do pulmão.

> **RACIOCÍNIO CLÍNICO DIAGNÓSTICO 6.3**
>
> **M. G., Parte III**
>
> **M. G. 5:** Por que a paciente sofre ptose no fim do dia?
> **M. G. 6:** No que consiste o teste Tensilon®?
> **M. G. 7:** Quais são os tratamentos mais comuns para a miastenia grave?

Outra doença que afeta a transmissão sináptica na junção neuromuscular é a *miastenia grave*. Nesta doença autoimune, os anticorpos atacam e destroem os receptores nicotínicos nas células musculares. Quantidades normais de ACh são liberadas na fenda, mas poucos receptores estão disponíveis para ligação. Na miastenia grave, o uso repetitivo do músculo leva ao aumento da fraqueza. Músculos que se contraem frequentemente — movimento ocular e músculos da pálpebra, por exemplo — enfraquecem, causando ptose (queda das pálpebras) e desalinhamento dos olhos. Outros músculos comumente afetados controlam a expressão facial, a deglutição, os movimentos proximais dos membros e a respiração. A fraqueza do membro proximal geralmente causa dificuldade em alcançar a cabeça, subir escadas e levantar-se de uma cadeira. O início nas mulheres ocorre, em geral, na faixa etária de 20 a 30 anos; nos homens, o início ocorre mais comumente entre as idades de 60 e 70 anos.

Para testar a miastenia grave, o medicamento Tensilon® é usado. Este inibe a enzima que degrada a ACh, deixando mais ACh na fenda sináptica para se ligar repetidamente aos receptores das células musculares. Isso melhora rapidamente a força muscular, elevando a resposta muscular aos impulsos nervosos. O aumento da força muscular ocorre dentro de um minuto da administração do fármaco e dura apenas alguns minutos.

Os fármacos que inibem a degradação da ACh geralmente melhoram a função porque aumentam a quantidade de tempo que a ACh está disponível para se ligar aos receptores remanescentes. A agressão autoimune aos receptores de ACh pode ser combatida com:

- Remoção do timo, um órgão imunológico que funciona anormalmente na miastenia grave, contribuindo para o dano dos receptores da ACh
- Fármacos imunossupressores
- Plasmaférese (o processo de remoção do sangue do corpo, centrifugando o sangue para separar o plasma das células, depois devolvendo as células do sangue e substituindo o plasma por um substituto do plasma)

Esses tratamentos produzem um prognóstico relativamente bom na miastenia grave; a taxa de sobrevivência é melhor que 90%. Ocasionalmente, as remissões ocorrem no curso da doença, mas a estabilização e a progressão são mais frequentes (Patologia 6.1).

Doenças que afetam a junção neuromuscular geralmente impedem a transmissão de um sinal, diminuindo a liberação de neurotransmissores na sinapse ou impedindo que o transmissor ative o receptor da membrana pós-sináptica.

Comunicação Neural: Transmissão Sináptica e Extrassináptica **CAPÍTULO 6** 135

PATOLOGIA 6.1 — MIASTENIA GRAVE

Patologia	Número diminuído dos receptores de acetilcolina na membrana muscular
Etiologia	Autoimune
Velocidade de início	Crônica
Sinais e sintomas	Geralmente afeta os movimentos dos olhos ou das pálpebras primeiro
Consciência	Normal
Cognição, linguagem e memória	Normal
Sensorial	Normal
Autonômico	Normal
Motor	Fraqueza flutuante; fraqueza aumenta com o uso muscular
Nervos cranianos	Os nervos cranianos são normais; no entanto, os músculos esqueléticos inervados pelos nervos cranianos mostram fraqueza flutuantes (porque os distúrbios afetam os receptores de membrana musculares)
Região afetada	Periférica
Demografia	Pode ocorrer em qualquer idade; as mulheres são afetadas com mais frequência que os homens
Incidência	3 a cada 100.000 pessoas por ano[25]
Prevalência de vida	0,4 a cada 1.000[26]
Prognóstico	Estável ou lentamente progressiva; com tratamento médico, > 90% de taxa de sobrevivência

Canalopatia

A canalopatia é uma doença que envolve disfunção dos canais iônicos. Por exemplo, as mutações genéticas nos canais iônicos dependentes de voltagem e dependentes de ligantes estão implícitas em vários distúrbios neurológicos hereditários, especialmente em doenças que interrompem a coordenação do músculo esquelético.[27] As canalopatias causam alguns casos de epilepsia[28] e enxaqueca. As canalopatias que afetam os músculos esqueléticos causam paralisia ou relaxamento lento após a contração muscular.[29]

RESUMO

A compreensão científica da transmissão sináptica mudou significativamente nos últimos 15 anos. Pesquisadores descobriram que múltiplos neurotransmissores podem ser liberados simultaneamente de um único terminal pré-sináptico, encontraram novas categorias de moléculas que atuam como neurotransmissores sinápticos e começaram a compreender o papel dos neuromoduladores. Como a maioria dos fármacos que atuam no sistema nervoso central age nos locais sinápticos ou extrassinápticos, tanto os esforços de pesquisa passados quanto os futuros nesse campo são críticos para a compreensão da saúde e da doença.

RACIOCÍNIO CLÍNICO DIAGNÓSTICO AVANÇADO

RACIOCÍNIO CLÍNICO DIAGNÓSTICO 6.4

M. G., Parte IV

M. G. 8: Você espera que a paciente tenha déficits sensoriais? Justifique sua resposta.

M. G. 9: Esta doença envolve o sistema nervoso central (SNC) ou o sistema nervoso periférico (SNP), ou ambos?

M. G. 10: Por que um agonista da acetilcolina (ACh) seria ineficaz para tratar esta doença?

—**Cathy Peterson**

NOTAS CLÍNICAS

Caso 1

M. J., uma mulher de 54 anos de idade, sofre de câncer de pequenas células do pulmão e apresenta fraqueza muscular generalizada e progressiva. A avaliação médica determina que a fraqueza de M. J. está relacionada com um distúrbio da junção neuromuscular consistente com a síndrome de Lambert-Eaton. Nessa síndrome, os canais de Ca^{2+} dependentes de voltagem nos terminais do axônio na sinapse entre o neurônio motor e o músculo são rompidos. Plasmaférese — o processo de remover o sangue do corpo, centrifugar o sangue para separar o plasma das células, depois retornar às células do sangue e substituir o plasma por um substituto do plasma — reduz efetivamente a fraqueza de M. J. O benefício derivado da plasmaférese sustenta a hipótese de que a doença envolve a circulação de anticorpos contra os canais de Ca^{2+} nos terminais do axônio motor, porque os anticorpos circulantes são removidos com o plasma.

Questões
1. O neurotransmissor liberado na sinapse entre o axônio motor e o músculo é acetilcolina (ACh). Por que a destruição de canais de Ca^{2+} no terminal do axônio interromperia a liberação de ACh do terminal do axônio?
2. A terapia seria benéfica para aumentar a força de M. J. se os anticorpos para o canal de Ca^{2+} continuassem a circular?

Caso 2

S. B., uma menina de 12 anos de idade, tem anormalidades significativas de marcha decorrentes de paralisia cerebral. Ela anda na ponta dos pés e exibe um andar de tesoura, com as pernas fortemente aduzidas com cada passo. S. B. não demonstrou melhora significativa na marcha com a terapia padrão, incluindo exercícios, treinamento de marcha e treinamento em atividades diárias. Seus médicos agora querem injetar uma pequena quantidade de toxina botulínica nos músculos gastrocnêmio e adutor magno de ambas as pernas, em um esforço para reduzir a atividade muscular involuntária e melhorar a marcha.

Questões
1. Por qual mecanismo a injeção de toxina botulínica pode reduzir a atividade muscular involuntária?
2. Na junção neuromuscular, a ACh atua via um receptor controlado por ligante. A ação da ACh no receptor nicotínico, dependente de ligantes, é igual à sua ação sobre o receptor muscarínico, mediado pela proteína G?

 Veja a lista completa das referências em www.evolution.com.br.

7 Neuroplasticidade

Catherine Siengsukon, PT, PhD

Objetivos do Capítulo

1. Definir neuroplasticidade e dar exemplos.
2. Descrever dois tipos de plasticidade dependente da experiência associada à aprendizagem e à memória.
3. Descrever os eventos degenerativos e regenerativos da lesão axonal no sistema nervoso periférico (SNP).
4. Comparar e contrastar a recuperação do sistema nervoso central (SNC) e do SNP após lesão.
5. Descrever a excitotoxicidade.

Sumário do Capítulo

Habituação
Plasticidade Dependente de Experiência:
    Aprendizagem e Memória
        Potenciação e Depressão a Longo Prazo
        Estimulação Magnética Transcraniana
        Astrócitos Contribuem para a Plasticidade
            Dependente de Experiência
Efeitos Metabólicos de Lesão Cerebral
Lesão Axônica
        Lesão Axonal na Periferia
        Lesão Axonal no Sistema Nervoso Central
Recuperação Celular de Lesão

Mudanças Sinápticas após o Ferimento
Reorganização Funcional do Córtex Cerebral
Alterações Relacionadas com a Atividade na
        Liberação de Neurotransmissores
Neurogênese
Efeitos da Reabilitação sobre a Plasticidade
        Reabilitação Antecipada
        Tipos Específicos de Reabilitação
            São Efetivos durante a Fase Crônica
            Pós-Acidente Vascular Cerebral
Resumo
Raciocínio Clínico Diagnóstico Avançado

Nossas experiências e nossos estados de saúde ou doença continuamente criam e modificam os sítios e redes de comunicação neuronal. A *neuroplasticidade* é a capacidade dos neurônios de mudar sua função, perfil químico (quantidades e tipos de neurotransmissores produzidos) e/ou estrutura.[1] A neuroplasticidade está envolvida na aprendizagem e na criação de novas memórias e é essencial para a recuperação de danos ao sistema nervoso central (SNC). A neuroplasticidade também pode ser desadaptativa, como ocorre na neuroplasticidade comum em síndromes de dor crônica. Os distúrbios neurais são geralmente considerados crônicos, se o distúrbio durar mais de 3 meses. Por definição, a neuroplasticidade dura mais que alguns segundos e não é periódica.

Os pesquisadores demonstraram a neuroplasticidade estudando animais criados em ambientes com brinquedos e obstáculos desafiadores. Estes animais desenvolvem mais ramificações dendríticas e um maior número de sinapses por neurônio, além de uma expressão gênica para certos produtos proteicos no cérebro maior do que em animais criados sem brinquedos e obstáculos desafiadores.[2] A neuroplasticidade também ocorre em seres humanos. Por exemplo, a terapia de movimento induzido por restrição (TMIR; restringindo o uso da extremidade superior menos envolvida, forçando, assim, o uso da extremidade superior mais envolvida) aumenta o tamanho de uma área no córtex motor em indivíduos com acidente vascular cerebral (AVC) crônico.[3]

A *neuroplasticidade* é um termo geral usado para abranger os seguintes mecanismos:

- Habituação
- Plasticidade dependente da experiência: aprendizado e memória
- Recuperação ou má adaptação após lesão

HABITUAÇÃO

A *habituação*, uma das formas mais simples de neuroplasticidade, é uma diminuição na resposta a um estímulo repetido e benigno. Após um período de repouso em que o estímulo não é mais aplicado, os efeitos da habituação não estão mais presentes ou são parcialmente resolvidos, e o comportamento pode ser novamente incitado em resposta aos mesmos estímulos sensoriais.

Em estudos de postura animal e locomoção realizados no fim dos anos 1800, o neurocientista pioneiro Charles Sherrington observou que certos comportamentos reflexivos, incluindo retirar um membro de um estímulo levemente doloroso, cessaram após várias repetições do mesmo estímulo. Sherrington propôs que a diminuição da responsividade resultou de uma diminuição funcional na eficácia do sistema sináptico das vias estimuladas para o neurônio motor.[4] Mais tarde, estudos confirmaram que a habituação do reflexo de retirada é decorrente de uma diminuição da atividade sináptica entre os neurônios sensoriais e interneurônios e entre neurônios sensoriais e neurônios motores.

A habituação de curto prazo (geralmente referida como tendo duração < 30 minutos) deve-se a alterações pré-sinápticas, incluindo uma diminuição na liberação de neurotransmissores excitatórios e talvez uma redução no Ca^{2+} intracelular livre. A habituação de longo prazo pode ocorrer com repetição prolongada de estimulação. Na habituação de longo prazo, as alterações na atividade de receptores pós-sinápticos e síntese de proteínas podem levar a mudanças estruturais duradouras. Por exemplo, pessoas com zumbido (zumbido no ouvido) podem usar aparelhos auditivos para se habituar ao zumbido durante um período prolongado.[5] Acredita-se que a habituação permita que ocorram outros tipos de aprendizado, deixando as pessoas prestarem atenção a estímulos importantes enquanto diminuem a atenção à estimulação que é menos importante.[6] Por exemplo, seria muito difícil ouvir uma palestra enquanto se presta atenção na sensação de camisa nas costas.

Na terapia ocupacional e na fisioterapia, o termo *habituação* é aplicado a técnicas e exercícios destinados a diminuir a resposta neural a um estímulo. Por exemplo, algumas crianças são extremamente reativas ao estímulo em sua pele. Os terapeutas tratam esta sensibilidade anormal, chamada de *defensividade tátil*, estimulando suavemente a pele da criança, aumentando gradualmente a intensidade de estimulação. Pretende-se com isso alcançar a habituação à estimulação tátil. Em pessoas com tipos específicos de distúrbios vestibulares, movimentos que induzem tontura e náusea são repetidamente realizados, novamente com o objetivo de habituação aos movimentos.

Alterações na liberação de neurotransmissores e na atividade do receptor pós-sináptico podem resultar em uma diminuição da resposta a estímulos repetitivos e específicos.

PLASTICIDADE DEPENDENTE DE EXPERIÊNCIA: APRENDIZAGEM E MEMÓRIA

Ao contrário dos efeitos reversíveis da habituação, a aprendizagem e a memória exigem uma plasticidade dependente da experiência (também referida como *plasticidade dependente da atividade* ou *dependente do uso*). Este processo complexo envolve mudanças persistentes e duradouras na força das sinapses entre os neurônios e dentro de redes neurais.[7] A ressonância magnética funcional (MRf) revela que, durante as primeiras fases de aprendizagem motora, regiões grandes e difusas do cérebro estão ativas. Com a repetição de uma tarefa, o número de regiões ativas no cérebro é reduzido. Eventualmente, quando uma tarefa motora é aprendida, apenas regiões pequenas e distintas do cérebro mostram atividade durante a execução da tarefa.[8]

Por exemplo, aprender a tocar um instrumento musical requer numerosas regiões do cérebro. Conforme a habilidade aumenta, menos áreas são ativadas porque menos atenção é necessária, o controle motor é otimizado, e apenas as áreas do cérebro necessárias para executar a tarefa eficientemente estão ativas. Eventualmente, tocar um instrumento requer apenas algumas regiões pequenas e específicas.[9] Áreas específicas do cérebro envolvidas no ato de tocar um instrumento mostram atividade aumentada, mas focal. Como os dedos do músico recebem mais informações sensoriais que as recebidas pelos dedos em não músicos, a área de representação sensorial dos dedos no cérebro aumenta.

A plasticidade dependente da experiência requer a síntese de novas proteínas, o crescimento de novas sinapses e a modificação de sinapses existentes. Com a repetição de um estímulo específico ou pareamento do disparo pré-sináptico e pós-sináptico, a síntese e a ativação de proteínas alteram a excitabilidade do neurônio e promovem ou inibem o crescimento de novas sinapses, especialmente em espinhas dendríticas.[7] Evidências recentes demonstram que a mielina também sofre plasticidade dependente da experiência.[10]

Evidências crescentes demonstram que as habilidades motoras aprendidas durante o dia são consolidadas durante o sono por alterações neuroplásticas. Em um estudo recente, indivíduos com AVC crônico demonstraram aprendizagem aprimorada de uma habilidade motora após o sono, mas não após um período acordado.[11] Um trabalho futuro é necessário para determinar como o sono afeta os resultados da reabilitação e recuperação em pessoas após lesão neurológica.

Potenciação e Depressão a Longo Prazo

Os tipos mais conhecidos de plasticidade na aprendizagem e na formação da memória são a *potenciação a longo prazo* (PLP) e *depressão a longo prazo* (DLP) de sinapses glutamatérgicas excitatórias. A PLP e DLP podem ocorrer pré-sinapticamente por meio de alterações na liberação de neurotransmissores ou pós-sinapticamente através de mudanças na densidade e eficiência.

O mecanismo de PLP é a conversão de *sinapses silenciosas* para sinapses ativas (Fig. 7.1). As sinapses silenciosas não têm receptores ácido alfa-amino-3-hidroxi-5-metil-4-isoxazolepropiônicos (AMPA) funcionais para glutamato. Como carecem de receptores AMPA funcionais, estas sinapses são inativas em condições normais. As sinapses silenciosas podem ser convertidas em sinapses ativas por disparo pré e pós-sinápticos altamente correlacionados. Um conjunto de receptores AMPA móveis fazem um ciclo entre o citoplasma e a membrana sináptica.[12] As sinapses silenciosas se tornam ativas quando receptores móveis AMPA são inseridos na membrana sináptica, porque o glutamato na fenda sináptica pode se ligar aos receptores expostos.

A forma da membrana pós-sináptica muda com a PLP.[13-15] A forma de botão na membrana pós-sináptica na Figura 7.1 é uma espinha dendrítica, um local preferencial para a formação de sinapses. A remodelação estrutural da membrana sináptica e as alterações funcionais na força sináptica estão provavelmente relacionadas. Primeiro, o Ca^{2+} entra na célula pós-sináptica através dos canais associados a receptores de glutamato *N*-metil-D-aspartato (NMDA), resultando na fosforilação dos receptores AMPA e na inserção de receptores AMPA na membrana.[13] Subsequentemente, a membrana pós-sináptica se remodela, gerando uma nova espinha dendrítica. Para um neurônio mudar estruturalmente, devem ocorrer alterações genéticas na célula durante o processo de aprendizagem.

A DLP é a conversão de uma sinapse ativa em uma sinapse silenciosa pela remoção dos receptores AMPA da membrana no citoplasma.[12] A DLP é ilustrada na Figura 7.2. As mudanças no cálcio intracelular são importantes na alteração da regulação gênica durante o processo de aprendizagem.[16]

A PLP e a DLP têm sido intensamente estudadas no hipocampo e córtex.[7,17] O hipocampo, no lobo temporal, é essencial para o processamento de memórias que podem ser facilmente verbalizadas. Por exemplo, o hipocampo é importante para lembrar nomes e eventos (memória declarativa), mas não para lembrar como realizar atos motores tal qual andar de bicicleta (procedimento de memória). A PLP e a DLP ocorrem em condições motoras, somatossensoriais, visuais, córtex auditivo e no cerebelo, contribuindo para a aprendizagem motora, somatossensorial, visual e auditiva.[7,12,18]

A plasticidade dependente de experiência é essencial para a recuperação neural após lesão ou ferimento. Além disso, a plasticidade pode ser desadaptativa e ter consequências danosas; isso pode contribuir para o desenvolvimento de síndromes de dor crônica, que inclui dor nas costas (Cap. 12).

Estimulação Magnética Transcraniana

Na estimulação magnética transcraniana (EMT), uma corrente elétrica em uma bobina perto do couro cabeludo gera

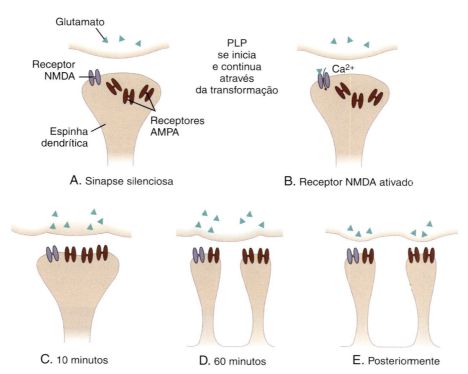

Fig. 7.1 Mudanças estruturais em uma sinapse induzida por potenciação de longo prazo. **A,** O *receptor N*-metil-D-aspartato (NMDA) atravessa a membrana, permitindo que os cátions passem em qualquer direção. O receptor se liga ao glutamato *(verde)*. A forma brotada da membrana pós-sináptica representa uma espinha dendrítica. As espinhas dendríticas são saliências nos dendritos que são locais preferenciais de sinapses. Esta é uma sinapse silenciosa, com receptores do ácido alfa-amino-3-hidroxi-5-metil-4-isoxazolepropiônico (AMPA) localizados no citoplasma, não na membrana celular. **B,** Em seguida, a potenciação a longo prazo (PLP) é iniciada pela atividade dos receptores NMDA. **C,** Em resposta ao aumento de Ca^{2+} da atividade do receptor de NMDA, os receptores de AMPA são inseridos na membrana celular. **D,** Com estimulação continuada, a membrana pós-sináptica gera uma nova espinha dendrítica. **E,** Finalmente, mudanças estruturais ocorrem na célula pré-sináptica, produzindo uma nova sinapse.
(Modificada com permissão de Luscher C, Nicoll RA, Malenka RC, et al.: Synaptic plasticity and dynamic modulation of the postsynaptic membrane. Nat Neurosci 3:547, 2000.)

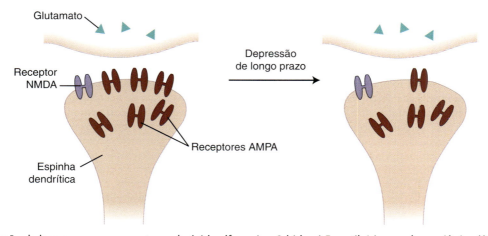

Fig. 7.2 Na depressão de longo prazo, os receptores do ácido alfa-amino-3-hidroxi-5-metil-4-isoxazolepropiônico (AMPA) móveis são removidos da membrana pós-sináptica, tornando menos provável a despolarização da membrana pós-sináptica quando o glutamato é liberado do neurônio pré-sináptico. *NMDA, N*-metil-D-aspartato.

um campo magnético que passa através do crânio. O campo magnético induz uma corrente elétrica em uma pequena área do cérebro (Fig. 7.3). A corrente elétrica estimula neurônios locais. Por exemplo, se uma parte específica do córtex motor é estimulada, o dedo se move sem a intenção da pessoa que recebe a estimulação. A EMT geralmente é indolor. A EMT aplicada ao córtex motor e a outras áreas cerebrais envolvidas na aprendizagem motora pode aumentar ou inibir a aprendizagem motora e a formação de memória, dependendo da frequência e do protocolo experimental utilizado.[19-21] Por exemplo, a EMT aplicada ao córtex motor primário aumenta a duração

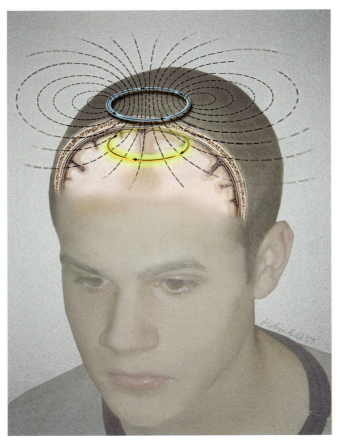

Fig. 7.3 Durante a estimulação magnética transcraniana, uma bobina eletromagnética é mantida contra o couro cabeludo de uma pessoa. A bobina emite pulsos magnéticos que passam pelo crânio e induzem uma corrente elétrica no cérebro. Essa corrente elétrica altera a atividade dos neurônios.
(Cortesia de L. Kibiuk/Society for Neuroscience.)

da memória motora,[22] e a estimulação do córtex pré-motor dorsal eleva a consolidação da memória motora.[23] A EMT também pode ser usada na indução de uma "lesão virtual" para avaliar o impacto que diferentes áreas do cérebro têm na aprendizagem motora. Por exemplo, a EMT inibitória aplicada ao córtex somatossensorial primário prejudica a aprendizagem motora.[24]

Pessoas com lesões do SNC podem se beneficiar da EMT. Nas pessoas pós-AVC, a EMT aplicada ao hemisfério contra e ipsilesional modula a atividade cerebral, impacta na aprendizagem motora, e influencia a função da extremidade superior.[25] Em pessoas com lesão medular (LM) incompleta, a EMT no córtex motor rapidamente seguida por estimulação do nervo periférico produz plasticidade das sinapses espinais residuais, provavelmente por meio de mecanismos de PLP. É importante observar que a plasticidade sináptica se correlaciona com melhora na produção motora voluntária.[26]

A estimulação magnética do cérebro induz a plasticidade sináptica através de tipos de mecanismos de potenciação a longo prazo ou depressão a longo prazo.

Astrócitos Contribuem para a Plasticidade Dependente de Experiência

Os astrócitos, um tipo de célula da glia discutido no Capítulo 5, desempenham um papel crítico na plasticidade do cérebro e da medula espinal. A comunicação entre os astrócitos e os neurônios ocorre com a liberação de neurotransmissor pelo neurônio, que estimula a liberação de gliotransmissores pelo astrócito. Os gliotransmissores modulam a atividade neuronal e a transmissão sináptica e contribuem para a sinaptogênese, embora os mecanismos de modulação sejam complexos e não sejam bem compreendidos.[27] Os astrócitos influenciam a plasticidade sináptica modulando a liberação de neurotransmissores e da expressão de receptores na membrana pós-sináptica e absorvendo os neurotransmissores (particularmente glutamato) da fenda sináptica.[28] Os astrócitos também podem ser importantes para a formação de novas sinapses após um AVC.[29]

A plasticidade dependente da experiência resulta em mudanças persistentes e duradouras na força sináptica.

RACIOCÍNIO CLÍNICO DIAGNÓSTICO DA NEUROPLASTICIDADE CENTRAL 7.1

C. V., Parte I
Seu paciente, C. V., é um homem de 63 anos de idade que, 2 dias após a internação hospitalar, foi diagnosticado com um acidente vascular cerebral (AVC) (decorrente do fornecimento de sangue interrompido no hemisfério cerebral esquerdo). O histórico médico pregresso é significativo para prostatectomia, hipertensão, ataque isquêmico transitório (AIT) e uso de tabaco.
C. V. 1: Explique os processos que causam mais morte celular do que aquele que é causado diretamente pela falta de oxigênio.
C. V. 2: O que causa edema local nas áreas adjacentes aos neurônios centrais danificados pelo acidente vascular cerebral (AVC)?

EFEITOS METABÓLICOS DE LESÃO CEREBRAL

Quando o cérebro sofre um AVC ou uma lesão traumática, os neurônios privados de oxigênio por um período prolongado morrem e não se regeneram. Este dano nem sempre é limitado diretamente aos neurônios afetados. A *excitotoxicidade* (morte celular causada por hiperexcitação de neurônios) pode adicionar mais danos. Os neurônios privados de oxigênio liberam grandes quantidades de glutamato, um neurotransmissor excitatório, dos seus terminais axônicos.[30] O glutamato excessivo mata os neurônios pós-sinápticos que recebem concentrações particularmente altas. O glutamato em concentrações normais é crucial para a função do SNC; contudo, em concentrações excessivas, o glutamato é tóxico para os neurônios.

Os processos envolvidos na excitotoxicidade estão diagramados na Figura 7.4. Primeiro, o glutamato se liga persistentemente ao tipo de receptor NMDA de glutamato na membrana celular.[31] Isso inicia uma série de eventos que aumentam o Ca^{2+} no interior do neurônio.

Com o aumento de Ca^{2+} no interior da célula, mais K^+ se difunde para fora da célula, exigindo glicólise aumentada para fornecer energia para que a bomba Na^+-K^+ transporte ativamente o K^+ na célula. Juntos, o aumento da glicólise e o do Ca^{2+} levam a várias consequências destrutivas para os neurônios:

- A elevação da glicólise libera quantidades excessivas de ácido lático, diminuindo o pH intracelular e resultando em acidose que pode quebrar a membrana celular.

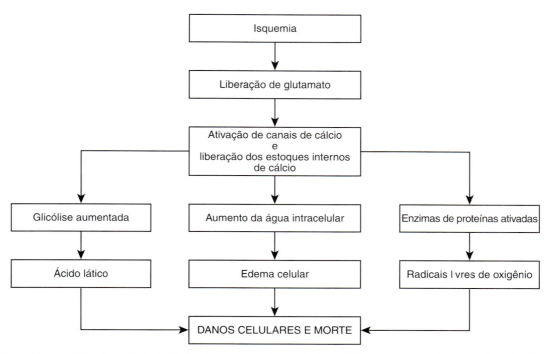

Fig. 7.4 Processo esquemático de excitotoxicidade. Após um insulto isquêmico inicial, as concentrações excessivas de cálcio intracelular resultam em três vias de destruição celular: aumento da glicólise, aumento da água intracelular e enzimas de proteínas ativadas.

- Altos níveis intracelulares de Ca^{2+} ativam enzimas digestivas dependentes de Ca^{2+} chamadas *proteases*. Essas proteases ativadas quebram as proteínas celulares.
- O Ca^{2+} ativa enzimas proteicas que liberam o ácido araquidônico, produzindo substâncias que causam inflamação celular e produzem radicais livres de oxigênio. Os radicais livres de oxigênio são partículas de oxigênio carregadas prejudiciais às funções mitocondriais da célula. O estresse oxidativo também resulta em aumento da produção de nítrico óxido (NO), que causa mais danos ao neurônio.
- Um influxo de água associado ao influxo iônico causa edema celular.

Em última análise, esses eventos celulares levam à morte celular e à potencial propagação de danos neurais se a célula em processo de morte liberar glutamato e superexcitar suas células vizinhas. A excitotoxicidade contribui para os danos neuronais no AVC, no traumatismo cranioencefálico (TCE), na doença neural degenerativa e na síndrome da imunodeficiência adquirida (AIDS). Futuros tratamentos farmacêuticos do AVC, da lesão cerebral e da doença neural degenerativa podem ser direcionados para o bloqueio do tipo NMDA de receptor de glutamato, impedindo, assim, a cascata de morte celular relacionada com a excitotoxicidade.

No entanto, bloquear esses receptores pode matar as células da região periférica da isquemia em razão dos baixos níveis de Ca^{2+}.[30] Os efeitos tóxicos do Ca^{2+} em concentrações baixas e altas significam que os pesquisadores são desafiados a encontrar intervenções farmacológicas bem-sucedidas. Os pesquisadores estão tentando entender como permitir a atividade normal dos receptores NMDA, o que é crucial para a atividade e sobrevivência dos neurônios, bloqueando a cascata que leva à excitotoxicidade.[32,33] Um medicamento que se mostrou promissor é o riluzol, usado para tratar a esclerose lateral amiotrófica (ELA), que foi demonstrado *in vitro* como neuroprotetor pela inibição da atividade de glutamato que resulta em excitotoxicidade.[34] Um ensaio clínico de fase III foi recentemente iniciado para determinar a eficácia e a segurança do riluzol em indivíduos com lesão medular aguda.[35]

Apesar da avaliação contínua de vários agentes farmacológicos para prevenir ou reduzir os efeitos da excitotoxicidade ao nível da cascata de eventos que levam à morte celular, não foi identificado nenhum agente farmacológico que forneça uma neuroproteção significativa até o momento, quando testado em indivíduos com AVC, TCE ou doença neurodegenerativa.[36,37] Pesquisadores continuam a estudar a complexa cascata de eventos celulares associados à excitotoxicidade para procurar uma intervenção eficaz, mas também para explorar outras vias terapêuticas focadas na neurorestoração, incluindo promoção de angiogênese (formação de novos vasos sanguíneos) e neurogênese.[36,37]

Em resposta à isquemia, as células podem morrer diretamente por falta de oxigênio ou indiretamente da cascata de eventos resultante da estimulação elevada de receptores de glutamato.

RACIOCÍNIO CLÍNICO DIAGNÓSTICO PERIFÉRICO DA NEUROPLASTICIDADE 7.1

P. N., Parte I

Sua paciente, P. N., é uma mulher de 24 anos de idade com queixas de dormência na lateral da perna e dorso do pé e dorsiflexão, eversão e fraqueza da extensão do dedo do pé após a remoção de uma tala para tratar uma fratura do colo fibular que ela sofreu há 6 semanas.

P. N. 1: O nervo fibular comum envolve a cabeça fibular. Cite e descreva o processo degenerativo que ocorreria se a fratura tivesse cortado algumas das fibras do nervo fibular comum.

P. N. 2: Supondo que suas deficiências sensoriais e motoras são resultado de axônios rompidos dentro do nervo fibular comum, descreva o brotamento regenerativo que ocorreria em ambas as fibras motoras e sensoriais.

P. N. 3: Qual é a taxa de regeneração axonal no SNP?

LESÃO AXÔNICA

Quando um axônio no SNP ou no SNC é rompido, a parte conectada ao corpo celular é chamada de *segmento proximal*, e a parte isolada do corpo celular é chamada de *segmento distal*. Imediatamente após a lesão, há extravasamento do citoplasma para fora das extremidades cortadas, e os segmentos se retraem para longe um do outro.

Uma vez isolado do corpo celular, o segmento distal do axônio passa por um processo chamado de *degeneração walleriana* (Fig. 7.5). Quando o segmento distal de um axônio se degenera, a bainha de mielina se afasta desse segmento. O axônio incha e se divide em segmentos mais curtos. Os terminais rapidamente degeneram, e sua perda é seguida pela morte de todo o segmento distal. As células gliais limpam a área, limpando detritos da degeneração. Além da degeneração axonal, o corpo celular associado sofre alterações degenerativas chamadas de *cromatólise central*, que ocasionalmente leva à morte celular. Se uma célula pós-sináptica perde a maior parte de suas entradas sinápticas em decorrência de danos aos neurônios pré-sinápticos, a célula pós-sináptica degenera e pode morrer.

RACIOCÍNIO CLÍNICO DIAGNÓSTICO PERIFÉRICO DA NEUROPLASTICIDADE 7.2

P. N., Parte II

P. N. 4: Se os corpos celulares dos axônios cortados morrerem, como pode ocorrer a recuperação funcional?

Lesão Axonal na Periferia

As lesões por afastamento do axônio frequentemente ocorrem no SNP, em que os axônios se estendem por uma longa distância e não são protegidos pela coluna vertebral ou crânio. Os axônios podem ser rompidos por ferimentos causados por objetos cortantes (facas, máquinas) ou por alongamento extremo que separa o axônio.

O crescimento de um novo ramo de um axônio intacto ou o recrescimento de axônios danificados é chamado de *brotamento*. O surgimento assume duas formas: colateral e regenerativo (Fig. 7.6). O brotamento colateral ocorre quando um alvo denervado é reinervado por ramos de axônios de neurônios vizinhos. O brotamento regenerativo ocorre quando um axônio e sua célula-alvo (um neurônio, um músculo ou uma glândula) foram danificados. O axônio ferido envia brotos laterais para um novo alvo. A regeneração funcional dos axônios ocorre mais frequentemente no SNP que no SNC, por causa da produção do fator de crescimento nervoso (NGF)

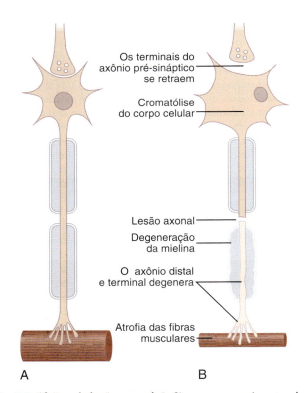

Fig. 7.5 Efeitos da lesão axonal. A, Sinapses normais antes de um axônio ser rompido. **B,** Degeneração após a separação de um axônio. A degeneração após a lesão axonal envolve várias alterações: (1) o terminal do axônio se degenera, (2) a mielina se decompõe e forma detritos e (3) o corpo celular sofre alterações metabólicas. Subsequentemente, (4) os terminais pré-sinápticos se retraem do corpo da célula que está morrendo e (5) as células pós-sinápticas degeneram. Nesta ilustração, a célula pós-sináptica é uma célula muscular.

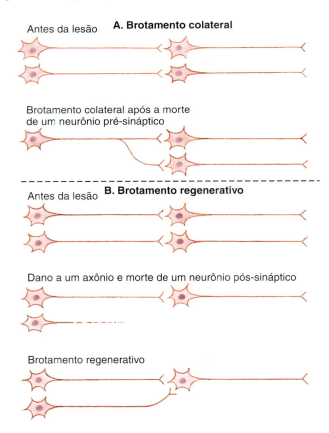

Fig. 7.6 Brotamento axonal. O novo crescimento de axônios após a lesão envolve dois tipos de brotamento: brotamento colateral **(A),** no qual um neurônio desnervado atrai brotos laterais de axônios não danificados próximos e brotamento regenerativo **(B),** no qual o axônio lesionado emite brotos laterais para formar novas sinapses com neurônios não danificados.

por células de Schwann, da limpeza eficaz de detritos e das bainhas residuais de células de Schwann que guiam o crescimento axonal para o alvo. A recuperação é lenta, com aproximadamente 1 mm de crescimento por dia, ou aproximadamente 1 polegada (cerca de 2,5 cm) de recuperação por mês. Com grande importância clínica, o início dos exercícios 5 dias após uma lesão nervosa periférica aumenta a regeneração axonal e a reinervação do músculo.[38]

O brotamento neural de axônios periféricos pode causar problemas quando um alvo inapropriado é inervado. Por exemplo, depois de uma lesão nervosa periférica, os axônios motores podem inervar músculos diferentes dos inervados anteriormente, resultando em movimentos não intencionais quando os neurônios são estimulados.[39] Esses movimentos não intencionais, chamados de *sincinesia*, podem ser de vida curta, à medida que o indivíduo afetado reaprende o controle muscular, ou pode requerer tratamento, incluindo injeção de toxina botulínica, *biofeedback*, reeducação neuromuscular ou correção cirúrgica.[40] De modo similar, nos sistemas sensoriais, a inervação de receptores sensoriais por axônios que anteriormente inervaram um tipo diferente de receptor sensorial pode causar confusão de modalidades sensoriais.

Axônios danificados de neurônios periféricos podem se recuperar de lesões, e alvos privados de entrada de axônios danificados podem atrair novas entradas para manter a função do sistema nervoso.

Lesão Axonal no Sistema Nervoso Central

Os mesmos processos que seguem a lesão axonal periférica, incluindo retração axonal, degeneração walleriana e cromatólise central, também ocorrem após dano ao SNC, incluindo LM e TCE. Embora o rasgo e a ruptura axonal ocorram após uma LM ou TCE, a maior parte do dano evolui horas e dias após a lesão inicial em razão de uma cascata de eventos celulares.[41] O dano às vias das fibras brancas após uma LM ou um TCE leva a um aumento na permeabilidade dos axônios e à desregulação dos canais de Na^+-Ca^{2+}, causando um influxo de Ca^{2+}. O influxo de Ca^{2+} leva a uma perturbação de transporte axonal e um acúmulo de componentes intra-axonais. Esse acúmulo faz com que os axônios inchem até quebrarem no local de dano. O axônio proximal se retrai, formando uma bola de retração axonal. Isso eventualmente leva à cromatólise central do corpo celular e à degeneração walleriana do axônio distal.[42,43]

Após uma LM, a extensão do déficit motor e sensorial depende em grande medida do grau de danos às vias das fibras brancas na medula espinal e no nível vertebral em que ocorre o dano. A LM varia em gravidade de uma contusão até a completa separação da medula espinal.

As forças inerciais de um TCE causam uma ruptura generalizada e o estiramento de axônios dentro do cérebro. O dano inicial e a cascata resultante de eventos celulares levam à *lesão axonal difusa* e à desconexão generalizada entre os neurônios. Apesar de a lesão cerebral inicial ser prejudicial, a subsequente desconexão generalizada pode levar a consequências funcionais devastadoras.[42]

A regeneração funcional do axônio não ocorre nos axônios do SNC. O desenvolvimento de cicatrizes gliais e da expressão limitada ou completamente ausente de NGF previne a regeneração axonal no cérebro e na medula espinal. As cicatrizes gliais, formadas por astrócitos e microglia, bloqueiam fisicamente a regeneração axonal e liberam muitos fatores diferentes e inibidores do crescimento, incluindo o inibidor do crescimento de neuritos (Nogo). O Nogo é expresso em oligodendrócitos, mas não em células de Schwann. O papel exato do Nogo na interrupção da recuperação após a lesão não está claro, embora tenha havido progresso na identificação de receptores e componentes da via de sinalização.[44] Quando macacos com lesão medular foram infundidos com anticorpos para reduzir a atividade de Nogo, o trato corticoespinal sofreu brotamento, e os macacos demonstraram melhor uso funcional de suas extremidades superiores.[45] Além disso, quando ratos receberam um inibidor de Nogo e um treinamento motor após um AVC, a recuperação motora foi acelerada comparada com o treinamento motorizado sozinho.[46] Fármacos atualmente em desenvolvimento bloqueiam os efeitos de Nogo e outros inibidores do crescimento e poderiam se tornar úteis na recuperação do SNC.[47]

Apesar da falta de regeneração funcional dos axônios, os neuroprostéticos, a estimulação epidural e intraespinal e o treinamento locomotor estão atualmente sendo estudados para promover a plasticidade e a recuperação depois de uma LM. Como discutido no Capítulo 5, as células-tronco são outro agente terapêutico sob investigação para promover a regeneração do SNC. Em camundongos com mielina defeituosa, o transplante de células-tronco no cérebro resultou em mielinização de axônios e reduziu a atividade de outras células da glia.[48] As células-tronco podem fornecer outro método de tratamento de lesões da substância branca, como LM e doenças desmielinizantes, tais como esclerose múltipla (EM). Ensaios clínicos em estágio I foram iniciados recentemente para avaliar a segurança de transplante de células-tronco em seres humanos.

RECUPERAÇÃO CELULAR DE LESÃO

Lesões que danificam ou rompem os axônios causam degeneração, mas podem não resultar em morte celular. Alguns neurônios têm a capacidade de regenerar o axônio. Em contraste com a lesão do axônio, as lesões que destroem o corpo celular de um neurônio invariavelmente levam à morte da célula. Quando um neurônio morre, o sistema nervoso promove a recuperação alterando sinapses específicas, reorganizando funcionalmente o SNC, e alterando a liberação de neurotransmissores em resposta à atividade neural. Esses processos são descritos com mais detalhes na seção seguinte.

RACIOCÍNIO CLÍNICO DIAGNÓSTICO CENTRAL DE NEUROPLASTICIDADE 7.2

C. V., Parte II

C. V. 3: Nomeie e descreva as três mudanças sinápticas que contribuem para a reorganização cortical.

C. V. 4: Além das três mudanças sinápticas, que outros processos celulares contribuem para a recuperação?

Mudanças Sinápticas após o Ferimento

Após a lesão do SNC, o corpo usa vários mecanismos para superar os danos. Os mecanismos sinápticos incluem recuperação de eficácia sináptica, hipersensibilidade à denervação, hiperefetividade sináptica e desmascaramento de sinapses silenciosas (Fig. 7.7). Após uma lesão, um edema local pode comprimir o corpo celular ou axônio do neurônio pré-sináptico, produzindo isquemia focal e interferindo com função microvascular.[49] O fluxo de sangue reduzido interfere na função neural, incluindo a síntese e o transporte de neurotransmissores, fazendo com que algumas sinapses se tornem inativas. Uma vez resolvido o edema, o alívio da pressão no pré-neurônio sináptico restaura a função celular normal, permitindo

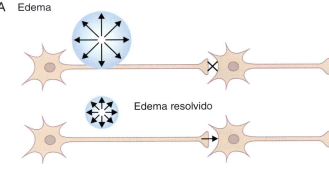

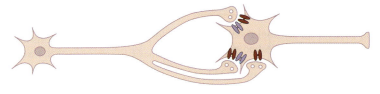

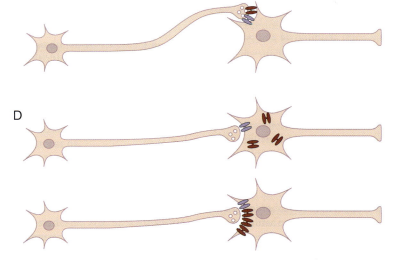

Fig. 7.7 A recuperação da eficácia sináptica ocorre com a redução do edema local que interferiu na condução do potencial de ação. **B,** A hipersensibilidade à denervação ocorre após a destruição dos neurônios pré-sinápticos privando os neurônios pós-sinápticos de um suprimento adequado de neurotransmissores. Os neurônios pós-sinápticos desenvolvem novos receptores nos terminais restantes. **C,** A hiperefetividade sináptica ocorre após alguns terminais pré-sinápticos serem perdidos. O neurotransmissor se acumula nos terminais axônicos não danificados, resultando em liberação excessiva do transmissor nos terminais restantes. **D,** Desmascaramento de uma sinapse silenciosa. Quando uma sinapse é silenciosa, somente os receptores *N*-metil-D-aspartato (NMDA) estão presentes na membrana pós-sináptica, e os receptores NMDA apenas alteram a atividade dentro do neurônio. Os potenciais de ação não ocorrem no neurônio pós-sináptico. A sinapse é desmascarada quando, após a estimulação repetida do receptor NMDA, os receptores do ácido alfa-amino-3-hidroxi-5-metil-4-isoxazolepropiônico (AMPA) se movem para a membrana pós-sináptica e a sinapse se torna ativa.

que a síntese e o transporte de neurotransmissores sejam retomados e que a *eficácia sináptica* retorne. A *hipersensibilidade à denervação* ocorre quando terminais axônicos pré-sinápticos são destruídos e novos locais receptores se desenvolvem na membrana pós-sináptica em resposta à redução nos neurotransmissores liberados. Quando os neurotransmissores são liberados de outros axônios próximos, ocorre uma resposta aumentada ou hipersensitiva devido aos sítios receptores adicionais na membrana pós-sináptica.[50]

A *hiperefetividade sináptica* ocorre quando apenas alguns ramos de um axônio pré-sináptico são destruídos. Os ramos restantes do axônio recebem todo o neurotransmissor que normalmente seria compartilhado entre os terminais, resultando em uma liberação de uma quantidade de transmissores maior que o normal em receptores pós-sinápticos. Outra mudança sináptica é o *desmascaramento (desinibição) das sinapses silenciosas*. Dentro do sistema nervoso normal, muitas sinapses parecem estar sem uso, a menos que a lesão de outras vias resulte na sua ativação.[51,52]

Muitos dos mesmos mecanismos responsáveis pela plasticidade cerebral durante a aprendizagem estão envolvidos no período de recuperação após uma lesão neuronal. Estes incluem a atividade do receptor NMDA e as alterações nos níveis iônicos de Ca^{2+} e do neurotransmissor substância P.[53] A transmissão pelo óxido nítrico, o neuromodulador difusível discutido no Capítulo 6, também está implícita na modulação da função sináptica.[54]

Reorganização Funcional do Córtex Cerebral

No cérebro adulto, as áreas corticais se ajustam rotineiramente à maneira como processam a informação. As áreas corticais também mantêm a capacidade de desenvolver novas funções. As mudanças nas sinapses individuais reorganizam o cérebro, que pode ter consequências funcionais significativas. Os pesquisadores mapeiam as áreas funcionais do córtex cerebral pela gravação da atividade do neurônio em resposta à estimulação sensorial ou durante as contrações musculares ativas. As áreas de representação cortical, chamadas de *mapas corticais* ou homúnculo, podem ser modificadas por estímulo sensorial, experiência, aprendizagem, lesão periférica ou lesão cerebral. Se uma pessoa realiza regularmente uma tarefa motora qualificada, a representação dessa área será ampliada. Por exemplo, musicistas proficientes em instrumentos de cordas têm uma área ampliada no córtex somatossensorial representando os dedos da mão esquerda resultante de anos de estimulação sensorial aumentada, enquanto as mãos direitas têm apenas um mapa digital médio dedo.[55]

A função neuronal cortical é reorganizada em adultos após uma lesão do sistema nervoso. O uso da MRf para mapear o córtex somatossensorial em indivíduos com LM completa demonstrou que a representação da perna é reorganizada na representação da mão. Além disso, a intensidade da dor que parece surgir abaixo da lesão após uma LM está significativamente correlacionada com a quantidade de reorganização no córtex somatossensorial.[56] A reestruturação cortical também ocorre após a amputação; isso é discutido no Capítulo 12.

A plasticidade cortical e a reorganização impulsionam a recuperação funcional após um AVC.[57] Após um AVC cortical, a MRf e os estudos de tomografia de emissão de pósitrons (PET) mostram aumento na atividade do córtex sensório-motor e elevação da atividade bilateral em outras áreas corticais. Conforme o tempo e o progresso da recuperação, é observada uma mudança na atividade cerebral para um padrão lateralizado mais normal.[58,59] Indivíduos com AVC sofrem uma reorganização da representação cortical sensório-motora nas áreas motoras circundantes. Esta reorganização pode progredir por mais de 2 anos.[60]

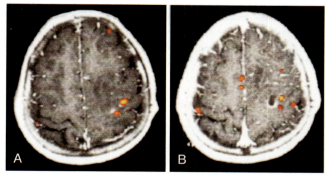

Fig. 7.8 Ressonância magnética funcional (MRf) que ilustra as mudanças na atividade cerebral durante o movimento dos dedos indicador e polegar antes e após da cirurgia para remover um tumor cerebral. **A,** Antes da cirurgia, o movimento da mão era normal, e a área motora primária do córtex cerebral era mais ativa durante o movimento. **B,** Após a cirurgia, a mão era parética e a atividade na área motora primária do córtex cerebral diminuiu. No entanto, a atividade em outras áreas motoras do córtex cerebral aumentou após a cirurgia.
(De Reinges MH, Krings T, Rohde V, et al.: Prospective demonstration of short-term motor plasticity following acquired central paresis. Neuroimage 24:1252, 2005.)

A MRf mostra uma reorganização significativa do cérebro em pacientes que desenvolvem paresia após uma cirurgia para tumor cerebral.[61] A Figura 7.8 mostra as mudanças na MRf antes e depois da cirurgia. No pré-operatório, o córtex motor no lado direito da imagem (A) foi a principal área ativada durante uma tarefa com o dedo e o polegar, mas, após a ressecção do tumor, a mesma tarefa foi realizada com ativação em múltiplas áreas do cérebro, incluindo o hemisfério oposto (B).

A reorganização do cérebro também foi demonstrada em pessoas com surdez. Indivíduos com surdez congênita aumentaram a visão periférica a estímulos em movimento, comparados com indivíduos não surdos.[62] Embora os implantes cocleares colocados precocemente na vida ativem áreas corticais normalmente associadas à entrada auditiva, os implantes cocleares colocados após os 7 anos de idade ativam áreas corticais normalmente não associadas à entrada auditiva, indicando reorganização decorrente da falta de *input* sensorial auditivo no córtex auditivo.[63] As pessoas com cegueira também experimentam uma reorganização cerebral. Por exemplo, os estudos de MRf mostram que indivíduos com cegueira usam uma área visual do córtex ao ler em braile ou ao executar uma tarefa de memória.[65]

A reorganização funcional após uma lesão nervosa é provavelmente também um fator em algumas síndromes de dor crônica, nas quais a dor persiste, apesar da aparente cicatrização da lesão precipitante. Esse tipo de plasticidade é discutido no Capítulo 12.

A composição genética de uma pessoa influencia a capacidade do córtex de se reorganizar e sofrer plasticidade. Em estudos separados, indivíduos com uma variação do gene do fator neurotrófico derivado do cérebro (BDNF), que é importante para a plasticidade e o reparo do SNC, apresentaram uma diminuição da reorganização do mapa motor após o treinamento,[66] padrões alterados de atividade cerebral associados à redução da aprendizagem de uma tarefa motora[67] e a pior recuperação após uma hemorragia subaracnoidal.[68] A recuperação prejudicada pode ser decorrente da redução da ativação do córtex sensório-motor ipsilateral.[69] Os indivíduos com uma variação genética no sistema de dopamina demonstraram aprendizagem motora reduzida e se beneficiaram mais do fármaco L-Dopa que aqueles sem a variação genética.[70]

As áreas corticais se ajustam rotineiramente às mudanças na entrada sensorial e desenvolvem novas funções dependentes da saída motora.

Alterações Relacionadas com a Atividade na Liberação de Neurotransmissores

A atividade neuronal regula a produção de neurotransmissores e sua liberação. A estimulação repetida das vias somatossensoriais pode causar aumento nos neurotransmissores inibitórios, diminuindo a resposta do córtex sensorial à superestimulação. A subestimulação pode ter o efeito oposto, fazendo com que o córtex seja mais responsivo a estímulos sensoriais fracos.[71,72] O melhor entendimento dos mecanismos celulares envolvidos na plasticidade pode levar a uma melhora na reabilitação clínica dos transtornos periféricos e do SNC em crianças e adultos.

Um tratamento potencialmente benéfico de distúrbios neuroquímicos usa a manipulação genética para influenciar a neuroplasticidade. Modificar geneticamente neurônios existentes permite que os neurônios produzam e secretem substâncias químicas que são deficientes no cérebro. Ensaios laboratoriais demonstraram que a transferência de um gene de NGF em neurônios que secretam o neurotransmissor dopamina pode proteger esses neurônios de mudanças degenerativas.[73] Além disso, os níveis aumentados de NGF e outros fatores neurotróficos podem proteger os neurônios, promovendo a sobrevivência dos neurônios, a resistência a lesões e a plasticidade.[73] Ensaios clínicos preliminares mostraram benefícios terapêuticos promissores para o tratamento de várias condições[74] e podem se estender para o tratamento de perturbações neurológicas, incluindo apoplexia, doença de Alzheimer, doença de Parkinson, doença de Huntington e ELA.[75]

Neurogênese

Como discutido no Capítulo 5, as células-tronco do cérebro humano adulto são capazes de se tornarem novos neurônios. Suspeita-se que as células-tronco estejam envolvidas na remodelação cerebral após uma lesão neurológica, incluindo AVC, TCE e doença neurodegenerativa.[76] As células precursoras neurais migram em direção à área isquêmica após um AVC.[77] Muitas células precursoras que chegam perto da área isquêmica não sobrevivem, possivelmente em decorrência da inflamação presente. Os pesquisadores estão examinando atentamente como e por que a neurogênese ocorre, o que leva as células precursoras neurais à localização de seus alvos, como criar um ambiente propício para elas sobreviverem quando atingirem seu alvo, e se células precursoras neurais podem ser usadas para tratamento de lesão neurológica e doenças neurodegenerativas. A neurogênese é uma via excitante para a descoberta de novas terapias para tratar lesões ou doenças cerebrais.

EFEITOS DA REABILITAÇÃO SOBRE A PLASTICIDADE

A plasticidade permite a recuperação de lesão do sistema nervoso; contudo, o movimento ativo é crucial para otimizar a recuperação motora. Após lesões do sistema nervoso, tanto a intensidade da reabilitação quanto a quantidade de tempo entre a lesão e o início da reabilitação influenciam a recuperação da função neuronal. A falta prolongada de movimento ativo após uma lesão cortical pode levar à perda subsequente de função em regiões adjacentes e não danificadas do cérebro.[78] Os movimentos de retreinamento evitam danos subsequentes em áreas adjacentes do córtex.[79] Usando macacos, os pesquisadores imitaram um AVC ao danificar uma pequena parte do córtex motor associado ao controle do movimento da mão. Quando o treinamento dos movimentos da mão foi iniciado 5 dias após a lesão original, os pesquisadores não encontraram perda de função nas regiões corticais adjacentes não danificadas. Em alguns casos, a reorganização neural ocorreu, e a representação da mão do córtex estendeu-se para as regiões do córtex anteriormente ocupadas por representações de ombro e cotovelo.[79] Como a reorganização funcional coincide com a recuperação dos movimentos dos dedos, alguns pesquisadores acreditam que a reabilitação tem efeito direto na integridade e reorganização das regiões adjacentes e não danificadas do córtex motor.

Reabilitação Antecipada

As evidências indicam que a reabilitação precoce é importante para melhorar a recuperação.[80,81] Os investigadores produziram pequenas lesões nos córtices sensório-motores de ratos e iniciaram a reabilitação enriquecida 5 dias ou 30 dias após o AVC. A reabilitação enriquecida consistia em alojar quatro a seis ratos em uma gaiola com uma variedade de objetos projetados para encorajar (não forçar) o uso coordenado do membro anterior comprometido. Depois de receber 5 semanas de tratamento, os ratos cuja reabilitação começou 5 dias após a lesão recuperaram mais que o dobro de alimento usando o membro anterior deficiente em relação aos ratos que também receberam 5 semanas de tratamento, mas cuja reabilitação começou 30 dias após a lesão. O treinamento precoce na esteira combinado com modulação de neuroinflamação promoveram a recuperação em camundongos, mas a realização posterior da intervenção não foi eficaz.[82] O atraso reduz o impacto da terapia.

Entretanto, a reabilitação excessivamente vigorosa da função motora muito cedo após a lesão pode ser contraproducente. O movimento induzido por restrição de um membro comprometido imediatamente após uma lesão experimental do córtex sensório-motor em ratos adultos tem mostrado aumentar drasticamente a lesão neuronal e resultar em déficits de longa duração no posicionamento de membros, diminuição da resposta à estimulação sensorial e uso defeituoso do membro de apoio postural.[83] Além disso, os córtices desses animais apresentaram grandes aumentos no volume das lesões e ausência de crescimento dendrítico ou brotamento. Esses resultados sugerem que o movimento imediato, intenso e induzido por restrição de um membro comprometido pode expandir a lesão cerebral. Dados preliminares indicam que a excitotoxicidade, causada pelo aumento dependente do uso da atividade cortical, é uma possível explicação para o aumento do tamanho da lesão (Fig. 7.9).[83] Esses efeitos prejudiciais da TMIR ocorrem apenas com o uso extremo excessivo da extremidade prejudicada imediatamente após a lesão. Se os ratos têm lesões induzidas no córtex sensório-motor e são autorizados a usar livremente ambos os membros anteriores após a cirurgia, a complexidade dendrítica aumenta na parte do córtex que controla a extremidade comprometida, e não ocorre aumento no dano cortical.[84] Em ratos, o treinamento de reabilitação iniciado 3 a 5 dias após uma lesão não aumenta o tamanho da lesão ou piora os resultados comportamentais.[81]

Em pessoas, a TMIR intensa iniciada aproximadamente 10 dias após o AVC produziu menor melhora funcional da extremidade superior prejudicada em comparação com a terapia habitual ou TMIR padrão administrada durante a fase crônica pós-AVC.[85] A TMIR intensa não aumentou o tamanho da lesão do AVC[85], como a reabilitação intensa imediata causou em ratos adultos.

| Lesão + sem gesso | Lesão + gesso nos dias 1-15 | Lesão + gesso nos dias 1-7 | Lesão + gesso nos dias 8-15 |

Fig. 7.9 Efeitos do movimento forçado sobre o tamanho da lesão do cérebro em ratos. Danos cerebrais unilaterais foram induzidos em alguns dos ratos; alguns tiveram o membro anterior ipsilateral imobilizados durante a recuperação, e outros não foram imobilizados. Os grupos experimentais foram os seguintes: sem lesão, com ou sem gesso; lesão sem gesso; lesão com gesso nos dias 1 a 15; lesão com gesso nos dias 1 a 7; e lesão com gesso nos dias 8 a 15. No grupo sem lesão não foi encontrado nenhum efeito da imobilização com gesso no cérebro. Os desenhos de cortes coronais indicam as lesões médias em cada grupo lesionado. As áreas pretas indicam um dano mínimo, e as regiões vermelhas mostram a extensão máxima de dano cerebral. O tamanho da lesão cerebral aumentou com o movimento induzido por restrição que ocorreu nos dias 1 a 7 ou dias 1 a 15; o movimento induzido por restrição nos dias 8 a 15 não aumentou o tamanho da lesão. *(Modificada de Humm JL, Kozlowski DA, James DC, et al.: Use-dependent exacerbation of brain damage occurs during an early post-lesion vulnerable period.* Brain Res *783:286-292, 1998).*

RACIOCÍNIO CLÍNICO DIAGNÓSTICO CENTRAL DE NEUROPLASTICIDADE 7.3

C. V., Parte III

C. V. 5: C. V. demonstra maior fraqueza no membro inferior direito que no membro superior direito após o AVC. Por que as atividades funcionais em pé seriam mais eficazes que *quads* repetitivos de arco curto na posição supina para melhorar o recrutamento e a força dos músculos em torno do joelho direito durante as atividades de levantamento de peso?

C. V. 6: Você nota que C. V. tem um histórico de "AIT". Revise a seção sobre distúrbios do suprimento vascular no Capítulo 25. O que é um AIT? Por que é um preditor de AVC?

C. V. 7: Revise a Tabela 25.1, que descreve os sinais associados a várias artérias cerebrais. Com base nas deficiências motoras de C. V., qual artéria foi mais provavelmente ocluída? Confirme sua hipótese referindo-se ao homúnculo motor na Figura 14.7 e ao círculo de Willis ilustrado na Figura 2.15.

C. V. 8: Qual parte do córtex seria lesionada se a artéria envolvida fosse a artéria cerebral média, em oposição à artéria cerebral anterior?

Tipos Específicos de Reabilitação São Efetivos durante a Fase Crônica Pós-Acidente Vascular Cerebral

Alguns tipos de reabilitação são benéficos mesmo se iniciados durante a fase crônica pós-AVC, porque a plasticidade pode ocorrer com a reabilitação depois de meses ou anos após a lesão neurológica. Os estudos de MRf e EMT mostram que a reorganização do cérebro e a plasticidade ocorrem em indivíduos com AVE crônico que passaram por treinamento da extremidade superior (indivíduos com mais de 1 ano e meio pós-AVC; sujeitos com mais de 6 meses após o AVC).[86,87] Além disso, as terapias adjuntas como EMT combinadas com reabilitação podem induzir mudanças plásticas para melhorar a função dos membros superiores em indivíduos com AVC crônico.[88] Embora pareça que maiores quantidades de prática ou um maior número de repetições sejam necessários para induzir a plasticidade durante a fase crônica, a quantidade de prática necessária e o melhor momento de prática exigem mais estudos.[89]

O tipo de terapia oferecida também é importante para o sucesso final do tratamento. O treinamento de tarefa específica é essencial para a aprendizagem motora.[90] A EMT e a MRf mostram que o treinamento de tarefa específica, em oposição à reabilitação tradicional do AVC, produz uma reorganização cortical duradoura nas áreas cerebrais ativadas.[91] Um exemplo do treinamento de tarefa específica é usar a mão fraca para pegar um copo e levá-lo à boca para beber, ao contrário de uma das abordagens tradicionais do terapeuta que guia repetidamente os movimentos passivos do paciente da mão até a boca. O treinamento de tarefa específica induz um padrão mais normal de ativação cerebral comparado ao treinamento de uso geral da extremidade superior em indivíduos com AVC.[87]

A TMIR é um tipo de treinamento de tarefa específica usado em pessoas com disfunção crônica resultante de um AVC. Com essa técnica, o uso do membro superior não afetado é restringido por uma tipoia. O paciente, então, passa por intensa prática de movimentos funcionais com a extremidade superior afetada. Os pacientes selecionados (apenas 20% a 25% dos pacientes têm movimento da mão suficiente para se qualificar para a terapia)[92] em um estudo multicêntrico experimentaram maior melhora na função do membro superior em comparação àqueles indivíduos que receberam tratamento habitual,[93] e essas melhoras persistiram por pelo menos 2 anos.[94] A TMIR induz a reorganização funcional do córtex em indivíduos com AVC. A TMIR aumenta a atividade do córtex sensorial e motor durante o movimento da mão (Fig. 7.10) e o tamanho da área cortical dedicada ao movimento da mão.[3,95]

RESUMO

Os pesquisadores fizeram progressos notáveis na compreensão da capacidade do sistema nervoso de se curar e se adaptar após danos. A neuroplasticidade, que permite que as pessoas se recuperem da lesão neural, é um conceito essencial para aqueles que planejam intervenções. Uma compreensão deste conceito-chave é essencial para terapeutas físicos e ocupacionais. Os terapeutas podem otimizar a recuperação por:

- Iniciar a terapia precocemente, evitando o uso vigoroso ou o uso excessivo de extremidades prejudicadas durante os primeiros dias após a lesão do SNC
- Praticar muitas repetições de tarefas específicas para provocar uma neuroplasticidade adaptativa benéfica
- Fazer uso de terapia baseada em evidências para o AVC crônico.

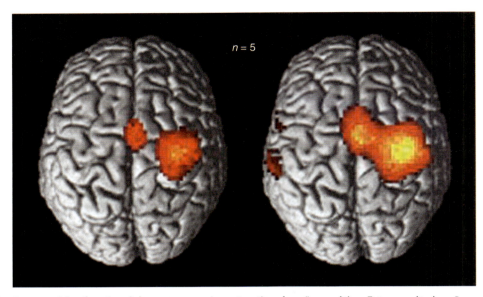

Fig. 7.10 **Ressonância magnética funcional durante o movimento ativo da mão parética.** Estes resultados são para um grupo de cinco pessoas, todas com um AVC próximo do momento do parto e que participaram da terapia de movimento induzida por restrição durante 2 semanas quando tinham entre 10 e 20 anos de idade. A imagem à esquerda mostra a atividade cortical antes da terapia de movimento, e a imagem à direita mostra a atividade cortical depois. Os córtices sensoriais e motores afetados mostram um aumento de ativação após a terapia.
(De Walther M, Juenger H, Kuhnke N, et al.: Motor cortex plasticity in ischemic perinatal stroke: a transcranial magnetic stimulation and functional MRI study. Pediatr Neurol 41:171-178, 2009.)

RACIOCÍNIO CLÍNICO DIAGNÓSTICO AVANÇADO

RACIOCÍNIO CLÍNICO DIAGNÓSTICO DA NEUROPLASTICIDADE PERIFÉRICA 7.3

O nervo fibular comum dá origem ao nervo cutâneo lateral da panturrilha, ao nervo fibular superficial e o nervo fibular profundo.
P. N. 5: Consulte o mapa de distribuição motora do nervo fibular comum no Apêndice 17-2B. Por que P. N. demonstra fraqueza com eversão, dorsiflexão e extensão dos dedos, mas força de flexão normal no joelho?
P. N. 6: Consulte o mapa de distribuição sensorial no Apêndice 17-2B. Como apenas algumas fibras foram cortadas, P. N. tem uma sensação prejudicada, ao contrário da sensação ausente. Em que distribuição você espera que P. N. tenha uma sensação prejudicada?
P. N. 7: Consulte a classificação do axônio da Tabela 10.1. Se as deficiências motoras e sensoriais de P. N. foram decorrentes da compressão do nervo fibular comum, em oposição ao corte parcial, explique por que você encontra sensibilidade à picada intacta dentro da distribuição dos nervos fibular superficial e profundo e toque leve ausente na mesma distribuição.

NOTAS CLÍNICAS

Estudo de Caso

Bill é um homem casado de 47 anos de idade. Ele tem três filhos e era engenheiro em uma empresa de tecnologia. Ele era o motorista em uma colisão frontal com um pilar de muro de concreto; ele estava usando cinto de segurança. Bill foi encontrado inconsciente na cena e foi intubado e colocado em um respirador. Foi transferido para um hospital por um serviço de resgate aéreo. Na unidade de trauma, a avaliação revelou que ele havia sofrido uma lesão cerebral; múltiplas fraturas de costela; múltiplas feridas abertas no rosto, cabeça e membros, além de ter fraturado o pulso direito. Uma tomografia computadorizada (TC) de seu cérebro mostrou contusões (hematomas) dos lobos frontais e do tronco cerebral.

As lacerações de Bill foram reparadas. O cirurgião notou que o nervo mediano direito foi parcialmente cortado no punho e reparado cirurgicamente. Bill foi transferido para a unidade de terapia intensiva (UTI), continuando a usar um ventilador. Um monitor foi colocado dentro do crânio de Bill para medir a pressão interna de seu crânio para que medidas apropriadas pudessem ser tomadas se a pressão intracraniana aumentasse. Bill estava em coma por 10 dias. Após 10 dias na UTI, Bill começou a abrir os olhos e a se mover quando comandado.

> **NOTAS CLÍNICAS** *(Cont.)*
>
> No 14º dia, um tubo de alimentação foi inserido em seu estômago e uma traqueotomia foi realizada para facilitar a ventilação. No 16º dia, ele foi avaliado quanto ao potencial de reabilitação. Seu nível de consciência flutuava, e ele era incapaz de atender a instruções verbais ou gestuais. Na semana seguinte, ele melhorou o suficiente para ser retirado do ventilador e saiu da UTI. No 30º dia de sua internação, ele foi transferido para a unidade de reabilitação.
>
> ### DIA DE EXAME 30
>
> S: Área da mão direita sem sensibilidade (sem resposta ao teste da picada de agulha): três dedos e meio laterais palmares e a palma adjacente e o lado dorsal do indicador e metade do dedo anelar.
> M: Incapaz de se sentar supinamente, incapaz de se sentar de forma independente. Incapaz de mover o polegar direito em oposição. Fraqueza da mão direita: flexão e abdução do metacarpo do polegar e extensão das articulações IP do indicador e do dedo médio.
>
>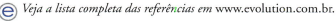
>
> *M*, motor; *S*, somatossensorial.
>
> Bill foi capaz de seguir comandos gestuais simples em aproximadamente 50% dos testes. Ele precisava de assistência em todas as atividades da vida diária. Os objetivos da terapia eram melhorar sua independência funcional, moldar seu comportamento e maximizar sua recuperação cognitiva.
>
> Depois de 10 dias na unidade de reabilitação, os tubos de alimentação e a traqueotomia foram removidos. No 40º dia, ele foi capaz de se locomover com um andador. Ele recebeu alta para casa 8 semanas após o acidente. Ele teve recuperação da sensibilidade na metade proximal da distribuição do nervo mediano na palma e foi capaz de se opor fracamente ao polegar. Oito meses depois, sua mão direita está totalmente recuperada. Bill continua a receber reabilitação ambulatorial semanal, incluindo terapia ocupacional, fono e fisioterapia.
>
> #### Questões
> 1. No nível celular, o que estava ocorrendo 1 semana após a lesão e 6 meses depois no cérebro de Bill?
> 2. No nível celular, o que estava ocorrendo 1 semana após a lesão e 6 meses depois no nervo mediano direito de Bill?

 Veja a lista completa das referências em www.evolution.com.br.

PARTE 3 — DESENVOLVIMENTO DO SISTEMA NERVOSO

8 Desenvolvimento do Sistema Nervoso

Laurie Lundy-Ekman, PhD, PT

Objetivos do Capítulo

1. Descrever os três estágios de desenvolvimento no útero.
2. Definir ectoderma, mesoderma e endoderma.
3. Descrever o fechamento do tubo neural.
4. Definir dermátomo e miótomo nos contextos de desenvolvimento e avaliação do sistema nervoso.
5. Explicar por que a medula espinal adulta termina no nível vertebral de L1-L2.
6. Associar as regiões de desenvolvimento do rombencéfalo, mesencéfalo e prosencéfalo com suas respectivas estruturas ao nascimento.
7. Explicar os papéis da morte neuronal e da retração axonal durante o desenvolvimento normal.
8. Explicar por que o dano neural que ocorre no útero pode não ser evidente até 1 ano ou mais após o dano ter ocorrido.
9. Descrever espinha bífida oculta, meningocele, mielomeningocele, mielosquise e autismo.
10. Associar defeitos do tubo neural, síndrome alcoólica fetal e encefalopatia crônica da infância não progressiva com os horários de pico de incidência durante o desenvolvimento.

Sumário do Capítulo

Fases do Desenvolvimento no Útero
    Estágio Pré-Embrionário
    Estágio Embrionário
    Estágio Fetal
Formação do Sistema Nervoso
    Formação do Tubo Neural (Dias 18 a 26)
    Relação do Tubo Neural com Outras Estruturas em Desenvolvimento
    Formação Cerebral (Começa Dia 28)
    Desenvolvimento Contínuo durante o Estágio Fetal
Desenvolvimento no Nível Celular
Mudanças do Sistema Nervoso na Infância
    Períodos Críticos
    Mudanças nos Reflexos do Pescoço e Vestibular
Transtornos do Desenvolvimento: Danos ao Sistema Nervoso no Útero e Perinatal

Defeitos do Tubo Neural
Síndrome da Medula Presa
Atrofia Muscular Espinal
Exposição a Álcool ou Cocaína no Útero
Localização Anormal das Células
Deficiência Intelectual
Encefalopatia Crônica da Infância não Progressiva
Transtorno do Desenvolvimento da Coordenação
Transtorno do Déficit de Atenção e Hiperatividade
Distúrbios do Espectro Autista
Resumo dos Transtornos do Desenvolvimento
Resumo
Racionamento Clínico Diagnóstico Avançado

Sou um estudante de 22 anos. No próximo ano vou completar meu mestrado em fisioterapia e pretendo me especializar em pediatria. Ajudar as crianças com déficits neurológicos é muito importante para mim porque fui diagnosticado com encefalopatia crônica da infância não progressiva (EPCINP) aos 2 anos de idade. Naquela época, um amigo de meus pais perguntou se eles me deixariam ser visto por um especialista em pediatria porque notou que eu ainda estava engatinhando enquanto todas as crianças com quem eu brincava estavam andando. Eu não tinha outros sinais de atraso no desenvolvimento, verbal, cognitivo ou social, mas minhas habilidades motoras estavam muito aquém das dos meus pares. Ao contrário dos pediatras que eu tinha visto anteriormente, que disseram que eu iria superar o meu atraso motor, este especialista confirmou o que meus pais haviam suspeitado. Um diagnóstico de encefalopatia crônica da infância não progressiva do tipo diplégica espástica[a] leve foi feito, e meus pais procuraram atividades que pudessem incentivar meu desenvolvimento.

Ainda não entendi por que meus médicos não falaram com meus pais sobre fisioterapia. Felizmente, eu comecei a escola 3 anos depois, e meu professor de educação física se interessou. Com o melhor de suas habilidades, ele usou suas táticas como educador e leu extensivamente pelos próximos 6 anos para me fornecer oportunidades de desenvolver habilidades motoras. Minha primeira sessão de terapia formal veio no oitavo ano, quando fui encaminhado pela escola a um terapeuta ocupacional para uma avaliação e para desenvolver um programa de educação física que eu poderia fazer de maneira independente. Essa visita despertou meu interesse pela reabilitação, moldando minha escolha de carreira.

Como mencionei, minha EPCINP é leve. Minhas habilidades cognitivas não foram afetadas, e minha coordenação do membro superior é quase normal. Um registro médico afirma que havia algum envolvimento do meu membro superior esquerdo, mas não notei quaisquer problemas, exceto quando meus reflexos são testados. Estou inclinado a pensar que qualquer diminuição da coordenação de membros superiores seja decorrente da falta de desafios em uma idade mais jovem, mas não posso confirmar esta suspeita. O impacto físico mais significativo que essa doença teve na minha vida está no padrão de marcha e nas atividades recreativas. Quando criança, a disfunção motora era mais um problema diário do que é agora porque eu não conseguia acompanhar meus amigos. Eu ainda tenho dificuldades às vezes. Mais recentemente, lutei com o aprendizado para realizar transferências de pacientes dependentes em uma escola de fisioterapia. Pessoalmente, considero que o maior impacto que a doença teve na minha vida foi psicológico. Há ainda algumas atividades que eu gostaria de aprender a fazer, mas meu insucesso nas atividades motoras quando criança tem influenciado o que eu estou disposto a tentar agora. Por outro lado, é por isso que estou me tornando um fisioterapeuta: quero que crianças e adultos saibam que as limitações físicas não precisam impedi-los de aproveitar a vida tanto quanto qualquer outra pessoa.

—Heidi Boring

[a]Enrijecimento muscular excessivo bilateral com fraqueza, geralmente afetando os membros inferiores.

De uma única célula fertilizada, pode se desenvolver um ser humano inteiro. Como o sistema nervoso primorosamente complexo é gerado durante o desenvolvimento? Influências genéticas e ambientais agem sobre as células ao longo do processo de desenvolvimento, estimulando o crescimento celular, a migração, a diferenciação e até mesmo a morte celular e a retração axonal para criar o sistema nervoso maduro. Alguns desses processos são concluídos no útero; outros continuam durante os primeiros anos após o nascimento. O entendimento do início do sistema nervoso é vital para compreender os distúrbios do desenvolvimento e é útil para compreender a anatomia do sistema nervoso adulto.

FASES DO DESENVOLVIMENTO NO ÚTERO

Os seres humanos no útero passam por três estágios de desenvolvimento:
- Pré-embrionário
- Embrionário
- Fetal

Estágio Pré-Embrionário

O estágio pré-embrionário dura desde a concepção até aproximadamente o 14° dia. A fertilização do óvulo geralmente ocorre na tuba uterina. O óvulo fertilizado, uma célula única, começa a divisão celular à medida que se move ao longo da tuba uterina e para a cavidade do útero (Fig. 8.1). Através da divisão celular repetida, uma esfera sólida de células é formada. Em seguida, uma cavidade se abre na esfera das células. A camada externa da esfera se tornará a contribuição fetal para a placenta, e a massa celular interna se tornará o embrião. A esfera se implanta no endométrio do útero.

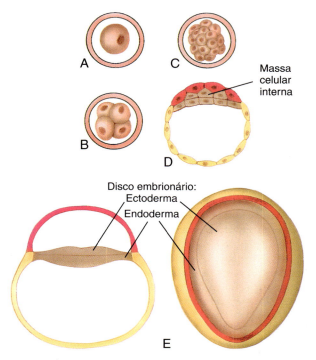

Fig. 8.1 A, Óvulo fertilizado, uma única célula. **B,** Estágio de quatro células. **C,** Esfera sólida de células. **D,** Esfera oca das células. A massa celular interna se tornará o disco embrionário. **E,** O disco embrionário de duas camadas, mostrado no corte transversal (à esquerda) e vista de cima (à direita). A camada superior do disco é o ectoderma e a camada inferior é o endoderma.

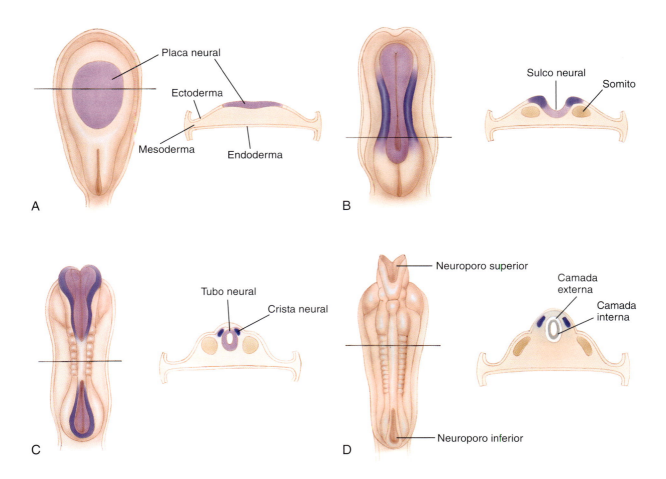

Fig. 8.2 À esquerda de cada painel, a vista é de cima do embrião. À direita em cada painel, são mostrados cortes transversais através do embrião. **A,** Dia 16. Compare com a Figura 8.1E. **B,** A seção da linha média da placa neural se move em direção ao interior do embrião, criando o sulco neural (dia 18). **C,** As dobras da placa neural se encontram, formando o tubo neural. A crista neural se separa do tubo e do ectoderma remanescente (dia 21). **D,** As extremidades abertas do tubo neural são os neuroporos. O tubo neural se diferencia em uma camada interna e uma externa.

Durante a implantação, a massa celular interna se desenvolve no disco embrionário, consistindo em duas camadas celulares: ectoderma e endoderma. Logo, uma terceira camada de células, o mesoderma, é formada entre as outras duas camadas.

Estágio Embrionário

Durante o estágio embrionário, do dia 15 até o fim da oitava semana, os órgãos são formados (Fig. 8.2). O ectoderma se desenvolve em órgãos sensoriais, epiderme e sistema nervoso. O mesoderma se desenvolve na derme, nos músculos, no esqueleto e nos sistemas excretor e circulatório. O endoderma se diferencia para se tornar intestino, fígado, pâncreas e sistema respiratório.

Estágio Fetal

O estágio fetal dura desde o fim da oitava semana até o nascimento. O sistema nervoso se desenvolve mais completamente, e a mielinização[A] (isolamento de axônios pelo tecido adiposo) começa.

[A]. **Nota do Revisor Científico:** De forma clássica, a etapa de mielinização do sistema nervoso é entendida como o período em que células da glia (célula de Schwann e oligodendrócitos) começam a produzir bainha de mielina ao redor dos axônios, respectivamente, nos sistemas nervosos periférico e central.

O sistema nervoso se desenvolve a partir do ectoderma, a camada celular externa do embrião.

FORMAÇÃO DO SISTEMA NERVOSO

A formação do sistema nervoso ocorre durante o estágio embrionário e consiste em duas fases. Primeiro, o tecido que se tornará o sistema nervoso se unirá para formar um tubo ao longo das costas do embrião. Quando as extremidades do tubo se fecham, a segunda fase, a formação do cérebro, começa.

Formação do Tubo Neural (Dias 18 a 26)

O sistema nervoso começa como um espessamento longitudinal do ectoderma, chamado de *placa neural* (Fig. 8.2A). A placa se forma sobre a superfície do embrião, que se estende da cabeça até a região da cauda, em contato com o fluido amniótico. As bordas da placa se dobram para criar o *sulco neural*, e as dobras crescem uma em direção à outra (Fig. 8.2B). Quando as pregas se tocam (dia 21), o tubo neural é formado (Fig. 8.2C). O tubo neural se fecha primeiro na futura região cervical. Em seguida, o sulco fecha rapidamente rostralmente e caudalmente, deixando as extremidades abertas, que são chamadas de neuroporos (Fig. 8.2D). Células adjacentes ao tubo neural se separam do tubo e do ectoderma remanescente para formar a *crista neural*.

> **RACIOCÍNIO CLÍNICO DIAGNÓSTICO 8.1**
>
> **S. B., Parte I**
>
> Seu paciente, S. B., é um menino de 6 anos de idade que foi qualificado pelo Rotary Club e pela equipe médica no Vietnã para receber uma cadeira de rodas doada. Ele parece ter paraplegia, e sua mãe diz que ele nasceu sem o uso de suas pernas. O histórico clínico anterior é significativo para espinha bífida mielomeningocele e uma ferida em sua tuberosidade isquiática direita, que foi completamente curada.
>
> **S. B. 1:** A *espinha bífida* é um defeito congênito que envolve o tubo neural que ocorre quando o neuroporo inferior não fecha. Em casos graves, a espinha bífida causa disfunção sensorial, paralisia flácida e arreflexia abaixo do nível afetado. Quando ele desenvolveu espinha bífida?
>
> **S. B. 2:** Durante o desenvolvimento, qual é a fonte dos axônios que inervam o músculo esquelético?
>
> **S. B. 3:** Durante o desenvolvimento, qual é a fonte dos axônios que inervam os receptores sensoriais periféricos?

Quando a crista se desenvolve, o tubo neural e a crista neural se movem dentro do embrião. O ectoderma suprajacente (destinado a se tornar a camada epidérmica da pele) se fecha sobre o tubo e a crista neural. O neuroporo superior se fecha no dia 27, e o neuroporo inferior se fecha aproximadamente 3 dias depois.

No dia 26, o tubo se diferencia em dois anéis concêntricos (Fig. 8.2D). A camada interna contém corpos celulares e se tornará a massa cinzenta. A camada externa contém processos de células cujos corpos estão localizados na camada interna. A camada externa se desenvolve na substância branca, consistindo em axônios e células gliais.

O tubo neural se desenvolve até o fim da quarta semana. O cérebro e a medula espinal se desenvolvem inteiramente a partir do tubo neural.

Relação do Tubo Neural com Outras Estruturas em Desenvolvimento

À medida que o tubo neural se fecha, o mesoderma adjacente se divide em aglomerados esféricos de células chamados de *somitos* (Fig. 8.2B). Os somitos em desenvolvimento causam protuberâncias que aparecem na superfície do embrião (Fig. 8.3). Os somitos aparecem primeiro na futura região occipital, e novos somitos são adicionados caudalmente. A parte anteromedial de um somito, o *esclerótomo*, torna-se as vértebras e o crânio. A parte posteromedial do somito, o *miótomo*, torna-se o músculo esquelético. A parte lateral do somito, o *dermátomo*, torna-se a derme (Fig. 8.4).

À medida que as células da camada interna se proliferam no tubo neural, formam-se sulcos em cada lado do tubo, separando o tubo em seções ventral e dorsal (Fig. 8.4). A seção ventral é a *placa motora*. Os axônios dos corpos celulares localizados na placa motora crescem a partir do tubo para inervar a região do miótomo do somito. À medida que o desenvolvimento continua, essa associação leva à formação de um *miótomo*: um grupo de músculos derivados de um somito e inervado por um único nervo espinal. Assim, o *miótomo* tem dois significados: (1) uma seção embriológica do somito e (2) após o estágio embrionário, um grupo de músculos inervados por um nervo espinal segmentar. Os neurônios cujos corpos celulares estão na placa motora se tornam os neurônios motores, que inervam o músculo esquelético e os interneurônios. Na medula espinal madura, a substância cinzenta derivada da placa motora é chamada de *corno ventral*.

A seção dorsal do tubo neural é a *placa de associação* (também chamada de *placa alar*). Na medula espinal, esses neurônios proliferam e formam interneurônios e neurônios de projeção. Na medula espinal madura, a substância cinzenta derivada da placa de associação é chamada de *corno dorsal* (Fig. 8.4).

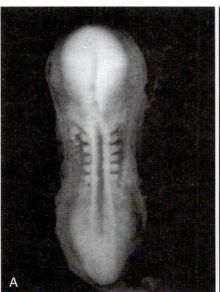
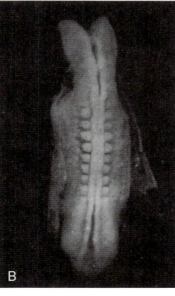

Fig. 8.3 Fotografias de embriões no início da quarta semana. Em **A**, o embrião é essencialmente reto, enquanto o embrião em **B** é ligeiramente curvo. Em **A**, o sulco neural é profundo e está aberto em toda a sua extensão. Em **B**, o tubo neural se formou entre as duas fileiras de somitos, mas é amplamente aberto nos neuroporos rostral e caudal. O tubo neural é o primórdio do sistema nervoso central (cérebro e medula espinal). *(Modificada de Moore KL, Persaud TVN, Shiota K: Color atlas of clinical embryology, ed. 2, Philadelphia, 2000, Saunders.)*

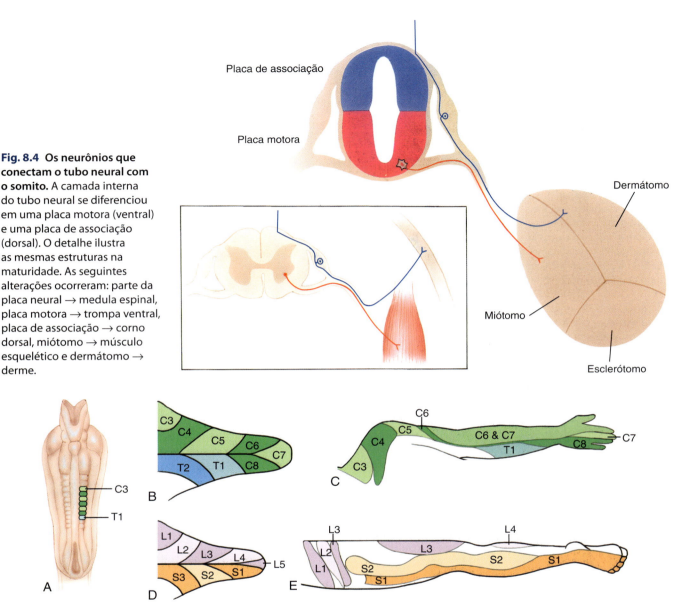

Fig. 8.4 Os neurônios que conectam o tubo neural com o somito. A camada interna do tubo neural se diferenciou em uma placa motora (ventral) e uma placa de associação (dorsal). O detalhe ilustra as mesmas estruturas na maturidade. As seguintes alterações ocorreram: parte da placa neural → medula espinal, placa motora → trompa ventral, placa de associação → corno dorsal, miótomo → músculo esquelético e dermátomo → derme.

Fig. 8.5 Relação entre somitos e dermátomos. A, Os somitos coloridos se desenvolvem na derme do membro superior (estes somitos também se tornam músculos e ossos, não mostrado). **B e D,** O desenvolvimento de dermátomos nos brotos dos membros durante a quinta semana. **C e E,** Dermátomos nos membros superiores e inferiores adultos.
(Os dermátomos adultos ilustrados são derivados de MWL, McPhee RW, Stringer MD: An evidence-based approach to human dermatomes. Clin Anat *21:363-373, 2008.)*

Os neurônios na região dorsal do tubo neural processam as informações sensoriais. Os neurônios com corpos celulares na região ventral inervam o músculo esquelético.

A *crista neural* se separa em duas colunas, uma de cada lado do tubo neural. As colunas se dividem em segmentos que correspondem às áreas dérmicas dos somitos. As células da crista neural formam neurônios sensoriais periféricos, células mielínicas, neurônios autônomos e órgãos endócrinos (medula adrenal e ilhotas pancreáticas). As células que se tornam neurônios sensoriais periféricos crescem em dois processos: um se conecta à medula espinal, e o outro inerva a região do somito que se tornará a derme. Semelhante ao termo *miótomo*, o *dermátomo* tem dois significados: (1) a área do somito que se tornará a derme; e (2) após o estágio embrionário, a derme inervada por um único nervo espinal (Fig. 8.5). Os neurônios sensoriais periféricos, também conhecidos como *neurônios sensoriais primários*, transmitem informações de receptores sensoriais para a placa de associação. Os corpos celulares dos neurônios sensoriais periféricos estão fora da medula espinal, no gânglio da raiz dorsal.

O sistema nervoso periférico, com exceção dos axônios do neurônio motor, se desenvolve da crista neural. Os axônios do neurônio motor se desenvolvem de corpos celulares no tubo neural anterior.

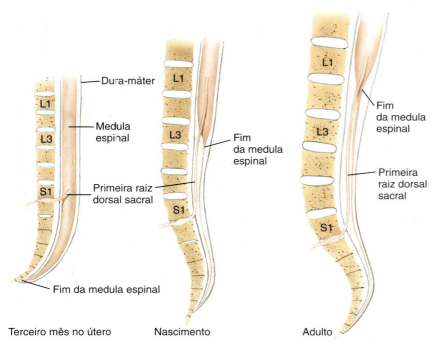

Fig. 8.6 Após o terceiro mês no útero, a taxa de crescimento da coluna vertebral excede a da medula espinal. A passagem das raízes nervosas através de forames vertebrais específicos é estabelecida no início de desenvolvimento, de modo que as raízes nervosas inferiores se alongam dentro do canal vertebral para alcançar a sua passagem. Por simplicidade, apenas a primeira raiz nervosa sacra está ilustrada.

RACIOCÍNIO CLÍNICO DIAGNÓSTICO 8.2

S. B., Parte II

S. B. 4: Logo após o nascimento, ele foi submetido a um procedimento cirúrgico para fechar o defeito, que envolveu a terceira e a quarta vértebras lombares. Qual é provavelmente o menor nível intacto de sua medula espinal?

Até o terceiro mês fetal, os segmentos medulares são adjacentes às vértebras correspondentes, e as raízes dos nervos espinais se projetam lateralmente a partir do cordão. À medida que o feto amadurece, a coluna vertebral cresce mais rápido que o cordão. Como resultado, a medula espinal adulta termina no nível vertebral L1-L2. O fim da medula espinal é o *cone medular*.

Caudalmente aos níveis torácicos, as raízes dos nervos espinais viajam inferiormente para alcançar o forame intervertebral (Fig. 8.6). A coleção das raízes nervosas lombossacrais, que se estendem para a extremidade inferior da medula espinal é a *cauda equina* (denominada assim por sua semelhança com a cauda de um cavalo; Fig. 8.7). Os distúrbios da cauda equina são discutidos no Capítulo 18. O filo terminal é uma continuação da dura-máter, pia-máter e glia que conecta a extremidade da medula espinal ao cóccix.

A disparidade entre os níveis vertebrais e os níveis da medula espinal aumenta dos 3 meses no útero até a idade adulta. Aos 3 meses no útero, a medula espinal se estende quase até o fim do cóccix. Ao nascer, a medula espinal termina aproximadamente no nível vertebral L3-L4. Entre as idades de 4 e 5 anos, a medula espinal deixa de crescer,[1] e a coluna vertebral continua a crescer até o término da adolescência. Entre os 16 e os 18 anos de idade, a medula espinal alcança a sua localização adulta, aproximadamente ao nível vertebral L1-L2.

Formação Cerebral (Começa Dia 28)

Quando o neuroporo superior se fecha, a futura região do cérebro do tubo neural se expande para formar três ampliações (Fig. 8.8): *rombencéfalo*, *mesencéfalo* e *prosencéfalo*. Os alargamentos, como o seu tubo neural precursor, são ocos. No sistema nervoso maduro, as cavidades preenchidas com fluidos são chamadas de *ventrículos*.

O rombencéfalo se diferencia para se tornar o bulbo, a ponte e o cerebelo. No rombencéfalo superior, o canal central se expande para formar o quarto ventrículo. A ponte e o bulbo são superiores e são anteriores ao quarto ventrículo e o cerebelo é posterior. No cerebelo, a camada interna dá origem tanto aos núcleos profundos quanto ao córtex. Para se tornar o córtex, os corpos celulares da camada interna migram através da substância branca para o exterior.

O alargamento do *mesencéfalo* mantém seu nome, mesencéfalo, durante o desenvolvimento. O canal central se torna o aqueduto cerebral no mesencéfalo, conectando o terceiro e o quarto ventrículos.

A região posterior do prosencéfalo fica perto da linha média para se tornar o *diencéfalo*. As estruturas principais são o *tálamo* e o *hipotálamo*. A cavidade da linha média forma o terceiro ventrículo.

A parte anterior do prosencéfalo se torna o *telencéfalo*. A cavidade central aumenta para formar os dois ventrículos laterais (Fig. 8.9). O telencéfalo se torna os *hemisférios cerebrais*; os hemisférios se expandem tão extensivamente que envolvem o diencéfalo. Os hemisférios cerebrais têm núcleos profundos, incluindo os núcleos da base (grupos de corpos celulares); a substância branca (contendo axônios e mielina); e o córtex (camadas de corpos celulares na superfície dos hemisférios). À medida que os hemisférios se expandem ventrolateralmente para formar o lobo temporal, eles alcançam uma forma de "C". Como resultado desse padrão de crescimento, certas estruturas internas, incluindo o núcleo caudado (parte dos núcleos da base) e os ventrículos laterais, também assumem o formato de "C" (Fig. 8.10).

TABELA 8.1	RESUMO DO DESENVOLVIMENTO DO CÉREBRO NORMAL
Rombencéfalo →	Ponte, bulbo, cerebelo, quarto ventrículo
Mesencéfalo →	Mesencéfalo, aqueduto cerebral
Prosencéfalo →	Diencéfalo: tálamo, hipotálamo, terceiro ventrículo Telencéfalo: hemisférios cerebrais incluindo os núcleos da base, córtex cerebral, ventrículos laterais

dos hemisférios cerebrais e cerebelares começam a dobrar, criando sulcos, fendas na superfície e giros, que são elevações da superfície. A Tabela 8.1 resume o desenvolvimento normal do cérebro.

DESENVOLVIMENTO NO NÍVEL CELULAR

Os processos progressivos de desenvolvimento da proliferação, migração e crescimento celular; extensão de axônios para as células-alvo; formação de sinapses; e mielinização dos axônios são equilibrados pelos processos regressivos que remodelam extensamente o sistema nervoso durante o desenvolvimento.

As células epiteliais que revestem o tubo neural se dividem para produzir neurônios e glia. Os neurônios migram para sua localização final por um dos dois mecanismos:

1. Enviando um processo delgado para a superfície do cérebro e, em seguida, içando-se ao longo do processo
   ou
2. Escalando ao longo da glia radial (células longas que se estendem do centro do cérebro até a superfície).

Os neurônios se diferenciam de forma adequada após a migração para o local final. A função de cada neurônio — visual, auditivo, motor etc. — não é geneticamente determinada. Em vez disso, a função depende da área do cérebro para a qual o neurônio migra.[2] As células-filhas de uma célula-mãe específica podem assumir funções totalmente diferentes, dependendo da localização da migração.[3]

Como os neurônios de uma região do sistema nervoso encontra as células-alvo corretas em outra região? Por exemplo, como é que os neurônios no córtex direcionam os seus axônios para baixo através do cérebro para sinapses com neurônios específicos na medula espinal? Um processo surge do corpo celular do neurônio. A extremidade dianteira do processo se expande para formar um *cone de crescimento* que coleta amostras do ambiente, contatando outras células e pistas químicas. O cone de crescimento recua a partir de alguns produtos químicos com que se depara e avança para outras regiões onde os atrativos químicos são especificamente compatíveis com as características do cone de crescimento.

Quando o cone de crescimento entra em contato com sua célula-alvo, as vesículas sinápticas logo se formam, e os microtúbulos que antes terminavam no ápice do cone de crescimento se projetam para a membrana pré-sináptica. Com a liberação repetida do neurotransmissor, a membrana pós-sináptica adjacente desenvolve uma concentração de sítios receptores. No desenvolvimento inicial, muitos neurônios que se desenvolvem não sobrevivem. A *morte neuronal* acomete quase metade dos neurônios formados durante o desenvolvimento de algumas regiões do cérebro. Os neurônios que morrem provavelmente são aqueles que não conseguiram estabelecer conexões ideais com suas células-alvo, ou que eram muito inativos para manter sua conexão. Assim, o desenvolvimento depende parcialmente da

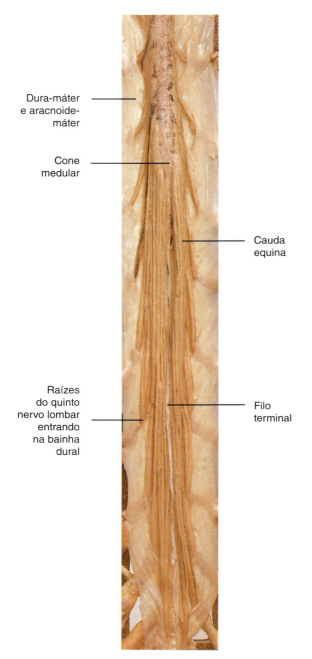

Fig. 8.7 Superfície dorsal da extremidade inferior da medula espinal e da cauda equina. Como a medula espinal não cresce tanto quanto a coluna vertebral, as raízes nervosas lombossacrais se estendem abaixo do fim da medula espinal, formando a cauda equina.
(Com a permissão de Abrahams PH, Marks SC, Hutchings R: McMinn's color atlas of human anatomy, ed 5, Philadelphia, 2003, Mosby.)

Desenvolvimento Contínuo durante o Estágio Fetal

As áreas laterais dos hemisférios não crescem tanto quanto outras áreas, fazendo com que outras regiões cubram uma seção do córtex. A região coberta é a *ínsula* (Atlas A.4), e as bordas das dobras que cobrem a ínsula se encontram para formar o sulco lateral. No cérebro maduro, se o sulco lateral é aberto, a ínsula é revelada. As superfícies

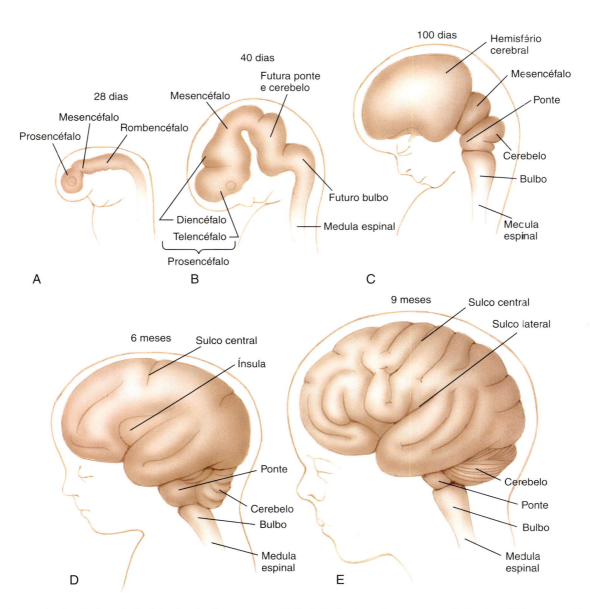

Fig. 8.8 Formação do cérebro. **A,** Estágio de três alargamentos. **B,** Estágio de cinco alargamentos. **C,** O telencéfalo cresceu tão extensivamente que o diencéfalo está completamente coberto em uma visão lateral. **D,** A ínsula está sendo coberta pelo crescimento contínuo de áreas adjacentes do hemisfério cerebral. **E,** O dobramento da superfície dos hemisférios cerebrais e cerebelares continua.

atividade. Alguns neurônios que sobrevivem retraem seus axônios de certas células-alvo, deixando intactas outras conexões. Por exemplo, no sistema nervoso maduro, uma fibra muscular é inervada por um único axônio. Durante o desenvolvimento, vários axônios podem inervar uma única célula muscular. Esta inervação polineuronal é eliminada durante o desenvolvimento.[4] Esses dois processos regressivos — morte neuronal e *retração de axônios* — esculpem o sistema nervoso em desenvolvimento.

As conexões neuronais também esculpem a musculatura em desenvolvimento. As experiências que alteram as ligações de um neurônio motor a uma fibra muscular demonstram que tipo de fibra muscular (contração rápida ou lenta) é dependente da inervação. O *músculo de contração rápida* é convertido em contração lenta se inervado por um neurônio motor lento, e o *músculo de contração lenta* pode ser convertido em contração rápida se inervado por um neurônio motor rápido.[5]

Antes de os neurônios com axônios longos se tornarem totalmente funcionais, seus axônios devem ser isolados por uma *bainha de mielina,* composta de lipídeos e proteínas. O processo de aquisição de uma bainha de mielina é chamado de *mielinização.* Esse processo começa no 4º mês fetal; a maioria das bainhas é completada até o fim do 3º ano de vida. O processo ocorre em taxas diferentes em cada sistema. Por exemplo, as raízes motoras da medula espinal são mielinizadas com aproximadamente 1 mês de idade, mas os tratos que enviam informações do córtex para ativar os neurônios motores não são completamente mielinizados e, por conseguinte, não são totalmente funcionais, até que a criança tenha aproximadamente 2 anos de idade. Assim, se os neurônios que se projetam do córtex cerebral para os neurônios motores forem danificados no período perinatal, os déficits motores não poderão ser observados até que a criança esteja mais velha. Por exemplo, se alguns dos neurônios corticais que controlam os movimentos dos membros inferiores forem

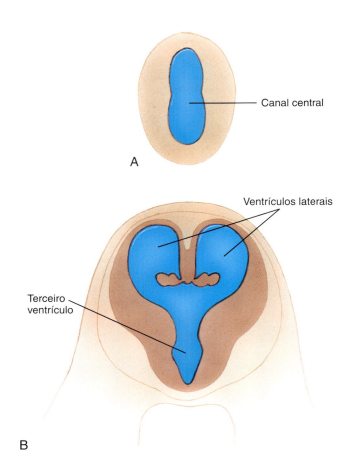

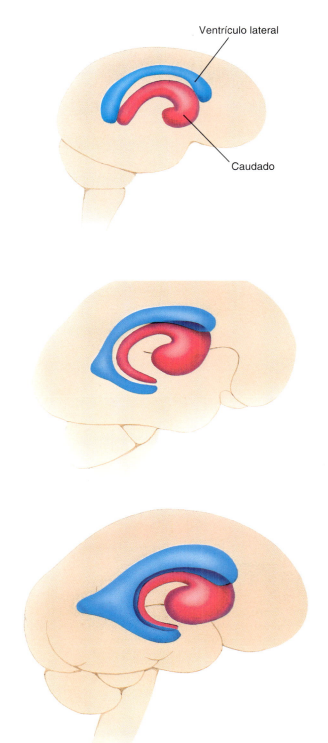

Fig. 8.9 Formação de ventrículos. A, Canal central no tubo neural. **B,** Seção coronal do telencéfalo em desenvolvimento.

danificados no momento do nascimento, o déficit pode não ser reconhecido até que a criança tenha mais que 1 ano de idade e tenha dificuldade de ficar de pé e andar. Este é um exemplo de *crescer com déficit:* danos ao sistema nervoso que ocorreram anteriormente não são evidentes até o momento que o sistema danificado normalmente teria se tornado funcional.

MUDANÇAS DO SISTEMA NERVOSO NA INFÂNCIA

Períodos Críticos

Muitos experimentos em animais investigaram as consequências da privação sensorial para o sistema nervoso infantil. Esses experimentos indicam que *períodos críticos* durante o desenvolvimento são cruciais para os resultados normais. Os períodos críticos são os tempos em que as projeções neuronais competem pelos sítios sinápticos; portanto, o sistema nervoso otimiza as conexões neurais durante os períodos críticos.

Um exemplo de alteração das propriedades funcionais do sistema nervoso foi demonstrado em macacos na fase da infância. Macacos criados com uma pálpebra suturada desde o nascimento até 6 meses eram permanentemente incapazes de usar a visão daquele olho, mesmo após a remoção das suturas. As gravações indicam que as células da retina responderam normalmente à luz e as informações foram retransmitidas corretamente para o córtex visual, mas o córtex

Fig. 8.10 O padrão de crescimento dos hemisférios cerebrais resulta em uma forma de "C" de algumas das estruturas internas. As formas alteradas do núcleo caudado e do ventrículo lateral são mostradas.

visual não respondeu à informação.[6] A visão oclusiva em um olho em um macaco adulto por um período equivalente teve um efeito relativamente pequeno na visão, uma vez que a entrada visual foi restaurada. Assim, o período crítico para ajustar o córtex visual é durante os primeiros 6 meses de desenvolvimento em macacos.

Os períodos críticos são os momentos em que os axônios estão competindo por locais sinápticos. A função normal dos sistemas neurais depende da experiência apropriada durante os períodos críticos.

Mudanças análogas ao desuso funcional nos macacos explicam a diminuição da capacidade de aprender uma nova língua após a primeira infância. Ao nascer, as áreas auditivas do córtex cerebral são sensíveis a todos os sons da fala. Aos 6 meses, as distinções de sons da fala não nativos (p. ex., pessoas que falam apenas japonês não conseguem distinguir entre os sons das letras *r* e *l* no idioma inglês*)* foram eliminadas do mapa perceptivo-auditivo.[7] Portanto, crianças mais velhas e adultos têm grande dificuldade auditiva, bem como na pronunciação de sons de fala não nativos. No entanto, em crianças norte-americanas normais de 9 meses de idade, 5 horas de exposição a falantes chineses durante um período de 1 mês preservam a capacidade de distinguir entre sons de fala no idioma mandarim.[6] Isso indica que períodos críticos não terminam abruptamente; no entanto, a neuroplasticidade é ótima para a aprendizagem de uma tarefa específica durante um período crítico particular. Aprender uma nova língua é possível durante a vida adulta, mas o adulto provavelmente nunca soará como um falante nativo. Durante períodos críticos, a experiência regula a competição entre insumos, afetando a atividade elétrica, os mecanismos moleculares e as ações inibitórias que produzem mudanças estruturais permanentes no sistema nervoso.[8]

A interrupção do desenvolvimento durante um período crítico pode explicar algumas das diferenças no resultado entre a lesão cerebral perinatal e adulta. Em indivíduos com encefalopatia crônica da infância não progressiva (EPCINP), os danos nas fibras descendentes do cérebro para a medula espinal durante o desenvolvimento fetal, ou no momento do nascimento, podem eliminar algumas competições por sítios sinápticos durante um período crítico, causando a persistência de ligações inadequadas e o desenvolvimento anormal de centros motores espinais.[9] Estas ligações inadequadas e os déficits de desenvolvimento em centros motores espinais, além da deficiência de controle descendente, resultam em movimento anormal. O adulto com danos cerebrais perde o controle descendente, mas, como o desenvolvimento está completo, as conexões inadequadas ou circuitos motores espinais anormais não agravam a disfunção.

Mudanças nos Reflexos do Pescoço e Vestibular

Em lactentes normais e em crianças e adultos com grandes lesões cerebrais, os reflexos do pescoço e vestibular podem ser provocados por movimentos do pescoço ou por alterações da posição da cabeça. Em crianças e adultos com sistema nervoso intacto, os mesmos estímulos não produzem respostas óbvias.

A atividade de receptores articulares cervicais e receptores de estiramento muscular do pescoço provoca os reflexos do pescoço. O *reflexo tônico assimétrico do pescoço* é induzido pela rotação da cabeça para a direita ou para a esquerda; os membros do lado do nariz se estendem e os membros do lado do crânio se flexionam (Fig. 8.11A). O *reflexo tônico simétrico do pescoço* resulta na flexão dos membros superiores e extensão dos membros inferiores, quando o braço é flexionado e o padrão oposto nos membros quando o pescoço é estendido (Fig. 8.11B).

Quando a cabeça é inclinada, a informação dos receptores de gravidade vestibulares é usada para endireitar a cabeça pela contração dos músculos do pescoço. Os receptores de gravidade vestibulares também influenciam a atividade muscular do membro em maneira oposta aos reflexos do pescoço; por exemplo, inclinar a cabeça para trás faz com que haja uma flexão dos membros superiores e uma extensão dos membros inferiores, se a posição da cabeça em relação ao pescoço permanecer inalterada (eliminando a influência dos reflexos do pescoço). Como os receptores vestibulares de gravidade estão na parte do labirinto da orelha interna, o reflexo é chamado de *reflexo tônico labiríntico* (Fig. 8.11C). Como os reflexos vestibular e do pescoço se opõem um ao outro e, normalmente, os movimentos da cabeça e pescoço ocorrem em conjunto, os reflexos geralmente neutralizam um ao outro. Ao cancelar estes dois reflexos, nossos membros não são obrigados a se mover quando nos viramos ou acenamos ou agitamos nossas cabeças.

TRANSTORNOS DO DESENVOLVIMENTO: DANOS AO SISTEMA NERVOSO NO ÚTERO E PERINATAL

O sistema nervoso central é mais suscetível a malformações maiores entre o dia 14 e a semana 20, já que as estruturas fundamentais do sistema nervoso central estão se formando. Após esse período, o crescimento e a remodelação continuam; no entanto, os insultos causam distúrbios funcionais e/ou pequenas malformações.

Defeitos do Tubo Neural

A *anencefalia,* formação de um tronco cerebral rudimentar sem hemisférios cerebrais e cerebelares, ocorre quando a extremidade cranial do tubo permanece aberta e o prosencéfalo não se desenvolve. O crânio não se forma sobre o cérebro incompleto, deixando o tronco encefálico malformado e as meninges expostas. Testes maternos do sangue, testes de fluido amniótico e imagiologia de ultrassom podem detectar a anencefalia. As causas incluem anomalias cromossômicas, hipertermia materna e deficiências nutricionais maternas. A maioria dos fetos com essa condição morre antes do nascimento, e quase nenhum sobrevive por mais de 1 semana após o nascimento.

A *malformação de Arnold-Chiari* é uma deformidade do desenvolvimento do rombencéfalo. Existem dois tipos de malformação de Arnold-Chiari. A Arnold-Chiari do tipo I não está associada a defeitos do tubo neural inferior e consiste na herniação das amígdalas cerebelares através do forame magno para o canal vertebral. Tanto o bulbo quanto a ponte são pequenas e deformadas. Muitas vezes, as pessoas com malformação de Arnold-Chiari do tipo I não apresentam sintomas. Se os sintomas ocorrem, eles começam durante a adolescência ou no início da idade adulta. As queixas mais frequentes são dor intensa na cabeça e no pescoço, geralmente suboccipital. Tossir, espirrar ou fazer força pode causar cefaleia. A deformidade pode estar associada com a restrição do fluxo de líquido cefalorraquidiano (LCR), produzindo a hidrocefalia (Cap. 24). A hidrocefalia é um volume excessivo de LCR. A pressão exercida pelo LCR pode interferir na função das estruturas adjacentes, causando distúrbios sensoriais e motores. A malformação dos nervos cranianos inferiores e do cerebelo pode resultar em problemas de fraqueza da língua e face, diminuição da audição, tontura, fraqueza dos movimentos laterais dos olhos

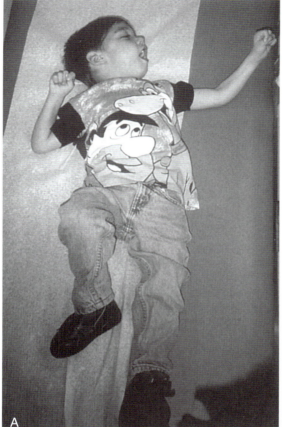
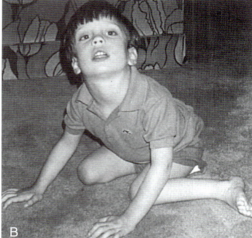
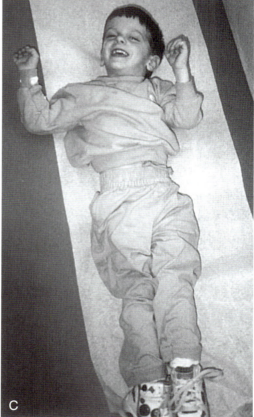

Fig. 8.11 Reflexos do pescoço e vestibulares. **A,** Reflexo tônico assimétrico do pescoço: quando a cabeça é girada para a direita ou para a esquerda, os membros se movem para a posição de esgrimista. **B,** Reflexo tônico simétrico do pescoço: quando o pescoço é estendido, os membros superiores se estendem e os membros inferiores se flexionam. **C,** Reflexo tônico labiríntico: quando a cabeça é inclinada para trás, os membros superiores se flexionam e os membros inferiores se estendem. Esses reflexos podem ser obtidos com os movimentos da cabeça e do pescoço em recém-nascidos com sistemas neuromusculares intactos. Os reflexos são obrigatórios somente em pessoas com dano cerebral.
(Reproduzida com a permissão de Braddom RL: Physical medicine and rehabilitation, ed 2, Philadelphia, 2001, Saunders.)

e problemas com a coordenação do movimento. Os distúrbios visuais incluem luzes piscantes, perda de visão de parte do campo visual e desconforto na resposta à luz.[10] As perturbações visuais são resultado do LCR no terceiro ventrículo, pressionando o quiasma óptico.[11] Se os déficits estiverem estáveis, nenhum tratamento médico é indicado. Se os déficits estiverem progredindo, a remoção cirúrgica do osso circundante à malformação pode ser indicada. Anormalidades do cordão cervical superior podem causar perda de sensação de dor e temperatura nos ombros e na parte lateral dos membros superiores (Cap. 18). (Consulte Milhorat et al.[12] para verificar achados clínicos e de ressonância magnética [RM] em um grande grupo de pessoas com Arnold-Chiari do tipo I sintomática.)

Na malformação Arnold-Chiari do tipo II (Fig. 8.12), os sinais estão presentes na infância. O tipo II consiste em malformação do tronco cerebral e cerebelo, levando à extensão do bulbo e cerebelo através do forame magno. O tipo II produz frequentemente hidrocefalia progressiva (bloqueio do fluxo do LCR; Cap. 24), paralisia dos músculos esternocleidomastóideos, surdez, fraqueza bilateral dos movimentos laterais dos olhos e fraqueza facial (Patologia 8.[1B]).[13,14]

[B]. **Nota do Revisor Científico:** A expressão patologia significa "estudo das doenças"t. Dessa forma, diversos autores não consideram essa expressão interessante para ser usada nesses casos como esse do texto. De maneira clássica, seria mais relevante se usar a expressão "doença" ou mesmo "enfermidade" e não a expressão geral que é a palavra "patologia", visto que se fere a forma de estudo e não se encaixa como sinônimo de doença e ou enfermidade.

Desenvolvimento do Sistema Nervoso   **CAPÍTULO 8**   161

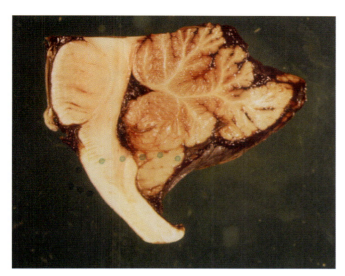

Fig. 8.12 - A malformação de Arnold-Chiari consiste na malformação da ponte, do bulbo e do cerebelo inferior. Os pontos verdes indicam o nível do forame magno. O bulbo e o cerebelo inferior se projetam para o forame magno.
(Cortesia de Dr. Melvin J. Ball.)

A malformação Arnold-Chiari do tipo II é quase sempre associada a outro distúrbio — fechamento incompleto do tubo neural, chamado *mielomeningocele* (ver adiante).

A *espinha bífida* é o defeito do tubo neural que resulta quando o neuroporo inferior não se fecha (Fig. 8.13). As vértebras em desenvolvimento não fecham em torno de um tubo neural incompleto, resultando em defeito ósseo na extremidade distal do tubo. A deficiência nutricional materna (p. ex., ingerir menos de 400 mg de ácido fólico por dia durante o início da gravidez) está associada a uma incidência maior de distúrbio. A gravidade do defeito varia; se o tecido neural não se projeta através do defeito ósseo (espinha bífida oculta), a função da medula espinal é geralmente normal.

Na espinha bífida cística, as meninges e, em alguns casos, a medula espinal se projetam através da abertura posterior nas vértebras. Os três tipos de espinha bífida cística, em ordem crescente de gravidade, são meningocele, mielomeningocele e mielosquise. A *meningocele* é a protrusão das meninges através do defeito ósseo. Em alguns casos, a meningocele pode ser assintomática. Em outros casos, a função da medula espinal pode estar comprometida. Na mielomeningocele, o tecido neural com as meninges se projeta para fora do corpo (Fig. 8.14). A mielomeningocele sempre resulta em crescimento anormal da medula espinal e algum grau de disfunção da extremidade inferior; muitas vezes o controle do intestino e da bexiga são prejudicados. A função cognitiva é normal em pessoas com mielomeningocele, a menos que a hidrocefalia também esteja presente.[15] Não existe consenso sobre o tratamento médico adequado da mielomeningocele. A *mielosquise* é o defeito mais grave, consistindo em uma medula espinal malformada aberta à superfície do corpo, que ocorre quando as dobras neurais não conseguem se fechar (Patologia 8.2).[16-19] A apresentação clínica da mielosquise é a mesma da mielomeningocele.

RACIOCÍNIO CLÍNICO DIAGNÓSTICO 8.3

S. B., Parte III
S. B. 5: Quais precauções maternas podem reduzir o risco de espinha bífida?
S. B. 6: Descreva a mielomeningocele.

PATOLOGIA 8.1 MALFORMAÇÃO DE ARNOLD-CHIARI

Patologia	Anormalidade de desenvolvimento
Etiologia	Desconhecida
Velocidade de início	Desconhecida
Sinais e sintomas	
Consciência	Normal
Cognição, linguagem e memória	Normal
Sensorial	Cefaleia, geralmente suboccipital, iniciada ou exacerbada por tosse, esforço e espirros; pode ter perda da sensação de dor e temperatura nos ombros e nos membros superiores laterais se a medula espinal central superior estiver anormal
Autonômico	Vômito decorrente de hidrocefalia
Motor	Movimentos incoordenados, paresia, coordenação motora fina prejudicada das mãos
Nervos cranianos	Vertigem (sensação de estar girando); surdez; língua, músculo facial e fraqueza do movimento lateral do olho; dificuldade de deglutição
Visão	Distúrbios visuais temporários
Região afetada	Medula espinal superior, tronco cerebral e cerebelo
Demografia	
Prevalência	Afeta somente o sistema nervoso em desenvolvimento; 1 a cada 1.000[13]
Incidência	Tipo II: 7,9 a cada 100.000 nascimentos vivos (com base na incidência de mielomeningocele)
Prognóstico	O defeito é estável; os sintomas são estáveis ou progressivos; os sintomas podem ser precipitados por trauma[13,14]

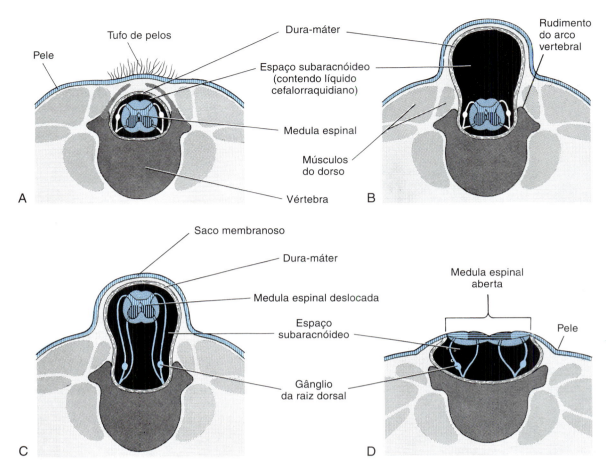

Fig. 8.13 Vários tipos de espinha bífida e malformações comumente associadas do sistema nervoso. **A,** Espinha bífida oculta. Aproximadamente 10% das pessoas têm esse defeito vertebral em L5, S1 ou ambos. A função neural é geralmente normal. **B,** Espinha bífida com meningocele. **C,** Espinha bífida com mielomeningocele. **D,** Espinha bífida com mielosquise. Os tipos ilustrados em **B** a **D** são frequentemente referidos coletivamente como *espinha bífida cística* por causa do saco semelhante ao cisto que está associado a estes. *(De Moore KL, Persaud TVN:* The developing human: clinically oriented embryology, *ed 8, Philadelphia, 2008, Saunders.)*

Síndrome da Medula Presa

Durante o desenvolvimento normal, o comprimento da medula espinal aumenta menos que o comprimento vertebral, resultando no cone medular terminando em L4 ao nascimento e entre L1 e L2 em adultos. Na síndrome do cordão umbilical, o fim da medula espinal adere a uma das vértebras inferiores, prendendo, assim, a medula espinal ao osso (Fig. 8.15). À medida que a pessoa cresce, a tração resultante sobre a medula espinal inferior causa déficits do dermátomo e do miótomo nos membros inferiores, dor na região da sela (parte do corpo que entrará em contato com uma sela túrsica) e membros inferiores, e disfunção intestinal e da bexiga. Se a tração na medula espinal for leve, os sinais podem ocorrer somente quando o estresse mecânico aumenta (tosse ou alterações posicionais) e/ou o início dos sinais pode não ocorrer até a adolescência ou posteriormente. Os sinais clínicos incluem fraqueza progressiva dos membros inferiores, deterioração da marcha, dor nas costas, dor na perna, resistência muscular excessiva ao estiramento, aumento da escoliose, aumento da deformidade do pé e deterioração na função da bexiga e do intestino.

Atrofia Muscular Espinal

Neste distúrbio autossômico recessivo, os neurônios motores com corpos celulares na medula espinal que inervam os músculos esqueléticos se degeneram. O defeito genético mais comum é a deleção do gene do neurônio motor de sobrevivência-1. A fraqueza muscular e a atrofia resultantes normalmente levam à morte prematura. A incidência é de 1 em 6.000 nascidos vivos. A gravidade é variável; o tipo I (também conhecido como doença de Werdnig-Hoffmann) é a forma mais grave. O tipo II é de gravidade intermediária, e o tipo III é menos grave.[20]

Exposição a Álcool ou Cocaína no Útero

Quais são as consequências do uso abusivo materno de substâncias? A síndrome alcoólica fetal (que consiste em insuficiência do sistema nervoso central, deficiência de crescimento antes e/ou após o nascimento e anomalias faciais) e a síndrome mais branda de defeitos de nascimento relacionados com o álcool são exemplos de uso abusivo de substâncias que interferem no desenvolvimento durante a gestação. Ambas as síndromes são decorrentes do consumo materno de álcool. As características físicas incluem uma cabeça anormal-

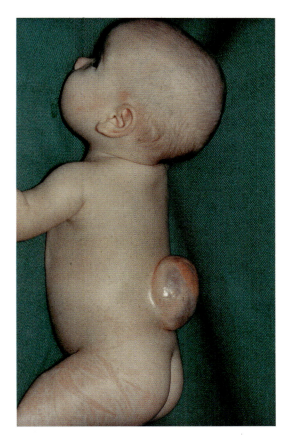

Fig. 8.14 Mielomeningocele em uma criança, resultando em paralisia dos membros inferiores.
(Cortesia de Dr. Dwight Parkinson (in memoriam), Department of Surgery and Department of Human Anatomy and Cell Science, University of Manitoba, Winnipeg, Manitoba, Canada. In Moore KL, Persaud TVN: The developing human: clinically oriented embryology, *ed 8, Philadelphia, 2008, Saunders.)*

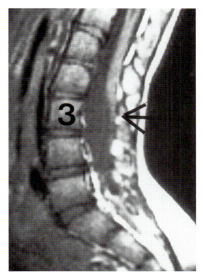

Fig. 8.15 Ressonância magnética mostrando uma medula espinal presa em L3.
(De Freeman BL: Scoliosis and kyphosis. In Canale ST, Beaty JH, editors: Campbell's operative orthopaedics, *ed 11, Philadelphia, 2008, Mosby.)*

mente pequena, um filtro labial indistinto (sulco acima do lábio superior), um lábio superior fino e um espaço vertical curto entre a abertura das pálpebras. A malformação do cerebelo, dos núcleos cerebrais, do corpo caloso, da neuroglia e do tubo neural leva a problemas cognitivos, de movimento e comportamentais. A inteligência, a memória, a linguagem, a atenção, o tempo de reação, as habilidades visuoespaciais, a tomada de decisão, o comportamento orientado a um objetivo, as habilidades motoras finas e globais e o funcionamento adaptativo e social são prejudicados.[21,22] A prevalência é de 2% a 5% nos Estados Unidos e em alguns países da Europa Ocidental.[23]

Os efeitos da exposição no útero à cocaína dependem do estágio de desenvolvimento. A perturbação da proliferação neuronal é a consequência mais frequente da exposição à cocaína durante o desenvolvimento neural, mas também ocorre interferência em outros processos do neurodesenvolvimento. A exposição à cocaína no útero provoca dificuldades com atenção e controle dos impulsos.[24]

Localização Anormal das Células

O que ocorre quando o processo de migração celular dá errado? As células não conseguem chegar ao seu destino normal. No córtex cerebral, isso resulta em giros anormais, dado o número anormal de células no córtex, e em heterotopia, o deslocamento da substância cinzenta, comumente na substância branca cerebral profunda. As convulsões são frequentemente associadas à heterotopia.

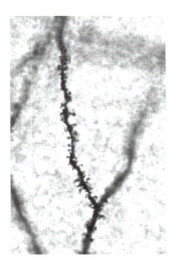

Fig. 8.16 Dendrito impregnado de prata (coloração de Golgi). As espinhas dendríticas, pequenas projeções laterais do dendrito, são especializadas para receber estímulos sinápticos de outros neurônios.
(Cortesia de Dr. Bryan Luikart.)

Deficiência Intelectual

Anormalidades das espinhas dendríticas são encontradas em muitos casos de deficiência intelectual.[25,26] As espinhas dendríticas são projeções dos dendritos, comuns nos neurônios de projeção do córtex cerebral e cerebelar, que são os locais preferenciais das sinapses. A Figura 8.16 mostra espinhas dendríticas normais.

Encefalopatia Crônica da Infância não Progressiva

A encefalopatia crônica da infância não progressiva (EPCINP) é um distúrbio postural e de movimento causado por danos permanentes e não progressivos em um cérebro em desenvolvimento. Em bebês

PATOLOGIA 8.2	ESPINHA BÍFIDA CÍSTICA
Patologia	Anormalidade de desenvolvimento
Etiologia	Alguns casos decorrentes de deficiência nutricional materna
Velocidade de início	Desconhecida
Sinais e sintomas	Os sinais e sintomas variam, dependendo da localização e da gravidade da malformação
Consciência	Normal
Cognição, linguagem e memória	Geralmente normal na meningocele; uma deficiência intelectual frequentemente acompanha a mielomeningocele e mielosquise
Somatossensibilidade nos membros inferiores	Meningocele: pode ser prejudicada Mielomeningocele: prejudicada ou ausente Mielosquise: ausente
Autonômico	Mielomeningocele/mielosquise: falta de controle da bexiga e intestinos
Motor	Meningocele e mielomeningocele: paresia dos membros inferiores Mielosquise: paralisia dos membros inferiores
Nervos cranianos	Mielomeningocele e mielosquise estão quase sempre associadas à malformação de Arnold-Chiari tipo II, portanto, ocorrem anormalidades no movimento do olho, cefaleia, problemas com deglutição e deficiência auditiva[16]
Região afetada	Medula espinal inferior
Demografia	
Prevalência	Afeta somente o sistema nervoso em desenvolvimento; 7,9 a cada 100.000[17]
Prognóstico	O defeito é estável. Na cirurgia no útero para fechar a mielomeningocele, diminui a incidência e a gravidade das anormalidades associadas no tronco cerebral;[18] 85% sobrevivem até a idade adulta[19]

prematuros, os danos cerebrais geralmente ocorrem no período pós-natal. A EPCINP[C] é classificada de acordo com o tipo de disfunção motora. Os tipos mais comuns são os seguintes:
- Espástica (Fig. 8.17)
- Discinética
- Atáxica
- Hipotônica
- Mista

A *espasticidade* é a hiperatividade neuromuscular, resultando em contração involuntária excessiva do músculo esquelético. A espasticidade[D,E] torna os músculos mais rígidos que o normal. Na EPCINP espástica, a rigidez muscular muitas vezes leva a contraturas, ou encurtamento, o que pode resultar em andar na ponta do pé e andar de tesoura. Na marcha da tesoura, uma perna balança na frente da outra em vez de ser para a frente, produzindo um movimento cruzado das pernas durante a caminhada. A EPCINP espástica é causada por danos aos axônios adjacentes aos ventrículos laterais.

Na EPCINP discinética, o tônus muscular (resistência muscular passiva ao estiramento) flutua, variando da hipertonia a hipotonia. A hipertonia é uma resistência excessiva ao estiramento passivo, produzindo rigidez indesejada. A hipotonia é menor que a resistência normal ao estiramento passivo e está associada à contração muscular inadequada para movimentos e para manter a postura normal da cabeça e do tronco. A forma mais comum de EPCINP discinética é a

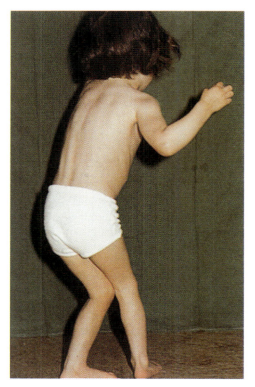

Fig. 8.17 Criança com encefalopatia crônica da infância não progressiva espástica. Observe as contraturas de flexão do braço direito e de ambos os joelhos, e a rotação interna do membro inferior esquerdo.
(De Forbes CD, Jackson WF: Color atlas and text of clinical medicine, ed 3, London, 2003, Mosby.)

[C]. **Nota do Revisor Científico:** *Anos atrás, há pelo menos umas 2 a 3 décadas, a encefalopatia crônica da infância não progressiva (EPCINP) era chamada de paralisia cerebral (PC). Ao longo dos anos a expressão foi ajustada e corrigida da forma que vemos hoje, porém em outros idiomas isso não ocorre, como é no caso do inglês que até hoje utiliza a expressão PC (no caso, cerebral palsy).*

[D]. **Nota do Revisor Científico::** *Neurofisiologicamente/neurofisiopatologicamente podemos compreender a espasticidade como uma condição de lesão no sistema nervoso em que há duas manifestações clínicas clássicas, a hipertonia e a hiper-reflexia.*

coreoatetoide, caracterizada por movimentos coreiformes involuntários (espasmódicos, abruptos, irregulares) e atetoides (lentos, contorcidos). A forma distônica menos comum de EPCINP discinética compreende as contrações involuntárias do músculo esquelético sustentado. Na EPCINP discinética, o dano neural ocorre nos núcleos da base.

A EPCINP atáxica consiste em incoordenação e tremor durante o movimento voluntário. Na EPCINP atáxica, o dano está no cerebelo.

A EPCINP hipotônica é caracterizada por um tônus muscular muito baixo, muitas vezes descrito como frouxo. A pessoa com EPCINP hipotônica tem pouca ou nenhuma capacidade de se mover. O local do dano na EPCINP hipotônica é desconhecido.

Se mais de um tipo de movimento anormal coexistir em uma pessoa com EPCINP, o transtorno é classificado como do tipo misto. A EPCINP também é classificada de acordo com a área do corpo afetada: a hemiplegia afeta ambos os membros de um lado do corpo, a quadriplegia afeta igualmente os quatro membros e a diplegia indica que os membros superiores são menos afetados que os dois membros inferiores.

Tradicionalmente, acreditava-se que a EPCINP resultava de dificuldades durante o processo de nascimento. No entanto, estudos epidemiológicos indicam que 80% dos casos resultam de eventos que ocorrem antes do início do trabalho de parto, incluindo disfunções genéticas, metabólicas, imunológicas, endócrinas e de coagulação e infecção materna.[27] A hipóxia durante o parto raramente é uma causa de EPCINP.[28,29] Além disso, apenas 20% dos casos de EPCINP espástica quadriplégica estão associados a dificuldades durante o trabalho de parto ou no nascimento, e a EPCINP discinética é raramente associada a dificuldades durante o trabalho de parto ou no nascimento. EPCINP hemiplégica, diplegia espástica, e EPCINP atáxica não estão associadas a dificuldades durante o trabalho de parto ou no nascimento.[29] As imagens neurológicas (Fig. 8.18) revelam a variedade de patologias que causam EPCINP.[30]

Os déficits cognitivos, sensoriais, visuais, auditivos, e de fala são frequentemente associados à EPCINP. O *crescimento em déficit* é comum na EPCINP. Embora os danos no sistema nervoso não sejam progressivos, novos problemas aparecem quando a criança alcança cada idade para os marcos normais de desenvolvimento, por exemplo, como na descrição de Heidi Boring no início deste capítulo, quando a criança chega à idade em que a maioria das crianças caminha, a limitação funcional da criança com EPCINP de caminhar independentemente na idade se torna aparente (Patologia 8.3).[31,32]

Mesmo no nascimento, o cérebro infantil está longe de sua forma adulta. Assim, o dano durante o desenvolvimento tem consequências diferentes das lesões de um cérebro totalmente desenvolvido.

Transtorno do Desenvolvimento da Coordenação

Crianças com intelecto normal, sem traumatismo cranioencefálico ou EPCINP ou outros problemas neurológicos que não têm coordenação motora para realizar tarefas que a maioria das crianças de sua idade é capaz de realizar, são consideradas portadoras de *transtorno do desenvolvimento de coordenação (TDC)*. A condição geralmente é permanente, continuando na idade adulta.[33] Essas crianças ficam atrasadas em relação a seus colegas no vestir, uso de utensílios, caligrafia e/ou atletismo. Atualmente, uma variedade de padrões e testes é usada para diagnosticar o TCD. O tempo de

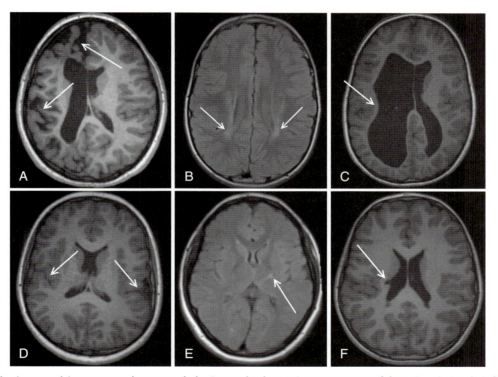

Fig. 8.18 Ressonância magnética estrutural mostrando lesão cerebral em crianças com encefalopatia crônica da infância não progressiva unilateral. **A,** Malformação cortical com atrofia da substância branca e aumento ventricular. **B,** As regiões de alta intensidade são lesões de substância branca resultantes da leucomalácia periventricular. **C,** Perda de substância branca e aumento secundário dos ventrículos laterais secundários ao infarto periventricular. **D,** Número excessivo de pequenos giros. **E,** Cicatriz formada por células gliais no membro posterior da cápsula interna. **F,** Pequeno aumento no lado lateral do ventrículo causado por lesão cística periventricular.
(De Pagnozzi AM, Dowson N, Doecke J, et al.: Identifying relevant biomarkers of brain injury from structural MRI: Validation using automated approaches in children with unilateral cerebral palsy. PLoS ONE *12(8):e0181605, 2017. https://doi.org/10.1371/journal.pone.0181605 .)*

166 PARTE 3 *Desenvolvimento do sistema nervoso*

PATOLOGIA 8.3 ENCEFALOPATIA CRÔNICA DA INFÂNCIA NÃO PROGRESSIVA (EPCINP)

Patologia	Anormalidade de desenvolvimento
Etiologia	Desenvolvimento anormal no útero, anormalidades metabólicas, distúrbios do sistema imunológico, distúrbios de coagulação, infecção, trauma ou, raramente, hipóxia; danos no sistema nervoso central ocorrem antes do segundo aniversário
Velocidade de início	Desconhecida
Sinais e sintomas	
Consciência	Normal
Cognição, linguagem e memória	Frequentemente associada a deficiência intelectual e déficits de linguagem, embora algumas pessoas com EPCINP tenham inteligência e memória acima do normal
Sensorial	Geralmente prejudicado
Autonômico	Esvaziamento prejudicado em ≈ 50%[31]
Motor	Tipo espástico: paresia, encurtamento muscular, aumento da resistência muscular ao movimento; tipo discinético: movimentos lentos e contorcidos; e movimentos espasmódicos, ou constantes e involuntários; tipo atáxico: incoordenação, tremor durante movimentos voluntários; e tipo hipotônico: tônus muscular muito baixo, incapacidade de se mover
Nervos cranianos	Não diretamente afetados; no entanto, em razão de entradas neurais anormais, a resposta dos nervos cranianos é prejudicada
Visão	Os movimentos dos olhos e a visão são frequentemente prejudicados[31]
Distúrbios associados	Convulsões afetam ≈ 50%[27]
Região afetada	Cérebro; algumas anormalidades na medula espinal
Demografia	Somente o sistema nervoso em desenvolvimento é afetado
Prevalência	230 a cada 100.000 nascimentos vivos por ano[32]
Prognóstico	A anormalidade neural é estável, mas novas limitações funcionais podem se tornar óbvias conforme a pessoa cresce.

movimento mais lento e os tempos de planejamento de movimentos mais longos diferenciam as crianças com TCD daquelas sem o distúrbio.[34] Alterações de humor, transtornos de ansiedade, problemas comportamentais e dificuldades sociais são frequentemente associados ao TCD.[35]

Transtorno do Déficit de Atenção e Hiperatividade

O *transtorno do déficit de atenção e hiperatividade (TDAH)* é caracterizado pela falta de atenção adequada ao desenvolvimento, impulsividade e inquietação motora. Cerca de metade das pessoas com TDAH tem caligrafia prejudicada ou falta de jeito e está atrasada na obtenção nos marcos motores. Aproximadamente 9% das crianças em idade escolar são afetadas pelo TDAH.[36] As estimativas de herdabilidade variam de 60% a 90%. Os fatores adicionais associados ao aumento da incidência incluem o tabagismo e uso de álcool materno, baixo peso ao nascer e privação social precoce.[37] Uma metanálise de estudos indica que o corante alimentar aumenta o comportamento hiperativo em algumas crianças com TDAH.[38] Dependendo dos critérios utilizados, o TDAH na infância persiste na idade adulta em 15% a 65% das pessoas.[39]

Indivíduos com TDAH têm volume reduzido do córtex pré-frontal, caudado e putâmen, córtex cingulado dorsal e cerebelo. A mielinização inadequada dos axônios que conectam essas áreas diminui ainda mais a função. Os fármacos estimulantes (incluindo o cloridrato de metilfenidato) aumentam a disponibilidade de dopamina e norepinefrina nas sinapses, melhorando a função em algumas pessoas com TDAH.[37]

Distúrbios do Espectro Autista

O *autismo* indica uma série de comportamentos anormais, incluindo habilidades sociais prejudicadas, comportamentos repetitivos, interesses limitados e reações anormais às sensações. As habilidades sociais com deficiência podem incluir comunicação verbal e não verbal ausente ou desajeitada, desinteresse em interagir com outras pessoas, abordagem social inadequada, incapacidade[E] de se envolver em situações sociais e dificuldade em fazer amigos. Exemplos de comportamentos repetitivos são o ato de balançar o corpo, bater os carros de brinquedo em vez de rolá-los sobre as rodas e agitação das mãos. Os interesses limitados podem ser uma obsessão com dinossauros ou outros assuntos. Reações anormais às sensações incluem tanto a falta de resposta (sem reação à lesão) quanto a super-responsividade (sensibilidade excessiva a sons altos, à textura dos tecidos ou ao toque de etiquetas na roupa). Metade das pessoas com autismo tem uma inteligência normal ou acima da média, mas suas habilidades sociais são limitadas, sua estreita faixa de interesses e seus comportamentos repetitivos e frequentemente obsessivos interferem na vida escolar, profissional e social.

Crianças com menos de 1 ano de idade que posteriormente desenvolvem autismo normalmente tinham um reflexo de inclinação da cabeça ausente (quando a criança era segurada sob os braços e,

---

E. **Nota do Revisor Científico:** *Muitos professores, pesquisadores e autores na área de fisioterapia atualmente têm preferido usar a expressão "limitação funcional" que a expressão "incapacidade", por aquela ser mais adequada à maior parte dos casos. A expressão incapacidade torna-se muito rígida e radical na maioria das vezes.*

lentamente, inclinada lateralmente por 3 a 5 segundos, a cabeça não retornava à posição vertical) e um aumento anormal na circunferência da cabeça.[40] Os bebês que posteriormente desenvolvem sinais de autismo apresentam as seguintes características aos 12 meses de idade: contato visual deficiente e diminuição da atenção compartilhada, comunicação e interação social.[41] A atenção compartilhada é a resposta a sinais não verbais de outras pessoas, incluindo apontamento ou movimentos oculares em direção a um objeto. Algumas pessoas se recuperam totalmente do autismo, de modo que não têm mais sinais do distúrbio.[42,43]

O arranjo desorganizado de células no córtex pré-frontal e temporal indica que o autismo começa antes do nascimento.[44] Outras diferenças cerebrais no autismo incluem baixos níveis de vasopressina, comunicação anormal entre áreas cerebrais,[45] forma anormal do caudado e do putâmen e, durante a infância, o núcleo amigdaloide é maior que o normal, embora a diferença de tamanho desse núcleo não persista na idade adulta.[41] Os níveis baixos do hormônio vasopressina estão associados a prejuízos sociais.[46] A forma anormal do caudado e do putâmen está correlacionada com o comprometimento motor, social e de comunicação.[47] A super-responsividade sensorial se correlaciona com a ativação forte anormal dos córtices sensoriais e do núcleo amigdaloide.[48]

O médico que relatou uma associação entre o desenvolvimento de autismo e a vacina contra rubéola caxumba e sarampo (MMR) teve sua licença médica revogada por desonestidade porque apenas 12 crianças foram incluídas no estudo, várias crianças foram encaminhadas ao médico por um advogado que defendia os danos da vacina nos tribunais, ele era detentor de uma patente não revelada sobre uma vacina alternativa, e testes invasivos foram realizados nas crianças sem aprovação do comitê de ética.[49,50] A revista que publicou o artigo original falsificado retirou totalmente o texto.[51] Pesquisas subsequentes de alta qualidade envolvendo 555.815 crianças no Canadá, no Reino Unido e na Dinamarca não encontraram relação entre a vacina MMR e o autismo.[52] No Canadá, durante o período estudado, a taxa de vacinação com MMR diminuiu, enquanto a incidência de autismo aumentou.[52] Veja o quadro Patologia 8.4[53-60] para uma revisão do autismo.

Resumo dos Transtornos do Desenvolvimento

As principais deformidades do sistema nervoso ocorrem antes da semana 20, porque a estrutura bruta está se desenvolvendo durante esse período. Após 20 semanas de desenvolvimento normal, o dano ao sistema nervoso imaturo causa pequenas malformações e/ou distúrbios da função. A Tabela 8.2 resume os processos de desenvolvimento e as consequências dos danos durante o tempo de pico de cada processo. A Tabela 8.3 apresenta o momento dos distúrbios do desenvolvimento.

RESUMO

Durante o estágio pré-embrionário, três camadas de células são formadas: ectoderma, mesoderma e endoderma. Durante o estágio embrionário, o sistema nervoso se desenvolve do ectoderma. Durante o estágio fetal, o sistema nervoso continua a se desenvolver e a mielinização dos axônios começa.

Os somitos aparecem durante o estágio embrionário. Partes do somito incluem o miótomo, destinado a se tornar o músculo esquelético, e o dermátomo, destinado a se tornar a derme. A associação

PATOLOGIA 8.4	DISTÚRBIOS DO ESPECTRO AUTISTA
Patologia	Anormalidade de desenvolvimento
Etiologia	Genética, epigenética (ativação e desativação de genes sem modificação do DNA)[53] e fatores ambientais contribuem. A herdabilidade é de aproximadamente 40%.[54] Fatores que aumentam o risco: pais mais velhos (em decorrência do aumento de mutações de espermatozoides e do aumento de complicações durante a gravidez em mães mais velhas), infecção materna, baixo peso ao nascer, nascimentos múltiplos.[54] Suplementos com ácido fólico antes e durante a gravidez reduzem o risco de autismo.[55]
Velocidade de início	Desconhecida; início antes do nascimento[44]
Sinais e sintomas	
Consciência	Normal
Cognição, linguagem e memória	50% apresentam cognição prejudicada;[56] o uso social da linguagem frequentemente é prejudicado; a memória operacional é prejudicada
Sensorial	Variável; alguns são sub-responsivos ao estímulo (p. ex., andar sobre as coisas), alguns são super-responsivos (estresse com sons altos) e outros buscam estímulos sensoriais repetitivos[57]
Autonômico	Resposta de condutância da pele menor às emoções faciais em pessoas com autismo que em controles[58]
Motor	Variável; pode ter dispraxia (habilidade prejudicada de realizar gestos sob demanda, imitar movimentos e usar ferramentas); marcha desajeitada, problemas de equilíbrio,[47] controle motor fino fraco[59]
Nervos cranianos	Normal
Região afetada	Cérebro; conexões anormais entre as áreas corticais cerebrais e grandes núcleos amigdaloides em crianças, mas não em adultos com autismo.[41] Forma anormal do caudado e putâmen[47]
Demografia	
Prevalência	1,5%;[60] 4:1 razão masculino-feminino[53]
Prognóstico	Variável; aqueles com menos deficiências melhoram mais. Algumas pessoas melhoram o suficiente para perder todos os sinais de autismo[42,43]

PARTE 3 Desenvolvimento do sistema nervoso

TABELA 8.2 RESUMO DOS PROCESSOS DO DESENVOLVIMENTO E AS CONSEQUÊNCIAS DA INTERFERÊNCIA NOS PROCESSOS ESPECÍFICOS DO DESENVOLVIMENTO

Processos do Desenvolvimento	Tempo do Pico de Ocorrência	Distúrbios Secundários à Interferência no Processo do Desenvolvimento
Formação do tubo neural	Semanas 3-4 no útero	Anencefalia, malformação de Arnold-Chiari, espinha bífida oculta, meningocele, mielomeningocele, mielosquise
Proliferação celular	Meses 3-4 no útero	Síndrome alcóolica fetal, sistema nervoso afetado pela cocaína
Migração neuronal	Meses 3-5 no útero	Heterotopia, convulsões, autismo
Organização (diferenciação, crescimento de axônios e dendritos, formação de sinapse, morte neuronal seletiva, retração de axônios)	Mês 5-início da infância no útero	Deficiência intelectual, trissomia do 21, encefalopatia crônica da infância não progressiva
Mielinização	Nascimento-3 anos após o nascimento	Desconhecido

TABELA 8.3 TEMPO DOS EVENTOS QUE PODEM CAUSAR DISTÚRBIOS DO NEURODESENVOLVIMENTO

Tempo	Distúrbio
0-6+ semanas	Distúrbios do tubo neural, distúrbios cromossômicos, drogas, produtos químicos e infecções TORCH (toxoplasmose, outras [sífilis, varicela-zóster, parvovírus B19], rubéola, citomegalovírus [CMV] e infecções por herpes são infecções durante a gravidez que estão associadas a anomalias congênitas)
1 mês-nascimento	Síndromes neurocutâneas (distúrbios autossômicos dominantes com anormalidades na pele e risco aumentado de tumores do sistema nervoso) e problemas maternos, incluindo diabetes, toxemia, gestações múltiplas e disfunção placentária
Perinatal	Prematuridade, trauma, aspiração
Pós-natal	Encefalopatias progressivas, infecções, trauma, tumores do sistema nervoso na infância, complicações da espinha bífida cística

de um único nervo espinal com um trecho de fibras musculares específicas leva à formação de um miótomo – um grupo de músculos esqueléticos inervados por um nervo espinal. Da mesma forma, a pele inervada por um único nervo espinal é um dermátomo.

A parte inferior do tubo neural se torna a medula espinal. A parte superior do tubo neural se diferencia para se tornar o cérebro. Durante o desenvolvimento, as células neurais se multiplicam, migram e crescem. Os neurônios estendem seus axônios para alcançar as células, as sinapses se formam e os axônios são mielinizados. A morte neuronal, que leva até metade dos neurônios que se desenvolvem em algumas regiões do cérebro, e a retração do axônio moldam o sistema nervoso em desenvolvimento. Os danos ao sistema nervoso em desenvolvimento podem causar déficits que não são reconhecidos até posteriormente no desenvolvimento, quando o sistema que foi danificado iria se tornar funcional. Essa perda de função atrasada é chamada de *crescimento em déficit*.

As malformações do sistema nervoso central incluem anencefalia, malformação de Arnold-Chiari, espinha bífida e malformação do prosencéfalo. Outros distúrbios que ocorrem durante o desenvolvimento incluem a síndrome da medula presa, a deficiência intelectual, a EPCINP, o distúrbio de desenvolvimento da coordenação e o autismo.

RACIONAMENTO CLÍNICO DIAGNÓSTICO AVANÇADO

RACIOCÍNIO CLÍNICO DIAGNÓSTICO 8.4

S. B., Parte IV

S. B. 7: O defeito do seu tubo neural em desenvolvimento expôs a medula espinal ao fluido amniótico, danificando todos os níveis da sua medula abaixo de L2. Leia a seção sobre funcionamento intestinal e da bexiga no Capítulo 18. Explique por que a bexiga e o intestino do paciente são arreflexivos (flácidos). Explique por que ele não tem controle voluntário de sua bexiga e intestino.

S. B. 8: Observe os diagramas do dermátomo nas Figuras 10.6 e 10.7. Assumindo que a medula espinal de S. B. esteja danificada em L3 e abaixo de L3, preveja as descobertas dos testes sensoriais. Associe essas descobertas com seu histórico de ferida em sua tuberosidade isquiática direita.

S. B. 9: Consulte a inervação do nervo espinal do músculo esquelético na Figura 18.7. Preveja as constatações do ensaio de resistência.

S. B. 10: Leia a seção sobre disreflexia autonômica no Capítulo 18. Você espera que ele esteja em risco para isso? Justifique sua resposta.

—**Cathy Peterson**

NOTAS CLÍNICAS

Caso 1

Um menino de 2 anos de idade não tem reação a qualquer estimulação abaixo do nível do umbigo. Ele não move voluntariamente os membros inferiores, os músculos de seus membros inferiores estão atrofiados e não tem controle voluntário de sua bexiga ou intestino. Sua mãe relata que ele passou por uma cirurgia nas costas 2 dias após o nascimento. Acima do nível do umbigo, a sensação e o movimento estão dentro dos limites normais.

Questões
1. Os déficits do sistema nervoso afetam qual destes sistemas: sensorial, autonômico ou motor?
2. A lesão está em qual região do sistema nervoso: periférica, espinal, tronco cerebral ou região cerebral?

Caso 2

Mary, uma menina de 2 anos de idade, ainda não está tentando se levantar. Ela tem sido mais lenta que seus pares no desenvolvimento de habilidades motoras. A mãe relata que sempre sentiu a parte inferior do corpo de Mary "rígida como uma placa" quando a levantava e segurava. A mãe também relata dificuldade de vestir e trocar Mary quando a menina está agitada, porque ela aduz as pernas fortemente. Mary ainda não é treinada para usar o banheiro. Mesmo quando está calma, seus músculos estão mais rígidos que o normal. O terapeuta descobre que a somatossensibilidade de Mary está intacta por todo o corpo, a parte superior do corpo tem força normal para sua idade e os músculos dos membros inferiores são fracos.

Questões
1. Os déficits do sistema nervoso afetam qual destes sistemas: sensorial, autonômico ou motor?
2. A lesão é em qual região do sistema nervoso?
3. Qual é o diagnóstico mais provável?

Caso 3

Uma mulher de 42 anos de idade, destra, apresentou-se à clínica de terapia ocupacional para avaliar a fraqueza do braço esquerdo. Seus sintomas tinham começado 4 meses atrás, quando ela notou dificuldade em levantar sacolas de supermercado. Seus sintomas progrediram gradualmente até que ela começou a ter problemas para abrir os frascos e estava derrubando objetos.

Ela não tinha dor, dormência ou sensações anormais em sua mão ou braço esquerdo. Relatou também que começou a apresentar cefaleia occipital frequente há aproximadamente 4 meses. O terapeuta observou que a voz da paciente estava rouca. O terapeuta perguntou sobre dificuldades de deglutição, e a paciente relatou que já teve problemas em engolir.

EXAME

S:	Normal no lado direito. Membros esquerdos: sensação de picada, vibração e posição prejudicada
M:	Paresia esquerda do membro superior: deltoide, flexores do punho, e os músculos intrínsecos da mão
NC:	Normal no lado direito. Lado esquerdo: NC 1-7 normal, audição reduzida na orelha esquerda, movimentos fracos do lado esquerdo de sua língua, e não tem reflexo de engasgar
C:	Coordenação levemente prejudicada no lado esquerdo

C, Coordenação; *NC*, nervo craniano; *M*, motor; *S*, somatossensoral.

O paciente foi encaminhado a um médico para ressonância magnética.

Questões
1. Onde está a lesão?
2. Qual é o provável diagnóstico?

 Veja a lista completa das referências em www.evolution.com.br

PARTE 4 SISTEMAS VERTICAIS

9 Sistema Nervoso Autônomo

Laurie Lundy-Ekman, PhD, PT

Objetivos do Capítulo

1. Descrever o papel do sistema nervoso autônomo na manutenção da homeostase.
2. Descrever as duas vias usadas para transmitir informações dos receptores viscerais para o sistema nervoso central.
3. Explicar como a informação autonômica aferente pode causar *dor referida*.
4. Descrever os papéis de ponte, bulbo, hipotálamo e do sistema de emoção/motivação na regulação de funções autonômicas.
5. Comparar o sistema motor somático com o sistema eferente autonômico.
6. Comparar os papéis principais dos sistemas nervosos simpático e parassimpático.
7. Comparar os efeitos simpáticos e parassimpáticos na função dos órgãos.
8. Identificar os tipos de receptores no sistema autônomo e sua importância clínica.
9. Descrever as alterações tróficas da pele.
10. Definir *disreflexia autonômica* e descrever as causas comuns e intervenções apropriadas.
11. Explicar as causas da hipotensão ortostática neurogênica.

Sumário do Capítulo

Receptores
Vias Aferentes
Regulação Central da Função Visceral
    Controle das Funções Autônomas pelo Bulbo e pela Ponte
    Papel do Hipotálamo, Tálamo e Sistema de Emoção/Motivação na Regulação Autônoma
    Integração de Informações
Vias Eferentes
    Diferenças entre o Sistema Motor Somático e o Sistema Eferente Autônomo
    Neurotransmissores Utilizados pelo Sistema Eferente Autônomo
        Neurônios e Receptores Colinérgicos
        Neurônios e Receptores Adrenérgicos
Sistema Nervoso Simpático
    Neurônios Eferentes Simpáticos
        Eferentes Simpáticos para a Medula Adrenal
        Eferentes Simpáticos para a Periferia e as Vísceras Torácicas
        Eferentes Simpáticos para os Órgãos Abdominais e Pélvicos
    Funções do Sistema Nervoso Simpático
        Regulação da Temperatura Corporal
        Regulação do Fluxo Sanguíneo no Músculo Esquelético
        Controle Simpático na Cabeça
        Regulação das Vísceras
        Metabolismo
Sistema Nervoso Parassimpático
Comparação das Funções Simpáticas e Parassimpáticas
Correlações Clínicas
    Síndrome de Horner
    Região Periférica
    Região Espinal
    Região do Tronco Encefálico
    Região Cerebral
    Hipotensão Ortostática
    Síncope
Resumo
Raciocínio Clínico Diagnóstico Avançado

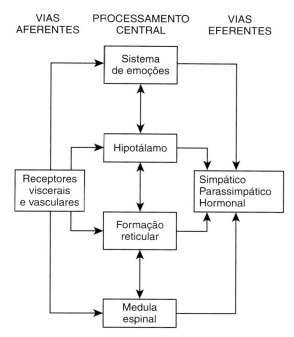

Fig. 9.1 Fluxo de informações no sistema nervoso autônomo.

O *sistema nervoso autônomo* é crucial para a sobrevivência do indivíduo e das espécies, pois regula a homeostase e a reprodução. A *homeostase* é a manutenção de um ambiente interno ideal, incluindo temperatura corporal e composição química de tecidos e fluidos. O sistema nervoso autônomo mantém a homeostase através da regulação da atividade dos órgãos internos e da vasculatura. Assim, o sistema nervoso autônomo regula a circulação, a respiração, a digestão, o metabolismo, as secreções, a temperatura corporal e a reprodução. Os aspectos do sistema nervoso autônomo considerados neste capítulo incluem receptores, vias aferentes, regulação central e vias eferentes aos efetores (Fig. 9.1). As vias eferentes autônomas são as divisões simpática e parassimpática do sistema nervoso.

O sistema autônomo regula as vísceras, a vasculatura e as glândulas.

RECEPTORES

Os receptores do sistema autônomo incluem mecanorreceptores, quimiorreceptores, nociceptores e termorreceptores. Os *mecanorreceptores* respondem à pressão e ao estiramento. Os receptores autônomos de pressão são encontrados nos barorreceptores aórticos, seios carotídeos e pulmões. Os receptores autônomos de estiramento respondem à distensão das veias, da bexiga ou dos intestinos.

Os *quimiorreceptores* sensíveis às concentrações químicas no sangue estão localizados nos corpos carotídeo e aórtico (respondem ao oxigênio), bulbo (respondem a íons de hidrogênio e dióxido de carbono) e hipotálamo (respondem aos níveis de glicose no sangue e a concentrações de eletrólitos). Os quimiorreceptores no estômago, papilas gustativas e bulbos olfativos também respondem a concentrações químicas.

Os *nociceptores* respondem a estímulos que ameaçam ou danificam o tecido. Os nociceptores do sistema autônomo estão localizados nas vísceras e nas paredes das artérias. Nas vísceras, eles são mais responsivos ao estiramento e à isquemia. Alguns nociceptores viscerais são sensíveis a substâncias químicas irritantes.

Os *termorreceptores* no hipotálamo respondem a mudanças muito pequenas na temperatura do sangue circulante e os termorreceptores cutâneos respondem a mudanças externas de temperatura.

VIAS AFERENTES

As informações dos receptores viscerais entram no sistema nervoso central por duas vias: na medula espinal, através das raízes dorsais; e no tronco encefálico, através dos nervos cranianos (Fig. 9.2). Os nervos cranianos que transmitem informações aferentes autônomas incluem os nervos facial (7), glossofaríngeo (9) e vago (10). Todos esses três nervos cranianos transmitem informações do paladar, e os nervos glossofaríngeo e vago transmitem informações das vísceras.

REGULAÇÃO CENTRAL DA FUNÇÃO VISCERAL

A maior parte da informação visceral que entra no tronco encefálico através dos nervos cranianos converge no *núcleo solitário*, o principal núcleo sensitivo visceral (Fig. 9.3). Por sua vez, a informação vinda do núcleo solitário é retransmitida para áreas de controle visceral na ponte e no bulbo e para áreas moduladoras no hipotálamo, tálamo e sistema de emoção/motivação (Fig. 9.4). As áreas moduladoras regulam a atividade de áreas que controlam diretamente uma função específica. Por exemplo, o sistema de emoção/motivação não controla diretamente a frequência respiratória, mas influencia a atividade das áreas de controle respiratório na ponte e no bulbo.

Os aferentes viscerais que entram na medula espinal fazem sinapse com eferentes viscerais (reflexos autônomos; Cap. 18) e com neurônios que ascendem a regiões do tronco encefálico, hipotálamo e tálamo. Os aferentes nociceptivos viscerais apresentam conexões adicionais com:
- Neurônios do trato nociceptivo somatossensorial, contribuindo para a dor referida (Cap. 11)
- Eferentes somáticos, para produzir defesa muscular (contração protetora dos músculos esqueléticos)

A Figura 9.5 ilustra a atividade dessas vias durante a apendicite aguda.

A informação autônoma aferente é processada no núcleo solitário, na medula espinal e nas áreas do tronco encefálico, hipotálamo e tálamo.

Controle das Funções Autônomas pelo Bulbo e pela Ponte

As áreas dentro do bulbo regulam a frequência cardíaca, a respiração, a vasoconstrição e a vasodilatação por meio de sinais para neurônios eferentes autônomos na medula espinal e por sinais transmitidos no nervo vago. Áreas na ponte também estão envolvidas na regulação da respiração.

Papel do Hipotálamo, Tálamo e Sistema de Emoção/Motivação na Regulação Autônoma

O hipotálamo, o tálamo e o sistema de emoção/motivação modulam o controle autônomo do tronco encefálico. A informação visceral

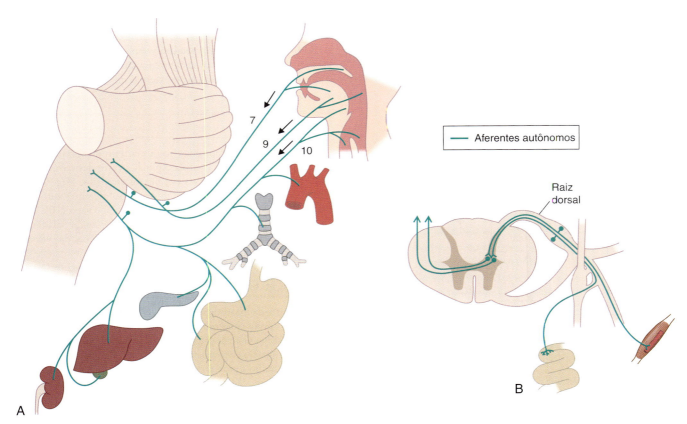

Fig. 9.2 Vias autonômicas aferentes para o tronco encefálico e a medula espinal. A, As informações aferentes viscerais da língua e palato mole entram no tronco encefálico através dos nervos cranianos 7 e 9. Informações da laringe e das vísceras torácicas e abdominais chegam ao tronco encefálico através do nervo craniano 10. **B,** O estiramento dos vasos sanguíneos na periferia é registrado por terminações nervosas livres nas paredes dos vasos. Essa informação é transmitida através de fibras nos nervos para a medula espinal. As informações dos receptores de estiramento no trato gastrointestinal passam por um gânglio autônomo, sem fazer sinapse, antes de entrar na medula espinal.

que chega ao hipotálamo, o principal controlador da homeostase, é usada para manter o equilíbrio no interior do corpo. O hipotálamo influencia a atividade cardiorrespiratória, metabólica, digestiva e de reabsorção de água, agindo na hipófise, nos centros de controle no tronco encefálico e na medula espinal. As informações viscerais que chegam ao tálamo são projetadas principalmente para o sistema de emoção/motivação, um conjunto de áreas cerebrais envolvidas nas emoções, humores e motivação. A ativação de áreas de emoção/motivação pode produzir respostas autônomas; alguns dos exemplos incluem aumento da frequência cardíaca decorrente de ansiedade, rubor de constrangimento e choro.[1]

Áreas no bulbo e ponte controlam funções vitais. O hipotálamo, o tálamo e o sistema de emoção/motivação modulam o controle do tronco encefálico.

Integração de Informações

A regulação autônoma é frequentemente conseguida por meio da integração de informações de aferentes periféricos com informações de receptores dentro do sistema nervoso central. Por exemplo, se quimiorreceptores periféricos no corpo carotídeo sinalizam uma queda no teor de oxigênio no sangue, a informação é conduzida para o núcleo solitário (no bulbo) pelo nervo glossofaríngeo. Em seguida, são enviados sinais para áreas de controle autônomo para aumentar a profundidade e a frequência da respiração. Se um grupo específico de neurônios no bulbo, diretamente sensíveis à concentração de dióxido de carbono e a íons de hidrogênio (pH) no sangue, detectar desvios da faixa fisiológica ótima, a respiração é ajustada.

VIAS EFERENTES

Os neurônios eferentes autônomos são classificados como simpáticos e parassimpáticos. Em geral, as conexões do sistema nervoso central com efetores autônomos usam uma via de dois neurônios. Os dois neurônios fazem sinapse em um gânglio periférico. O neurônio que se estende do sistema nervoso central até o gânglio é denominado *pré-ganglionar*; o neurônio que conecta o gânglio ao órgão efetor é denominado *pós-ganglionar*.

Diferenças entre o Sistema Motor Somático e o Sistema Eferente Autônomo

Toda a produção do sistema nervoso central é fornecida por neurônios eferentes somáticos ou autônomos. Os eferentes somáticos

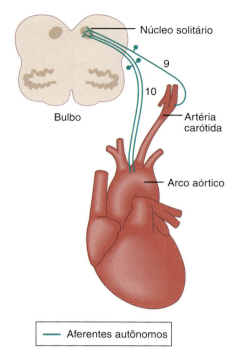

Fig. 9.3 A informação visceral converge no núcleo solitário do tronco encefálico. Um exemplo é a convergência das informações relativas à pressão arterial e à composição química do sangue, monitoradas por receptores de pressão e quimiorreceptores na artéria carótida e no arco aórtico. A informação é transmitida ao núcleo solitário no bulbo.

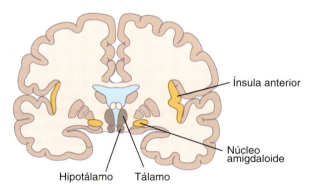

Fig. 9.4 Áreas cerebrais envolvidas na função visceral. Laranja: áreas de emoção (núcleo amigdaloide e ínsula anterior); marrom: tálamo e hipotálamo.

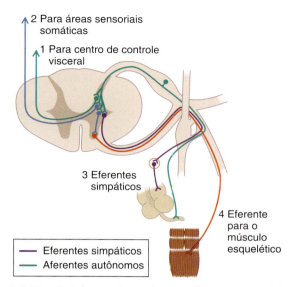

Fig. 9.5 Vias da informação autônoma aferente na medula espinal. O estágio inicial da apendicite aguda é mostrado: sinais nociceptivos entram no segmento espinal T10.
1. Conexões com fibras do trato autônomo transmitem as informações para áreas de controle visceral no tronco encefálico. Essa informação é transmitida ao hipotálamo e ao sistema de emoção/motivação.
2. A estimulação dos neurônios do trato nociceptivo resulta em sensação de dor relacionada com a região umbilical. Como o cérebro está mais acostumado a sinais que indicam dor de estruturas musculares que das vísceras, o cérebro pode interpretar erroneamente os sinais vindos das vísceras como sinais surgidos nos músculos esqueléticos.
3. Eferentes simpáticos inibem o peristaltismo no intestino.
4. Eferentes somáticos provocam a contração dos músculos abdominais.

inervam apenas o músculo esquelético, e sua ativação é, em geral, voluntária. Os eferentes autônomos abastecem todas as outras partes do corpo que são inervadas. O sistema autônomo difere do sistema nervoso somático em três maneiras principais:

1. Ao contrário do sistema nervoso somático, a regulação das funções autônomas é, em geral, inconsciente e pode ser exercida por hormônios.
2. Ao contrário dos músculos esqueléticos, muitos órgãos internos podem funcionar independentemente das entradas fornecidas do sistema nervoso central. Alguns dos exemplos incluem atividade independente do coração e do trato gastrointestinal. O coração pode continuar a bater sem conexões neurais. O trato gastrointestinal é único, por ter um sistema nervoso intrínseco, o sistema nervoso entérico, tão capaz de funcionar independentemente do sistema nervoso central que o sistema, foi chamado de *cérebro abdominal.*[2] Este sistema de gânglios e neurônios sensoriais e motores está localizado inteiramente dentro das paredes do sistema digestório. Como sua função é puramente digestiva, uma discussão mais aprofundada sobre o sistema nervoso entérico está além do escopo deste texto.
3. As vias eferentes somáticas têm um neurônio no sistema nervoso periférico; as vias eferentes autônomas geralmente consistem em dois neurônios que fazem sinapse fora do sistema nervoso central.

Neurotransmissores Utilizados pelo Sistema Eferente Autônomo

Os neurônios autônomos secretam os neurotransmissores acetilcolina, norepinefrina ou epinefrina. Os neurônios que secretam acetilcolina são denominados *colinérgicos*. Os neurônios que secretam norepinefrina ou epinefrina são chamados de *adrenérgicos*.

Neurônios e Receptores Colinérgicos

Entre os neurônios autônomos que secretam acetilcolina estão os seguintes (Fig. 9.6):

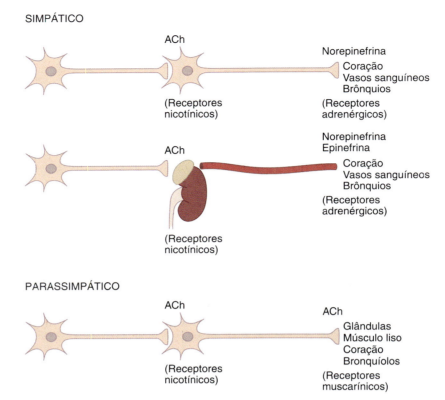

Fig. 9.6 Substâncias neuroquímicas secretadas por neurônios autônomos. A substância química liberada por todos os neurônios autônomos pré-sinápticos é a acetilcolina (ACh). Receptores em todos os neurônios pós-ganglionares são nicotínicos. Os neurônios pós-ganglionares simpáticos liberam norepinefrina (NE). A medula adrenal libera epinefrina e NE na corrente sanguínea. Tanto a NE quanto a epinefrina se ligam aos receptores adrenérgicos em seus órgãos-alvo. Os neurônios parassimpáticos pós-ganglionares liberam a ACh, que se liga aos receptores muscarínicos em seus órgãos-alvo.

- Todos os neurônios pré-ganglionares no sistema nervoso autônomo
- Neurônios pós-ganglionares do sistema parassimpático

Como discutido no Capítulo 6, o efeito de um neurotransmissor depende dos tipos de receptores ativados pelo transmissor. Isso se revela especialmente importante no sistema nervoso autônomo, onde diferenças nos tipos de receptores são a chave para os distintos efeitos fisiológicos de diferentes fármacos. Com base na sua capacidade de se ligar a certos fármacos, foram identificados dois grupos de *receptores colinérgicos*: os muscarínicos e os nicotínicos.

A muscarina, um veneno derivado de cogumelos, ativa apenas os *receptores muscarínicos* nas membranas dos efetores. A ligação da acetilcolina aos receptores muscarínicos inicia uma resposta mediada pela proteína G, que pode ser um potencial excitatório pós-sináptico (PEPS) ou um potencial inibitório pós-sináptico (PIPS). Os receptores muscarínicos parassimpáticos de acetilcolina regulam as glândulas, os músculos lisos e a frequência cardíaca.

A nicotina, derivada do tabaco, ativa apenas os *receptores nicotínicos de acetilcolina*. A ligação da acetilcolina aos receptores autônomos nicotínicos, localizados em todos os neurônios autônomos pós-sinápticos e na medula adrenal, provoca um rápido PEPS na membrana pós-sináptica. Além dos efeitos no sistema autônomo, a nicotina ativa os receptores de acetilcolina na membrana muscular esquelética e nas áreas de emoção/motivação do cérebro. A ação da nicotina no sistema de emoção/motivação induz sensações de alerta e excitação[3] e leva ao vício.[4] A nicotina melhora o desempenho em tarefas que exigem observação cuidadosa e atenção intensa.[5] Em mulheres que não fumam, a inalação de nicotina melhora o humor e induz uma sensação de calma ao aumentar os níveis de dopamina nas vias neurais que provocam uma sensação de prazer e reduzem a ansiedade. File et al.[6] especulam a possibilidade de as mulheres começarem a fumar regularmente como um meio de automedicação para estresse.

Neurônios e Receptores Adrenérgicos

O transmissor liberado pela maioria dos neurônios pós-ganglionares simpáticos é a norepinefrina. A medula adrenal, uma parte do sistema simpático, é especializada em liberar epinefrina e norepinefrina diretamente no sangue. Os receptores que se ligam à norepinefrina ou epinefrina são chamados de *receptores adrenérgicos*. Existem dois grupos de receptores adrenérgicos, designados como α e β; cada um deles tem subtipos, indicados pelos subscritos: α_1, α_2, β_1 e β_2.

> Os neurônios colinérgicos secretam acetilcolina, que se liga a dois receptores diferentes, provocando diferentes efeitos: nicotínicos e muscarínicos. Os neurônios adrenérgicos secretam epinefrina ou norepinefrina. Os receptores adrenérgicos são classificados como α ou β.

> **RACIOCÍNIO CLÍNICO DIAGNÓSTICO 9.1**
>
> **A. D., Parte I**
>
> Seu paciente, A. D., é um homem de 22 anos de idade que sofreu um acidente automobilístico há 4 anos, que resultou em uma lesão completa da medula espinal em T1. Ele está em decúbito dorsal fazendo exercícios de supino como parte de seu treinamento para os jogos paralímpicos em seu estabelecimento. Ele parecia bem quando você o cumprimentou esta manhã, mas, no meio de sua série de supino, você vê que o rosto dele ficou corado (vermelho) e suado, seu corpo ficou pálido, e ele se queixou de uma cefaleia intensa e latejante. Este é um exemplo clássico de disreflexia autonômica. O gatilho para essa resposta foi um estímulo nocivo abaixo da lesão – por vezes, uma bexiga ou um intestino cheio, ou uma pele solta nos dedos ou uma área de pressão aumentada na pele. Dada a desconexão do cérebro da maior parte da medula espinal, o sistema nervoso simpático torna-se hiperativo abaixo da lesão e o sistema nervoso parassimpático responde acima da lesão. Normalmente, as entradas descendentes do cérebro inibem a saída hiperativa do sistema nervoso simpático.
>
> **A. D. 1**: Em que níveis da medula espinal se origina a eferência simpática?
>
> **A. D. 2:** Se o sistema nervoso simpático se torna hiperativo, o que ocorre com os vasos sanguíneos?

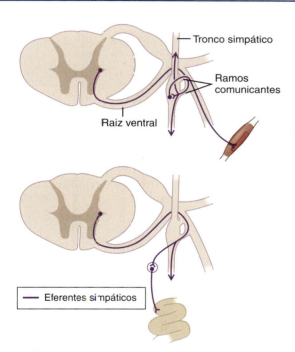

Fig. 9.7 Eferência simpática inervando arteríolas no músculo esquelético e nas paredes das vísceras.

SISTEMA NERVOSO SIMPÁTICO

Neurônios Eferentes Simpáticos

Os corpos celulares dos neurônios pré-ganglionares simpáticos estão no corno lateral da substância cinzenta da medula espinal, estendendo-se de T1 a L2 (Fig. 9.7). Como os corpos celulares estão localizados nos níveis T1 a L2, o sistema nervoso simpático é, muitas vezes, chamado de *eferência toracolombar*. Os neurônios eferentes simpáticos inervam a medula adrenal, a vasculatura, as glândulas sudoríparas, os eretores das células capilares e as vísceras.

Eferentes Simpáticos para a Medula Adrenal

São fornecidas conexões diretas desde a medula espinal até a medula adrenal (Fig. 9.8A). A medula adrenal pode ser considerada um gânglio simpático especializado que secreta epinefrina e norepinefrina na corrente sanguínea.

Eferentes Simpáticos para a Periferia e as Vísceras Torácicas

Os eferentes simpáticos para os membros, a face, a parede corporal, o coração e os pulmões fazem sinapse nos gânglios ao longo da coluna vertebral, denominados *gânglios paravertebrais* (Fig. 9.8B). Os gânglios paravertebrais estão interconectados, formando troncos simpáticos. Os axônios simpáticos pré-ganglionares deixam a medula espinal através da raiz ventral, juntam-se ao nervo espinal e, então, seguem em um ramo de conexão muito curto para os gânglios paravertebrais. O ramo de conexão, chamado de *ramo comunicante* (mostrado na Fig. 9.7), é composto de axônios simpáticos que se transferem do nervo espinal para o gânglio paravertebral. Os axônios pré-ganglionares fazem sinapse no gânglio paravertebral ou seguem para cima ou para baixo na cadeia simpática, antes de fazer sinapse em um gânglio.

O corpo celular do neurônio pós-ganglionar está no gânglio paravertebral. O axônio pós-ganglionar entra em um nervo através de outro *ramo comunicante* (Fig. 9.7) e, em seguida, percorre o ramo ventral ou dorsal até a periferia.

Dado que as fibras simpáticas pré-ganglionares têm origem apenas nos segmentos toracolombares, e a cabeça, exceto a face, e a maior parte dos membros superiores são inervadas pelos segmentos cervicais da medula espinal, como os sinais simpáticos chegam à cabeça e aos membros superiores? Os gânglios paravertebrais cervicais são abastecidos por fibras pré-ganglionares que ascendem da medula torácica superior. Os gânglios cervicais são denominados *superior*, *médio* e *estrelado* (Fig. 9.8). O *gânglio estrelado* é denominado por sua forma de estrela, formada pela fusão do gânglio cervical inferior e o primeiro gânglio torácico. O gânglio estrelado é também chamado de *gânglio cervicotorácico*. As fibras pós-ganglionares dos gânglios superior e estrelado inervam as artérias da face, dilatam a pupila do olho e ajudam a elevar a pálpebra superior. Outras fibras do gânglio cervicotorácico descem com fibras do gânglio cervical médio para abastecer o coração e os vasos sanguíneos do membro superior.

Os gânglios paravertebrais sacrais e lombares inferiores são supridos por fibras pré-ganglionares que descem da medula lombar superior. Os neurônios pós-ganglionares dos gânglios paravertebrais parassacrais e lombares inferiores inervam os vasos sanguíneos nos membros inferiores.

Eferentes Simpáticos para os Órgãos Abdominais e Pélvicos

Os axônios simpáticos pré-ganglionares para os órgãos abdominais e pélvicos atravessam os gânglios simpáticos sem fazer sinapses, depois fazem sinapses nos gânglios afastados próximos aos órgãos (Fig. 9.8C). Os axônios pré-ganglionares percorrem nervos. Os sinais simpáticos para o trato gastrointestinal desaceleram ou param o peristaltismo, reduzem as secreções glandulares e contraem os esfíncteres dentro do sistema digestório. Os sinais simpáticos para as vesículas seminais e ductos deferentes provocam a ejaculação nos homens.

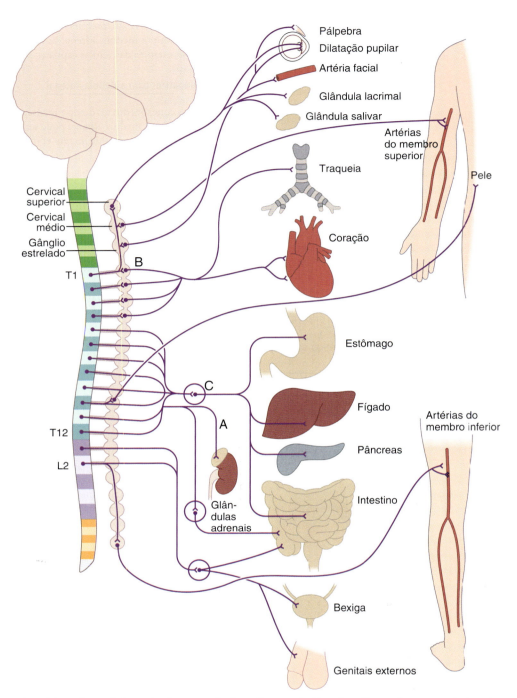

Fig. 9.8 Eferentes simpáticos da medula espinal para os órgãos efetores. **A,** Ligações diretas de um neurônio para a medula adrenal. **B,** Vias de dois neurônios para a periferia e as vísceras torácicas, com sinapses nos gânglios paravertebrais. **C,** Vias de dois neurônios para os órgãos abdominais e pélvicos, com sinapses nos gânglios periféricos. Observe que todos os neurônios pré-sinápticos simpáticos se originam na medula torácica e na medula lombar.

Funções do Sistema Nervoso Simpático

O principal papel do sistema nervoso simpático é manter o suprimento sanguíneo ideal nos órgãos. Normalmente, a atividade moderada do sistema simpático estimula a musculatura lisa nas paredes dos vasos sanguíneos, mantendo alguma contração das paredes dos vasos. Em geral, o aumento da atividade simpática contrai ainda mais os vasos, e a diminuição da atividade simpática permite a vasodilatação. Por exemplo, quando uma pessoa fica de pé a partir da posição supina, a pressão arterial precisa ser aumentada para evitar o desmaio. O disparo de certos eferentes simpáticos estimula a vasoconstrição nos músculos esqueléticos, mantendo, assim, o fluxo sanguíneo para o cérebro.

O papel do sistema nervoso simpático costuma ser ilustrado por meio da descrição das respostas fisiológicas ao medo. Quando uma pessoa se sente ameaçada, o sistema nervoso simpático se prepara

para uma vigorosa atividade muscular, isto é, para lutar ou fugir. A vasoconstrição na pele e no intestino aumenta o fluxo sanguíneo para os músculos ativos. Os níveis de glicose no sangue se elevam, os brônquios e os vasos coronários se dilatam, e a pressão arterial e a frequência cardíaca aumentam. Simultaneamente, a descarga simpática reduz a atividade no sistema digestório.

> **RACIOCÍNIO CLÍNICO DIAGNÓSTICO 9.2**
>
> **A. D., Parte II**
> O corpo de A. D. ficou pálido em razão do aumento da produção simpática abaixo de sua lesão da medula espinal (em T1). Seu rosto ficou vermelho porque os barorreceptores detectaram aumento da pressão arterial em decorrência da vasoconstrição abaixo da lesão, o que provocou vasodilatação acima da lesão para proteger o cérebro
> **A. D. 3:** Por que ele ficou suado acima do nível de sua lesão na medula espinal?

Regulação da Temperatura Corporal

A atividade simpática regula a temperatura corporal por meio dos efeitos no metabolismo e nos efetores da pele. A epinefrina liberada pela medula adrenal aumenta a taxa metabólica em todo o corpo. Na pele, os sinais simpáticos controlam o diâmetro dos vasos sanguíneos, a secreção das glândulas sudoríparas e a ereção dos pelos. O fluxo sanguíneo na pele é controlado por receptores α-adrenérgicos nos músculos lisos das arteríolas. A ligação da norepinefrina aos receptores α-adrenérgicos nas arteríolas cutâneas também estimula a contração dos esfíncteres pré-capilares, forçando o sangue a contornar os capilares e diminuindo a irradiação de calor pela pele. Quando os esfíncteres pré-capilares relaxam, o sangue entra nos capilares e o calor irradia através da pele. A sudorese também ajuda a dissipar o calor. A sudorese ocorre quando os receptores adrenérgicos nas glândulas sudoríparas são ativados.

Regulação do Fluxo Sanguíneo no Músculo Esquelético

O controle do fluxo sanguíneo no músculo esquelético é mais complexo do que na pele. As veias e vênulas da musculatura esquelética são denominadas *vasos de capacitância* porque o sangue se acumula nesses vasos quando suas paredes estão relaxadas. Se o acúmulo de sangue nos membros inferiores e no abdome não for evitado quando a pessoa assume uma posição ereta, a queda resultante na pressão arterial pode privar o cérebro de um suprimento sanguíneo adequado, causando *síncope* (desmaio). Normalmente, o acúmulo de sangue é evitado pela vasoconstrição dos vasos de capacitância, antes da mudança de posição. Isso é realizado pela liberação de norepinefrina para se ligar aos receptores α-adrenérgicos nas paredes das arteríolas, vênulas e veias do músculo esquelético, causando vasoconstrição. A química sanguínea local também afeta o diâmetro das arteríolas.[7]

A atividade simpática contrai as arteríolas que alimentam a musculatura esquelética, a pele e o sistema digestório.

Controle Simpático na Cabeça

Os efeitos simpáticos sobre o fluxo sanguíneo, a sudorese e a ereção das células capilares da cabeça são idênticos às ações simpáticas

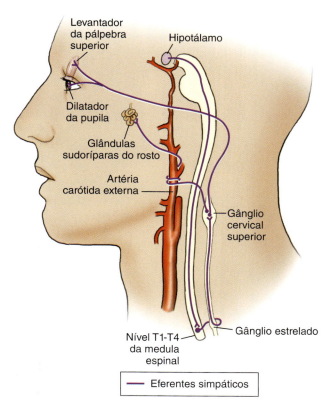

Fig. 9.9 Inervação simpática da cabeça. O circuito neural começa no hipotálamo, depois faz sinapses na medula espinal torácica superior e no gânglio cervical superior. Os axônios do gânglio cervical superior inervam as glândulas sudoríparas faciais, a vasculatura da face, o músculo dilatador da pupila, o músculo levantador acessório da pálpebra superior e a glândula lacrimal.

no restante do corpo. Além disso, os sinais simpáticos dilatam a pupila do olho e ajudam a elevar a pálpebra superior. O músculo levantador da pálpebra superior consiste em fibras musculares lisas e esqueléticas; apenas as fibras musculares lisas são inervadas pelo sistema nervoso simpático. As fibras musculares esqueléticas são inervadas pelo nervo craniano oculomotor. A inervação simpática da cabeça é mostrada na Figura 9.9. As fibras simpáticas também inervam as glândulas salivares; sua ativação causa secreção de saliva espessa, que causa uma sensação de ressecamento na boca.

Regulação das Vísceras

Os efeitos simpáticos nas vísceras torácicas incluem o aumento da frequência e da contratilidade cardíacas, quando os receptores β_1-adrenérgicos são ativados no músculo cardíaco, bem como a dilatação da árvore brônquica, quando os receptores β_2-adrenérgicos são ativados no trato respiratório. A distribuição dos tipos de receptores adrenérgicos está ilustrada na Figura 9.10.

Os fármacos que se ligam a um receptor, mas não o ativam, são chamados de *bloqueadores*. Por sua vez, os que ativam os receptores são chamados de *agonistas*. Os α-bloqueadores são utilizados para diminuir a pressão arterial elevada, bloqueando a ação da norepinefrina nos receptores nos vasos sanguíneos, produzindo vasodilatação. As diferenças entre os subtipos de receptores (isto é, β_1 e β_2) permitem a concepção de fármacos que se ligam a um subtipo de receptor e não

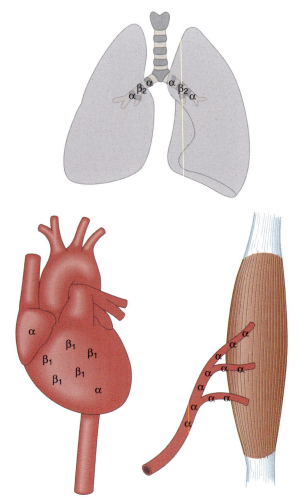

Fig. 9.10 Distribuição de receptores adrenérgicos. Os receptores α-adrenérgicos são mais abundantes nas arteríolas dos músculos lisos periféricos, mas também são encontrados no coração e no músculo liso brônquico. Os receptores β_1-adrenérgicos são encontrados principalmente no coração. Os receptores β_2-adrenérgicos são mais numerosos no músculo liso brônquico. O sistema nervoso simpático otimiza o fluxo sanguíneo para os órgãos, regula a temperatura corporal e a taxa metabólica e regula a atividade das vísceras.

a outro. Os β_1-bloqueadores diminuem a frequência e a contratilidade cardíaca sem afetar as vias aéreas.[8] Os agonistas-β_2 impedem a constrição das vias aéreas e, por conseguinte, são usados para tratar asma e doença pulmonar obstrutiva crônica. No entanto, o coração também tem alguns β_2-receptores, portanto, os β_2-agonistas podem causar efeitos colaterais perigosos na função cardíaca: isquemia cardíaca, insuficiência cardíaca congestiva, arritmias e morte súbita.[9]

No trato gastrointestinal, os sinais simpáticos contraem esfíncteres e diminuem o fluxo sanguíneo, o peristaltismo e as secreções. A estimulação simpática também inibe a contração das paredes da bexiga e do intestino e contrai os esfíncteres internos.

Metabolismo

Quando a medula adrenal libera epinefrina na corrente sanguínea, o efeito mais significativo é a estimulação do metabolismo nas células por todo o corpo. A liberação de epinefrina geralmente coincide com uma liberação generalizada de norepinefrina pelos neurônios pós-ganglionares simpáticos, porque o sistema simpático frequentemente é ativado como um todo. Além de seus efeitos no metabolismo, a epinefrina reforça os efeitos da norepinefrina na maioria dos órgãos-alvo.

> O sistema nervoso simpático otimiza o fluxo sanguíneo para os órgãos, regula a temperatura corporal e a taxa metabólica e regula a atividade das vísceras.

RACIOCÍNIO CLÍNICO DIAGNÓSTICO 9.3

A. D., Parte III

Além de desencadear a vasodilatação acima do nível da lesão medular de A. D., a pressão arterial elevada detectada nos barorreceptores provocou aumento do estímulo parassimpático em seu coração.
A. D. 4: Que nervo transmite estímulo parassimpático ao coração?
A. D. 5: Qual é o efeito do aumento do estímulo parassimpático no coração?

SISTEMA NERVOSO PARASSIMPÁTICO

O sistema nervoso parassimpático usa uma via de dois neurônios do tronco encefálico e da medula sacral até os efetores. Como os corpos celulares pré-ganglionares são encontrados em núcleos do tronco encefálico e da medula sacral, esse sistema, muitas vezes, é chamado de *eferência craniossacral* (Fig. 9.11). Os gânglios do sistema nervoso parassimpático são separados, ao contrário dos gânglios interconectados do tronco simpático. Os gânglios parassimpáticos estão localizados próximos ou nos órgãos-alvo.

A informação parassimpática do tronco encefálico percorre os nervos cranianos para gânglios afastados. As fibras parassimpáticas estão distribuídas nos nervos cranianos 3, 7, 9 e 10. As fibras do nervo craniano 3, o nervo oculomotor, contraem a pupila e aumentam a convexidade do cristalino para a focalização em objetos próximos. As fibras nos nervos cranianos 7 e 9, nos nervos facial e glossofaríngeo, inervam as glândulas salivares. Outras fibras no nervo craniano 7 inervam a glândula lacrimal, fornecendo lágrimas para umedecer a córnea e para chorar. Setenta e cinco por cento das fibras parassimpáticas nos nervos cranianos seguem pelo nervo craniano 10, o nervo vago. O vago inerva o coração, a traqueia, o estômago, o fígado, o pâncreas, o rim e os intestinos.

As fibras parassimpáticas que se originam na medula espinal sacral têm corpos celulares no corno lateral dos níveis sacrais S2 a S4. Seus axônios percorrem os nervos pélvicos, distribuídos para o cólon menor, a bexiga e a genitália externa. Em comparação com o sistema nervoso simpático, o sistema parassimpático não inerva os membros ou a parede corporal. Os eferentes parassimpáticos sacrais regulam o esvaziamento dos intestinos e da bexiga, a ereção do pênis ou do clitóris e a lubrificação da vagina. Reflexos autônomos específicos são discutidos no contexto de várias regiões do sistema nervoso. Por exemplo, o controle reflexo da pupila é discutido no Capítulo 21, e os reflexos vesicais, intestinais e genitais são abordados no Capítulo 18.

A principal função do sistema nervoso parassimpático é a conservação e o armazenamento de energia. Fibras eferentes no

Sistema Nervoso Autônomo **CAPÍTULO 9** 179

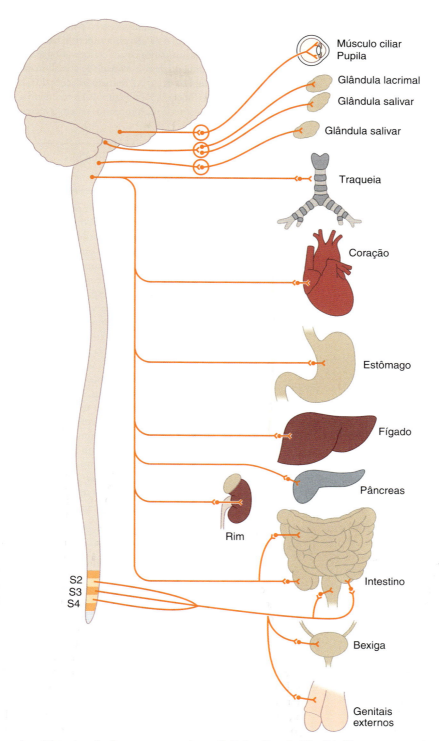

Fig. 9.11 Eferência parassimpática através dos nervos cranianos 3, 7, 9 e 10 e de S2 a S4. Observe que todos os neurônios pré-ganglionares parassimpáticos se originam no tronco encefálico ou na medula espinal sacral.

nervo vago inervam o coração e o músculo liso dos pulmões e do sistema digestório. A atividade do nervo vago para o coração pode produzir bradicardia (diminuição da frequência cardíaca). A estimulação vagal no sistema respiratório causa broncoconstrição e aumenta a secreção de muco. No sistema digestório, a atividade vagal aumenta o peristaltismo, a síntese de glicogênio no fígado e as secreções glandulares.

A atividade parassimpática diminui a atividade cardíaca; facilita a digestão; aumenta as secreções nos pulmões, olhos e boca; controla a convexidade do cristalino no olho; contrai a pupila; controla o esvaziamento dos intestinos e da bexiga; e controla a ereção e lubrificação dos órgãos sexuais.

COMPARAÇÃO DAS FUNÇÕES SIMPÁTICAS E PARASSIMPÁTICAS

Nas atividades nas vísceras torácicas e abdominais, na bexiga e nos intestinos e na pupila ocular, os efeitos da atividade simpática e parassimpática são sinérgicos: suas ações opostas são equilibradas para proporcionar uma função ótima dos órgãos. Por exemplo, imediatamente antes de uma pessoa começar a se exercitar, os sinais simpáticos aumentam a frequência e a contratilidade cardíaca, enquanto os sinais parassimpáticos que reduziriam a frequência cardíaca diminuem. A Figura 9.12 ilustra as áreas e vias autônomas que regulam a frequência cardíaca.

Os sistemas eferentes autônomos também têm efeitos separados e sem oposição: as funções simpáticas envolvidas na regulação de efetores nos membros, na face e na parede corporal, assim como na assistência à elevação da pálpebra superior, não são antagonizadas pela inervação parassimpática desses efetores. O papel do sistema parassimpático no aumento da convexidade do cristalino também não é antagonizado. As Tabelas 9.1 e 9.2 reúnem as ações dos sistemas eferentes autônomos. A Tabela 9.3 e a Figura 9.13 resumem a distribuição de neurotransmissores e receptores nos sistemas eferentes autônomicos.

CORRELAÇÕES CLÍNICAS

Síndrome de Horner

Se uma lesão afeta a via simpática para a cabeça, a atividade simpática em um lado da cabeça é diminuída. Isso leva a uma ligeira queda da pálpebra superior ipsilateral, constrição da pupila ipsilateral e vasodilatação da pele, com ausência de sudorese na face e no pescoço ipsilaterais. Essa constelação de sinais é chamada de *síndrome de Horner* (Fig. 9.14) e ocorre com lesões do trato simpático descendente, da medula espinal torácica superior, do plexo braquial ou da cadeia simpática cervical (Fig. 9.9). Interrupção do suprimento sanguíneo, traumatismo, tumor, cefaleia em salvas ou bloqueio do gânglio estrelado podem causar a síndrome de Horner.[10,11] A cefaleia em salvas é uma cefaleia intensa em um lado da cabeça que dura de alguns minutos a 3 horas e ocorre em série.

Na síndrome complexa de dor regional (SCDR, uma síndrome rara de dor crônica; Cap. 12) em estágio inicial, o gânglio estrelado é, por vezes, bloqueado terapeuticamente para diminuir de modo temporário a dor no membro superior,[12] permitindo que a fisioterapia e a terapia ocupacional sejam mais eficazes. O bloqueio ganglionar simpático diminui a excitação adrenérgica de nociceptores sensibilizados no membro superior com SCDR.[13] A síndrome de Horner é um efeito colateral do bloqueio, porque os neurônios ascendentes nos gânglios cervicais estão temporariamente impedidos de se despolarizar.

Região Periférica

Se um nervo é rompido, a interrupção de eferentes simpáticos causa perda do controle vascular, da regulação da temperatura e da sudorese na região abastecida pelo nervo. Essas perdas podem levar a alterações *tróficas* na pele, que incluem alterações no turgor, na espessura, na temperatura, na cor, sudorese e/ou formação de pelos e unhas.

Região Espinal

Uma lesão completa da medula espinal cessa toda a comunicação entre a medula abaixo da lesão e o cérebro, interrompendo os sinais autônomos ascendentes e descendentes no nível da lesão. A gravidade da disfunção autônoma depende de quanto da medula foi isolado

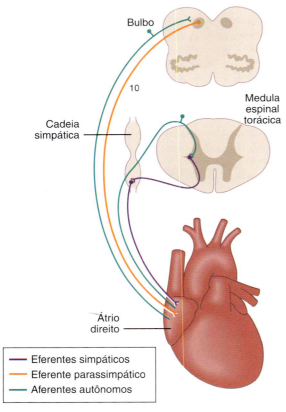

Fig. 9.12 Regulação autônoma da frequência cardíaca. A informação sensorial entra no bulbo e na medula espinal. A regulação é realizada por fibras parassimpáticas no nervo vago e por fibras simpáticas da medula espinal torácica. Epinefrina e norepinefrina secretadas pela medula adrenal também afetam a frequência cardíaca.

TABELA 9.1	EFEITO DA ATIVIDADE SIMPÁTICA NOS VASOS SANGUÍNEOS			
Órgão	Composto Neuroquímico	Receptor	Efeito na Parede Vascular	Propósito
Pele	Adrenérgico	α	Vasoconstrição de arteríolas	↓ Irradiação de calor da pele
Músculo esquelético	Adrenérgico	α	Vasoconstrição de vênulas e veias	↑ Resistência vascular periférica ↑ Pressão arterial
Coração	Adrenérgico	β_1	Dilatação	Mais sangue disponível para o coração

TABELA 9.2 — COMPARAÇÃO DE EFEITOS SIMPÁTICOS E PARASSIMPÁTICOS NA FUNÇÃO DE ÓRGÃOS

Órgão	Função	Efeito Simpático	Efeito Parassimpático
Olho	Diâmetro da pupila	↑	↓
	Curvatura do cristalino		↑
Coração	Frequência de contração	↑	↓
	Força de contração	↑	
Vasos sanguíneos	Ver Tabela 9.1		
Pulmões	Diâmetro dos brônquios	↑	↓
	Diâmetro dos vasos sanguíneos	↑	
	Secreções		↑
Glândulas sudoríparas	Produção de secreção	↑	
Glândulas salivares	Secreção espessa	↑	
	Secreção fina e profusa		↑
Glândulas lacrimais	Produção de lágrimas		↑
	Vasomotora para os vasos sanguíneos na glândula lacrimal	↑	
Medula adrenal	Secreção de epinefrina e norepinefrina	↑	
Trato gastrointestinal	Peristaltismo	↓	↑
	Secreções	↓	↑
Fígado	Liberação de glicose	↑	
	Síntese de glicogênio		↑
Pâncreas	Secreções	↓	↑
Intestino e bexiga	Esvaziamento	↓	↑
Genitália externa	Ereção do pênis ou do clitóris		↑

TABELA 9.3 — COMPOSTOS NEUROQUÍMICOS E RECEPTORES NO SISTEMA NERVOSO AUTÔNOMO[a]

Composto Neuroquímico	Local de Liberação do Composto Neuroquímico	Tipo de Receptor
Acetilcolina	Sinapse entre neurônios pré-ganglionares e pós-ganglionares (tanto simpáticos quanto parassimpáticos)	Nicotínico
	Pós-ganglionares parassimpáticos para músculo liso e glândulas	Muscarínico
Norepinefrina[a]	Pós-ganglionar simpático para contrair os vasos sanguíneos nos músculos esqueléticos, pele e vísceras e para dilatar a pupila	α
	Pós-ganglionar simpático para dilatar os brônquios, diminuir a atividade gastrointestinal, acelerar a frequência cardíaca	β
Epinefrina e norepinefrina	Medula adrenal: liberação de transmissores para a corrente sanguínea	α e β

[a]A norepinefrina tem um efeito sobre os receptores α-adrenérgicos maior que nos β; a epinefrina é igualmente eficaz na ativação de α e β.

do cérebro. Lesões em níveis inferiores permitem que o cérebro influencie um trecho maior da medula; lesões em níveis superiores isolam uma maior parte da medula. Lesões completas acima do nível lombar obstruem o controle voluntário da bexiga e do intestino, além da função genital. Lesões completas acima do nível torácico médio isolam grande parte da medula do controle pelo cérebro, comprometendo a homeostase ao interferir na regulação da pressão arterial e na capacidade de ajustar a temperatura corporal central. As consequências autônomas da lesão medular são discutidas mais detalhadamente no Capítulo 18.

Região do Tronco Encefálico

Lesões no tronco encefálico podem interferir no controle descendente da frequência cardíaca, pressão arterial e respiração. As lesões do tronco encefálico também podem afetar os núcleos dos nervos cranianos, interferindo na constrição da pupila, na produção de lágrimas, na salivação ou na regulação das vísceras torácicas e abdominais.

Região Cerebral

Danos a certos núcleos no hipotálamo interrompem a homeostase, com consequentes disfunções metabólicas e comportamentais. Obesidade, anorexia, hipertermia, hipotermia e manifestações emocionais dissociadas dos sentimentos podem ocorrer. A atividade em outras áreas de emoção/motivação também pode interferir na homeostase. Por exemplo, a resposta à ameaça percebida inclui a atividade simpática que aumenta o fluxo sanguíneo para os músculos esqueléticos, acelerando a frequência cardíaca, reforçando a

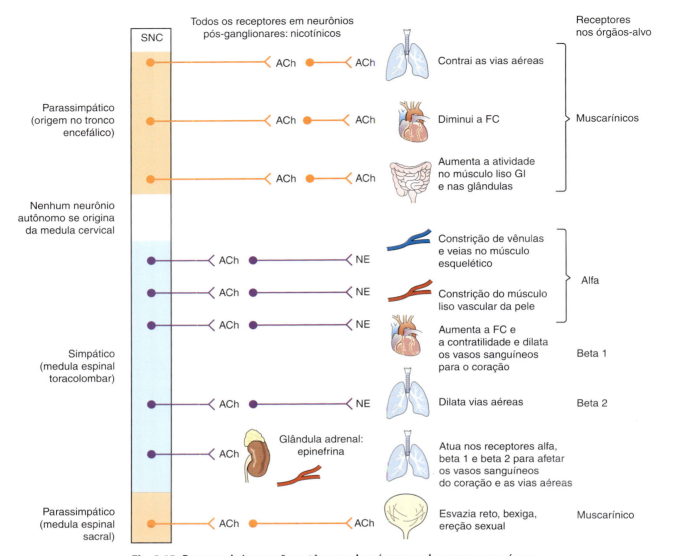

Fig. 9.13 Resumo da inervação autônoma das vísceras e dos vasos sanguíneos.

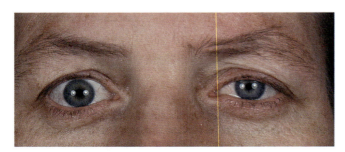

Fig. 9.14 Síndrome de Horner afetando o lado esquerdo da face. Uma lesão da via simpática (ilustrada na Fig. 9.9) para a face resulta em uma pálpebra caída, constrição da pupila e pele seca e vermelha no rosto. Normalmente, a atividade nessa via simpática dilata a pupila, contrai os vasos sanguíneos na face, ativa as glândulas sudoríparas da face e do pescoço e ajuda o músculo levantador da pálpebra a elevar a pálpebra superior. (De GD, Miller DC, Lane R, et al.: Atlas of clinical neurology, ed 3, Philadelphia, 2011, Saunders.)

contração cardíaca e diminuindo o fluxo sanguíneo para pele, rins e trato digestivo.

Hipotensão Ortostática

A *hipotensão ortostática* é uma diminuição de pelo menos 20 mmHg na pressão arterial sistólica ou 10 mmHg na pressão diastólica dentro de 3 minutos após levantar-se para uma posição vertical. O mecanismo é um acúmulo de sangue nos membros inferiores induzido pela gravidade, e que compromete o retorno venoso e o débito cardíaco, o que causa uma diminuição na pressão arterial. Normalmente, o reflexo barorreceptor compensa a queda da pressão arterial ao provocar vasoconstrição nos membros inferiores. Os sintomas de hipotensão ortostática incluem tontura, sensação de cabeça leve, sensação de desmaio e desmaio. Uma quantidade reduzida de sangue no corpo decorrente de hemorragia, medicamentos (mais comumente vasodilatadores ou diuréticos) ou desidratação pode causar hipotensão ortostática.

A hipotensão ortostática neurogênica ocorre em pessoas com distúrbios da medula espinal, distúrbios degenerativos autônomos e neuropatias periféricas. Nos **distúrbios da medula espinal**, a interrupção dos sinais que descem da medula para os neurônios pré-ganglionares simpáticos impede que o centro vasomotor desencadeie a vasoconstrição. Nos **distúrbios degenerativos autônomos**, a doença do sistema nervoso danifica o sistema nervoso simpático. Os distúrbios degenerativos autônomos incluem insuficiência autonômica pura, doença de Parkinson e síndromes de Parkinson-Plus (discutidos no Cap. 16). As **neuropatias periféricas** são disfunções dos nervos que interferem nos sinais da medula espinal para órgãos-alvo, incluindo vasos sanguíneos. A neuropatia periférica pode causar hipotensão ortostática em pessoas com diabetes, alcoolismo, exposição a toxinas, altos níveis de ureia no sangue causados por insuficiência renal e deficiências nutricionais.

Síncope

A *síncope* (desmaio) é uma breve perda de consciência decorrente do fluxo sanguíneo inadequado para o cérebro. Os três tipos de síncope são:

1. Reflexa neural
2. Ortostática
3. Cardíaca

A síncope reflexa neural tem três subtipos: neurocardiogênica, situacional e síndrome do seio carotídeo hipersensível. Na **síncope neurocardiogênica**, a regulação autônoma anormal do sistema cardiovascular provoca uma queda súbita da pressão arterial. Este tipo de síncope geralmente é desencadeado por perturbação emocional. O mecanismo é o seguinte: a hiperatividade simpática provoca contrações cardíacas vigorosas, estimulando os mecanorreceptores no coração e ativando os eferentes no nervo vago. No bulbo, os sinais inibem o sistema nervoso simpático e estimulam o nervo vago. O nervo vago responde diminuindo a frequência cardíaca. O resultado final combina a vasodilatação periférica (a vasodilatação causada pela inibição do sistema simpático) com a diminuição da frequência cardíaca, produzindo uma queda súbita da pressão arterial. A síncope neurocardiogênica também é chamada de síncope vasovagal.

Na **síncope situacional**, um gatilho estimula mecanorreceptores que ativam um ou mais nervos cranianos, e o(s) nervo(s) craniano(s) ativam as áreas do tronco encefálico que influenciam o sistema autônomo, levando à diminuição da frequência cardíaca e vasodilatação periférica. Na **hipersensibilidade do seio carotídeo**, a pressão na artéria carótida envia sinais através do nervo glossofaríngeo para os centros cardiorregulatórios no bulbo, e, então, o nervo vago envia sinais que diminuem a frequência cardíaca, levando à baixa pressão arterial.

Quando estamos de pé, vários mecanismos mantêm a pressão arterial: barorreflexos, o volume sanguíneo normal e os sinais simpáticos que impedem o acúmulo excessivo de sangue nos membros inferiores e no abdome. A síncope na **hipotensão ortostática** é geralmente causada por redução do volume sanguíneo, insuficiência autonômica, repouso prolongado no leito ou drogas (Quadro 9.1).

As causas cardíacas da síncope incluem arritmias e doenças estruturais.

RESUMO

O sistema nervoso autônomo regula a circulação, a respiração, a digestão, o metabolismo, as secreções, a temperatura corporal e a reprodução. Os receptores incluem mecanorreceptores, quimiorreceptores, nociceptores e termorreceptores. Os sinais dos receptores seguem através dos nervos espinais e dos nervos cranianos 7, 9 e 10 até o sistema nervoso central. Áreas dentro do bulbo e da ponte regulam as funções vitais (frequência cardíaca, respiração e fluxo

---

> **QUADRO 9.1 GATILHOS E CONDIÇÕES QUE CAUSAM SÍNCOPE REFLEXA E DE HIPOTENSÃO ORTOSTÁTICA**
>
> **Síncope reflexa**
> Neurocardiogênica: *perturbação emocional, geralmente medo ou dor*
> Situacional: *tosse, espirro, defecação, micção*
> Hipersensibilidade do seio carotídeo: *virada da cabeça, gola muito apertada*
>
> **Síncope de hipotensão ortostática**
> Volume sanguíneo reduzido: *hemorragia, vômito, desidratação grave*
> Insuficiência autonômica: *doença de Parkinson e síndromes de Parkinson-Plus (Cap. 16), diabetes, lesão medular*
> Sensibilidade reduzida dos barorreceptores: *repouso prolongado no leito (para funcionar de maneira ideal, os barorreceptores devem responder regularmente à pressão reduzida quando uma pessoa se levanta)*
> Fármacos: *opiáceos, álcool, alguns medicamentos para depressão, pressão arterial, angina*

---

sanguíneo). O hipotálamo serve como controlador principal da homeostase por meio de ações na hipófise, nos centros do tronco encefálico e na medula espinal.

As vias eferentes do sistema autônomo são os sistemas simpático e parassimpático. O sistema simpático regula o músculo cardíaco, os vasos sanguíneos, as vísceras e as glândulas sudoríparas por meio da ativação dos receptores adrenérgicos nos efetores. A eferência simpática se origina nos segmentos espinais T1 a L2. O controle das funções simpáticas na cabeça e no pescoço é obtido por meio da extensão cefálica da cadeia simpática para os gânglios estrelado, cervical médio e cervical superior. O controle da vasculatura dos membros inferiores ocorre através da extensão caudal dos gânglios simpáticos.

O sistema nervoso parassimpático regula glândulas, vísceras, músculo cardíaco e genitália externa através de receptores muscarínicos nos efetores. A eferência parassimpática é fornecida através dos nervos cranianos 3, 7, 9 e 10 e segmentos da medula espinal S2 a S4.

RACIOCÍNIO CLÍNICO DIAGNÓSTICO AVANÇADO

> **RACIOCÍNIO CLÍNICO DIAGNÓSTICO 9.4**
>
> **A. D., Parte IV**
>
> A. D. reconheceu que estava sofrendo de disreflexia autônomica; ele mudou a posição do escroto e os sintomas desapareceram imediatamente. Aparentemente, ele havia beliscado um testículo quando passou para o tatame.
>
> **A. D. 6:** Leia a seção sobre disreflexia autônomica no Capítulo 18. Quais níveis de lesão medular predispõem as pessoas a um risco maior de disreflexia autônomica? Por quê?
>
> **A. D. 7:** Revise o gráfico de dermátomos (Figs. 10.6 e 10.7) e preveja os comprometimentos sensoriais de A. D.
>
> **A. D. 8:** Revise os miótomos na Figura 18.7 e preveja os comprometimentos relativos à força em A. D.
>
> **A. D. 9:** Leia a seção sobre a função dos órgãos pélvicos no Capítulo 18. Partindo do pressuposto de que sua lesão não danificou a medula espinal sacral ou as raízes nervosas, descreva a função da bexiga de A. D.

NOTAS CLÍNICAS

Caso 1

R. D. é um jogador de basquete profissional de 23 anos de idade. Enquanto esperava para jogar em uma partida de campeonato, ele desmaiou fora da quadra. Seu pulso não podia ser palpado, sua pressão arterial era de 60/45 mmHg, a respiração era quase imperceptível, suas pupilas estavam dilatadas e seu rosto estava pálido. Ele ficou inconsciente por aproximadamente 15 segundos; então, a cor começou a voltar ao seu rosto, e sua respiração e pulso rapidamente voltaram ao normal. R. D. recuperou sua percepção do ambiente quando recobrou os sentidos. Ele relatou sentir-se bem, embora se sentisse fraco; não houve cefaleia ou confusão após o ataque.

Questão
1. Qual é o diagnóstico mais provável?

Caso 2

B. H., um homem de 47 anos, teve um infarto do miocárdio há 3 semanas. Ele foi encaminhado para fisioterapia para reabilitação cardíaca. Ele faz uso de propranolol, um β-bloqueador.

Questões
1. Qual o efeito do bloqueio dos receptores β-adrenérgicos na função cardiovascular?
2. Na medida em que as prescrições de exercícios aeróbicos se baseiam em uma porcentagem da frequência cardíaca máxima prevista relacionada como idade, como os efeitos do β-bloqueador afetarão a prescrição do exercício?

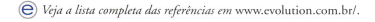

Veja a lista completa das referências em www.evolution.com.br/.

10 Sistema Somatossensorial Periférico

Laurie Lundy-Ekman, PhD PT

Objetivos do Capítulo

1. Comparar os receptores tônicos e fásicos e dar exemplos de cada um deles.
2. Explicar por que as pontas dos dedos conseguem distinguir entre dois pontos próximos, mas a pele do ombro não consegue distinguir entre os mesmos dois pontos próximos.
3. Listar as classificações dos axônios aferentes e seus diâmetros relativos e velocidades de condução.
4. Explicar a relevância clínica do diâmetro do axônio.
5. Identificar em um diagrama as inervações sensoriais do nível espinal dos membros superiores e dos membros inferiores (distribuições de dermátomos) e as inervações sensoriais do nervo periférico.
6. Explicar a relevância clínica do comprometimento dos dermátomos em relação aos padrões sensoriais periféricos.
7. Identificar os componentes do fuso muscular e descrever como os fusos musculares respondem às mudanças no comprimento do músculo e à velocidade da mudança de comprimento.
8. Descrever o estímulo detectado pelos órgãos tendinosos de Golgi.
9. Definir ataxia e explicar como distinguir a ataxia sensorial da cerebelar.

Sumário do Capítulo

Receptores Sensoriais
Neurônios Somatossensoriais de Primeira Ordem
Inervação Cutânea
 Inervação Periférica *versus* por Dermátomos
Inervação Musculoesquelética
 Fuso Muscular
  Fibras Intra e Extrafusais
 Órgãos Tendinosos de Golgi
 Receptores Articulares

Função de Axônios de Diferente Diâmetro
Aplicação Clínica
 Lesões do Nervo Periférico
 Lesões das Vias Proprioceptivas: Ataxia Sensorial
 Estudos de Condução Nervosa Sensorial
Resumo
Raciocínio Clínico Diagnóstico Avançado

A sensação nos permite investigar o mundo, nos mover com precisão e evitar ou minimizar lesões. A distinção entre a percepção consciente de entradas sensoriais e o uso inconsciente de entradas sensoriais é clinicamente importante. Por exemplo, o cerebelo usa informações sensoriais para modificar a resposta motora, mas o cerebelo não percebe. Somente informações que chegam ao tálamo ou ao córtex cerebral podem ser percebidas.

Todas as vias que transmitem informações somatossensoriais ao córtex cerebral compartilham arranjos anatômicos semelhantes. Essas vias somatossensoriais são três vias neuronais (Fig. 10.1A). O neurônio de primeira ordem traz informações dos receptores sensoriais para a medula espinal, o neurônio de segunda ordem transmite informações entre a medula espinal ou o tronco encefálico até o tálamo, e o neurônio de terceira ordem transporta informações do tálamo para o córtex cerebral. Este capítulo discute a somatossensação periférica — informações da pele e dos sistemas musculoesqueléticos transportados para a medula espinal.

Receptores na periferia codificam a estimulação mecânica, química ou térmica recebida nos potenciais receptores. Se os potenciais receptores excederem o limite da zona de disparo, um potencial de ação é gerado em um axônio periférico. O potencial de ação é conduzido ao longo de um axônio periférico, para um soma em um gânglio da raiz dorsal e depois ao longo do axônio proximal para a medula espinal. Dentro da medula espinal, a informação somatossensorial ascende através dos axônios da substância branca até o cérebro; o processamento pelo sistema nervoso central da somatossensação é discutido no Capítulo 11.

A informação sensorial da pele é chamada de *cutânea*. A informação sensorial cutânea inclui toque, nocicepção e temperatura. A sensação de toque inclui pressão superficial e vibração. As informações sensoriais do sistema musculoesquelético incluem a propriocepção e a nocicepção. A propriocepção fornece informações sobre o alongamento dos músculos, a tensão nos tendões, as posições das articulações e a vibração profunda. A propriocepção inclui tanto a

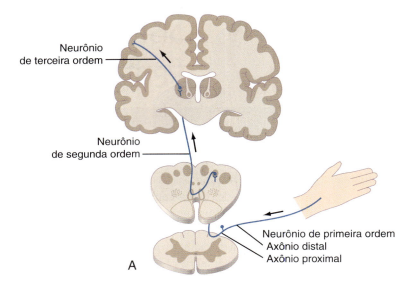

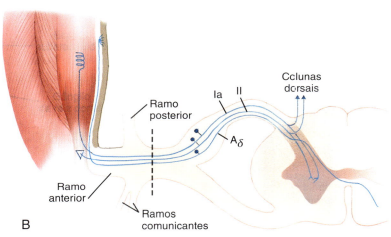

Fig. 10.1 A, Via somatossensorial de três neurônios. O neurônio de primeira ordem transmite informações para a medula espinal, o neurônio de segunda ordem transmite informações para o tálamo, e o neurônio de terceira ordem transmite informações ao córtex cerebral. **B,** Neurônios somatossensoriais de primeira ordem. Os neurônios somatossensoriais têm axônios periféricos, somas no gânglio da raiz dorsal e axônios proximais. A linha pontilhada indica a transição do sistema nervoso periférico para o sistema nervoso central. Os axônios no ramo anterior inervam o tronco anterior e lateral e os membros; os axônios no ramo posterior inervam a pele e os músculos profundos das costas. Ia, II e Aδ indicam classificações de axônios, discutidas mais adiante neste capítulo.

sensação posicional articular estática quanto a sensação cinestésica — informações sensoriais sobre o movimento.

RECEPTORES SENSORIAIS

Os receptores sensoriais estão localizados nas extremidades distais dos neurônios periféricos. Cada tipo de receptor é especializado, respondendo apenas a um tipo específico de estímulo de intensidade adequada. Com base nas características do estímulo adequado, os receptores somatossensoriais são classificados da seguinte forma:

- Mecanorreceptores, que respondem à deformação mecânica do receptor por toque, pressão, estiramento ou vibração
- Quimiorreceptores, que respondem às substâncias liberadas pelas células, incluindo células danificadas após lesão ou infecção
- Termorreceptores, que respondem ao aquecimento ou resfriamento

Um subconjunto de cada tipo de receptores somatossensoriais é classificado como nociceptores. Os nociceptores são preferencialmente sensíveis a estímulos que danificam ou ameaçam danificar o tecido. O cérebro geralmente interpreta os sinais dos nociceptores como dor. Por exemplo, quando uma topada com um dedo do pé ativa os mecanorreceptores de pressão, a percepção é de dor e não de pressão. Os receptores que codificam a mensagem são os nociceptores, não os receptores de pressão de baixo limiar que transmitem informações sentidas como pressão não dolorosa. As informações de cada um desses tipos de receptores podem alcançar a consciência, mas grande parte da informação é usada para fazer ajustes automáticos e é impedida seletivamente de alcançar a consciência por conexões descendentes e inibitórias locais.

Os receptores também são classificados como tônicos ou fásicos. Os *receptores tônicos* respondem durante todo o tempo em que um estímulo está presente. Por exemplo, alguns receptores de estiramento nos músculos, os receptores tônicos de estiramento, disparam durante todo o tempo em que um músculo é esticado. Os *receptores fásicos* se adaptam a um estímulo constante e param de responder enquanto o estímulo está presente. Os músculos também contêm receptores fásicos de estiramento, que respondem apenas brevemente a um estiramento rápido. Um exemplo da ação dos receptores fásicos da pele é a breve resposta dos receptores de pressão após a colocação de um relógio de pulso. Muitas vezes, mantém-se o toque terapêutico para minimizar a estimulação dos receptores fásicos.

NEURÔNIOS SOMATOSSENSORIAIS DE PRIMEIRA ORDEM

Os corpos celulares dos neurônios somatossensoriais de primeira ordem estão localizados fora da medula espinal nos gânglios da raiz dorsal (Fig. 10.1). Os neurônios somatossensoriais de primeira ordem são pseudounipolares e apresentam dois axônios:

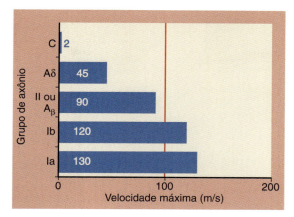

Fig. 10.2 Velocidade de condução dos axônios sensoriais.

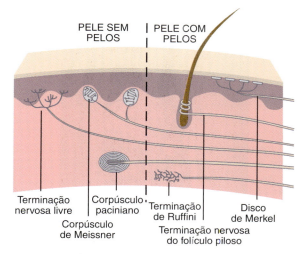

Fig. 10.4 Receptores cutâneos.

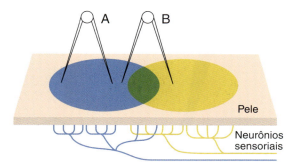

Fig. 10.3 Campos receptivos. Áreas de pele inervadas por cada neurônio estão indicadas na superfície da pele. **A,** As pontas do paquímetro que tocam a pele seriam percebidas como um ponto, porque ambas as pontas estão dentro do campo receptivo de um único neurônio. **B,** As pontas do paquímetro seriam percebidas como dois pontos, porque as pontas estão em contato com os campos receptivos de dois neurônios.

- O axônio distal conduz sinais do receptor para o corpo celular.
- O axônio proximal conduz sinais do corpo celular para a medula espinal.

Alguns axônios proximais que entram na medula espinal se estendem até o bulbo antes de fazer sinapse.

Os axônios somatossensoriais periféricos, também chamados de *aferentes*, são classificados de acordo com o diâmetro do axônio. O sistema mais comumente usado para classificação de axônios sensoriais periféricos designa os axônios em ordem decrescente de diâmetro: Ia, Ib, II, III, IV ou Aβ, Aδ, C. O diâmetro de um axônio é funcionalmente importante: axônios com diâmetro maior transmitem informações mais rapidamente que os axônios de pequeno diâmetro (Fig. 10.2). Como descrito no Capítulo 5, a condução mais rápida ocorre porque a resistência ao fluxo de corrente é menor nos axônios de grande diâmetro e porque estes são mielinizados, permitindo a condução saltatória do potencial de ação.

INERVAÇÃO CUTÂNEA

A área da pele inervada por um único neurônio aferente é chamada de ***campo receptivo*** para aquele neurônio (Fig. 10.3). Os campos receptivos tendem a ser menores distalmente e maiores proximalmente. As regiões distais do corpo também têm uma densidade maior de receptores que as áreas proximais. A combinação de campos receptivos menores e maior densidade de receptores distalmente nos permite distinguir entre dois estímulos aplicados próximos um do outro na ponta de um dedo, ao passo que os mesmos estímulos não podem ser percebidos como estímulos separados quando aplicados nas costas. O teste clínico para discriminação de dois pontos é mostrado na Figura 3.34.

As sensações da pele incluem o seguinte:
- Tato
- Nocicepção
- Temperatura

As informações de toque são categorizadas como tato fino ou tato grosseiro. O *tato fino* inclui uma variedade de receptores (Fig. 10.4) e subsensações. As subsensações incluem vibração, estiramento da pele e pressão na pele. Todos os receptores de tato fino transmitem informações através de aferentes Aβ.

As terminações nervosas livres são especializadas para responder ao tato grosseiro, à nocicepção (estímulos que danificam ou ameaçam o tecido) e à temperatura. O *tato grosseiro* fornece informações percebidas como toque ou pressão agradável e as sensações de cócegas e coceira. Os nociceptores respondem a estímulos que danificam ou ameaçam o tecido. Os *receptores térmicos* respondem ao calor ou ao frio dentro da faixa de temperatura que não danifica o tecido. A informação vinda de todas as terminações nervosas livres da pele é transmitida por aferentes Aδ e C. Embora os vários receptores de tato respondam a diferentes tipos de estímulos, os estímulos naturais normalmente ativam vários tipos de receptores de tato.[1]

Apesar de os receptores cutâneos não serem proprioceptores, as informações dos receptores cutâneos contribuem para nosso senso de posição e movimento articular. A contribuição dos receptores cutâneos é, principalmente, cinestésica, respondendo ao estiramento ou ao aumento de pressão sobre a pele.

Inervação Periférica *versus* por Dermátomos

A distinção entre uma lesão nervosa periférica e uma lesão da raiz nervosa espinal é importante para que a intervenção se concentre nas estruturas apropriadas. Os nervos periféricos conectam os órgãos-alvo motores ou sensitivos com o sistema nervoso central. Como explicado no Capítulo 8, um dermátomo é a área da pele inervada por axônios em uma única raiz dorsal espinal. Os dermátomos são usados para diagnosticar radiculopatia (uma lesão que afeta uma única raiz nervosa) e para determinar o nível sensorial afetado

> **RACIOCÍNIO CLÍNICO DIAGNÓSTICO 10.1**
>
> **C. T., Parte I**
> Sua paciente, C. T., é uma mulher de 38 anos de idade que se apresenta em sua clínica com um diagnóstico médico de síndrome do túnel do carpo direito. Ela é uma zeladora da penitenciária federal local e começou a sentir dormência e formigamento em sua mão ao fim de seu turno, há 8 semanas. Seus sintomas progrediram para dormência e dor (dor classificada em 6/10 nos piores momentos) quase constantes na mão direita, próximo ao término de seu expediente. Ela se queixa que, ocasionalmente, deixa cair o que segura em sua mão direita.
> **C. T. 1:** A síndrome do túnel do carpo é uma neuropatia. O nervo mediano fica comprimido dentro do túnel do carpo do punho. Suas deficiências sensoriais estariam na distribuição de um dermátomo ou de um nervo periférico?
> **C. T. 2:** Embora os receptores em sua pele, articulações e outros tecidos não tenham sido afetados, a compressão do nervo prejudica a propriocepção em seu primeiro, segundo e terceiro dedos em sua mão direita. Quais receptores fornecem informações para propriocepção normal?

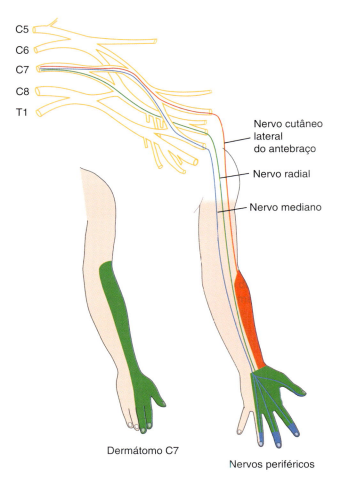

Fig. 10.5 Inervação cutânea da mão e do antebraço posterolaterais. Todos os axônios aferentes que inervam a mão e o antebraço posterolaterais entram na medula espinal através da raiz dorsal do C7, de modo que o dermátomo que inerva a mão e o antebraço posterolaterais é o C7. No entanto, três nervos periféricos distribuem os axônios dos neurônios sensoriais para a periferia. Assim, os aferentes da mão posterolateral percorrem os nervos mediano e radial, e os aferentes do antebraço posterolateral percorrem o nervo cutâneo lateral do antebraço. Portanto, uma lesão completa do nervo mediano que seja superior ao punho privaria a área colorida de azul de sensação, ainda que as regiões verde e vermelha ainda estivessem inervadas. Uma lesão na raiz dorsal de C7 privaria toda a mão e o antebraço posterolaterais de sensação.

por uma lesão na medula espinal. Para o tronco, as raízes dorsais espinais têm continuidade com os nervos periféricos, portanto, não há diferença entre dermátomos e inervação periférica no tronco.

Para os membros, as duas distribuições distintas de inervação sensorial são o nervo periférico e o dermátomo. Se uma lesão envolve um nervo periférico, por exemplo, o nervo radial, o comprometimento sensorial estará na distribuição do nervo periférico, neste caso, o nervo radial. Entretanto, se uma lesão envolve uma raiz nervosa espinal, por exemplo, a raiz do nervo C7, o comprometimento sensorial estará na distribuição do dermátomo, neste caso, C7.

Para a inervação de membros, a diferença entre a distribuição nervosa periférica e a distribuição por dermátomos se deve à mistura de axônios das raízes dorsais espinais no plexo braquial ou no lombossacral. A mistura de axônios no plexo permite que uma raiz nervosa espinal contribua para múltiplos nervos periféricos. Por exemplo, a raiz espinal dorsal de C7 contribui com axônios sensoriais para o nervo cutâneo lateral do antebraço (um ramo do nervo musculocutâneo), o nervo radial e o nervo mediano. O dermátomo C7 e a distribuição cutânea dos nervos periféricos na mão e no antebraço posterolaterais estão ilustrados na Figura 10.5. Os dermátomos e a distribuição cutânea dos nervos periféricos por todo o corpo estão ilustrados nas Figuras 10.6 e 10.7.

A distribuição de uma deficiência sensorial permite que um médico identifique com precisão a localização de uma lesão: as distribuições de dermátomos indicam envolvimento da raiz do nervo espinal, ao passo que as distribuições de nervos periféricos indicam envolvimento do nervo periférico.

Vários mapas de dermátomos diferentes estão disponíveis. A melhor evidência disponível foi usada para desenvolver o mapa de dermátomos das Figuras 10.6 e 10.7,[2] portanto, recomendamos este mapa. Outro mapa de dermátomos em uso comum é mostrado na Figura 10.8. Este mapa mostra faixas longas e contínuas de inervação por dermátomos, que vão da linha média posterior do tronco até os membros distais. O mapa da Figura 10.8 não é recomendado porque o método para determinar os dermátomos não era ideal e porque pesquisas subsequentes não corroboram este mapa.[2] Um terceiro mapa de dermátomos frequentemente usado para determinar o nível sensorial de lesões medulares é mostrado no Capítulo 18.

INERVAÇÃO MUSCULOESQUELÉTICA

Os axônios que transmitem sinais sensoriais musculoesqueléticos são classificados pelo uso de algarismos romanos, de I a IV. Os aferentes grandes, dos tipos I e II, inervam o fuso muscular (na próxima seção). Os pequenos aferentes, dos tipos III e IV, inervam os nociceptores musculoesqueléticos.

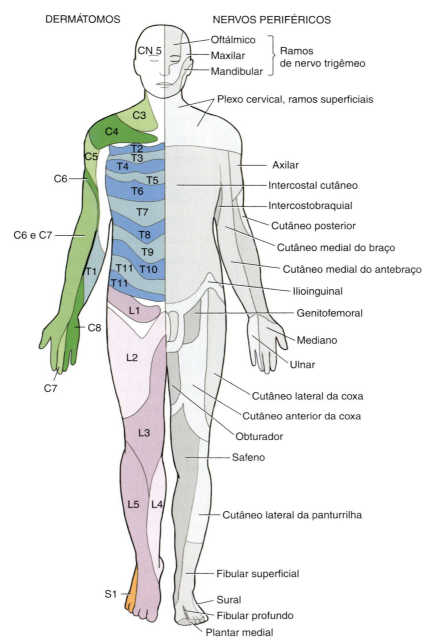

Fig. 10.6 Visão anterior dos dermátomos e da distribuição cutânea dos nervos periféricos. O nervo craniano (NC) 5 é o nervo trigêmeo. Observe a grande área de sobreposição de C6 e C7. O mapa de dermátomos representa a distribuição tátil de cada raiz nervosa dorsal.[2] Os dermátomos dos membros não são exclusivos, porque os dermátomos adjacentes compartilham grandes áreas que se sobrepõem.[2] As áreas em branco indicam regiões onde os dermátomos se sobrepõem e são altamente variáveis.[2] Como as melhores evidências disponíveis foram usadas para desenvolver este mapa, ele é significativamente diferente do mapa pouco confiável[2] mostrado na Figura 10.8.
(As distribuições dos dermátomos são baseadas em informações de Lee MW, McPhee RW, Stringer MD: An evidence-based approach to human dermatomes. Clin Anat 21: 363-373, 2008.)

Fuso Muscular

O órgão sensorial no músculo é o *fuso muscular*, constituído por fibras musculares, terminações sensoriais e terminações motoras (Fig. 10.9). As terminações sensoriais do fuso respondem ao estiramento, isto é, a mudanças no comprimento do músculo e à velocidade da mudança de comprimento. A região central das fibras musculares do fuso deve estar tensionada para que as terminações sensoriais detectem o estiramento muscular. Os neurônios motores de pequeno diâmetro inervam as extremidades das fibras do fuso muscular, ajustando o estiramento da região central do fuso muscular de modo que o fuso seja sensível em toda a faixa fisiológica de comprimentos musculares.

Fibras Intra e Extrafusais

Os fusos musculares estão inseridos no músculo esquelético. Como o fuso é fusiforme (cônico nas extremidades), fibras musculares especializadas dentro do fuso são designadas *fibras intrafusais*; as

190 PARTE 4 *Sistemas verticais*

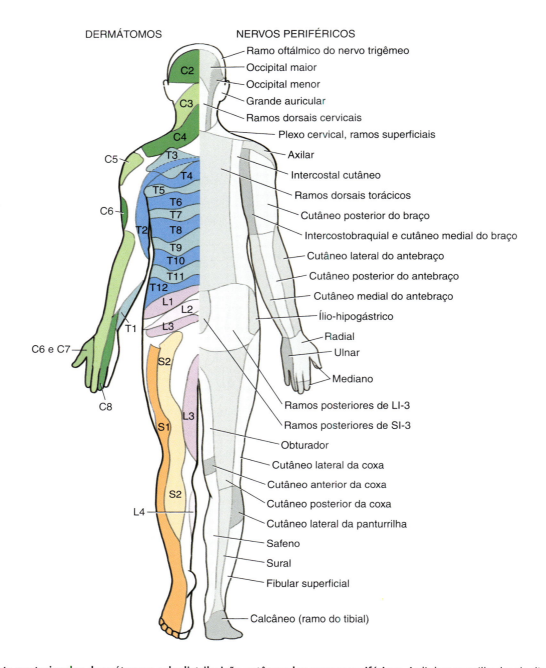

Fig. 10.7 Vista posterior dos dermátomos e da distribuição cutânea dos nervos periféricos. As linhas pontilhadas da distribuição de T2 no tronco indicam que as distribuições de T2 e T3 se sobrepõem. Os comentários na legenda da Figura 10.6 também se aplicam a esta figura.
(As distribuições dos dermátomos são baseadas em informações de Lee MW, McPhee RW, Stringer MD: An evidence-based approach to human dermatomes. Clin Anat 21: 363-373, 2008.)

fibras musculares esqueléticas comuns fora do fuso são *extrafusais*. As extremidades das fibras intrafusais conectam-se às fibras extrafusais, de modo que o estiramento do músculo estica as fibras intrafusais. Para atender ao duplo propósito de fornecer informações sobre o comprimento e a taxa de alteração no comprimento do músculo, o fuso tem dois tipos de fibras musculares, dois tipos de aferentes sensoriais e dois tipos de eferentes.

As fibras intrafusais são contráteis apenas nos seus extremos; a região central não consegue se contrair. O arranjo dos núcleos na região central caracteriza os dois tipos de fibras intrafusais:

- As *fibras em saco nuclear* apresentam um aglomerado de núcleos na região central.
- As *fibras em cadeia nuclear* têm núcleos dispostos em fila única.

Para que os fusos monitorem o comprimento muscular e a taxa de mudança no comprimento, duas terminações sensoriais diferentes são necessárias:

- As *terminações primárias* dos *aferentes do tipo Ia* envolvem a região central de cada fibra intrafusal.
- As *terminações secundárias* dos *aferentes do tipo II,* em geral, terminam nas fibras em cadeia nuclear adjacentes às terminações primárias.

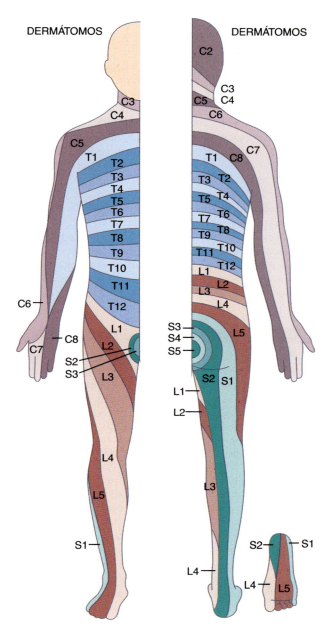

Fig. 10.8 Mapa de dermátomos desenvolvido de Keegan e Garrett. Este mapa, com longas faixas contínuas de inervação por dermátomos, é pouco confiável e não é recomendado. Pesquisas subsequentes demonstraram muitas imprecisões.[2]
(As distribuições dos dermátomos são baseadas em informações de Keegan JJ, Garrett FD: The segmental distribution of the cutaneous nerves in the limbs of man. Anat Rec 102: 409-437, 1948.)

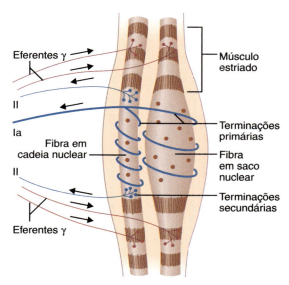

Fig. 10.9 Ilustração simplificada de um fuso muscular. As fibras musculares intrafusais incluem as fibras em saco nuclear e as em cadeia nuclear. O estiramento da região central das fibras intrafusais é detectado por terminações primárias e secundárias. A informação sensorial é transmitida ao sistema nervoso central pelos aferentes dos tipos Ia e II. O controle eferente das fibras intrafusais é fornecido pelos neurônios motores gama.

A descarga das terminações primárias é fásica e tônica. A descarga fásica é máxima durante o estiramento rápido e desaparece rapidamente, como quando um tendão é tocado com um martelo de reflexo. A descarga tônica é mantida durante o alongamento constante; a taxa de disparo é proporcional ao alongamento das fibras do fuso. As terminações secundárias respondem apenas de forma tônica.

Se um músculo é alongado passivamente, os fusos musculares respondem ao alongamento (Fig. 10.10 A). Se as extremidades das fibras intrafusais não fossem contráteis, as terminações sensoriais registrariam a mudança apenas quando o músculo estivesse total-mente alongado; se o músculo fosse contraído, ainda que levemente, o fuso ficaria frouxo, tornando as terminações sensoriais insensíveis ao estiramento (Fig. 10.10 B). Para manter a sensibilidade do fuso ao longo da faixa normal de comprimentos musculares, os *neurônios motores gama* disparam, fazendo com que as extremidades das fibras intrafusais se contraiam. A contração das extremidades das fibras intrafusais estica a região central, mantendo, assim, a atividade sensorial do fuso (Fig. 10.10C). O controle eferente de gama é duplo:
- Os *axônios dinâmicos gama* inervam as fibras em saco nuclear para ajustar a sensibilidade dos aferentes primários.
- Os *axônios estáticos gama* inervam os dois tipos de fibras intrafusais para ajustar a sensibilidade dos aferentes primários e secundários.[3]

> O comprimento muscular é sinalizado pelos aferentes tipos Ia e II, refletindo o alongamento da região central de ambos os tipos de fibras intrafusais. A sensibilidade do fuso a alterações no comprimento é ajustada pelos eferentes estáticos gama. A velocidade de alteração no comprimento do músculo é sinalizada apenas pelos aferentes do tipo Ia, com informações, principalmente, de fibras em saco nuclear, cuja sensibilidade é ajustada pelos eferentes dinâmicos gama.

Órgãos Tendinosos de Golgi

A tensão nos tendões é retransmitida dos órgãos tendinosos de Golgi, terminações nervosas encapsuladas entrelaçadas nos filamentos de colágeno do tendão, perto da junção musculotendinosa (Fig. 10.11, à esquerda). Os órgãos tendinosos de Golgi são sensíveis a modificações muito leves (< 1 g) na tensão em um tendão e respondem à tensão exercida tanto pela contração ativa como pelo estiramento passivo do músculo.[4] A informação é transmitida dos órgãos tendinosos de Golgi para a medula espinal pelos aferentes do tipo Ib.

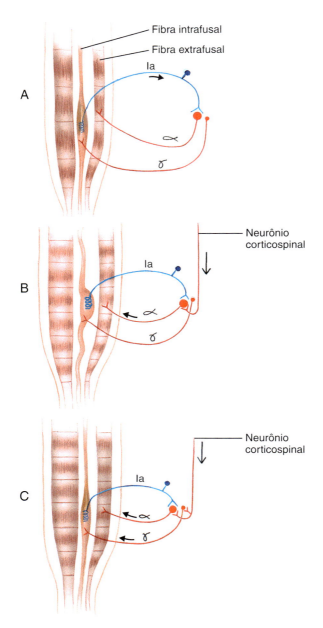

Fig. 10.10 A, Durante o estiramento passivo, os fusos são alongados à medida que o músculo é esticado. Este estiramento ativa os receptores sensoriais do fuso. A seta indica os potenciais de ação transmitidos pelo aferente do tipo Ia. **B,** A excitação do neurônio motor alfa através do neurônio corticospinal resulta na contração de fibras musculares extrafusais. Se os neurônios motores gama não disparam quando os neurônios motores alfa para os músculos extrafusais disparam, a região central intrafusal ficará relaxada e os neurônios aferentes ficarão inativos. Isso não ocorre em um sistema neuromuscular normal. **C,** Normalmente, durante a contração muscular ativa, os neurônios motores alfa e gama estão simultaneamente ativos. O disparo dos neurônios motores gama faz com que as extremidades das fibras intrafusais se contraiam, mantendo o alongamento na região central intrafusal e preservando a capacidade das terminações sensoriais de indicar estiramento.

Receptores Articulares

Os receptores articulares respondem à deformação mecânica da cápsula e dos ligamentos (Fig. 10.11, à direita). As terminações de Ruffini na cápsula articular sinalizam os extremos do alcance articular e respondem mais a movimentos passivos do que ativos. Os corpúsculos paciniformes nas articulações (não devem ser confundidos com os corpúsculos pacinianos na derme) respondem ao movimento e ficam inativos quando a posição articular é constante. Os receptores ligamentares são semelhantes aos órgãos tendinosos de Golgi e sinalizam tensão. As terminações nervosas livres são mais frequentemente estimuladas pela inflamação. Os aferentes associados aos receptores articulares são os seguintes:
• Receptores ligamentares — tipo Ib
• Terminações de Ruffini e paciniformes — tipo II
• Terminações nervosas livres — tipos III e IV

A propriocepção normal requer informações codificadas por fusos musculares, receptores articulares e mecanorreceptores cutâneos. Essa redundância provavelmente reflete a importância da propriocepção para o controle do movimento. Pessoas com artroplastia total do quadril mantêm boa propriocepção do quadril, apesar da perda de proprioceptores articulares.[5]

Os fusos musculares respondem ao estiramento rápido e prolongado do músculo. Os órgãos tendinosos sinalizam a tensão gerada pela contração muscular ou pelo alongamento passivo do tendão. Os receptores articulares respondem à deformação mecânica das cápsulas articulares e ligamentos.

FUNÇÃO DE AXÔNIOS DE DIFERENTE DIÂMETRO

Aferentes de grande diâmetro transmitem informações de receptores especializados nos músculos, tendões e articulações. Aferentes de médio porte transmitem informações de cápsulas articulares, fusos musculares e receptores de toque, estiramento e pressão cutâneos. Os aferentes de menor diâmetro transmitem informações nociceptivas e de temperatura tanto do sistema musculoesquelético quanto da pele, bem como informações de tato grosseiro da pele. A Tabela 10.1 resume os tipos de axônios, os receptores associados e os estímulos adequados para o sistema somatossensorial. São usados dois sistemas para classificar os axônios somatossensoriais: numerais romanos para os axônios musculoesqueléticos e letras para axônios que transmitem informações da pele.

RACIOCÍNIO CLÍNICO DIAGNÓSTICO 10.2

C. T., Parte II

C. T. 3: Por que a paciente tem ausência de propriocepção e tato fino e sensação de picada prejudicada na distribuição do nervo mediano?
C. T. 4: Com o tratamento, ela está melhorando, conforme indicado por aumento na dor seguido de formigamento agudo. Por que um aumento na dor significa melhora?

APLICAÇÃO CLÍNICA

Lesões do Nervo Periférico

O termo geral para disfunção ou patologia de um ou mais nervos periféricos é **neuropatia**. Os nervos periféricos estão sujeitos a trau-

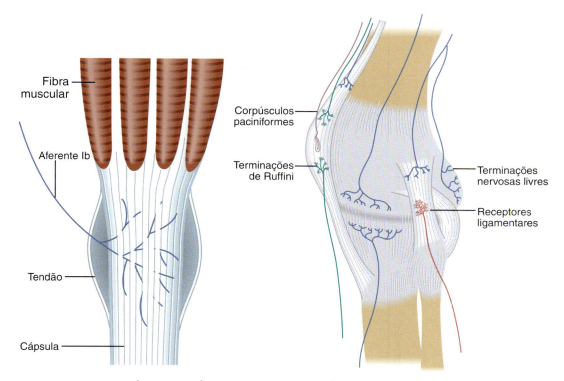

Fig. 10.11 À esquerda, Órgão tendinoso de Golgi. À direita, Receptores articulares.

mas e doenças. A separação completa de um nervo periférico resulta em falta de sensibilidade na distribuição do nervo; pode ocorrer dor e as alterações sensoriais são acompanhadas de perda motora e reflexa. A compressão de um nervo afeta, preferencialmente, grandes axônios mielinizados, com relativa preservação inicial dos axônios nociceptivos, térmicos e autonômicos menores. Por exemplo, quando alguém se levanta após ficar muito tempo com as pernas cruzadas, ocasionalmente descobre que parte de um membro "adormeceu". A perda sensorial se dá pela ordem decrescente do diâmetro do axônio:
1. Propriocepção consciente e tato leve
2. Fria
3. Nocicepção rápida (interpretada pelo cérebro como dor aguda)
4. Calor
5. Nocicepção lenta (interpretada pelo cérebro como dor persistente)

Quando a compressão é aliviada, ocorrem sensações de formigamento ou de agulhada, à medida que o suprimento sanguíneo aumenta. Após a remoção da compressão, as sensações retornam na ordem inversa em que foram perdidas. Assim, a dor retorna primeiro, depois a sensação de calor, em seguida, sensações agudas, de picadas, depois frio e, finalmente, um retorno do tato leve e da propriocepção consciente. Entender esse padrão de perda e recuperação pode ajudar o paciente a entender por que está sentindo dor como parte do processo de cura.

Como os axônios grandes são os mais fortemente mielinizados, a desmielinização dos axônios em um nervo periférico frequentemente afeta a propriocepção e a sensação vibratória de forma mais intensa, resultando em propriocepção diminuída ou perdida. A neuropatia é discutida mais adiante no Capítulo 17.

A neuropatia é a disfunção ou patologia de um ou mais nervos periféricos.

Lesões das Vias Proprioceptivas: Ataxia Sensorial

A *ataxia* é uma falta de coordenação que não se deve à fraqueza. Existem três tipos de ataxia: sensorial, vestibular e cerebelar. As lesões que produzem ataxia sensorial estão localizadas em nervos sensoriais periféricos, raízes dorsais, colunas dorsais da medula espinal ou lemniscos mediais (Cap. 11). A neuropatia diabética frequentemente causa ataxia sensorial.

O teste de Romberg (Romberg em tandem na Fig. 3.46) é usado para distinguir entre ataxia cerebelar e ataxia sensorial. Pede-se que a pessoa fique de pé, com os pés juntos, braços cruzados, primeiro com os olhos abertos, depois com os olhos fechados. Aqueles com ataxia cerebelar têm dificuldade em manter o equilíbrio, independentemente de seus olhos estarem abertos ou fechados. As pessoas com ataxia sensorial têm melhor equilíbrio quando seus olhos estão abertos, mas ficam instáveis quando seus olhos estão fechados (sinal de Romberg). Assim, os indivíduos com ataxia sensorial conseguem usar a visão para compensar a informação somatossensorial reduzida ou perdida. As pessoas com ataxia sensorial muitas vezes relatam que seu equilíbrio é melhor quando olham para os pés enquanto caminham, e que seu equilíbrio é pior no escuro. Outro método para diferenciar entre ataxia sensorial e ataxia cerebelar é testar a propriocepção consciente e a sensação vibratória. Essas sensações estão comprometidas na ataxia sensorial, mas intactas na ataxia cerebelar. A diferenciação entre ataxia vestibular e ataxia cerebelar ou sensorial é discutida no Capítulo 22.

Estudos de Condução Nervosa Sensorial

Os estudos de condução nervosa (ECNs) avaliam a função dos nervos periféricos. Para testar a condução nervosa, eletrodos de superfície para registro são colocados ao longo do curso de um nervo periférico e, em seguida, o nervo é estimulado eletricamente. Os

TABELA 10.1 CLASSIFICAÇÕES DE AXÔNIOS, RECEPTORES ASSOCIADOS E ESTÍMULOS ADEQUADOS PARA OS AXÔNIOS SOMATOSSENSORIAIS PERIFÉRICOS

Tipo de Axônio[a]	Classificação por Numeral Romano	PROPRIOCEPÇÃO		TOQUE CUTÂNEO E SUBCUTÂNEO E PRESSÃO			NOCICEPÇÃO E TEMPERATURA		
		Receptores	Estímulo	Letra de Classificação	Receptores	Estímulo	Letra de Classificação	Receptores	Estímulo
Grande mielinizado	Ia	Fusos musculares	Alongamento muscular	—			—		
	Ib	Órgãos tendinosos de Golgi Receptores ligamentares	Tensão nos tendões Tensão ligamentar	—			—		
Médio mielinizado	II	Fusos musculares	Alongamento muscular	Aβ	de Meissner Paciniano	Tato, vibração Tato, vibração	—		
		Receptores paciniformes e do tipo Ruffini em cápsulas articulares	Movimento articular		de Ruffini de Merkel Folículo capilar	Estiramento da pele Pressão Pressão			
Pequeno mielinizado	III	Terminações nervosas livres	Ameaça ou dano tecidual				Aδ	Terminações nervosas livres	Ameaça ou dano tecidual, temperatura, tato grosseiro
Pequeno não mielinizado	IV	Terminações nervosas livres	Ameaça ou dano tecidual				C	Terminações nervosas livres	Ameaça ou dano tecidual, temperatura, coceira, cócegas

[a]O diâmetro do axônio se correlaciona com a velocidade de condução; assim, os axônios grandes mielinizados conduzem mais rapidamente, e os axônios não mielinizados têm as mais lentas velocidades de condução.

> **RACIOCÍNIO CLÍNICO DIAGNÓSTICO 10.3**
>
> **C. T., Parte III**
> Os resultados de seus estudos de condução nervosa são os seguintes:
> Latência distal ulnar direita 2,8 ms (amplitude de 51,4 mV)
> Latência distal mediana direita 5,4 ms (amplitude de 12,0 mV)
> **C. T. 5:** O que a amplitude indica?
> **C. T. 6:** O que a latência lenta no nervo mediano indica?

ECNs quantificam a função apenas dos axônios de condução mais rápida. Como os axônios de diâmetro maior normalmente conduzem com mais rapidez, o teste de ECN em nervos intactos avalia apenas o desempenho de axônios de grande diâmetro.

Por exemplo, a função dos axônios sensoriais no nervo mediano pode ser testada estimulando-se eletricamente a pele do dedo médio e registrando a atividade elétrica evocada no nervo mediano no punho e no cotovelo (Fig. 10.12). A velocidade de condução é igual à distância entre os eletrodos dividida pelo tempo desde o estímulo até a primeira despolarização no eletrodo de registro. A amplitude da despolarização também é medida. A amplitude serve como um indicador do número de axônios que conduzem. Frequentemente, os resultados de dois locais de registro são comparados. Por exemplo, a amplitude e a latência registradas no punho são comparadas com as medições no cotovelo.

Para determinar se os resultados de um ECN são normais, três valores numéricos são comparados com os resultados de nervos não afetados no mesmo paciente ou com valores normativos publicados:
- Latência distal
- Amplitude do potencial evocado
- Velocidade de condução

A latência distal é o tempo necessário para que a despolarização evocada pelo estímulo atinja o local de registro distal. Os resultados dos ECNs em um nervo normal e em um nervo com funcionamento anormal estão ilustrados na Figura 10.12. Como a velocidade de condução nervosa depende de uma bainha de mielina intacta, a velocidade de condução encontra-se reduzida ao longo de um nervo desmielinizado. Se a mielina foi danificada por uma lesão focal, a condução é reduzida apenas no segmento lesionado. Alguns fisioterapeutas se especializam na realização de ECNs.

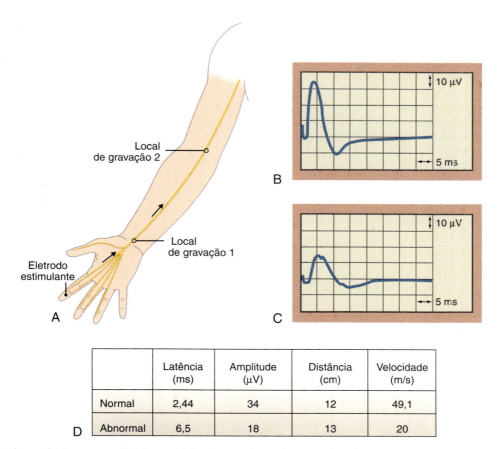

Fig. 10.12 Estudo de condução nervosa (ECN) sensorial: nervo mediano. **A,** Locais dos eletrodos para estimulação do dedo indicador e para registro da pele sobre o nervo mediano no punho e cotovelo. **B,** Resultados gráficos de um registro de ECN de um nervo mediano normal no punho. **C,** Gráfico de registro no punho de um nervo desmielinizado. **D,** Resultados numéricos do ECN.

RESUMO

O sistema somatossensorial periférico transmite informações sobre estímulos sensíveis sobre o toque e os estímulos proprioceptivos, térmicos e nocivos até a medula espinal. Receptores de tato fino estão localizados na pele; os proprioceptores estão localizados nos fusos musculares, articulações e órgãos tendinosos de Golgi; e os nociceptores estão localizados em todos os tipos de tecidos. A informação somatossensorial é usada para explorar o mundo, controlar os movimentos e evitar ou minimizar lesões. Por exemplo, levantar um objeto pesado pode estimular todos os quatro tipos de receptores somatossensoriais. Tocar o objeto revela sua temperatura, confirma sua localização e a força necessária nas mãos. Começar a levantar o objeto estimula os proprioceptores; esta informação é usada para ajustar a força exercida. Se o objeto for muito pesado, os nociceptores sinalizam a ameaça de dano tecidual. O processamento do sistema nervoso central e o uso de sinais somatossensoriais é o assunto do próximo capítulo.

RACIOCÍNIO CLÍNICO DIAGNÓSTICO AVANÇADO

RACIOCÍNIO CLÍNICO DIAGNÓSTICO AVANÇADO 10.4

C. T., Parte IV

C. T. 7: Consulte o Apêndice 17-1B e preveja a distribuição das deficiências sensoriais de C. T.

C. T. 8: Consulte o Apêndice 17-1B e preveja a distribuição das deficiências motoras de C. T. Lembre-se de que o nervo está comprimido no túnel do carpo, de modo que os músculos inervados proximais a este não serão afetados.

—Cathy Peterson

NOTAS CLÍNICAS

Estudo de caso

Idade: 24 anos
Queixa principal: "Meu polegar direito está dormente; não consigo sentir os objetos com o polegar."
Duração: Há quanto tempo? "Há 1 semana". Parece com algum problema passado? "Não."
Gravidade/Característica: Esse problema é muito incômodo? "Um pouco incômodo; isso não é normal." Esse problema interfere em suas atividades diárias? "Um pouco; eu não consigo calcular quanta pressão aplicar na alça da xícara quando a seguro."
Padrão de progressão: O problema está melhorando, piorando, permanece igual ou oscilando? "Está piorando."
Localização/Irradiação: Você sente fraqueza? "Sim; meu polegar direito está fraco."
O que melhora (ou piora)? "Descansar minha mão; não usar o polegar."
Há algum outro sintoma? "Não."

EXAME

S: Normal, exceto pela ES direita. ES direita: respostas precisas ao toque leve e à picada de agulha, exceto: lado palmar da lateral de 3½ dedos e palma adjacente; o paciente relata que "não consegue distinguir" a localização ou dor aguda/constante nessas partes da mão. Dorso do polegar e dos dedos com respostas precisas ao toque leve e à picada de agulha, exceto pontas de 2½ dedos laterais. Propriocepção: precisa, exceto nas articulações IF dos dedos indicador e médio.

M: Força normal exceto pela ES direita. ES direita: fraqueza no abdutor curto do polegar (abdução perpendicular ao plano da palma), no flexor superficial curto do polegar (flexão do polegar na articulação MCF), oponente do polegar (oposição na primeira MCF) e primeiro e segundo lumbricais (flexão MCF, extensão IF do dedo indicador e médio).

IF, interfalangeal; *M*, motor; *MCF* metacarpofalangeana; *S*, somatossensorial; *ES*, extremidade superior.

Questão
1. Qual é o diagnóstico mais provável?

 Veja a lista completa das referências em www.evolution.com.br.

11 Sistema Somatossensorial Central

Laurie Lundy-Ekman, PhD, PT

Objetivos do Capítulo

1. Descrever três tipos de vias para levar a informação sensorial do corpo ao cérebro.
2. Descrever a via para transmitir o tato discriminativo e a propriocepção consciente, do corpo ao córtex cerebral. Inclui onde começa e termina cada neurônio e identifica onde a informação sofre decussação (atravessa a linha média).
3. Explicar a relevância clínica do mapa somatotópico no córtex sensorial primário (giro pós-central).
4. Descrever a via para transmitir a nocicepção discriminativa e a temperatura, além do tato grosseiro, do corpo até o córtex cerebral. Inclui onde começa e termina cada neurônio e identifica onde a informação sofre decussação.
5. Explicar a *divergência* em relação ao sistema somatossensorial.
6. Descrever as vias para transmitir a nocicepção lenta do corpo para o tronco encefálico, mesencéfalo e sistema emocional. Inclui onde começa e termina cada neurônio e identifica onde a informação sofre decussação.
7. Prever as distribuições dos comprometimentos sensoriais a partir de uma lesão que afeta a metade direita ou esquerda da medula espinal.
8. Prever a localização de uma lesão da medula espinal a partir da distribuição dos comprometimentos sensoriais.
9. Identificar os padrões comuns da dor referida.
10. Descrever as funções da matriz da dor.
11. Comparar os tipos de experiência de dor associados aos sistemas nociceptivos lateral e medial.
12. Explicar a teoria do contrairritante.
13. Definir pronocicepção e antinocicepção.
14. Explicar os cinco níveis de antinocicepção.
15. Descrever as características da dor nociceptiva aguda e crônica quanto a causas, relato do cliente, função e consequências.

Sumário do Capítulo

Funções da Sensação Somática
Contribuição da Informação Somatossensorial para o Movimento
A Informação Somatossensorial Protege Contra Lesões
Vias para o Cérebro
Vias de Transmissão Consciente para o Córtex Cerebral
Tato Discriminativo e Propriocepção Consciente: Via do Funículo Posterior/Lemnisco Medial
Áreas Somatossensoriais do Córtex Cerebral
Organização Somatotópica da Informação
Nocicepção, Temperatura e Tato Grosseiro: Funículo Anterior e Lateral
Nocicepção Rápida versus Lenta
Nocicepção Discriminativa (Rápida), Temperatura e Tato Grosseiro: Via Espinotalâmica
Neurônios de Primeira Ordem na Via Espinotalâmica

Neurônios de Segunda e Terceira Ordem na Via Espinotalâmica
Sistema Nociceptivo Rápido: Sistema Nociceptivo Lateral
Comparação das Vias do Funículo Posterior/ Lemnisco Medial e Espinotalâmica
Vias Divergentes com Neurônios de Projeção nos Funículos Anteriores e Laterais: Nocicepção Lenta, o Sistema de Nocicepção Medial
Neurônio de Primeira Ordem
Neurônios de Projeção Ascendente
Trato Espinomesencefálico
Trato Espinorreticular
Trato Espinolímbico
Informação Subconsciente da Temperatura
Tratos de Transmissão Inconsciente para o Cerebelo: Tratos Espinocerebelares
Resumo do Sistema Somatossensorial

Lesões do Sistema Somatossensorial
  Infecção: Varicela-Zóster (Herpes-Zóster)
Potenciais Somatossensoriais Evocados
Perspectivas Clínicas da Dor
  Dor Muscular e Articular
  Dor Referida
  A Matriz da Dor
  Como a Dor é Controlada?
    Teoria do Contrairritante
    Processamento da Informação Nociceptiva pelo Corno Posterior

Sistemas Antinociceptivos
Sítios de Antinocicepção
Pronocicepção: Amplificação Biológica da Nocicepção
Dor Crônica
  Dor Crônica Nociceptiva
Resumo
Raciocínio Clínico Diagnóstico Avançado

FUNÇÕES DA SENSAÇÃO SOMÁTICA

A sensação somática contribui para os movimentos suaves, precisos, para a prevenção ou minimização de lesões e para a nossa compreensão do mundo exterior. Grande parte da informação somatossensorial não é percebida conscientemente, mas é processada no nível espinal em circuitos neurais locais ou pelo cerebelo para ajustar os movimentos e a postura. A distinção entre informação sensorial (impulsos nervosos gerados de estímulos originais) e sensação (consciência dos estímulos a partir dos sentidos) é crucial. A percepção, que é a interpretação da sensação em formas que façam sentido, ocorre no tálamo e no córtex cerebral. A percepção é um processo ativo de interação entre o cérebro e o ambiente. Perceber envolve agir no ambiente — mexer os olhos, mexer a cabeça ou tocar objetos — e interpretar a sensação.

O Capítulo 10 abordou o sistema somatossensorial periférico; este capítulo discute o processamento feito pelo sistema nervoso central da informação somatossensorial consciente e o processamento inconsciente da informação nociceptiva. A informação proprioceptiva inconsciente é processada no cerebelo, onde ela influencia a postura e o movimento. As vias somatossensoriais que carregam a informação para o cerebelo são apresentadas no Capítulo 15.

CONTRIBUIÇÃO DA INFORMAÇÃO SOMATOSSENSORIAL PARA O MOVIMENTO

O papel da sensação no movimento é complexo. No início dos anos 1900, Sherrington[1] realizou um experimento em um macaco para determinar o efeito da perda de informação transmitida pelas raízes dorsais. Ele cortou todas as raízes dorsais que entram na medula espinal provenientes de um dos braços, cortando os axônios sensoriais, mas deixando as fibras motoras intactas (Fig. 11.1). Sherrington constatou que, mesmo após a recuperação da cirurgia, o macaco evitou usar o membro. Esse resultado experimental reforçou a suposição de que a sensação é essencial para o movimento. De modo similar, as pessoas que não têm sensação no membro superior tendem a evitar o uso do membro, substituindo-o pelo membro não comprometido, sempre que possível.

Rothwell et al.[2] relataram os problemas funcionais de uma pessoa com uma perda sensorial periférica grave. A força motora é praticamente normal, e a pessoa consegue mexer cada um dos dedos separadamente. Sem a visão, ela poderia mover o polegar com precisão em diferentes velocidades e com níveis de força variados. Contudo, ela não conseguiria escrever, segurar uma xícara ou

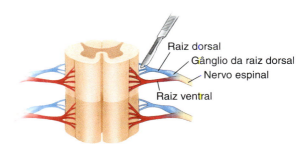

Fig. 11.1 Rizotomia dorsal. Corte das raízes dorsais. Se todas as raízes dorsais do braço forem cortadas, não há sensação somática gerada por ele. A rizotomia dorsal seletiva (corte de raízes selecionadas) é um tratamento da hiperatividade muscular na encefalopatia crônica não progressiva espástica (Cap. 14).

abotoar a camisa. Essas dificuldades se deveram à falta de sensação somática, privando a pessoa das correções normais, automáticas, do movimento. Quando a pessoa tentou segurar uma caneta para escrever, sua pegada não se ajustou automaticamente porque ela não tinha informação somatossensorial inconsciente sobre as alterações corretas na pressão.

A perda da sensação somática proprioceptiva causa ataxia sensorial. A ataxia consiste em movimentos descoordenados. Isso ocorre porque a sensação de posição relativa das partes do corpo é transmitida para o cérebro pelo sistema proprioceptivo. A ataxia é discutida em detalhes no Capítulo 15.

A INFORMAÇÃO SOMATOSSENSORIAL PROTEGE CONTRA LESÕES

Os indivíduos com déficits somatossensoriais são propensos a lesões cutâneas induzidas por pressão, queimaduras e danos articulares porque não têm consciência da pressão, temperatura ou estiramento excessivos. As pessoas com insensibilidade congênita à dor tendem a autoinfligir lesões; a ter fraturas ósseas, deformidades articulares e amputações; e a morrer jovens.[3]

A sensação somática é necessária para o controle preciso dos movimentos e protege contra lesões.

VIAS PARA O CÉREBRO

Uma distinção importante entre os tipos de vias é a fidelidade da informação transmitida. As vias que transmitem sinais com alta fidelidade fornecem detalhes precisos sobre a estimulação (p. ex., localização, tamanho e intensidade). Por exemplo, os sinais de alta fidelidade das pontas dos dedos permitem que as pessoas reconheçam dois pontos separados por apenas 1,6 mm como pontos distintos e identifiquem precisamente onde ocorreu a estimulação na ponta do dedo. A capacidade para identificar a localização da estimulação é alcançada pela organização anatômica dos axônios nas vias. Nas vias de alta fidelidade, é criada uma organização somatotópica da informação. *Somatotópica* se refere à informação organizada de forma parecida com a organização anatômica do corpo. Para criar uma organização somatotópica, os axônios de uma parte do corpo ficam próximos dos axônios que carregam sinais das partes adjacentes do corpo e são segregados dos axônios que carregam informações provenientes de partes distantes do corpo. Por exemplo, os axônios que carregam informações do polegar ficam próximos dos axônios que carregam informações do dedo indicador e relativamente distantes dos axônios que carregam informações dos dedos dos pés.

As vias de baixa fidelidade transmitem informação não organizada de maneira somatotópica e, por conseguinte, que não é bem localizada. A dor persistente é um exemplo de informação de baixa fidelidade.

Ao descrever as vias no sistema nervoso, apenas os neurônios com axônios longos que conectam regiões distantes do sistema nervoso são contados. Esses neurônios com axônios longos se chamam *neurônios de projeção*. A convenção para numerar ou denominar apenas os neurônios de projeção omite os pequenos interneurônios integrativos interpostos entre os neurônios de projeção. Desse modo, uma via de três neurônios significa três neurônios de projeção, mas uma série de interneurônios também pode estar ligada em uma via. Em uma via de três neurônios, o primeiro neurônio leva informações de um receptor periférico para o sistema nervoso central, o segundo neurônio transmite sinais para o tálamo, e o terceiro neurônio transmite informações do tálamo para o córtex somatossensorial.

Dentro do sistema nervoso central, um feixe de axônios com a mesma origem e uma terminação comum se chama *trato, coluna, lemnisco* ou *fascículo*. As vias somatossensoriais são denominadas caracteristicamente pela origem e terminação do trato que contém o segundo neurônio na série. O segundo neurônio na via espinotalâmica origina-se na medula espinal e termina no tálamo. Assim, o segundo neurônio na via viaja pelo *trato espinotalâmico*. A via inclui o neurônio que leva a informação para o sistema nervoso central, o neurônio no trato espinotalâmico e o neurônio do tálamo até o córtex cerebral.

Três tipos de vias levam a informação somatossensorial para o cérebro (Tabela 11.1):
- Vias da transmissão consciente
- Vias divergentes
- Vias da transmissão inconsciente

O primeiro tipo de vida, *a via da transmissão consciente*, leva informações sobre local e tipo de estimulação para a percepção consciente no córtex cerebral. A informação nas vias de transmissão consciente é transmitida com alta fidelidade, fornecendo, assim, detalhes precisos a respeito do estímulo e sua localização. As vias de transmissão consciente transmitem o tato discriminativo, informações proprioceptivas, nociceptivas e temperatura. Como a informação nessas vias nos permite fazer distinções finas a respeito dos estímulos, o termo discriminativo é usado ocasionalmente para descrever as sensações transmitidas nas vias de transmissão consciente.

O segundo tipo de via, a *via divergente*, transmite informações para muitos locais no tronco encefálico e cérebro, utilizando essas vias com quantidades variáveis de neurônios. A informação sensorial é utilizada nos níveis consciente e inconsciente. Os sinais percebidos como dor persistente são transmitidos por vias divergentes no sistema nervoso central.

O terceiro tipo de via, *a via de transmissão inconsciente*, leva para o cérebro informação proprioceptiva inconsciente e outras informações relacionadas com movimento.

As vias de transmissão consciente transmitem para o córtex cerebral principalmente a informação de alta fidelidade organizada somatotopicamente. As vias divergentes transmitem para muitas áreas do cérebro informação não organizada somatotopicamente. As vias de transmissão inconsciente transmitem para o cerebelo informação relacionada ao movimento.

VIAS DE TRANSMISSÃO CONSCIENTE PARA O CÓRTEX CEREBRAL

Todos os quatro tipos de sensação somática alcançam a percepção consciente:
- Tato discriminativo
- Propriocepção

TABELA 11.1 VIAS SOMATOSSENSORIAIS

Tipo	Informação Transmitida	Nome Anatômico	Terminação
Transmissão consciente	Tato discriminativo e propriocepção consciente Nocicepção discriminativa e temperatura	Funículo posterior/lemnisco medial Espinotalâmica	Área sensorial primária do córtex cerebral Área sensorial primária do córtex cerebral
Divergente	Nocicepção lenta	Espinotalâmica Espinorreticular Espinolímbico	Mesencéfalo Formação reticular Núcleo amigdaloide, núcleos da base, muitas áreas do córtex cerebral
Transmissão inconsciente	Informação relacionada com o movimento	Espinocerebelar (Cap. 15)	Cerebelo

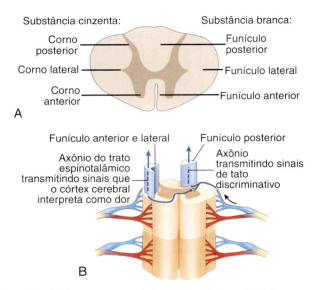

Fig. 11.2 A, Corte transversal de uma medula espinal. A substância cinzenta é dividida em cornos e uma comissura conectando os lados direito e esquerdo. A substância branca é dividida em funículos. **B,** Funículos de substância branca da medula espinal. Os funículos incluem axônios e mielina. O funículo posterior transmite o tato discriminativo e os sinais proprioceptivos conscientes. O funículo anterior e lateral transmite sinais de tato grosseiro, nociceptivos e temperatura.

- Nocicepção
- Temperatura

As vias envolvem três neurônios de projeção. As vias para a consciência viajam ascendentemente em duas regiões distintas da medula espinal (Fig. 11.2):
- Funículo posterior
- Funículos anterior e lateral

Os funículos dentro da medula espinal são compostos de axônios circundados por mielina, pois a mielina promove a condução rápida ao longo dos axônios. Portanto, os funículos são substância branca. Grupos de axônios dentro dos funículos se chamam tratos ou fascículos. Os funículos posteriores carregam informação sensorial sobre o tato discriminativo e a propriocepção consciente; a nocicepção discriminativa e a informação sobre temperatura viajam nos funículos anteriores e laterais. Para ficar a par das informações sensoriais, as informações devem chegar ao tálamo, onde é possível a consciência.[4] Para a percepção discriminativa dos estímulos localizados com resolução fina, a informação deve ser processada pelo córtex cerebral.

Se a informação aferente periférica estiver ausente, a consciência das partes do corpo pode ser perdida. Oliver Sacks, um neurologista, narrou a sua estranha experiência de acreditar que tinha perdido sua perna após uma lesão grave que acometeu vários nervos em um acidente de escalada. A perda completa da sensação em sua perna levou à falta de consciência do membro. Embora não estivesse paralisado, ele não conseguia dar um passo voluntariamente até o seu fisioterapeuta mover a sua perna passivamente, dando a ele o conceito de como mover a perna lesionada.[5]

Tato Discriminativo e Propriocepção Consciente: Via do Funículo Posterior/Lemnisco Medial

O *tato discriminativo* inclui o local do toque e a vibração, além da capacidade para discriminar entre dois pontos bem próximos ao tocar a pele. A *propriocepção consciente* é a consciência dos movimentos e da posição relativa das partes do corpo. A *estereognosia* é a capacidade para integrar a informação de toque e a de propriocepção para identificar um objeto sem usar a visão. Por exemplo, uma chave na mão pode ser identificada sem olhar para ela. A informação transmitida nesta via é importante para reconhecer os objetos pelo tato, controlando os movimentos finos e fazendo movimentos suaves.

O nome anatômico da via que transmite o tato discriminativo e a propriocepção consciente é a via do funículo posterior/lemnisco medial. A via usa uma transmissão trineuronal (Figs. 11.3 e 11.4):
- O neurônio primário, ou de primeira ordem, transmite informações dos receptores para a bulbo.
- O neurônio secundário, ou de segunda ordem, transmite informações da bulbo para o tálamo.
- O neurônio terciário, ou de terceira ordem, transmite informações do tálamo para o córtex cerebral.

A estimulação dos receptores na extremidade distal do neurônio primário é transmitida para o corpo celular no gânglio da raiz dorsal. O axônio proximal do neurônio primário entra na medula espinal via raiz dorsal, depois sobe no funículo posterior ipsilateral. Os axônios do membro inferior e da parte inferior do tronco ocupam a seção mais medial do funículo posterior, chamada de *fascículo grácil*. Os axônios do membro superior, tronco superior e pescoço ocupam a seção lateral do funículo posterior, chamada de *fascículo cuneiforme*. Esse padrão ocorre porque as fibras neurais que entram no funículo posterior de segmentos superiores são adicionadas lateralmente às fibras que já estão no funículo posterior, provenientes de segmentos inferiores.

RACIOCÍNIO CLÍNICO DIAGNÓSTICO 11.1

B. S., Parte I

Seu paciente, B. S., é um sem-teto de 24 anos de idade internado via departamento de emergência com uma ferida a bala. Sua história médica pregressa inclui vírus da imunodeficiência humana (HIV)/síndrome da imunodeficiência adquirida (AIDS), uso de drogas injetáveis e hepatite. Ele teve uma pelve fraturada 3 anos atrás, que cicatrizou. Ele foi submetido a uma bem-sucedida extração cirúrgica da bala, e a imagem por ressonância magnética (RM) revelou uma hemissecção esquerda da sua medula espinal em T2 (o lado esquerdo de sua medula espinal está seccionado; o lado direito está intacto). O paciente é visitado no leito e tem um fixador externo para prevenir o movimento espinal até as vértebras danificadas conseguirem se fundir.

A hemissecção da medula espinal causa a síndrome de Brown-Séquard, que inclui paralisia e perda de propriocepção ipsilateral à lesão, perda de sensação de dor e temperatura ocorrendo contralateralmente à lesão e perda motora ipsilateral. Os comprometimentos motores estão além do escopo deste capítulo e são discutidos no Capítulo 18.

B. S. 1: Qual é o nome da via que transmite o tato discriminativo e a propriocepção consciente dos receptores periféricos na perna para o córtex?
B. S. 2: Relacione as origens, localizações de sinapse e decussações (conforme forem aplicáveis) para cada um dos três neurônios nesta via.
B. S. 3: Desenhe e rotule as vias para transmitir o tato discriminativo e a propriocepção consciente para o córtex partindo dos dois membros inferiores.

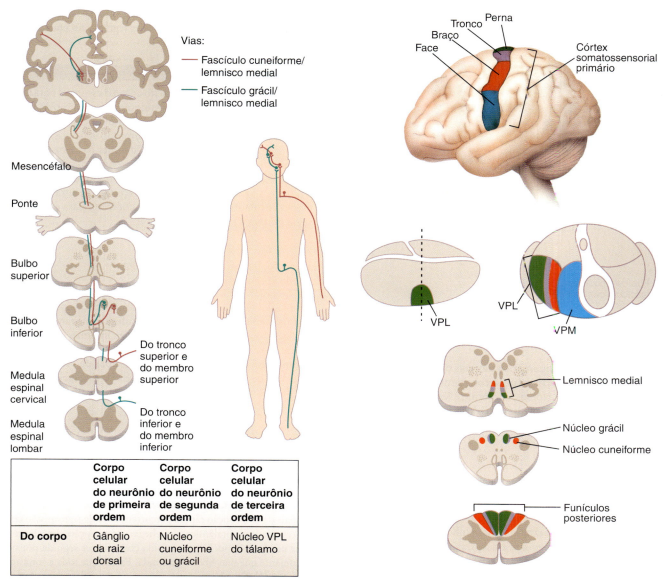

Fig. 11.3 Vias de informação do tato discriminativo e da propriocepção consciente. À esquerda, Corte coronal do cérebro, exibido acima dos cortes horizontais do tronco encefálico e da medula espinal. À direita, Distribuição da informação da face, do braço, do tronco e da perna. Em cima à direita, Vista lateral do cérebro. Abaixo do cérebro estão as vistas lateral e coronal do tálamo. A vista lateral do tálamo exibe o local do núcleo ventral posterolateral (VPL). A linha pontilhada indica o plano do corte coronal do tálamo. O corte coronal do tálamo revela o núcleo ventral posteromedial (VPM); este núcleo recebe sinais somatossensoriais da face (Cap. 19). O bulbo e a medula espinal são exibidas no corte horizontal à direita. O código de cores é indicado no alto à direita.

Os axônios que sobem pelo fascículo grácil fazem sinapse com os neurônios de segunda ordem no *núcleo grácil* do bulbo. Os axônios no fascículo cuneiforme fazem sinapse com os neurônios de segunda ordem no *núcleo cuneiforme* do bulbo. Desse modo, em uma pessoa de alta estatura, um neurônio primário poderia ter 1,5 m de comprimento, estendendo-se de um artelho até o bulbo.

Em toda a medula espinal, os neurônios primários da via de tato discriminativo/propriocepção consciente têm muitos ramos colaterais entrando na substância cinzenta. Alguns colaterais contribuem para o controle motor, alguns influenciam a atividade nos neurônios em outros sistemas sensoriais e outros influenciam a regulação autonômica.

Os corpos celulares dos neurônios de segunda ordem estão situados no núcleo grácil ou no cuneiforme. Os axônios dos neurônios de segunda ordem sofrem *decussação* (atravessam a linha media) como fibras arqueadas internas, depois sobem pelo tálamo como *lemnisco medial* contralateral. Os neurônios de segunda ordem fazem sinapse em uma área do tálamo designada de acordo com a sua localização, o *núcleo ventral posterolateral (VPL)*.

Os neurônios de terceira ordem conectam o núcleo VPL do tálamo com o córtex sensorial. Esses axônios formam parte das radiações talamocorticais — fibras conectando o tálamo ao córtex cerebral. Os axônios talamocorticais constituem parte da cápsula interna (Fig. 2.10A). Os efeitos das lesões na via de tato discriminativo/propriocepção consciente estão ilustrados na Figura 11.5.

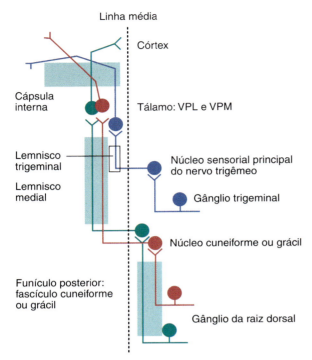

Fig. 11.4 Diagrama esquemático das vias do tato discriminativo e da propriocepção consciente. Os blocos de cor indicam grupos de axônios, conforme a legenda no lado esquerdo. Compare com a Figura 11.3. Veja uma discussão sobre a via do lemnisco trigeminal no Capítulo 19.

Áreas Somatossensoriais do Córtex Cerebral

O córtex *somatossensorial primário* recebe informação organizada somatotopicamente e discrimina o tamanho, a textura e a forma dos objetos. O córtex somatossensorial primário está situado no giro posterior ao sulco central, ou seja, o giro pós-central.

Outra área do córtex cerebral, a área *somatossensorial secundária*, analisa a informação proveniente da área sensorial primária e do tálamo, promovendo a estereognosia e a memória do ambiente tátil e espacial. A área somatossensorial secundária está situada posterior ao córtex somatossensorial primário.

Organização Somatotópica da Informação

O tamanho da área do córtex sensorial primário dedicada a uma parte específica do corpo é representado pelo *homúnculo* circundando o córtex na Figura 11.6. O homúnculo é um mapa desenvolvido por meio do registro das respostas de indivíduos despertos durante a cirurgia. Pequenas áreas do córtex cerebral são estimuladas eletricamente, e os indivíduos relatam o que eles sentem. Quando o córtex sensorial é estimulado, eles sentem sensações que parecem se originar da superfície do corpo. Por exemplo, a estimulação do giro pós-central medial evoca sensações que parecem se originar no membro inferior contralateral. Por exemplo, tocar a ponta de um dedo ativa neurônios no giro pós-central superolateral. O homúnculo ilustra as proporções e a organização das áreas corticais que contêm representações da superfície do corpo. Os dedos e lábios do homúnculo são muito maiores que a sua proporção do corpo indicaria. A grande representação cortical corresponde à densidade relativamente alta dos receptores nessas regiões e ao grau associado de controle motor fino.

A informação somatossensorial do corpo é essencial para identificar objetos por palpação, distinguir entre estímulos muito próximos geograficamente e controlar o movimento fino e a suavidade do movimento. Esta informação viaja nos funículos posteriores, depois no lemnisco medial, até o córtex somatossensorial, onde termina nas regiões organizadas somatotopicamente para percepção consciente. Ao longo do caminho, as colaterais propagam essa informação para outras áreas da medula espinal e do cérebro, onde contribui para controlar a saída motora e autônoma.

Nocicepção, Temperatura e Tato Grosseiro: Funículo Anterior e Lateral

Os funículos anteriores e laterais são denominados por sua localização na medula espinal e incluem a substância branca anterior e lateral desta medula. As vias que transmitem informação nociceptiva, temperatura e tato grosseiro da periferia para o cérebro têm axônios nos funículos anteriores e laterais. Dois tipos de vias transmitem sinais: vias de transmissão consciente e vias divergentes. Os dois tipos de vias sobem juntas pela medula espinal anterior e lateral e depois seus caminhos se separam no cérebro.

Nocicepção Rápida *Versus* Lenta

A diferença entre a nocicepção rápida e a lenta é evidente quando você dá uma topada com o dedo do pé. Primeiro você sente uma sensação inicial aguda e nítida que indica a localização da lesão; isso é a *nocicepção* **rápida**, *discriminativa*, **lateral** ou **espinotalâmica**. Os sinais da nocicepção rápida percorrem a via de transmissão consciente, a via espinotalâmica, até chegar à percepção consciente no córtex cerebral. A nocicepção rápida costuma ser seguida por uma dor latejante que não é bem localizada. Parece que toda a zona anterior do pé dói. Esta dor tardia é um componente da *nocicepção* **lenta** *ou medial*. Os sinais de nocicepção lenta que chegam à percepção consciente percorrem a via espinolímbica, uma via divergente.

Quando a informação de nocicepção rápida chega ao córtex somatossensorial, uma pessoa percebe conscientemente a dor aguda em um local específico. Se tiver ocorrido dano tecidual, a nocicepção rápida é seguida por uma dor lenta e persistente. O início da dor lenta ocorre após a nocicepção rápida porque os impulsos viajam em axônios desmielinizados menores. A diferença nas velocidades de condução faz com que as fibras C precisem de aproximadamente 0,5 segundo para transmitir a informação para a medula espinal, enquanto as fibras Aδ precisem de apenas 0,03 segundo.

Tanto a nocicepção rápida quanto a lenta ocorrem na dor aguda. A nocicepção rápida usa a via espinotalâmica, sendo discutida em seguida. A nocicepção lenta é discutida em uma seção subsequente sobre as vias divergentes.

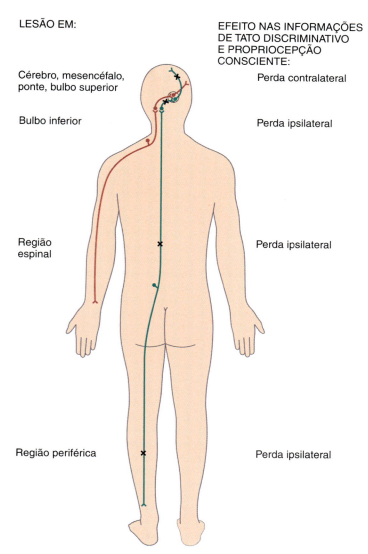

Fig. 11.5 Efeito do local da lesão na transmissão do tato discriminativo e da informação proprioceptiva consciente.

Nocicepção Discriminativa (Rápida), Temperatura e Tato Grosseiro: Via Espinotalâmica

As informações de nocicepção rápida, temperatura e tato grosseiro usam um sistema trineuronal. A via espinotalâmica é denominada de acordo com a localização do seu axônio de segunda ordem no trato espinotalâmico. As Figuras 11.7A e C e 11.8A ilustram a via nociceptiva rápida. Os sinais de temperatura e tato grosseiro usam neurônios diferentes na mesma via.

- O neurônio de primeira ordem leva informações para o corno posterior da medula espinal.
- O axônio de segunda ordem atravessa a linha média e se projeta da medula espinal para o tálamo. Após atravessar o axônio fica no trato espinotalâmico, dentro do funículo anterior e lateral da medula espinal.
- O neurônio de terceira ordem se projeta do tálamo para o córtex cerebral.

Neurônios de Primeira Ordem na Via Espinotalâmica

O axônio periférico do neurônio de primeira ordem leva um impulso para o corpo celular no gânglio da raiz dorsal. O axônio central entra na medula, depois ramifica-se em vários níveis no *trato dorsolateral* antes de entrar e terminar no corno posterior (Fig. 11.9).

O neurônio de primeira ordem na via de nocicepção rápida (discriminativa) é uma pequena fibra Aδ mielinizada. As fibras Aδ transmitem informações das terminações nervosas livres na periferia para a medula espinal. As terminações respondem à estimulação mecânica nociva (aferentes mecanorreceptores de limiar elevado) ou à estimulação mecânica nociva ou térmica (aferentes mecanotérmicos).

No caso da informação discriminativa de temperatura, o calor e o frio são detectados por terminações nervosas livres especializadas de pequenos neurônios mielinizados e desmielinizados. As fibras Aδ carregam impulsos produzidos pelo frio, e as fibras C carregam informações relativas ao calor.

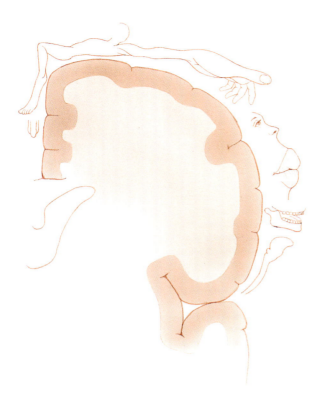

Fig. 11.6 Córtex sensorial primário. Áreas do giro pós-central direito que respondem à estimulação somatossensorial do lado esquerdo do corpo/da face são indicadas pelo homúnculo.

O tato grosseiro envia informações de tato não discriminativo e é transmitido da periferia pelos axônios desmielinizados de fibras C a partir de mecanorreceptores de limiar baixo. O tato grosseiro é vital para perceber o toque agradável e os contatos agradáveis pele a pele. A informação do tato grosseiro se projeta para a ínsula esquerda (Fig. 11.13), uma área associada às sensações emocionais positivas.[6,7] As lesões na via de tato grosseiro interferem nos aspectos emocionais do toque, mas não no tato discriminativo.[7]

Neurônios de Segunda e Terceira Ordem na Via Espinotalâmica

O corpo celular do neurônio de segunda ordem está no corno posterior. O axônio do neurônio de segunda ordem atravessa a linha média na comissura anterior (Fig. 11.9), depois sobe para o tálamo no *trato espinotalâmico*. A maioria dos neurônios do trato espinotalâmico termina no núcleo VPL do tálamo. Os neurônios de terceira ordem surgem no núcleo VPL e se projetam para o córtex sensorial primário e secundário.

Sistema Nociceptivo Rápido: Sistema Nociceptivo Lateral

O sistema nociceptivo discriminativo (rápido) também é designado *sistema nociceptivo lateral* porque o trato espinotalâmico termina no tálamo lateral. Uma lesão no núcleo VPL interrompe a via até o córtex, causando incapacidade para localizar estímulos dolorosos, apesar de sentir os aspectos afetivos (emocionais) da dor. Embora o ato de localizar os estímulos nocivos exija informação na via nociceptiva rápida, o córtex parietal posterior deve fornecer mais processamento para a localização espacial.[8]

A informação que permite aos indivíduos localizarem as sensações nocivas, distinguir conscientemente entre calor e frio e perceber o toque agradável viaja até o córtex cerebral pelas vias espinotalâmicas. Após cruzar a linha média, os axônios espinotalâmicos de segunda ordem estão situados nos funículos anteriores e laterais da medula espinal.

COMPARAÇÃO DAS VIAS DO FUNÍCULO POSTERIOR/LEMNISCO MEDIAL E ESPINOTALÂMICA

Os sistemas espinotalâmico e do funículo posterior são anatomicamente parecidos, consistindo em vias de transmissão trineuronais. Ao contrário dos funículos posteriores, que contêm axônios de neurônios primários e que sobem ipsilateralmente, os axônios ascendentes no trato espinotalâmico são neurônios de segunda ordem e a maioria sobe contralateralmente. Tanto nos trajetos do funículo posterior quanto do trato espinotalâmico, o axônio de segunda ordem atravessa a linha média. No entanto, o trajeto do funículo posterior atravessa no bulbo, e o trajeto espinotalâmico atravessa na medula espinal. O segundo neurônio nos trajetos do funículo posterior e espinotalâmico terminam no núcleo VPL do tálamo. Nas duas vias, os neurônios de terceira ordem se projetam do tálamo para o córtex sensorial primário, onde a informação pode ser localizada.

Em contraste com a informação do toque fino e da proprioceptiva consciente que percorre os funículos posteriores, o trato espinotalâmico contém axônios que transmitem informações sobre nocicepção, temperatura e tato grosseiro. No entanto, as funções dos funículos posteriores do trato espinotalâmico não são rigidamente segregadas; a informação sobre o tato não discriminativo (grosseiro) viaja nos funículos anteriores e laterais e alguma informação de nocicepção e temperatura sobe pelos funículos posteriores.[9]

VIAS DIVERGENTES COM NEURÔNIOS DE PROJEÇÃO NOS FUNÍCULOS ANTERIORES E LATERAIS: NOCICEPÇÃO LENTA, O SISTEMA DE NOCICEPÇÃO MEDIAL

Se alguém quebra um osso da mão, as vias nociceptivas divergentes fornecem informações que contribuem para direcionar automaticamente os olhos e a cabeça na direção da lesão, movendo automaticamente a mão para longe da causa da lesão, ficando pálido e sentindo tontura, náusea e angústia emocional. A informação fornecida pelas vias divergentes não é bem localizada, então a mão inteira parece doer.

Muitas respostas para a nocicepção dependem de um grupo ascendente divergente de neurônios chamado de *sistema de nocicepção medial*. Na medula espinal, as vias divergentes estão situadas nos funículos anteriores e laterais, junto com axônios dos neurônios do trato espinotalâmico. A atividade do sistema de nocicepção medial evoca respostas afetivas, motivacionais, de recolhimento, excitação e autônomas. A maior parte dos neurônios de projeção do sistema de nocicepção medial faz sinapse em locais mediais no sistema nervoso central.[10,11] O sistema de nocicepção medial usa diversas vias com quantidade variável de neurônios de projeção, não uma via trineuronal, como é utilizada pela nocicepção rápida. A informação do sistema de nocicepção medial não é organizada somatotopicamente, então a nocicepção lenta não pode ser localizada com precisão.

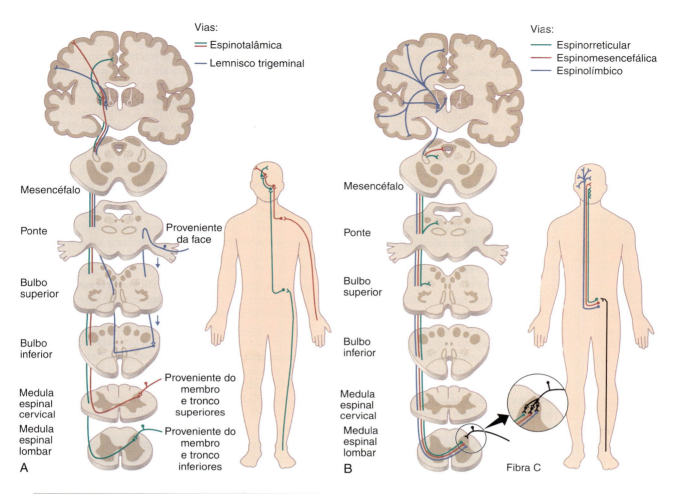

Fig. 11.7 Vias para informação nociceptiva. **A,** A nocicepção aguda, localizada, viaja em uma via trineuronal. Todos os cortes são horizontais, exceto o corte coronal do cérebro na parte superior. O quadro embaixo da letra A indica a localização dos corpos celulares nas vias nociceptivas. Veja no Capítulo 19 mais informações sobre a nocicepção rápida da face, que viajam na via do lemnisco trigeminal. **B,** A informação nociceptiva conduzida lentamente a partir do corpo percorre os tratos espinorreticular, espinomesencefálico e espinolímbico. Os eferentes dos núcleos talâmicos se projetam para áreas espalhadas do córtex cerebral e para o estriado.

Continua

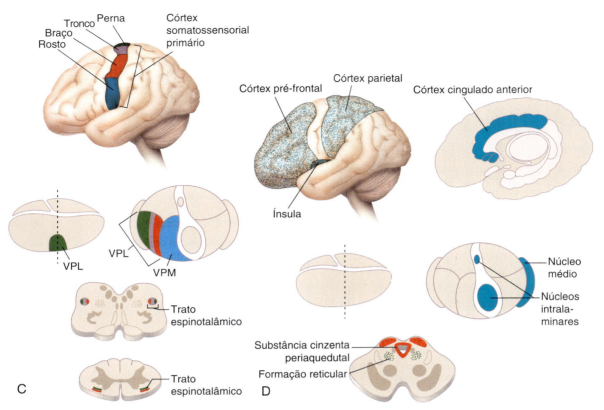

Fig. 11.7 (Cont.) C, Distribuição da informação nociceptiva rápida da face, do braço, do tronco e da perna. Parte superior, Vista lateral do cérebro. Abaixo do cérebro está uma vista lateral do tálamo, mostrando a localização do núcleo posterolateral ventral (VPL). A linha pontilhada indica o plano de corte coronal do tálamo. O corte coronal do tálamo revela o núcleo posteromedial ventral (VPM). O bulbo superior e a medula espinal cervical são exibidos nos cortes horizontais. **D,** Sítios de sinapse e terminação para informações nociceptivas conduzidas lentamente. Vistas lateral e mediossagital do cérebro, vistas lateral e coronal do tálamo e uma vista horizontal do mesencéfalo são ilustradas. O pontilhado azul no córtex cerebral e o azul no córtex cingulado anterior indicam a terminação da via espinolímbica. As áreas azuis na linha média e nos núcleos intralaminares do tálamo indicam os sítios de sinapse do trato espinolímbico. Vermelho indica a terminação do trato espinomesencefálico no colículo superior e na substância cinzenta periaquedutal. Verde indica a terminação do trato espinorreticular na formação reticular mesocefálica.

RACIOCÍNIO CLÍNICO DIAGNÓSTICO 11.2

B. S., Parte II

B. S. 4: Qual é o nome da via que transmite nocicepção rápida, temperatura discriminativa e tato grosseiro a partir dos receptores periféricos na perna até o córtex?

B. S. 5: Relacione as origens, localizações das sinapses e decussações (conforme aplicáveis) para cada um dos três neurônios nessa via.

B. S. 6: No diagrama que você criou em B. S. 3, mas em uma cor diferente, desenhe e nomeie as vias de transmissão da nocicepção rápida, temperatura discriminativa e tato grosseiro das duas pernas até o córtex cerebral.

Neurônio de Primeira Ordem

O neurônio de primeira ordem é uma pequena fibra C desmielinizada. Os receptores são terminações nervosas livres sensíveis à estimulação nociva de origem térmica, química ou mecânica (aferentes polimodais). As terminações de fibras C de limiar elevado ficam *sensibilizadas* com a estimulação repetida. Desse modo, após a lesão, esses neurônios podem ser ativados com menos estimulação que a normalmente necessária. O dano tecidual também resulta na liberação de substâncias químicas — histamina, prostaglandinas e outras — que sensibilizam os receptores de nocicepção. Por exemplo, um toque suave na pele queimada de sol pode ser doloroso.

A informação das terminações nervosas livres na periferia viaja nos axônios periféricos até o corpo celular no gânglio da raiz dorsal. O axônio central entra na medula, ramifica-se no trato dorsolateral e depois faz sinapse com os interneurônios no corno posterior. O neurotransmissor é a *substância P*. Os axônios dos interneurônios fazem sinapse com os corpos celulares dos neurônios de projeção ascendente no corno posterior.

Neurônios de Projeção Ascendente

Os axônios dos neurônios de projeção ascendente chegam ao mesencéfalo, à formação reticular e às áreas de emoção através dos tratos na medula espinal anterolateral (Fig. 11.7B e D):

- Espinomesencefálico
- Espinorreticular
- Espinolímbico

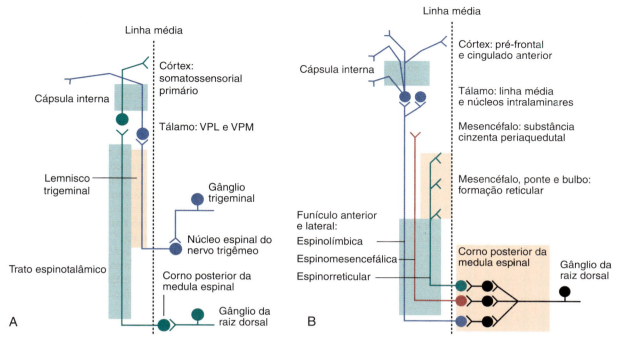

Fig. 11.8 A, Diagrama esquemático das vias nociceptivas rápidas: vias espinotalâmicas e trigeminotalâmicas. A via trigeminotalâmica é discutida no Capítulo 19. Compare com a Figura 11.7A. **B,** Diagrama esquemático das vias nociceptivas lentas. Compare com a Figura 11.7B.

Esses três tratos são ascendentes e paralelos. Entre esses tratos, apenas a informação transmitida pelo trato espinolímbico acaba sendo percebida como dor persistente e mal localizada. A informação nos outros tratos atende às funções excitatórias, motivacionais e reflexivas e/ou ativa as projeções descendentes que controlam o fluxo de informação sensorial.[10]

Trato Espinomesencefálico

Esse trato transmite informação nociceptiva lenta para duas áreas do mesencéfalo: para o colículo superior e para uma área que circunda o aqueduto cerebral, a substância cinzenta periaquedutal (SCPA).[11] O colículo superior está envolvido no ato de virar os olhos e a cabeça na direção da origem do estímulo nocivo. A SCPA ativa os tratos descendente que modulam os sinais nociceptivos de entrada. A SCPA faz parte do sistema de controle de nocicepção descendente (discutido mais adiante neste capítulo).

Trato Espinorreticular

Esses neurônios fazem sinapse com a formação reticular do tronco encefálico. A *formação reticular* é uma rede neural no tronco encefálico que inclui os núcleos reticulares e suas conexões. Os ciclos de excitação, atenção e sono/vigília são modulados pela formação reticular. A entrada nociceptiva lenta tem potencial para alterar a atenção e interferir no sono. A partir da formação reticular, os axônios se projetam até a linha média e os núcleos intralaminares do tálamo.

Trato Espinolímbico

Os axônios do trato espinolímbico transmitem informação nociceptiva lenta para os núcleos mediano e intralaminar no tálamo. Os neurônios situados nesses núcleos talâmicos têm grandes campos receptivos, às vezes do corpo inteiro. Seus axônios se projetam para o córtex cingulado anterior, ínsula, núcleo amigdaloide e córtex pré-frontal dorsolateral.[12] No fim das contas, a informação espinolímbica se projeta para áreas do córtex cerebral envolvidas nas emoções, integração sensorial, personalidade e movimento, além de se projetar para os núcleos da base, núcleo amigdaloide e hipotálamo. Embora o córtex sensorial e parietal intacto seja necessário para a localização da dor, a consciência grosseira da nocicepção lenta pode ser alcançada em muitas áreas corticais e possivelmente no tálamo e núcleos da base.[13]

A estimulação elétrica direta da ínsula posterior evoca dor no ser humano.[14] Quando o córtex cingulado anterior é removido como tratamento da dor crônica, a intensidade da dor e a sua localização ficam inalteradas (porque o sistema nociceptivo rápido está intacto), mas a dor interfere menos no pensamento, comportamento e atividades sociais.[15] A capacidade para localizar estímulos nociceptivos permanece intacta, mas a dimensão afetiva é eliminada.

A atividade nos tratos espinomesencefálico e espinorreticular resulta em respostas de excitação, recolhimento e orientação à dor.[11,16] Os sinais no trato espinolímbico alcançam a consciência, afetando as emoções, sensação, personalidade, função autônoma e movimento.

Informação Subconsciente da Temperatura

A informação subconsciente da temperatura é transmitida para a formação reticular, para núcleos inespecíficos do tálamo, núcleos subcorticais e hipotálamo. A informação de temperatura que não alcança a percepção consciente contribui para a excitação, fornece localização grosseira e contribui para a regulação autônoma.

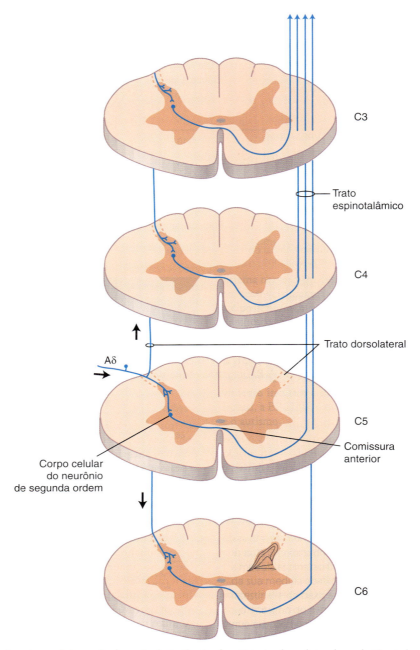

Fig. 11.9 Quatro segmentos da medula espinal cervical são ilustrados. O trato dorsolateral, a substância branca dorsal ao corno posterior, transmite informação nociceptiva de um dermátomo para os níveis adjacentes da medula espinal. Desse modo, a informação nociceptiva que entra no segmento cervical C5 é transmitida para os segmentos C3, C4 e C6 via trato dorsolateral. Após a sinapse no corno posterior, a informação cruza a linha média nos neurônios do trato e sobe até o cérebro.

TRATOS DE TRANSMISSÃO INCONSCIENTE PARA O CEREBELO: TRATOS ESPINOCEREBELARES

A informação dos proprioceptores e a informação sobre a atividade nos interneurônios espinais e tratos motores descendentes são transmitidas para o cerebelo via *tratos espinocerebelares*. Esta informação é crítica para os ajustes inconscientes aos movimentos e postura, não sendo percebida conscientemente. O cerebelo usa essa informação para fazer ajustes antecipatórios e responsivos aos movimentos. Sem os ajustes cerebelares, os movimentos são normais. Esses tratos são discutidos no Capítulo 15.

RESUMO DO SISTEMA SOMATOSSENSORIAL

As vias descritas nas seções anteriores transmitem todas as informações somatossensoriais do corpo destinadas ao córtex cerebral, cerebelo ou áreas subcorticais que processam informação nociceptiva. As únicas vias ascendentes que não foram discutidas são as que se originam na face (Cap. 19). As vias somatossensoriais fornecem informações sobre o mundo exterior e sobre o sistema musculoesquelético — a informação utilizada no controle do movimento e na prevenção ou minimização de lesões. A informação consciente sobre os objetos externos pode ser fornecida pelos quatro tipos de sensação discriminativa: toque, propriocepção, nocicepção e temperatura. A sensação discriminativa requer análise dos sinais sensoriais pela área somatossensorial do córtex cerebral. As vias do funículo posterior/lemnisco medial e espinotalâmica fornecem informação de alta fidelidade organizada somatotopicamente, proveniente dos receptores periféricos no corpo, para o córtex cerebral. Essa informação consciente contribui para o nosso entendimento do mundo físico, para controlar os movimentos finos e para proteção contra lesão.

O sistema de nocicepção medial fornece informações sobre estímulos que ameaçam danificar ou que danificaram o tecido. Os tratos espinolímbico, espinorreticular e espinomesencefálico fornecem informações para o tálamo e o córtex, formação reticular e mesencéfalo que evocam respostas emocionais, motivacionais, de recolhimento, excitação e autônomas para os estímulos nociceptivos.[16] A informação espinocerebelar inconsciente é utilizada para ajustes autônomos dos movimentos e da postura. A seção a seguir cobre doenças e distúrbios que interferem na função somatossensorial.

LESÕES DO SISTEMA SOMATOSSENSORIAL

Como as lesões que causam comprometimento somatossensorial frequentemente danificam também o sistema motor, a maioria das patologias do sistema somatossensorial é apresentada nos respectivos capítulos: Capítulo 17, para lesões envolvendo o sistema nervoso periférico; Capítulo 18, para lesões envolvendo a região espinal; Capítulo 20, para lesões envolvendo o tronco encefálico; e Capítulo 26, para lesões envolvendo o córtex cerebral.

Infecção: Varicela-Zóster (Herpes-Zóster)

A infecção do gânglio da raiz dorsal ou de um gânglio do nervo craniano com o vírus varicela-zóster causa a *varicela-zóster*, também conhecida como *herpes-zóster*. Como a infecção é no gânglio da raiz dorsal, os comprometimentos são restritos à sensação somática, deixando o sistema motor completamente preservado. O vírus varicela-zóster causa a catapora. Após uma infecção com catapora, os gânglios somatossensoriais abrigam componentes latentes do vírus varicela-zóster. Às vezes alguns vírus revertem para a infecciosidade. Se o nível de anticorpos circulantes for inadequado, o vírus começa a se multiplicar e é transportado antidromicamente pelos axônios periféricos sensoriais. O vírus irrita e inflama o nervo, causando dor. O vírus é liberado na pele em volta das terminações nervosas sensoriais, causando uma erupção dolorosa com erupções na pele. Até o surgimento das crostas nas erupções, o vírus varicela-zóster pode ser transmitido para as pessoas que não tiveram catapora.

A infecção, que destrói os neurônios e as células de suporte no gânglio da raiz dorsal e no dermátomo correspondente, limita-se normalmente a um único dermátomo ou ramo do nervo trigêmeo (nervo craniano 5) (Fig. 11.10; Patologia 11.1[17]). Nos casos graves ou tratados de forma inadequada, desenvolve-se a *neuralgia pós-herpética*. A neuralgia pós-herpética é uma dor grave que persiste por mais de 120 dias após o aparecimento da erupção.

Se a varicela-zóster for tratada com medicamentos antivirais dentro de 72 horas do início da erupção, esses medicamentos diminuem a replicação viral, duração da erupção, dano neural, gravidade e duração da dor, e duração e incidência da neuralgia pós-herpética.[17] Os medicamentos analgésicos também são necessários. Eles incluem

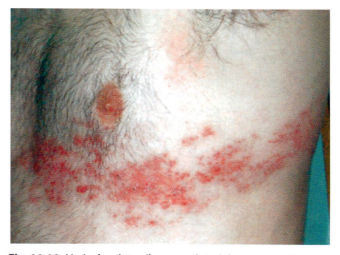

Fig. 11.10 Varicela-zóster (herpes-zóster) é uma erupção cutânea dolorosa causada pela reativação do vírus que causa a catapora. A varicela-zóster afeta normalmente um dermátomo. Neste paciente, um dermátomo torácico é afetado.
(Com a permissão de Frame K, John L, Colebunders R: Biology and natural history of acquired immunodeficiency syndrome. In Walsh D, et al.: Palliative medicine, *Philadelphia, 2009, Saunders.)*

o acetaminofeno sozinho ou combinado com tramadol, medicamentos anti-inflamatórios não esteroides (AINEs) ou opioides. Se esses medicamentos forem inadequados, podem-se utilizar os medicamentos para tratamento de dor neuropática (Tabela 12.1). A vacina zóster, para pessoas com mais de 50 anos de idade, previne a varicela-zóster ou diminui a sua gravidade e duração.

POTENCIAIS SOMATOSSENSORIAIS EVOCADOS

Os potenciais somatossensoriais evocados (SEPs, do inglês *somatosensory evoked potentials*) avaliam a função da via somatossensorial, desde a periferia até a medula espinal superior ou o córtex cerebral. A pele sobre um nervo periférico é estimulada eletricamente, e a atividade elétrica resultante é registrada da pele sobre a medula espinal cervical superior ou do couro cabeludo sobre o córtex somatossensorial primário. As latências, amplitudes e velocidades de condução resultantes são comparadas com as vias não afetadas no mesmo paciente ou com valores normais publicados. Os SEPs são utilizados para verificar sinais sutis e localizar lesões das raízes dorsais, funículos posteriores e tronco encefálico. Por exemplo, os SEPs podem ser utilizados nas pessoas com esclerose múltipla para determinar o local de uma lesão.

PERSPECTIVAS CLÍNICAS DA DOR

A dor é uma experiência sensorial e emocional desagradável.[18] Está associada frequentemente a dano tecidual ou possível dano tecidual, embora possa ser experimentada independentemente desse dano. Os nociceptores sinalizam lesão, contudo, a atividade nociceptiva é insuficiente para causar dor. A dor é uma percepção e a resposta emocional a esta percepção. A dor persistente afeta a função emocional e autônoma, além da vida social. Frequentemente a dor se torna crônica e persiste, apesar da ausência de atividade nociceptiva.

PATOLOGIA 11.1 VARICELA-ZÓSTER

Patologia	Infecção dos corpos celulares da raiz sensorial, causando inflamação dos neurônios sensoriais
Etiologia	Vírus varicela-zóster
Velocidade de início	Aguda ou subaguda; frequentemente precedida por 3 a 7 dias de fadiga, cefaleia, febre, rigidez nucal, mal-estar e náusea. Pode ter dor e sensações abdominais em um único dermátomo antes da erupção
Sinais e sintomas	
Consciência	Normal
Comunicação e memória	Normal
Sensoriais	Prurido, queimação ou formigamento pode preceder a erupção das vesículas em até alguns dias; a dor costuma ser intensa
Autônomos	Normais
Motores	Normais
Região afetada	Região periférica e espinal ou do tronco encefálico. Normalmente limitada a um dermátomo (frequentemente torácico) ou um ramo do nervo trigêmeo
Demografia	Ambos os gêneros são igualmente afetados; a incidência aumenta com o envelhecimento
Incidência: varicela-zóster	Incidência 1,2 a 4,8/1.000 pessoas por ano. A prevalência vitalícia alcança aproximadamente 50% nos indivíduos que vivem até os 85 anos de idade[17]
Prognóstico	A dor costuma durar 1 a 4 semanas, mas pode persistir por mais tempo e progredir para neuralgia pós-herpética; no fim, a dor se resolve. O tratamento inicial com medicações reduz o curso da varicela-zóster e diminui a duração e a dor da neuralgia pós-herpética[17]

Clinicamente, reconhecer a diferença entre dor nociceptiva e dor não nociceptiva é importante para direcionar corretamente o tratamento. O clínico eficaz ajuda os clientes a distinguir os sinais de perigo (nocicepção) dos aspectos emocionais e cognitivos da dor.

Dor Muscular e Articular

As fibras Aδ e C são encontradas no músculo esquelético e nas articulações, então a nocicepção rápida e lenta pode ocorrer com a lesão musculoesquelética. Sob circunstâncias normais, muitos nociceptores estão "dormindo", ou seja, não respondem à estimulação.[19] Quando o tecido está lesionado ou isquêmico, produtos bioquímicos são liberados para despertar os nociceptores que estão dormindo. Os nociceptores acordados são excessivamente reativos a estímulos; isso se chama *sensibilização periférica*. Os neurônios sensibilizados disparam uma resposta para os estímulos normalmente inócuos, mesmo com movimentos ligeiros, e podem disparar espontaneamente. Por exemplo, após uma entorse de tornozelo, o suporte parcial do peso pode ser doloroso e o tornozelo pode doer mesmo em repouso.

Diferentemente da dor superficial, que incentiva o recolhimento (movimento para escapar da fonte de dor), a dor profunda ocorre geralmente após o tecido ter sido danificado. A função da dor profunda pode ser incentivar o repouso do tecido danificado. Após uma lesão de membro inferior, a dor no suporte de peso costuma produzir uma alteração na marcha. A marcha modificada se chama *antálgica*, sendo caracterizada por uma fase de apoio encurtada no lado afetado.

Dor Referida

A dor referida é percebida como proveniente de um local distinto do verdadeiro local de origem. Normalmente a dor é referida dos tecidos viscerais para a pele. Por exemplo, quando uma pessoa sofre um ataque cardíaco, o cérebro pode interpretar equivocadamente a informação nociceptiva como oriunda do ombro esquerdo ou do membro superior medial esquerdo. Do mesmo modo, a nocicepção da vesícula biliar costuma ser referida para a região subescapular direita.

A dor referida ocorre quando ramos das fibras nociceptivas de um órgão interno e dos ramos das fibras nociceptivas da pele convergem nos mesmos neurônios de segunda ordem na medula espinal ou no tálamo, e os neurônios centrais ficam sensibilizados.[20]

O mecanismo e os padrões comuns de dor referida são ilustrados na Figura 11.11.

Identificar a dor referida é importante na prevenção dos diagnósticos equivocados e negligência, de modo que os indivíduos com transtornos não passíveis de terapia ocupacional ou fisioterapia podem ser encaminhados para um profissional adequado.

A Matriz da Dor

A matriz da dor consiste em estruturas cerebrais que processam e regulam a informação nociceptiva e que são capazes de criar percepção da dor na ausência de informação nociceptiva. A matriz da dor inclui partes do tronco encefálico, núcleo amigdaloide, hipotálamo e tálamo, e áreas do córtex cerebral.[21] Quando os nociceptores periféricos são estimulados, os sinais viajam para a matriz da dor (Fig. 11.12). A pessoa percebe o local e a intensidade do dano tecidual ou do potencial dano tecidual (sistema de dor lateral), e tem repostas afetivas e cognitivas aos sinais (sistema de dor medial). Tomografias cerebrais exibem a ativação diferencial dos sistemas medial e lateral da matriz da dor (Fig. 11.13). A Tabela 11.2 lista as estruturas dos sistemas nociceptivos lateral e medial.

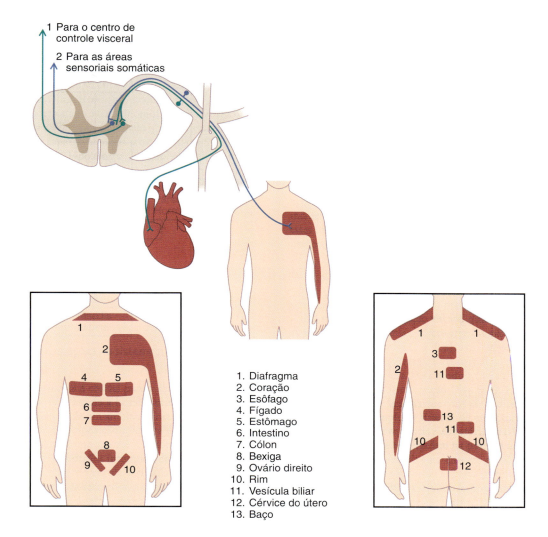

Fig. 11.11 Dor referida. A, Mecanismo teórico da dor referida. Alguns aferentes viscerais fazem sinapse com os mesmos neurônios de segunda ordem como aferentes somatossensoriais. **B** e **C,** Padrões comuns de dor referida.

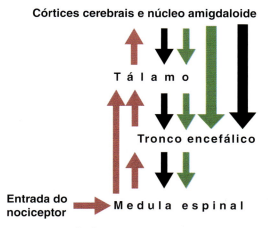

Fig. 11.12 A matriz da dor. As setas ascendentes representam as vias nociceptivas medial e lateral. As setas descendentes representam o controle dos sinais nociceptivos de cima para baixo pela matriz da dor. As setas pretas indicam antinocicepção, e as setas verdes indicam pronocicepção.

TABELA 11.2	ESTRUTURAS NOS SISTEMAS NOCICEPTIVOS LATERAL E MEDIAL	
	Sistema Lateral	**Sistema Medial**
Córtex cerebral	Córtex somatossensorial Ínsula	Ínsula Córtex cingulado Córtex pré-frontal
Cérebro profundo	—	Núcleo amigdaloide Hipotálamo
Tálamo	Núcleos posterolateral ventral e posteromedial ventral	Linha média e núcleos intralaminares
Tronco encefálico	—	Substância cinzenta periaquedutal, formação reticular, bulbo ventral

A experiência da dor está fortemente ligada a fenômenos emocionais, comportamentais e cognitivos.[15] Assim, para entender a dor, é preciso considerar vários aspectos da experiência da dor: os componentes discriminativos, motivacionais-afetivos e cognitivos-avaliativos.[15] O aspecto discriminativo se refere à capacidade para localizar o local, momento e intensidade do dano tecidual ou possível dano tecidual. Esta informação viaja no trato espinotalâmico e é processada no córtex somatossensorial e insular (sistema da dor lateral). O aspecto motivacional-afetivo se refere aos efeitos da experiência da dor nas emoções e no comportamento, incluindo a maior excitação e o comportamento de evitação. A informação nociceptiva que afeta as emoções e a motivação viaja nos tratos espinolímbico e espinorreticular, até os núcleos medial e intralaminar do tálamo, depois até o sistema da emoção. O aspecto cognitivo-avaliativo se refere ao significado que a pessoa atribui à dor. A dor é concebida como uma punição, um fardo injusto, um sinal de distúrbio com risco de vida? Os fatores cognitivos, incluindo o foco exclusivamente na dor e a preocupação relativa à dor, podem aumentar a angústia.[22] A separação entre o sistema discriminativo e os demais sistemas é verificada pelo fato de que a cingulotomia (destruição eletrônica do córtex cingulado anterior) reduz os aspectos emocional e cognitivo da dor crônica, mas não modifica os aspectos sensoriais-discriminativos.[23] As regiões do cérebro que respondem aos sinais de dor são ilustradas na Figura 11.14.

Na reação aos sinais nociceptivos, a matriz da dor gera uma resposta de cima para baixo que regula os sinais nociceptivos aferentes. A resposta de cima para baixo depende de fatores psicológicos, fisiológicos, sociais e genéticos e pode inibir ou amplificar os sinais nociceptivos. Desse modo, a matriz da dor determina se o processamento nociceptivo ascendente será normal, suprimido, sensibilizado ou reorganizado. A *antinocicepção* é a inibição de cima para baixo dos sinais de dor. A *pronocicepção* é a amplificação de cima para baixo dos sinais de dor.

Como a Dor é Controlada?

Qual é a resposta típica para uma martelada no dedo polegar? Uma sequência comum é recolher o dedo, gritar (via conexões emocionais) e depois aplicar pressão no dedo lesionado. A primeira explicação científica de como a pressão e outros estímulos externos inibem a transmissão nociceptiva foi a *teoria do portão da dor*, proposta por Melzack e Wall[24] em 1965. Eles formularam a hipótese de que a informação dos aferentes mecânicos de baixo limiar de primeira ordem e dos aferentes nociceptivos de primeira ordem normalmente converge para os mesmos neurônios de segunda ordem. Eles propuseram que a preponderância da atividade nos aferentes primário determina o padrão dos sinais transmitidos pelo neurônio de segunda ordem. Desse modo, se os aferentes mecânicos de limiar

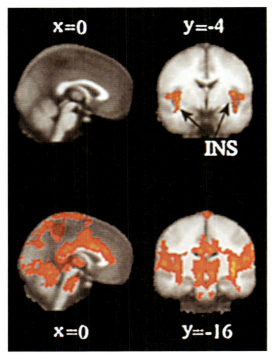

Fig. 11.13 Ativação da matriz da dor lateral *versus* matriz da dor medial. Ativação cerebral nos indivíduos neurologicamente normais durante a pressão na pele com um filamento de náilon rígido (filamento de von Frey). Varreduras da esquerda, Mediossagitais. Varreduras da direita, Coronais. Varreduras de cima, Estimulação aplicada na pele adjacentes a uma área que recebeu aplicação prévia de calor e um irritante tópico, a capsaicina.
(Com a permissão de Zambreanu L, Wise RG, Brooks JC, et al.: Um papel para o tronco encefálico na sensibilização central em seres humanos: evidência da imagem por ressonância magnética funcional. Dor 114:397-407, 2005.)

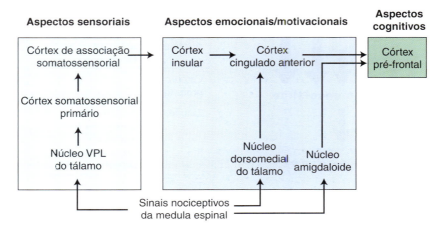

Fig. 11.14 Contribuições para a experiência da dor feita pelas regiões cerebrais que respondem aos sinais nociceptivos. *VPL*, Ventral posterolateral.

baixo forem mais ativos que os aferentes nociceptivos, a informação mecanorreceptiva é transmitida e a informação nociceptiva é inibida. De acordo com a teoria conforme apresentada inicialmente, a transmissão da informação nociceptiva é bloqueada no corno posterior, fechando o portão da dor.

Embora investigações posteriores tenham demonstrado que alguns detalhes da proposta original da teoria do portão estão errados, a teoria do portão original é importante porque inspirou a investigação da mecânica e controle da dor. Um resultado dessas investigações foi a aplicação clínica da estimulação elétrica nervosa transcutânea (TENS, do inglês *transcutaneous electrical nerve stimulation*). A TENS usa corrente elétrica aplicada à pele para interferir na transmissão da informação nociceptiva.

Teoria do Contrairritante

A teoria que incorporou achados da pesquisa estimulada pela teoria do portão é a *teoria do contrairritante*. Segundo a teoria do contrairritante, a inibição dos sinais nociceptivos pela estimulação dos receptores não nociceptivos ocorre no corno posterior da medula espinal através dos interneurônios (Fig. 11.15). Por exemplo, a pressão estimula os aferentes mecanorreceptores. Teoricamente, os ramos proximais dos aferentes mecanorreceptores ativam os interneurônios que liberam o neurotransmissor *encefalina*, a qual se liga aos sítios receptores nos aferentes primários e nos interneurônios do sistema da dor. A ligação da encefalina deprime a liberação da substância P e hiperpolariza os interneurônios, inibindo, assim, a transmissão dos sinais nociceptivos.

Processamento da Informação Nociceptiva pelo Corno Posterior

O processamento da informação somatossensorial pode ser alterado pela atividade neural ou por lesão tecidual. Ocorrem quatro estados de processamento do corno posterior: normal, suprimido, sensibilizado e reorganizado[25] (Tabela 11.3). No estado normal, os sinais resultantes dos estímulos são precisos. Por exemplo, a sensação de toque é normalmente transmitida e acaba sendo interpretada como toque e a informação nociceptiva é normalmente transmitida e acaba sendo interpretada como dolorosa. No estado suprimido, o toque, a pressão e a vibração são transmitidas normalmente, mas os impulsos nociceptivos são inibidos. Medicações, TENS, contrairritantes, excitação, distração e efeitos de placebo podem produzir a inibição.

No estado sensibilizado, as mudanças nas quantidades e nos tipos de neurotransmissores e receptores produzem respostas dolorosas à atividade Aβ e Aδ/C. No estado reorganizado, a estrutura do corno posterior mudou em razão de morte celular, degeneração dos terminais axonais nociceptivos e surgimento de novos terminais axonais Aβ que fazem sinapse com os neurônios nas vias nociceptivas. Os estados sensibilizado e reorganizado são **neuropáticos**, ou seja, a dor experimentada nesses estados se deve ao processamento somatossensorial anormal.

A dor neuropática resulta de mudanças na atividade neural. Assim, a dor neuropática é produzida por neuroplasticidade, não pela estimulação dos nociceptores.

Sistemas Antinociceptivos

A antinocicepção é a supressão da nocicepção em resposta à estimulação que normalmente seria dolorosa. As substâncias endógenas, ou

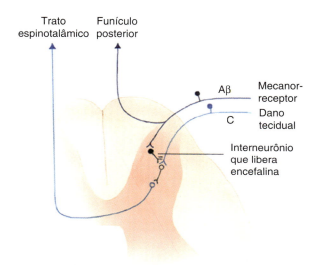

Fig. 11.15 Mecanismo contrairritante. Circuitos no corno posterior que podem produzir inibição dos sinais nociceptivos. Os colaterais dos aferentes mecanorreceptores estimulam os interneurônios que liberam encefalina. A ligação da encefalina inibe a transmissão das mensagens nociceptivas pelos aferentes primários e interneurônios na via nociceptiva.

TABELA 11.3	ESTADOS DE PROCESSAMENTO SENSORIAL NO CORNO POSTERIOR DA MEDULA ESPINAL	
Estado do Corno Posterior	**Resposta Cortical à Ativação das Fibras Aferentes**	**Mecanismo**
Normal	Aβ: sensação de toque, pressão, vibração Aδ/C: dor nociceptiva	Atividade fisiológica normal
Nocicepção suprimida	Aβ: normal Aδ/C: resposta reduzida	Atividade de inibição segmentar e descendente no corno posterior; inclui contrairritação, medicações e fatores fisiológicos
Sensibilizado (temporário)	Aβ: alodinia (dor evocada por estímulos que normalmente não causariam dor) Aδ/C: resposta excessiva	Outros tipos de neurotransmissores ativos, além de número e tipo crescentes de receptores
Reorganizado (maior sensibilidade à dor persistente)	Aβ: alodinia Aδ/C: resposta excessiva	Reorganização estrutural, incluindo morte dos neurônios, degeneração dos terminais axonais da fibra C e surgimento de novos terminais axonais Aβ para formar sinapses anormais com neurônios nas vias nociceptivas

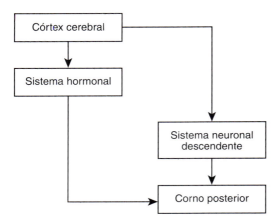

Fig. 11.16 Fluxograma dos sistemas analgésicos supraespinais. A saída cortical cerebral ativa os sistemas hormonal e neuronal descendentes que inibem a transmissão da informação nociceptiva no corno posterior.

existentes na natureza, que ativam os mecanismos antinociceptivos se chamam *endorfinas*. As endorfinas incluem encefalina, dinorfina e betaendorfina. Os opiáceos, fármacos que bloqueiam os sinais antinociceptivos sem afetar outras sensações, ligam-se aos mesmos sítios receptores das endorfinas. Como os opiáceos se ligam aos sítios receptores, os receptores às vezes são designados *receptores opiáceos*.

A transmissão da informação nociceptiva pode ser inibida pela atividade da matriz da dor (Fig. 11.16). O córtex cerebral pode ativar mecanismos de supressão da dor via tratos corticoperiaquedutais descendentes. As áreas do tronco encefálico que fornecem antinocicepção intrínseca formam um sistema neuronal descendente, surgindo nos seguintes locais:
- Bulbo ventromedial rostral
- SCPA no mesencéfalo
- Lócus cerúleo na ponte

Quando o bulbo ventromedial rostral é estimulado eletricamente, os tratos rafespinais (axônios se projetando para a medula espinal) liberam o neurotransmissor serotonina no corno posterior, inibindo os neurônios do trato via interneurônios de encefalina e, assim, interferindo na transmissão das mensagens nociceptivas. A estimulação da SCPA produz antinocicepção via ativação do bulbo ventromedial rostral.[26] O terceiro trato descendente, o trato ceruleospinal (do lócus cerúleo), inibe a atividade espinotalâmica no corno posterior, mas é mediado por não opiáceos; em vez disso, a ligação do transmissor norepinefrina no neurônio aferente primário suprime diretamente a liberação de transmissores nociceptivos.[27]

Narcóticos, que são fármacos derivados do ópio ou compostos similares ao ópio, ligam-se aos sítios receptores opiáceos no tálamo, SCPA, bulbo ventromedial rostral e corno posterior da medula espinal. Ao ativar esses sítios, os narcóticos induzem a antinocicepção. Além disso, ao se ligarem aos sítios receptores talâmicos, os narcóticos induzem o estupor (estado de consciência reduzida). Se os tratos descendentes do bulbo ventromedial rostral forem cortados, a administração de morfina ou outros opiáceos resultam apenas em uma ligeira antinocicepção, pois a lesão do trato rafespinal bloqueia a inibição descendente. A ligeira antinocicepção que ocorre resulta da ligação da morfina aos receptores opiáceos no corno posterior.

Os centros de inibição da dor não ficam dormentes à espera de um eletrodo ou um fármaco para estimulá-los. Como eles são ativados normalmente? Os indivíduos feridos em acidentes, desastres ou competições esportivas às vezes não sentem dor até chegarem ao departamento de emergência ou até a partida terminar. O estresse durante uma emergência ou competição pode desencadear sistemas de antinocicepção. A *antinocicepção induzida por estresse* requer a ativação dos tratos rafespinais, além da liberação de endorfinas pela glândula hipófise (betaendorfinas) e pela medula adrenal (a encefalina e a epinefrina inibem os sinais nociceptivos no corno posterior). As endorfinas hormonais se ligam aos receptores opiáceos na matriz da dor e na medula espinal. As betaendorfinas são as endorfinas mais potentes e seus efeitos duram horas. A antinocicepção induzida por estresse pode ser desencadeada pela entrada cortical para os sistemas de antinocicepção descendentes.

Sítios de Antinocicepção

A transmissão de informações nociceptivas pode ser alterada em vários locais no sistema nervoso. O fenômeno da antinocicepção é resumido por um modelo de cinco níveis (Fig. 11.17):

- O **nível I** ocorre na *periferia*. Analgésicos não narcóticos (p. ex., ácido acetilsalicílico diminuem a síntese das prostaglandinas, impedindo-as de sensibilizar os nociceptores.[28] Tanto o mentol tópico quanto a capsaicina dessensibilizam as fibras C nociceptivas.[29] As medicações estabilizadoras de membrana (anticonvulsivantes e antidepressivos tricíclicos) podem prevenir os potenciais de ação gerados por axônios, diminuindo, assim, a nocicepção.
- O **nível II** ocorre no *corno posterior*, através dos neurônios inibitórios locais, liberando encefalina ou dinorfina. Este é o nível dos efeitos contrairritantes; os exemplos incluem o calor superficial e a TENS de alta frequência e baixa intensidade. A atividade nos ramos colaterais dos aferentes não nociceptivos diminui ou impede a transmissão da informação nociceptiva para o neurônio de segunda ordem na medula espinal.
- O **nível III** é o *sistema neuronal descendente* de ação rápida, envolvendo a SCPA, o bulbo ventromedial rostral e o lócus cerúleo. A atividade neste nível ocorre naturalmente ou pode ser estimulada com narcóticos se ligando aos receptores.
- O **nível IV** é o *sistema hormonal*, envolvendo a substância cinzenta periventricular (SCPV) no hipotálamo, a glândula hipófise (libera betaendorfina) e a medula adrenal. A atividade neste nível ocorre naturalmente. Além disso, a estimulação elétrica direta da SCPV resulta em antinocicepção com latência de 10 minutos; o efeito perdura por horas após a interrupção da estimulação. A TENS de baixa frequência pode agir neste nível porque o seu padrão de ação tem latência similar e efeito duradouro.
- O **nível V** é o *núcleo amigdaloide e o nível cortical*. O núcleo amigdaloide media os aspectos emocionais da dor.[30] No nível cortical, expectativas, excitação, distração e placebo desempenham um papel no ajuste da transmissão dos sinais nociceptivos. A antinocicepção por placebo é eficaz em algumas pessoas e ativa as mesmas áreas de ordem superior cognitivas e do tronco encefálico que são ativadas pelos opiáceos.[31]

A transmissão da informação nociceptiva pode ser inibida pela ligação das endorfinas ou de medicamentos analgésicos aos sítios receptores no corno posterior, SCPA, SCPV e bulbo ventromedial rostral. A ligação da norepinefrina aos aferentes primários no corno posterior inibe a transmissão de informações nociceptivas. Na periferia, os sinais dos nociceptores podem ser inibidos pelos analgésicos não narcóticos.

A distração usando realidade virtual demonstrou reduzir as classificações de pior dor, dor desagradável e tempo pensando em dor nas pessoas submetidas à remoção dolorosa de tecido morto, lesionado e infectado no tratamento de queimaduras. O efeito da realidade virtual foi comparado com o mesmo tratamento sem realidade virtual. Os participantes jogaram um jogo chamado de *SnowWorld*, usando um capacete de realidade virtual e um *joystick* para deslizar por um cânion gelado e arremessar bolas de neve em bonecos de neve, iglus, robôs e pinguins.[32] As pessoas que jogaram durante o tratamento de queimaduras relataram muito menos dor que as pessoas submetidas ao mesmo tratamento sem jogar.[32]

Pronocicepção: Amplificação Biológica da Nocicepção

A transmissão nociceptiva pode ser intensificada em vários níveis. O edema e as substâncias químicas endógenas podem sensibilizar as terminações nervosas livres na periferia. Por exemplo, após uma pequena queimadura, estímulos que normalmente seriam inócuos (um tapinha nas costas) podem causar uma dor extraordinária. A pronocicepção também pode ocorrer quando uma pessoa está ansiosa ou deprimida.[33] A atividade da matriz da dor pronociceptiva também pode reduzir a percepção de dor na ausência de qualquer entrada nociceptiva.[34] As áreas cerebrais envolvidas na antinocicepção e na pronocicepção estão ilustradas na Figura 11.18.

DOR CRÔNICA

Os terapeutas devem distinguir entre dor aguda e dor crônica e entre a dor e a limitação das atividades para que o tratamento correto possa ser administrado. A dor é uma experiência subjetiva desagradável; a limitação da atividade é a incapacidade para desempenhar as tarefas normais. As características da dor aguda e crônica são comparadas na Tabela 11.4.

Dor Crônica Nociceptiva

A dor crônica nociceptiva se deve à estimulação permanente dos receptores nociceptivos. Os exemplos incluem a dor crônica resultante do dano tecidual causado pelo câncer ou por um tumor vertebral

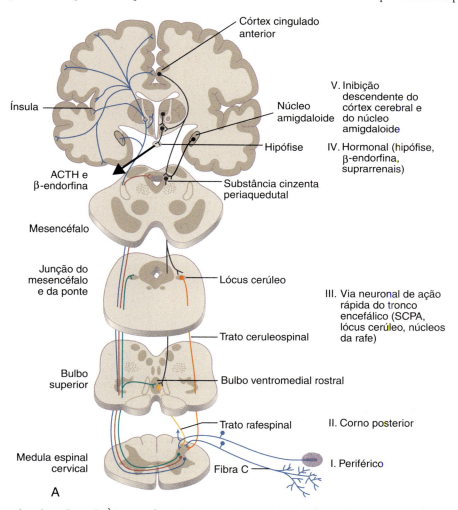

Fig. 11.17 Sistemas antinociceptivos. A, À esquerda, os tratos que transmitem a informação lenta ascendente são exibidos: tratos espinolímbico (*azul*), espinomesencefálico (*vermelho*) e espinorreticular (*verde*). As estruturas indicadas no corte coronal não estão no mesmo plano (o cingulado anterior e o núcleo amigaloide são anteriores ao corte do tálamo ilustrado). À direita, os cinco níveis do sistema nervoso envolvidos na inibição da dor são exibidos. As áreas da emoção do córtex incluem o córtex cingulado anterior, insular, pré-frontal e orbitofrontal ventrolateral (os dois últimos exibidos na Fig. 11.18). Todos os tratos são bilaterais. Sinais no trato espinorreticular facilitam os neurônios do lócus cerúleo.

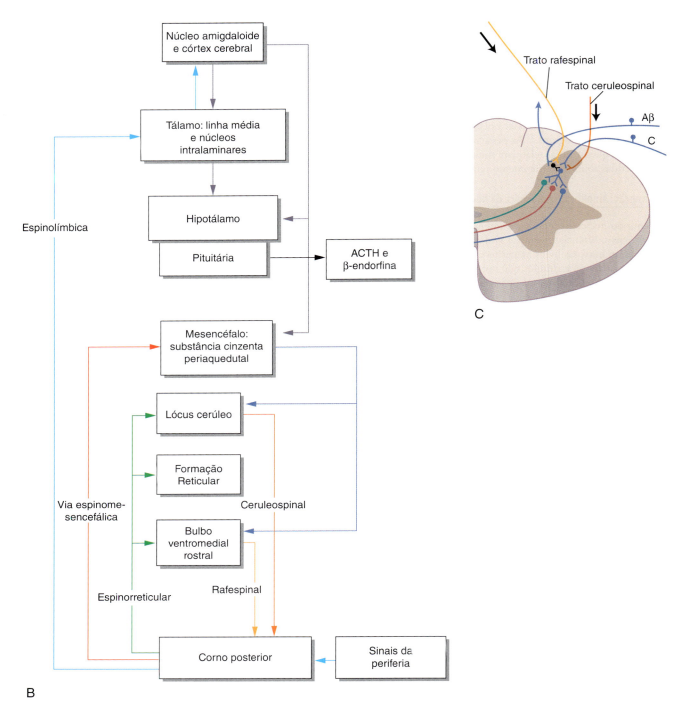

Fig. 11.17 *(Cont)* B, Fluxograma ilustrando as mesmas vias de A. O fluxo ascendente da informação nociceptiva lenta é exibido à esquerda, e as vias antinociceptivas descendentes são exibidas à direita. **C,** Segmento da medula espinal. O trato rafespinal faz sinapse com um interneurônio (*preto*) que inibe a transmissão da informação nociceptiva no corno posterior da medula espinal. O trato ceruleospinal inibe diretamente o aferente nociceptivo primário. *ACTH*, Hormônio adrenocorticotrófico.

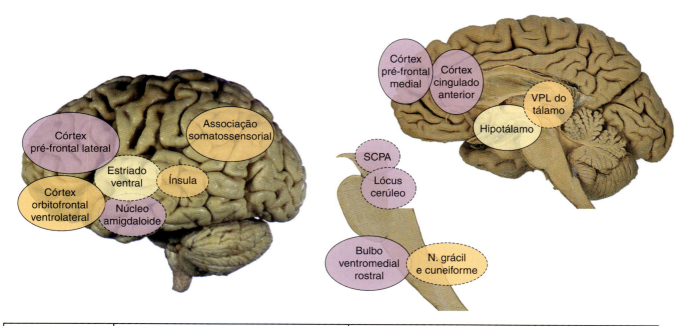

Cérebro:	Área específica	Ação
Córtex	Córtex pré-frontal lateral e medial	Pronociceptiva e antinociceptiva
	Córtex cingulado anterior	Pronociceptiva e antinociceptiva[35]
	Córtex insular	Pronociceptiva
	Córtex de associação somatossensorial	Pronociceptiva
	Córtex orbitofrontal ventrolateral	Papel no desenvolvimento dos sintomas depressivos na dor de longa data, incluindo a dor neuropática
Subcortical	Núcleo amigdaloide	Aspectos emocionais da dor neuropática; contribui para a hipersensibilidade[36]
	Estriado ventral	Inibe as células pronociceptivas na medula rostroventromedial[37,38]
	Tálamo: núcleo VLP	Papel pronociceptivo no processamento da dor
	Hipotálamo	Antinociceptiva (liberada de β-endorfinas e ACTH via hipófise)
Tronco encefálico	Substância cinzenta periaquedutal (mesencéfalo)	Pronociceptiva;[39] antinociceptiva[40]
	Lócus cerúleo (na ponte)	Pronociceptiva e antinociceptiva
	Núcleo grácil e cuneiforme (no bulbo)	Pronociceptiva
	Bulbo ventromedial rostral	Pronociceptiva e antinociceptiva

Fig. 11.18 Em laranja, áreas cerebrais pronociceptiva; em roxo, áreas tanto pronociceptivas quanto antinociceptivas; em amarelo, áreas que são antinociceptivas.[35-40] *ACTH*, Hormônio adrenocorticotrófico; *SCPA*, substância cinzenta periaquedutal; *VPL*, ventral posterolateral.

(Fotografias cedidas como cortesia de Nolte J: The human brain: an introduction to its functional anatomy, *ed 6, 2008, Mosby.)*

218 **PARTE 4** *Sistemas verticais*

TABELA 11.4 CARACTERÍSTICAS DA DOR CRÔNICA E AGUDA

	Dor Aguda	Dor Crônica
Causas	Ameaça ou dano tecidual real	Dano tecidual continuado Fatores ambientais (condicionamento operante) Sensibilização dos neurônios da via nociceptiva Disfunção dos sistemas de controle da dor endógena
Relato do cliente	Descrição clara da localização, padrão, qualidade, frequência e duração	Descrição vaga
Função	Advertência de dano tecidual, obriga o repouso do tecido em cicatrização	Se o dano tecidual não for permanente, não há benefício biológico; pode ter benefício social ou psicológico
Consequências	Atividade autônoma excessiva Ativação neuroendócrina excessiva Se não for tratada corretamente, pode ser tão nociva quanto a doença[34] e pode progredir para dor crônica	Angústia financeira, emocional, física e/ou social grave na pessoa e na família Consequências psicológicas da inatividade

pressionando os nociceptores nas meninges que circundam a medula espinal. Os neurônios estão funcionando normalmente, enviando sinais corretos relativos ao dano tecidual real ou potencial. As alterações químicas no tecido danificado despertam os nociceptores periféricos adormecidos. A atividade dos nociceptores despertos resulta em *hiperalgesia*, sensibilidade excessiva aos estímulos no tecido lesionado. Um exemplo é a dor ocasionada pelo calor brando na pele queimada. Se a ponta de um dedo for queimada, pode ser mais doloroso pegar um prato quente que se a pele não estivesse lesionada. A dor crônica nociceptiva serve a uma função biológica útil, como uma advertência para proteger o tecido lesionado.

RESUMO

A sensação somática é essencial para os movimentos suaves, precisos e para prevenir lesões. O teste da sensação somática inclui testar o tato discriminativo, a propriocepção consciente, a sensação de alfinetada (nocicepção rápida) e as sensações de temperatura discriminativas (Cap. 3). A função nervosa sensorial também pode ser avaliada usando estudos de condução nervosa (para nervos periféricos) e SEPs.

As lesões da via proprioceptiva produzem ataxia sensorial. As lesões nervosas periféricas podem interromper toda a sensação somática na distribuição do nervo. A compressão de um nervo afeta principalmente a função dos axônios de diâmetro grande. As lesões da região espinal que afetam a sensação somática incluem a transecção completa ou parcial da medula e infecção. Na varicela-zóster, o vírus afeta seletivamente os corpos celulares dos neurônios somatossensoriais, causando dor em um dermátomo específico do ramo do nervo trigêmeo.

A dor é uma experiência complexa. O sistema de dor lateral discrimina a localização do dano tecidual real ou potencial. O sistema de dor medial processa os aspectos motivacionais-afetivos e cognitivos-avaliativos da dor.

A lesão ou isquemia musculoesquelética sensibiliza os nociceptores periféricos e, por conseguinte, causa dor em resposta aos estímulos que normalmente não são dolorosos. A dor também pode ocorrer sem estimulação dos nociceptores, quando estão presentes as lesões do sistema somatossensorial, a disfunção da matriz da dor e a síndrome de dor. Essas causas de dor são discutidas no Capítulo 12.

RACIOCÍNIO CLÍNICO DIAGNÓSTICO AVANÇADO

RACIOCÍNIO CLÍNICO DIAGNÓSTICO 11.3

B. S., Parte III

RACIOCÍNIO CLÍNICO DIAGNÓSTICO AVANÇADO

B. S. 7: Olhando o seu diagrama das vias do funículo posterior/lemnisco medial (DCML) e espinotalâmica, identifique se cada via sofre decussação acima ou abaixo da sua hemissecção da medula espinal esquerda em T2.

B. S. 8: Seus funículos posteriores esquerdos sofrem transecção em T2. Onde teremos ausência de toque discriminativo e propriocepção consciente: abaixo da lesão ipsilateral ou contralateral à lesão?

B. S. 9: Seu trato espinotalâmico esquerdo sofre transecção em T2. Onde teremos ausência da sensação de alfinetada e temperatura discriminativa: abaixo da lesão ipsilateral ou contralateral à lesão?

B. S. 10: Consulte o Capítulo 14 para ver onde a maioria dos tratos sofre decussação. Seus tratos corticospinais esquerdos sofrem transecção em T2. Onde teremos a maior parte do comprometimento motor: abaixo da lesão ipsilateral ou contralateral à lesão?

B. S. 11: Consulte a seção sobre lesões da região espinal no Capítulo 18. Por que seria perdida toda a informação sensorial e a saída motora à esquerda na distribuição do dermátomo T2?

B. S. 12: Consulte os tratos espinocerebelares no Capítulo 15. Seu trato espinocerebelar anterior sofreu transecção à esquerda em T2. Como isso irá afetar a sua capacidade para produzir movimento suaves, coordenados em sua extremidade inferior direita? O uso da visão vai alterar o seu desempenho?

— **Cathy Peterson**

NOTAS CLÍNICAS

Caso 1

Um homem de 25 anos de idade sofreu uma lesão incompleta da medula espinal em um acidente industrial. Sua perna esquerda está paralisada. Todas as sensações estão intactas acima do nível L2 da medula espinal. Na extremidade inferior esquerda ele consegue distinguir entre tubos de teste cheios de água quente ou fria, e consegue distinguir entre estímulos nítidos ou vagos. Na extremidade inferior direita, ele consegue distinguir entre dois pontos próximos aplicados à pele e relatar com precisão a direção dos movimentos passivos das articulações.

Com os olhos fechados, são observadas as seguintes deficiências:

EXAME

S: Extremidade inferior esquerda: não consegue dizer a direção do movimento articular passivo do quadril, joelho, tornozelo e dedos dos pés; distingue entre dois pontos próximos aplicados à pele; não detecta vibração. Extremidade inferior direita abaixo do nível L4: não consegue distinguir entre tubos de teste cheios de água quente ou fria, ou entre estímulos nítidos ou vagos.

S, Somatossensorial.

Questões
1. Explique o padrão de perda sensorial visto nessa pessoa.
2. Qual é o nome da síndrome que afeta essa pessoa?

Caso 2

Uma chef de 42 anos de idade não consegue trabalhar por causa de fraqueza e sensação alterada em sua mão direita dominante. Ela relata dificuldade para levantar frigideiras pesadas que começou 2 meses atrás. Formigamento no polegar, indicador e dedo médio e na metade do anel anular começaram 6 semanas atrás. Atualmente, ela não consegue mexer nada por mais de 5 minutos usando a sua mão direita. Seus músculos tênares estão visivelmente atrofiados. Os resultados do teste motor e sensorial do membro superior direito são:
- Preensão manual na mão direita de 30 g (versus 120 g na mão esquerda)
- Menor sensação nos três dedos e meio laterais
- Força, reflexos e sensação dentro dos limites normais em todo o restante da extremidade superior direita

Questão
1. Qual é a localização e a provável causa da lesão?

Caso 3

Um homem de 73 anos de idade foi encontrado inconsciente no chão de casa 1 semana atrás. Agora ele está lúcido e cooperativo. A sensação e o movimento estão dentro dos limites normais no lado direito do corpo e face. Ele tem extinção sensorial no lado esquerdo. A metade inferior do lado esquerdo de sua face parece inclinar, e ele não consegue mover ativamente os membros esquerdos. Quando ajudado a sentar, ele desaba logo que o apoio é removido.

Questões
1. O que é extinção sensorial?
2. Qual é a localização e a provável causa da lesão?

Veja a lista completa das referências em www.evolution.com.br.

12 A Dor como uma Doença: Dor Neuropática, Síndromes de Sensibilidade Central e Síndromes Dolorosas

Laurie Lundy-Ekman, PhD, PT

Objetivos do Capítulo

1. Descrever o mecanismo da dor crônica nociceptiva.
2. Definir dor neuropática, parestesia, disestesia e sensibilização central.
3. Definir pronocicepção e antinocicepção.
4. Comparar a síndrome da sensibilidade central com a dor neuropática.
5. Descrever e dar exemplos de síndrome de sensibilidade central.
6. Descrever as diferenças neurofisiológicas entre pessoas com e sem fibromialgia.
7. Listar os sinais de alerta da enxaqueca.
8. Descrever e dar exemplos de síndromes dolorosas.
9. Listar os termos utilizados como sinônimos da síndrome de dor complexa regional (SDCR).
10. Listar as três dimensões da dor crônica que os terapeutas devem tratar.
11. Descrever a neurofisiologia subjacente aos fatores psicológicos na dor crônica.
12. Descrever os mecanismos dos quatro tipos de dor crônica. Dar exemplos de cada tipo de dor crônica.

Sumário do Capítulo

A Dor Crônica como uma Doença
Dor Neuropática
    Sintomas da Dor Neuropática
    Quatro Mecanismos que Produzem Dor
        Neuropática
        Focos Ectópicos
        Transmissão Efáptica
        Sensibilização Central
        Reorganização Estrutural
    Sítios que Geram Dor Neuropática
        Geração Periférica da Dor Neuropática
        Resposta Central à Desaferentação
            Dor Fantasma
            Dor Central: Lesão da Medula Espinal, Acidente Vascular Encefálico e Esclerose Múltipla
            Neuropatia de Pequenas Fibras: Pós-Herpética Neuralgia, Neuropatia Diabética e Síndrome de Guillain-Barré

Síndromes da Sensibilidade Central
    Fibromialgia
    Cefaleia do Tipo Tensional Episódica
    Enxaqueca
    Sinais de Alerta da Cefaleia
    Distúrbio Crônico Associado à Lesão em Chicote
Síndromes Dolorosas
    Síndrome de Dor Complexa Regional
    Síndrome de Dor Lombar Crônica
Medicações para Dor Neuropática, Fibromialgia e Síndrome de Dor Lombar Crônica
Tratamento Cirúrgico da Dor Crônica
Fatores Fisiológicos na Dor Crônica
Conflitos entre os Objetivos do Paciente e do Médico
Resumo
Raciocínio Clínico Diagnóstico Avançado

Tenho 69 anos de idade, sou funcionária municipal aposentada e mãe de três filhos. Nove anos atrás acordei com uma dor isquiática grave que ia da nádega esquerda até a parte traseira da minha perna, entrando no meu dedão do pé. Não conseguia me dobrar para calçar sapatos ou meias. Um mielograma, que é um exame de raios X da região espinal, em que é injetado um corante, exibiu um disco intervertebral herniado. Desenvolvi uma cefaleia lancinante, secundária ao mielograma, e a cirurgia marcada para remover parte do disco foi cancelada. Após 2 meses de repouso no leito, eu me recuperei.

Um ano mais tarde, voltei a desenvolver dor isquiática na minha perna esquerda, que se intensificou rapidamente. Não conseguia caminhar por causa da dor. Tinha de engatinhar. A dor era inacreditável. Dessa vez, a imagem por ressonância magnética revelou que dois discos intervertebrais tinham herniado. Um mês depois, a cirurgia foi realizada e quando acordei a dor isquiática tinha desaparecido completamente. Dois anos mais tarde, estava passando aspirador e desenvolvi abruptamente uma dor agonizante em minha perna esquerda. Mais uma vez a cirurgia reparou o disco. Desde então venho tomando injeções profundas de cortisona que efetivamente aliviam a dor.

Durante todo esse tempo, não tive qualquer ausência de sensação, fraqueza ou outros problemas. Minha capacidade para me mover era reduzida durante os períodos em que eu tive dor isquiática. Só conseguia me mover de um jeito que não doesse, então não conseguia dirigir ou usar escadas. O único momento em que não havia dor era quando estava deitada, absolutamente imóvel. A dor dominava completamente a minha vida.

Na fisioterapia após a segunda cirurgia, aprendi dois exercícios que executo diariamente. O primeiro exercício é o alongamento[A] das costas. Eu me deito no chão sobre o meu estômago, com as palmas das mãos no chão embaixo dos ombros, depois empurro lentamente com meus braços para erguer do chão a cabeça e a parte superior do tronco. Sustento essa posição por 20 segundos e depois me deito novamente. O outro exercício é feito deitada de lado. Se estiver deitada sobre o meu lado esquerdo, fecho as mãos na minha frente e depois levanto lentamente os braços em um arco na direção do teto e depois para o chão à minha direita. Quando comecei a fazer este exercício, só conseguia percorrer a metade do arco com os braços, mas agora consigo atravessar até o outro lado. Essa rotação da minha coluna funciona muito bem. Sou muito mais flexível agora do que quando comecei a fazer esses exercícios.[B] Hoje não sinto mais dor, exceto uma dorzinha vaga ao acordar, que é aliviada pelos exercícios. Além disso, tomo cuidado para não erguer mais do que 4,5 kg e aprendi a fazer pausas quando estou mexendo no jardim.

— *Pauline Schweizer*

A dor isquiática descrita é uma dor neuropática, porque a dor é causada pela compressão do nervo isquiática. Embora possa parecer que a origem da dor é no dedão do pé, na parte posterior da perna e na nádega, não há dano tecidual, e, assim, nenhuma ativação dos nociceptores nessas regiões. Em vez disso, a dor é causada pelos discos intervertebrais comprimindo as raízes nervosas espinais do nervo isquiática. Os sinais de dor surgem da seção do nervo irritada pela pressão. Como os sinais provenientes do nervo isquiática surgem da estimulação dos receptores nas extremidades dos axônios, o cérebro interpreta equivocadamente os sinais provenientes das raízes do nervo isquiática como oriundos do membro inferior saudável e da nádega.

[A]**Nota do Revisor Científico:** *No caso, flexibilidade e não alongamento como os norte-americanos e os ingleses usam frequentemente, pois em português essas expressões têm diferença.*
[B]**Nota do Revisor Científico:** *Vale ressaltar que essa prescrição de cinesioterapia (e não exercício) deve ser feita somente pelo fisioterapeuta e mais nenhum outro profissional está habilitado para isso. Nenhum paciente deve repetir esses movimentos sem antes passar por uma boa avaliação de um fisioterapeuta neurofuncional.*

A DOR CRÔNICA COMO UMA DOENÇA

A dor é mais do que uma simples sensação proveniente do dano tecidual. A dor envolve circuitos inibitórios e excitatórios no sistema nervoso central (SNC) que podem diminuir ou amplificar as mensagens de dor. Como discutido no Capítulo 11, a dor pode ser nociceptiva ou não nociceptiva. Na dor nociceptiva aguda e na crônica, o dano tecidual detectado pelos nociceptores dispara eventos que resultam na percepção da dor. A dor não nociceptiva inclui a dor neuropática, síndromes de sensibilidade central e síndrome de dor. Na dor não nociceptiva, a disfunção dos mecanismos de regulação da dor neural cria dor na ausência de dano tecidual. Essa dor patológica é similar ao sistema de alarme de roubos com mau funcionamento: não existe ladrão, contudo o alarme dispara a sirene de alerta. A dor patológica não tem uma função biológica útil. Por exemplo, alguns casos de dor lombar crônica podem ser causados pelo processamento nociceptivo anormal em vez de lesão musculoesquelética atual. Os neurônios são patologicamente ativos. Como a dor é uma percepção, toda dor é real; seja sua origem nociceptiva ou não nociceptiva: a pessoa efetivamente sente a dor.

Na dor neuropática, nas síndromes de sensibilidade central e nas síndromes dolorosas, a dor é uma doença, não um alerta de lesão tecidual. A dor é produzida pela atividade neural patológica. A nocicepção pode alterar a estrutura e função do sistema nervoso.

DOR NEUROPÁTICA

A International Association for the Study of Pain (Associação Internacional para o Estudo da Dor) define dor neuropática como a "dor que surge como uma consequência direta de uma lesão ou doença que afeta o sistema somatossensorial".[1]

Sintomas da Dor Neuropática

Os sintomas da dor neuropática incluem parestesia, disestesia e alodinia.

Parestesia é uma sensação indolor anormal na ausência de estimulação nociceptiva. As parestesias surgem da disfunção dos neurônios. Geralmente as parestesias são experimentadas como um formigamento ou uma sensação de alfinetada. As lesões em qualquer parte ao longo das vias nociceptivas, dos nervos até o córtex somatossensorial, podem produzir parestesia.

Disestesia é uma sensação anormal dolorosa, seja esta evocada ou espontânea. Muitas vezes a disestesia espontânea é descrita como uma sensação de queimação,[C] fisgada ou choque elétrico. Uma fisgada similar é provocada pelo golpe no nervo ulnar do cotovelo. A alodinia e a hiperalgesia são tipos específicos de disestesia evocadas por estímulos.

Alodinia, um tipo específico de disestesia, é a dor evocada por um estímulo que normalmente não provocaria dor. Por exemplo, o

[C]**Nota do Revisor Científico:** *Dor em queimação é chamada tecnicamente de causalgia.*

222 **PARTE 4** *Sistemas verticais*

RACIOCÍNIO CLÍNICO DIAGNÓSTICO 12.1

C.R., Parte I

Sua paciente, C. R., é uma mulher de 22 anos de idade, golfista universitária e aluna de ciências do esporte, com uma história de 4 meses de dor no tornozelo esquerdo atribuída ao que ela descreve como duas pequenas entorses sucessivas no tornozelo. Ela não comunicou o primeiro incidente aos preparadores físicos ou ao técnico. Isso se deu 4 meses atrás, ao descer do meio-fio após uma festa, quando ela se lembra de ter sentido um desconforto no ligamento fibular do seu calcâneo, mas que não limitou o movimento ou qualquer uma de suas atividades.

Duas semanas mais tarde, ela machucou o mesmo ligamento em um torneio de golfe, causando mais dor. Os resultados das radiografias simples foram negativos e ela seguiu criteriosamente as instruções de seus preparadores físicos e técnicos quanto à aplicação de gelo, elevação, compressão e estimulação elétrica. Ela lhe diz: "Todos dizem que eu devia estar melhor, mas meu pé inteiro dói e está mais inchado. Nada está ajudando. Só está piorando e provavelmente vou perder a minha bolsa de estudos. Então vou ter que sair da faculdade". O médico não impôs restrições às suas atividades. Observação: C. R. entra na sala de exame usando muletas; ela não apoia o peso do corpo no membro inferior esquerdo e se encolhe a cada passo. No questionário DN4, ela respondeu sim para os itens 1, 4 e 5. Achados do exame neuromuscular parcial: tornozelo, pé e dedos do lado esquerdo: positivos para teste do pincel para alodinia e hiperalgesia com estimulação bilateral simultânea. Amplitude de movimento ativa limitada pela dor em todos os planos e em todas as articulações distais ao joelho esquerdo. Todos os achados na extremidade inferior direita estão dentro dos limites normais.

C. R. 1: O que é dor neuropática e como esta tem uma origem diferente da dor que a paciente experimentou inicialmente quando torceu o tornozelo?
C. R. 2: O que são alodinia e hiperalgesia?
C. R. 3: Sua pontuação no questionário DN4 é um indicativo de dor neuropática?

Questionário DN4

Preencha este questionário marcando uma resposta para cada item nas 4 perguntas a seguir.

ENTREVISTA DO PACIENTE

Pergunta 1: O paciente tem uma ou mais das seguintes características?

	sim	não
1 - **Queimadura**		
2 - **Frio doloroso**		
3 - **Choques elétricos**		

Pergunta 2: A dor está associada com um ou mais dos seguintes sintomas na mesma área?

	sim	não
4 - **Formigamento**		
5 - **Alfinetadas**		
6 - **Dormência**		
7 - **Coceira**		

EXAME DO PACIENTE

Pergunta 3: A dor está situada em uma área onde o exame físico pode revelar uma ou mais das seguintes características?

	sim	não
8 - **Hipoestesia ao toque**		
9 - **Hipoestesia à picada**		

Pergunta 4: Na área dolorida, a dor pode ser causada ou aumentada por:

	sim	não
10 - **Escovação**		

Fig. 12.1 Diagnóstico de dor neuropática: o questionário DN4. Pontuação: 1 ponto para cada sim, 0 ponto para cada não. A pontuação total é a soma dos 10 itens. Uma pontuação acima de 3 indica dor neuropática.
(Com a permissão de Bouhassira D, Attal N, Alchaar H, et al.: Comparison of pain syndromes associated with nervous or somatic lesions and development of a new neuropathic pain diagnostic questionnaire (DN4). Pain 114:29-36, 2005.)

---

estímulo normalmente indolor do toque produz dor se a pele estiver queimada de sol. O teste do pincel para alodinia,[2] voltado para a dor neuropática, é discutido no Capítulo 3.

Hiperalgesia, outro tipo de disestesia, é uma sensibilidade excessiva aos estímulos que normalmente são levemente dolorosos no tecido lesado.

A Figura 12.1 é um questionário para determinar se uma pessoa tem dor neuropática. Uma pontuação total maior que 3 indica dor neuropática. Outros testes de triagem para dor neuropática são descritos por Bennett et al.[3] O Quadro 12.1 resume os fatores biológicos e as consequências da dor neuropática.

Quatro Mecanismos que Produzem Dor Neuropática

A dor neuropática é produzida por quatro mecanismos:
- Focos ectópicos
- Transmissão efáptica
- Sensibilização central
- Reorganização estrutural

A Figura 12.2 ilustra os mecanismos da dor nociceptiva e neuropática e as síndromes de sensibilidade central.

Focos Ectópicos

Ectópico significa em um local anormal. Os focos ectópicos descrevem locais fora do receptor ou soma que geram potenciais de ação (Fig. 12.2B). Quando a mielina é danificada, os sinais do axônio

---

QUADRO 12.1 DOR NEUROPÁTICA: FATORES BIOLÓGICOS E CONSEQUÊNCIAS

Fatores Biológicos	Consequências
Processamento sensorial anormal	Angústia, medo de se transformar em alguém que não quer ser
Transtornos psiquiátricos (principalmente depressão e distúrbios de ansiedade)	Memória ruim
	Reações psicológicas, incluindo depressão, ansiedade, culpa
	Limitações dos papéis sociais (paternidade, amizade, parceria)
	Problemas de mobilidade
	Dificuldades com atividades da vida diária

Desenvolvido de Hensing GK, Sverker AM, Leijon GS. Experienced dilemmas of everyday life in chronic neuropathic pain patients — results from a critical incident study. *Scand J Caring Sci* 21:147-154, 2007; Kincermans HP, Huijnen IP, Goossens ME, et al.: "Being" in pain: the role of self-discrepancies in the emotional experience and activity patterns of patients with chronic low back pain. *Pain* 152:403-409, 2011; Mailis-Gagnon A, Yegneswaran B, Lakha SF, et al.: Pain characteristics and demographics of patients attending a university-affiliated pain clinic in Toronto, Ontario. *Pain Res Manag* 12:93-99, 2007.

A Dor como uma Doença: Dor Neuropática, Síndromes de Sensibilidade Central e Síndromes Dolorosas **CAPÍTULO 12** **223**

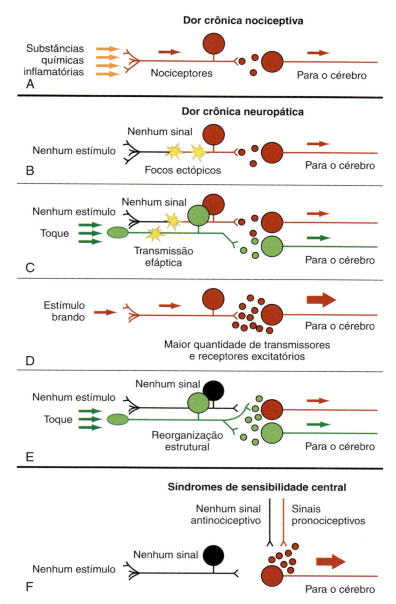

Fig. 12.2 Mecanismos da dor nociceptiva e neuropática e síndromes da sensibilidade central. Vermelho indica atividade na via nociceptiva. Preto indica que o neurônio ou parte de um neurônio está inativo. Verde indica atividade na via do tato discriminativo. **A,** Função fisiológica normal do sistema da dor: substâncias químicas inflamatórias no sítio da lesão sensibilizarem os nociceptores periféricos e os sinais indicando dano tecidual viajam para o cérebro. B a E ilustram os mecanismos neuropáticos: **B,** Focos ectópicos. **C,** Transmissão efáptica de um neurônio tátil Aβ para as fibras nociceptivas. **D,** Sensibilização central, criada pela maior disponibilidade do transmissor excitatório e uma maior quantidade de receptores excitatórios. **E,** Reorganização estrutural, nesse caso, a retração das terminações proximais da fibra C a partir dos neurônios do trato nociceptivo e crescimento das terminações táteis Aβ até a sinapse com os neurônios do trato nociceptivo. **F,** Síndromes de sensibilidade central causam mudanças na regulação de cima para baixo da matriz da dor, com silêncio dos sinais antinociceptivos e sinais pronociceptivos excessivos.

exposto alteram a atividade gênica no corpo celular, estimulando a produção excessiva de canais iônicos mecanossensíveis e quimiossensíveis. Esses canais estão inseridos na membrana axonal em uma área de desmielinização, produzindo sensibilidade anormal a estímulos mecânicos e químicos. A região desmielinizada assume um novo papel patológico: a geração de potenciais de ação, além do papel normal de conduzir os potenciais de ação. A sensibilidade dos focos ectópicos às catecolaminas circulantes pode contribuir para o desenvolvimento de síndromes dolorosas.[4]

Transmissão Efáptica

Também chamada de *excitação cruzada*, a transmissão efáptica ocorre nas regiões desmielinizadas como consequência da falta de isolamento entre os neurônios. Um potencial de ação em um neurônio pode induzir um potencial de ação em outro neurônio (Fig. 12.2C).

Sensibilização Central

A *sensibilização central*, a resposta excessiva dos neurônios centrais, desenvolve-se em resposta ao estímulo nociceptivo permanente, ainda que as alterações na atividade neural central sobrevivam à lesão tecidual (Patologia 12.1).[5,6] Normalmente, quando uma mensagem nociceptiva breve é transmitida para o SNC, uma pequena quantidade de atividade é gerada nos neurônios centrais, produzindo o nível usual de saída desses neurônios. No entanto, a lesão periférica pode induzir um aumento anormal na responsividade do SNC, que persiste após a lesão periférica ter cicatrizado. A maior disponibilidade de transmissores excitatórios e a maior quantidade de receptores excitatórios geram a sensibilização. A sensibilização central afeta os neurônios por todas as vias nociceptivas dentro do SNC, incluindo as células no corno dorsal, tronco encefálico, tálamo e córtex cerebral.

Sinais intensos de uma lesão na periferia podem causar sensibilização central. Na sensibilização central, os neurônios do SNC produzem saída neural desproporcional aos sinais nociceptivos de estimulação (Fig. 12.2D). Arnstein[7] relatou que se uma dor intensa persiste por mais de 24 horas, ocorrem alterações neuroplásticas associadas à dor crônica intratável. A Figura 12.3 ilustra o processo.

As alterações celulares que refletem a sensibilização central incluem:
- Maior atividade espontânea
- Maior responsividade às estimulações aferentes
- Prolongamento da pós-descarga (a parte da resposta a um estímulo que persiste após o término do estímulo) em resposta a estímulos repetidos
- Expansão dos campos receptivos (neurônios centrais recebem informações das áreas do tecido maiores do que o normal)

Os compostos químicos que produzem essas mudanças profundas na fisiologia incluem o glutamato e os neuropeptídios (Fig. 12.4). O glutamato age nos canais iônicos com portais ligantes (ácido alfa-amino-3-hidroxi-5-metil-4-isoxazolepropiônico [AMPA] e receptores *N*-metil-D-aspartato [NMDA]) e receptores mediados por proteína G para aumenta o Ca^{2+} celular. Os peptídeos agem via sistemas de segundo-mensageiros para aumentar a atividade das cinases proteicas. Essas mudanças levam à ativação dos genes, desencadeando uma maior atividade celular. Por exemplo, os neurônios sensibilizados no trato espinotalâmico são excitados com maior facilidade, produzem mais atividade espontânea e sofrem alterações estruturais nas conexões neurais.[8] Desse modo, a informação nociceptiva não é fornecida simplesmente para o cérebro. Em vez disso, a nocicepção pode mudar a estrutura e a função do SNC.

O processo de sensibilização central descrito é notavelmente similar à potenciação de longo prazo, o processo vital para a formação da memória e o aprendizado, discutido no Capítulo 7. Portanto, embora os antagonistas de NMDA atualmente disponíveis tenham demonstrado eficácia no tratamento da dor neuropática, os efeitos colaterais — principalmente os déficits cognitivos — impedem o uso desses agentes para tratar a dor neuropática. Quando as estimulações periféricas e a sensibilização central contribuem para a manutenção da dor neuropática, as terapias devem visar tanto as anomalias periféricas quanto as centrais.

PATOLOGIA 12.1	DOR NEUROPÁTICA
Patologia	Focos ectópicos, transmissão efáptica, conexões anormais dos grande aferentes (Aβ) com neurônios de projeção nociceptiva no corno dorsal, maior número de receptores excitatórios e disponibilidade dos transmissores nas vias nociceptivas, expansão dos campos receptivos e reorganização cortical
Etiologia	Resposta neural patológica após trauma, inflamação, distúrbios metabólicos, infecção, tumor, toxina ou distúrbios autoimunes (p. ex., esclerose múltipla)
Velocidade de início	Crônica
Sinais e sintomas	
Consciência, comunicação e memória	Normal
Sensoriais	Dor, parestesia, disestesia e alodinia
Autônomos	Pode estar com problemas
Motores	Pode estar com problemas
Região afetada	Periférica, espinal, tronco encefálico e/ou cerebral
Demografia	Incidência: 8,2/1.000 pessoa-anos[5] Prevalência na população geral = 7%; dor moderada a grave em 5%[6]
Prognóstico	Variável, dependendo dos fatores genéticos e ambientais, tipo de dor neuropática e tratamento

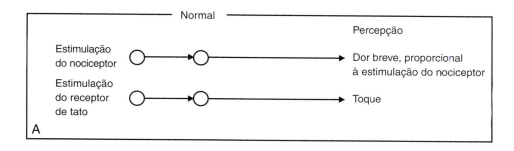
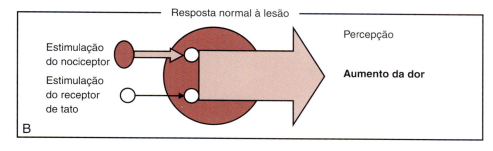
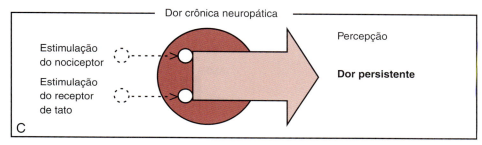

Fig. 12.3 Contribuições da sensibilização central inicial e permanente para a excitabilidade excessiva dos neurônios nociceptivos. Os círculos transparentes indicam a quantidade normal de atividade em um neurônio. Os círculos vermelhos indicam atividade neural excessiva devido à sensibilização. **A,** No processamento normal das estimulações nociceptivas breves e brandas, há uma relação próxima entre a quantidade de estimulação dos nociceptores periféricos e a percepção da dor. A saída neural após o processamento central, indicada pela seta preta, é proporcional à estimulação. A estimulação dos receptores de tato gera atividade neural percebida como toque. **B,** Após a lesão, ocorre uma estimulação nociceptiva prolongada, intensificada, em razão da sensibilização periférica. Por sua vez, essa entrada anormal em resposta à lesão produz sensibilização dos neurônios centrais na via nociceptiva. A elipse vermelha ampliada para a estimulação do nociceptor indica aumento de estimulação no sistema nervoso central. A grande seta de saída indica a saída amplificada, associada à sensibilização central. Repare que a informação do receptor de tato que viaja nas fibras Aβ agora ativa o aumento da dor. Antes da lesão, a estimulação dos receptores de tato produzia apenas sinais percebidos como tato. **C,** Na dor crônica neuropática, a percepção da dor pode surgir espontaneamente, ou seja, sem estimulação periférica. A sensibilização central persiste apesar da ausência de sinais dos nociceptores. Como alternativa, quando um sinal breve, pequeno, é enviado dos nociceptores ou receptores de tato, respostas anormais dos neurônios sensibilizados produzem uma percepção amplificada da dor. Na dor crônica neuropática, não existe nenhuma correlação entre a quantidade de estimulação do receptor e a percepção da dor.

A sensibilização central é um estado de excitabilidade excessiva dos neurônios centrais nas vias nociceptivas. Os eventos críticos são a despolarização do receptor *N*-metil-D-aspartato (NMDA), um aumento no Ca^{2+} intracelular e uma redução na inibição.

Reorganização Estrutural

A sensibilização central prolongada leva à religação das conexões no SNC. No corno dorsal, as mudanças estruturais incluem a retirada dos terminais axônicos de fibras C dos neurônios nociceptivos centrais e o crescimento dos axônios de fibra Aβ nas regiões da medula espinal que recebem normalmente apenas terminações de fibras C, com a formação de novas sinapses entre as fibras Aβ e os neurônios nociceptivos de segunda ordem (Fig. 12.2E). Depois que as novas sinapses se formaram, a estimulação das fibras Aβ vai produzir impulsos percebidos como dor. A reorganização também ocorre no córtex cerebral.[9]

Sítios que Geram Dor Neuropática

A dor neuropática pode surgir da atividade neural anormal:
- Na periferia (p. ex., compressão nervosa na síndrome do túnel do carpo)

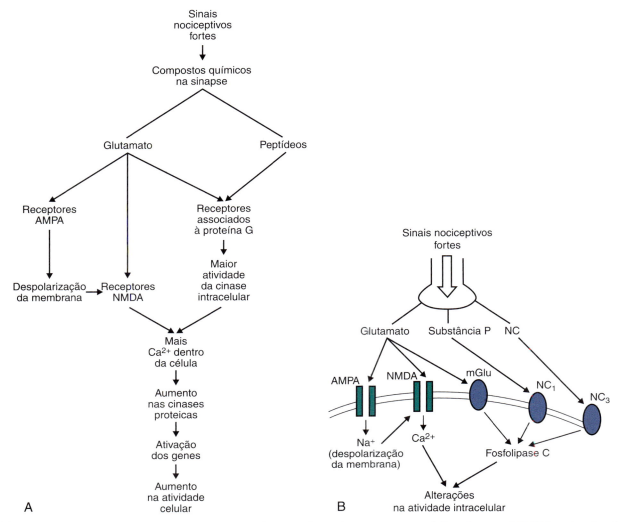

Fig. 12.4 **Sensibilização central. A,** Fluxograma resumindo a sequência de eventos na sensibilização central. **B,** Efeitos da ativação intensa dos receptores envolvidos na sensibilização central. Fortes sinais nociceptivos provocam a liberação de glutamato e dos peptídeos: substância P e neurocinina (NC). A ligação do glutamato a receptores AMPA despolariza a membrana do neurônio pós-sináptico; depois, a combinação de alteração de voltagem e ligação do glutamato ao receptor NMDA abre o canal NMDA. O Ca^{2+} escoa para o neurônio através do canal NMDA. Os receptores restantes envolvidos na sensibilização central agem via sistemas segundo-mensageiros envolvendo a fosfolipase C. O glutamato ativa o receptor de glutamato (mGlu). A substância P e a neurocinina ativam os receptores de neurocinina (RNC). A atividade nesses sistemas segundo mensageiros aumenta a atividade da cinase proteica, que, por sua vez, ativa os genes. O resultado é um aumento na atividade dos canais iônicos e das enzimas intracelulares, gerando sensibilização central.

- Na resposta do SNC à desaferentação
- No corno dorsal

Geração Periférica da Dor Neuropática

A lesão ou doença dos nervos resulta frequentemente em anomalias sensoriais. Um rompimento completo do nervo resulta em ausência de sensação do campo receptivo do nervo, mas às vezes também ocorrem parestesia e dor na região desnervada. O dano parcial a um nervo pode resultar em alodinia e sensações similares ao choque elétrico.

Essas sensações incomuns são o resultado da atividade aberrante no sistema nervoso periférico, evocando respostas anormais no SNC. As anomalias periféricas que causam dor neuropática incluem o desenvolvimento de transmissão efáptica e focos ectópicos em um nervo lesado. A transmissão efáptica ocorre nas regiões desmielinizadas. Os focos ectópicos podem ocorrer no coto do nervo, nas áreas de dano à mielina ou no soma de gânglios da raiz dorsal. Esses focos podem ficar tão sensíveis à estimulação mecânica que uma pancada leve em um nervo lesado pode provocar dor ou formigamento (*sinal de Tinel*). Exemplos de neuropatia que afeta um único nervo (mononeuropatia) incluem compressão do nervo mediano na síndrome do túnel do carpo e compressão do nervo ulnar no cotovelo (Cap. 17).

Resposta Central à Desaferentação

Desaferentação é a interrupção dos sinais aferentes em qualquer parte das vias somatossensoriais, podendo ser completa ou parcial. As causas comuns incluem trauma, amputação, lesão da medula espinal (*TRM*), acidente vascular encefálico (AVE), esclerose múltipla, infecção, diabetes e síndrome de Guillain-Barré. Quando a informação sensorial periférica está completamente ausente, como ocorre nas pessoas com desaferentação ou amputação, os neurônios no SNC que até então recebiam informações daquela parte do corpo podem ficar anormalmente ativos.

A **avulsão das raízes dorsais** da medula espinal produz desaferentação e faz com que as pessoas sintam dor de queimação na área de perda sensorial. A avulsão das raízes dorsais do plexo braquial ocorre às vezes como consequência de um trauma. Por exemplo, quando uma motocicleta em alta velocidade para abruptamente, o piloto incontido pode incorrer em uma flexão extrema do pescoço quando a cabeça bate no chão. A flexão extrema do pescoço costuma puxar as raízes dorsais para fora da medula espinal. O trauma no parto também pode resultar na avulsão das raízes nervosas do plexo braquial superior ou inferior.

Dor Fantasma

Quase todas as pessoas com amputações relatam uma sensação que parece vir do membro ausente, chamada de *sensação do membro fantasma*. Com uma frequência menor, as pessoas com amputações relatam que a sua sensação fantasma é dolorosa. Esta condição é denominada *dor fantasma*. A dor fantasma deve ser diferenciada da dor no membro residual (dor na parte do membro que ainda existe) porque algumas causas da dor no membro residual podem ser tratadas com sucesso. A dor no membro residual é causada perifericamente por neuropatia, neuroma (um tumor do tecido nervoso), uma prótese mal encaixada ou compressão nervosa. Na dor fantasma, a ausência de informação sensorial faz com que os neurônios nas vias nociceptivas centrais fiquem hiperativos, a reorganização estrutural mal adaptativa é encontrada na medula espinal tálamo e córtex cerebral. O córtex exibe uma sobreposição extensa das representações corticais que normalmente são separadas. O grau de reorganização cortical está correlacionado com a gravidade da dor fantasma; a maior reorganização cortical está correlacionada com mais dor fantasma.[10]

Nas pessoas com amputação da mão, a reorganização cortical faz com que as representações do lábio e da mão se sobreponham. Esta reorganização cortical pode ser revertida com prática mental. Antes da intervenção, a imagem por ressonância magnética funcional (RMf) mostrou que, quando as pessoas com amputações da mão mexiam os lábios, a área relativa à mão no córtex somatossensorial primário e no córtex motor primário era ativada. A prática mental consistiu em relaxamento seguido pela imaginação do membro fantasma descansando no sofá e da posição de cada dedo, depois imaginando o membro fantasma se movendo confortavelmente e, por fim, deixando o membro fantasma descansar confortavelmente. Após essa prática mental, a área do córtex relacionada com a mão não foi ativada quando os lábios se mexeram e a maioria dos participantes teve uma redução de mais de 50% na dor.[10]

A terapia do movimento para a dor fantasma na mão reduz muito mais a dor do que o cuidado médico tradicional e a fisioterapia.[11] A terapia do movimento é administrada em três estágios: reconhecer se uma fotografia mostra uma mão direita ou esquerda, imaginar o movimento da mão fantasma, seguido pela terapia do espelho. Nesta terapia, um espelho é posicionado com o membro residual no lado não reflexivo e a mão intacta no lado reflexivo. O espelho é posicionado de modo que a reflexão da mão intacta pareça substituir o membro fantasma. A pessoa se imagina mexendo as duas mãos, e a ilusão visual faz parecer que as duas mãos estão se mexendo (Fig. 12.5). Somente três pessoas com dor fantasma precisam ser tratadas com terapia do movimento, para que uma pessoa alcançasse alívio significativo da dor.[11]

Resultados similares foram relatados para o pé, quando somente a terapia do espelho foi utilizada sem os dois primeiros estágios. Os

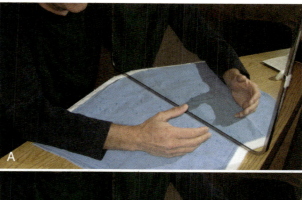
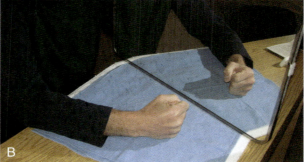

Fig. 12.5 Terapia do espelho. Um espelho é colocado verticalmente entre o membro afetado e o membro intacto para que a reflexão do membro intacto pareça substituir o membro afetado. O paciente mexe a mão afetada, enquanto imagina estar mexendo as duas mãos. Esta terapia é útil para pacientes com membros amputados, após AVE ou síndrome de dor complexa regional (ver seção mais adiante neste capítulo). A prática repetida da ilusão causa reorganização do sistema nervoso central e reduz a dor. (De Skirven TM, Osterman AL, Fedorczyk J, et al.: Rehabilitation of the hand and upper extremity, ed 6, St. Louis, 2012, Mosby.)

indivíduos foram divididos em três grupos: um grupo visualizou uma imagem no espelho do pé intacto e tentou mexer este pé e o fantasma, outro grupo visualizou um espelho coberto e tentou mexer o pé intacto e o fantasma, e o terceiro grupo fechou os olhos e se imaginou mexendo o pé intacto e o fantasma. Após 4 semanas de sessões diárias de 15 minutos, o grupo do espelho revelou uma redução significativa na dor, o grupo do espelho coberto teve pouca alteração na dor e o grupo de visualização teve uma dor muito maior. Nas 4 semanas seguintes, todos os grupos usaram a terapia do espelho e todos exibiram uma redução significativa na dor.[12]

Dor Central: Lesão da Medula Espinal, Acidente Vascular Encefálico e Esclerose Múltipla

A dor central é causada por uma lesão do SNC e normalmente está situada na área do corpo que sofreu desaferentação por lesão. A dor central neuropática costuma ser descrita como queimação, tiro, dor, congelamento e/ou formigamento. Na dor central do TRM, o tálamo pode ser o sítio de geração da dor porque, após a lesão da medula espinal, os neurônios que sofreram desaferentação no núcleo talâmico ventral posterolateral (VPL) estão espontaneamente ativos sem estimulação da medula espinal.[13] Esse tipo de dor ocorre em aproximadamente dois terços de todas as pessoas com TRM.[13] A dor central após AVE sucede as lesões das vias somatossensoriais no cérebro, na maioria das vezes após infarto medular lateral ou lesões do tálamo ventroposterior.[14] A dor da lesão medular lateral costuma envolver a face ipsilateral e o corno contralateral; a dor talâmica após

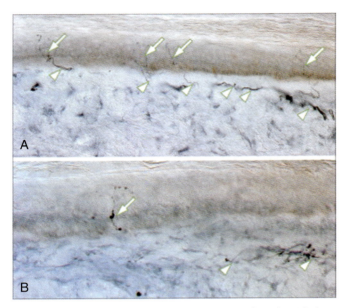

Fig. 12.6 Amostras de biópsia de pele mostrando a densidade das fibras nociceptivas epidérmicas (*setas*) e os feixes nervosos dérmicos (*pontas de seta*). **A,** Amostra de biópsia de um controle saudável. **B,** Perda grave de fibras nociceptivas dérmicas em uma amostra de biópsia de um paciente com neuropatia diabética. Inchaço da fibra epidérmica em **B** (*seta*) indica degeneração axonal (*De Sommer C, Lauria G: Skin biopsy in the management of peripheral neuropathy.* Lancet Neurol 6:632-642, 2007.)

AVE envolve geralmente o corpo contralateral. A incidência de dor central pós-AVE foi relatada em 1% a 12%.[14] Na esclerose múltipla, a localização da dor depende da localização da lesão. A dor central ocorre em 30% das pessoas portadoras de esclerose múltipla.[15]

Neuropatia de Pequenas Fibras: Neuralgia Pós-Herpética, Neuropatia Diabética e Síndrome de Guillain-Barré

A *neuropatia de pequenas fibras* produz desaferentação parcial e sensibilização central. A perda de nociceptores está associada à dor neuropática.[16,17] A neuralgia pós-herpética, neuropatia diabética e síndrome de Guillain-Barré causam dor de desaferentação decorrente de danos às fibras C de pequeno diâmetro. A neuralgia pós-herpética sucede a infecção de varicela zóster, produzindo perda axonal grave dos neurônios somatossensoriais além de atrofia multissegmento do corno dorsal.[18] A neuropatia diabética (Cap. 17) e a síndrome de Guillain-Barré (Cap. 5) são polineuropatias (neuropatias que afetam mais de um nervo) que causam neuropatia de pequenas fibras. A Figura 12.6 compara a densidade das fibras nociceptivas que inervam a epiderme normal com a densidade epidérmica das fibras nociceptivas na neuropatia diabética.

SÍNDROMES DA SENSIBILIDADE CENTRAL

Nas pessoas com síndromes de sensibilidade central, a matriz da dor funciona mal, perturbando a regulação de cima para baixo da dor. A antinocicepção é reduzida e/ou a pronocicepção é intensificada (Fig. 12.2F). O resultado é um aumento na dor. As pessoas com síndromes de sensibilidade central também são hipersensíveis a fragrâncias, luzes, sons e toque.[19] A fibromialgia, cefaleia do tipo tensional episódica, enxaqueca e distúrbio crônico associado à lesão em chicote envolvem a perturbação da regulação de cima para baixo da dor. Como a causa principal desses distúrbios é a sensibilidade central e não as lesões estruturais do sistema somatossensorial, estes não estão incluídos na designação de dor neuropática.[20]

Fibromialgia

As pessoas com fibromialgia (*fibro* = tecido fibroso + *mio* = músculo + *algos* = dor) têm sensibilidade nos músculos e nos tecidos moles adjacentes, rigidez dos músculos e dor persistente (Patologia 12.2).[21-31] A fibromialgia é um distúrbio crônico comum que consiste em dor generalizada, processamento anormal da dor, distúrbios de sono e fadiga. A área dolorida é regional e, com isso, afeta uma área geral (p. ex., mão, membro inferior), em vez de afetar uma distribuição dermatomal ou nervosa periférica. O problema fundamental é o processamento anormal da informação de dor, resultando na percepção da dor sem qualquer estímulo doloroso externo ao sistema nervoso. Os critérios para um diagnóstico de fibromialgia são apresentados na Figura 12.7.

A fibromialgia não é uma condição dolorosa subjetiva nem um distúrbio psicológico. As pessoas com fibromialgia têm diferenças estruturais e o processamento anormal da dor em comparação com indivíduos controle. A neuropatia periférica das pequenas fibras contribui para a fibromialgia.[21,22] As pessoas com fibromialgia têm uma densidade significativamente menor de substância cinzenta que os indivíduos controle em duas áreas do cérebro: as áreas de inibição da dor (córtex frontal medial, córtex cingulado médio/posterior e córtex insular) e nas áreas de resposta ao estresse.[23] Além disso, as áreas de inibição da dor são significativamente menos ativas que nos controles saudáveis. Pesquisadores pediram a indivíduos controle saudáveis e a pessoas com fibromialgia para relatarem quando a pressão sobre um polegar lhes parecia moderadamente grave. Ambos os grupos tiveram os mesmos níveis de atividade nas áreas cerebrais que processam estímulos somatossensoriais, a atenção e nas áreas de emoção. Entretanto, a região primária que inicia a inibição da dor foi ativada nos controles saudáveis e não foi ativada nas pessoas com fibromialgia.[24] Assim, a inibição da dor é prejudicada na fibromialgia (Fig. 12.8).

Agravando o comprometimento da inibição da dor, há a hiperativação dos processos pronociceptivos na fibromialgia. Gracely et al.[26] compararam a ativação cerebral de pessoas com e sem fibromialgia em resposta a 10 minutos de pressão contundente e pulsante na base do polegar esquerdo. Quando a mesma intensidade de pressão foi utilizada nos dois grupos ($\approx 2,5$ kg/cm^2), as pessoas com fibromialgia relataram uma dor ligeiramente mais intensa e a maior parte da matriz da dor foi ativada. As pessoas sem fibromialgia relataram que um nível de pressão idêntico não era doloroso e apenas parte do córtex somatossensorial contralateral foi ativado. Nos sujeitos controle, o relato de dor ligeiramente intensa e a ativação de áreas similares da matriz da dor exigiu duas vezes mais pressão no polegar. Desse modo, as pessoas com fibromialgia demonstraram uma amplificação biológica dos sinais de dor. A tendência para desenvolver fibromialgia é genética.[27,28]

Embora historicamente os clínicos possam ter categorizado erroneamente, os pacientes com fibromialgia como portadores de problemas psicológicos, a maioria das pessoas com fibromialgia é psicologicamente normal; a maioria das pessoas com fibromialgia não tem depressão antecedente ou subsequente.[23,32] A dor crônica generalizada, o sintoma primário da fibromialgia, está apenas moderadamente correlacionada com a angústia psicológica e existe uma correlação fraca entre angústia e desenvolvimento de dor crônica

PATOLOGIA 12.2	FIBROMIALGIA
Patologia	1. Neuropatia de pequenas fibras[21,22] 2. Processamento central anormal dos sinais de dor: amplificação da dor e comprometimento da inibição descendente. Nível de substância P (neurotransmissora da dor) no líquido cefalorraquidiano 3× normal,[23] glutamato (transmissor excitatório) na medula espinal 2× normal;[23] menos inibição da dor[24,25] 3. Amplificação da dor[26]
Etiologia	Genética afetando o transporte ou metabolismo da dopamina, epinefrina, norepinefrina e/ou serotonina contribui com aproximadamente 50% do risco;[27,28] ocorre nas pessoas psicologicamente normais, a maioria não tem depressão[23]
Velocidade de início	Normalmente crônica
Sinais e sintomas	Sono não reparador, fadiga
Consciência	Dificuldade de concentração
Comunicação e memória	Deficiente: memória de trabalho (dificuldade para manipular a informação lembrada; pode ser testada pedindo para a pessoa dizer os meses na ordem inversa), capacidade para lembrar eventos específicos, capacidade para pensar rapidamente e escolher as palavras certas[29]
Sensorial	Dor generalizada, rigidez
Autônomos	Relatos inconsistentes
Motores	Normais
Região afetada	Sistema nervoso central
Demografia	*Incidência*: 6,88 casos por 1.000 pessoas-anos nos homens e 11,28 casos por 1.000 pessoas-anos nas mulheres; as mulheres são 1,64 vez mais suscetíveis a ter fibromialgia que os homens[30] *Prevalência*: 1,5%[31]
Prognóstico	Na população em geral, o prognóstico é bom; prognóstico ruim no cuidado terciário (pacientes encaminhados pelos profissionais de saúde primários e secundários para um centro especializado em dor)[23]

generalizada. As anomalias do eixo hipotalâmico-hipofisário-adrenal (HPA) (atividade do sistema nervoso simpático) se devem mais provavelmente à dor e não causam fibromialgia.[23] Culpepper[33] afirma que um grande obstáculo para o cuidado correto é a atitude de muitos profissionais de saúde que não consideram a fibromialgia um diagnóstico válido ou evitam pacientes que a tenham.

Os nervos e os cérebros das pessoas com fibromialgia têm anomalias estruturais e funcionais. A maioria das pessoas com fibromialgia é psicologicamente normal.

Vários tratamentos são eficazes para a fibromialgia. A terapia em piscina aquecida (com ou sem exercício), a prática de tai chi chuan, ioga, meditação, hipnose, bem como imagens guiadas produzem resultados positivos.[34] Uma combinação de terapia ocupacional, fisioterapia e terapia cognitiva também se mostrou eficaz no tratamento das pessoas com fibromialgia.[35] O tratamento incluiu recondicionamento físico, *biofeedback*, relaxamento, gerenciamento do estresse, moderação das atividades, educação de saúde química e redução dos comportamentos dolorosos. Os participantes relataram muito menos dor e melhorias no controle de vida, atividade social e geral, além de saúde física e emocional. O mesmo programa reduziu significativamente o número de participantes que tomavam opiáceos, ansiolíticos, medicamentos anti-inflamatórios não esteroides (AINEs) e relaxantes musculares; nenhum deles sendo eficaz no tratamento da fibromialgia.[35] As medicações e sua eficácia relativa para tratar a fibromialgia são apresentadas na Tabela 12.1.

Cefaleia do Tipo Tensional Episódica

Os critérios para a cefaleia do tipo tensional episódica (CTTE) incluem dor branda a moderada, normalmente bilateral, durante 30 minutos a 7 dias, não agravada pela atividade física e não associada a náusea ou vômito. O medo e a evitação da luz ou do som, mas não ambos, podem acompanhar a cefaleia. O mecanismo da CTTE parece ter hipersensibilidade ao óxido nítrico, uma molécula utilizada na transmissão dos impulsos nervosos. O óxido nítrico sensibiliza as vias nociceptivas no SNC.[36] A prevalência de 1 ano é de 87%.[37] Os fatores ambientais parecem ser muito mais importantes que os fatores genéticos na CTTE.[38] Os fatores ambientais incluem compostos orgânicos voláteis (p. ex., vapores de tintas, lacas e plásticos), bolor, iluminação, barulho, calor excessivo, ar-condicionado e pressão psicossocial.[39]

Enxaqueca

A enxaqueca é um distúrbio neurogênico. Na enxaqueca, um distúrbio de processamento sensorial produz mau funcionamento da matriz da dor que amplifica os sinais nociceptivos na via trigemino-talamocortical (Cap. 19).[40]

As cefaleias enxaquecosas são caracterizadas por, pelo menos, dois dos seguintes atributos: localização unilateral, qualidade pulsante, gravidade que interfere nas atividades diárias e agravamento com a atividade física de rotina. Durante a cefaleia, náusea, vômito, fotofobia (sensibilidade dolorosa à luz) e/ou fonofobia (sensibilidade dolorosa ao som) estão presentes.[41] As enxaquecas não tratadas duram de 4 a 72 horas em adultos e de 2 a 15 horas em crianças com menos de 15 anos de idade.

Critérios

Um paciente satisfaz os critérios de diagnóstico de fibromialgia ACR 2010 modificados se as três condições a seguir forem satisfeitas.

- Índice de Dor Generalizada ≥ 7 e Escore de Gravidade dos Sintomas ≥ – ou – Índice de Dor Generalizada entre 3 e 6 e Escore de Gravidade dos Sintomas ≥ 9.
- Sintomas presentes em um nível semelhante por, no mínimo, 3 meses.
- O paciente não tem um distúrbio que seria suficiente para explicar a dor.

Índice de Dor Generalizada (WPI, *Widespread Pain Index*)

Repare na quantidade de áreas nas quais o paciente sentiu dor na última semana. Em quantas áreas, o paciente sentiu dor? O escore será entre 0 e 19.

Cintura escapular, E	Quadril (nádega, trocânter), E	Mandíbula, E	Área superior das costas
Cintura escapular, D	Quadril (nádega, trocânter), D	Mandíbula, D	Área inferior das costas
Área superior do braço, E	Área superior da perna, E	Tórax	Pescoço
Área superior do braço, D	Área superior da perna, D	Abdome	
Área inferior do braço, E	Área inferior da perna, E		
Área inferior do braço, D	Área inferior da perna, D		

Escore de Gravidade dos Sintomas

Para cada um desses 3 sintomas, indique o nível de gravidade ao longo da última semana usando a seguinte escala:

- 0 = sem problemas
- 1 = problemas leves ou brandos; geralmente brandos ou intermitentes
- 2 = moderada; problemas consideráveis; frequentemente presentes e/ou em um nível moderado
- 3 = grave: problemas difusos, contínuos e perturbadores da vida

Sintoma	Classificação
Fadiga	
Acordar cansado	
Sintomas cognitivos	
Total	

O Escore de Gravidade dos Sintomas é a soma da gravidade de 3 sintomas (fadiga, acordar cansado e sintomas cognitivos), além da soma do número dos seguintes sintomas que ocorreram nos 6 meses anteriores: cefaleias, dor ou câimbras na área inferior do abdome e depressão (0-3). O escore final fica entre 0 e 12.

Fig. 12.7 Critérios de fibromialgia modificados dos critérios de diagnóstico do American College of Rheumatology (ACR).
(De Wolfe F, Clauw D, Fitzcharles MA, et al.: The American College of Rheumatology preliminary diagnostic criteria for fibromyalgia and measurement of symptom severity. Arthritis Care Res 62:600-610, 2010.)

Algumas enxaquecas são precedidas, acompanhadas ou seguidas por uma aura. A *aura* é um distúrbio neurológico transitório que envolve sintomas sensoriais, motores ou cognitivos. Em geral, a *aura* se desenvolve em um intervalo de 5 a 20 minutos e dura menos de 1 hora. Durante a aura visual, os neurônios do córtex visual despolarizam rapidamente com uma redistribuição maciça de íons pelas membranas celulares. O K^+ e os ânions orgânicos saem, e o Na^+, Ca^{2+} e CL- entram nos neurônios.[42] Essa despolarização produz ilusões visuais. Subsequentemente, os neurônios ficam temporariamente não responsivos. A carga metabólica durante a despolarização provoca a dilatação dos vasos sanguíneos nas meninges e a ativação das fibras nociceptivas que inervam os vasos. O nervo trigêmeo inerva as meninges que circundam os hemisférios cerebrais. O nervo vago e os três nervos cervicais superiores inervam as meninges que envolvem o tronco encefálico e o cerebelo.

Uma teoria antes prevalente sobre a origem da enxaqueca – que a vasoconstrição inicial produzia subsequentemente vasodilatação e cefaleia – não foi suportada pelos estudos de fluxo sanguíneo. Nas pessoas suscetíveis à enxaqueca, os neurônios corticais e do tronco encefálicos são hiperexcitáveis em razão da canalopatia (disfunção dos canais iônicos), disfunção mitocondrial ou possivelmente a quantidade excessiva de óxido nítrico.[43,44] A tendência a ter enxaqueca é fortemente influenciada por fatores genéticos.[41] A cascata de eventos na enxaqueca[43,45] ocorre da seguinte forma:

1. Provocação da enxaqueca (luz intensa, barulho alto, prostaglandinas, estresse emocional, alterações hormonais, alimentos ou bebidas específicas ou alterações meteorológicas).
2. Excitação dos hiperexcitáveis neurônios do tronco encefálico.
3. Somente nas pessoas que sofrem aura: uma onda de atividade neural intensa se espalha pelo córtex cerebral, particularmente o córtex visual. A isso se segue uma inibição neural generalizada e prolongada.
4. Ativação dos aferentes trigeminais que fazem sinapse com os neurônios do lemnisco trigeminal. Os neurônios do lemnisco trigeminal e talamocorticais ficam sensibilizados durante a enxaqueca em virtude do mau funcionamento da matriz da dor.

A Figura 12.9 ilustra a sequência de eventos na enxaqueca. O mau funcionamento da matriz da dor perturba a antinocicepção e promove a pronocicepção, afetando a via trigeminotalamocortical.[40] Se tomada no início da enxaqueca, o ácido acetilsalicílico ou uma combinação de ácido acetilsalicílico, cafeína e acetaminofeno pode interromper a cefaleia. Os agonistas da serotonina, incluindo sumatriptano, rizatriptano e outros triptanos, reduzem a atividade neuronal no lemnisco trigeminal e no tálamo.[45] Dezoito por cento das mulheres e 6% dos homens têm uma ou mais enxaquecas por ano.[41] A incidência vitalícia cumulativa da enxaqueca é de 43% nas mulheres e 18% nos homens.[41]

Sinais de Alerta da Cefaleia

As listas a seguir foram compiladas dos achados de Joubert[46] e Dowson.[47]

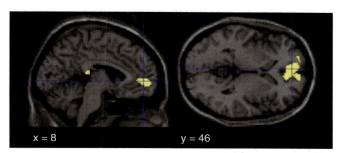

Fig. 12.8 Pessoas com fibromialgia têm comprometimento da inibição da dor descendente. Regiões do cérebro onde os indivíduos controle saudáveis têm muito mais ativação que as pessoas com fibromialgia quando ambos os grupos relatam subjetivamente a mesma dor (ressonância magnética funcional [RMf]). O córtex cingulado anterior rostral é bem mais ativo nos controles saudáveis.
(Reproduzida com a permissão de Jensen KB, Kosek E, Petzke F, et al.: Evidence of dysfunctional pain inhibition in fibromyalgia reflected in rACC during provoked pain. Pain 144:95-100, 2009.)

Sinais de que a cefaleia pode ser causada por pressão excessiva, incluindo hidrocefalia ou tumor:
- Cefaleia presente ao acordar
- Dor desencadeada por tosse, espirro ou esforço de defecação
- Vômito (também pode indicar enxaqueca)
- Piora quando deita

Sinais de que a cefaleia é causada por doença intracraniana grave, incluindo tumor, encefalite ou meningite:
- Piora progressiva com o passar dos dias ou semanas
- Rigidez da nuca e vômito (irritação das meninges)
- Erupção e febre (meningite bacteriana ou doença de Lyme)
- História de câncer ou infecção com vírus da imunodeficiência humana (HIV)

Sinais de que a cefaleia pode ser causada por hemorragia:
- Cefaleia após traumatismo craniano
- Início abrupto

A cefaleia associada com início de paralisia ou redução no nível de consciência (confusão, sonolência, perda de memória, perda de consciência) é uma forte indicação para a neuroimagem.[48]

Distúrbio Crônico Associado à Lesão em Chicote

A lesão em chicote é uma lesão no pescoço que resulta da aceleração ou desaceleração rápida. Em um estudo, 34% das pessoas com lesão em chicote tinham um componente de dor predominantemente neuropático.[49] O grupo com sinais neuropáticos tinha mais dor/ deficiência, hiperalgesia ao frio e hiperalgesia mecânica cervical, além de menos extensão do cotovelo com o teste de provocação do plexo braquial comparado com o grupo portador de dor não neuropática. O teste de provocação do plexo braquial consiste em primeiro o clínico colocar o membro superior do paciente na seguinte posição: depressão do ombro, 90 graus de abdução glenoumeral, rotação externa, supinação do antebraço e extensão de punho e

TABELA 12.1	FARMACOTERAPIA BASEADA EM EVIDÊNCIAS PARA DOR NEUROPÁTICA, FIBROMIALGIA E SÍNDROME DE DOR LOMBAR						
Distúrbio	Antidepressivos Tricíclicos (Nortriptilina e Desipramina)	Antidepressivos ISRSN (Duloxetina, Venlafaxina, Milnaciprano)	Antagonistas de Canais de Cálcio (Anticonvulsivantes: Gabapentina e Pregabalina)	Tramadol	Opiáceos	Outras Medicações
Dor neuropática	Eficazes[75]	Eficazes	Eficazes; na lesão da medula espinal, a pregabalina diminui a dor e a ansiedade, melhorando o sono[76]	Um pouco eficaz[75]	Utilizados quando outros medicamentos falham	A lidocaína tópica pode ser eficaz; os canabioides melhoram o sono e o humor, reduzem um pouco a dor[77]
Fibromialgia	Eficazes	O milnaciprano melhora a dor, fadiga e o funcionamento;[78] na IRMf, inibição das regiões sensíveis à dor e facilitação das áreas de supressão da dor[79]	Gabapentina e pregabalina são eficazes[80,81]	Um pouco eficaz[82]	Nenhuma evidência de eficácia[35]	Os AINEs não são eficazes;[83] o canabioide sintético reduz a dor, melhora a qualidade de vida e a ansiedade[84]
Síndrome de dor lombar	Ligeiramente mais eficaz do que o placebo[86]	Duvidosos; os relatos são inconsistentes	Ineficazes[82]	Um pouco eficaz[82]	Inconclusivo	

RMf, ressonância magnética funcional; *ISRSN*, inibidor de recaptação de serotonina-norepinefrina.

232   PARTE 4   *Sistemas verticais*

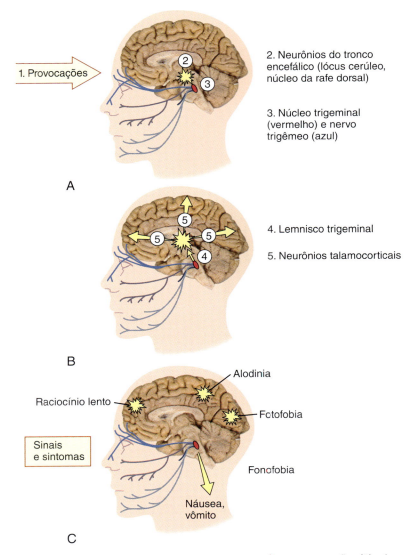

Fig. 12.9 Sequência de eventos na enxaqueca. A, A enxaqueca começa quando as provocações (1) ativam os neurônios hiperexcitáveis do tronco encefálico (2) que ativam o núcleo trigeminal e sensibilizam o nervo trigêmeo (3). **B,** Os sinais do núcleo trigeminal sensibilizam os neurônios do lemnisco trigeminal e talamocorticais (4,5), fazendo com que esses neurônios disparem excessivamente. **C,** Sinais e sintomas da enxaqueca impostos em um corte mediossagital. A fonofobia não é indicada por um *flash* amarelo porque a área auditiva fica no córtex cerebral lateral.
(Fotografia do cérebro Copyright 1994, University of Washington. All rights reserved. Digital Anatomist Interactive Brain Atlas and the Structural Informatics Group, Department of Biological Structure. No re-use, re-distribution or commercial use without prior written permission of the author Dr. John W. Sundsten and the University of Washington Seattle, Washington, U.S.A.)

dedos. Depois o clínico faz a extensão do cotovelo manualmente até o limiar de dor. Não houve diferença entre os grupos quanto ao limiar de dor sob pressão nos sítios distantes e em termos de angústia psicológica.[49] Como não foi identificado nenhum dano ao sistema somatossensorial no distúrbio crônico associado à lesão em chicote,[50] é considerada uma síndrome de sensibilidade central.

SÍNDROMES DOLOROSAS

Essas duas síndromes envolvem outros sistemas além do sistema da dor. A síndrome de dor complexa regional afeta os sistemas somatossensorial, autônomo e motor. A síndrome da dor lombar crônica inclui defesa muscular, desuso e movimentos anormais.

RACIOCÍNIO CLÍNICO DIAGNÓSTICO 12.2

C. R., Parte II

Os dedos, pé e tornozelo esquerdos de C. R. e até o meio de sua panturrilha estão edemaciados, eritematosos e brilhantes. As unhas dos dedos dos pés parecem secas e quebradiças.
C. R. 4: Use os relatos subjetivos dela, sua inspeção visual e os resultados do seu teste sensorial para justificar um diagnóstico de síndrome de dor complexa regional (SDCR).
C. R. 5: A paciente exibe desuso do membro?
C. R. 6: Descreva três estágios da terapia do movimento que se provaram eficazes na redução da dor associada à SDCR.

A Dor como uma Doença: Dor Neuropática, Síndromes de Sensibilidade Central e Síndromes Dolorosas CAPÍTULO 12 233

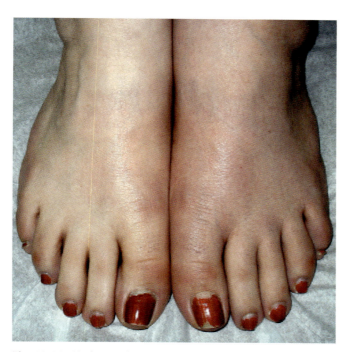

Fig. 12.10 Síndrome de dor complexa regional (SDCR) causa dor intensa em um membro, inchaço, alterações na cor e temperatura da pele e sudorese. A SDDR afeta o membro inferior esquerdo; o membro inferior direito está normal.
(De Coughlin MJ, Saltzman CL, Anderson RB: Mann's surgery of the foot and ankle, *ed 9, Philadelphia, 2014, Saunders/Elsevier.)*

> **QUADRO 12.2 CRITÉRIOS DE DIAGNÓSTICO DA SÍNDROME DE DOR COMPLEXA REGIONAL**
>
> - *Dor contínua, desproporcional ao evento provocador*
> - *Paciente relata pelo menos um item em cada uma das seguintes categorias, e exame físico confirma, no mínimo, um sinal em duas ou mais categorias*
>   - *Sensorial (alodinia, hiperalgesia, hipoestesia)*
>   - *Vasomotor (anomalias de temperatura ou cor da pele)*
>   - *Sudomotor (edema ou sudorese anormal)*
>   - *Motor/trófico (fraqueza muscular; tremor; anomalias nos cabelos, nas unhas, na pele)*

Modificado de Freedman M, Greis AC, Marino L, et al: Complex regional pain syndrome: diagnosis and treatment. *Phys Med Rehabil Clin N Am* 25(2):291-303, 2014.

Síndrome de Dor Complexa Regional

A síndrome de dor complexa regional (SDCR) é uma síndrome dolorosa, com alterações vasculares e atrofia (Fig. 12.10). O termo regional indica que os sinais e sintomas estão presentes em uma distribuição regional (membro superior ou membro inferior), em vez de uma distribuição nervosa periférica ou da raiz nervosa. Em geral, os sinais e sintomas são piores na extremidade distal, afetando a mão inteira ou o pé inteiro. A síndrome é produzida por uma resposta aberrante ao trauma, mesmo um trauma pequeno. Na maioria das vezes, a SDCR surge após cirurgia, fratura, lesão por esmagamento ou entorse.[51] Em 5% a 10% dos casos, a SDCR ocorre espontaneamente.[52] O tempo entre o trauma e o início da SDCR é altamente variável — de horas a semanas.

A queixa principal é uma dor grave, espontânea, desproporcional à lesão original. A dor é agravada por estímulos psicológicos e físicos (sensibilidade ao frio, pressão e toque). Os primeiros sinais de SDCR incluem a pele vermelha ou pálida, sudorese excessiva, edema e atrofia cutânea. Mais tarde a pele fica seca e fria e as articulações ficam rígidas e inchadas. Se a condição progredir até o seu estágio final, ocorrem a atrofia muscular irreversível, osteoporose e alterações artríticas. Os sinais motores que podem estar associados incluem paresia, espasmos e tremor.[52] Os critérios para diagnóstico são apresentados no Quadro 12.2. Antigamente, a diminuição dos sinais e sintomas após a injeção de um anestésico nos gânglios simpáticos era considerada um diagnóstico de SDCR. No entanto, a resposta ao bloqueio do nervo simpático não é diagnóstica, pois mais tarde, no curso desse distúrbio, a patologia migra para o SNC.[53]

O desuso do membro é um fator precipitante primário no desenvolvimento da SDCR. As teorias clássicas postulam atividade excessiva dos eferentes simpáticos, mas achados de baixos níveis séricos de norepinefrina no membro afetado indicam que os eferentes simpáticos não são hiperativos. Os processos patológicos na SDCR incluem níveis mais altos de neuroquímicos que produzem inflamação neurogênica na periferia, perda de fibras nociceptoras na pele (Fig. 12.11), comprometimento da regulação simpática do fluxo sanguíneo e da sudorese, sensibilização central (Fig. 12.12) e reorganização cortical (encolhimento da representação da mão ou do pé no córtex).[51] O distúrbio afeta as crianças e os adultos: o caso mais jovem de SDCR documentado na literatura é de uma menina de 2 anos e meio de idade cujo membro superior foi afetado.[54] A tendência para desenvolver SDCR em resposta ao trauma parece ser genética.[51] Tradicionalmente, a SDCR era considerada por alguns um distúrbio psicológico ou uma resposta ao estresse. No entanto, os resultados de um estudo prospectivo indicam que, de 88 pacientes de fratura pós-aguda do rádio distal, 14 deles que tinham estresses de vida muito elevados não desenvolveram SDCR e 1 paciente que desenvolveu SDCR tinha um grande estresse na vida e níveis médios de angústia emocional. As pessoas com SDCR não são mais propensas a ter distúrbios psiquiátricos preexistentes que as com dor crônica.[55] A Patologia 12.3[56,57] resume a SDCR.

Os termos *causalgia, atrofia de Sudeck, dor mantida simpaticamente* e *distrofia simpática reflexa* são utilizados com frequência como sinônimos uns dos outros na síndrome da dor complexa regional, apesar das tentativas de alguns autores de distinguirem entre esses termos. A SDCR após um AVE costuma ser designada *síndrome ombro-mão*. Um estudo prospectivo demonstrou que um programa de prevenção reduziu a SDCR pós-AVE de 27% para 8%. O programa consistiu em fisioterapia diária e instrução para toda a equipe hospitalar e membros da família sobre métodos para evitar o trauma no membro superior parético.[58]

A terapia é essencial para a SDCR.[52] A terapia ocupacional (especificamente, tala, estimulação tátil e atividades funcionais) tem um efeito positivo sobre as limitações funcionais e provavelmente tem um efeito positivo nos níveis de atividade.[59] A fisioterapia (especificamente, discussões para otimizar o enfrentamento, exercícios de relaxamento, massagem do tecido conjuntivo, exercícios para diminuir a dor e atividades de treinamento do dia a dia) produz melhoria mais rápida da dor, temperatura anormal da pele, mobilidade e edema do que o tratamento de controle.[59] Outra estratégia eficaz é a terapia de movimento em três estágios, como discutido anteriormente na seção

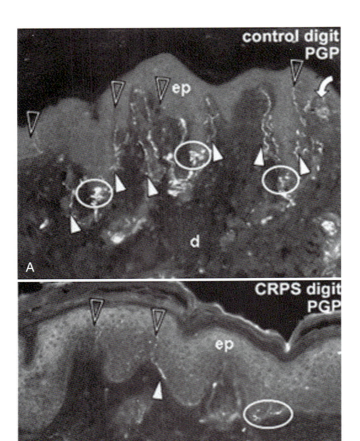
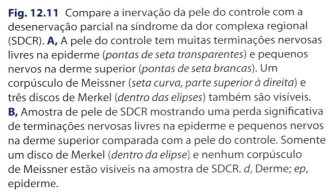

Fig. 12.11 Compare a inervação da pele do controle com a desenervação parcial na síndrome da dor complexa regional (SDCR). **A,** A pele do controle tem muitas terminações nervosas livres na epiderme (*pontas de seta transparentes*) e pequenos nervos na derme superior (*pontas de seta brancas*). Um corpúsculo de Meissner (*seta curva, parte superior à direita*) e três discos de Merkel (*dentro das elipses*) também são visíveis. **B,** Amostra de pele de SDCR mostrando uma perda significativa de terminações nervosas livres na epiderme e pequenos nervos na derme superior comparada com a pele do controle. Somente um disco de Merkel (*dentro da elipse*) e nenhum corpúsculo de Meissner estão visíveis na amostra de SDCR. *d,* Derme; *ep,* epiderme.
(Reproduzida com a permissão de Albrecht PJ, Hines S, Eisenberg E, et al.: Pathologic alterations of cutaneous innervation and vasculature in affected limbs from patients with complex regional pain syndrome. Pain 120(3):244-266, 2006.)

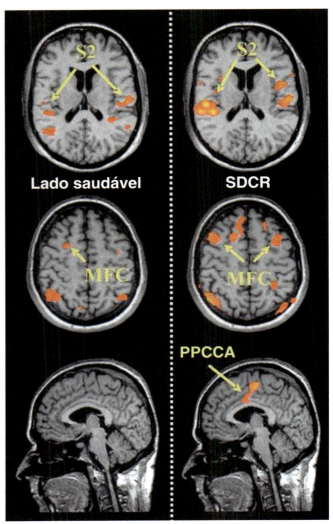

Fig. 12.12 Síndrome dolorosa complexa regional (SDCR): ativações cerebrais (ressonância magnética funcional [RMf]) durante estimulação mecânica. Coluna à esquerda, Resposta cerebral durante estimulação do lado saudável do corpo. Coluna à direita, Resposta cerebral à estimulação do lado afetado pela SDCR. A estimulação do lado SDCR do corpo ativa mais dos córtices somatossensoriais secundários (S2) e dos córtices frontais médios (CFM). Apenas a estimulação o lado da SDCR do corpo ativa a parte posterior do córtex cingulado anterior (PPCCA).
(Com a permissão de Maihöfner C, Seifert F, Markovic K: Complex regional pain syndromes: new pathophysiological concepts and therapies. Eur J Neurol 17:654, 2010.)

sobre terapia do movimento para dor fantasma. Apenas duas pessoas precisam ser tratadas com terapia de movimento para que uma pessoa alcance uma redução acima de 50% na dor.[60] A terapia excessivamente agressiva pode agravar a SDCR, aumentar a dor, edema e angústia, além de piorar a inflamação e os sintomas vasculares.[55]

O tratamento medicamentoso da SDCR inclui os removedores de radicais livres dimetil sulfóxido (DMSO) e *N*-acetilcisteína e os glicocorticoides que inibem a citocinas pró-inflamatórias.[52] A vitamina C, um removedor de radicais livres, reduz de 10% para 2% a incidência de SDCR após fratura de punho.[61] Na SDCR persistente, grave, a cirurgia pode ser indicada. Eletrodos de estimulação são implantados próximo da medula espinal para promover a estimulação elétrica contínua ou uma bomba de medicamento que fornece opiáceos ou anestésicos locais diretamente para o fluido espinal. A administração de medicamentos via bomba permite doses mais baixas e aumenta a eficácia do medicamento.

A Dor como uma Doença: Dor Neuropática, Síndromes de Sensibilidade Central e Síndromes Dolorosas — CAPÍTULO 12

PATOLOGIA 12.3 — SÍNDROME DOLOROSA COMPLEXA REGIONAL

Patologia	Maior nível de neuroquímicos inflamatórios na periferia, desenervação parcial da epiderme e derme superior, comprometimento da regulação simpática do fluxo sanguíneo e sudorese, sensibilização central e reorganização cortical
Etiologia	Geralmente secundária ao trauma; predisposição genética
Velocidade de início	Crônica
Sinais e sintomas	
Consciência	Normal
Comunicação e memória	Normal
Sensoriais	Dor grave, espontânea, frequentemente intensificada por contato de pele, calor e frio
Autônomos	Sudorese anormal, vasodilatação na pele, atrofia (em decorrência de alterações do fluxo sanguíneo e ao desuso) dos músculos, articulações e pele
Motores	Pode ter paresia, espasmos e tremor; atrofia muscular
Região afetada	Inicialmente periférica; à medida que a síndrome evolui, ocorrem sensibilização central e reorganização cortical
Demografia	2-3 vezes mais frequente nas mulheres
Incidência	25,2 por 100.000 pessoas[56]
Prognóstico	A intervenção precoce tem o melhor resultado; fisioterapia intensiva costuma ser necessária; alguns casos são intratáveis[57]

PATOLOGIA 12.4 — SÍNDROME DE DOR LOMBAR CRÔNICA

Patologia	Menor resistência dos músculos abdominais e lombares
Etiologia	Descondicionamento, sensibilização central
Velocidade de início	Crônica
Sinais e sintomas	
Consciência	Normal
Comunicação e memória	Normal
Sensoriais	Dor persistente
Autônomos	Normais
Motores	Defesa muscular, desuso, padrões de movimento anormais
Região neural afetada	Sistema nervoso central
Incidência	10.000-15.000 por 100.000 por ano
Prevalência	Nos Estados Unidos, a prevalência vitalícia cumulativa de dor lombar durante pelo menos 2 semanas de 13,8%;[73] 55% das pessoas com dor lombar em ambiente ambulatorial tinham um componente neuropático em sua dor[74]
Prognóstico	Variável

Síndrome de Dor Lombar Crônica

Comparadas com as pessoas que têm dor lombar subaguda ou que não sentem dor, as pessoas com síndrome de dor lombar crônica têm mais estresse emocional e menos resistência dos músculos abdominais e lombares (Patologia 12.4).[62-64] A transição da dor lombar aguda após lesão para a dor lombar crônica foi caracterizada por Waddell et al.[65] como uma mudança na etiologia da dor decorrente de dano tecidual para um comprometimento fisiológico consistindo em:
- Defesa muscular
- Movimento anormal
- Síndrome de desuso

A pesquisa subsequente continua a apoiar esses comprometimentos fisiológicos como fatores importantes na síndrome de dor lombar crônica.[66] A Figura 12.13 enfatiza os elementos que contribuem para a dor lombar aguda e crônica. Na discussão da dor lombar crônica, Waddell[67] adverte que "o tratamento físico direcionado para uma suposta, mas não identificada e possivelmente inexistente, origem nociceptiva não é apenas compreensivelmente malsucedido, pois o tratamento fracassado pode reforçar e agravar

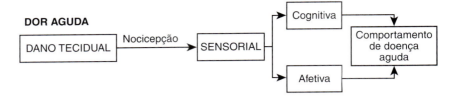
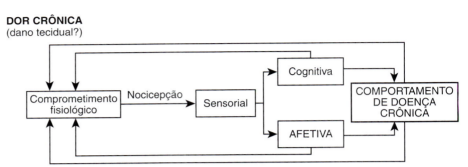

Fig. 12.13 As diferenças entre os fatores na dor lombar aguda e crônica. *(Redesenhada com a permissão de Waddell G, Newton M, Henderson I, et al.: A fear-avoidance beliefs questionnaire [FABQ] and the role of fear-avoidance beliefs in chronic low back pain and disability. Pain 52:157-168, 1993.)*

dor, angústia, deficiência e comportamento de doença". Por exemplo, quando uma pessoa se queixa de dor lombar e a ressonância magnética (RM) mostra um disco intervertebral saliente, o tratamento pode ser direcionado para o disco. No entanto, Jensen e Brant-Zawadzki[68] constataram que 64% das pessoas sem dor lombar tinham achados anormais na RM da parte inferior da coluna. Os aspectos emocionais e cognitivos propostos por Waddell et al. são apoiados pela crescente aceitação do modelo biopsicossocial[69] e pela eficácia no curto prazo do tratamento comportamental da síndrome de dor lombar crônica.[70]

As imagens cerebrais mostram sinais de dor amplificados nos pacientes com dor lombar crônica idiopática. Giesecke et al.[71] obtiveram imagens da lombar de pacientes em busca de sinais de lesão musculoesquelética e eliminaram os pacientes do estudo que tinham sinais de dano no disco, ligamento, músculo ou articulação. O limiar de dor à pressão grosseira na unha do polegar foi comparado entre controles e indivíduos com dor lombar crônica. Em níveis de pressão iguais, as pessoas com dor lombar crônica relataram uma dor muito maior e tinham mais áreas da matriz da dor no cérebro ativadas que os indivíduos de controle. Apenas parte do córtex somatossensorial contralateral foi ativada nos indivíduos controle. Esse estudo também examinou pacientes com fibromialgia e relatou resultados similares aos encontrados por Gracely et al.[72] Quando a dor persiste, depressão, perturbação do sono, preocupação com a dor, atividade reduzida e fadiga são comuns.

Em uma série de 1.172 pessoas sucessivas recebendo cuidados primários (de clínicos gerais, fisioterapeutas e quiropráticos) para dor lombar aguda, apenas 11 pessoas (0,9%) tinham enfermidade grave; 8 delas eram fraturas vertebrais. Três sinais de alerta foram associados à fratura: idade superior a 70 anos, trauma importante e uso prolongado de corticosteroides. As outras três doenças graves eram distúrbios inflamatórios (duas pessoas) e síndrome da cauda equina (uma pessoa).[73] A síndrome da cauda equina é coberta no Capítulo 18. Outros sinais de alerta que eram defendidos previamente (de Atlas e Deyo;[74] i.e.; perda de peso inexplicável, nenhuma melhoria com repouso, dor isquiática) não foram associados à enfermidade grave.[73]

> A síndrome de dor lombar crônica é um comprometimento fisiológico que consiste em disfunção da matriz da dor, defesa muscular, movimento anormal e síndrome de desuso.

MEDICAÇÕES PARA DOR NEUROPÁTICA, FIBROMIALGIA E SÍNDROME DE DOR LOMBAR CRÔNICA

Muitas medicações diferentes são utilizadas para tratar a dor. Os antidepressivos tricíclicos são utilizados em doses menores que as empregadas na depressão, e sua ação na dor independe de sua ação antidepressiva (Tabela 12.1).[75-85] Os antidepressivos inibidores de recaptação da serotonina-norepinefrina (ISRSN) diminuem a recaptação da serotonina e da norepinefrina, produzindo inibição direta dos sinais de dor no corno dorsal e no cérebro, independentemente de seus efeitos antidepressivos. Os antagonistas dos canais de cálcio $\alpha 2\delta$ pertencem à classe das medicações anticonvulsivantes. Os antagonistas $\alpha 2\delta$ se ligam aos canais de cálcio, bloqueando-os nos terminais nociceptivos pré-sinápticos, diminuindo a liberação de transmissores da dor. O tramadol é um agonista opiáceo que inibe fracamente a recaptação da serotonina e da norepinefrina. Os canabioides são compostos químicos que ativam os receptores de canabioides; os canabioides são produzidos naturalmente no corpo e são encontrados na planta *Cannabis sativa* (marijuana). Os AINEs são medicamentos anti-inflamatórios não esteroides, incluindo ácido acetilsalicílico, ibuprofeno e naproxeno. A Figura 12.14 ilustra os sítios de ação dos analgésicos (*an-* = sem; *algos* = dor)

TRATAMENTO CIRÚRGICO DA DOR CRÔNICA

Teoricamente, cortar raízes dorsais (rizotomia dorsal) selecionadas ou os tratos espinotalâmicos deveria eliminar a sensação de dor nas pessoas com uma dor resistente a outros tratamentos. Na prática, porém, as duas cirurgias costumam falhar no alívio da dor. A persistência da dor após essas cirurgias pode ser uma consequência das

A Dor como uma Doença: Dor Neuropática, Síndromes de Sensibilidade Central e Síndromes Dolorosas **CAPÍTULO 12** 237

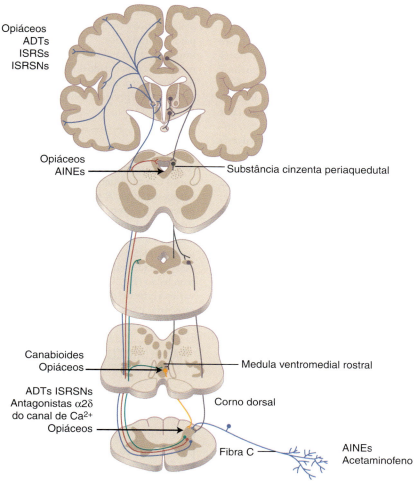

Fig. 12.14 Sítios de ação dos medicamentos analgésicos. *AINEs*, Medicamentos anti-inflamatórios não esteroides; *ISRSNs*, inibidores de recaptação da serotonina-norepinefrina; *ISRSs*, inibidores seletivos de recaptação da serotonina; *ADTs*, antidepressivos tricíclicos.

alterações no SNC em resposta à dor original mantida, às sequelas após a desaferentação ou, no caso da tractotomia espinotalâmica, à lesão das fibras inibidoras da dor que percorrem as colunas laterais.

RACIOCÍNIO CLÍNICO DIAGNÓSTICO 12.3

C. R., Parte III

C. R. 7: Revise o relato subjetivo de C. R. Além da sua dor, com o que a paciente está preocupada especificamente?
C. R. 8: Quais dos comentários dela indicam catastrofização da dor?

FATORES FISIOLÓGICOS NA DOR CRÔNICA

Expectativas, cognição e emoções afetam poderosamente a experiência da dor. Ansiedade, depressão e catastrofização preveem as reações à dor e a capacidade de lidar com a dor.[86] Catastrofizar é se concentrar nas possibilidades mais temidas em vez de nas mais realistas. A catastrofização prevê a deficiência, independentemente de outras psicopatologias, incluindo a depressão grave.[87]

A quantidade de dor que uma pessoa espera influencia o processamento nos sistemas da dor medial e lateral, incluindo o córtex cingulado anterior, ínsula anterior e tálamo.[88] As emoções negativas e o estresse aumentam a dor ao elevarem a atenção à dor, intensificando a tensão muscular, diminuindo o desempenho do papel, reduzindo a participação social e, também, a inibição neural nas vias da dor.[89] Os terapeutas devem tratar as três dimensões da dor crônica: angústia, desuso e deficiência. Negligenciar uma dessas três dimensões pode provocar o fracasso do tratamento, apesar da intervenção para outros aspectos da dor crônica.[86]

As intervenções psicológicas podem diminuir a ativação do sistema da dor e melhorar a capacidade de enfrentamento. Esses tratamentos incluem relaxamento (respiração e relaxamento muscular), *biofeedback*, imagens e terapias cognitivo-comportamentais. A terapia cognitivo-comportamental se concentra em desafiar as crenças disfuncionais, incentivando pensamentos realistas e modificando comportamentos.[90] Os fatores cognitivos, incluindo a expectativa de alívio da dor, modificam as respostas à dor do córtex somatossensorial, cingulado anterior e talâmico, bem como a sinalização dos receptores de opiáceos, afetando o equilíbrio físico e emocional.[91,92] Na artrite reumatoide, a terapia cognitivo-comportamental melhorou a rigidez articular, os níveis de proteína C reativa (uma indicação do nível geral de inflamação no corpo) e a deficiência física; os ganhos foram mantidos 18 meses após o término do tratamento e os indivíduos exibiram menos ansiedade e uma diminuição adicional na deficiência.[93]

Os terapeutas podem otimizar os resultados do tratamento da dor usando técnicas que evocam melhoria associada ao placebo.

A melhora associada ao placebo é "qualquer efeito psicológico ou fisiológico genuíno atribuível ao recebimento de uma substância ou à submissão a um procedimento, mas que não se deve a poderes inerentes à substância ou ao procedimento".[94] Embora as percepções comuns do efeito placebo envolvam alguém se sentindo melhor após tomar uma pílula de açúcar, no gerenciamento da dor o efeito placebo é legítimo e se baseia na secreção de opiáceos endógenos no cérebro, ativando a via antinociceptiva descendente.[95] A maior atividade antecipatória em uma matriz frontoparietal e a menor atividade em uma matriz insular/temporal posterior prediz a analgesia do placebo.[96] A secreção de dopamina no estriado ventral também está correlacionada com a resposta de placebo.[97]

As abordagens terapêuticas que mobilizam a melhoria associada a placebo incluem: falar positivamente (ainda que com honestidade) sobre o tratamento; fornecer incentivo e educação; desenvolver confiança, compaixão e empatia; compreender a pessoa como um indivíduo; e criar rituais que deem significado e expectativa para a pessoa.[98] Quando os terapeutas usaram um estilo de comunicação apoiador, genuinamente carinhoso e encorajador, em vez de uma comunicação mais neutra e distante, as pessoas com dor lombar crônica exibiram diminuições significativas na avaliação da dor e na sensibilidade à dor muscular.[99]

Nas pessoas que respondem à analgesia do placebo, as expectativas sozinhas ativam as mesmas vias antinociceptivas e compostos químicos que os medicamentos. As expectativas iniciam sinais do córtex pré-frontal para o córtex cingulado anterior e subsequentemente para o sistema de inibição da dor do tronco encefálico.

CONFLITOS ENTRE OS OBJETIVOS DO PACIENTE E DO MÉDICO

As pessoas com dor crônica costumam querer que os profissionais de saúde as reconheçam como indivíduos e reconheçam também a base biológica de sua dor.[100] A maioria dos pacientes com dor se sente incompreendida e estigmatizada pelos profissionais de saúde.[100] Os profissionais de saúde frequentemente estão mais preocupados com o diagnóstico e tratamento do que em fornecer explicações biológicas para a dor crônica.[100] Nas pessoas com dor crônica, o fator mais importante para alcançar uma interação positiva entre paciente e médico é a capacidade do terapeuta para explicar as recomendações de tratamento, de maneira que seja coerente com as crenças preexistentes do paciente sobre a sua dor crônica.[100]

RESUMO

A pronocicepção e a antinocicepção podem ocorrer na periferia, corno dorsal, sistema neuronal descendente, sistema hormonal e córtex cerebral. A estimulação permanente dos nociceptores, os processos neuropáticos, a síndrome da sensibilidade central ou as síndromes dolorosas crônicas são as causas da dor crônica. Os processos neuropáticos incluem focos ectópicos, transmissão efáptica, sensibilização central e reorganização estrutural. A síndrome de sensibilidade central causa alteração na modulação da dor de cima para baixo (Fig. 12.15). A Tabela 12.2[101] resume as diferenças entre vários tipos de dor somática crônica. A Figura 12.16 resume as categorias e os subtipos de dor somática crônica.

RACIOCÍNIO CLÍNICO DIAGNÓSTICO AVANÇADO

RACIOCÍNIO CLÍNICO DIAGNÓSTICO 12.4

C. R., Parte IV
RACIOCÍNIO CLÍNICO DIAGNÓSTICO AVANÇADO
C. R. escolheu anatomia e fisiologia como parte do seu trabalho de ciências do esporte.
C. R. 9: Como você explicaria para C. R. os mecanismos subjacentes causadores de sua dor?
C. R. 10: Revise o Capítulo 3 e explique os procedimentos para avaliar o teste do pincel para alodinia e a estimulação simultânea bilateral.
— Cathy Peterson

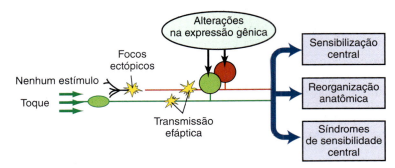

Fig. 12.15 Mecanismos da dor patológica. As lesões dos nervos causam alterações na expressão gênica dos neurônios lesados, resultando na produção de canais de sódio inseridos na membrana lesada e que começam a gerar potenciais de ação ectópicos. As lesões dos nervos também podem causar desmielinização, resultando em transmissão efáptica. As alterações patológicas no sistema nervoso central que causam dor patológica incluem alterações na expressão gênica nos corpos celulares neuronais primários, sensibilização central (ativação gênica nos neurônios de projeção), reorganização anatômica e síndromes de sensibilidade central.

A Dor como uma Doença: Dor Neuropática, Síndromes de Sensibilidade Central e Síndromes Dolorosas **CAPÍTULO 12** 239

Nociceptiva	Neuropática	Síndromes de sensibilidade central	Síndromes dolorosas

Dor lombar mecânica
 	
Câncer
 	
Queimaduras
 	
Osteoartrite sem sensibilização central
	Apresamento e compressão nervosa
	Avulsão das raízes dorsais
	Dor no membro fantasma
	Dor central:
	   Esclerose múltipla
	   Lesão na medula espinal
	   Acidente vascular encefálico
	Neuropatia de pequenas fibras:
	   Neuropatia diabética
	   Guillain-Barré
	   Dor pós-herpética
		Fibromialgia
		
		Distúrbio crônico associado à lesão em chicote
		
		Cefaleia:
		   Enxaqueca
		   Do tipo tensão episódica
			Síndrome de dor complexa regional
			
			Síndrome de dor lombar crônica

Fig. 12.16 Os quatro tipos de dor crônica.

TABELA 12.2 DOR SOMÁTICA CRÔNICA: DOR NOCICEPTIVA E NEUROPÁTICA, SÍNDROMES DE SENSIBILIDADE CENTRAL E SÍNDROMES DOLOROSAS

	Mecanismo da Dor	Exemplos	Descrição da Dor pelo Paciente
Dor nociceptiva	• Atividade neural normal e apropriada • Transmissão normal da informação relativa a dano tecidual ou ameaça de dano a partir dos nociceptores • Dor é um sintoma	• Dor de osteoartrite sem sensibilização central[101] • Dor de câncer • Dor lombar mecânica	• Aumento da dor em resposta a estímulos normalmente pouco dolorosos

Dor neuropática	• Atividade neural patológica
	• A dor é uma doença causada por neuroquímicos, expressão gênica e alterações anatômicas nos neurônios
		Dois tipos:
		1. Gerada perifericamente:
		  • Mononeuropatias dolorosas
		  • Apresamento do nervo
		  • Compressão nervosa
		2. Respostas do SNC à desaferentação
		  • Avulsão das raízes dorsais
		  • Dor do membro fantasma
		  • Dor central:
		    • Lesão na medula espinal
		    • Acidente vascular encefálico
		    • Esclerose múltipla
		  • Neuropatia de pequenas fibras:
		    • Neuralgia pós-herpética
		    • Neuropatia diabética
		    • Guillain-Barré
			• Sensações de queimação, tiro, formigamento, choque elétrico, raio
			• Dor em resposta a estímulos normalmente não dolorosos

Síndrome de sensibilidade central	• Desregulação dos mecanismos nociceptivos inibitórios e excitatórios no SNC	• Fibromialgia • Cefaleia do tipo tensão episódica • Enxaqueca • Distúrbio associado à lesão em chicote	• Dor profunda difusa • Aumento da dor em resposta a estímulos normalmente pouco dolorosos • Dor em resposta a estímulos normalmente não dolorosos
Síndromes dolorosas	• Disfunção da matriz da dor e disfunção autônoma e/ou motora	• Síndrome de dor complexa regional (SDCR) • Síndrome de dor lombar crônica	• *SDCR*: dor profunda difusa, queimação, dor persistente, urticante • *Síndrome de dor lombar crônica* dor em resposta a estímulos normalmente não dolorosos e sensações de alfinetada, coceira, queimação ou choque elétrico

SNC, Sistema nervoso central.

NOTAS CLÍNICAS

Caso 1

Uma assessora jurídica de 24 anos de idade parou em um semáforo quando seu carro foi atingido na traseira. Os resultados de um exame de raios X 3 horas após o acidente foram normais. Ela observou alguma rigidez na nuca no dia seguinte; em 1 semana, a área superior de suas costas também estava rígida e ficando dolorida. Nas 2 semanas seguintes, ela não apresentava mais dor. Hoje, 5 semanas depois do acidente, ela está procurando tratamento porque a dor no pescoço voltou, dói ao virar a cabeça enquanto dirige e ela tem cefaleias vagas. A paciente nega ter machucado o pescoço, mas relata prazos estressantes no trabalho.

Testes e medições:
- Ela não tem perda motora ou sensorial.
- Amplitude de movimento ativa do pescoço é:
  - 20 graus de flexão para a frente, 35 graus de extensão (30% e 70% dos valores normais)
  - *Flexão lateral:* 15 graus para a esquerda, 24 graus para a direita (38% e 60% do normal)
  - *Rotação:* 20 graus para a esquerda, 33 graus para a direita (36% e 60% do normal)

Questão:
1. Qual é o provável diagnóstico? Por quê?

Caso 2

D. J. é um universitário de 22 anos.
Observação: D. J. usa sua mão esquerda para segurar o seu membro superior direito fletido a 90 graus no cotovelo e segura os membros bem perto do tronco.
Queixa Principal: "Dor no meu braço direito e inchaço da minha mão direita."
Duração: Quanto tempo esta condição perdurou? "Um mês. Caí enquanto escalava há um mês e torci o meu punho." É parecido com um problema passado? "Não."
Gravidade/Caráter: O quanto o problema incomoda? "Incomoda muito. Sou destro. Não consigo escrever, não consigo me vestir, não consigo amarrar os sapatos." Isso mantém você acordado à noite? "Sim, os lençóis tocando meu braço ou meu braço tocando a cama doem terrivelmente."
Padrão de progressão: "Está piorando."
Localização/Irradiação: A fraqueza está situada em um local específico? "Sim, apenas no meu braço direito." Isso mudou com o passar do tempo? "Sim. Primeiro só a mão doía, agora dói até o meu ombro."
O que faz os sintomas melhorarem (ou piorarem)? "Qualquer coisa que encoste no meu braço faz piorar."
Existe algum sintoma associado? "Não."

EXAME DA EXTREMIDADE SUPERIOR DIREITA

S: Recusa-se a deixar o terapeuta tocar o braço direito; recusa todos os testes somatossensoriais.
A: A pele está azul, brilhante, seca e fria.
M: Perda visível de volume muscular (atrofia). Ativamente: abduz o ombro 15 graus, flexiona o ombro 30 graus; gira o ombro 10 graus em rotação interna, 10 graus em rotação externa. Tremor com movimentos ativos. Não permite qualquer movimento passivo do membro superior direito.

A, Autônomo; *M*, motor; *S*: somatossensorial.

Questões
1. Quais mudanças estão ocorrendo no sistema nervoso e que estão fazendo a dor piorar progressivamente?
2. Explique as anomalias cutâneas.
3. Qual é o diagnóstico?

Caso 3

B. J., uma mulher de 46 anos de idade, teve dor bilateral afetando seu pescoço, parte superior e inferior das costas, ombros e quadris por 6 meses. Visitou três médicos sem receber um diagnóstico, e sua impressão é que os médicos não acreditavam em seus relatos de dor. Ela é pesquisadora de doenças renais em um instituto de pesquisas universitário e a dor está interferindo em sua capacidade para trabalhar. A paciente tomou ácido acetilsalicílico e ibuprofeno, e nenhum dos dois foi eficaz. B. J. nega sentimentos de desesperança ou depressão. Ela descobriu que tomar um banho quente temporariamente diminui a dor.

Questões
1. Conhecendo a história de B. J., qual seria o seu próximo passo para estabelecer um diagnóstico?
2. Supondo que a sua suspeita de diagnóstico seja confirmada, o que você aconselharia B. J. a fazer?

Veja a lista completa das referências em www.evolution.com.br.

13 Sistema Motor: Neurônios Motores e Função Motora Espinal

Laurie Lundy-Ekman, PhD PT e Cathy Peterson, PT EdD

Objetivos do Capítulo

1. Listar as estruturas envolvidas no controle de cima para baixo do movimento voluntário.
2. Definir *tônus muscular*.
3. Contrastar contração e contratura muscular.
4. Descrever a adaptação da estrutura muscular de uma pessoa em posição encurtada ou alongada por meses.
5. Explicar plasticidade dos tipos de fibras musculares.
6. Descrever a anatomia, as localizações e as funções dos *neurônios motores alfa* e dos *neurônios motores gama*.
7. Descrever a organização autônoma dos *pools* de neurônios motores no corno anterior.
8. Identificar o movimento associado a cada miótomo de C5-T1 e de L2-L5.
9. Descrever estímulo, resposta e número de sinapses envolvidas no reflexo de estiramento fásico e listar os sinônimos comuns.
10. Definir cada tipo de contração muscular involuntária.
11. Listar as causas comuns de dano neuronal motor e fornecer exemplos.
12. Descrever os mecanismos de coordenada da região espinal.
13. Definir *paresia* e *paralisia*.
14. Explicar o mecanismo de *atrofia por desnervação*.
15. Definir *hipotonia* e *flacidez*.
16. Comparar os estudos de condução neural com a eletromiografia (EMG).
17. Descrever achados de EMG diagnósticos normais. Descrever achados de EMG diagnósticos com músculos denervados, músculos reinervados e miopatia.

Sumário do Capítulo

O Sistema Motor
Estrutura e Função do Músculo Esquelético
   Contração
   Resistência Muscular Total ao Estiramento
   Tônus Muscular: Resistência ao Estiramento Passivo
   Número de Sarcômeros se Adapta ao Comprimento do Músculo
   Resistência Articular ao Movimento e à Cocontração
Neurônios Motores
   Agrupamentos de Corpos Celulares Neuronais Motores na Medula Espinal
   Miótomos
   Neurônios Motores Alfa e Gama
     Coativação Alfa-Gama
   Unidades Motoras
Função Motora da Região Espinal
   Coordenação da Medula Espinal
     Inibição Recíproca

   Sinergias Musculares
   Esquema Corporal Proprioceptivo
   Papel dos Órgãos Tendinosos de Golgi no Movimento
   Controle Espinal da Caminhada: Geradores de Padrão de Passada
   Reflexos Espinais
     Reflexo de Estiramento Fásico: Fusos Musculares
     Reflexo Cutâneo: Reflexo de Retirada
   Relação entre Movimento Reflexivo e Voluntário
Contrações Musculares Involuntárias
   Fibrilações
   Tremores
Sinais de Lesões nos Neurônios Motores
   Diminuição ou Perda dos Reflexos
   Paresia ou Paralisia
   Atrofia Muscular
   Tônus Muscular Anormal

Estudos Eletrodiagnósticos
    Estudos de Condução Neural Motora
    Eletromiografia
        Atividade Muscular em Repouso
        Sinais Eletromiográficos de Músculo Desnervado e Reinervado versus Miopatia

Distúrbios dos Neurônios Motores
Resumo
Raciocínio Clínico Diagnóstico Avançado

O SISTEMA MOTOR

Até mesmo ações simples como pegar uma caneta envolvem uma complexa sequência de eventos (Fig. 13.1). A atividade neural começa com uma decisão tomada na parte anterior do lobo frontal. Em seguida, as áreas de planejamento motor e os circuitos de controle são ativados. Os circuitos de controle, consistindo no cerebelo e nos núcleos da base, regulam a atividade nos tratos motores descendentes. Os tratos motores fornecem sinais para o tronco encefálico e os interneurônios espinais e neurônios motores (NMs). Os NMs transmitem sinais diretamente para os músculos esqueléticos, evocando a contração das fibras musculares esqueléticas.

O movimento voluntário é controlado de cima para baixo (cérebro-medula espinal-músculo). No entanto, como a compreensão da função dos níveis mais altos depende de conhecimento dos níveis mais baixos, este capítulo descreve os NMs de nível mais baixo e o controle motor da medula espinal. O próximo capítulo apresenta os níveis mais altos do sistema motor.

ESTRUTURA E FUNÇÃO DO MÚSCULO ESQUELÉTICO

O músculo esquelético é excitável, contrátil, extensível e elástico. Para entender essas propriedades, é preciso considerar a estrutura e a função do músculo esquelético. A membrana de uma célula muscular tem projeções que se estendem para o músculo, chamadas de túbulos T (*transversais*). Adjacente aos túbulos T está o retículo sarcoplasmático, uma série de sacos de armazenamento de íons Ca^{2+}.

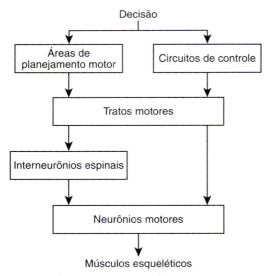

Fig. 13.1 Estruturas neurais necessárias para produzir movimentos normais. Embora a informação sensorial influencie cada uma das estruturas neurais envolvidas na geração dos movimentos, as conexões sensoriais foram omitidas, para facilitar.

Quando a acetilcolina (ACh) de um NM se liga aos receptores na membrana muscular, essa membrana despolariza, induzindo a despolarização dos túbulos T. Essa mudança no potencial elétrico evoca a liberação de íons Ca^{2+} dos seus sacos de armazenamento no retículo sarcoplasmático. Os íons Ca^{2+} se ligam aos receptores dentro das fibras musculares, iniciando a contração muscular.

As fibras musculares individuais consistem em *miofibrilas* paralelas ao eixo longitudinal da fibra muscular (Fig. 13.2). As miofibrilas consistem em proteínas organizadas em *sarcômeros*. Os sarcômeros são as unidades funcionais do músculo. Os sarcômeros são compostos de dois tipos de proteínas: estruturais e contráteis. As proteínas que compõem a estrutura do sarcômero incluem linha Z, linha M e titina. A linha Z é uma estrutura fibrosa em cada extremidade do sarcômero. A linha M ancora as fibras no centro do sarcômero. A titina, uma grande proteína elástica no músculo, conecta a linha Z com a linha M. A titina mantém a posição da miosina em relação à actina e impede que o sarcômero seja desmembrado (Fig. 13.3).

Miosina, actina, tropomiosina e troponina são proteínas envolvidas na contração muscular. Os filamentos de miosina têm projeções especializadas chamadas de *pontes cruzadas*, terminando em cabeças de miosina. Essas cabeças são capazes de se ligar a sítios ativos na actina. Os filamentos de actina são ancorados em cada extremidade do sarcômero em linhas Z.

Contração

A contração muscular é produzida quando a actina desliza em relação à miosina. Esse deslizamento é iniciado quando o Ca^{2+} se liga à troponina, e a mudança conformacional na troponina induz o movimento da tropomiosina para revelar os sítios ativos na actina. Isso permite que as cabeças de miosina se prendam a esses sítios ativos expostos (Fig. 13.4). Em seguida, as cabeças de miosina giram, puxando a actina para o centro do sarcômero. Esse acoplamento, giro e descolamento repetido das cabeças de miosina produz contração do músculo (Fig. 13.5).

Resistência Muscular Total ao Estiramento

Os músculos se comportam um pouco como molas: a resistência ao estiramento que os músculos geram depende do comprimento do músculo. Uma mola esticada gera mais resistência ao estiramento que a mesma mola quando está encolhida, e o músculo esticado gera mais resistência ao estiramento que o mesmo músculo quando está encurtado. A contração ativa, a titina e as ligações fracas actina-miosina determinam a resistência total ao estiramento muscular (Figs. 13.6 e 13.7). As ligações actina-miosina fracas são discutidas na próxima seção.

Tônus Muscular: Resistência ao Estiramento Passivo

O tônus muscular é a resistência ao estiramento no músculo em repouso. Clinicamente, a amplitude de movimento positiva é utilizada para avaliar o tônus muscular. Quando o tônus muscular é normal, a resistência ao estiramento passivo é mínima. A titina e as ligações actina-miosina fracas promovem o tônus muscular normal em repouso.

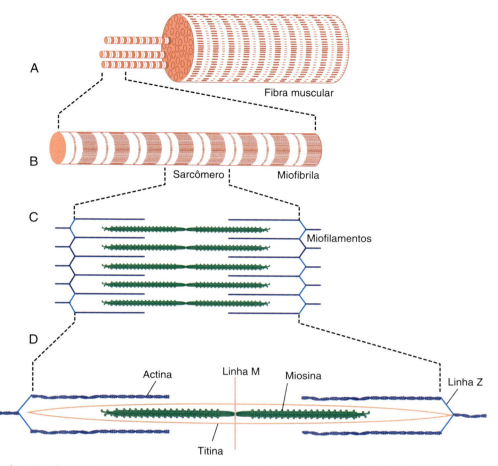

Fig. 13.2 Estrutura do músculo esquelético. A, Fibra muscular, consistindo em muitas miofibrilas. **B,** Miofibrila. A seção de uma miofibrila entre duas linhas Z é um sarcômero. **C,** Sarcômero. Um sarcômero é composto de miofilamentos, incluindo actina e miosina. **D,** Proteínas em um sarcômero. A actina é o filamento delgado preso à linha Z. A miosina é o filamento espesso, preso à linha M. A titina é o filamento elástico que ancora a linha M à linha Z.

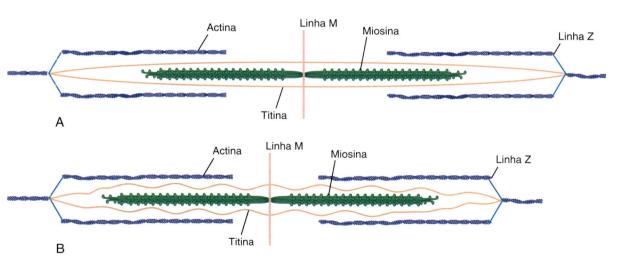

Fig. 13.3 Ações da titina. A, A titina impede que o sarcômero seja desmembrado quando o músculo é esticado. **B,** Nos comprimentos sarcomáticos normais, a titina mantém a posição da miosina no centro do sarcômero.

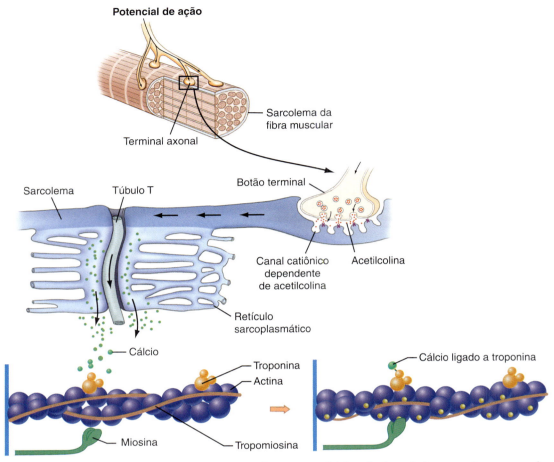

Fig. 13.4 Um potencial de ação inicia a contração muscular. Quando um potencial de ação despolariza a membrana muscular, a despolarização se espalha para os tubérculos T. Isso faz com que o retículo sarcoplasmático libere Ca^{2+} no sarcoplasma. O Ca^{2+} se liga à troponina, e a tropomiosina se move para expor os sítios de ligação na actina. As pontes cruzadas de miosina se ligam aos sítios na actina.

As ligações actina-miosina fracas são formadas quando a miosina se acopla à actina, mas as cabeças de miosina não giram, então não há um golpe de força. Desse modo, não ocorre contração muscular, ainda que a resistência ao estiramento seja gerada por essas ligações (Fig. 13.8). Essa ligação fraca entre a actina e a miosina é um pouco parecida com tiras de Velcro® mal presas. Para experimentar uma ligação actina-miosina fraca, tente fazer isso: envolva uma caneta com os seus dedos e o polegar, apertando por 30 segundos. Em seguida, vá soltando bem devagar e estenda completamente os dedos e o polegar. Por que há uma resistência maior que o normal à extensão dos dedos?

O estiramento lento permite que você conheça a resistência ao estiramento criada pelas ligações actina-miosina fracas que permanecem após a contração ativa forte. Se você tivesse estendido os músculos rapidamente após a breve contração forte, as ligações actina-miosina fracas teriam quebrado rapidamente, produzindo menos consciência da resistência ao estiramento. Assim, no músculo inervado normal, a resistência ao estiramento aumenta brevemente após uma contração prolongada.

Nos sistemas neuromusculares intactos, se um músculo for estendido após um período prolongado de imobilidade, a resistência do músculo ao estiramento é aumentada através das ligações actina-miosina fracas. Seguem três exemplos.

O primeiro exemplo é a rigidez isquiotibial experimentada quando você fica de pé após muito tempo sentado em um avião. Durante o tempo em que o músculo permanece imóvel, as ligações actina-miosina fracas se formam continuamente. Quanto maior a duração da imobilidade, maior o número de ligações fracas. Então, quando você se levanta rapidamente estendendo os isquiotibiais, as muitas pontes cruzadas não têm oportunidade de se desprender, tornando o músculo mais resistente ao estiramento.[1] O segundo exemplo é que a formação contínua das ligações actina-miosina fracas, mesmo nos sistemas neuromusculares intactos, faz com que os músculos do antebraço fiquem bem mais resistentes ao estiramento após alguns minutos de repouso.[2] Terceiro, as ligações actina-miosina fracas são um fator importante na estabilidade normal do tornozelo em pé.[3] Na posição de pé relaxada, os seres humanos dependem principalmente do carregamento do esqueleto, das estruturas ligamentares, da titina e das ligações actina-miosina fracas; os músculos são apenas ligeiramente ativos ou ficam ativos em caráter intermitente quando a oscilação excede os limites toleráveis.

> O tônus muscular é a resistência ao estiramento no músculo em repouso, sendo testado clinicamente pela avaliação da resistência, à medida que o músculo é estirado passivamente. O tônus normal do músculo relaxado não envolve reflexos. A resistência normal ao estiramento passivo lento no músculo relaxado é produzida por ligações actina-miosina fracas e pela titina. Como há uma gama de tônus normais entre os indivíduos saudáveis (normal baixo a normal alto), é importante avaliar as respostas normais em uma série de indivíduos para você aprender a reconhecer quando a resistência do músculo parece anormalmente baixa ou excessiva.

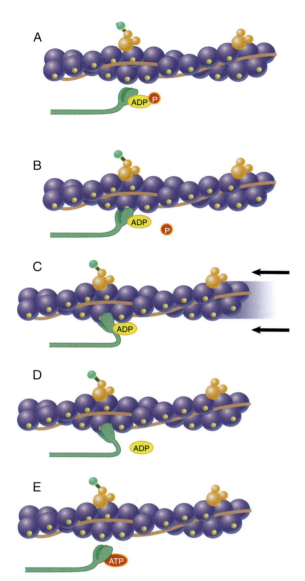

Fig. 13.5 Contração muscular. A, Quando sítios ativos são expostos na actina, a cabeça de miosina é ativada pela divisão do ATP acoplado em ADP + P (i.e., trifosfato de adenosina → difosfato de adenosina e fosfato). **B,** A cabeça de miosina se liga à actina, e P é liberado da cabeça de miosina. **C,** A ponte cruzada gira, fazendo com que a actina deslize em relação à miosina. **D,** O ADP se desprende da cabeça de miosina. **E,** Uma nova molécula de ATP se liga à cabeça de miosina, quebrando a ligação com a actina.

A resistência ao estiramento muscular no sistema neuromuscular normal tem sido atribuída frequentemente aos reflexos de estiramento. Um reflexo de estiramento é a contração muscular provocada pelo estiramento rápido do fuso muscular. Entretanto, a mudança mínima na atividade elétrica da membrana muscular durante o estiramento lento do músculo relaxado[5] elimina a possibilidade de os reflexos contribuírem para o tônus muscular em repouso, pois se a membrana muscular não estiver despolarizando o músculo não se contrai.

O Número de Sarcômeros se Adapta ao Comprimento Muscular

Quando saudável, o músculo inervado é continuamente imobilizado em uma posição encurtada por um período prolongado, os sarcômeros desaparecem das extremidades das miofibrilas. Por exemplo, se um molde de gesso mantiver a flexão do cotovelo a 90 graus por 2 meses, o bíceps perderá sarcômeros. As Figuras 13.9, 13.10 ilustram a contratura, as mudanças na estrutura muscular que ocorrem secundárias ao encurtamento muscular prolongado. Essa perda de sarcômeros é uma adaptação estrutural à posição encurtada,[6] tal que o músculo possa gerar a maior força possível no novo comprimento em repouso. Quando um músculo estruturalmente encurtado é estendido, ele vai alcançar rapidamente os limites de sua elasticidade e, por conseguinte, será muito resistente ao estiramento, ou seja, a menor quantidade de titina disponível para ser estirada vai limitar a extensibilidade do músculo. Por outro lado, se o músculo for imobilizado em uma posição alongada, o músculo irá acrescentar novos sarcômeros.[7] O carregamento crônico do músculo, como no treinamento físico, estimula os metarreceptores que ativam os genes para produzir colágeno e matriz extracelular a fim de melhorar a resistência do músculo à tração.[8]

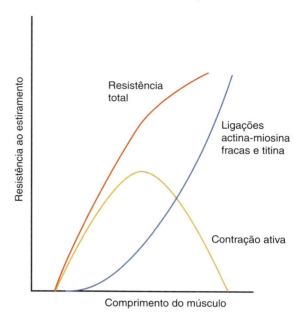

Fig. 13.6 A relação entre o comprimento de um músculo e a resistência ao estiramento gerada pelo músculo.

Resistência Articular ao Movimento e à Cocontração

As forças elásticas e contráteis dos músculos que agem em uma articulação determinam a resistência dessa articulação ao movimento. Essa resistência pode ser aumentada pela *cocontração*, a contração simultânea de músculos antagonistas. A cocontração estabiliza as articulações. Nos membros superiores, as cocontrações permitem os movimentos precisos. Por exemplo, cocontrair os antagonistas em volta do carpo permite o movimento preciso do dedo necessário para enfiar uma agulha. Nos membros inferiores, a cocontração permite que uma pessoa fique de pé em uma superfície instável, como no convés de um navio ou em um ônibus em movimento. As pessoas usam frequentemente a cocontração quando aprendem um novo movimento.[9]

NEURÔNIOS MOTORES

Os neurônios motores, também chamados de neurônios motores inferiores, são os únicos neurônios que transmitem sinais para as fibras esqueléticas extrafusais e intrafusais (ver discussão sobre o fuso muscular no Cap. 10).

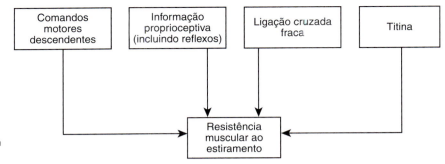

Fig. 13.7 Resumo dos fatores que contribuem para a resistência muscular ao estiramento.

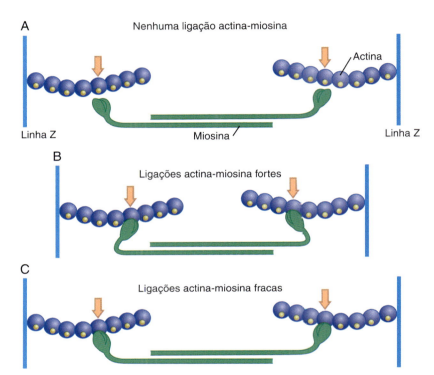

Fig. 13.8 Ligações de actina e miosina. **A,** A actina e a miosina são dissociadas (nenhuma ligação actina-miosina). **B,** Ligações fortes entre a actina e a miosina. Quando uma ligação forte é formada, as cabeças de miosina giram, puxando a actina (e as linhas Z acopladas) para mais perto. Essa contração ativa encurta o sarcômero C. **C,** Ligações actina-miosina fracas. A actina e a miosina estão acopladas, mas como as cabeças de miosina não giram, o comprimento do sarcômero não muda. No entanto, um músculo com muitas ligações actina-miosina fracas produz maior resistência ao estiramento do que um músculo com menos ligações actina-miosina.

Agrupamentos de Corpos Celulares Neuronais Motores na Medula Espinal

Os corpos celulares dos NMs da medula espinal ficam no corno anterior, e seus axônios saem da medula espinal via raiz ventral. Os corpos celulares cujos axônios se projetam para um único músculo se reúnem nos *agrupamentos motores*. As ações desses agrupamentos estão correlacionadas com a sua posição anatômica: os agrupamentos de corpos celulares motores situados medialmente inervam os músculos axiais e proximais, e os agrupamentos situados lateralmente inervam os músculos distais. Os agrupamentos situados anteriormente inervam os extensores, enquanto os agrupamentos mais posteriores (ainda dentro do corno anterior) inervam os flexores (Fig. 13.11).

Miótomos

Um grupo de músculos inervados por um único nervo espinal se chama *miótomo*. Os movimentos associados a miótomo específicos são reunidos na Tabela 13.1. Veja na Tabela 18.4 uma lista de músculos específicos e suas inervações espinais.

Neurônios Motores Alfa e Gama

Há dois tipos de NM: alfa e gama. Os dois tipos têm corpos celulares no corno anterior da medula espinal. Seus axônios saem da medula espinal via raiz ventral, viajam pelo nervo espinal e depois pelo nervo periférico até chegar ao músculo esquelético. Os NMs alfa têm grandes corpos celulares e grandes axônios mielinizados. Os axônios dos NMs alfa se projetam para o músculo esquelético extrafusal, ramificando-se em muitos terminais à medida que se aproximam do músculo (Fig. 13.12). Os NMs gama têm axônios mielinizados de porte médio (Tabela 13.2.) Os axônios dos NMs gama se projetam para as fibras intrafusais no fuso muscular.

Coativação Alfa-Gama

Durante a maioria dos movimentos, os sistemas neurônios motores alfa e gama funcionam simultaneamente. Esse padrão, chamado de *coativação alfa-gama*, mantém o alongamento na região central das fibras intrafusais do fuso muscular ao contrair as extremidades das fibras intrafusais quando as fibras musculares extrafusais contraem ativamente. O propósito da coativação alfa-gama é manter

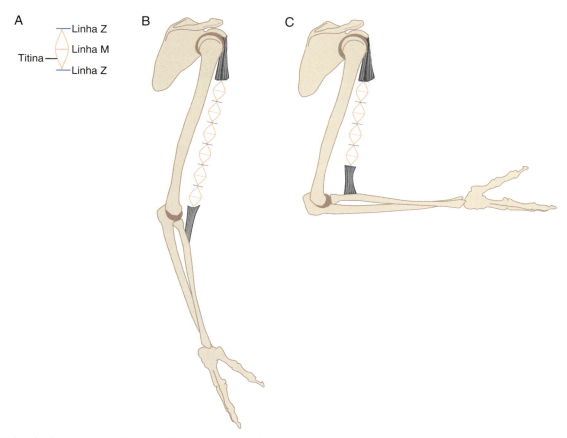

Fig. 13.9 Músculo de comprimento normal e contratura. A, Esquema representando as proteínas estruturais de um sarcômero. **B,** Um músculo de comprimento normal, representado por seis sarcômeros. Este músculo pode ser alongado facilmente para alcançar a amplitude total de movimento na articulação. **C,** Contratura, músculo estruturalmente encurtado, representada por quatro sarcômeros. Este músculo não pode ser alongado até uma amplitude total de movimento sem romper.

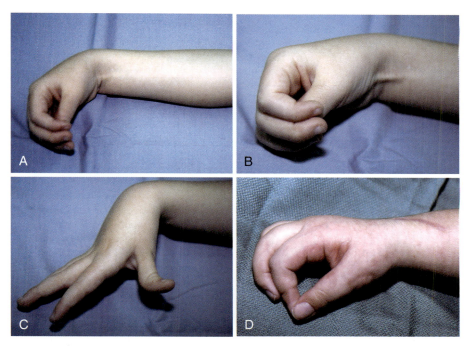

Fig. 13.10 A a **C,** Contratura por flexão do carpo. **C,** O indivíduo é capaz de estender os dedos, mas não o carpo. **D,** Extensão do carpo após a cirurgia. A cirurgia consistiu em prolongamento muscular, transferência do flexor ulnar do carpo para o extensor radial do carpo e reposicionamento do polegar.

(De Canale ST, Beaty JH: Campbell's operative orthopaedics, *ed 11, Philadelphia, 2007, Mosby.)*

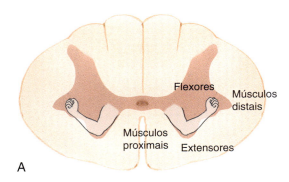

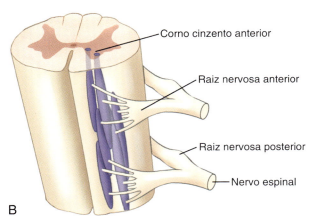

Fig. 13.11 Os corpos celulares dos neurônios motores estão dispostos em grupos que correspondem a cada músculo inervado. **A,** O membro superior superposto ao corno anterior esquerdo exibe a organização dos agrupamentos de neurônios motores. Os agrupamentos situados medialmente inervam os músculos axiais e da cintura. Os agrupamentos situados lateralmente inervam os músculos do membro distal. Os agrupamentos posteriores (dentro do corno anterior) inervam os músculos flexores. Os agrupamentos anteriores inervam os músculos extensores. **B,** Os agrupamentos podem se estender por vários segmentos da medula espinal.

TABELA 13.1	MOVIMENTOS ASSOCIADOS A MIÓTOMOS ESPECÍFICOS
Miótomo	Movimentos Produzidos
C5	Flexão do cotovelo
C6	Extensão do carpo
C7	Extensão do cotovelo
C8	Flexão da ponta do dedo médio
T1	Abdução do dedo
L2	Flexão do quadril
L3	Extensão do joelho
L4	Dorsiflexão do tornozelo
L5	Extensão do dedo grande do pé
S1	Flexão plantar do tornozelo

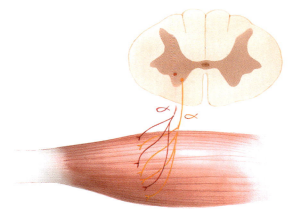

Fig. 13.12 Uma unidade motora consiste em um neurônio motor alfa e nas fibras musculares que ele inerva. Duas unidades motoras são ilustradas para mostrar que as fibras musculares inervadas por um único neurônio estão distribuídas por todo o músculo.

TABELA 13.2	CARACTERÍSTICAS DOS NEURÔNIOS MOTORES	
Tamanho e Mielinização do Axônio	Tipo do Axônio	Inerva
Grande mielinizado	Aα	Fibras musculares extrafusais
Médio mielinizado	Aγ	Fibras musculares intrafusais

a sensibilidade de alongamento do fuso muscular quando as fibras musculares extrafusais são contraídas. Sinais excitatórios suficientes para estimular os NMs alfa também estimulam os NMs gama para as fibras do fuso no mesmo músculo. A coativação alfa gama ocorre porque a maioria das fontes de estimulação dos NMs alfa tem colaterais que se projetam para os NMs gama e porque os NMs gama, com seus corpos celulares menores, requerem menos excitação para chegar ao limiar que os NMs alfa.

Unidades Motoras

Um NM alfa e as fibras musculares que ele inerva são referidos como uma *unidade motora* (Fig. 13.12). Sempre que um NM alfa é ativado, o neurotransmissor ACh é liberado em todas as suas junções neuromusculares e todas as fibras musculares inervadas por esse neurônio contraem. As unidades motoras são classificadas como contração lenta ou contração rápida, dependendo da velocidade da contração muscular em resposta a um único "choque elétrico". O neurônio que inerva o músculo determina as características da contração das fibras musculares. Os NMs alfa de condução mais lenta e menor diâmetro inervam as fibras musculares de contração lenta; os NMs alfa de condução mais rápida e maior diâmetro inervam as fibras musculares de contração rápida.

As fibras de contração lenta constituem a maioria das fibras musculares nos músculos posturais e de contração lenta. Por exemplo, o músculo sóleo consiste principalmente em fibras de contração lenta e é tonicamente ativo na posição de pé e fasicamente ativo na caminhada. O músculo gastrocnêmio tem mais fibras musculares de contração rápida que o sóleo. A contração fásica do gastrocnêmio produz movimentos rápidos e poderosos, como correr. Na maioria dos movimentos, as fibras musculares de contração lenta são ativadas primeiro porque os corpos celulares pequenos dos NMs alfa de condução lenta despolarizam antes dos corpos celulares dos NMs alfa maiores. As fibras musculares de contração lenta continuam geralmente a contribuir durante as ações mais rápidas, à medida que unidades de contração rápida são recrutadas. A ordem de recrutamento dos NMs alfa menores para os maiores se chama *princípio do tamanho de Henneman*. No entanto, a ordem de recrutamento dos NMs alfa dos menores para os maiores depende da tarefa e da fase durante a caminhada e corrida humana.[10]

As unidades motoras também variam quanto ao número de fibras musculares inervadas por um único neurônio. O músculo gastrocnêmio humano tem aproximadamente 2.000 fibras musculares inervadas por neurônio motor alfa. Por outro lado, o músculo extraocular lateral tem, em média, 2,5 fibras musculares por neurônio motor alfa porque é necessário o controle preciso dos movimentos oculares.[11]

A unidade motora é um simples motoneurônio alfa e a fibra muscular que ele inerva. Esta atividade da unidade motora depende da convergência da informação dos sensores periféricos, conexões medulares e vias descendentes do corpo celular e dendritos do motoneurônio alfa.]

RACIOCÍNIO CLÍNICO DIAGNÓSTICO 13.1

E. P. Parte I

Seu paciente, E. P., é um menino de 8 meses de idade encaminhado à sua clínica pediátrica porque não está usando seu braço e mão esquerdos. Ele nasceu com 41 semanas (1 semana após o prazo), pesando 4,58 kg, e o parto foi complicado, resultando em tração significativa no lado esquerdo do pescoço e no ombro esquerdo (flexão cervical lateral direita). Sua história médica pregressa é irretocável; seus pais são saudáveis.

Exame neuromuscular do membro superior esquerdo: Seu membro superior esquerdo é posicionado em rotação interna e abdução do ombro, extensão do cotovelo, pronação e flexão do carpo e dedo similar à do membro superior esquerdo exibido na Figura 13.13. No lado esquerdo, ele não consegue abduzir ou girar externamente o seu ombro, flexionar o cotovelo, supinar o antebraço ou estender os dedos. Todos os outros movimentos são normais. A amplitude de movimentos passiva do membro superior esquerdo está dentro dos limites normais.

E. P .1: Tônus muscular normal nos músculos não afetados do membro superior esquerdo não sofre oposição pelos músculos fracos ou paralisados, produzindo a posição anormal do membro. Liste os músculos/grupos musculares comprometidos e identifique a inervação no nível espinal de cada um deles.

E. P. 2: Quais achados você espera quando avaliar o reflexo tendinoso profundo do seu membro superior esquerdo?

FUNÇÃO MOTORA DA REGIÃO ESPINAL

Os movimentos são gerados quando a informação somatossensorial, as redes de interneurônios espinais e os comandos motores descendentes interagem na medula espinal para provocar o acionamento dos neurônios motores.

Coordenação da Medula Espinal

A comunicação neural dentro da medula espinal contribui para a coordenação do movimento. A inibição recíproca, as sinergias musculares, a estimulação proprioceptiva e os geradores de padrão de passada são mecanismos da medula espinal que organizam e sincronizam as contrações musculares para obter movimentos suaves, fluidos e eficazes.

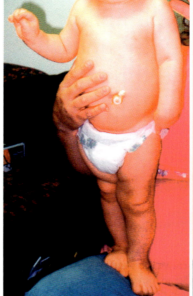
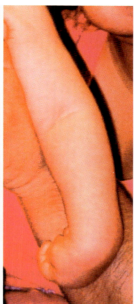

Fig. 13.13 Paralisia de Erb. Esse bebê grande para a idade gestacional passou por um parto difícil. Após a saída de sua cabeça, seu ombro esquerdo ficou pressionado contra a sínfise púbica. Foi necessária muita manipulação para liberar o seu ombro esquerdo, resultando em uma lesão em seu plexo braquial esquerdo. O membro superior esquerdo está correlacionado com músculos contando com inervação intacta. A posição, exibida ampliada à direita, chama-se de mão da "gorjeta do garçom". (*De* Brachial plexus palsy: Erb palsy, Klumpke palsy, obstetric palsy. Graham, John M., MD, ScD, Sanchez-Lara, Pedro A., MD, MSCE, com permissão.)

Inibição Recíproca

A *inibição recíproca*, que é a inibição dos músculos antagonistas durante a contração dos antagonistas, é alcançada pelos interneurônios na medula espinal que ligam os NMs em grupos funcionais. Quando um músculo contrai, os fusos musculares dentro desse músculo enviam sinais para a medula espinal que ativam os interneurônios que inibem os NMs do antagonista. Este processo é utilizado extensivamente durante o movimento voluntário para prevenir a oposição do antagonista ao movimento. Por exemplo, a inibição recíproca impede o acionamento do músculo isquiotibial quando o quadríceps femoral contrai (Fig. 13.14). A inibição recíproca também previne a ativação dos músculos antagonistas quando um agonista é ativado por reflexo. Por exemplo, uma pancada com o martelo de reflexos no tendão do bíceps provoca encurtamento do bíceps e alonga abruptamente o tríceps. Sem um mecanismo para obstar o reflexo de estiramento do tríceps, a contração do bíceps sofreria oposição da contração do músculo antagonista. Para evitar um reflexo de estiramento do antagonista, a atividade nos ramos colaterais dos aferentes do tipo Ia estimula os interneurônios a inibirem o eferente alfa para o antagonista. Um exemplo mais complexo da coordenação espinal é a ativação das sinergias musculares pelos aferentes do tipo II (próxima seção).

Sinergias Musculares

Sinergia muscular é ação muscular coordenada. Usamos as sinergias musculares constantemente. Quando comemos, a flexão do dedo e cotovelo se combina com a supinação do antebraço para levar o alimento à boca. Os aferentes do tipo II contribuem para as sinergias,

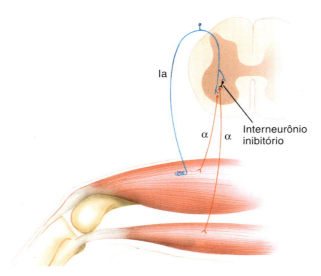

Fig. 13.14 Inibição recíproca. Muitas vezes quando um músculo é ativado, a oposição ao movimento pelo músculo antagonista é impedida através de interneurônios inibitórios.

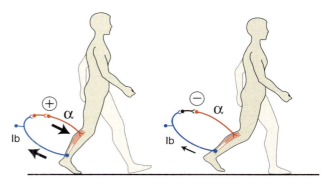

Fig. 13.15 Órgão tendinoso de Golgi. O estiramento de um tendão ativa aferentes do tipo Ib que fazem sinapse com interneurônios. Embora ocorra comunicação neural dentro da medula espinal, o esquema do arco reflexo é exibido fora do corpo porque as estruturas seriam pequenas demais se fossem exibidas dentro do corpo. Dependendo da tarefa, a estimulação do órgão tendinoso de Golgi (OTG) facilita ou inibe o acionamento do neurônio motor (NM). Por exemplo, durante a fase de apoio da marcha (*painel esquerdo*), a entrada de ONT facilita os NM para trabalharem com os músculos extensores dos membros inferiores. Durante a fase de apoio da marcha (*painel direito*), a estimulação do OTG inibe os neurônios motores para os mesmos músculos.

fornecendo informações para os neurônios da medula espinal provenientes dos receptores tônicos nos fusos musculares, certos receptores articulares e receptores de toque e pressão cutâneos e subcutâneos. Os interneurônios excitados pelos aferentes do tipo II se projetam para os NMs dos músculos que agem em outras articulações, promovendo uma base medular espinal para as sinergias musculares. Os pesquisadores do controle motor geralmente usam o termo *sinergia* para descrever a atividade dos músculos que costumam ser ativados juntos por um sistema nervoso normal.

Os médicos costumam restringir o uso do termo para as sinergias patológicas. Por exemplo, uma sinergia de flexão do membro superior ocorre quando uma pessoa com uma lesão do trato motor (em decorrência de traumatismo craniano ou AVE) flexiona o ombro e o movimento desse ombro sempre é acompanhado pela flexão indesejada, simultânea e obrigatória do cotovelo.

Esquema Corporal Proprioceptivo

A medula espinal cria um modelo proprioceptivo completo, chamado de *esquema*, do corpo no tempo e no espaço. Esse esquema inconsciente é utilizado para planejar e adaptar os movimentos.[12,13] Por exemplo, para golpear uma bola de tênis, é preciso conhecer a posição inicial do braço para planejar se a raquete deve ser movida para cima ou para baixo. Os receptores da cápsula articular e do ligamento, os receptores do fuso muscular e os órgãos tendinosos de Golgi (OTGs) fornecem a estimulação proprioceptiva necessária para gerar o esquema corporal.

A medula espinal interpreta a informação proprioceptiva como um todo e calcula uma imagem proprioceptiva completa (esquema) do corpo no tempo e espaço. Esse esquema é essencial para adaptar os movimentos ao ambiente com base no *feedback* proprioceptivo.

Papel dos Órgãos Tendinosos de Golgi no Movimento

Os OTGs contribuem para a propriocepção registrando a tensão do tendão. Essa informação é transmitida pelos aferentes do tipo Ib para a medula espinal, estimulando os interneurônios que excitam ou inibem os NMs para os sinergistas e o músculo de origem (Fig. 13.15). Por exemplo, a estimulação dos órgãos tendinosos em certos músculos extensores durante o suporte de peso provoca excitação autógena dos músculos de origem.[14] *In vivo*, os sinais dos OTGs nunca são isolados da entrada dos outros proprioceptores, e os sinais dos OTGs não provocam respostas independentemente das respostas para os outros proprioceptores. Os interneurônios que recebem sinais dos OTGs também recebem sinais dos fusos musculares aferentes cutâneos, aferentes articulares e vias descendentes. O papel dos OTGs no movimento é ajustar a contração muscular, em conjunto com outros sinais proprioceptivos e sinais motores do cérebro.

Até pouco tempo, acreditava-se que os sinais dos OTGs protegiam os músculos da lesão por excesso de carga, ao impedirem por reflexo a contração muscular excessiva. No entanto, o efeito da estimulação do OTG não é suficientemente poderoso para inibir a contração muscular voluntária. A atividade máxima do OTG ocorre antes de 50% da contração voluntária máxima.[15] Portanto, a ativação do OTG não consegue provocar inibição suficiente para causar relaxamento reflexivo do músculo sobrecarregado.[15] A menor contração muscular quando os músculos estão gravemente sobrecarregados podem, ao contrário, ser uma resposta à informação aferente integrada proveniente dos receptores musculoesqueléticos ou pode ser uma resposta voluntária. Nem a inibição do OTG explica o relaxamento muscular após a contração muscular máxima, pois quando o músculo para de se contrair, a taxa de acionamento do OTG diminui.

Controle Espinal da Caminhada: Geradores de Padrão de Passada

Quando uma pessoa está caminhando, cada membro inferior flexiona e estende alternadamente. Os *geradores de padrão de passada*

(GPPs) são redes adaptáveis de interneurônios espinais que ativam neurônio motores para provocar flexão e extensão alternada dos quadris e joelhos. Cada membro inferior tem um GPP dedicado.[16] Os ciclos de dois GPPs são coordenados por sinais transmitidos na comissura anterior da medula espinal,[17] de modo que, quando uma perna flexiona, a outra estende. Além de gerar ciclos repetitivos, os GPPs recebem e interpretam propriocepção e preveem as sequências corretas de ações por todo o ciclo da passada.[18,19]

No entanto, a flexão/extensão alternada provocada pela atividade do GPP não é o único mecanismo responsável pela caminhada. O controle postural, o controle cortical da dorsiflexão,[20] o controle normal dos núcleos da base e cerebelar e a informação aferente também são essenciais para a fase de oscilação da marcha, e reforçam a ativação muscular.[19] Os GPPs são apresentados com mais detalhes no Capítulo 18.

Os GPPs na medula espinal contribuem para a caminhada nos seres humanos. No entanto, a estimulação descendente normalmente é necessária para ativar os GPPs, e estes proporcionam uma flexão/extensão alternada recíproca do quadril e joelho, que é coordenada apenas bilateralmente. O controle cortical é essencial para direcionar a dorsiflexão do tornozelo, os controles cerebelar e dos núcleos da base são necessários para impedir movimentos indesejados e coordenar os movimentos, e os sinais do trato motor provenientes do tronco encefálico são necessários para manter o controle postural durante a caminhada.

Reflexos Espinais

A maior parte do movimento é automática ou voluntária e antecipatória — não reflexiva. Quando uma pessoa decide alcançar um livro, não há estímulo externo; esse movimento é intencional e não surge de reflexo. Um reflexo é uma resposta motora involuntária a um estímulo externo. Os reflexos envolvem um receptor, um membro aferente, uma sinapse (ou mais de uma), um membro eferente e efetor.

O exame clínico dos reflexos fornece informações importantes sobre o sistema nervoso central e periférico. Os reflexos requerem receptores sensoriais, aferentes primários, sinapses entre os aferentes primários e os NMs e músculos. Os reflexos da região espinal conseguem operar sem estímulo cerebral; no entanto, os sinais do cérebro normalmente influenciam os reflexos de estiramento ao ajustarem o nível de fundo da atividade neural na medula espinal. Na próxima seção, serão discutidos os reflexos de estiramento fásico e os reflexos cutâneos.

Reflexo de Estiramento Fásico: Fusos Musculares

O *reflexo de estiramento fásico* é a contração muscular em resposta ao estiramento rápido (também denominado reflexo tendinoso profundo [RTP] ou reflexo miotático). O estiramento muscular rápido ativa os sinais dos fusos musculares para os NMs alfa do mesmo músculo. Por exemplo, uma pancada vigorosa com um martelo de reflexos no tendão do quadríceps provoca uma contração reflexiva do músculo quadríceps (Fig. 13.16). A sequência em um reflexo de estiramento fásico é:

1. Golpear o tendão produz um estiramento rápido do músculo e dos fusos embutidos em paralelo às fibras musculares. O estiramento rápido estimula as terminações primárias dos fusos.
2. Os aferentes do tipo Ia transmitem potenciais de ação para a medula espinal e liberam neurotransmissores nas sinapses com os NMs alfa.

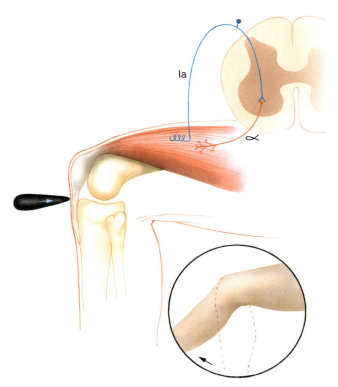

Fig. 13.16 Reflexo de estiramento fásico. O estiramento rápido de um músculo, provocado pelo golpe em um tendão muscular, estimula os aferentes do tipo Ia do fuso muscular. A atividade dos aferentes do tipo Ia causa excitação monossináptica dos neurônios motores alfa para o músculo estirado, resultando na contração abrupta das fibras musculares.

3. Os NMS alfa despolarizam, os potenciais de ação são propagados para as junções neuromusculares e a ACh é liberada.
4. A ACh se liga aos receptores na membrana muscular, a qual despolariza, e as fibras musculares contraem.

Existe apenas uma sinapse entre os neurônios aferentes e eferentes; desse modo, a resposta fásica rápida ao estiramento é um reflexo monossináptico.

Reflexo Cutâneo: Reflexo de Retirada

A estimulação cutânea também pode provocar movimentos reflexivos. Se uma pessoa pisa em uma tacha, o reflexo de retirada automaticamente ergue o pé, flexionando o membro inferior, mesmo antes de a pessoa perceber conscientemente a dor (Fig. 13.17). Os circuitos responsáveis pelo reflexo de retirada ficam dentro da medula espinal. O reflexo de retirada e as reações relacionadas serão descritos no Capítulo 18.

A ativação do órgão tendinoso de Golgi pode inibir ou facilitar a atividade do músculo correspondente. Os reflexos podem ser provocados pela estimulação dos receptores musculoesqueléticos ou cutâneos. O estímulo no fuso neuromuscular pode resultar de um estiramento muscular reflexo. Informação nociceptiva cutânea pode resultar no reflexo de retirada.

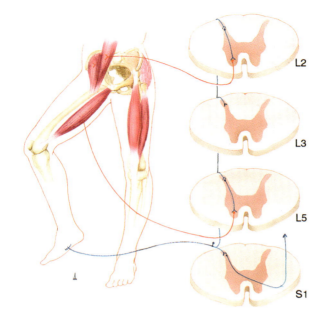

Fig. 13.17 Reflexo de retirada. Normalmente em resposta a um estímulo cutâneo doloroso, os músculos são ativados para mover a parte do corpo para longe da estimulação. Essa ação requer sinais em várias sinapses e em vários níveis da medula, pois vários segmentos espinais inervam os músculos ativos.

Relação entre Movimento Reflexivo e Voluntário

Classicamente, os reflexos eram considerados respostas a tipos particulares de informação sensorial, excitando apenas vias específicas, isoladas, dentro da medula espinal e resultando em saída estereotípica. O movimento voluntário era considerado totalmente separado dos reflexos. A pesquisa refutou essa divisão. A maioria dos estímulos sensoriais age de modo conjunto, os interneurônios envolvidos podem variar e os níveis apropriados do sistema nervoso central interagem para produzir movimento dependente do contexto. Por exemplo, mudar a excitação de uma pessoa, ou nível de alerta, pode modificar a resposta de movimento a uma pancada no tendão. Se uma pessoa estiver relaxada, uma pancada no tendão do quadríceps tende a provocar um movimento pequeno. Se a pessoa estiver extremamente ansiosa, uma pancada no tendão usando a mesma quantidade de força provavelmente vai provocar um movimento muito maior. A excitação muda o nível de estimulação descendente para o circuito espinal. Além disso, a saída do fuso muscular é modificada pelos ajustes da sensibilidade e pelos movimentos recentes e pelas contrações aos quais o músculo se submeteu.[21] Como consequência, a saída do fuso muscular não está relacionada linearmente com as mudanças no comprimento do músculo ou com a taxa de variação do comprimento. A informação do fuso é integrada a outros estímulos proprioceptivos para ajustar a saída muscular.

CONTRAÇÕES MUSCULARES INVOLUNTÁRIAS

As contrações musculares involuntárias espontâneas incluem:
- Câimbras musculares
- Fasciculações
- Mioclonia
- Movimentos anormais gerados por núcleos da base disfuncionais (Cap. 16)
- Fibrilações
- Tremores

Dessas contrações involuntárias, as quatro primeiras ocorrem ocasionalmente em um sistema neuromuscular saudável ou podem ser sinais de doença.

As *câimbras musculares* são contrações musculares graves, dolorosas, que duram segundos a minutos.[22] As descargas de alta frequência dos NMs hiperestimulados pelos tratos sensorial e motor causam câimbras musculares.[22,23] As *fasciculações* são contorções rápidas de todas as fibras musculares em uma única unidade motora. As fasciculações são visíveis na superfície da pele. Um exemplo de fasciculação é a contração da pálpebra que às vezes acompanha a ansiedade. A causa das fasciculações fisiológicas é desconhecida. A *mioclonia* é uma contração involuntária breve de um músculo ou grupo de músculos. A mioclonia explica o soluço e as sacudidelas que algumas pessoas dão quando estão dormindo. A causa da mioclonia no sistema neuromuscular normal desperto é desconhecida. A mioclonia do início do sono ocorre quando a transição vigília-sono desencadeia atividade dos neurônios motores espinais.[24]

As fasciculações patológicas serão discutidas dentro do contexto das lesões específicas. A mioclonia patológica ocorre na epilepsia, lesão cerebral ou da medula espinal, AVE e intoxicação química ou medicamentosa. Os movimentos involuntários anormais causados por distúrbios dos núcleos da base são discutidos no Capítulo 16.

Fibrilações

As fibrilações são contrações aleatórias, espontâneas e breves de fibras musculares únicas invisíveis na superfície da pele e sempre são patológicas. A fibrilação ocorre quando uma membrana muscular é instável em decorrência de desenervação, trauma ou desequilíbrio eletrolítico, e o potencial alterado da membrana provoca contrações involuntárias. A membrana muscular sofre hipersensibilidade por desenervação (Cap. 7), e a superfície inteira da membrana muscular fica hipersensível à ACh. A membrana muscular normal é sensível à ACh apenas na junção neuromuscular. A fibrilação é detectável apenas pela eletromiografia (EMG; veja a seção "Eletromiografia" mais adiante neste capítulo).

Tremores

Os *tremores* são movimentos rítmicos involuntários de uma parte do corpo. Os tremores de pequena amplitude ocorrem em todas as pessoas, tanto quando os músculos estão em repouso quanto em atividade.[25] Os tremores fisiológicos podem ser potencializados pela ansiedade, estresse, fadiga, medicações, distúrbios metabólicos, cafeína ou abstinência do álcool. Os tremores são classificados como de repouso ou de ação (Tabela 13.3). Os *tremores de repouso* são mais visíveis quando a pessoa não está se mexendo intencionalmente e tendem a diminuir com o movimento voluntário. Há três tipos de tremores de ação: postural, ortostático e intencional. Os *tremores posturais* ocorrem quando uma parte do corpo, normalmente o membro superior, é mantida contra a gravidade. Os *tremores ortostáticos* ocorrem apenas na posição de pé e afetam principalmente os membros inferiores. Os *tremores intencionais* estão ausentes no repouso, aumentam durante o movimento e ficam mais graves à medida que um alvo se aproxima.

O tremor de ação patológica mais comum é o tremor essencial, o qual consiste em tremores posturais e intencionais que afetam predominantemente a cabeça e as mãos, interferindo no uso de utensílios, comer, beber e se arrumar. A voz, os membros inferiores e o tronco também podem ser afetados. A herança autossômica dominante contribui para aproximadamente metade dos casos de tremores essenciais.

Sistema Motor: Neurônios Motores e Função Motora Espinal **CAPÍTULO 13** 253

TABELA 13.3 TREMOR

Tipo de Tremor	Descrição	Tremor Mais Visível Quando a Pessoa:	Causa Típica
Ação: Postural	Ocorre quando parte do corpo é mantida contra a gravidade	Flexiona os ombros e mantém os membros superiores esticados para fora e sem apoio	Tremor fisiológico potencializado
Ação: Ortostático	Ocorre somente quando a pessoa está de pé e afeta o tronco e os membros inferiores	Fica de pé sem apoio	Frequentemente uma lesão cerebelar
Ação: Intencional	Ocorre com o movimento voluntário e aumenta à medida que o alvo se aproxima	Faz o teste do dedo no nariz ou do calcanhar na canela	Lesão cerebelar
Repouso	Ocorre em uma parte do corpo relaxada e apoiada	Está sentada ou deitada com os membros superiores e inferiores apoiados. O tremor piora durante o movimento de outra parte do corpo (p. ex., tremor da mão piora durante a caminhada)	Doença de Parkinson e distúrbios relacionados

Na doença de Parkinson e nos distúrbios relacionados (doenças dos núcleos da base; Cap. 16), o tremor geralmente é de repouso e afeta principalmente as mãos e os membros inferiores; queixo, lábios e tronco também podem exibir tremor. No entanto, a doença de Parkinson e os distúrbios relacionados também podem causar tremores de ação. Os tremores cerebelares (Cap. 15) normalmente são tremores intencionais, ausentes no repouso e que pioram à medida que o movimento se aproxima de um alvo. Por exemplo, os tremores cerebelares são mais graves durante a parte final do movimento para apertar um botão do elevador. Os distúrbios cerebelares também podem causar tremor postural. O tremor psicogênico pode ser qualquer um dos tipos de tremor. O tremor psicogênico é caracterizado por início súbito e remissão, o tremor afeta uma parte do corpo e depois muda para uma parte diferente do corpo e diminui significativamente ou desaparece quando a pessoa está distraída.

RACIOCÍNIO CLÍNICO DIAGNÓSTICO 13.2

E. P., Parte II
E. P. 3: Defina tônus muscular e descreva como esse tônus é avaliado.
E. P. 4: Explique o tipo de tônus muscular que você espera nos grupos musculares comprometidos.

SINAIS DE LESÕES NOS NEURÔNIOS MOTORES

Interromper os sinais NM para o músculo diminui ou impede a contração muscular. Esse tipo de dano ocorre como consequência de trauma (p. ex., ferida de faca no antebraço), doenças desmielinizantes (p. ex., síndrome de Guillain-Barré), infecção (p. ex., poliomielite) ou neuropatia crônica (p. ex., diabetes). Se os corpos celulares dos NMs e/ou axônios forem destruídos, os músculos afetados são desnervados e sofrem:
- Diminuição ou perda dos reflexos
- Paresia ou paralisia
- Atrofia
- Diminuição ou perda do tônus muscular
- Fibrilações (discutidas na seção anterior)

Diminuição ou Perda dos Reflexos

Como o NM é a única rota da medula espinal até o músculo, as lesões dos NMs interrompem o membro eferente dos reflexos.

Paresia ou Paralisia

A perda ou redução da capacidade para gerar força muscular é uma consequência comum das lesões NM. Uma lesão completa de um nervo periférico, interrompendo todos os axônios no nervo, produz paralisia porque os NMs são a única via do sistema nervoso central para o músculo esquelético.

Atrofia Muscular

A *atrofia muscular* é a perda de volume muscular. A *atrofia por desuso* resulta da falta de uso do músculo, e a *atrofia neurogênica* é causada por danos ao sistema nervoso. A desnervação completa do músculo esquelético produz atrofia muscular grave porque a estimulação neural frequente, mesmo em um nível inadequado para produzir contração muscular, é essencial para a saúde do músculo esquelético. A perda de estimulação NM muda a expressão genética nos músculos, fazendo com que a atrofia muscular ocorra rapidamente porque o padrão de produção de proteínas no músculo muda. O músculo esquelético inervado normalmente produz 400 proteínas. Após a desnervação, a produção muscular de 26 proteínas diminui e a produção de 6 proteínas aumenta.[26]

Tônus Muscular Anormal

As lesões de NM causam dois tipos de tônus muscular anormal: hipotonia e flacidez. A hipotonia, resistência muscular anormalmente baixa ao estiramento passivo, ocorre com a menor estimulação dos NM para os músculos esqueléticos. Os músculos são mais elásticos que o normal, provavelmente em virtude de mais sarcômeros em série e, assim, mais titina. A flacidez é uma ausência total de tônus muscular, pois ocorre com as lesões NM completas.

ESTUDOS ELETRODIAGNÓSTICOS

Dois tipos de eletrodiagnósticos são realizados nos NMs: estudos de condução neural e EMGs.

Estudos de Condução Neural Motora

Frequentemente, os estudos de condução neural nos distúrbios motores servem para diferenciar entre três possíveis sítios de disfunção: nervo, junção neuromuscular e músculo. Nos estudos de condução neural que examinam os nervos motores, a pele sobre um nervo é estimulada eletricamente e os potenciais são registrados a partir da pele sobrejacente a um músculo inervado.

Por exemplo, a função das fibras motoras no nervo mediano pode ser testada estimulando eletricamente o nervo mediano no carpo e registrando ao mesmo tempo a informação dos eletrodos sobre o músculo abdutor curto do polegar e depois estimulando o cotovelo e registrando ao mesmo tempo a informação do mesmo sítio (Fig. 13.18). A despolarização do músculo é registrada como um potencial de ação muscular (PAM). A velocidade da condução neural é igual à distância entre os sítios de estimulação proximal e distal, dividida pela diferença entre as latências. A amplitude do PAM indica a função da junção neuromuscular, das fibras musculares e a capacidade de condução dos NMs alfa.

Eletromiografia

Na EMG de superfície, a atividade elétrica do músculo é registrada a partir da pele sobrejacente a este músculo. A EMG diagnóstica requer a inserção de um eletrodo de agulha diretamente no músculo. A EMG diagnóstica é utilizada normalmente para distinguir entre o músculo desnervado e a miopatia. *Miopatia* é uma anomalia ou doença intrínseca ao tecido muscular. A atividade elétrica de um músculo é registrada usando um osciloscópio e um alto-falante.

Na EMG diagnóstica, a atividade elétrica do músculo é registrada durante quatro condições: na inserção da agulha no músculo (atividade de inserção), durante o repouso, durante a contração voluntária mínima e durante a contração voluntária máxima (Fig. 13.19). A resposta normal à inserção da agulha é um breve intervalo de despolarização que se deve à irritação mecânica das fibras musculares. No repouso, o músculo normal é eletricamente silencioso. No entanto, o músculo normal eletricamente silencioso tem tônus muscular, pois a titina confere a elasticidade natural do músculo esquelético. A contração voluntária mínima evoca potenciais de ação de unidades motoras únicas. A contração voluntária máxima gera um padrão de recrutamento total, criado pela descarga assíncrona de muitas fibras musculares.

Atividade Muscular em Repouso

Durante o repouso podem ocorrer dois tipos de atividade muscular: fibrilação e fasciculação. A fibrilação é sempre anormal. No entanto, nem toda atividade muscular em repouso é anormal. As fasciculações podem ocorrer em um sistema neuromuscular normal ou podem ser patológicas. Um exemplo de fasciculação anormal é a contração dos músculos da parte inferior da perna após o exercício vigoroso. A desidratação,[27] o desequilíbrio eletrolítico[27] e a idade avançada[28] podem

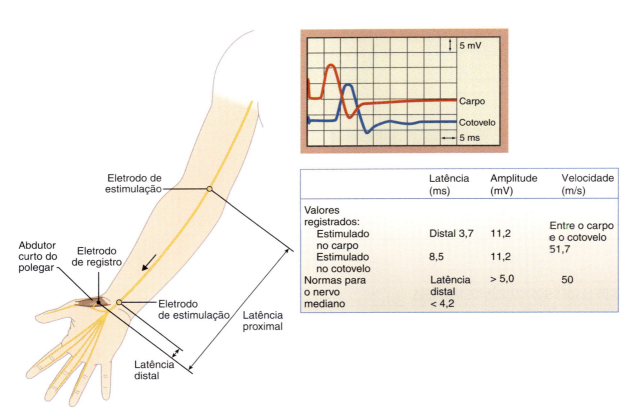

Fig. 13.18 Registro de estudo de condução do nervo mediano normal. Os valores normais da condução do nervo mediano são listados abaixo dos valores registrados. A latência distal é o tempo entre um estímulo perto do músculo e o aumento na atividade elétrica do músculo. Nesse caso, a latência distal é o tempo entre o estímulo no carpo e a atividade elétrica do abdutor curto do polegar. A latência proximal é o tempo entre a estimulação no ponto proximal no nervo e o registro da atividade elétrica no músculo. Nesse caso, é o tempo entre a estimulação proximal no cotovelo e o registro da atividade elétrica do abdutor curto do polegar.

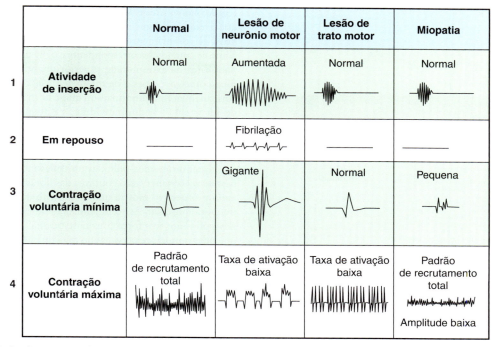

Fig. 13.19 Atividade eletromiográfica diagnóstica (EMG) normal comparada com atividade EMG diagnóstica nas lesões dos neurônios motores, lesões do trato motor e miopatia.

causar fasciculação normal. A fasciculação patológica ocorre quando os neurônios desmielinizados desenvolvem focos ectópicos, fazendo com que potenciais de ação anormais sejam gerados no axônio.

Sinais Eletromiográficos de Músculo Desnervado e Reinervado *versus* Miopatia

As fibrilações e a menor taxa de ativação durante a contração voluntária máxima indicam músculo desnervado. Se o músculo for reinervado, são registrados potenciais musculares de amplitude maior que o normal em razão dos axônios inervando um número de fibras musculares maior que o normal. Na doença primária do músculo (miopatia), os axônios inervam uma quantidade de fibras musculares menor que o normal, resultando em um PAM de pequena amplitude. A miopatia é indicada por potenciais de baixa amplitude e curta duração, ausência de atividade muscular espontânea (fasciculações, fibrilações) e preservação da sensação somática.

Estudos de condução neural diferenciam entre distúrbios nervosos, da junção neuromuscular e musculares. A EMG diagnóstica distingue entre músculo desnervado e reinervados e miopatia.

DISTÚRBIOS DOS NEURÔNIOS MOTORES

Trauma, infecção (poliomielite), distúrbios degenerativos ou vasculares e tumores podem danificar os NMs. Lesões traumáticas nos NMs são discutidas no Capítulo 17. Uma infecção que afeta apenas os NMs é o poliovírus, que invade seletivamente os corpos celulares dos neurônios motores e destrói alguns deles (Fig. 13.20), desnervando algumas fibras musculares. Os sobreviventes da poliomielite

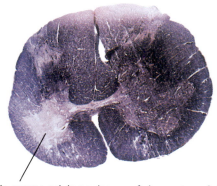

Perda de corpos celulares dos neurônios motores inferiores

Fig. 13.20 Corte horizontal de uma medula espinal pós-pólio. O corte foi corado para mielina de modo que a substância branca aparece escura. A perda de corpos celulares é visível no corno anterior. (Cortesia de Dr. Melvin J. Ball.)

recuperam alguma força muscular, já que os neurônios sobreviventes geram brotos colaterais, criando axônios terminais novos e reinervando as fibras musculares (Fig. 13.21). Em alguns sobreviventes da poliomielite, a **síndrome pós-pólio** ocorre anos depois da doença aguda. Esta síndrome não se deve à morte de NMs inteiros; em vez disso, os neurônios sobreviventes hiperestendidos não conseguem suportar o número anormal de ramos axonais, provocando a morte de alguns ramos distais. A síndrome pós-pólio é a doença neuronal motora mais comum nos Estados Unidos,[29] com uma prevalência de 60 casos por 100.000 pessoas.[30]

Os sintomas da síndrome pós-pólio incluem crescente fraqueza muscular, dor articular e muscular, fadiga e problemas respiratórios. A dor como um sintoma importante de uma doença NM pode parecer contraintuitiva, mas a dor é causada por músculos sobrecar-

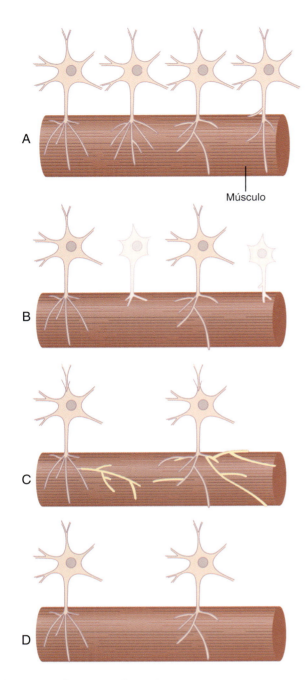

Fig. 13.21 Efeitos da poliomielite nos neurônios motores alfa. **A,** Unidades motoras saudáveis com inervação normal. **B,** Poliomielite aguda; morte de alguns neurônios levando à atrofia das fibras musculares. **C,** Recuperação; brotamento colateral pelos neurônios sobreviventes para reinervar as fibras musculares sobreviventes. **D,** Síndrome pós-pólio; os neurônios hiperestendidos não conseguem mais suportar o número excessivo de ramos distais. Os ramos distais mais novos atrofiam, deixando algumas fibras musculares desnervadas.

regados e por estresse ligamentoso decorrente de fraqueza. As pessoas que tiveram poliomielite mais de 30 anos atrás apresentavam apenas 46% de comprimento isométrico do membro dos indivíduos de controle com idade correspondente e 67% dos valores dos controles para força da extremidade superior quando testados usando um dinamômetro.[31] Apesar da fraqueza grave, os escores do teste muscular manual foram normais ou quase normais (> 4 em uma escala de 0 a 5) em 75% dos indivíduos.[31] A fraqueza pós-pólio pode ser um declínio normal da força relacionado com a idade, mais óbvio nas pessoas que tiveram poliomielite porque seus músculos foram previamente enfraquecidos.

Na síndrome pós-pólio, as unidades motoras exibem sinais de desnervação/reinervação contínua das fibras musculares.[31] Nenhum dado prospectivo mostra que o aumento da atividade física leva à fraqueza muscular. As recomendações de exercício para as pessoas pós-pólio são: se a força for quase normal e não houver sinais de unidades motoras reinervadas no teste de EMG, treinamento pesado de resistência; se houver fraqueza moderada e sinais de reinervação no teste de EMG, treinamento de resistência submáximo; e se houver paresia grave na caminhada, bicicleta ergométrica e natação.[32]

RESUMO

Os movimentos dos membros e do tronco contam com a inervação NM espinal dos músculos esqueléticos. A informação somatossensorial, os sinais das redes de interneurônios espinais e sinais dos tratos motores descendentes convergem nos NMs para evocar contrações musculares coordenadas. As contrações musculares involuntárias incluem câimbras musculares, fasciculações, mioclonia, tremores, fibrilações e movimentos anormais gerados pelos núcleos da base. As lesões completas dos NMs causam paralisia flácida, atrofia muscular grave, fibrilações e perda dos reflexos.

RACIOCÍNIO CLÍNICO DIAGNÓSTICO AVANÇADO

RACIOCÍNIO CLÍNICO DIAGNÓSTICO 13.3

E. P., Parte III

E. P. 5: Sem intervenção, E. P. pode desenvolver contraturas do membro superior esquerdo. Descreva a fisiologia subjacente ao desenvolvimento das contraturas musculares.
E. P. 6: Quais movimentos passivos da articulação você prevê que serão limitados por causa do desenvolvimento de contratura?
E. P. 7: O paciente é diagnosticado com paralisia de Erb como consequência de trauma congênito que danificou algumas raízes nervosas espinais. Com base no mecanismo da lesão (consulte a história), qual parte do plexo braquial foi danificada?
E. P. 8: O teste preciso da sensação de E. P. pode representar um desafio em razão de sua idade, mas, dado seu comprometimento motor e consultando os dermátomos nas Figuras 10.6 e 10.7, onde você prevê os comprometimentos sensoriais?
E. P. 9: Por que seus comprometimentos sensoriais e motores são na distribuição dos dermátomos e miótomo e não nos nervos periféricos?

—Cathy Peterson

Sistema Motor: Neurônios Motores e Função Motora Espinal **CAPÍTULO 13**

NOTAS CLÍNICAS

Estudo de Caso

A. K. é um homem de 78 anos de idade, funcionário aposentado dos correios.

O que o traz aqui? "Eu era ativo; costumava dar a volta no lago todos os dias; mais ou menos 1 hora de caminhada. Agora me sinto anormalmente cansado após caminhar por 20 minutos e não me sinto plenamente recuperado pelo restante do dia. Meu joelho esquerdo dói por horas após caminhar. Minha lombar dói o tempo todo. Minhas mãos ficam atrapalhadas; é difícil lidar com botões."

Duração: "2 anos, piorando gradualmente." Similar a algum problema passado? "Não."

Gravidade/caráter: O quanto incomoda/interfere nas atividades diárias: respondido na descrição da queixa principal.

Localização/Irradiação: "Nenhuma alteração na localização dos sintomas; está apenas piorando progressivamente."

O que faz os sintomas melhorarem ou piorarem? "Tenho um pouco mais de energia pela manhã se for com calma e não me esforçar demais."

Padrão de progressão: respondido na resposta para localização/irradiação.

Quaisquer outros sintomas que começaram por volta da mesma época? "Não."

S: A sensação está totalmente intacta por todo o corpo e cabeça. Na palpação da região lombar, nenhum ponto específico é identificado; todos os músculos na região estão sensíveis à pressão. Não há sensibilidade à pressão nas facetas articulares ou nas articulações SI. Joelho esquerdo: cápsula posterior dolorida na palpação.

A: Normal

M: Força muscular (TMM: ES não testada nesse momento; entretanto, o paciente não relata fraqueza na ES):

	Esquerda	Direita		Esquerda	Direita
Flexores do quadril	4	4+	Tibial anterior	2	4
Extensores do quadril	4-	4	Tibial posterior	2	4
Abdutores do quadril	4-	4	Peroneais	3	4+
Adutores do quadril	4	4+	Gastrocnêmio/sóleo	3-	4
Flexões do joelho	3	4	Flexores dos artelhos	2	4
Extensores do joelho	3-	4	Extensores dos artelhos	0	4

Volume muscular: Membros esquerdos 30 a 2,5 cm menores em diâmetro na metade superior do braço, meio do antebraço, meio da coxa e meio da panturrilha.

Fasciculações: Nenhuma.

Tônus muscular: Tônus muscular normal.

Reflexos: Normais.

Controle postural: O paciente consegue sentar na cadeira sem apoio, independente em sentar → levantar e ficar de pé.

Ambulação: O paciente tem inclinação lateral do tronco para a esquerda quando suporta peso no membro inferior esquerdo. Ele tem uma marcha de Trendelemburg (o quadril direito cai) quando está suportando peso no membro inferior esquerdo. O membro inferior direito funciona razoavelmente bem. O membro inferior esquerdo exibe os seguintes desvios: ausência de batimento do calcanhar, pé caído com marcha tipo parada, hiperextensão do joelho durante a postura.

A, autônomo; *M*, motor; *TMM*, teste muscular manual; *S*, somatossensorial; *SI*, sacroilíaco: *ES*, extremidade superior.

Questão

1. Em virtude da idade do paciente, da progressão gradual e do fato de que todos os músculos esqueléticos de A. K. são fracos, qual é o provável diagnóstico?

Veja a lista completa das referências em www.evolution.com.br.

14 Sistema Motor: Tratos Motores

Laurie Lundy-Ekman, PhD, PT

Objetivos do Capítulo

1. Descrever o papel da estimulação sensorial no controle motor.
2. Descrever as quatro vias para transmitir sinais para movimentos posturais e grosseiros; incluir onde começa e termina cada um dos tratos, identificar se (e onde) os tratos sofrem decussação e os resultados da ativação.
3. Descrever as duas vias para transmitir sinais para movimentos fracionados e distais do membro. Incluir onde começa e termina cada um dos tratos, identificar se (e onde) os tratos sofrem decussação e os resultados da ativação.
4. Descrever a organização funcional dos neurônios no córtex motor primário.
5. Descrever a função dos tratos *ceruleospinal* e *rafespinal* e dar exemplos de como a ativação afeta a saída motora.
6. Definir *paresia, paralisia, hemiplegia, paraplegia* e *tetraplegia*.
7. Comparar *hipertonia, espasticidade* e *rigidez*.
8. Descrever arco reflexo para o reflexo de estiramento tônico. Explicar por que o reflexo de estiramento tônico não ocorre no sistema nervoso intacto.
9. Descrever a rigidez descerebrada e descorticada.
10. Listar os sinais de lesões do trato motor e dar exemplos de causas comuns.
11. Descrever o *sinal de Babinski*, o *clônus* e a *resposta em canivete*.
12. Comparar hipertonia resultante de AVC, encefalopatia crônica infantil não progressiva e lesão completa da medula espinal.

Sumário do Capítulo

Contribuição Sensorial para o Controle do Movimento
Estratégias de Movimento
O Sistema Motor Central
Tratos Motores para a Medula Espinal
    Movimentos Posturais e Grosseiros: Tratos Motores
        Mediais
        Trato Reticulospinal
        Trato Vestibulospinal Medial
        Trato Vestibulospinal Lateral
        Trato Corticospinal Medial
    Movimentos Fracionados e Movimentos
        Distais dos Membros: Tratos
        Motores Laterais
        Trato Rubrospinal
        Trato Corticospinal Lateral
    Tratos Motores Inespecíficos
    Controle dos Músculos na Cabeça e os Músculos
        Superficiais do Pescoço: Tratos do Tronco
        Encefálico
    Áreas Motoras Corticais
Sinais de Lesões do Trato Motor

Paresia e Paralisia
Reflexos Anormais
    Reflexos Cutâneos Anormais
    Hiper-reflexia de Estiramento Fásico
    Reflexo de Estiramento Tônico
    Clônus
    Resposta em Canivete
Mioplasticidade
    Atrofia Muscular por Desuso
Tônus Muscular Anormal
    Flacidez e Hipotonicidade
    Hipotonia Temporária Causada por Choque
        do Sistema Nervoso Central
    Hipertonia
        Espasticidade: Hipertonia Dependente da Velocidade
        Rigidez
Perda de Fracionamento do Movimento
Cocontração Anormal
Sinergias Musculares Anormais
O Mecanismo das Limitações Funcionais Depende de Sítio da Lesão e se a Lesão Ocorreu no Período Perinatal

Encefalopatia Crônica Infantil não Progressiva
    Espástica: Cocontração Anormal, Hiper-reflexia,
    Hiperatividade do Trato Motor do Tronco
    Encefálico e Alterações Mioplásticas
Problema de Controle Motor Primário nas
    Síndromes do Trato Motor de Início Adulto:
    Paresia e/ou Paralisia
AVC da Artéria Cerebral Média: Paresia/Paralisia,
    Perda de Fracionamento, Hiperatividade
    Reticulospinal e Alterações Mioplásticas
    Paresia e Movimento Voluntário Pós-AVC
    Hiperatividade do Trato Reticulospinal
    Alterações Mioplásticas Pós-AVC
    Comprometimento Pós-AVC do Membro
        Superior Ipsilateral
Lesões do Trato Motor Espinal: Paresia,
    Paralisia e Hiper-reflexia
    Hiper-reflexia na Lesão da Medula Espinal
    Contratura

**A Eletromiografia de Superfície Diferencia Alguns
    Comprometimentos Secundários às Lesões do
    Trato Motor**
**Lesões do Trato Motor: Características Comuns
    e Diferenças**
**Intervenções para Deficiências Secundárias a
    Lesões do Trato Motor**
    Encefalopatia Crônica Infantil não Progressiva
        Espástica
    Acidente Vascular Cerebral
    Lesão da Medula Espinal
    Medicações para Espasticidade
    O Alongamento é Ineficaz no Tratamento da
        Contratura em Pessoas com Condições
        Neurológicas
Esclerose Lateral Amiotrófica
Resumo
Raciocínio Clínico Diagnóstico Avançado

Em 4 de julho, quase 2 anos atrás, ofereci um almoço para a família e os amigos. Tudo parecia bem. Após nossos convidados irem embora, meu marido me encontrou caída no chão. Não me lembro de nada a respeito de julho daquele ano. O rompimento de um aneurisma levou embora partes da minha vida. Fiz uma cirurgia para corrigir o aneurisma em 5 de julho e outra para inserir uma derivação em 3 de agosto. Lembro-me de coisas desde a cirurgia. Fiz 3 semanas de reabilitação no hospital e depois fisioterapia e terapia ocupacional duas vezes por semana durante quase 1 ano.

Agora meus movimentos ainda são bem lentos; tudo me custa duas vezes mais que antes. Não consigo mexer meu pé direito, então eu uso uma atadura para não virar meu tornozelo ou tropeçar. Costumava pedalar grandes distâncias. Agora não consigo andar de bicicleta sozinha. Consigo mexer o meu braço direito do punho para cima, mas não consigo mexer minha mão direita. Escrever é quase impossível porque eu era destra. Não consigo digitar no teclado do computador usando apenas a minha mão esquerda. Cozinhar me toma muito tempo e tenho problemas para tirar algo do forno. Adoro viajar, mas é difícil circular nos outros países. Muitos lugares não têm corrimões nas escadas e isso dificulta subir e descer escadas. Tenho problemas mínimos com a linguagem; minha boca funciona mais lentamente e às vezes eu esqueço partes do que quero dizer.

Fiz muito progresso desde o rompimento do aneurisma. Primeiro, mal conseguia falar; era difícil demais tentar descobrir as palavras.

Tive de usar uma cadeira de rodas porque o meu equilíbrio era muito ruim. Agora consigo caminhar longas distâncias e sou completamente independente.

Na terapia trabalhamos ambulação, fortalecimento, equilíbrio e alongamento. Usei um estimulador elétrico para ajudar a contrair os músculos que erguem a parte da frente do pé, mas isso não pareceu ajudar. Não tomei medicamentos para minha condição.

— Jane Lebens

Aneurisma é um "inchaço" parecido com um balão em uma seção fraca de uma parede arterial. Como a parede de um aneurisma é adelgaçada, este tende a romper. O sangramento de um aneurisma rompido no cérebro é uma das causas de AVC. No caso de Jane, o AVC afetou a artéria cerebral média esquerda, que fornece sangue para as áreas somatossensorial e motora do córtex cerebral esquerdo e a cápsula interna. O AVC matou neurônios que se comunicam com o lado direito do corpo e a parte inferior da face. Desse modo, a mão e o pé direitos estão permanentemente paralisados, e os músculos que a paciente consegue contrair voluntariamente no lado direito do corpo estão paréticos. A artéria cerebral média esquerda também abastece a área cortical que processa a linguagem na maioria das pessoas. Como muitos neurônios na área da linguagem sobreviveram, uma vez que o sangue extravascular e o tecido danificado foram removidos durante o processo de cicatrização, a maioria das habilidades de linguagem retornou. Este capítulo cobre os tratos motores que sinalizam os neurônios motores. A linguagem é discutida no Capítulo 29.

Toda ação que realizamos necessita do sistema motor. O movimento — que nos permite ler, falar, caminhar, preparar o jantar e tocar instrumentos musicais — é orquestrado pela ação coordenada das regiões periférica, espinal, do tronco encefálico/cerebelar e cerebral, moldado por um contexto específico e direcionado para nossas intenções. Considere como as estratégias de movimento mudam quando caminhamos em uma calçada coberta de gelo: nossa cadência, o tamanho da passada e a postura se ajustam às diferenças. Uma

criança pequena pode optar por se sentar e fugir em vez de se arriscar a cair. Escolhemos essas alternativas com base em nossas informações sensoriais. Como vimos no exemplo do paciente de Rothwell (neuropatia periférica grave; Cap. 11), o desempenho motor normal e a sensação são interdependentes. A informação sensorial necessária varia de acordo com a tarefa e costuma ser utilizada na preparação para o movimento, além de fornecer informações durante e após o movimento.

CONTRIBUIÇÃO SENSORIAL PARA O CONTROLE DO MOVIMENTO

O uso antecipado da informação sensorial para se preparar para o movimento é designado *alimentação anterógrada*. Um exemplo de alimentação anterógrada é o aumento na atividade dos isquiotibiais antes do carregamento articular nas pessoas que têm uma ruptura do ligamento cruzado anterior.[1] A maior contração dos isquiotibiais impede a translação tibial anterior durante a aceitação da carga. O *feedback* (retroalimentação) é o uso da informação sensorial durante ou após o movimento para fazer correções no movimento atual ou nos movimentos futuros. O *feedback* dos proprioceptores, da pele, da visão, da audição e dos receptores vestibulares adapta continuamente a caminhada às restrições do ambiente.[2]

A informação somatossensorial é importante para a aprendizagem motora. Perturbar a função do córtex somatossensorial por meio da estimulação magnética transcraniana repetitiva (EMTr) sobre o córtex somatossensorial prejudica a aprendizagem motora.[3]

A informação proprioceptiva é analisada para prever a interação dos torques e planejar a sincronização dos movimentos multiarticulares. Nas pessoas com sistemas nervosos normais, os movimentos articulares são sincronizados e a cinemática da maioria dos movimentos é a mesma, independentemente de os movimentos serem executados lentamente, na velocidade natural ou rapidamente. Nas pessoas com perda completa da sensação somática abaixo do pescoço, os movimentos articulares não são bem sincronizados e os movimentos rápidos são decompostos. Na decomposição do movimento, apenas uma articulação é movida de cada vez para simplificar o controle pela eliminação interação dos torques. Por exemplo, a pessoa vai manter a articulação do cotovelo em uma posição fixa e moverá apenas o ombro.[4]

Os movimentos bem aprendidos, incluindo caminhar, comer e dirigir, normalmente requerem pouca atenção consciente. A suavidade desses movimentos praticados é notável, dada a complexidade de coordenar simultaneamente os torques interagentes produzidos pelas ações musculares com as condições ambientais. A aparente falta de esforço do movimento automático requer a integração permanente das informações visuais, somatossensoriais e vestibulares com o processamento motor.

A perda de qualquer um dos três sentidos que integram o movimento automático interfere na facilidade e graciosidade dos movimentos. Na ausência da visão, o ato de alcançar depende da sensação somática e da propriocepção para localizar os objetos. Comparados com o alcance guiado pela visão, os movimentos sem a visão requerem mais tempo e são menos precisos. A perda de sensação somática nas pessoas com desaferentação completa perturba o posicionamento dos membros.[5] A perda vestibular bilateral completa interfere no equilíbrio, ainda que a informação visual ou do tato de uma superfície estável possa melhorar significativamente o equilíbrio, apesar da ausência completa de informação vestibular.[6] O movimento suave, preciso, requer informação visual, somatossensorial e gravitacional.

ESTRATÉGIAS DE MOVIMENTO

Minha primeira experiência como terapeuta ensinando transferência da cadeira de rodas para uma pessoa com quadriplegia (nível C7; paralisia completa do ombro para baixo, exceto o bíceps braquial) enfatiza a complexidade do movimento. Apesar de minhas tentativas para instruí-lo, ele não saía da cadeira. Ele me perguntava se poderia tentar do seu jeito, então eu o protegi enquanto colocava a testa no painel, lançava o antebraço no teto usando o bíceps braquial, momento e gravidade, e depois se erguia para dentro do carro contraindo os flexores do pescoço e do cotovelo. A paralisia impedia uma transferência convencional para o carro, mas ele usou a biomecânica e os recursos do ambiente para solucionar o problema de movimento. Assim como na maioria dos movimentos, ele iniciou e controlou a ação; o movimento não foi em resposta a qualquer estímulo externo.

O SISTEMA MOTOR CENTRAL

No cérebro e na medula espinal, as interações entre os sinais provenientes dos neurônios somatossensoriais e dos tratos motores descendentes (TMs) determinam a saída dos neurônios motores (NMs) para os músculos. Os TMs descendentes fornecem informação de movimento do cérebro para os NMs na medula espinal ou no tronco encefálico. Os TMs são classificados como tratos de movimento postural/grosseiro, tratos de movimento fino e tratos inespecíficos. Os tratos de movimento postural/grosseiro controlam a atividade automática do músculo esquelético, os tratos de movimento fino controlam os movimentos fracionados dos membros e da face e os TMs inespecíficos facilitam todos os NMs.

O cerebelo (Cap. 15) e os núcleos da base motores (Cap. 16) ajustam a atividade nos TMs descendentes, resultando na excitação ou inibição dos NMs. Desse modo, o cerebelo e os núcleos da base determinam parcialmente a contração muscular. Em todas as regiões do sistema nervoso central, a informação sensorial ajusta a atividade motora.

Os TMs surgem no córtex cerebral ou no tronco encefálico, e os axônios viajam nos tratos descendentes para fazer sinapse com os NMs e/ou interneurônios no tronco encefálico ou na medula espinal. O cerebelo e os núcleos da base motores ajustam a atividade dos TMs.

TRATOS MOTORES PARA A MEDULA ESPINAL

Os TMs fornecem todos os sinais motores do cérebro para a medula espinal. Os TMs se projetam dos centros cortical e do tronco encefálico para os NMs (alfa e gama) e para os interneurônios na medula espinal. Os TMs que se projetam para a medula espinal são classificados de acordo com a localização da sua sinapse: medial, lateral ou por todo o corno anterior (Fig. 14.1). Os TMs mediais fazem sinapse com os NMs que inervam os músculos posturais e da cintura. Os TMs laterais fazem sinapse com os NMs que inervam os músculos usados para o movimento fracionário e inervam os extensores do punho e dos dedos. O grupo que termina por todo o corno anterior, os TMs inespecíficos, contribui para os níveis de fundo de excitação na medula e facilita os arcos reflexos locais.

Movimentos Posturais e Grosseiros: Tratos Motores Mediais

A atividade do TM que controla a postura e os movimentos grosseiros costuma ocorrer automaticamente, sem esforço consciente. A atividade do TM medial pode ocorrer antes de a pessoa perceber conscientemente um estímulo. Por exemplo, se um barulho alto ocorrer atrás de uma pessoa, o rosto pode se virar para o som antes de a pessoa perceber conscientemente o estímulo auditivo. Essas reações coordenadas involuntárias são iniciadas no tronco encefálico. Daí em diante, os TMs mediais transmitem sinais para os NMs apropriados.

Sistema Motor: Tratos Motores   **CAPÍTULO 14**   261

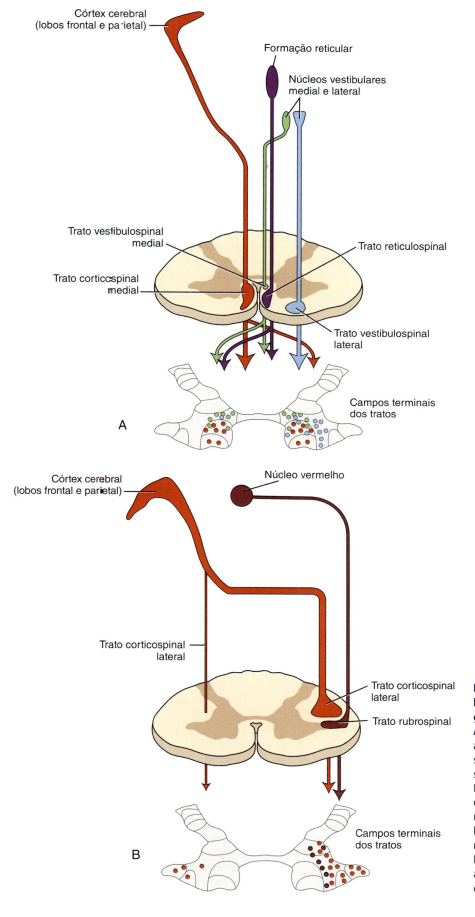

Fig. 14.1 Os tratos motores medial e lateral (TMs) influenciam diferentes grupos de neurônios motores (NMs). A, Os TMs mediais descem no funículo anterior da medula espinal e fazem sinapse com os NMs localizados na substância cinzenta anteromedial. Esses NMs fazem sinapse com os músculos dos membros correspondentes ao movimento axial e grosseiro. **B,** Os TMs laterais descem no funículo lateral da medula espinal e fazem sinapse com os NMs localizados na substância cinzenta anterolateral. Esses NMs fazem sinapse com os músculos dos membros.

Três tratos do tronco encefálico[a] e um do córtex cerebral fornecem sinais que controlam a postura e os movimentos grosseiros para os *pools* de NM mediais na medula espinal. Os axônios desses tratos estão situados na substância branca medial da medula espinal. Os tratos incluem (Fig. 14.2):
- Reticulospinal
- Vestibulospinal medial e lateral
- Corticospinal medial

Trato Reticulospinal

Esse trato começa na formação reticular. Os neurônios reticulospinais facilitam os NMs bilaterais que inervam os músculos posturais e responsáveis pelo movimento grosseiro dos membros pelo corpo inteiro. Por exemplo, os tratos reticulospinais são essenciais para coordenar a atividade muscular do tronco e dos músculos proximais dos quatro membros durante a caminhada.[9] Os neurônios reticulospinais também estão envolvidos nos ajustes posturais antecipatórios e no alcance.[10-12] A Figura 14.3 mostra uma pessoa pós-AVC tentando alcançar o alto com os dois membros superiores. Seu córtex cerebral esquerdo danificado é incapaz de facilitar os NMs para os flexores do ombro e os extensores do cotovelo em seu braço direito (parético). Em vez disso, a tentativa de alcançar evoca uma combinação indesejada de movimentos, chamada de *sinergia de flexão*: o ombro dela abduz e gira internamente enquanto o cotovelo e o punho flexionam. Essa sinergia normal é uma consequência da ativação reticulospinal sem modificação pelos colaterais dos tratos corticospinais.[9] Normalmente, os neurônios reticulospinais são influenciados pelo córtex cerebral e pelos estímulos cerebelares e sensoriais para a formação reticular.

Os neurônios reticulospinais são a via TM para os reflexos do pescoço em resposta aos estímulos visual ou auditivo.[8] Quando uma pessoa gira sua cabeça por reflexo ao ouvir um som ou ver um objeto

---

[a] *Um quarto trato do tronco encefálico, o trato tectospinal, é proeminente nos mamíferos inferiores, mas insignificante nos primatas.[7] Nos primatas o trato reticulospinal, e não o trato tectospinal, transmite os sinais do tecto para a medula espinal.[7] Os sinais do colículo superior para a formação reticular, a origem do trato reticulospinal, são importantes nas respostas reflexivas do pescoço aos estímulos visual e auditivo.[8]*

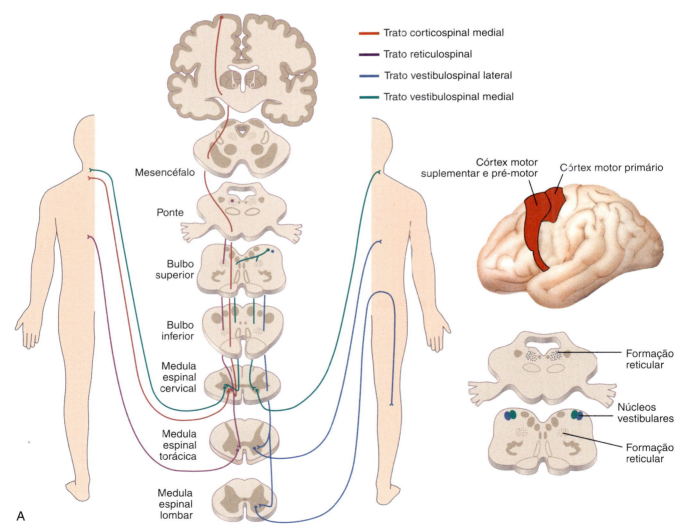

Fig. 14.2 Tratos motores (TMs) mediais ajustam a atividade nos músculos responsáveis pelos movimentos axiais e grosseiros dos membros. **A,** As ilustrações à direita mostram as origens de cada um dos tratos motores mediais. Todas as seções são horizontais, exceto a seção coronal do cérebro (*parte superior à esquerda*) e o cérebro intacto (*parte superior à direita*). Para o córtex motor primário, apenas as áreas que controlam os músculos do tronco, braço e perna são coloridas no desenho na parte superior à direita, pois as áreas que controlam a face e os movimentos distais do braço não contribuem para o controle dos músculos responsáveis pelo movimento axial e grosseiro dos membros. O código de cores para cada um dos TMs continua nos NMs facilitados por esse trato.

Sistema Motor: Tratos Motores **CAPÍTULO 14** 263

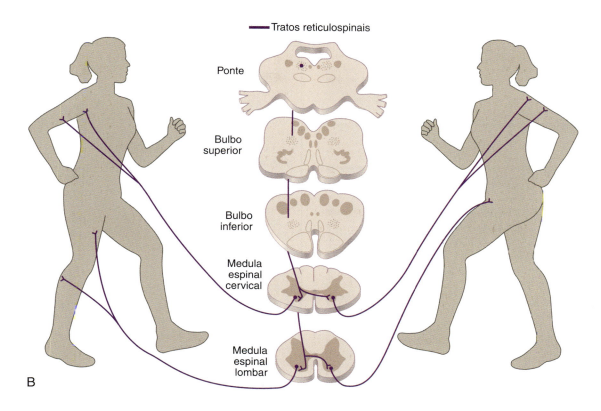

Trato	Facilita os neurônios motores para:
Corticospinal medial	Músculos do pescoço, ombro e tronco
Reticulospinal	Músculos posturais bilaterais (para simplificar, apenas os neurônios motores para o lado direito do corpo são exibidos no painel (A) e os músculos do movimento grosseiro dos membros do corpo inteiro (projeções do trato reticulospinal direito) são exibidos em B.
Vestibulospinal lateral	Músculos posturais
Vestibulospinal medial	Pescoço

Fig. 14.2 (Cont.) B, O trato reticulospinal direito. Os neurônios motores são exibidos fora do corpo para enfatizar as projeções bilaterais do trato reticulospinal.

na visão periférica, os colículos no mesencéfalo posterior processam a informação e sinalizam os neurônios reticulospinais que facilitam os NMs que inervam os músculos do pescoço.

Trato Vestibulospinal Medial

Os núcleos vestibulares mediais recebem informações sobre o movimento e a posição da cabeça do aparelho medial, situado na orelha interna. O trato vestibulospinal medial origina-se no núcleo vestibular medial e se projeta bilateralmente para a medula espinal cervical e torácica, afetando a atividade nos NMs que controlam os músculos do pescoço e da parte dorsal superior do tronco.

Trato Vestibulospinal Lateral

Os núcleos vestibulares laterais respondem à informação gravitacional proveniente do aparelho vestibular. As vias provenientes dos núcleos vestibulares laterais, os tratos vestibulospinais laterais, facilitam os NMs ipsilaterais para os extensores, enquanto inibem os NMs ipsilaterais para os flexores. Quando uma pessoa está ereta, os tratos vestibulospinais laterais estão continuamente ativos para manter o centro de gravidade sobre a base de apoio, respondendo à mais ligeira desestabilização.[13]

Trato Corticospinal Medial[b]

Uma conexão direta do córtex cerebral para a medula espinal, o trato corticospinal medial, desce do córtex através da cápsula interna e do tronco encefálico anterior. Axônios corticospinais mediais individuais se projetam para a medula espinal ipsi, contra e bilateral.[14,15] Os neurônios corticospinais mediais fazem sinapse com os NMs que controlam os músculos do pescoço, ombro e tronco.

Os TMs mediais estão envolvidos no controle primário da postura e dos movimentos proximais. Os TMs mediais incluem os tratos reticulospinal, corticospinal medial e vestibulospinal medial e lateral.

---

b. *Evolução terminológica: os neurônios corticospinais também são conhecidos como corticomotoneuronais. Historicamente, corticospinal era um termo apropriado porque a função de regulação sensorial de alguns neurônios corticospinais não havia sido descoberta; hoje, corticospinal é um termo um tanto ambíguo, mas continua a ser o mais utilizado para descrever os TMs que surgem no córtex cerebral e terminam na medula espinal.*

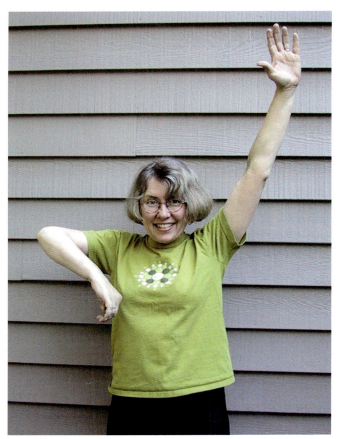

Fig. 14.3 Pessoa pós-AVC se alongando na vertical superior. Sua intenção é erguer as duas mãos sobre a cabeça. No entanto, em razão do acidente vascular na artéria cerebral média interrompendo os tratos corticospinais do hemisfério esquerdo, ela não consegue combinar a flexão do ombro com a extensão do cotovelo. Os sinais descendentes do trato reticulospinal ativam neurônios motores para os músculos que produzem a sinergia anormal que afeta o membro superior direito.

A maior parte do controle cerebral da postura e do movimento proximal deriva dos centros do tronco encefálico. As projeções corticospinais provavelmente preparam o sistema postural para os movimentos pretendidos. Em contraste com o controle postural e do movimento grosseiro feito pelos TMs mediais, um grupo diferente de vias de TM controla os movimentos fracionados e os movimentos distais dos membros.

Movimentos Fracionados e Movimentos Distais dos Membros: Tratos Motores Laterais

Fracionamento dos movimentos é a capacidade para ativar músculos individuais independentemente dos demais músculos. O fracionamento é essencial para o movimento normal das mãos, permitindo-nos abotoar um botão, pressionar uma tecla individual no piano ou no teclado do computador e pegar objetos pequenos. Sem o fracionamento, os dedos e o polegar agiriam como uma única unidade, como fazem ao se pegar uma garrafa d'água.

Os dois TMs que descem pela medula espinal lateral e fazem sinapse com agrupamentos de NMs situados lateralmente no corno anterior são:
- Rubrospinal
- Corticospinal lateral

RACIOCÍNIO CLÍNICO DIAGNÓSTICO 14.1

A. S., Parte I

Seu paciente, A. S., é um homem de 70 anos de idade diagnosticado com esclerose lateral amiotrófica (ELA). Inicialmente apresentou queixas de dificuldade progressiva com a caminhada, começando 1 ano atrás. Recentemente ele começou a precisar de um corrimão para subir e descer escadas e tem dificuldade para se levantar do chão ao fazer jardinagem. Hoje relata que tem dificuldade para manter a cabeça erguida quando se debruça sobre as ervas daninhas. Ele também teve vários incidentes de tosse/engasgo quando bebia líquido e quase engasgou ao comer uma costeleta de porco duas noites atrás.

A ELA é uma doença progressiva que destrói seletivamente os neurônios do trato motor e os neurônios motores. Os critérios de diagnóstico incluem a progressão dos sinais de disfunção do trato motor e dos neurônios motores e a verificação por eletromiografia (EMG). Os estudos de imagem e condução nervosa sensorial são utilizados para excluir outros diagnósticos.

S. 1: Descreva o trato que transmite os sinais motores do córtex para os corpos celulares dos neurônios motores no corno anterior que inervam os músculos nas extremidades distais para o movimento fracionado.

S. 2: Descreva o trato que transmite os sinais motores do mesencéfalo para os corpos celulares dos neurônios motores no corno anterior que inervam os extensores do punho e dedos.

S. 3: Quais tratos motores, se danificados pela doença, poderiam ser responsáveis por sua incapacidade para manter a cabeça erguida e pelos engasgos?

A Figura 14.4 ilustra essas vias, a função dos TMs laterais *versus* TMs mediais foi descoberta em um experimento clássico: em macacos, o único déficit de longo prazo causado pelo rompimento dos tratos corticospinal lateral e rubrospinal foi a incapacidade para usar os dedos individualmente para retirar objetos pequenos das cavidades profundas de uma bancada; equilíbrio, caminhada, corrida e escalada continuaram quase normais.[16]

Trato Rubrospinal

Nos seres humanos, o trato rubrospinal é pequeno e faz uma pequena contribuição para controlar os músculos extensores distais dos membros superiores.[17,18] O trato surge no núcleo vermelho do mesencéfalo, depois os axônios cruzam a linha mediana antes de descerem e fazerem sinapse nos NMs contralaterais que inervam os flexores do punho e dedos.

Trato Corticospinal Lateral

O trato corticospinal lateral é a via mais importante que controla o movimento voluntário. A única contribuição do trato corticospinal lateral[c]

---

[c]*Terminologia clínica: historicamente o trato corticospinal era considerado a via mais importante, com outras vias motoras descendentes desempenhando papéis de suporte menores. Como o trato corticospinal lateral forma as pirâmides medulares, esse trato se chamava sistema piramidal. Os TMs restantes se chamavam extrapiramidais. Os núcleos da base, segundo se acreditava equivocadamente, tinham o controle exclusivo dos tratos extrapiramidais; assim, na terminologia clínica, extrapiramidal passou a ser sinônimo de núcleos da base. Embora essa terminologia continue a ser utilizada, a divisão do controle motor em piramidal/extrapiramidal é uma dicotomia falsa porque (1) os núcleos da base têm influência importante nas áreas motoras corticais e, por conseguinte, contribuem para o controle do trato piramidal; e (2) o córtex cerebral e o cerebelo têm grande influência nos TMs descendentes que antes eram designados extrapiramidais.*

Sistema Motor: Tratos Motores **CAPÍTULO 14** 265

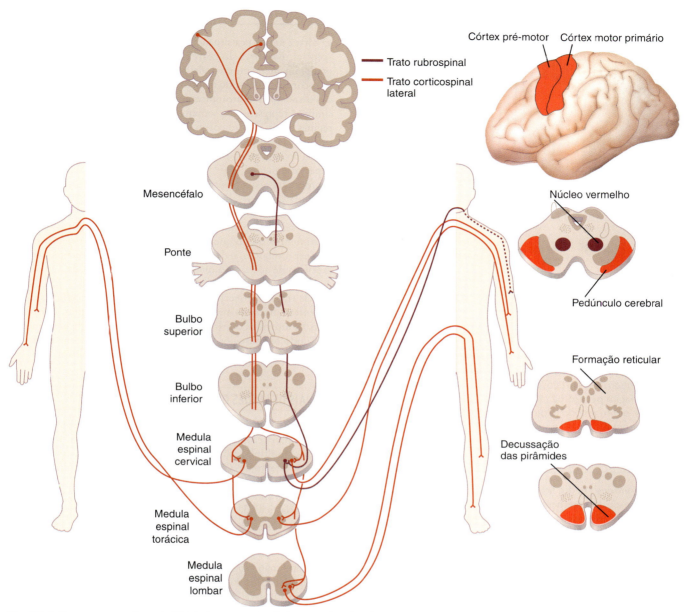

Fig. 14.4 Tratos motores laterais (TMs) ajustam a atividade nos músculos dos membros. Os neurônios motores facilitados pelo trato rubrospinal são as linhas pontilhadas para indicar que os neurônios motores inervam os músculos flexores. As ilustrações à direita mostram as origens de cada TM lateral e destaca as áreas do tronco encefálico (*em vermelho*) que são compostas de axônios corticospinais laterais. O trato rubrospinal para os neurônios motores que inervam os flexores do punho é omitido por uma questão de simplicidade.

é o fracionamento do movimento. O trato corticospinal lateral fraciona o movimento ao ativar os interneurônios inibitórios para prevenir a contração dos músculos indesejados.[18]

Esse trato surge nas áreas de planejamento motor no córtex motor primário. A partir de sua origem no córtex cerebral, os axônios se projetam para baixo e fazem sinapse com os NMs e os interneurônios na medula espinal. Na sequência, os axônios passam através da cápsula interna, dos pedúnculos cerebrais, da ponte anterior, das pirâmides da medula e, finalmente, da medula espinal lateral, até fazerem sinapse com os NMs que controlam os movimentos distais dos membros e os movimentos finos (Fig. 14.5). Os tratos corticospinais no bulbo inferior formam as pirâmides onde, na junção do bulbo e da medula espinal, aproximadamente 88% dos axônios corticospinais laterais cruzam para o lado contralateral e a maioria deles faz sinapse com os NMs na medula espinal contralateral. Dez por cento dos neurônios no trato corticospinal lateral viajam ipsilateralmente no trato corticospinal lateral; a maioria termina na medula espinal ipsilateral.[14,15] Alguns neurônios corticospinais laterais que atravessaram a linha média na decussação piramidal atravessam a linha média novamente na medula espinal, terminando, assim, ipsilaterais ao córtex de origem. Os 2% restantes de neurônios corticospinais viajam no trato corticospinal medial.[14]

Os TMs laterais que dirigem os movimentos dos membros via NMs espinais são o corticospinal lateral e o rubrospinal. O trato corticospinal lateral é o único a promover o fracionamento dos movimentos dos membros.

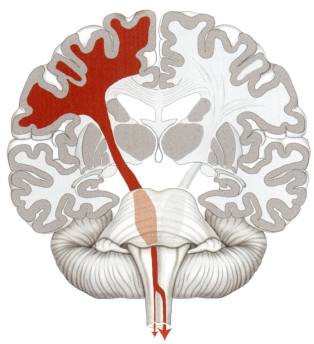

Fig. 14.5 Caminhos dos tratos corticospinais no cérebro. O trato corticospinal direito é exibido em vermelho. Os corpos celulares neuronais corticospinais estão no córtex cerebral. Seus axônios viajam pela coroa radiada, cápsula interna, pedúnculos cerebrais, ponte anterior e pirâmides bulbares antes de chegar à medula espinal.

Tratos Motores Inespecíficos

Os tratos que descem dos dois núcleos no tronco encefálico aumentam a atividade dos interneurônios e dos NMs na medula espinal. O lócus cerúleo e os núcleos da rafe são as origens dos tratos ceruleospinal e rafespinal (Fig. 14.6). O trato rafespinal libera serotonina, modulando a atividade dos NMs espinais. O trato ceruleospinal libera norepinefrina, produzindo facilitação tônica dos NMs espinais.[20] Esses dois tratos são ativados durante as emoções intensas. Holstege[20] considera esses tratos parte do *sistema motor emocional*. Os efeitos motores de ambos os tratos são gerais e não estão relacionados com movimentos específicos e podem contribuir para um desempenho motor pior quando a ansiedade for alta. Por exemplo, os alpinistas em um paredão se movem mais lentamente, fazem movimentos mais exploratórios e usam cada apoio por mais tempo que em uma parede de escalada mais inferior, mesmo quando a travessia em si é idêntica.[21] De modo similar, nos adultos jovens normais, o medo de cair (induzido pelo ato de ficar de pé na borda de uma plataforma elevada) reduz a magnitude e a taxa de ajustes posturais.[22]

Controle dos Músculos na Cabeça e os Músculos Superficiais do Pescoço: Tratos do Tronco Encefálico

Os tratos do tronco encefálico promovem o controle voluntário dos músculos na cabeça e de muitos músculos (nem todos) no pescoço. Esses tratos surgem nas áreas motoras do córtex cerebral, depois se projetam para os núcleos dos nervos cranianos no tronco encefálico. Os tratos do tronco encefálico facilitam os NMs que inervam os músculos da face, língua, faringe e laringe, além dos músculos trapézio e esternocleidomastóideo (Fig. 14.7). A inervação dos músculos orais laríngeos e faciais é apresentada em mais detalhes no Capítulo 19.

Áreas Motoras Corticais

O córtex motor fica situado anterior ao sulco central, no giro pré-central. Essa área do córtex proporciona um controle preciso, predominantemente contralateral, dos movimentos. Os corpos celulares corticospinais e do tronco encefálico no córtex motor primário são dispostos somatotopicamente em um homúnculo invertido, similar à representação somatossensorial cortical (Fig. 14.8). Duas regiões anteriores ao córtex motor primário estão envolvidas na preparação do movimento: a área pré-motora fica na superfície lateral do hemisfério e a área motora suplementar fica na superfície superior e medial (Fig. 14.9). A área pré-motora é designada de acordo com a sua posição anterior ao córtex motor primário. A estimulação da área pré-motora produz atividade muscular que abrange várias articulações. Ao contrário do córtex pré-motor, muitas células suplementares do córtex motor são ativas antes dos movimentos que requerem coordenação das duas mãos (p. ex., abotoar um botão) e dos movimentos sequenciais que requerem a execução de ações em uma ordem determinada (p. ex., colocar as meias antes dos sapatos).[19]

Os tratos corticospinal lateral e do tronco encefálico surgem no córtex motor primário, pré-motor e suplementar. Por outro lado, os músculos que frequentemente são ativados bilateralmente, incluindo os músculos posteriores do tronco, recebem sinais dos córtices motores primários via trato corticospinal medial.

SINAIS DE LESÕES DO TRATO MOTOR

Os TMs podem ser danificados por lesão da medula espinal (LME), encefalopatia crônica infantil não progressiva (ECInP) espástica, esclerose múltipla, trauma ou perda de suprimento sanguíneo para parte do cérebro (AVC). Os sinais de lesões do trato motor incluem:
- Paresia e paralisia
- Reflexos anormais
- Mioplasticidade
- Tônus muscular anormal
- Perda dos movimentos fracionados
- Cocontração anormal (discutida na seção "Encefalopatia Crônica Infantil não Progressiva: Cocontração Anormal, Hiper-reflexia, Hiperatividade do Trato Motor do Tronco Encefálico e Alterações Mioplásticas")
- Sinergias musculares anormais (discutidas na seção "AVC da Artéria Cerebral Média: Paresia/Paralisia, Perda de Fracionamento, Hiperatividade Reticulospinal e Alterações Mioplásticas")

Cada um desses sinais é discutido em mais detalhes nas seções a seguir.

RACIOCÍNIO CLÍNICO DIAGNÓSTICO 14.2

A. S., Parte II

A. S. 4: Na ELA, onde ocorre a perda dos corpos celulares neuronais?
Que tipo(s) de atrofia(s) muscular(es) ocorre(m)?
A. S. 5: Descreva hipertonia e explique por que ele apresenta flexores plantares hipertônicos.
A. S. 6: Compare fasciculações com fibrilações. Sua língua parece torcer e retorcer sob a superfície. Como se chama isso?
A. S. 7: As fibrilações são observáveis a olho nu? Justifique sua resposta.

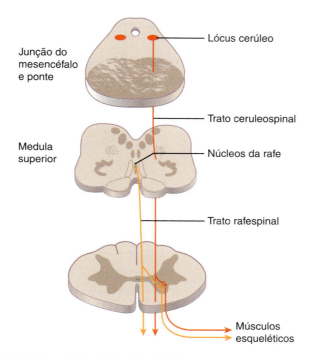

Fig. 14.6 Tratos motores inespecíficos. Quando ativos, os tratos ceruleospinal e rafespinal facilitam os neurônios motores para os músculos esqueléticos.

Paresia e Paralisia

A diminuição da força muscular após as lesões do TM é descrita frequentemente por sua distribuição: *hemiplegia* é a fraqueza que afeta um lado do corpo, *paraplegia* afeta o corpo abaixo dos braços e *tetraplegia* afeta os quatro membros (Fig. 14.10). As lesões do TM podem causar paresia porque alguns TMs descendentes podem ficar intactos. Por exemplo, um AVC pode interromper os neurônios do trato corticospinal que fazem sinapse com os NMs para o membro superior direito. A pessoa pode reter algum controle voluntário do membro superior direito via tratos reticulospinais. A Figura 14.11 mostra a paralisia dos extensores dos dedos após um AVC.

A paresia ocorre nas lesões do TM como uma consequência da facilitação inadequada dos NMs. A paresia é comum após o *AVC*, o início súbito dos déficits neurológicos decorrentes da interrupção do suprimento sanguíneo no cérebro (também chamado de *acidente vascular cerebral* ou *AVC*). A paresia também é comum na ECInP espástica, lesão cerebral traumática e LME incompleta. Na LME incompleta, alguma função somatossensorial e/ou motora permanece intacta abaixo do nível da lesão.

A paralisia ocorre nos músculos inervados pelos NMs abaixo do nível da lesão completa da medula espinal (perda de toda a função somatossensorial e motora voluntária abaixo da lesão). Por exemplo, se a medula espinal for completamente rompida no nível da cintura, a pessoa não terá controle voluntário dos músculos abaixo da cintura.

Reflexos Anormais

Os reflexos anormais que podem ocorrer após as lesões do TM incluem reflexos cutâneos anormais, hiper-reflexia por estiramento muscular, clônus e resposta em canivete.

Reflexos Cutâneos Anormais

As alterações nos reflexos cutâneos incluem o sinal de Babinski (Fig. 14.12) e os espasmos musculares que ocorrem em resposta a estímulos normalmente inócuos. O *sinal de Babinski* é a extensão do hálux, frequentemente acompanhada pelo espalhamento dos outros dedos do pé. Os movimentos firmes da sola lateral do pé, do calcanhar até a planta do pé, depois na planta do pé, parando antes de chegar à almofada do hálux, provocam o sinal. A extremidade do cabo de um martelo de reflexos normalmente é utilizada como estímulo. O membro aferente são os nervos plantares medial e lateral (L5 e S1), e o membro eferente é o nervo fibular comum (L5). O mecanismo do sinal de Babinski é a dilatação do campo receptivo para o reflexo de retirada.[23] Normalmente o trato corticospinal limita os campos receptivos cutâneos.[23] Nos bebês até 7 meses de idade, aproximadamente, o sinal de Babinski é normal porque os tratos corticospinais não estão adequadamente mielinizados e, assim, não enviam sinais que limitam o campo receptivo cutâneo. O sinal de Babinski é patognomônico para danos do trato corticospinal nas pessoas com mais de 6 meses de idade.

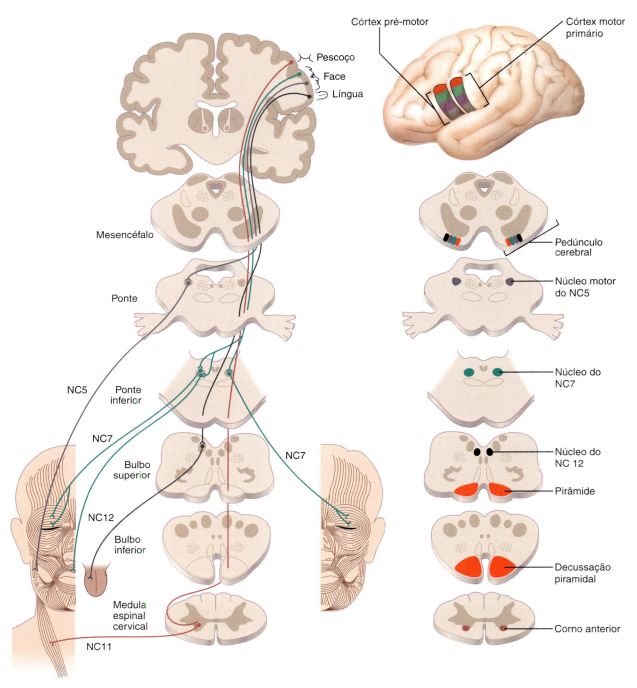

Fig. 14.7 Tratos do tronco encefálico. Os axônios do córtex cerebral transmitem informações para os corpos celulares dos nervos cranianos; os nervos cranianos se projetam para os músculos que controlam os movimentos da cabeça e do pescoço. A estimulação descendente do córtex influencia todos os oito nervos cranianos que inervam o músculo esquelético. Para simplificar, são exibidos apenas quatro dos oito nervos que inervam o músculo esquelético. As ilustrações à direita mostram a origem dos tratos do tronco encefálico, áreas compostas de axônios do tronco encefálico, e sítios de sinapse entre os neurônios do tronco encefálico e os neurônios motores. Os sítios de sinapse ilustrados são os núcleos dos nervos cranianos (NCs) 5, 7, 11 e 12.

Nas pessoas com LME, os espasmos musculares ocorrem em resposta a estímulos cutâneos. Esses espasmos começam após a recuperação do choque espinal (*choque espinal*, causado por edema no nível da lesão e perda de facilitação descendente abaixo da lesão, é uma supressão temporária da função da medula espinal na lesão e abaixo dela após uma LME). Após o choque espinal, a estimulação cutânea branda, como um toque suave no pé ou vestir uma roupa, pode resultar em flexão abrupta do membro inferior. Algumas vezes, um toque em um membro inferior pode provocar flexão bilateral do membro inferior. Em casos raros, os espasmos musculares são suficientemente graves para atrapalhar o equilíbrio da pessoa sentada, podendo fazer com que a pessoa caia da cadeira.

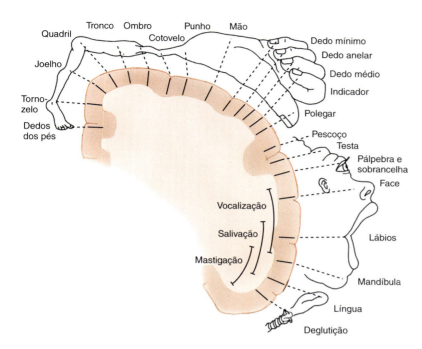

Fig. 14.8 Homúnculo motor. Mapa da organização funcional dos neurônios no córtex motor primário.

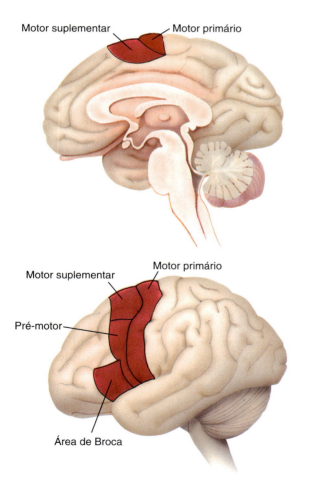

Fig. 14.9 Localização dos córtices motor primário, pré-motor e motor suplementar. A área de Broca planeja os movimentos da fala.

Os três reflexos anormais a seguir ocorrem com mais frequência nas pessoas com LMEs crônicas, embora esses sinais também possam ocorrer em outros tipos de lesões TM.

Hiper-reflexia de Estiramento Fásico

Na hiper-reflexia de estiramento fásico, a perda de estímulo corticospinal inibitório combinada com a maior excitabilidade dos NMs e interneurônios resulta na resposta NM excessiva aos estímulos aferentes dos receptores do estiramento. O resultado é a contração muscular excessiva quando os fusos estão alongados, o que é provocado pelo acionamento excessivo dos NMs.

Reflexo de Estiramento Tônico

Nas velocidades baixas ou moderadas da rotação articular (menos de 200 graus por segundo), este reflexo está presente somente nas pessoas com lesões do TM.[24] Desse modo, as velocidades de estiramento utilizadas clinicamente para testar a resistência muscular ao estiramento desencadeiam o reflexo de estiramento tônico somente se houver uma lesão do TM.[25] Ao contrário do reflexo de estiramento fásico, o reflexo de estiramento tônico continua, contanto que o estiramento seja mantido. Os receptores do reflexo de estiramento tônicos são terminações primárias e secundárias no fuso muscular. O estiramento da região central mantido aciona as terminações sensoriais fusais, os aferentes dos tipos Ia e II condizem a excitação para a medula espinal e vários interneurônios ligam os terminais das fibras aferentes com os NMs (Fig. 14.13). Após as lesões do TM, a perda de inibição pré-sináptica permite o estiramento lento ou sustentado do fuso central para provocar a contração muscular contínua. Nos sistemas nervosos intactos, a informação transmitida pelos aferentes dos tipos Ia e II pertinentes ao estiramento sustentado é utilizada para ajustar a atividade muscular, mas não provoca contração reflexiva porque a inibição pré-sináptica e outros estímulos também influenciam os NMs.

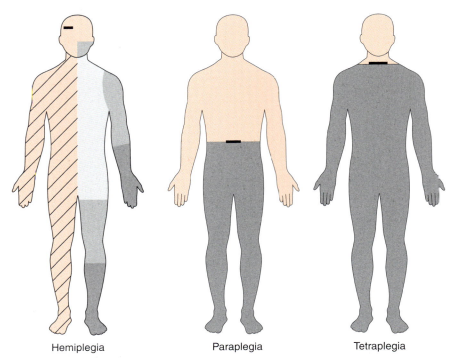

Hemiplegia | Paraplegia | Tetraplegia

Fig. 14.10 Distribuição da paresia ou paralisia. Preto indica o sítio da lesão; cinza indica a localização dos músculos paréticos ou paralisados. Cinza-claro indica paresia branda; cinza-escuro indica paresia ou paralisia grave; cinza médio indica fraqueza moderada. Hemiplegia é causada normalmente pela interrupção dos tratos corticospinal medial e lateral em um hemisféric cerebral. Aqui a lesão é na cápsula interna direita, causando fraqueza que afeta mais os membros distalmente (*cinza mais escuro*) do que os músculos do tronco, cintura escapular e quadril (*cinza mais claro*), porque os neurônios motores (NMs) para os músculos do tronco e cintura escapular recebem sinais dos tratos reticulospinal e vestibulospinal que não foram interrompidos. As listras no lado ipsilateral indicam paresia branda em decorrência da perda dos estímulos corticospinais ipsilaterais para os NMs. Os NMs para os músculos distais dos membros recebem sinais dos tratos rubrospinais ininterruptos, além dos tratos corticospinais laterais ipsilaterais. A interrupção dos tratos do tronco encefálico para os NMs que controla os músculos da parte inferior da face causa paresia contralateral da língua, dos músculos que movem a face e dos músculos esternocleidomastóideo e trapézio. Uma lesão afetando a medula espinal causa paraplegia ou tetraplegia.

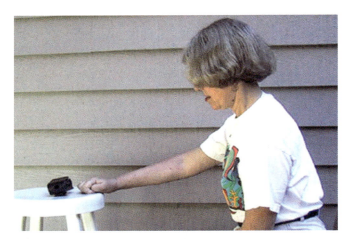

Fig. 14.11 Pessoa após um AVC tentando pegar uma câmera. Os extensores do seu dedo direito estão completamente paralisados, então, embora ela consiga alcançar a câmera, não consegue pegá-la usando o membro superior direito.

Clônus

As contrações involuntárias, rítmicas, repetidas, de um único grupo muscular são chamadas de *clônus*. Em contrapartida, o tremor envolve contrações alternadas dos agonistas/antagonistas. O estiramento muscular, os estímulos cutâneos e nocivos e as tentativas de movimento voluntário podem induzir o clônus.[26] Nem todo clônus é patológico; a dorsiflexão passiva rápida do tornozelo pode provocar clônus não sustentado em algumas pessoas neurologicamente intactas. O clônus não sustentado desaparece depois de algumas batidas, mesmo com o estiramento muscular mantido.[27] O clônus sustentado é sempre patológico. O clônus sustentado é produzido quando a ausência de controle de TM permite a ativação de redes neurais oscilantes na medula espinal.[26] Nas pessoas com LME crônica ou outras lesões de TM, o clônus sustentado do músculo sóleo pode ser desencadeado pela colocação de um pé no descanso da cadeira de rodas.

Resposta em Canivete

Algumas vezes, quando um músculo parético é lenta e passivamente alongado, a existência cai em um ponto específico na amplitude de movimento. Isso se chama resposta em *canivete* porque a mudança na resistência é similar à abertura de um canivete: a forte resistência inicial à abertura da lâmina dá lugar ao movimento mais fácil.

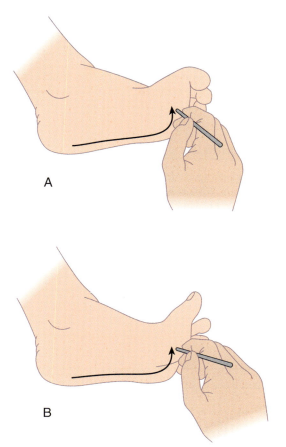

Fig. 14.12 Sinal de Babinski. A, Normal. Tocar levemente com a extremidade de um objeto o calcanhar até o antepé ao longo da lateral da sola, depois através do antepé, normalmente faz com que os artelhos flexionem. **B,** Desenvolvimental ou patológico. O sinal de Babinski em resposta ao mesmo estímulo. Nas pessoas com lesões do trato corticospinal ou em bebês com menos de 7 meses de idade, o hálux se estende. Embora os outros artelhos possam se espalhar, conforme demonstrado, o movimento dos artelhos além do hálux não é necessário para o sinal de Babinski.

Quando um terapeuta alonga passivamente um bíceps braquial parético, a resistência ao movimento passivo inicialmente é forte. No entanto, se o alongamento for aplicado continuamente, muitas vezes o terapeuta vai encontrar uma diminuição abrupta na resistência. Os aferentes do tipo II, incluindo alguns receptores da cápsula articular e receptores de tato e pressão cutâneos e subcutâneos, provocam a resposta em canivete.[28]

Mioplasticidade

A *mioplasticidade* consiste nas mudanças adaptativas dentro de um músculo em resposta a mudanças no nível de atividade neuromuscular e ao posicionamento prolongado. Em uma pessoa com um sistema nervoso intacto, o desuso muscular crônico e a imobilidade (p. ex., usar um gesso por 6 semanas) resultam em um maior número de ligações actina-miosina fracas, contratura e atrofia por desuso. Alterações musculares semelhantes ocorrem após lesões de TM. A paresia ou paralisia leva à imobilidade que causa um maior número de ligações actina-miosina, contratura e atrofia muscular por desuso. O número de ligações actina-miosina aumenta durante os períodos de

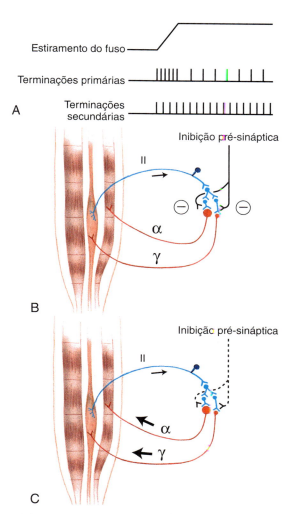

Fig. 14.13 Reflexo de estiramento tônico. Em velocidades baixas ou moderadas de rotação articular, este reflexo está presente apenas nas pessoas com lesões de trato motor (TM). **A,** A frequência de acionamento das terminações primárias é máxima enquanto o fuso está sendo estendido; esta frequência diminui quando o fuso é mantido em uma posição estendida. As terminações secundárias são acionadas em uma frequência alta durante o estiramento do fuso e enquanto ele é mantido em uma posição estendida. **B,** Em um sistema neuromuscular intacto, um músculo em repouso é estendido passivamente e o estiramento é mantido. Embora os aferentes fusais transmitam sinais para a medula espinal durante o estiramento mantido, os neurônios motores (NMs) não são acionados porque a inibição pré-sináptica impede a sua ativação. **C,** Após a lesão completa da medula espinal, o estiramento mantido no fuso muscular provoca o acionamento contínuo das terminações fusais. Como a inibição pré-sináptica está ausente, o estímulo do fuso é suficiente para ativar os NMs, provocando um reflexo de estiramento tônico. Por uma questão de simplicidade, as terminações fusais primárias foram omitidas em **B** e **C**.

imobilidade e causa rigidez que interfere no movimento. A contratura dos músculos dos membros inferiores contribui para o encurtamento dos músculos sóleo e gastrocnêmio nas pessoas com AVC, lesão cerebral traumática, LME ou ECInP espástica.[29-31] As contraturas podem dificultar o ato de se vestir, a higiene e o posicionamento.

Atrofia Muscular por Desuso

Ao contrário da atrofia neurogênica grave que ocorre após a lesão nervosa periférica completa (Cap. 13), a atrofia muscular por desuso após as lesões de TM é menos grave porque os NMs intactos fornecem estímulos neuroquímicos normais para os músculos esqueléticos.

As lesões de TM diminuem os sinais neuromuscular, causando atrofia muscular por desuso. A paresia as lesões de TM leva ao desuso muscular, causando alterações secundárias nos músculos e no sistema nervoso. O desuso diminui a representação do corte motor das partes corporais não utilizadas, levando a mais paresia.[32]

Tônus Muscular Anormal

O *tônus muscular* é a resistência ao alongamento no músculo em repouso. Em uma pessoa acordada com um sistema neuromuscular normal, a ligeira resistência do músculo ao alongamento passivo é normal. O tônus muscular é categorizado em um *continuum*. A resistência varia de flácida (ausência total de resistência) a anormalmente baixa (hipotonia), normal, hipertonia dependente da velocidade (resistência anormalmente elevada que aumenta de acordo com a rapidez do movimento) até a rigidez (Tabela 14.1).

Flacidez e Hipotonicidade

As causas da flacidez e da hipotonicidade incluem:

- Lesões de NM (Cap. 13)
- Distúrbios do desenvolvimento, normalmente causados por hemorragia intracraniana, distúrbios imunes, genéticos ou metabólicos[33]
- Lesões agudas de TM que causam choque do sistema nervoso central

Hipotonia Temporária Causada por Choque do Sistema Nervoso Central

Quando uma lesão aguda de TM interrompe os comandos motores descendentes, os NMs afetados ficam temporariamente inativos em decorrência do edema que afeta a área da lesão e da perda de facilitação descendente. Essa condição se chama *choque espinal ou choque cerebral*, dependendo da localização da lesão. Durante o choque do sistema nervoso, os reflexos de estiramento não podem ser provocados e os músculos são hipotônicos, ou seja, têm um tônus muscular anormalmente baixo porque a facilitação de TM dos NMs foi perdida. Após a recuperação do choque do sistema nervoso central, os interneurônios e os NMs geralmente retomam à atividade, embora esta não seja mais modulada (ou é anormalmente modulada) pelos TMs. Em muitos casos, nos meses após uma lesão

TABELA 14.1   TÔNUS MUSCULAR[a]

Tônus Muscular	Definição	Resistência Muscular durante o Alongamento Passivo	Atividade EMG durante o Alongamento Passivo	Ocorre em	Mecanismo
Rigidez	Aumento da resistência ao alongamento independente da velocidade	Excesso de resistência que não muda com a velocidade do alongamento	Maior que o normal	Distúrbios dos núcleos da base (Cap. 16) e lesões graves afetando o mesencéfalo ou as estruturas acima dele	Facilitação direta dos NMs alfa do trato motor
Hipertonia	Hipertonia: Aumento da resistência ao alongamento dependente da velocidade	Excesso de resistência que aumenta com a maior velocidade de alongamento	Espasticidade: atividade EMG maior que o normal; mioplasticidade: nenhuma	Lesões crônicas do trato motor (LME, ECInP espástica, AVC, lesão cerebral traumática, ELA, esclerose múltipla)	Espasticidade: causada por hiperatividade neuromuscular. Mioplasticidade: contratura, e/ou ligações actina-miosina fracas
Normal	Resistência ao alongamento em um músculo normalmente inervado em repouso	Normal	Nenhuma	Sistema neuromuscular normal	Titina e ligações actina-miosina fracas
Hipotonia	Resistência anormalmente baixa ao alongamento muscular passivo	Resistência abaixo do normal	Nenhuma	Distúrbios de desenvolvimento (trissomia do 21, distrofia muscular, ECInP) e temporariamente durante o choque neural após lesões do trato motor Distúrbios NM	Menor facilitação descendente resultando em menos ligações actina-miosina fracas; comprimento muscular excessivo Menos estímulos NM para os músculos esqueléticos
Flacidez	Perda completa do tônus muscular	Nenhuma resistência	Nenhuma	Distúrbios NM, espinha bífida grave, síndrome do bebê sacudido (ECInP hipotônica grave)	Perda de estímulo NM para os músculos esqueléticos

aRepare que a quantidade de resistência aumenta da parte inferior da tabela para cima, de nenhuma resistência (na parte inferior da tabela) até a forte resistência (na parte superior). *ECInP*, Encefalopatia crônica da infância não progressiva; *EMG*, eletromiográfica; *NM*, neurônio motor; *LME*, lesão da medula espinal.

de TM, o tônus muscular aumenta em consequência de alterações neurais e musculares, produzindo resistência excessiva ao estiramento muscular (ver a seção "Hipertonia", a seguir). Veja no Capítulo 18 uma discussão sobre o choque espinal e a recuperação dos reflexos.

Hipertonia

A *hipertonia*, a resistência anormalmente forte ao alongamento passivo, pode ser causada por:
- Lesões crônicas de TM
- Alguns distúrbios dos núcleos da base

Existem dois tipos de hipertonia: dependente da velocidade e rígida.

Espasticidade: Hipertonia Dependente da Velocidade

Na espasticidade, a quantidade de resistência ao movimento passivo depende da velocidade do movimento. A resistência durante o alongamento lento é baixa e maior com o alongamento mais rápido. As mudanças no tecido muscular (mioplasticidade) e a hiperatividade neuromuscular contribuem para a hipertonia dependente da velocidade.

A estimulação neural hiperativa para os músculos causa contração muscular excessiva. Na espasticidade, dois mecanismos produzem hiperatividade neural: *hiper-reflexia* e *hiperatividade do trato reticulospinal*. A hiper-reflexia ocorre nas lesões crônicas da medula espinal, nas quais a ausência de ativação corticospinal dos interneurônios e o subsequente desenvolvimento da excitabilidade excessiva dos NM causa uma resposta excessiva destes ao estímulo do fuso muscular. As lesões cerebrais que desinibem o trato reticulospinal também causam hiperatividade muscular.

A espasticidade afeta aproximadamente 20% das pessoas com AVC, entre 47% e 70% dos portadores de esclerose múltipla, 34% das pessoas com LME, mais de 90% dos portadores de ECInP e 50% das pessoas com lesão cerebral traumática.[34] A espasticidade é benéfica quando a contração muscular contribui para o controle postural e a mobilidade, mantém a massa muscular e a mineralização óssea, diminui o edema dependente e previne as tromboses venosas profundas. A espasticidade pode exigir tratamento se as contrações musculares interferirem na função, nas atividades diárias e/ou no sono ou causarem desconforto.[34]

Dado que a mioplasticidade, hiper-reflexia e hiperatividade do trato reticulospinal são independentes umas das outras, não é surpresa que tenha sido encontrada pouca correlação entre as medidas clínicas da espasticidade usando a Escala de Ashworth Modificada (Cap. 3), um medidor de tensão e atividade eletromiográfica (EMG). Embora as técnicas de medição variem, sua validade é questionável. Os escores baseados nessas medições não se correlacionam bem e apenas a atividade EMG consegue diferenciar entre as três causas de espasticidade. Malhotra et al.[35] confirmaram que a medição da espasticidade com diferentes medições clínicas produz escores incoerentes. Os pesquisadores testaram a resistência à extensão passiva do punho usando uma medida de tensão, a escala de Ashworth modificada e a atividade EMG. Embora tenham sido utilizadas apenas técnicas de avaliação passiva, o grau de espasticidade não foi avaliado consistentemente. Todas as deficiências do tônus muscular, incluindo a espasticidade, são propriedades do músculo em repouso. O tônus anormal não consegue, portanto, interferir nos movimentos funcionais.

Rigidez

Na **rigidez**, a resistência ao movimento passivo permanece constante, independentemente da velocidade de aplicação da força. Desse modo, a rigidez é hipertonia independentemente da velocidade. A rigidez causa maior resistência ao movimento em todos os músculos. A **rigidez descerebrada** consiste em extensão rígida dos membros e tronco, rotação interna dos membros superiores e flexão plantar (Fig. 14.14A). A rigidez descerebrada ocorre com as transecções do tronco encefálico entre o mesencéfalo e a ponte. A **rigidez descorticada** consiste nos membros superiores flexionados, membros inferiores e pescoço estendidos e flexão plantar (Fig. 14.14B). A rigidez descorticada resulta de transecções da parte superior do mesencéfalo ou lesões bilaterais graves do córtex cerebral. A facilitação direta pelo TM dos NMs alfa produz as contrações musculares ativas na rigidez. A rigidez descerebrada e a descorticada podem estar presentes de modo persistente, provocadas em resposta a estímulos, ou o paciente pode progredir/regredir de uma para outra à medida que a lesão evolui. Quando provocadas em resposta a um estímulo como a fricção esternal, são designadas como *postura* descerebrada ou descorticada.

Alguns distúrbios dos núcleos da base também causam rigidez. Esses distúrbios são discutidos no Capítulo 16.

A Tabela 14.1 resume as variações no tônus muscular.

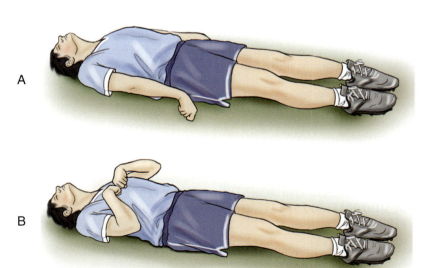

Fig. 14.14 Rigidez. A, Na rigidez descerebrada, os membros e o tronco ficam estendidos, os membros superiores ficam girados internamente e os pés em flexão plantar. **B,** Na rigidez descorticada, os membros superiores são flexionados no cotovelo e punho, e os membros inferiores estendidos com os pés em flexão plantar.

Perda de Fracionamento do Movimento

A interrupção dos sinais corticospinais laterais previne o fracionamento, afetando profundamente a capacidade para usar as mãos. A perda de fracionamento interfere nos movimentos finos, incluindo abotoar e pegar moedas, pois os dedos da mão envolvida agem como uma só unidade. No membro inferior, a perda de fracionamento interfere na dorsiflexão do tornozelo. As tentativas de dorsiflexão do tornozelo produzem inversão com flexão plantar.

Para a intervenção terapêutica ideal, deve ser utilizada uma terminologia precisa para descrever com exatidão a patologia. A *mioplasticidade* denota contratura, atrofia e ligação actina-miosina fraca. A espasticidade é a hipertonia dependente da velocidade durante o alongamento passivo, causada por mioplasticidade, hiper-reflexia e/ou hiperatividade do trato reticulospinal. A *hiper-reflexia* se refere ao estímulo do fuso muscular levando à hiperatividade nos NMs desinibidos (excessivamente excitados), resultando em contração muscular. A *hiperatividade do trato reticulospinal* indica sinais excessivos do trato reticulospinal para os NMs.

> **RACIOCÍNIO CLÍNICO DIAGNÓSTICO 14.3**
>
> **A. S., Parte III**
>
> O paciente tem sensação intacta (a ELA destrói seletivamente os neurônios motores).
>
> **A. S. 8:** Você espera encontrar um sinal de Babinski positivo? Justifique sua resposta.
>
> **A. S. 9:** O que você espera encontrar quando avaliar os reflexos tendinosos profundos (RTPs) do seu bíceps braquial? Justifique sua resposta.

Nas lesões de TM, a maior resistência ao alongamento muscular passivo é causada por mudanças dentro do músculo e/ou por sinais neurais hiperativos que iniciam a contração muscular.

Cocontração Anormal

A cocontração anormal ocorre apenas na espasticidade do desenvolvimento e é discutida na seção "Encefalopatia Crônica Infantil não Progressiva Espástica: Cocontração Anormal, Hiper-reflexia, Hiperatividade do Trato Motor do Tronco Encefálico e Alterações Mioplásticas".

Sinergias Musculares Anormais

As sinergias musculares anormais ocorrem com mais frequência em um tipo específico de AVC e são cobertas na seção sobre AVC da artéria cerebral média.

O MECANISMO DAS LIMITAÇÕES FUNCIONAIS DEPENDE DE SÍTIO DA LESÃO E SE A LESÃO OCORREU NO PERÍODO PERINATAL

As deficiências que interferem nos movimentos funcionais ativos dependem da localização da lesão e se a lesão ocorreu perto da hora do parto ou quando o sistema nervoso está mais maduro. As seções a seguir discutem a ECInP espástica, AVC e LME. Embora o traumatismo craniano, os tumores e a esclerose múltipla também possam danificar os TMs, as estruturas afetadas e os resultados clínicos são tão variáveis que uma discussão dos efeitos motores está além do escopo deste texto.

Encefalopatia Crônica Infantil não Progressiva Espástica: Cocontração Anormal, Hiper-reflexia, Hiperatividade do Trato Motor do Tronco Encefálico e Alterações Mioplásticas

Na ECInP espástica, as influências supraespinais anormais, a falha da seleção neuronal normal e o consequente desenvolvimento muscular aberrante levam à disfunção de movimento. A lesão afeta os tratos corticospinal e do tronco encefálico durante o período perinatal, interferindo no desenvolvimento da medula espinal e do cérebro. Quando o sistema nervoso está se desenvolvendo normalmente, um único axônio corticospinal pode fazer sinapse com os NMs espinais que inervam os músculos agonistas, sinergistas e antagonistas. No desenvolvimento normal, as sinapses mais fracas são eliminadas, e, aos 4 anos de idade, um axônio corticospinal que antes fazia sinapse com os NMs para os agonistas, antagonistas e sinergistas vai fazer sinapse somente com NMs para antagonistas. A lesão aos tratos corticospinais durante o desenvolvimento elimina qualquer competição pelos sítios sinápticos durante um período crítico, causando persistência das conexões inapropriadas e desenvolvimento anormal dos centros motores espinais. A persistência das conexões inapropriadas causa *cocontração anormal*, a ativação simultânea dos músculos agonistas, sinergistas e antagonistas que interfere no desempenho das tarefas. Por exemplo, quando uma pessoa tenta contrair o bíceps braquial, os sinergistas e o tríceps também contraem. A perda de sinal corticospinal desinibe os NMs na medula espinal, resultando em hiper-reflexia.

A perda de inibição cortical para o tronco encefálico permite a hiperatividade dos reflexos do pescoço (sinais coliculares para os tratos reticulospinais) e os tratos vestibulares, produzindo mudanças na postura com mudanças na posição da cabeça (Fig. 8.11). A hiperatividade dos TMs do tronco encefálico também produz movimentos anormais. Desse modo, o distúrbio de controle motor na ECInP espástica é causado predominantemente por alterações mioplásticas, cocontração anormal, hiper-reflexia, reflexos de estiramento tônico durante o movimento ativo e hiperatividade do TM do tronco encefálico afetando os tratos vestibulospinal e reticulospinal.

A falta de preparação postural antes do movimento também interfere nos movimentos funcionais.

Os adultos com ECInP espástica geralmente têm força adequada para as atividades dos membros superiores, apesar de serem capazes de gerar apenas a metade da força que os indivíduos de controle com idade correspondente conseguem gerar.[36] A função de seus membros superiores é comprometida pela má coordenação, hiper-reflexia e contratura.[36] A força dos membros inferiores correlaciona-se bem com a função motora e com a marcha. As medidas da espasticidade não se correlacionam com a marcha e a disfunção motora grosseira.[37] A força dos membros inferiores nas crianças ambulatoriais com ECInP espástica varia de 43% a 90% dos valores dos controles.[38]

Problema de Controle Motor Primário nas Síndromes do Trato Motor de Início Adulto: Paresia e/ou Paralisia

O principal problema que interfere nos movimentos funcionais em todas as síndromes do TM de início adulto é a paresia e/ou paralisia.[39-42] Como a força muscular é inadequada para realizar as tarefas, o sistema neuromuscular compensa para alcançar as metas de movimento.

Sistema Motor: Tratos Motores **CAPÍTULO 14** 275

PATOLOGIA 14.1 AVC DA ARTÉRIA CEREBRAL MÉDIA

Patologia	Interrupção do suprimento sanguíneo
Etiologia	Oclusão ou hemorragia
Velocidade de início	Aguda
Sinais e sintomas	
Consciência	Pode ficar temporariamente comprometida
Afeto (expressão emocional), humor	Afeto: labilidade emocional (anormal, expressão descontrolada das emoções, riso ou choro patológico; Cap. 28). Humor: depressão, transtorno de ansiedade, apatia; raramente mania
Comunicação	Pode ficar comprometida (Cap. 29)
Compreensão das relações espaciais	Pode ficar comprometida (Cap. 29)
Memória	Pode ficar comprometida (Cap. 27)
Sensoriais	Normalmente comprometida contralateral à lesão
Autônomos	Pode ficar comprometida
Motores	Contralateral à lesão: paresia, atrofia muscular, contratura, perda de fracionamento do movimento, redução da velocidade e eficiência do movimento, comprometimento do controle postural; testes passivos: hipertonia, sinal de Babinski. Ipsilesão: paresia branda; pode ter dificuldade para comer, falar
Localização da lesão	Cérebro: tratos corticospinal, corticorreticular e cortical, e do tronco encefálico
Demografia	Os homens são mais afetados que as mulheres
Incidência	Primeiro AVC (qualquer artéria): 198 por 100.000 habitantes por ano[43]
Prevalência	2,6% da população[44]
Recorrência	Risco cumulativo de recorrência do AVC em 1 ano, 5 anos e 10 anos: 7,1%, 16,2% e 24,5%[45]
Prognóstico: AVC isquêmico	Aproximadamente 20% morrem de AVC nos primeiros 30 dias; um total de 31% morre no primeiro ano após o AVC, com a doença cardiovascular sendo a causa de morte mais comum[46]

AVC, acidente vascular cerebral.

AVC da Artéria Cerebral Média: Paresia/Paralisia, Perda de Fracionamento, Hiperatividade Reticulospinal e Alterações Mioplásticas

O AVC afeta com mais frequência a artéria cerebral média (ACM; Cap. 25), danificando os neurônios corticospinais, corticorreticulares, corticais e do tronco encefálico, e, assim, rompendo as conexões corticais com a medula espinal, o tronco encefálico e o cerebelo, além das conexões intracorticais. Como o AVC normalmente afeta o sistema nervoso adulto, a perda unilateral dos tratos corticospinal, cortical e do tronco encefálico e corticorreticular é imposta a um sistema nervoso que completou o desenvolvimento.

Neste capítulo, apenas o AVC da ACM (Patologia 14.1)[43-46] é discutido; outros locais de AVC têm efeitos diferentes e são considerados nos Capítulos 25 a 29. As alterações pós-AVC da ACM na comunicação entre os neurônios cerebrais são ilustradas na Figura 14.15. Como os neurônios corticospinais laterais são destruídos, os comprometimentos que mais limitam as atividades diárias são a paresia e o menor fracionamento do movimento nos membros superior e inferior contralaterais à lesão.[47,48] No entanto, como 10% do trato corticospinal lateral se projetam ipsilateralmente, a função dos membros ipsilaterais também é comprometida.

Paresia e Movimento Voluntário Pós-AVC

Ao contrário de um equívoco comum, nem a contratura nem a hiper-reflexia dos flexores do cotovelo contribuem significativamente para as limitações das atividades no membro superior pós-AVC. Após o AVC, os únicos fatores que limitam a atividade dos membros superiores são a fraqueza[49] e a perda de fracionamento. A fraqueza se deve à falha da ativação voluntária (incapacidade para enviar sinais adequados para músculos específicos[39]) e atrofia muscular.[50]

Hiperatividade do Trato Reticulospinal

As lesões corticorreticulares diminuem a inibição cortical do trato reticulospinal que se origina no tronco encefálico. A desinibição aumenta os sinais do trato reticulospinal para os NMs espinais, causando contração muscular excessiva mesmo em repouso.[9] Na ausência de controle corticospinal, o trato reticulospinal proporciona controle voluntário dos músculos do membro parético após o AVC.[9] No entanto, o trato reticulospinal não consegue promover o movimento fracionado, e a hiperatividade do trato reticulospinal é a causa das sinergias anormais resultando do AVC. Um exemplo é a flexão involuntária dos dedos do membro superior parético e do cotovelo quando a pessoa caminha (Fig. 14.16). Esse pareamento neural exagerado entre os membros ocorre como consequência da atividade desinibida do trato reticulospinal e da subsequente ativação concorrente dos músculos nas extremidades superiores e inferiores.[51] O efeito da hiperatividade reticulospinal sobre os NMs que inervam os flexores do cotovelo durante a caminhada é um problema estético. A flexão excessiva do cotovelo durante a caminhada contribui para uma aparência anormal, mas não tem influência na função.

O controle reticulospinal voluntário consiste nas sinergias anormais que afetam principalmente as articulações proximais.

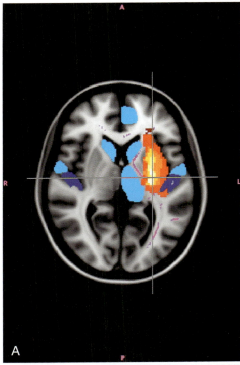
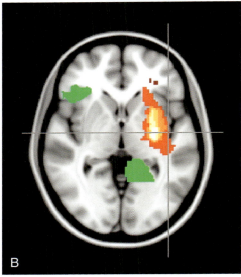

Fig. 14.15 Alterações na comunicação neural pós-AVC. Localização das lesões do AVC exibidas em vermelho a branco. As lesões são na área da cápsula interna/núcleos da base. **A,** Regiões de substância cinzenta com menos comunicação nos pacientes em comparação com os controles (a área *azul-clara exibe diferenças significativas, a área azul-escura exibe as tendências*). Rosa indica áreas de substância branca com menos comunicação. **B,** Áreas de substância cinzenta com mais comunicação em comparação com os controles são exibidas em verde.
(De Crofts JJ, Higham DJ, Bosnell R, et al.: Network analysis detects changes in the contralesional hemisphere following stroke. Neuroimage 54:161-169, 2011).

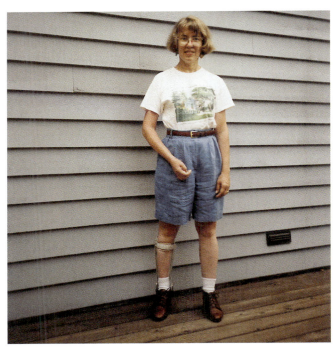

Fig. 14.16 Pessoa pós-AVC após a caminhada. Repare na flexão do cotovelo direito que persiste após a caminhada, causada pelo aumento da atividade do trato reticulospinal durante a caminhada. A flexão é temporária, não é causada por hiper-reflexia e não causa mais perda da função do membro superior.

No membro superior, a sinergia de flexão inclui abdução e rotação interna do ombro, flexão do cotovelo e pronação do antebraço (Fig. 14.3). A sinergia de flexão do membro inferior consiste na rotação externa, abdução e flexão do quadril, flexão do joelho e flexão do tornozelo. No membro inferior, a sinergia extensora consiste na rotação interna, abdução e extensão do quadril, extensão do joelho e extensão e inversão do tornozelo. A hiperatividade reticulospinal para os NMs que inervam os músculos do quadril e do joelho no membro inferior inicia e regula a marcha.[9] Sinergias anormais similares ocorrem com lesões do trato corticorreticulares na esclerose múltipla e lesão cerebral traumática.

Alterações Mioplásticas Pós-AVC

Após um AVC, os músculos paréticos exercem resistência excessiva ao alongamento muscular. A resistência excessiva durante o movimento ativo se deve principalmente a mudanças dentro dos músculos (mioplasticidade). Essas mudanças incluem:
- Contratura
- Aumento das ligações fracas de actina e miosina

A contratura se desenvolve nos músculos mantidos em posições encurtadas, independentemente do estado de saúde do sistema nervoso. Quando os músculos estão paréticos, a imobilidade costuma levar ao encurtamento estrutural de músculos específicos. Por exemplo, as pessoas que tiveram AVCs podem ter tendência a manter seu braço parético no colo por longos períodos enquanto estão sentadas.[52] Esse posicionamento sustentado, com o braço confortável e um pouco protegido, pode predispor os músculos flexores do cotovelo à contratura.[53] O encurtamento muscular adaptativo previne a amplitude de movimento normal nas articulações envolvidas. De modo similar, o comprometimento da função da mão após o AVC

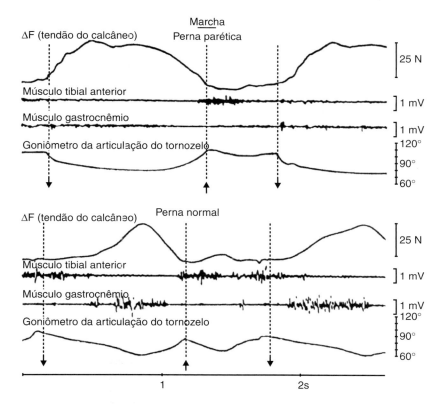

Fig. 14.17 Registros de marcha de um ciclo de passada durante a marcha lenta de um adulto com hemiparesia. Os registros da perna parética são exibidos acima e os da perna "normal" são exibidos abaixo. De cima para baixo em cada registro, as mudanças na tensão registradas a partir do tendão do calcâneo, o eletromiograma (EMG) do tibial anterior e do gastrocnêmio e o sinal de goniômetro da articulação do tornozelo. As linhas verticais indicam aterragem (↓) e decolagem (↑) do pé. Durante o empurrão (o empurrão começa em 0,5 s), a paresia do músculo gastrocnêmio é indicada pela menor amplitude de EMG: no membro parético, a amplitude de EMG do gastrocnêmio é menos de 50% do lado normal. O aumento na resistência ao alongamento do gastrocnêmio no membro parético durante a fase de apoio é indicado pelo grande aumento inicial da força no tendão do calcâneo, apesar de haver muito pouca atividade EMG do gastrocnêmio.
(De Dietz V, Berger W: Normal and impaired regulation of muscle stiffness in gait: a new hypothesis about muscle hypertonia. Exp Neurol 79:680-687, 1983.)

está associado às contraturas de flexão do punho, não à espasticidade (medida com EMG durante o movimento passivo).[54]

Em qualquer músculo em repouso (normal ou parético), as ligações fracas entre a actina e a miosina produzem resistência ao alongamento. Essas ligações produzem a resistência inicial que surge quando o músculo é alongado. *As ligações actina-miosina fracas continuam a se formar, contanto que o músculo permaneça imóvel.* Como os músculos paréticos raramente contraem, a imobilidade prolongada ocorre frequentemente. A imobilidade permite que se formem quantidades excessivas de ligações actina-miosina fracas, produzindo maior resistência ao alongamento.

Após o AVC, a geração de força na perna não parética está correlacionada com o nível de atividade EMG (do mesmo modo que nas pessoas com sistemas neuromusculares intactos). Esta correlação ocorre porque os sinais NM despolarizam a membrana muscular para provocar a contração do músculo. A maior intensidade de sinais neurais causa mais despolarização da membrana muscular (a despolarização da membrana muscular é registrada pela EMG) e mais contração muscular.

No entanto, na perna parética, altos níveis de geração de força são simultâneos aos níveis de atividade EMG. Isso indica que os NMs são menos ativos que o normal no membro parético e que a contração muscular é mínima.[39,55] Se os sinais neurais estivessem contribuindo para o alto nível de produção de força, a atividade EMG registrada da despolarização das membranas musculares se elevaria com o aumento da força muscular produzida. Em vez disso, a contratura causa a maior resistência ao alongamento. A atividade EMG, a força e a leitura goniométrica comparando dados da perna parética e da não parética de uma pessoa com hemiplegia são exibidas na Figura 14.17. A capacidade para produzir altos níveis de força com pouca estimulação neural para os músculos é benéfica; ela permite o suporte de peso em um membro parético que desabaria sem a contratura porque os músculos paréticos não conseguiriam suportar o peso corporal.[55] No entanto, a perda de controle neural impede movimentos rápidos e ajustes a superfícies irregulares, podendo causar hiperextensão do joelho, pois o tornozelo não consegue realizar a dorsiflexão durante as fases média e final do apoio na marcha. O desenvolvimento de hipertonia pós-AVC é resumido na Figura 14.18.

Becher et al.[56] demonstraram a dissociação da mioplasticidade e da influência neural. Eles descobriram que as pessoas após um AVC tinham resistência excessiva ao alongamento nos músculos do tríceps sural. Após a anestesia local do nervo tibial para prevenir a ativação neural do músculo, não houve mudança na resistência muscular ao alongamento, demonstrando que a resistência ao alongamento se devia a mudanças dentro do músculo, independentemente da hiper-reflexia. Coerente com esse conceito, nos membros superiores das pessoas após um AVC, a amplitude do reflexo de estiramento do músculo bíceps é menor em comparação ao normal, apesar da resistência excessiva permanente ao alongamento do músculo bíceps.[57]

Raramente após um AVC ocorre hiper-reflexia de estiramento fásico quando força suficiente pode ser gerada com rapidez suficiente para produzir bastante atividade aferente do tipo Ia. No entanto, a hiper-reflexia de estiramento fásico durante o movimento ativo é rara porque a maioria dos músculos paréticos não consegue gerar força suficiente com bastante rapidez para alongar os músculos antagonistas. A hiper-reflexia de estiramento fásico é um fator bem menos importante nas limitações funcionais pós-AVC que a paresia, redução do fracionamento do movimento, *timing* anormal da contração muscular e alterações musculares, pois as pessoas conseguem evitar a hiper-reflexia de estiramento fásico simplesmente se movendo lentamente. Em suma, quando o músculo parético pós-AVC é alongado, a forte resistência inicial ao alongamento é produzida pelas ligações actina-miosina fracas. A resistência encontrada à medida que o alongamento continua pela amplitude de movimento se deve à contratura. Durante os movimentos ativos no lado parético, a hiper-reflexia normalmente não contribui para a resistência ao movimento.

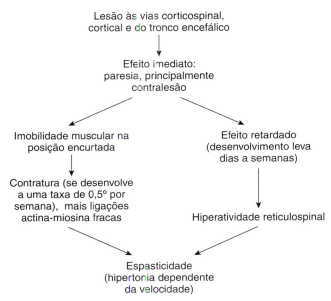

Fig. 14.18 Desenvolvimento da espasticidade após o AVC. A imobilidade leva à contratura. Após o AVC, a contratura e o início gradual da hiperatividade reticulospinal produzem espasticidade.
(Rate of development of contracture post stroke is from Malhotra S, Pandyan AD, Rosewilliam S, et al.: Spasticity and contractures at the wrist after stroke: time course of development and their association with functional recovery of the upper limb. Clin Rehabil 25(2):184-191, 2011.)

Comprometimento Pós-AVC do Membro Superior Ipsilateral

Nos adultos com AVC unilateral, a recuperação máxima do membro superior ipsilesional foi alcançada aproximadamente 1 mês após o AVC; no entanto, o lado ipsilesional não recuperou completamente a função do membro superior em relação aos controles de idade correspondente.[58] Os movimentos do ombro recuperaram níveis quase normais, mas a função da mão ipsilateral à lesão continuou comprometida.[58] A recuperação do membro superior proximal pode ser explicada pelo controle bilateral dos TMs mediais para os NMs que inervam os músculos proximais. A mão se recupera menos porque a perda do estímulo do trato corticospinal lateral ipsilesional para os NMs priva parcialmente a mão ipsilateral do controle sobre os movimentos fracionados.

Distúrbios de movimento pós-AVC da ACM são as consequências da paresia, menor fracionamento do movimento e mioplasticidade. Raramente a hiper-reflexia contribui significativamente para as limitações de movimento. O trato reticulospinal proporciona controle do movimento voluntário dos membros paréticos, mas produz sinergias anormais.

Lesões do Trato Motor Espinal: Paresia, Paralisia e Hiper-reflexia

Após a LME, a paresia e a paralisia são os comprometimentos que limitam as atividades funcionais.[44] Uma pessoa com LME completa perde todo o controle neuronal descendente no nível da lesão e abaixo do mesmo, causando paralisia de todos os músculos abaixo da lesão. Na LME incompleta (LMEi), a função de algumas fibras ascendentes e/ou descendentes é preservada dentro da medula espinal, resultando em paresia ou paralisia dos músculos abaixo do nível da lesão.

As seguintes condições ocorrem após a LME:
1. Reflexos de estiramento fásico e reflexo de retirada envolvendo segmentos espinais intactos abaixo da lesão ainda podem ser provocados.[55]
2. A quantidade de contratura está significativamente correlacionada com a quantidade de resistência ao alongamento muscular.[31]

Hiper-reflexia na Lesão da Medula Espinal

Quando os tratos motores são rompidos na medula espinal, os interneurônios e NMs desinibidos abaixo da lesão desenvolvem uma excitabilidade exacerbada; isso causa hiper-reflexia.[59] Quando os sinais somatossensoriais normais chegam aos segmentos intactos da medula espinal abaixo da lesão, os interneurônios e os NMs reagem exageradamente. Nas pessoas com LME, a hiper-reflexia pode provocar a contração dos músculos que não conseguem se contrair voluntariamente. A hiper-reflexia também contribui para a disfunção do movimento nas pessoas com LMEi crônica. A atividade excessiva de reflexo de estiramento fásico pode ocorrer durante o alongamento muscular passivo e os movimentos ativos nas pessoas com LMEi.[60] Por exemplo, a amplitude de movimento passivo que normalmente não provocaria contração muscular pode desencadear uma contração muscular vigorosa, forte o suficiente para impulsionar uma pessoa para fora de uma cadeira. A hiper-reflexia também pode limitar a velocidade da marcha, já que os músculos antagonistas contraem em resposta ao alongamento durante o ciclo de marcha. Os reflexos de estiramento excessivo do músculo sóleo ocorrem durante a fase média do apoio e a fase de oscilação da marcha.[60]

Além disso, a hiper-reflexia pode interferir no posicionamento, na mobilidade, na higiene, no conforto e no sono. No entanto, existem aspectos positivos para a hiper-reflexia. As pessoas conseguem desencadear intencionalmente a hiper-reflexia para provocar contração muscular involuntária durante as transferências, e as contrações musculares desencadeadas por hiper-reflexia ajudam a manter a massa muscular (previnem a atrofia) e no retorno venoso.

Os sinais clínicos da hiper-reflexia espinal incluem aumento nos reflexos de estiramento tônico dependentes da velocidade, reflexos tendinosos profundos rápidos, reflexos cutâneos exagerados, espasmos involuntários dos flexores e extensores e clônus. Os últimos três sinais citados ocorrem com muito mais frequência na LME que em outras lesões de TM.

Contratura

A contratura também afeta os músculos na LME. Em algumas pessoas com LMEi, a atividade EMG do músculo gastrocnêmio durante a marcha é mínima, ainda que a força exercida no tendão do calcâneo pela contratura muscular seja excessiva (Fig. 14.19).

Após a lesão da medula espinal, os reflexos de estiramento excessivos, a contratura muscular e a maior ligação cruzada fraca produzem resistência excessiva ao estiramento muscular. Na LME completa, a paralisia impede o movimento voluntário na lesão e abaixo da mesma. Nas pessoas com LMEi, a paresia, a hiper-reflexia e a contratura limitam o movimento ativo.

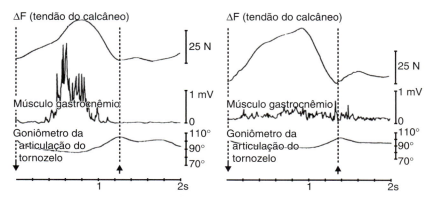

Fig. 14.19 Registros médios (30 passos) de um ciclo de passada durante a marcha lenta de uma pessoa normal (*à esquerda*) e uma pessoa com paraparesia (*à direita*) devido a lesão da medula espinal. De cima para baixo em cada registro, as mudanças na tensão registradas no tendão do calcâneo, um eletromiograma (EMG) do gastrocnêmio e um sinal de goniômetro da articulação do tornozelo. Os registros de EMG retificados são exibidos. Na pessoa normal, um aumento na tensão do tendão do calcâneo está correlacionado com um aumento na atividade EMG do gastrocnêmio. Na pessoa paraparética, o aumento na tensão do tendão do calcâneo não está correlacionado com um aumento na EMG. Em vez disso, o aumento na tensão do tendão do calcâneo coincide com o estiramento do tríceps sural durante a dorsiflexão passiva do pé na fase de apoio. As linhas verticais indicam contato com o solo (↓) e retirada do pé (↑). (*De Dietz V, Berger W: Normal and impaired regulation of muscle stiffness in gait: a new hypothesis about muscle hypertonia. Exp Neurol 79:680-687, 1983.*)

TABELA 14.2	TERMOS QUE DESCREVEM OS COMPROMETIMENTOS COMUNS NAS LESÕES DO TRATO MOTOR[a]
Termo	**Definições e Comentários**
Sinergia anormal	Conexão anormal dos movimentos em virtude da coativação estereotipada dos músculos. Um exemplo é a abdução e rotação externa do ombro, combinadas com flexão do cotovelo quando a pessoa está tentando alcançar as coisas que estão adiante.
Cocontração anormal	Sobreposição temporal da contração do agonista e do antagonista. A cocontração é normal durante a aprendizagem de uma nova habilidade motora e quando a estabilidade é necessária. A cocontração é anormal quando interfere na realização da meta de movimento. A cocontração anormal é prevalente na ECInP espástica dada a persistência dos estímulos corticospinais do desenvolvimento para os neurônios motores que inervam os músculos agonistas, sinergistas e antagonistas.
Hiper-reflexia	Resposta reflexa excessiva ao alongamento muscular passivo. A hiper-reflexia é causada pela redução da inibição descendente dos NMs e pelo desenvolvimento subsequente da excitabilidade excessiva dos NMs. A hiper-reflexia costuma contribuir para os distúrbios de movimento após lesão da medula espinal e na ECInP espástica. A hiper-reflexia geralmente não interfere no movimento funcional após o AVC.
Contratura muscular	Encurtamento adaptativo do músculo causado pela manutenção do músculo em uma posição encurtada por períodos prolongados. A redução no tamanho é causada pela perda dos sarcômeros.
Hipertonia	Resistência excessiva ao alongamento de um músculo em repouso. Produzida pela estimulação neural dos músculos (reflexo de estiramento hiperativo ou hiperatividade dos tratos reticulospinal e/ou vestibulospinal resultando em contração muscular ativa) e/ou por mudanças dentro do músculo (mioplasticidade: contratura e ligação actina-miosina fraca).
Hiperatividade muscular	Contração muscular excessiva para a tarefa. Causada pela estimulação neural excessiva dos músculos. Pode ser uma consequência da hiperatividade do trato reticulospinal,[9] hiperatividade do trato vestibulospinal, dor, ansiedade ou falta de habilidade no desempenho da tarefa.
Tônus muscular	Quantidade de tensão no músculo em repouso. O tônus muscular é examinado passivamente e não é um indicador da capacidade para se mover ativamente.
Mioplasticidade	Mudanças adaptativas dentro de um músculo, secundárias a uma lesão de TM e/ou posicionamento prolongado. Produzida pela contratura e mais ligações actina-miosina fracas.
Paresia ou paralisia	Diminuição ou perda da capacidade para gerar o nível de força necessário para uma tarefa. Ocorre em todas as lesões do TM.
Espasticidade	Hiperatividade neuromuscular secundária à lesão do TM.

ECInP, Encefalopatia crônica infantil não progressiva; *NM*, neurônio motor; *AVC*, acidente vascular cerebral; *TM*, trato motor.
[a]*Nota:* Alguns desses termos também são utilizados para descrever os comprometimentos exultantes das patologias além das lesões de TM.

280 **PARTE 4** *Sistemas Verticais*

TABELA 14.3 COMPARAÇÃO DAS SÍNDROMES DO NEURÔNIO MOTOR E DO TRATO MOTOR

	Lesão do Neurônio Motor	Lesão do Trato Motor
Estruturas envolvidas	Neurônios motores do nervo craniano e/ou neurônios motores espinais	Tratos motores no hemisfério cerebral, no tronco encefálico ou na medula espinal
Patologia	Guillain-Barré, lesão de nervo periférico ou neuropatia, poliomielite, radiculopatia	ECInP, lesão da medula espinal, LCT, EM, AVC da ACM
Movimentos voluntários	Fraco ou ausente	Comprometido ou ausente; LCT, EM ou AVC da ACM podem ter sinergias musculares obrigatoriamente anormais
Força	Paresia ou paralisia ipsilateral; padrão nervoso periférico ou miótomo	Paresia ou paralisia; se a lesão do trato corticospinal acima da decussação, perda contralateral; se a lesão do trato corticospinal abaixo da decussação, perda ipsilateral. Se os TMs mediais forem danificados no tronco encefálico, a perda é ipsilateral, exceto a perda bilateral de influência reticulospinal. Se os TMs mediais forem danificados na medula espinal, a perda é ipsilateral
Volume muscular	Atrofia neurogênica: desgaste rápido, grave, em um nervo periférico ou padrão miótomo	Atrofia por desuso: não tão grave quanto a atrofia neurogênica. Ocorre na mesma distribuição da hemi, para ou tetraplegia
Reflexos	Menores ou ausentes	Maiores: sinal de Babinski, hiper-reflexia de estiramento muscular, clônus, reflexos cutâneos e autônomos exagerados
Tônus Muscular	Reduzido ou ausente: hipotonia ou flacidez	Aumentado: hipertonia dependente da velocidade

ECInP, Encefalopatia crônica infantil não progressiva; *ACM*, artéria cerebral média; *EM*, esclerose múltipla; *TM*, trato motor; *LCT*, lesão cerebral traumática.

	Fatores neurais				Fatores mioplásticos		
	Paresia ou paralisia	Hiperatividade do trato motor do tronco encefálico	Hiper-reflexia de estiramento tônico	Cocontração anormal	Contratura	Maior quantidade de ligações actina-miosina fracas	Desenvolvimento muscular anormal
Síndrome do trato motor cerebral (AVC, EM, lesão cerebral traumática)	✓	Reticulospinal	Não	Não	✓	✓	Não
Encefalopatia crônica infantil não progressiva espástica	Paresia	Vestibulospinal e reticulospinal	✓	✓	✓	✓	✓
Síndrome do trato motor espinal (lesão completa da medula espinal, EM)	✓	Não	✓	Não	✓	✓	Não

Fig. 14.20 Fatores que prejudicam a função motora nas síndromes do trato motor (TM). Nas pessoas com síndromes do TM crônicas, a contratura e a maior quantidade de ligações actina-miosina fracas interferem nos movimentos funcionais. Na síndrome do TM de início adulto, a paresia e/ou paralisia é a causa principal de comprometimento da função motora. Na síndrome do TM cerebral, a hiperatividade do trato reticulospinal também interfere nos movimentos funcionais. Na lesão crônica da medula espinal, a hiper-reflexia de estiramento muscular contribui para a disfunção do movimento. Na encefalopatia crônica infantil não progressiva (ECInP) espástica, a hiperatividade de TM do tronco encefálico, a cocontração anormal e o desenvolvimento muscular anormal também interferem nos movimentos funcionais.

A Tabela 14.2 resume os termos utilizados para descrever os comprometimentos comuns nas lesões de TM. A Tabela 14.3 compara as lesões de NM com as lesões de TM.

A Figura 14.20 lista os fatores que contribuem para o comprometimento da função motora nas pessoas com AVC, ECInP e LME.

A ELETROMIOGRAFIA DE SUPERFÍCIE DIFERENCIA ALGUNS COMPROMETIMENTOS SECUNDÁRIOS ÀS LESÕES DO TRATO MOTOR

Na EMG de superfície, a atividade elétrica do músculo é registrada a partir dos eletrodos na pele sobrejacente ao músculo. Isso avalia a ativação neuromuscular sem a inserção de uma agulha no músculo e sem estimulação elétrica externa. A EMG de superfície pode ser

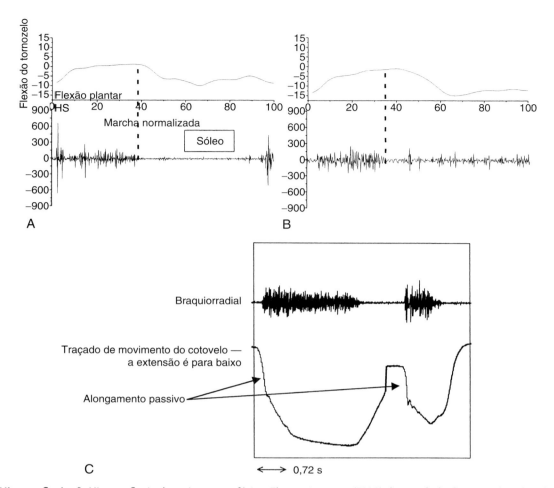

Fig. 14.21 Hiper-reflexia. A, Hiper-reflexia de estiramento fásico. Eletromiograma (EMG) da atividade do músculo sóleo durante a marcha em um indivíduo de 31 anos de idade com encefalopatia crônica infantil não progressiva espástica. Quando o pé começa a suportar peso, o músculo sóleo provoca um pico na atividade EMG. **B,** Após o tratamento medicamentoso (baclofeno intratecal) para reduzir a espasticidade, a hiper-reflexia de estiramento fásico está ausente. **C,** Hiper-reflexia de estiramento tônico. Atividade EMG anormal continua enquanto durar o estiramento muscular.
(A e B modificado de Rémy-Néris O, Tiffreau V, Bouilland S, et al.: Intrathecal baclofen in subjects with spastic hemiplegia: assessment of the antispastic effect during gait. Arch Phys Med Rehabil 84:643-650, 2003, Figure 4, p. 647. C from Mayer NH, Esquenazi A: Muscle overactivity and movement dysfunction in the upper motoneuron syndrome. Phys Med Rehabil Clin North Am 14:855-883, 2003.)

usada para determinar qual dos seguintes fatores está contribuindo para as limitações funcionais:
- Contratura
- Hiper-reflexia
- Cocontração
- *Timing* inadequado da atividade muscular

A contratura, um encurtamento adaptativo do músculo, produz menor amplitude de movimentos passivos sem aumentar a atividade EMG.

A hiper-reflexia de estiramento fásico é indicada pela excessiva amplitude EMG que ocorre 30 a 50 ms após a iniciação do estiramento muscular; a hiper-reflexia de estiramento tônico produz amplitude EMG excessiva 80 a 100 ms após a iniciação do estiramento muscular (Fig. 14.21). A hiper-reflexia ocorre quando a perda de estimulação de TM inibitória resulta na resposta NM excessiva para o estímulo aferente dos receptores de estiramento. Os sinais NM excessivos despolarizam a membrana muscular, causando maior contração muscular que interfere com o movimento desejado. A maior despolarização da membrana muscular é registrada como maior amplitude na EMG.

A cocontração produz sobreposição temporal da atividade EMG nos músculos antagonistas (Fig. 14.22). A cocontração e a maior resistência muscular ao estiramento são anormais apenas se interferirem com o cumprimento dos objetivos da tarefa; as pessoas com sistemas neuromusculares intactos usam frequentemente a cocontração e a maior resistência muscular ao alongamento quando aprendem um novo movimento ou para a estabilidade.[61]

O *timing* inapropriado da atividade muscular (p. ex., prematura, prolongada, atrasada, ausente, fora de fase durante a marcha)[62-65] pode interferir no movimento em pacientes com síndrome de trato motor.

A paresia ou a paralisia, capacidade reduzida ou perdida para gerar força adequada para um movimento funcional, é a contribuição mais importante para as limitações funcionais nas pessoas com lesões de TM de início adulto. No entanto, a paresia não pode ser avaliada com precisão usando a EMG porque as tarefas funcionais envolvem vários músculos e a força gerada em uma articulação específica depende das contribuições dos agonistas, antagonistas e sinergistas. Avaliar somente a contribuição do agonista pode ser enganoso porque os antagonistas e os sinergistas podem ser deficientes para promover a

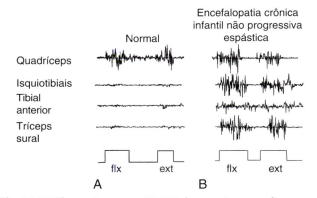

Fig. 14.22 Eletromiogramas (EMGs) dos movimentos do membro inferior semelhantes à marcha nas crianças em supino. **A,** Controle motor normal; o músculo quadríceps está contraindo e os outros músculos estão relativamente inativos. **B,** Encefalopatia crônica infantil não progressiva espástica; cocontração anormal. O quadríceps, os isquiotibiais, o tibial anterior e o tríceps sural estão se cocontraindo durante os movimentos do membro inferior. Os dados de EMG foram selecionados especificamente para mostrar a cocontração anormal, a contração simultânea dos agonistas e antagonistas que interfere no desempenho das tarefas. Nem todas as crianças com encefalopatia crônica infantil não progressiva espástica têm cocontração anormal; em muitos casos, a paresia ou a hiper-reflexia causam anomalias da marcha.
(De Wong AM, Chen CL, Hong WH, et al.: Motor control assessment for rhizotomy in cerebral palsy. Am J Phys Med Rehabil 79:441-450, 2000.)

estabilidade ou para reforçar ou se opor à atividade do agonista no momento apropriado. Dois problemas técnicos estão associados ao uso da EMG para avaliar a paresia. Primeiro, a amplitude EMG deve ser normalizada comparando a EMG provocada por um estímulo elétrico máximo para o nervo motor com a EMG provocada por uma contração voluntária máxima do músculo. As pessoas com paresia central não conseguem ativar completamente seus *pools* de NMs; portanto, a normalização não pode ser alcançada. Segundo, mais geral, como os músculos deslizam sob a pele e os sinais elétricos se espalham dos músculos adjacentes, não há maneira de afirmar que a amplitude da atividade EMG registrada a partir da pele acima de determinado músculo é produzida apenas por aquele músculo.

LESÕES DO TRATO MOTOR: CARACTERÍSTICAS COMUNS E DIFERENÇAS

Nas pessoas com lesões de TM crônicas, as ligações actina-miosina fracas, contratura, atrofia muscular e hiperatividade neural provocam maior resistência ao alongamento muscular. A Figura 14.23 resume as diferenças entre AVC e LME completa: o AVC da ACM causa hiperatividade do trato reticulospinal e a LME completa causa hiper-reflexia. A agitação emocional e a dor levam à força muscular excessiva nas pessoas com AVC, ECInP espástica e LMEi através da ação das emoções nas áreas corticais motoras e via sinais de TMs inespecíficos para NMs.

Em suma, os sinais comuns de lesões de TM incluem paresia, paralisia, *timing* anormal da atividade muscular, sinal de Babinski e

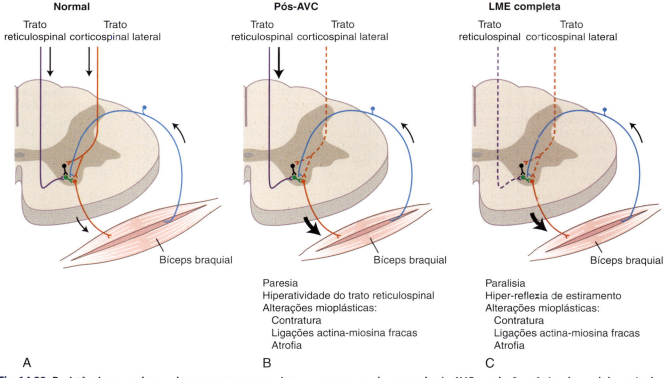

Fig. 14.23 Resistência muscular ao alongamento em um sistema neuromuscular normal, pós-AVC e na lesão crônica da medula espinal **(LME).** No bíceps braquial, a estrutura de cor rosa-escura longa é o fuso muscular. O receptor no fuso muscular é uma terminação secundária. Repare na atrofia do músculo bíceps em **B** e **C. A,** Normal. **B,** Após o AVC da artéria cerebral média, o trato corticospinal está interrompido. A contratura, ligações actina-miosina fracas e hiperatividade do trato reticulospinal causam resistência excessiva ao estiramento muscular. **C,** Em uma LME completa, os tratos motores estão interrompidos e o sinal de estiramento muscular normal para os neurônios motores provoca uma contração muscular reflexiva além do normal. As linhas pontilhadas indicam tratos que não funcionam. O interneurônio verde é excitatório, e o interneurônio preto é inibitório. As setas finas indicam sinalização normal, e as setas grossas indicam sinalização neural excessiva.

alterações mioplásticas. A hiper-reflexia do reflexo de estiramento muscular fásico, o clônus, os reflexos de retirada anormal e o fenômeno da resposta em canivete ocorrem na maioria das vezes na LME crônica. A cocontração anormal dos músculos antagonistas não ocorre com o dano ao sistema nervoso maduro (que inclui a maioria dos AVCs e LMEs); a cocontração anormal acompanha as síndromes do TM que surgem durante o desenvolvimento do sistema nervoso (p. ex., a ECInP espástica). A inibição recíproca é preservada no AVC adulto e na maioria das LMEs porque o dano ocorre em um sistema nervoso maduro.

INTERVENÇÕES PARA DEFICIÊNCIAS SECUNDÁRIAS A LESÕES DO TRATO MOTOR

Encefalopatia Crônica Infantil não Progressiva Espástica

Paresia, perda de fracionamento do movimento, cocontração anormal e hiper-reflexia afetam a capacidade das pessoas com ECInP espástica para executarem as ações desejadas. A paresia dos músculos posturais agonistas é o comprometimento primário que interfere na recuperação do equilíbrio nas crianças com ECInP espástica.[66] No entanto, o fortalecimento do membro inferior nas crianças com ECInP espástica não melhora a marcha, nem tem qualquer efeito na espasticidade.[67,68] A espasticidade (avaliada durante velocidades variáveis de alongamento muscular passivo) não é uma colaboração significativa para a disfunção dos membros inferiores nas crianças com ECInP espástica.[37,69]

Até pouco tempo, muitos terapeutas consideravam o aumento do tônus muscular um problema primário nas pessoas com ECInP espástica. Esses terapeutas tentaram normalizar o tônus muscular com terapia, supondo que a hipertonia era produzida pela contração muscular involuntária e que o controle motor seria normalizado se a contração muscular ativa excessiva fosse reduzida com sucesso. Esses pressupostos foram totalmente reprovados. Tedroff et al.[70] demonstraram que a redução cirúrgica da hipertonia por meio da rizotomia dorsal nas crianças com ECInP espástica não melhora a função no longo prazo (as crianças foram acompanhadas por 10 anos após a cirurgia). Na rizotomia dorsal, os músculos são alongados enquanto as raízes posteriores expostas são estimuladas eletricamente. Se a estimulação elétrica da raiz posterior provocar contração muscular, essa raiz posterior é cortada. Se a estimulação elétrica da raiz posterior não provocar contração muscular, essa raiz posterior é deixada intacta para promover sensação de seu dermátomo. A rizotomia dorsal seletiva em crianças pequenas escolhidas cuidadosamente, quando combinada com fisioterapia, melhora o desempenho das habilidades funcionais e atividades e aumenta a independência no autocuidado e na mobilidade por pelo menos 5 anos após a cirurgia.[71] O treinamento da marcha orientado à tarefa melhora a marcha com mais eficácia que a terapia que se concentra em normalizar o tônus muscular e o uso das técnicas práticas para facilitar os movimentos.[72]

A terapia de movimento induzido por restrição (discutida no Cap. 7) é benéfica para as pessoas com ECInP hemiplégica. O membro superior menos afetado é restrito durante as sessões que demandam o uso do membro superior parético. Após a terapia, o membro superior parético é utilizado espontaneamente com mais frequência.[73]

Em alguns casos, a toxina botulínica (TXB) é injetada diretamente nos músculos que produzem força excessiva durante a contração muscular ativa. A TXB inibe a liberação de acetilcolina (ACh) na junção neuromuscular, prevenindo a contração muscular ativa. Isso permite que o clínico vise especificamente determinados músculos sem interferir na contração dos outros músculos. A TXB não afeta a contratura ou a atrofia muscular. Para o membro superior, a TXB combinada com a terapia ocupacional melhora a realização dos objetivos e os níveis de atividade, além de reduzir o comprometimento nas crianças com ECInP espástica.[74] A terapia ocupacional sozinha é menos eficaz que a combinação de terapia e TXB; a TXB sozinha não é eficaz.[74] Para o membro inferior, a TXB é eficaz na diminuição da flexão plantar, adução e inversão do membro distal.[75]

Acidente Vascular Cerebral

Alguns terapeutas[76] defendem evitar movimentos de esforço durante o uso de músculos paréticos, afirmando que esses movimentos reforçam padrões anormais de movimento e aumentam a espasticidade. Ao contrário dessas alegações, a pesquisa demonstrou com coerência que o movimento com esforço é benéfico nos adultos após um AVC[77] e que não aumenta a espasticidade.[47,48] A paresia e a falta de fracionamento são os dois fatores mais importantes na limitação da função. A melhoria do movimento nas pessoas após um AVC tem sido demonstrada com uma série de terapias, incluindo:

- Os movimentos de mão e dedo contra a resistência
- Terapia robótica para o membro superior
- Movimento induzido por restrição (Cap. 7)
- Injeções de TXB como adjuvante da terapia
- Bicicleta
- Treinamento da marcha orientado a tarefa (praticar a marcha e tarefas relacionadas com a marcha[79])
- Treinamento da marcha usando esteira com suporte do peso corporal ou exercício doméstico progressivo administrado por um fisioterapeuta
- Realidade virtual

Em um estudo comparando os efeitos do tratamento para a função da mão nos adultos com hemiparesia, Butefisch et al.[80] relatam que as técnicas que se concentram na redução do tônus muscular[81] em vez do movimento ativo não produzem melhoria significativa nas capacidades motoras da mão. Por outro lado, o treinamento de flexão e extensão dos dedos e da mão contra a resistência resulta em melhoria significativa na força da pegada, força de extensão da mão e outros indicadores de função da mão.

A terapia robótica também pode melhorar a função do membro superior após o AVC. Para o treinamento do movimento ativo, os indivíduos alcançaram um alvo adiante em um monitor de computador. Um robô ajudou ou resistiu ao movimento, dependendo da quantidade de força gerada pelo indivíduo. A assistência/resistência robótica foi ajustada para que o movimento fosse difícil, mas não desencorajador. O *feedback* visual informava as pessoas a respeito de iniciação, velocidade, coordenação e amplitude de seus movimentos. Três meses após o fim da terapia robótica, os escores dos movimentos do ombro melhoraram 48% em comparação com os valores basais.[82] Outro grupo de pesquisa relatou ganhos em uma série de testes de função da mão, variando de 12% a 25% 1 mês após a terapia robótica.[83] Isso contrasta com a pequena quantidade de recuperação da função da mão, típica das pessoas que recebem terapia convencional.[84]

Em alguns casos, a TXB é um adjuvante útil para a terapia ocupacional e a fisioterapia. No membro superior, a injeção de TXB facilita a higiene e o ato de se vestir, mas não melhora a capacidade para usar ativamente o braço.[85] A injeção de TXB nos músculos do tríceps sural produz melhorias na velocidade da marcha, autoclassificação da dor e função da marcha, testes manuais do músculo e clônus do tornozelo após o AVC.[86] No entanto, os autores de uma metanálise de estudos usando a injeção de TXB nos músculos do tríceps sural relatou que a probabilidade de maior velocidade não é clinicamente importante porque a velocidade após o tratamento de TXB continuou menor que a metade da velocidade necessária para caminhar na comunidade.[87] Os efeitos de longo prazo do tratamento com TXB não foram avaliados. Se a contratura e a atrofia

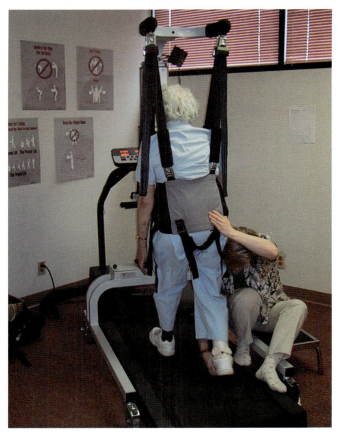

Fig. 14.24 **Treinamento de esteira com suporte de peso corporal.** Um arreio, montado suspenso, suporta parte do peso da pessoa enquanto ela caminha sobre uma esteira com um terapeuta ajudando os movimentos do membro inferior parético.

ocorrerem secundariamente à paresia, então o aumento da paresia usando a TXB pode ter efeitos nocivos no longo prazo.

Brown e Kautz[88] demonstraram que as pessoas com hemiplegia pós-AVC eram incapazes de pedalar uma bicicleta ergométrica com cargas elevadas sem gerar maior atividade muscular indevida ou qualquer mudança nos movimentos anormais. Em outro grupo de pessoas pós-AVC, o tônus muscular diminuiu no membro inferior mais parético após a bicicleta.[89]

O treinamento em esteira com suporte de peso corporal, uma intervenção para caminhada, é exibido na Figura 14.24. Os participantes usam um arreio que suporta parcialmente o seu peso corporal enquanto caminham em uma esteira com ajuda do terapeuta. No entanto, uma metanálise da pesquisa sobre essa técnica não encontrou diferenças nos resultados da caminhada com treinamento de esteira sem suporte do peso corporal, treinamento de esteira com suporte de peso corporal e outras intervenções para caminhada após um AVC.[90] Um estudo prospectivo comparando o treinamento de esteira com suporte de peso corporal (iniciado em 2 meses ou 6 meses após um AVC) *versus* um programa de exercícios domiciliares fornecido por um fisioterapeuta constatou que os três grupos melhoraram igualmente na recuperação motora, na velocidade da caminhada, no equilíbrio, na função e na qualidade de vida. O programa de exercícios domiciliares enfatizou a amplitude de movimentos, o fortalecimento do membro, a coordenação, equilíbrio e a caminhada diária[91] (consulte o Cap. 7 para obter mais informações sobre a especificidade e a repetição da tarefa como elementos essenciais na promoção da função motora pós-AVC).

A realidade virtual é um ambiente tridimensional gerado por computador concebido para uma pessoa interagir com ele. Uma metanálise concluiu que o treinamento de equilíbrio e marcha da realidade virtual é mais eficaz que a terapia convencional para melhorar a capacidade de marcha e equilíbrio.[92]

Lesão da Medula Espinal

Para as pessoas com LME, a terapia baseada em atividade consiste em reabilitação que ativa o sistema neuromuscular abaixo do nível da lesão. Os exemplos incluem o treinamento em esteira com suporte do peso corporal, terapia de caminhada robótica e estimulação elétrica funcional (EEF). O estímulo somatossensorial para a medula espinal durante o treino de esteira com suporte do peso corporal provoca ativação neuromuscular que não ocorre durante a caminhada sobre o solo. Mesmo nas pessoas com LME completa, a estimulação adequada (suporte do peso corporal, suporte de peso na esteira, movimento dos membros inferiores com ajuda do terapeuta) consegue ativar os geradores de padrão de passada e provocar um padrão EMG de caminhada nos quadris e joelhos se a medula espinal torácica inferior e lombar estiver intacta abaixo da lesão.

A terapia de caminhada robótica, que usa uma esteira e um suporte de peso corporal com motores fornecendo controle dos membros inferiores paréticos ou paralisados, atualmente não é eficaz como treinamento da marcha guiada por terapeuta.[93] A EEF é fornecida via eletrodos implantados ou na superfície da pele. Se promover a recuperação da função neuromuscular, a EEF pode ser retirada e a caminhada vai continuar a ser possível. Se for necessária para a caminhada, a EEF age como uma neuroprótese.[94]

Para o membro superior, a EEF combinada com movimento ativo é eficaz para promover a função da mão e a sensação nas pessoas com quadriplegia.[93] Em estudos com animais, a EEF melhorou significativamente a regeneração espontânea das células após lesão da medula espinal.[95] A terapia baseada em atividade otimiza a plasticidade dependente do uso da medula espinal abaixo da lesão e reorganiza os circuitos dentro da medula espinal.

O uso de medicamentos para controlar a espasticidade resultante da LME tem sido uma prática comum; no entanto, com a mudança no entendimento da espasticidade, esse uso está sendo questionado. O baclofeno é administrado sistemicamente, seja por via oral, seja através de uma bomba implantada que fornece o medicamento no espaço subaracnóideo ou subdural. O baclofeno causa inibição nas vias de reflexo de estiramento da medula espinal (diminuindo o fluxo de entrada de cálcio para os terminais pré-sinápticos das fibras aferentes primarias[96] e estabilizando a membrana pós-sináptica).[97] O baclofeno, portanto, inibe a hiper-reflexia, mas não tem efeito na mioplasticidade. No entanto, o baclofeno pode causar uma diminuição na função se a contração muscular reflexiva for utilizada funcionalmente. Por exemplo, a hiper-reflexia pode permitir que uma pessoa incapacitada de se sentar na posição vertical fique estável ao sentar, e o baclofeno impediria esse uso funcionalmente benéfico. A pesquisa recente indica que o baclofeno interfere na proliferação, diferenciação e sobrevivência celular na LME.[98]

Os implantes de células neurais na medula espinal lesionada são promissores porque as células-tronco podem substituir as células danificadas, fornecer neuroproteção ou tornar a medula espinal mais capaz de regenerar as células. No entanto, muitas questões sobre a terapia de células-tronco ainda não foram resolvidas; que tipos de células-tronco devem ser utilizados, quanto tempo após a lesão as células-tronco devem ser implantadas, qual é a segurança dos implantes de células-tronco e dos promotores associados e qual é a segurança de longo prazo da supressão imune[99] e da terapia de células-tronco? Essas questões são discutidas no fim do Capítulo 7.

TABELA 14.4	MEDICAÇÕES PARA ESPASTICIDADE	
Medicação	Ação	Desvantagens/Efeitos Colaterais
Baclofeno, oral	Interfere na transmissão excitatória na medula espinal	Depressor do SNC: causa sonolência, fadiga, confusão, cefaleia
Diazepam	Aumenta a inibição na formação reticular (tronco encefálico) e na medula espinal	Depressor do SNC: causa sonolência, fadiga; prejudica; intelecto, atenção, memória, coordenação motora
Dantroleno sódico	Interfere na liberação de Ca^{2+} pelo reticuloendoplasmático muscular esquelético (interfere diretamente na contração muscular)	Fraqueza muscular esquelética generalizada; toxicidade hepática
Tizanidina	Inibe os neurônios excitatórios em todo o SNC	Boca seca, tontura, sedação
Baclofeno, intratecal (fornecido por bomba implantada)	Interfere na transmissão excitatória na medula espinal	Complicações com a bomba: infecção, deslocamento do cateter, mau funcionamento da bomba. A falha da bomba pode causar sinais de retirada. A *overdose* da bomba deprime a respiração e a função cardíaca, causando coma.
Injeção de toxina botulínica	Impede os neurônios motores de liberar acetilcolina (ACh)	Os efeitos começam 2 a 5 dias após a injeção e duram 2 a 6 meses; é necessário repetir as injeções. A quantidade total de toxina que pode ser injetada é limitada pelo risco de depressão respiratória.

SNC, Sistema nervoso central.

Treinamento de movimento voluntário e injeções de toxina botulínica como adjuvantes do treinamento são eficazes na ECInP espástica e após o AVC da ACM. Na LME, o treinamento de esteira com suporte do peso corporal e estimulação elétrica funcional são eficazes.

Medicações para Espasticidade

A espasticidade é causada por hiper-reflexia ou hiperatividade do TM do tronco encefálico, então as medicações que interferem em qualquer um desses mecanismos diminuem a espasticidade. A Tabela 14.4 apresenta ações, desvantagens e efeitos colaterais dos medicamentos prescritos comumente para a espasticidade. De acordo com uma revisão sistemática de 101 ensaios randomizados, nenhum deles foi considerado de boa qualidade.[100] Os autores concluíram que uma quantidade razoável de evidências sugere que o baclofeno, a tizanidina e o dantroleno são mais eficazes que o placebo nas pessoas com espasticidade, principalmente as portadoras de esclerose múltipla.[100] A Figura 14.25 ilustra os efeitos das medicações antiespasticidade.

O Alongamento é Ineficaz no Tratamento da Contratura em Pessoas com Condições Neurológicas

Infelizmente, o alongamento não impede ou reverte a contratura, independentemente de os indivíduos correrem risco de desenvolver contraturas ou terem sofrido contraturas. Essa conclusão se baseia em uma análise sistemática e em uma metanálise de 24 estudos com um total de 782 participantes portadores de condições neurológicas, incluindo ECInP espástica, AVC, LME, lesão cerebral traumática e doença nervosa periférica hereditária. Os métodos de alongamento incluíram o autoalongamento, alongamento manual feito por terapeutas, uso de tala, programas de posicionamento e gessos seriais (gessos trocados em intervalos regulares). O alongamento foi feito por até 7 meses. Apesar da diversidade dos métodos, nenhuma diferença clinicamente importante na amplitude de movimento articular, dor, espasticidade, limitação das atividades, restrição de participação ou qualidade de vida ocorreram no curto prazo (1 a 7 dias) ou no longo prazo (mais de 1 semana após o último alongamento).[101] Nas pessoas com sistemas neuromusculares normais, o alongamento regular por 30 minutos dos isquiotibiais durante 6 semanas não melhora a extensibilidade muscular.[102] Nos sistemas neuromusculares normais, os aumentos aparentes na extensibilidade se devem a uma tolerância maior ao desconforto durante o alongamento.[102-104]

ESCLEROSE LATERAL AMIOTRÓFICA

A esclerose lateral amiotrófica (ELA) é uma doença que destrói apenas os NMs e os TMs. A destruição é bilateral (Fig. 14.26), resultando em sinais de TM e NM. Os sinais de TM incluem paresia, hiper-reflexia, sinal de Babinski, atrofia e fasciculações. Os sinais de NM incluem paresia, hiporreflexia, alterações mioplásticas, hipotonia, atrofia e fibrilações. A perda dos NMs nos nervos cranianos provoca dificuldades para comer/deglutir (nervos cranianos [NCs] 5, 7, 9, 10, 12), falar (NCs 5, 7, 10, 12) e movimentar a cabeça (NC 11). Quase 50% das pessoas com ELA sofrem labilidade emocional (também chamada de risada ou choro patogênico; risada ou choro incontrolável, que pode não ser coerente com o estado emocional da pessoa). Aproximadamente 90% dos casos de ELA são idiopáticos, embora o gene responsável pelo tipo familiar da ELA tenha sido identificado. Na ELA, os astrócitos não limpam o excesso de glutamato, causando excitotoxicidade.[105-106] Pesquisas recentes indicam que um pouco de exercício e baixa a média intensidade é benéfico para os músculos que não estão profundamente fracos.[107] As pessoas com ELA normalmente morrem de insuficiência respiratória em decorrência de destruição do nervo frênico (C3 a C5) (Patologia 14.2).

RESUMO

Para o movimento normal, as áreas de planejamento motor, os circuitos de controle e os tratos descendentes devem agir juntos com a informação sensorial para fornecer instruções para os NMs.

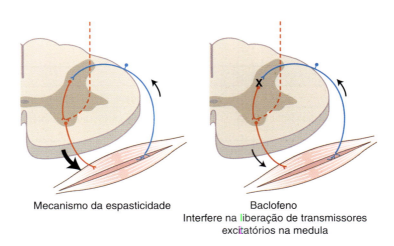
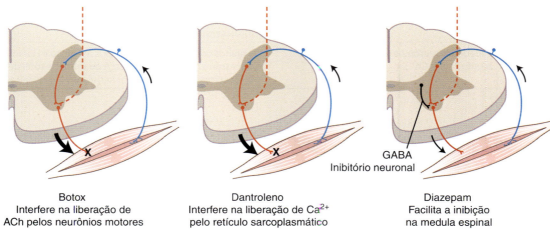

Fig. 14.25 Ação das medicações utilizadas para tratar a espasticidade secundária à lesão da medula espinal. A estrutura de cor rosa-escura longa dentro do músculo é o fuso muscular, e o receptor no fuso é uma terminação secundária. Após a lesão da medula espinal, os interneurônios espinais e os neurônios motores abaixo da lesão desenvolvem uma excitabilidade exacerbada. As setas finas indicam sinalização anormal, e as setas grossas indicam sinalização neural excessiva. *ACh*, Acetilcolina.

PATOLOGIA 14.2	ESCLEROSE LATERAL AMIOTRÓFICA
Patologia	Degeneração bilateral dos neurônios motores e dos tratos motores; normalmente alguma degeneração no córtex cerebral frontal
Etiologia	Níveis excessivos de glutamato[104,105]
Velocidade de início	Crônica
Sinais e sintomas	
Função cognitiva	Tomada de decisão costuma ficar comprometida[104]
Consciência	Normal
Comunicação e memória	Memória normal; linguagem e fluência verbal podem ficar comprometidas
Afeto (expressão emocional)	Labilidade emocional (expressão das emoções anormal, descontrolada, frequentemente riso ou choro patológico; Cap. 28)
Sensoriais	Normais
Autônomos	Normais
Motores	Paresia, espasticidade, clônus, sinal de Babinski, hiper-reflexia ou hiporreflexia, fasciculações, fibrilações, atrofia muscular; dificuldade com a respiração, deglutição, fala
Localização da lesão	Tratos motores no cérebro, no tronco encefálico e na medula espinal; neurônios motores com corpos celulares no tronco encefálico e na medula espinal; e axônios nos nervos periféricos; córtex cerebral frontal
Demografia	Início normalmente > 50 anos de idade; os homens superam as mulheres na razão de 3:2
Incidência	2,2 casos por 100.000 habitantes por ano[104]
Prevalência	0,05 caso por 1.000 pessoas
Prognóstico	Progressiva, expectativa de vida média após o diagnóstico = 3 anos; raramente vivem > 20 anos; morte normalmente de complicações respiratórias[105]

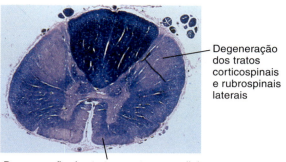

Fig. 14.26 Corte da medula espinal, corado para mielina, exibindo perda dos tratos motores (TMs) na esclerose lateral amiotrófica (ELA). A perda é visível dorsolateralmente onde os axônios corticospinais e rubrospinais laterais devem estar, e ventromedialmente onde os TMs devem estar.
(Cortesia de Dr. Melvin J. Ball.)

Os TMs transmitem sinais do cérebro para os NMs e interneurônios. Os TMs mediais são o reticulospinal, o vestibulospinal medial e lateral e o corticospinal medial. Esses tratos controlam os movimentos posturais e grosseiros. O importante TM lateral é o corticospinal lateral, que controla os movimentos fracionários e dos membros distais. Os tratos cortical e do tronco encefálico controla os músculos na cabeça e os músculos superficiais no pescoço. Os tratos inespecíficos, que são os tratos ceruleospinal e rafespinal, aumentam a atividade nos interneurônios espinais e nos NMs. As localizações das lesões selecionadas do sistema motor são ilustradas na Figura 14.27.

As síndromes do TM discutidas em detalhes neste capítulo incluem ECInP espástica, AVC da ACM, LME e ELA. Traumatismo craniano, tumores e esclerose múltipla também podem danificar os TMs.

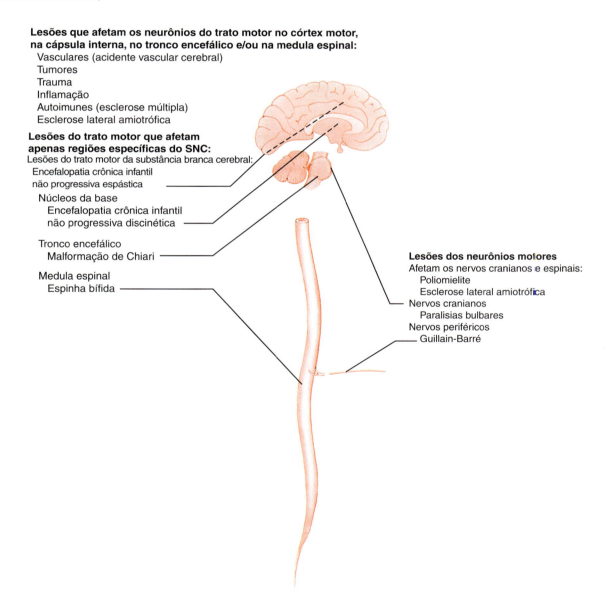

Fig. 14.27 As localizações e os tipos de lesões do trato motor são exibidos à esquerda. As localizações e os tipos de lesões neuronais motora estão indicados à direita. *SNC*, Sistema nervoso central.

288 **PARTE 4** *Sistemas Verticais*

RACIOCÍNIO CLÍNICO DIAGNÓSTICO AVANÇADO

RACIOCÍNIO CLÍNICO DIAGNÓSTICO 14.4

A. S., Parte IV

Sua doença progrediu ao ponto de ele precisar de uma cadeira de rodas motorizada.

S. 10: Faça uma revisão do Capítulo 13 e deste capítulo para explicar esses achados de reflexos tendinosos profundos (RTPs) e atribuir cada lesão no sistema nervoso central ou periférico: RTP do tendão do calcâneo ausente bilateralmente; RTP do quadríceps esquerdo hiporreflexivo; RTP do quadríceps direito vivo e hiper-reflexivo; RTP do bíceps braquial esquerdo vivo e hiper-reflexivo.

S. 11: Faça uma revisão do Capítulo 19 para explicar por que o paciente tem dificuldade para engolir e engasga com frequência.

NOTAS CLÍNICAS

Caso 1

H.J., um estudante de 17 anos, sofreu um ferimento na cabeça quando bateu numa árvore enquanto fazia skate há 4 meses.

Após ter ficado em coma por 2 dias, ele recebeu terapia ocupacional e fisioterapêutica em regime de internação por 4 semanas.

Na alta ele recuperou todas as funções do lado esquerdo, mas era severamente hemiparético à direita. Quando recebeu alta, ele estava independente em marcha com uma bengala e foi capaz de mover voluntariamente o braço direito em um padrão de sinergia anormal (tentativas de fletir o ombro resultaram em flexão do cotovelo e abdução do ombro). Há uma semana ele retornou à terapia ocupacional para o tratamento do braço direito. Ele ainda não recuperou a função da mão. Ele reclamou de dor produzida pela pressão de seu punho pressionando seu peito quando seu cotovelo direito flexiona involuntariamente, especialmente quando ele caminha

- A extensão passiva do cotovelo foi limitada a 90 graus da extensão total. Eletromiograma de bíceps e de superfície do braquiorradial (EMG) mostrou forte atividade durante o estiramento passivo sustentado (normalmente EMG de superfície deve ser silenciosa durante o estiramento passivo sustentado).
- Terapeuta decidiu usar moldes gessados seriados para aumentar a extensão do cotovelo e encaminhou H.J. para um médico com experiência em bloqueios anestésicos neurais e pontos motores para bloqueios adequados a fim de diminuir a hiper-reflexia antes da moldagem.
- O médico bloqueou o nervo musculocutâneo e foi capaz de ganhar mais 10 graus de cotovelo. Uma hora após o bloqueio do ponto motor do braquiorradial a amplitude passiva de movimento do cotovelo (PROM) era 55 graus de extensão total. A EMG de superfície durante o estiramento sustentado foi silenciosa. No entanto, a posição de repouso do cotovelo foi fletido a 75 graus.

Questões:

1. Por que a flexão do cotovelo aumenta involuntariamente quando H.J. está caminhando?
2. Que fatores limitavam a extensão passiva do cotovelo antes dos bloqueios do nervo e do ponto motor?
3. Por que o terapeuta queria que o paciente tivesse bloqueios do nervo e do ponto motor antes de moldar o cotovelo?
4. Por que existe uma diferença entre a posição de "repouso" do cotovelo e a faixa passiva máxima seguindo os pontos motores bloqueados?

Caso 2

M.V. é um homem de 62 anos. Enquanto tomava o café da manhã, de repente perdeu o controle do lado esquerdo do corpo e da face. Ele caiu no chão, mas não perdeu a consciência. Agora, 2 semanas depois, ele é examinado no hospital.

Os resultados são os seguintes:

- Ele tem perda completa de sensibilidade e movimento voluntário de seu lado esquerdo.
- Ele precisa de assistência para mover-se de supino para sentado e de sentado para em pé.
- Ele não pode se sentar ou levantar independentemente.
- Ele tem dificuldade em falar por causa da falta de sensibilidade e de controle reduzido dos músculos orais e faríngeos do lado esquerdo. A equipe de enfermagem relata que ele também tem dificuldade em se alimentar.
- O sinal de Babinski está presente no lado esquerdo.

Questão

1. Qual é a localização da lesão e sua causa provável?

NOTAS CLÍNICAS (Cont.)

Caso 3

P.A. é uma mulher de 39 anos, 1 mês após uma lesão sofrida por uma queda de 9 metros de altura, enquanto subia a montanha. Ela sofreu múltiplas lesões, sendo as fraturas mais proeminentes no fêmur direito, na fíbula direita e na vértebra T10.
- O membro inferior direito está engessado, o que restringe a avaliação, mas a sensibilidade está ausente no dermátomo acima de L1 do gesso e nos dedos dos pés. Nenhum movimento voluntário do quadríceps ou dedos do pé direito pode ser provocado.
- A sensibilidade está ausente em todo o membro inferior esquerdo e bilateralmente no tronco abaixo da parte superior da pelve.
- Nenhum movimento voluntário pode ser provocado no membro inferior esquerdo.
- O reflexo do tendão do calcâneo e o sinal de Babinski estão presentes bilateralmente.

Questão
1. Qual é a localização da lesão e sua causa provável?

Caso 4

R. J. é um homem de 71 anos de idade preocupado em readquirir a sua força. Quatro meses atrás ele se considerava saudável e forte. Competia regularmente nos eventos de natação de *masters* e caminhava vários quilômetros por dia. Gradualmente ficou mais fraco; embora continue a nadar, seus tempos não são competitivos e ele consegue caminhar apenas meio quilômetro.
- Mente, consciência, sensação e funções autônomas estão normais. Ao ser questionado, ele menciona que notou espasmos musculares.
- Por todo o corpo, os músculos esqueléticos estão visivelmente atrofiados.
- O sinal de Babinski está presente nos dois membros inferiores.
- No movimento passivo, o terapeuta nota que os movimentos mais rápidos encontram maior resistência que os mais lentos. Se os membros de R. J. são movimentados lentamente, a resistência inicialmente forte cede lugar ao movimento mais fácil.
- Estudos de EMG diagnóstica revelam fasciculações e fibrilações nos músculos testados.

Questão
1. Qual é a localização da lesão e sua provável causa?

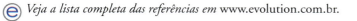
Veja a lista completa das referências em www.evolution.com.br.

15 Sistema Motor: O Cerebelo e as Vias Espinocerebelares

Laurie Lundy-Ekman, PhD, PT e Cathy Peterson, PT, EdD

Objetivos do Capítulo

1. Descrever os papéis do cerebelo.
2. Identificar estruturas anatômicas macroscópicas no cerebelo.
3. Discutir as funções do vestibulocerebelo, espinocerebelo e cerebrocerebelo.
4. Descrever as vias para retransmitir informação proprioceptiva inconsciente de alta fidelidade do corpo para o córtex cerebral. Incluir onde cada um dos neurônios começa e termina e identificar se, e onde, a informação sofre decussação (atravessa a linha média).
5. Descrever os tratos para retransmitir *feedback* interno da medula espinal para o córtex cerebelar. Incluir onde cada um dos neurônios começa e termina e identificar se, e onde, a informação sofre decussação.
6. Explicar por que os sinais de dano cerebelar são ipsilaterais.
7. Identificar sinais associados à patologia cerebelar.
8. Explicar como distinguir entre comprometimentos decorrentes de lesões cerebelares e lesões envolvendo o sistema somatossensorial.

Sumário do Capítulo

Introdução ao Cerebelo
    Anatomia Celular do Córtex Cerebelar
    Anatomia Macroscópica do Cerebelo
        Lobos Cerebelares
        Pedúnculos Cerebelares
Regiões Funcionais do Cerebelo
    Vestibulocerebelo
    Espinocerebelo
        Vias e Tratos Espinocerebelares
        Vias de Alta Fidelidade
           Via Espinocerebelar Posterior
           Via Cuneocerebelar
        Tratos de Feedback *Interno*

Trato Espinocerebelar Anterior
Trato Rostroespinocerebelar
Saída Espinocerebelar
Cerebrocerebelo
Funções Cognitivas não Essenciais do Cerebrocerebelo
Sinais de Disfunção Cerebelar
    Diferenciando Ataxia Cerebelar de Ataxia Somatossensorial
Distúrbios que Afetam o Cerebelo
Resumo
Raciocínio Clínico Diagnóstico Avançado

Um dos meus pacientes, de 39 anos de idade, teve um acidente vascular cerebral (AVC) que privou parcialmente o cerebelo de sangue. Nos dois primeiros dias após o AVC, ele estava tão gravemente atáxico que não conseguia sentar-se em uma superfície firme sem o apoio das costas e dos braços. Precisou de ajuda para se alimentar, se arrumar e se vestir porque os movimentos incoordenados do seu braço o impediam de levar comida à boca, usar um pente ou barbeador, se lavar ou vestir.

Cinco dias após o AVC, ele conseguiu caminhar com duas pessoas ajudando no equilíbrio. Sua marcha usava uma base ampla, era irregular e trôpega. Na alta hospitalar, três semanas mais tarde, ele era totalmente independente e sua marcha era quase normal. Essa recuperação quase completa é comum entre os jovens que sofrem um AVC cerebelar isquêmico.[1]

—Laurie Lundy-Ekman

INTRODUÇÃO AO CEREBELO

O cerebelo ajusta a postura e coordena os movimentos. Para alcançar movimentos suaves, o cerebelo integra informações dos lobos frontais sobre os movimentos pretendidos com a informação sensorial dos receptores vestibulares, proprioceptores e informações sobre o estado da atividade neural nas áreas motoras do tronco encefálico e nas células do corno ventral na medula espinal (Fig. 15.1). Quando os movimentos ocorrem o cerebelo compara os movimentos pretendidos com o movimento real e faz as correções necessárias. Os ajustes cerebelares são necessários para os movimentos suaves e precisos, incluindo os movimentos oculares, e para a manutenção do equilíbrio. Todas as funções cerebelares são inconscientes.

Não existem conexões diretas entre o cerebelo e os neurônios motores; o cerebelo não influencia diretamente a atividade muscular. Então, como o cerebelo influencia o movimento? Por meio de conexões com os corpos celulares do trato motor no córtex motor, córtex pré-motor e tronco encefálico.

Quantidades maciças de informação sensorial entram no cerebelo, e a saída cerebelar é vital para o movimento normal e o controle postural; no entanto, danos graves ao cerebelo não interferem na percepção sensorial ou na força muscular. Em vez disso, o dano resulta em comprometimento da coordenação e do controle postural e na qualidade da função emocional e cognitiva de maneira ligeiramente menor.

O cerebelo, em tradução literal, significa *pequeno cérebro*. Existem muitas semelhanças entre o cérebro e o cerebelo. Ambos apresentam dois hemisférios, uma região externa composta de camadas corticais de substância cinzenta, uma região interna de substância branca (axônios e mielinização) transmitindo informação aferente e eferente e núcleos subcorticais. Apesar da denominação de pequeno cérebro e correspondendo a aproximadamente 10% do volume total do cérebro, o cerebelo contém quase quatro vezes mais neurônios que o córtex cerebral.[2]

Anatomia Celular do Córtex Cerebelar

A camada externa do cerebelo é composta de substância cinzenta, consistindo em três camadas corticais (Fig. 15.2). As camadas externa e interna contêm interneurônios (células granulares, de Golgi, estreladas e em cesto), e a camada intermediária contém corpos celulares de Purkinje. Os neurônios de Purkinje estão entre os maiores neurônios no encéfalo e têm árvores dendríticas extensas. Toda a saída do córtex cerebelar é transmitida via axônios de Purkinje, os quais inibem os núcleos cerebelares e os vestibulares. Dois tipos de axônios que liberam transmissores excitatórios transmitem sinais aferentes que entram no cerebelo: fibras musgosas e fibras trepadeiras (Fig. 15.2). As fibras musgosas originam-se no tronco encefálico e na medula espinal, transmitindo informação somatossensorial, excitação, equilíbrio e informações do córtex cerebral para o cerebelo. As fibras trepadeiras originam-se no núcleo olivar inferior (Fig. 15.3A) e transmitem informações relativas aos erros de movimento para o cerebelo.

Anatomia Macroscópica do Cerebelo

O cerebelo situa-se inferior ao lobo occipital. Um pedaço da dura-máter, o tentório cerebelar, separa o cerebelo do lobo occipital. Cada um dos dois hemisférios cerebelares está preso ao tronco encefálico posterior por três grandes feixes de axônios, os pedúnculos cerebelares superior, médio e inferior. Para visualizar o aspecto anterior do cerebelo, o tronco encefálico deve ser removido.

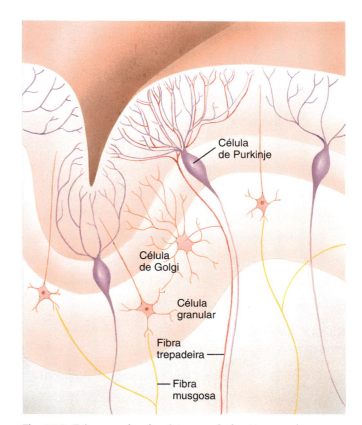

Fig. 15.2 Três camadas do córtex cerebelar. Na camada intermediária, estão os corpos celulares de Purkinje, os neurônios de saída do córtex cerebelar. As fibras musgosas e trepadeiras são as fibras de entrada para o córtex cerebelar. A maioria das fibras trepadeiras surge do núcleo olivar inferior. As fibras musgosas originam-se na medula espinal (tratos espinocerebelares) e no tronco encefálico.

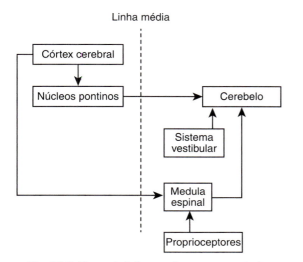

Fig. 15.1 Fluxo de informação para o cerebelo.

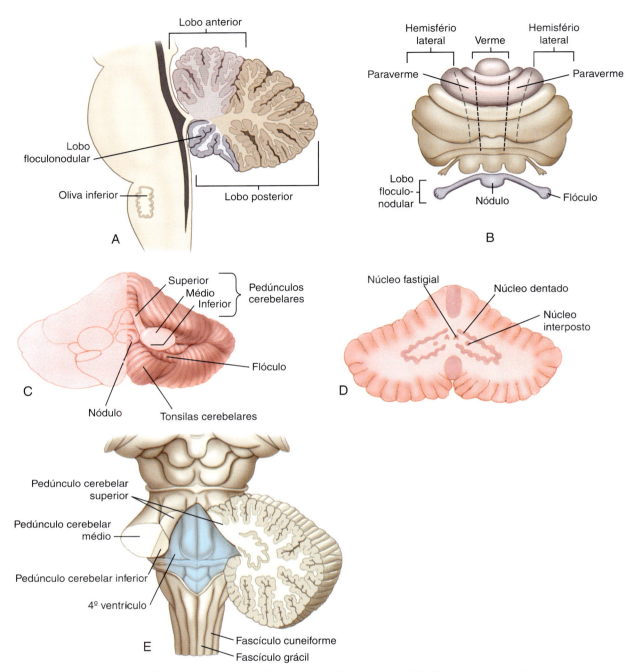

Fig. 15.3 Anatomia do cerebelo. A, Corte mediossagital mostrando os lobos do cerebelo. B, Vista posterior do cerebelo com divisões verticais identificadas, como se estivesse desenrolada. C, Vista anterior do cerebelo com o tronco encefálico removido. D, Corte coronal do cerebelo, revelando os núcleos cerebelares profundos. E, Vista posterior do cerebelo (hemisfério esquerdo removido, expondo o quarto ventrículo) com os pedúnculos cerebelares identificados.

Lobos Cerebelares

O cerebelo tem três lobos em cada hemisfério (Fig. 15.3A-B):
- Anterior
- Posterior
- Floculonodular

Na posição anatômica, o lobo anterior é superior e está separado do lobo posterior maior pela fissura primária. A parte inferior do lobo posterior se chama *tonsila cerebelar* (Fig. 15.3C). As tonsilas cerebelares são clinicamente significantes porque a maior pressão intracraniana pode forçá-las para dentro do forame magno, comprometendo o quarto ventrículo e comprimindo estruturas vitais do tronco encefálico que regulam a respiração e a atividade cardiovascular. Escondido entre o lobo posterior e o tronco encefálico, encontra-se o pequeno lobo floculonodular.

Verticalmente, o cerebelo pode ser dividido em ter regiões funcionais (Fig. 15.3B):
- Verme na linha média
- Paraverme
- Hemisfério lateral

Cada uma das seções verticais está associada a uma classe específica de movimentos, como veremos mais tarde. Cada seção vertical se projeta para núcleos cerebelares específicos ou para os núcleos vestibulares. Os três núcleos cerebelares, de medial para lateral, são o fastigial, interpósito e dentado (Fig. 15.3D).

Pedúnculos Cerebelares

Os axônios que conectam o cerebelo com o tronco encefálico formam três pedúnculos cerebelares em cada lado do tronco encefálico (Fig. 15.3C e E). O pedúnculo cerebelar superior se conecta ao mesencéfalo, o médio se conecta à ponte e o pedúnculo cerebelar inferior se conecta ao bulbo. O conteúdo dos pedúnculos cerebelares é apresentado na Tabela 15.1.

> O número três aparece frequentemente quando estudamos o cerebelo: três camadas corticais; três lobos anatômicos; três divisões verticais; três pedúnculos; e três núcleos. A entrada para o cerebelo é recebida do córtex cerebral (via núcleos pontinos), o aparelho vestibular, os núcleos vestibular e auditivo e a medula espinal. A saída do cerebelo é proporcionada por conexões que influenciam os tratos vestibulospinal, reticulospinal, rubrospinal, córtico-tronco encefálico e corticospinal.

RACIOCÍNIO CLÍNICO DIAGNÓSTICO 15.1

C. T., Parte I

Seu paciente, C. T., é um homem canhoto de 72 anos de idade que está com dificuldades para se barbear, tomar sopa e abotoar botões porque sua mão esquerda balança. Com a iminência do casamento com recepção de sua neta daqui há 3 meses, ele espera que você possa lhe passar alguns exercícios para fazer parar a sua tremedeira, pois ele terá de usar uma camisa de abotoar com seu terno e teme derramar comida e bebida.

C. T. 1: Descreva os locais das três regiões funcionais do cerebelo.
C. T. 2: O desempenho de C. T. no teste de calcanhar-joelho é normal nos dois membros inferiores, assim como o seu desempenho no teste do dedo no nariz com a sua mão direita. Com a mão esquerda ele não consegue tocar com precisão o dedo do examinador ou o seu próprio nariz. Qual região funcional do cerebelo é afetada? O cerebelo afetado é o direito ou o esquerdo?

REGIÕES FUNCIONAIS DO CEREBELO

Os movimentos humanos podem ser categorizados em três classes amplas:
- Equilíbrio
- Movimentos grosseiros dos membros
- Movimentos voluntários finos, distais

Cada uma das classes de movimentos pode ser ilustrada considerando as contribuições cerebelares que ocorrem quando uma pessoa alcança um livro em uma prateleira alta. Sem a contração anticipatória dos músculos dos membros inferiores e do tronco para promover estabilidade, a pessoa cairia para a frente por causa da mudança no centro de massa. Sem a integração da estimulação proprioceptiva do membro superior com os comandos motores, o movimento seria espasmódico e impreciso. E se os movimentos do polegar e dos dedos não fossem coordenados, a pessoa não seria capaz de segurar o livro.

O cerebelo tem regiões especializadas para controlar cada um desses aspectos do movimento (Fig. 15.4):
- O *vestibulocerebelo*, assim denominado pelas suas vinculações recíprocas com o sistema vestibular, regula o equilíbrio e é o nome funcional do lobo floculonodular. O dano ao vestibulocerebelo faria com que a pessoa que está pegando um livro experimentasse instabilidade durante a tarefa.

TABELA 15.1 — CONTEÚDO DOS PEDÚNCULOS CEREBELARES

Pedúnculo Cerebelar	Resumo	Detalhes
Pedúnculo superior	Quase exclusivamente eferente	Axônios eferentes surgem nos núcleos cerebelares profundos e se projetam via núcleos talâmicos no córtex cerebral (origem dos tratos corticospinal e córtico-tronco encefálico). Projeções diretas para o núcleo rubro (origem do trato rubrospinal). Aferentes: tratos espinocerebelares anteriores
Pedúnculo médio	Inteiramente aferente, um dos maiores tratos no cérebro, consistindo em axônios dos núcleos pontinos	Os núcleos pontinos integram as informações da maioria das áreas do córtex cerebral e do colículo superior
Pedúnculo inferior	Aferente e eferente	Aferências da medula espinal, do sistema e núcleo vestibular e núcleo olivar inferior. Eferências projetadas para os núcleos vestibulares e formação reticular (fontes dos tratos vestibulospinais e retículspinais).

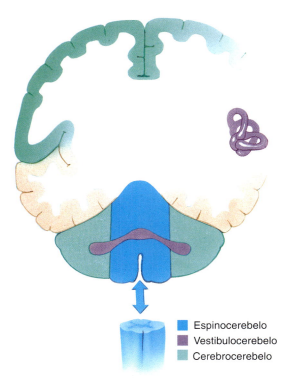

Fig. 15.4 Diagrama conceitual das três divisões funcionais do cerebelo e suas conexões. A parte roxa do cerebelo é o lobo floculonodular, a localização do vestibulocerebelo. A estrutura roxa com três anéis (*no lado direito*) é o aparelho vestibular, o órgão sensorial que detecta a posição da cabeça em relação à gravidade e detecta o movimento da cabeça. Grande parte da informação processada pelo vestibulocerebelo vem do aparelho vestibular. A parte azul do cerebelo é o espinocerebelo e, consequentemente, a medula espinal também é azul. A parte verde do cerebelo é o cerebrocerebelo e, consequentemente, o córtex cerebral também é verde.

- O *espinocerebelo*, que tem esse nome em virtude das extensas conexões com a medula espinal, coordena os movimentos grosseiros dos membros e é o nome funcional das regiões do verme e paraverme. O dano ao espinocerebelo faria com que a pessoa que está pegando um livro experimentasse movimentos espasmódicos e imprecisos.
- O *cerebrocerebelo*, assim denominado por suas conexões com o córtex cerebral, coordena os movimentos voluntários distais e imprecisos e é o representante funcional dos hemisférios laterais. O dano ao cerebrocerebelo faria com que a pessoa que está pegando um livro o agarrasse de maneira atrapalhada. Se o livro começasse a escorregar, a pessoa não conseguiria corrigir automaticamente a pegada para impedir que o livro caísse no chão. As entradas e saídas de cada uma das três divisões funcionais do cerebelo estão ilustradas na Figura 15.5.

O vestibulocerebelo integra os estímulos visuais e vestibulares para coordenar as atividades motoras para postura e movimentos da cabeça e olhos. O espinocerebelo integra informação proprioceptiva, níveis de atividade dos neurônios na medula espinal e comandos motores para coordenar os movimentos do tronco e dos membros. O cerebrocerebelo coordena os movimentos voluntários distais e precisos.

Vestibulocerebelo

O vestibulocerebelo, situado no lobo floculonodular, recebe estímulos do aparelho vestibular ipsilateral e dos núcleos vestibulares ipsilaterais no tronco encefálico (Cap. 22). Esses sinais fornecem informações ao cerebelo sobre o movimento e a posição da cabeça em relação à gravidade. O vestibulocerebelo também recebe informações do córtex visual. A informação aferente vestibular e visual entra no cerebelo e faz sinapse no córtex floculonodular. Os eferentes vestibulocerebelares se projetam para os núcleos vestibulares que influenciam o controle postural por meio dos tratos vestibulospinais lateral e medial (Fig. 15.6A). Os eferentes que influenciam o movimento dos olhos fazem sinapse nos núcleos vestibulares. O vestibulocerebelo também está envolvido no processamento das emoções.[3-5]

Espinocerebelo

Espinocerebelo é o nome funcional da região do verme e paraverme dadas as extensas conexões com a medula espinal. O espinocerebelo recebe informações sobre os comandos de movimento do córtex, sobre os níveis de atividade dos neurônios da medula espinal e sobre os movimentos ou ajustes posturais dos proprioceptores. O cerebelo usa essa informação para fazer ajustes antecipatórios, corretivos e responsivos aos movimentos. Sem esses estímulos para o cerebelo e a integração feita pelo espinocerebelo, os movimentos dos membros são incoordenados.

Vias e Tratos Espinocerebelares

A informação na medula espinal destinada para o cerebelo viaja nos *tratos espinocerebelares*[a] (Fig. 15.7). A informação não é percebida conscientemente. Duas vias espinocerebelares entregam informação de alta fidelidade dos receptores periféricos nos músculos, tendões e articulações para o cerebelo. Por outro lado, os dois outros tratos espinocerebelares, chamados de tratos de *feedback* interno, são especializados em fornecer informações para o cerebelo a respeito da atividade nos interneurônios espinais e nos tratos motores descendentes. Esses tratos de *feedback* interno não transmitem diretamente informações de quaisquer receptores periféricos.

Vias de Alta Fidelidade

Duas vias transmitem informação de alta fidelidade, organizada somatotopicamente, para o córtex cerebelar (Fig. 15.7):
- Via espinocerebelar posterior
- Via cuneocerebelar

As duas vias são compostas de dois neurônios e transmitem informação proprioceptiva para o hemisfério cerebelar ipsilateral.

Via Espinocerebelar Posterior

A *via espinocerebelar posterior* (dorsal) transmite informação proprioceptiva dos membros inferiores e da parte inferior do tronco. O axônio distal do neurônio de primeira ordem transmite o sinal do receptor periférico para a medula espinal. O axônio proximal do neurônio de primeira ordem viaja nas funículos posteriores para a medula espinal torácica ou lombar superior, onde forma sinapse na área da substância cinzenta dorsal chamada de *núcleo dorsal*

---

[a]**Nota do Revisor Científico:** *Para se ter uma ideia da relevância das vias espinocerebelares para modulação de movimentos e manutenção de posturas, estas são as vias mais rápidas de todo o sistema nervoso central caminhando a 120 metros por segundo.*

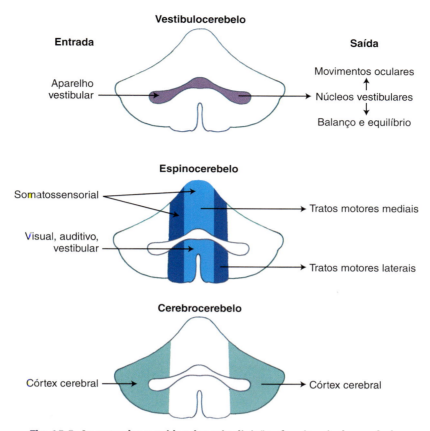

Fig. 15.5 As entradas e saídas das três divisões funcionais do cerebelo.

(Cap. 18). O núcleo dorsal se estende verticalmente do segmento espinal T1 para o L2. Os axônios de segunda ordem formam o trato espinocerebelar posterior. O trato permanece ipsilateral e se projeta para o córtex cerebelar via pedúnculo cerebelar inferior.

Via Cuneocerebelar

A *via cuneocerebelar* começa com os aferentes primários dos proprioceptores no pescoço, membros superiores e metade superior do tronco; os axônios centrais viajam dentro dos funículos posteriores para a medula inferior. Similarmente ao núcleo dorsal na medula espinal, a sinapse entre os neurônios de primeira e segunda ordens ocorre no *núcleo cuneiforme lateral*, um núcleo no bulbo inferior. Os axônios de segunda ordem formam o trato cuneocerebelar dentro do bulbo, entram no pedúnculo cerebelar inferior ipsilateral e terminam no córtex cerebelar.

Tratos de Feedback Interno

Os dois tratos de *feedback* interno com um único neurônio monitoram a atividade dos interneurônios espinais e dos sinais motores descendentes do córtex cerebral e do tronco encefálico (Fig. 15.7):
- Tratos espinocerebelares anteriores
- Tratos rostroespinocerebelares

Os tratos espinocerebelar e rostroespinocerebelar anteriores se originam na substância cinzenta espinal. Eles informam o cerebelo sobre:
- Os comandos descendentes fornecidos para os neurônios que controlam a atividade muscular via interneurônios localizados entre os tratos motores descendentes e os neurônios motores que inervam os músculos
- A atividade dos circuitos reflexos espinais
- A entrada proprioceptiva para a medula espinal

Trato Espinocerebelar Anterior

O *trato espinocerebelar anterior* transmite informações da substância cinzenta toracolombar. Os axônios sofrem decussação e sobem no trato espinocerebelar anterior contralateral até o mesencéfalo. No nível do mesencéfalo, o trato se divide, com os axônios atravessando novamente a linha média e o restante permanecendo contralateral. Os axônios espinocerebelares anteriores entram no cerebelo via pedúnculos cerebelares superiores. Desse modo, cada hemisfério cerebelar recebe informações dos dois lados do corpo inferior. A projeção bilateral pode refletir a coordenação normalmente automática das atividades dos membros inferiores, ao contrário do controle em geral mais voluntário dos membros superiores.

Trato Rostroespinocerebelar

O *trato rostroespinocerebelar* transmite informações da medula espinal cervical e de T1 para o cerebelo ipsilateral e entra no cerebelo via pedúnculos cerebelares inferior e superior.

Saída Espinocerebelar

Nenhum neurônio transmite sinais diretamente do cerebelo para os neurônios motores na medula espinal. Então, como o cerebelo exerce sua influência sobre a saída motora? A seção vermal do espinocerebelo, situada na linha média do cerebelo, ajusta a atividade nos tratos motores mediais (Cap. 14) via três rotas para os núcleos do tronco encefálico: as projeções dos núcleos fastigiais, pela ação direta nos núcleos do tronco encefálico, e indiretamente no córtex cerebral via tálamo motor. A região paravermal, situada lateral ao verme, influencia os tratos motores laterais (Cap. 14) via projeções dos núcleos interpostos, pela ação nos núcleos do tronco encefálico, e projetando-se para o córtex cerebral via tálamo motor (Fig. 15.6B).

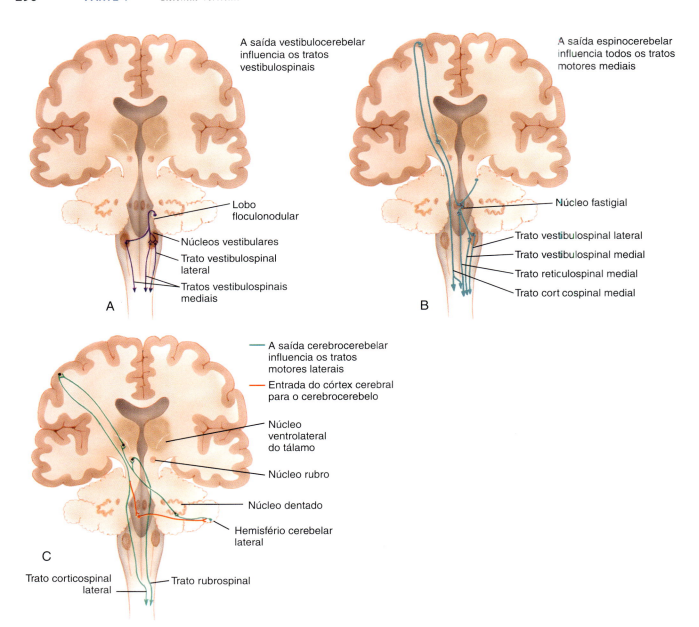

Fig. 15.6 Os eferentes de cada divisão funcional do cerebelo influenciam principalmente as estruturas ipsilaterais. **A,** A saída vestibulocerebelar influencia os tratos vestibulospinais. Para simplificar, os tratos que transmitem sinais dos movimentos oculares e dos movimentos da cabeça foram omitidos. **B,** A saída espinocerebelar influencia todos os tratos motores mediais (TM). As conexões com o núcleo rubro e o trato rubrospinal foram omitidas para simplificar. O núcleo rubro e o trato rubrospinal são ilustrados na parte C. **C,** A saída cerebrocerebelar influencia os tratos corticospinal e rubrospinal. O circuito cérebro-cerebelo-cerebral também é exibido. Os tratos córtico-tronco encefálicos foram omitidos para simplificar.

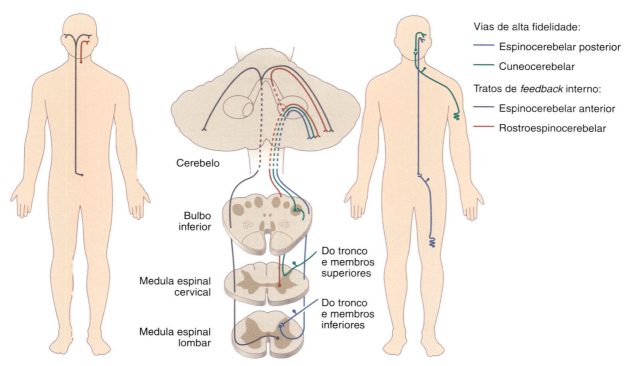

Fig. 15.7 Tratos que transmitem informação proprioceptiva inconsciente. As vias de alta fidelidade incluem a espinocerebelar posterior, da parte inferior do corpo, e a cuneocerebelar, da parte superior do corpo. Os tratos de *feedback* interno incluem o espinocerebelar anterior, da medula espinal inferior, e o rostroespinocerebelar, da medula espinal cervical.

A informação nos tratos espinocerebelares vem dos proprioceptores, neurônios motores, interneurônios espinais e vias motoras descendentes. Como os tratos de *feedback* interno transmitem informação motora descendente para o cerebelo antes de a informação chegar aos neurônios motores, e as vias de alta fidelidade transmitem informações dos proprioceptores, o cerebelo obtém informações sobre os comandos de movimento e sobre os movimentos ou ajustes posturais que se seguiram aos comandos.

Desse modo, o espinocerebelo pode comparar as saídas motoras pretendida e real e usar essa informação para fazer correções e melhorar os comandos de movimento no futuro. A informação do trato espinocerebelar, que não alcança a percepção consciente, contribui para a coordenação dos movimentos voluntários, movimentos automáticos e ajustes posturais através das conexões com vários núcleos tronco encefálicos e o córtex.

Cerebrocerebelo

O cerebrocerebelo tem esse nome por causa de suas extensas conexões indiretas com quase todo o córtex cerebral e está situado nos hemisférios cerebelares laterais.

As funções do cerebrocerebelo incluem:
- Coordenação dos movimentos voluntários via influência sobre os tratos corticospinal, córtico-tronco encefálico e rubrospinal
- Planejamento dos movimentos
- Sincronização[6]

- Funções cognitivas: compreensão da linguagem, comportamento dirigido por objetivos, função visuoespacial

Um circuito fechado de neurônios, o circuito cérebro-cerebelo-cerebral, conecta o córtex cerebral e o córtex cerebelar lateral. Na sequência, os neurônios conectam o córtex cerebral, os núcleos pontinos, o córtex cerebelar lateral, o núcleo dentado e o tálamo, voltando para o córtex cerebral (Fig. 15.6C). O córtex cerebral fornece quantidades maciças de estimulação para os núcleos pontinos. Os axônios dos núcleos pontinos sofrem decussação e depois entram o cerebelo via pedúnculo cerebelar médio para formar sinapse no córtex cerebelar lateral. Os eferentes do córtex cerebelar lateral formam sinapse no núcleo dentado, depois os axônios dos neurônios dentados se projetam para o tálamo. Os axônios do tálamo se projetam para o córtex cerebral. As conexões motoras de cada uma das divisões funcionais cerebelares estão resumidas na Tabela 15.2.

O núcleo dentado está envolvido no planejamento motor. Antes de os movimentos voluntários serem executados, as alterações na atividade neural dentada precedem mudanças na atividade nas áreas motoras do córtex cerebral. Os eferentes do núcleo dentado se projetam para o tálamo motor contralateral, depois os eferentes do tálamo motor se projetam para o córtex cerebral. O cerebelo faz ajustes antes da excitação dos tratos rubrospinal e corticospinal lateral (Fig. 15.6C).

O aspecto de sincronização do movimento pode ser ilustrado da seguinte forma: imagine que você está se aproximando da porta de um restaurante. A pessoa à sua frente entrou, e a porta começa a fechar. Você sabe o quanto e quando acelerar o passo, além da distância de alcance da porta para evitar que ela feche, pois o cerebelo está integrando a estimulação sensorial da visão, a informação proprioceptiva, uma estimativa do peso da porta e o efeito do vento.

TABELA 15.2 CONEXÕES MOTORAS DAS DIVISÕES FUNCIONAIS CEREBELARES

Divisão Funcional (Localização Anatômica)	Recebe Estimulação de	Envia Estimulação para	Estimulação Alcança os Neurônios Motores Via
Vestibulocerebelo (lobo floculonodular)	Aparelho vestibular Núcleos vestibulares	Núcleos vestibulares	Tratos vestibulospinais e tratos que coordenam os movimentos oculares e da cabeça (Cap. 21)
Espinocerebelo			
• Seção vermal	Medula espinal Núcleos vestibulares Informação auditiva e vestibular (via núcleos do tronco encefálico)	Núcleos vestibulares Núcleos reticulares Córtex motor (via tálamo)	Tratos vestibulospinais Tratos reticulospinais Trato corticospinal medial
• Seção paravermal	Medula espinal	Núcleo rubro Córtex motor (via tálamo)	Trato rubrospinal Trato corticospinal lateral
Cerebrocerebelo (hemisférios cerebelares laterais)	Córtex cerebral (via núcleos pontinos)	Córtices motor e pré-motor (via núcleo dentado e tálamo motor) Núcleo rubro	Tratos corticospinal lateral e córtico-tronco encefálico Trato rubrospinal

Funções Cognitivas não Essenciais do Cerebrocerebelo

As tarefas cognitivas podem ser realizadas sem a contribuição cerebrocerebelar. Com as lesões cerebrocerebelares, o desempenho cognitivo é apenas levemente comprometido,[7] e as pontuações do teste cognitivo caem geralmente no intervalo normal baixo.[8] Algumas funções cognitivas cerebelares são lateralizadas, incluindo a compreensão da linguagem no hemisfério cerebelar direito (para pessoas que têm a linguagem lateralizada no hemisfério cerebral esquerdo)[7] e a função visuoespacial localizada no hemisfério cerebelar esquerdo.[4] Os comportamentos direcionados por objetivos são bilaterais.[4]

RACIOCÍNIO CLÍNICO DIAGNÓSTICO 15.2

C. T., Parte II

C. T. 3: Qual é o termo médico para os seus movimentos incoordenados? Qual é o tipo de tremor que o paciente tem?

C. T. 4: Quais achados você espera quando testar o membro superior esquerdo quanto aos movimentos alternados rápidos? Qual é o termo médico para este sinal?

C. T. 5: Você prevê encontrar paresia, atrofia muscular e/ou reflexos anormais afetando o membro superior esquerdo? Por quê?

SINAIS DE DISFUNÇÃO CEREBELAR

Os sinais de disfunção cerebelar envolvem a execução motora anormal que não muda com ou sem uso da visão. Isso pode afetar a postura, os movimentos automáticos, os movimentos oculares e os movimentos voluntários. As lesões cerebelares unilaterais causam comprometimento no mesmo lado do corpo. Os sinais cerebelares são ipsilaterais em decorrência:

- Da informação nos aferentes espinocerebelares vem de fontes ipsilaterais.
- Dos eferentes cerebelares para a maioria dos tratos motores mediais (Cap. 14) permanecem ipsilaterais.
- Dos eferentes cerebelares se projetam no córtex cerebral contralateral e o núcleo rubro contralateral, cujos tratos descendentes sofrem decussação (Fig. 15.6C).

A *ataxia* é o distúrbio de movimento comum a todas as lesões do cerebelo. Ataxia é o comprometimento da coordenação não causado por fraqueza, espasticidade ou contratura. Os movimentos atáxicos têm força normal, são desajeitados e imprecisos. As lesões no verme ou lobo floculonodular resultam em ataxia troncular. Na ataxia troncular, o tronco e a cabeça da pessoa abanam enquanto ela tenta manter uma posição estável. As lesões na região paravermal resultam em ataxia de marcha e membro. Uma pessoa com marcha atáxica caminha insegura, com uma ampla base de apoio. A ataxia do membro inferior interfere no movimento preciso do membro inferior. A ataxia do membro superior causa um movimento de alcance desajeitado e impreciso. As lesões no cerebelo lateral causam ataxia da mão e dedo.

As lesões envolvendo o vestibulocerebelo causam nistagmo (movimentos oculares anormais; Cap. 21), instabilidade e dificuldades para manter o equilíbrio sentado e em pé (ataxia troncular). As lesões paravermais e cerebrocerebelares resultam em *disartria* — fala arrastada, mal articulada.[9] A disfunção do espinocerebelo resulta em marcha atáxica — uma marcha de base ampla, instável, cambaleante. No *alcoolismo crônico*, a seção lobar anterior do espinocerebelo frequentemente é danificada por causa de desnutrição, resultando em marcha atáxica característica.

As lesões espinocerebelares resultam em ataxia do membro, com as seguintes manifestações:

- *Disdiadococinesia*: limitação funcional para alternar rapidamente os movimentos (p. ex., incapacidade para pronar e supinar rapidamente o antebraço, limitação para alternar rapidamente a batida dos pés)
- *Dismetria*: limitação para se mover uma distância pretendida com precisão
- *Tremor de ação*: agitação do membro durante o movimento voluntário

O tremor de ação pode surgir porque o início e a compensação da atividade muscular são atrasados. Desse modo, em um movimento rápido, a explosão do agonista é prolongada e o início da frenagem pelo antagonista é atrasado, causando a ultrapassagem do alvo. À medida que se tenta corrigir o movimento, as mesmas disfunções levam à ultrapassagem repetida.[10] As pessoas com lesões cerebelares costumam compensar a ataxia do membro usando decomposição do movimento. Essa decomposição consiste em manter uma posição fixa de uma articulação, enquanto a outra está se movendo. Por exemplo, durante a subida de uma ladeira de 30 graus, as pessoas com lesões cerebelares tendem a manter a articulação do tornozelo em uma posição fixa durante a fase de apoio inicial. Por outro lado, as pessoas

TABELA 15.3	SINAIS DE LESÕES QUE AFETAM CADA REGIÃO FUNCIONAL CEREBELAR	
Região Funcional	Sinal	Descrição
Vestibulocerebelo	Instabilidade; ataxia troncular	Dificuldade para manter o equilíbrio sentado e em pé
	Nistagmo	Movimentos oculares anormais (Cap. 21)
Espinocerebelo	Tremor de intenção	Agitação do membro durante o movimento voluntário
	Marcha atáxica	Marcha de base ampla, instável, trôpega
	Disartria	Fala arrastada, mal articulada
	Disdiadococinesia	Incapacidade para alternar os movimentos rapidamente
	Dismetria	Incapacidade para se mover uma distância pretendida com precisão
	Decomposição do movimento	Movimentação de cada articulação separadamente durante uma atividade
Cerebrocerebelo	Ataxia dos dedos	Incapacidade para mover os dedos de maneira coordenada
	Disartria	Fala arrastada, mal articulada

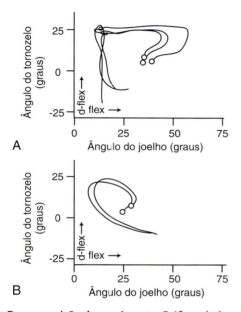

Fig. 15.8 Decomposição do movimento. Gráficos do ângulo do tornozelo *versus* ângulo do joelho durante o apoio na subida de uma inclinação de 30 graus. O contato do calcanhar é indicado por um círculo e é o ponto de partida do gráfico. **A,** Indivíduo com um infarto da artéria cerebelar superior demonstrando decomposição do movimento. A linha horizontal indica que o ângulo do tornozelo é mantido em aproximadamente 25 graus de dorsiflexão, à medida que o joelho se estende de 60 graus de flexão para 15 graus. A linha vertical indica que o ângulo do joelho permanece fixo em 15 graus e a flexão plantar do tornozelo vai de 25 para −25 graus. **B,** Composição do movimento normal. Em um indivíduo com controle neuromuscular, as articulações do tornozelo e joelho se movem simultaneamente. Durante o apoio inicial, o joelho se estende enquanto o tornozelo sofre dorsiflexão; depois, durante o apoio final, o joelho flexiona enquanto o tornozelo sofre flexão plantar.
(Modificada com a permissão de Earhart GM, Bastian AJ: Selection and coordination of human locomotor forms following cerebellar damage. J Neurophysiol 85:759-769, 2001.)

com controle neuromuscular intacto estendem o joelho e flexionam o tornozelo simultaneamente durante a fase de apoio inicial (Fig. 15.8).

As lesões cerebrocerebelares interferem na coordenação dos movimentos finos dos dedos. Esta ataxia afeta a capacidade para tocar instrumentos musicais, abotoar botões e digitar um teclado.

A Tabela 15.3 reúne os sinais das lesões que afetam cada região funcional cerebelar.

Diferenciando a Ataxia Cerebelar da Somatossensorial

Nem toda ataxia é causada por lesões cerebelares. As lesões dos tratos espinocerebelares ou da neuropatia periférica também podem produzir ataxia ao impedir que a informação de *feedback* interno ou a informação proprioceptiva alcancem o cerebelo. Para diferenciar entre ataxia somatossensorial e cerebelar, a coordenação do movimento deve ser comparada com os olhos abertos e fechados. As lesões do trato espinocerebelar ou as que envolvem axônios sensoriais periféricos provocam movimentos desajeitados com os olhos abertos. Isso acontece porque o cerebelo intacto pode compensar a perda de sensação somática usando a visão para melhorar a coordenação.

As lesões cerebelares causam taxia, independentemente do uso da visão: o cerebelo danificado não consegue compensar usando pistas visuais para melhorar a coordenação. O teste de Romberg (Cap. 3) pode ser usado para distinguir ataxia sensorial de ataxia cerebelar. Se uma pessoa tiver comprometimento da propriocepção provocando ataxia sensorial, o equilíbrio com os olhos abertos será melhor que com os olhos fechados. A ataxia sensorial é confirmada encontrando propriocepção passiva prejudicada, sensação de vibração e reflexos tendinosos profundos (RTP) do tendão do calcâneo. Uma pessoa com ataxia cerebelar considera igualmente difícil manter o equilíbrio com os olhos abertos ou fechados. A sensação de vibração, propriocepção passiva e RTP do calcâneo são normais na ataxia cerebelar. Estudos de imagem podem distinguir melhor ou confirmar as lesões do trato espinocerebelar *versus* as lesões cerebelares.

DISTÚRBIOS QUE AFETAM O CEREBELO

Os distúrbios adquiridos que mais afetam o cerebelo incluem esclerose múltipla, AVC, tumor, degeneração alcoólica e compressão do tronco encefálico inferior e do cerebelo no forame magno. Os distúrbios degenerativos hereditários que afetam o cerebelo incluem ataxia espinocerebelar (AEC) e atrofia de múltiplos sistemas (AMS; discutida no Cap. 16). As AEC são um grupo de distúrbios genéticos que causam atrofia dos tratos espinocerebelares e do cerebelo. Dependendo do tipo específico de AEC, várias outras estruturas são afetadas. Por exemplo, a ataxia de Friedrich causa atrofia dos funículos posteriores, tratos corticospinais e bulbo, além da atrofia dos tratos espinocerebelar e cerebelar. A prevalência da AEC é de aproximadamente 6 por 100.000 pessoas.[11]

RESUMO

O cerebelo é mais compactado com neurônios que o cérebro e recebe mais estimulações que envia, indicando que processa intensamente as informações. As informações processadas pelo cerebelo são inconscientes e, embora nenhuma saída faça sinapse direta com os neurônios motores espinais ou com os interneurônios, ele modifica a saída através de conexões com os núcleos do tronco encefálico e o tálamo motor. O cerebelo coordena o movimento e o controle postural. As lesões cerebelares podem causar ataxia, nistagmo e disartria. O cerebelo também faz contribuições não essenciais para as funções emocionais e cognitivas. O dano cerebelar é confirmado comparando o desempenho motor com os olhos abertos e fechados.

RACIOCÍNIO CLÍNICO DIAGNÓSTICO AVANÇADO

RACIOCÍNIO CLÍNICO DIAGNÓSTICO 15.3

C. T., Parte III

RACIOCÍNIO CLÍNICO DIAGNÓSTICO AVANÇADO

C. T. 6: Descreva a diferença entre o tremor que afeta os movimentos do membro superior direito e o tremor associado à doença de Parkinson.

C. T. 7: Quais achados você espera encontrar ao avaliar a propriocepção de C.T.?

—*Cathy Peterson*

NOTAS CLÍNICAS

Estudo de Caso

C. A. é um jogador de futebol profissional de 23 anos de idade.

Principal queixa: "Minha mão direita balança o tempo todo. Meu pé direito vai para onde quer; não consigo fazê-lo ir para onde eu quero."

Duração: "Não sei quando isso começou. Talvez uns seis meses atrás?! Nunca tive nada parecido com isso."

Gravidade/caráter: O quanto esse problema incomoda? "Muito. Sou destro; é difícil pegar as coisas. Tenho medo de cair quando ando." "Não sinto dor." "Seis meses atrás estava caminhando normalmente. Podia caminhar cerca de 24 km facilmente. Agora não consigo caminhar porque tropeço sempre que estou em terreno irregular. Já caí algumas vezes."

Localização/irradiação: "Meu braço e perna direitos. O lado esquerdo está normal." "Estou cada vez mais desajeitado."

O que faz os sintomas melhorarem (ou piorarem)? "Nada."

Padrão de progressão: "Estou cada vez mais atrapalhado."

Algum outro sintoma? "Não."

S: Normal
A: Normal
M: Força, volume muscular e reflexos normais. Nenhuma contração muscular involuntária. Os movimentos são normais no lado esquerdo. O equilíbrio é ruim, independentemente de os olhos estarem abertos ou fechados. O comprometimento dos movimentos no lado direito inclui:

Tamborilar simultâneo dos dedos das mãos ou dos pés: normal no lado esquerdo; atrapalhado, lento, impreciso no lado direito.

O desempenho no lado direito não melhora mesmo quando o tamborilar é feito com os dedos ou pé direito isoladamente.

Dedo-nariz: movimento desajeitado, fica mais impreciso à medida que se aproxima do alvo (nariz) e erra o alvo.

Dedo-dedo: mesmo desempenho do dedo-nariz.

Marcha: movimentos desajeitados na perda direita, hesitantes, colocação imprecisa do pé direito

A, Autônomo; *M*, motor; *S*, somatossensorial.

Questão
1. Onde é a lesão e qual é o provável diagnóstico?

 Veja a lista completa das referências em www.evolution.com.br.

16 Funções Motoras e Psicológicas: Núcleos da Base

Laurie Lundy-Ekman, PhD, PT e Cathy Peterson, PT, EdD

Objetivos do Capítulo

1. Identificar em um diagrama os núcleos que constituem os núcleos da base. Listar os nomes que incluem dois núcleos.
2. Listar as funções dos três circuitos não motores córtico-núcleos da base-talâmicos.
3. Listar a função do circuito córtico-núcleos da base-talâmico oculomotor.
4. Listar as funções e estruturas dentro do circuito motor córtico-núcleos da base-talâmico.
5. Descrever as vias hiperdireta, direta e indireta que determinam o efeito dos núcleos da base no movimento.
6. Explicar a influência dos núcleos da base no tálamo motor, região locomotora mesencefálica e núcleo pedúnculo-pontino em um sistema nervoso normal
7. Descrever os efeitos da doença de Parkinson no tálamo motor, região locomotora mesencefálica e núcleo pedúnculo-pontino e os efeitos no movimento.
8. Definir *acinesia/hipocinesia, rigidez, congelamento, comprometimento visuoperceptivo, instabilidade postural, tremor em repouso* e *hipercinesia*.
9. Comparar as mudanças na atividade neural na doença de Parkinson com a doença de Huntington.
10. Descrever as intervenções farmacológicas, terapêuticas e cirúrgicas utilizadas para gerenciar os sintomas na doença de Parkinson.
11. Definir distonia e descrever distonia cervical e distonia focal da mão.
12. Explicar por que o alongamento é uma intervenção ineficaz para a câimbra muscular associada à distonia.
13. Definir *feedforward* e *feedback* e usá-los para descrever uma tarefa funcional.
14. Descrever as três classificações do movimento.
15. Comparar as entradas e saídas dos núcleos da base com as entradas e saídas do cerebelo quanto à sua contribuição para o movimento normal.

Sumário do Capítulo

Orientação Anatômica para os Núcleos da Base
Neurotransmissores e Núcleos da Base
Circuitos dos Núcleos da Base
    Circuito de Comportamento Orientado para
        Objetivos
    Circuito de Comportamento Social
    Circuito da Emoção
    Circuito Oculomotor
    Circuito Motor
        Vias Hiperdireta, Direta e Indireta
            Via Hiperdireta
            Via Direta
            Via Indireta
Controle Motor dos Núcleos da Base
    Efeito da Dopamina nas Vias Direta e
        Indireta
    Regulação dos Núcleos da Base do Tálamo
        Motor, Núcleo Pedúnculo-pontino e
        Região Locomotora do Mesencéfalo

Distúrbios dos Núcleos da Base
    Distúrbios Hipocinéticos
        Doença de Parkinson
            Subtipo da Doença de Parkinson: Dificuldade
                de Marcha com Instabilidade Postural
            Doença de Parkinson com Tremor Dominante
            Patologia na Doença de Parkinson
            Tratamentos da Doença de Parkinson
        Síndromes de Parkinson Plus
        Parkinsonismo
    Distúrbios Hipercinéticos
        Doença de Huntington
        Distonia
        Síndrome de Tourette
        Encefalopatia Crônica Infantil não Progressiva
            Discinética
Resumo dos Núcleos da Base
Movimento
    Feedforward e *Feedback*

Três Tipos Fundamentais de Movimentos
    Controle Postural
    Ambulação
    Alcance e Preensão

Resumo do Controle Motor Normal
Raciocínio Clínico Diagnóstico Avançado

Os núcleos da base estão envolvidos nas funções psicológicas do comportamento orientado para objetivos, comportamento social e emoções, além do controle motor. Tanto os núcleos da base quanto o cerebelo ajustam a atividade nos tratos motores descendentes (TMs), apesar da falta de conexões diretas com os neurônios motores (NMs). Os núcleos da base preveem os efeitos de várias ações[1] e depois selecionam e executam planos de ação basicamente inibindo as ações motoras concorrentes que interfeririam no movimento desejado.[2] Em outras palavras, os núcleos da base desligam alguns programas motores e ligam outros.

Este capítulo começa com uma orientação para a anatomia dos núcleos da base, suas funções orientadas para objetivos, comportamentais, emocionais e motores e os circuitos associados, seguido por distúrbios clínicos e tratamentos. O capítulo conclui com um resumo de como o cerebelo e os núcleos da base influenciam o controle motor normal.

RACIOCÍNIO CLÍNICO DIAGNÓSTICO 16.1

P. D., Parte I

Sua paciente, P. D., é uma endodontista de 60 anos de idade que foi diagnosticada com doença de Parkinson 1 ano atrás. Seus sintomas primários têm sido "rigidez do tronco" e "problemas para caminhar". Ela não relatou nenhuma queda. Seu marido afirma que ela se move mais lentamente e parece um pouco deprimida. A paciente tem um ligeiro tremor nas mãos, mais na esquerda do que na direita. O tremor em sua mão esquerda piora ao cumprimentar alguém apertando a mão direita.

P. D. 1: Denomine os cinco núcleos pareados que constituem os núcleos da base.

P. D. 2: Em que parte dos núcleos da base entra a maioria dos sinais aferentes?

P. D. 3: De que parte dos núcleos da base sai a maioria dos sinais eferentes?

ORIENTAÇÃO ANATÔMICA DOS NÚCLEOS DA BASE

Os núcleos da base consistem em núcleos situados na base ou nas proximidades dos hemisférios cerebrais; por isso o termo *basal*. Os seguintes núcleos constituem os núcleos da base (Fig. 16.1):

- Caudado } Estriado
- Putâmen
- Globo pálido } Núcleo lentiforme
- Núcleo subtalâmico
- Substância negra

Com base na proximidade anatômica, existem nomes conjuntos para núcleos adjacentes. O caudado e o putâmen juntos formam o *estriado*. O caudado se une ao putâmen anteriormente, e sua junção se chama *estriado ventral*. O globo pálido e o putâmen juntos formam o *núcleo lentiforme*.

O caudado, putâmen, globo pálido e núcleo subtalâmico (NST) estão situados profundamente dentro de cada hemisfério cerebral. Durante o desenvolvimento cerebral, o núcleo caudado assume uma forma de "C" adjacente ao ventrículo lateral (Cap. 8). O caudado em forma de "C" está situado anterior, superior, posterior e inferiormente ao tálamo. A grande parte anterior do caudado é a cabeça, a seção adjacente é o corpo, e a parte na borda do corno inferior do ventrículo lateral é a cauda do caudado. O *núcleo subtalâmico* está situado inferiormente ao tálamo e lateralmente ao hipotálamo.

O núcleo lentiforme tem a forma de um cone largo, com o putâmen situado lateralmente, formando a extremidade larga e o globo pálido situado medialmente, formando a ponta estreita do cone (Fig. 16.1C). O globo pálido tem uma seção interna (medial) e uma seção externa (lateral).

A substância negra fica no mesencéfalo (Fig. 16.1). A *substância negra*, assim chamada pela cor de suas células, contém melanina, fazendo com que o núcleo pareça negro. A substância negra tem duas partes: compacta e reticular.

A substância negra reticular e o globo pálido interno (GPi) são os núcleos de saída dos núcleos da base.

NEUROTRANSMISSORES E NÚCLEOS DA BASE

Os neurotransmissores envolvidos na transmissão dos sinais aferentes, ou sinais para os núcleos da base provenientes de outros lugares, são o glutamato (excitatória; do córtex cerebral), glutamato e acetilcolina (ACh) (excitatório; dos núcleos pedúnculo-pontinos) e serotonina (provavelmente inibitórios; dos núcleos da rafe dorsal).[3] O neurotransmissor envolvido na transmissão dos sinais eferentes, ou sinais que saem dos núcleos da base, é o acido γ-aminobutírico (GABA)[3,4] inibitório para o tálamo, os núcleos pedúnculo-pontinos e a formação reticular.

Dentro dos núcleos da base, os sinais são mediados pela liberação de glutamato, GABA e dopamina. A dopamina da substância negra para o estriado ajusta a comunicação nas vias do estriado para outros núcleos dos núcleos da base, de modo que os núcleos de saída forneçam o nível correto de inibição para suas células-alvo.

RACIOCÍNIO CLÍNICO DIAGNÓSTICO 16.2

P. D., Parte II

P. D. 4: Descreva e dê exemplos de funções mediadas pelos três circuitos dos núcleos da base não motores.

Funções Motoras e Psicológicas: Núcleos da Base **CAPÍTULO 16** 303

Os núcleos da base consistem em cinco núcleos: caudado, putâmen, globo pálido, núcleo subtalâmico e substância negra. Os núcleos da base envolvem parcialmente o tálamo em todos os lados, exceto medialmente. Os sinais entram nos núcleos da base através do estriado (caudado e putâmen) e do núcleo subtalâmico e saem pelo globo pálido interno ou pela substância negra reticular. A saída dos núcleos da base é inibitória e mediada pelo GABA.

CIRCUITOS DOS NÚCLEOS DA BASE

Os núcleos da base estão envolvidos na tomada de decisão, julgamento, priorização das informações, processamento e respostas emocionais, aprendizagem, movimentos oculares e atenção espacial, e saída motora. Cinco circuitos córtico-núcleos da base-talâmicos contribuem para prever eventos futuros, selecionar comportamentos desejados e prevenir comportamentos indesejados, aprendizagem motora, mudança de atenção e memória espacial de trabalho.[5]

O envolvimento dos núcleos da base nas funções não motoras ocorre através de três circuitos córtico-núcleos da base-talâmicos: o *circuito de comportamento orientado para objetivos*, o *circuito de comportamento social* e o *circuito da emoção*. A Figura 16.2 retrata três circuitos não motores, e os papéis de cada um deles é apresentado na Tabela 16.1. Os circuitos orientados para objetivos, de comportamento social e da emoção estão resumidos a seguir e são discutidos mais amplamente no Capítulo 28. Os dois circuitos restantes são motores. Um deles é o circuito oculomotor, e o outro é simplesmente o circuito motor.

Circuito do Comportamento Orientado para Objetivos

A cabeça do caudado faz parte de um circuito de tomada de decisão que participa do comportamento orientado para objetivos, incluindo a informação de avaliação para tomar decisões, planejar e escolher as ações no contexto.[6,9] Imagine que você está dirigindo para uma entrevista de emprego e está atrasado. A luz verde do semáforo fica amarela. A cabeça do seu núcleo caudado avalia a intensidade do tráfego, quanto tempo você tem e se você corre risco ao atravessar o sinal vermelho. A cabeça do caudado avalia o contexto completo das possíveis ações e seleciona a atitude certa a tomar.

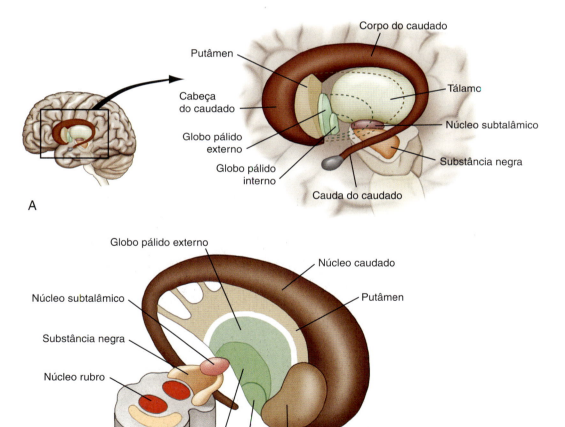

Fig. 16.1 Núcleos da base. A, Vista lateral dos núcleos da base, demonstrando proximidade com o tálamo (não faz parte dos núcleos da base). **B,** Vista tridimensional do mesencéfalo e dos núcleos da base esquerdos. Anterior é para a direita. O núcleo rubro é exibido para referência anatômica e não faz parte dos núcleos da base.

(Continua)

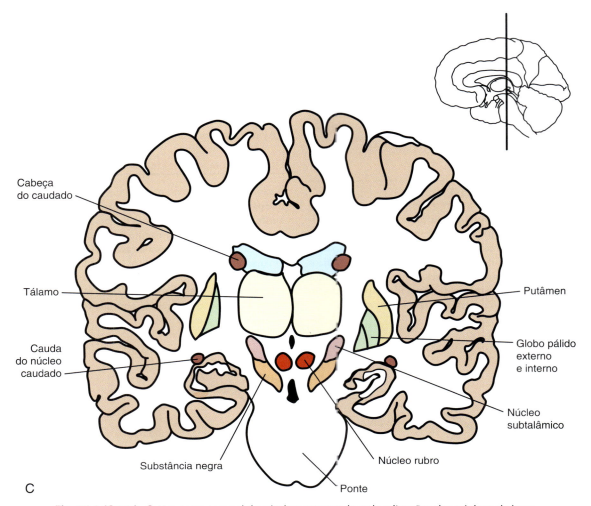

Fig. 16.1 (Cont.) C, Um corte coronal do cérebro retratando as localizações dos núcleos da base.

TABELA 16.1	OS TRÊS CIRCUITOS NÃO MOTORES DOS NÚCLEOS DA BASE
Nome do Circuito	**Papel**
Circuito do comportamento orientado para objetivos	Comportamento orientado a objetivos; toma decisões perceptivas, planeja e decide sobre ações no contexto; pensamento divergente
Circuito do comportamento social	Reconhecimento da reprovação social; controle autorregulatório; separa o conhecimento relevante do irrelevante; mantém a atenção; aprendizagem estímulo-resposta; tomada de decisão; julgamento
Circuito da emoção	Emoções; preocupado em buscar recompensas; envolvido nos comportamentos guiados por recompensa; autoconhecimento; identifica o valor dos estímulos; monitora os erros nas previsões

A cabeça do caudado também é ativa em aprender e mudar sua atividade antes do córtex, quando as contingências de recompensa são invertidas.[1,10] Por exemplo, se um experimentador recompensar repetidamente um macaco quando ele pegar um cubo e não um cilindro e depois subitamente ele recompensá-lo por pegar o cilindro e não o cubo, a cabeça do caudado é a primeira área neural a aprender a nova contingência. A ligação entre a ação escolhida pelo caudado e o movimento selecionado ocorre principalmente no tálamo.[11,12]

Um relato de caso de uma mulher de 55 anos de idade que teve infartos bilaterais discretos na cabeça do caudado esclarece a função da cabeça do caudado: ela apresentava déficits de *comportamento orientado a objetivos* (tomada de decisão), incluindo desatenção, facilidade para se distrair, desorientação, concentração ruim e memória de curto prazo deficiente. Não havia distúrbio de movimento.[13]

Circuito de Comportamento Social

Além do seu papel na tomada de decisão, a cabeça do caudado faz parte do circuito que reconhece as pistas sociais, regula o autocontrole e filtra as informações relevantes e irrelevantes.[14] No exemplo do motorista fornecido anteriormente, suponha agora que você está atrasado para a entrevista profissional e que sua avó está junto e você tem que a deixar no caminho antes da entrevista. Ela olha com desconfiança à medida que você se aproxima do farol amarelo, um sinal para a cabeça do seu caudado de que ela não aprovaria sua decisão de atravessar o sinal vermelho.

Um segundo estudo de caso de lesões bilaterais isoladas da cabeça do caudado relata mudanças de comportamento radicais em uma mulher de 25 anos de idade. Antes das lesões, trabalhava em horário integral e era bem-sucedida academicamente no ensino médio. Após as lesões, ela ficou impulsiva, propensa à frustração em relação a problemas pequenos, violenta, indiferente e hipersexual, envolvida em furtos de lojas, expondo-se e sofrendo de incontinência urinária. Não havia anomalias motoras.[15]

Circuito da Emoção

O estriado ventral participa das emoções e motivação, agindo como uma ligação entre os sistemas da emoção, cognitivo e motor.[16] O circuito da emoção integra as emoções com os papéis dos outros circuitos, sendo parcialmente responsável pela percepção e pelas experiências das emoções, conforme evidenciado pela depressão e embotamento emocional resultantes do acidente vascular cerebral dos núcleos da base esquerdos.[17] Uma função essencial do circuito da emoção é buscar recompensas.[18-20] Esse circuito também é responsável por integrar as emoções, e a expressão facial e pode explicar, em parte, porque as pessoas com certas doenças dos núcleos da base têm expressões faciais parecidas com máscaras. Além disso, o circuito da emoção está envolvido nas previsões quando o resultado é desconhecido,[11] como nos jogos de azar. O papel do estriado ventral na busca por recompensas e no vício é discutido no Capítulo 28.

Circuito Oculomotor

O corpo do caudado faz parte de um circuito oculomotor que toma decisões a respeito da atenção espacial e dos movimentos oculares, determinando especificamente se devemos usar movimentos oculares rápidos para direcionar a atenção para um objeto (Fig. 16.3).[21-23] Esses movimentos se chamam pró-sacadas, onde o termo *sacada* significa movimento rápido dos olhos, e o prefixo *pró* indica na direção de um objeto. Os movimentos rápidos para longe de um objeto, ou *antissacadas*, são o resultado de interações mais complexas e requerem a inibição do reflexo de pró-sacada.[24-26] Você pode observar movimentos sacádicos observando uma pessoa lendo: repare como seus olhos saltam rapidamente enquanto leem um livro. Os pacientes com doenças dos núcleos da base demonstram comprometimento dos movimentos oculares sacádicos.[24]

Circuito Motor

A saída do circuito motor córtico-núcleos da base-talâmico regula a contração muscular, a força muscular, os movimentos multiarticulares e o sequenciamento dos movimentos. O circuito motor dos núcleos da base inclui áreas motoras do córtex cerebral, substância negra compacta, putâmen, globo pálido externo (GPe), NST, GPi e áreas motoras do tálamo (Fig. 16.3). Os estímulos de saída do controle motor dos núcleos da base são exibidos em um esquema na Figura 16.4.

É essencial entender a desinibição para entender a função dos núcleos da base. A desinibição envolve pelo menos dois neurônios inibitórios em série e um neurônio-alvo (Fig. 16.5). Antes da desinibição, um neurônio inibitório inibe seu neurônio-alvo. A desinibição ocorre quando outro neurônio inibe o neurônio inibitório,

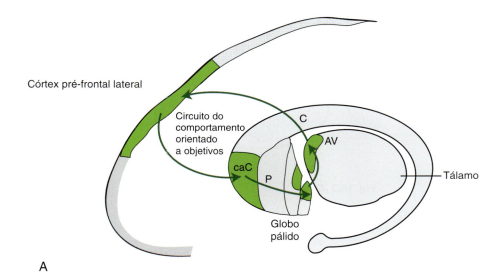

Circuitos córtico-núcleos da base-talâmicos	Córtex cerebral	Núcleos da base	Núcleos talâmicos
Circuitos do comportamento orientado a objetivos	Córtex pré-frontal lateral	Cabeça do caudado, globo pálido	Anterior ventral
Circuito do comportamento social	Córtex pré-frontal ventral	Cabeça do caudado, substância negra reticular	Médio dorsal
Circuito da emoção	Córtex pré-frontal medial	Estriado ventral, pálido ventral	

Fig. 16.2 Circuitos orientados para objetivos, de comportamento social e da emoção dos núcleos da base. Três dos cinco circuitos funcionais que conectam os núcleos da base com o córtex cerebral e o tálamo. Os dois terços posteriores do núcleo lentiforme foram cortados para que o tálamo inteiro fique visível. *coC*, Corpo do caudado; *caC*, cabeça do caudado; *DM*, núcleo médio dorsal do tálamo; *P*, putâmen; *AV*, núcleo anterior ventral do tálamo; *PV*, pálido ventral; *EV*, estriado ventral.

(Continua)

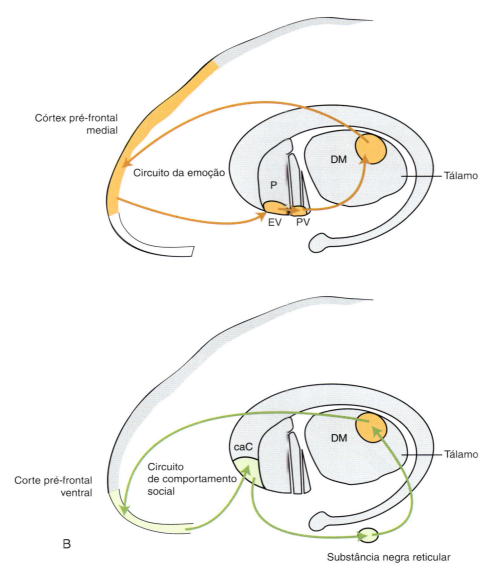

Fig. 16.2 (Cont.)

permitindo com isso o aumento na atividade do neurônio-alvo. A desinibição permite o ajuste fino da saída neural.

> **RACIOCÍNIO CLÍNICO DIAGNÓSTICO 16.3**
>
> **P. D., Parte III**
>
> **P. D. 5:** Descreva três funções mediadas pelo circuito motor dos núcleos da base.
> **P. D. 6:** Qual estrutura é o alvo imediato dos núcleos da base para ativar o movimento voluntário normal?
> **P. D. 7:** Qual estrutura é o alvo imediato dos núcleos da base para ativar o controle postural normal?
> **P. D. 8:** Qual estrutura é o alvo imediato dos núcleos da base para ativar a caminhada normal?

Vias Hiperdireta, Direta e Indireta

Três vias de acesso distintas processam sinais dentro do circuito motor córtico-núcleos da base-tálamo: as vias hiperdireta, direta e indireta (Fig. 16.6). Para maior clareza, o efeito no tálamo motor e nos movimentos voluntários são discutidos nesta seção. Entretanto, as três vias têm os mesmos efeitos nos outros dois núcleos-alvo, a região locomotora do mesencéfalo (RLM) e núcleo pedúnculo-pontino (NPP), que os efeitos sobre o tálamo motor. O movimento normal requer atividade nas três vias para que os movimentos desejados sejam produzidos e os movimentos indesejados sejam suprimidos. As doenças dos núcleos da base interferem no equilíbrio da atividade nas vias, causando movimentos excessivos ou insuficientes.

As vias hiperdireta, direta e indireta convergem no núcleo de saída, o globo pálido interno. Depois, na sequência, o GPi inibe o tálamo motor, que, por sua vez, excita as áreas motoras do córtex cerebral, que, por seu turno, excita os neurônios motores no tronco encefálico e na medula espinal,

Via Hiperdireta

O resultado final da atividade na via hiperdireta é a poderosa inibição do tálamo motor e, com isso, a supressão do movimento voluntário.[27]

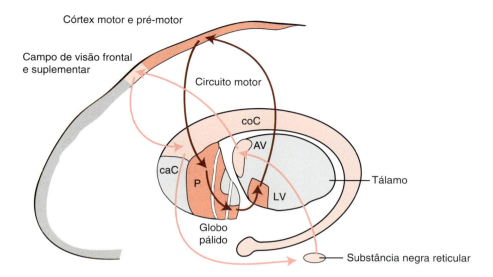

	Córtex cerebral	Núcleos da base	Núcleos talâmicos
Circuito motor	Córtex motor e pré-motor	Putâmen, globo pálido	Lateral ventral
Circuito oculomotor	Campos de visão frontal e suplementar	Corpo do caudado e substância negra reticular	Anterior ventral

Fig. 16.3 Circuitos motores dos núcleos da base. Os dois circuitos motores que conectam os núcleos da base com o córtex cerebral e o tálamo. Os dois terços posteriores do núcleo lentiforme foram removidos para que o tálamo inteiro fique visível. *coC*, Corpo do caudado; *caC*, cabeça do caudado; *P*, putâmen; *AV*, núcleo anterior ventral do tálamo; *LV*, núcleo lateral ventral do tálamo.

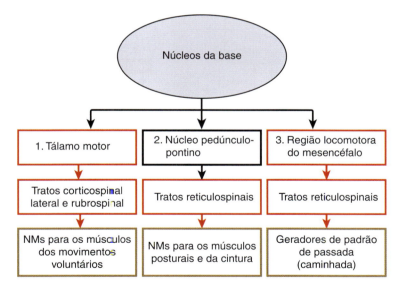

Fig. 16.4 Resumo simplificado do papel dos núcleos da base (NB) no movimento. 1. Os núcleos da base inibem o tálamo motor, contribuindo para um nível de atividade normal nos tratos corticospinal e rubrospinal. Estes tratos, portanto, fornecem um nível de facilitação normal para os neurônios motores que inervam os músculos voluntários. 2. A saída dos núcleos da base inibe o núcleo pedúnculo-pontino (NPP). O NPP inibe os tratos reticulospinais, que, por sua vez, fornecem o nível de facilitação normal para os neurônios motores que inervam os músculos posturais e da cintura, controlando, assim, o tônus muscular. 3. Os núcleos da base inibem a região locomotora do mesencéfalo. A região locomotora do mesencéfalo estimula os neurônios reticulospinais que ativam os geradores de padrão de passada, facilitando a caminhada ou a corrida. As setas vermelhas indicam facilitação; as setas pretas indicam inibição.

Esta via transmite excitação poderosa do córtex cerebral diretamente para o NST, que, por sua vez, excita o GPi, o qual acaba inibindo o tálamo motor. Quando um movimento voluntário está prestes a ser iniciado, a via hiperdireta inibe fortemente os programas motores em andamento, interrompendo os movimentos irrelevantes.[28] Em seguida, as vias direta e indireta se tornam ativas.

Via Direta

A ativação da via direta desinibe o tálamo motor. A sequência de atividades após a ativação da via direta é a seguinte: o putâmen inibe o GPi; o GPi inibido proporciona menos inibição do tálamo motor; o tálamo motor sinaliza as áreas motoras no córtex cerebral para ativar neurônios corticospinais específicos. Desse modo, a via direta desinibe o tálamo motor e facilita movimentos específicos.

Via Indireta

A via indireta também começa no putâmen, em células diferentes das utilizadas pela via direta. Esses neurônios inibem o GPe. O GPe proporciona menos inibição do NST, que subsequentemente excita o GPi, levando à maior saída inibitória do GPi para o tálamo motor e menos atividade nas áreas motoras do córtex cerebral. O resultado final da atividade da via indireta é a supressão dos movimentos indesejados.

> Para produzir movimento voluntário, a sequência de ativação da via no circuito córtico-núcleos da base-talâmico é:
> 1. A via hiperdireta suprime os movimentos em andamento.
> 2. A via direta facilita movimentos específicos enquanto simultaneamente a via indireta suprime os movimentos concorrentes.

CONTROLE MOTOR DOS NÚCLEOS DA BASE

Embora tenham efeitos profundos no movimento, os núcleos da base não têm estímulos de saída diretos para os NMs. Funcionalmente, o circuito motor regula três atividades distintas através de três vias (Fig. 16.4):

1. Atividade muscular voluntária, via *tálamo motor* e depois para os corpos celulares de TM situados no córtex cerebral (os tratos corticospinal, corticopontino e córtico-tronco encefálico).
2. Atividade dos músculos posturais e das cinturas, via *núcleo pedúnculo-pontino* para os tratos reticulospinais. A estimulação do NPP regula a contração dos músculos posturais e das cinturas via neurônios reticulospinais agindo nos neurônios motores espinais.
3. Caminhada, via *região locomotora mesencefálica* para os tratos reticulospinais. A estimulação da RLM provoca movimentos rítmicos nos membros inferiores, similares a caminhar ou correr via ativação dos neurônios reticuloespinais.[29]

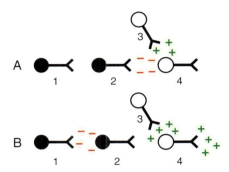

Fig. 16.5 Desinibição. Os neurônios negros são inibitórios; os brancos são excitatórios. **A,** O neurônio 1 é inativo. O neurônio 2 está inibindo fortemente o neurônio 4, impedindo a facilitação promovida pelo neurônio 3 para provocar a atividade no neurônio 4. **B,** O neurônio 1 está inibindo o neurônio 2, que fica inativo. Desse modo, o neurônio 4 está desinibido e dispara um potencial de ação se a soma de todos os potenciais de membrana alcançar o limiar.

> ### RACIOCÍNIO CLÍNICO DIAGNÓSTICO 16.4
> **P. D. Parte IV**
> **P. D. 9:** Em um sistema nervoso intacto, qual é o efeito da dopamina no tálamo motor, no núcleo pedúnculo-pontino e na região locomotora mesencefálica?

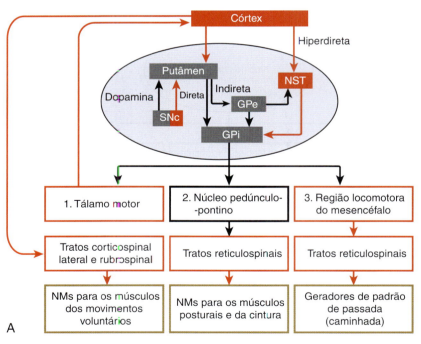

Fig. 16.6 A, Vias de processamento interno dos núcleos da base e vias de saída motora. As estruturas dentro da elipse são partes dos núcleos da base. As setas vermelhas são excitatórias; as setas pretas são inibitórias. A via hiperdireta envia um sinal excitatório do córtex para o núcleo subtalâmico (NST) e para o globo pálido interno (GPi); o efeito de ativar a via hiperdireta é o de suprimir todos os movimentos. A via direta do putâmen inibe o GPi, então o movimento é facilitado. A via indireta inibe o globo pálido externo (GPe), desinibindo o núcleo subtalâmico (NST), e o NST excita o GPi, suprimindo seletivamente os movimentos indesejados. A substância negra compacta (SNc) fornece dopamina (DA) para o putâmen. A DA é essencial para o putâmen regular corretamente as vias direta e indireta. A ligação da DA com os receptores D1 excita os neurônios inibitórios na via direta, inibindo o GPi. A ligação da DA com os receptores D2 inibe os neurônios do putâmen para o GPe (a via indireta) e, assim, desinibe o núcleo subtalâmico, que, por sua vez, facilita o GPi. Todos os núcleos da base do processamento do controle motor interno convergem no GPi. As influências recíprocas foram omitidas para simplificar. **B,** A preponderância da entrada para o GPi determina se uma ação vai ou não ocorrer.

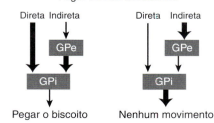

Efeito da Dopamina nas Vias Direta e Indireta

O circuito motor depende de DA liberada pela substância negra compacta. A DA se liga aos receptores D1 e D2 no putâmen. A ligação da DA aos receptores D1 excita os neurônios inibitórios na via direta, inibindo o GPi.

A ligação da DA aos receptores D2 inibe os neurônios do putâmen para o GPe (a via indireta) e, assim, desinibe o NST e facilita o GPi. O resultado é que quantidades normais de DA ajustam a inibição tônica do GPi para o tálamo motor, NPP e RLM.

Regulação dos Núcleos da Base do Tálamo Motor, Núcleo Pedúnculo-Pontino e Região Locomotora Mesencefálica

Os núcleos da base inibem tonicamente o tálamo motor, NPP e RLM. Em um sistema neuromotor normal, a inibição tônica é seletivamente reduzida ou aumentada, dependendo do movimento desejado.

DISTÚRBIOS DOS NÚCLEOS DA BASE

Os distúrbios de movimento na disfunção dos núcleos da base variam de distúrbios *hipocinéticos* (pouco movimento) até distúrbios *hipercinéticos* (movimento excessivo). As diferenças nos movimentos anormais se devem a disfunção nas vias motoras dentro dos núcleos da base e no NPP. A inibição excessiva dos núcleos da base do tálamo motor, NPP e RLM resulta em distúrbios hipocinéticos, e a inibição inadequada resulta em distúrbios hipercinéticos.

RACIOCÍNO CLÍNICO DIAGNÓSTICO 16.5

P. D., Parte V

P. D. 10: Que subtipo de DP sua paciente tem?

P. D. 11: Liste os componentes da via motora responsáveis pela bradicinesia e pela dificuldade de iniciar o movimento e descreva como a patologia resulta nesse comprometimento.

P. D. 12: Você avalia o tônus muscular da paciente movendo passivamente seus joelhos e tornozelos através da amplitude de movimento dela. As articulações parecem rígidas. Você sente uma forte resistência alternada com menos resistência à medida que os músculos dela tensionam e relaxam. Como isso é chamado?

P. D. 13: Liste os componentes da via motora responsáveis pela rigidez do tronco dela e descreva como a doença resulta nesse comprometimento.

P. D. 14: Com base no que você observou ao apertar a mão dela, nomeie e descreva o tipo de tremor que a paciente exibe.

P. D. 15: Descreva o padrão de marcha associado à doença de Parkinson. Por que caminhar por uma porta aberta pode ser um desafio?

P. D. 16: Liste os componentes da via motora responsáveis pela marcha arrastada dela e descreva como a doença resulta nesse comprometimento.

Distúrbios Hipocinéticos

Doença de Parkinson

O distúrbio motor mais comum dos núcleos da base é a doença de Parkinson (DP). Os movimentos voluntários e automáticos são afetados. Um diagnóstico clínico da DP requer hipocinesia afetando a parte superior do corpo, combinada com rigidez e/ou tremor em repouso.[30] A

TABELA 16.2	ESTÁGIOS DA DOENÇA DE PARKINSON ACINÉTICA/RÍGIDA
Estágio	**Características**
Estágio 1	Sinais e sintomas unilaterais, em geral, tremor leve de um membro
Estágio 2	Sinais bilaterais, postura e marcha afetados, incapacidade mínima
Estágio 3	Disfunção generalizada moderadamente grave, exibindo lentidão dos movimentos do corpo, comprometimento inicial do equilíbrio ao caminhar e ficar de pé
Estágio 4	Sinais graves; capaz de caminhar até certo ponto; rigidez, bradicinesia; incapaz de viver sozinho
Estágio 5	Perda ponderal extrema, não consegue ficar de pé ou caminhar, requer cuidados de enfermagem constantes

De Hoehm MM, Yahr MD: Parkinsonism: onset, progression and mortality. *Neurology* 17:427-442, 1967.

DP tem dois subtipos comuns: dificuldade de marcha com instabilidade postural (DMIP; também conhecida como DP do tipo acinética/rígida) e tremor dominante (TD). Os subtipos se baseiam na gravidade dos sintomas.[31] No entanto, a classificação em um subtipo não é estável ao longo do tempo: o subtipo pode mudar de DMIP para TD, e vice-versa, especialmente no primeiro ano após o diagnóstico.[32] Um estudo na Califórnia relatou a prevalência dos subtipos como 50% DMIP (acinética/rígida), 40% TD e 10% mista.[33] O subtipo misto é simplesmente uma combinação dos tipos DMIP e TD e não será discutido em mais detalhes. O subtipo DMIP da DP será discutido primeiro, depois o TD.

Subtipo da Doença de Parkinson: Dificuldade de Marcha com Instabilidade Postural

Esta forma de DP é caracterizada por rigidez muscular, postura cifótica, tremores musculares rítmicos e uma expressão facial em máscara. As pessoas com doença de Parkinson: dificuldade de marcha com instabilidade postural (DP DMIP) têm dificuldade para se levantar a partir da posição sentada e sua marcha é caracterizada por uma postura flexionada, baralhamento dos pés e balanço dos braços reduzido ou ausente. Os sinais motores da DP DMIP progridem em estágios previsíveis (Tabela 16.2). Os sinais distintivos de DP DMIP incluem:

- Acinesia/hipocinesia/bradicinesia
- Rigidez
- Instabilidade postural
- Tremor em repouso
- *Congelamento* durante o movimento
- Comprometimentos visuoperceptivos
- Expressão facial em máscara (apresentada anteriormente neste capítulo)
- Sinais não motores: depressão, psicose, demência de Parkinson, disfunção autônoma

Acinesia, estritamente definida, é a ausência de movimento. No entanto, no uso clínico, o termo *acinesia* é empregado como um sinônimo de hipocinesia para descrever o movimento reduzido. A *hipocinesia* é caracterizada pela perda de movimentos automáticos, incluindo a expressão facial e o balanço normal do braço durante a caminhada, e pelas reduções na amplitude de movimento ativa. A *bradicinesia* é lentidão de movimento. As pessoas com DP DMIP exibem dificuldade para iniciar o movimento, e seus movimentos são mais lentos que o normal. Comparadas com as pessoas com sistemas neuromusculares intactos, as acometidas por DP DMIP têm menos controle sobre a quantidade de

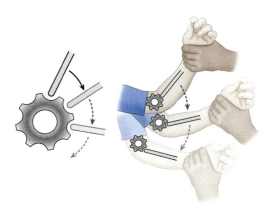

Fig. 16.7 Rigidez de roda denteada. Durante os movimentos passivos, a resistência ao movimento dá a impressão de que a articulação prende e solta repetidamente, como uma alavanca em uma engrenagem. A rigidez de roda denteada é uma combinação de rigidez e tremor.

força que seus músculos produzem[34] e são propensas a quedas em virtude de sua incapacidade para produzir rapidamente a força muscular adequada. Suas correções posturais podem ser muito lentas para serem úteis.

A *rigidez* é a maior resistência ao movimento nos músculos flexores e extensores. Ao contrário da espasticidade, a rigidez resulta da facilitação de TM direta dos NMs alfa. Desse modo, na rigidez, os estímulos de saída do sistema nervoso causam contração muscular ativa, aumentando diretamente a resistência ao movimento. A rigidez está presente durante o sono.[35] A rigidez experimentada pelas pessoas com DP se chama *rigidez de roda denteada*. À medida que um examinador movimenta uma articulação passivamente pela sua amplitude de movimento, o movimento prende e solta como se na articulação estivessem contidas uma engrenagem e uma alavanca (Fig. 16.7). O tremor causa o efeito da engrenagem. A *instabilidade postural*, secundária à rigidez dos flexores e extensores posturais, se transforma em um problema grave com o avanço da doença.

Ao contrário dos sinais hipocinéticos, a DP DMIP frequentemente tem um sinal hipercinético: tremor em repouso. O *tremor em repouso* trata-se de movimentos rítmicos involuntários dos membros, produzidos por contrações dos músculos antagonistas. O tremor em repouso que afeta a mão consiste em um movimento rítmico parecido com o polegar rolando uma pílula nas pontas dos dedos. Ao contrário do tremor de ação decorrente de disfunção cerebelar (Cap. 15), o tremor em repouso é proeminente quando a mão ou o pé está em repouso e diminui durante o movimento voluntário. O tremor em repouso tem uma frequência de quatro a seis tremores por segundo e pode persistir durante o sono,[36] enquanto o tremor de ação é mais rápido, com uma frequência de cinco a oito tremores por segundo[37] e cessa durante o repouso. A presença do tremor em repouso não é uniforme na DMIP; e, mesmo quando presente, é menos incapacitante que o tremor de ação.[38]

As pessoas com DP DMIP costumam ter episódios quando seu movimento cessa abruptamente, apesar de sua intenção de fazer o contrário. Isso se chama *congelamento*; quando ocorre durante a caminhada, chama-se *congelamento da marcha* (CM). Entre 50% e 80% das pessoas com DMIP sofrem CM.[39,40] Embora a inibição excessiva dos núcleos da base da RLM contribua para tal fenômeno,[27] o estresse e a ansiedade demonstraram exacerbar o CM.[41,42] O fato de outras atividades, como o alcance, também serem perturbadas pelo congelamento[43] indica que outros processos também causam esse congelamento.

O CM é desencadeado por pistas visuais que normalmente não afetam o movimento, como caminhar por uma porta aberta.

Por exemplo, um andador, destinado a ajudar uma pessoa com a ambulação, pode criar um bloqueio visual, e o movimento cessa; ou um terapeuta de pé perto da pessoa pode interferir inadvertidamente na sua capacidade para se mover. As pessoas com DP relatam frequentemente dificuldades para ultrapassar os bloqueios visuais do movimento, como as portas; no entanto, se forem colocadas faixas paralelas de esparadrapo no chão, a pessoa pode pisar sobre essas faixas como uma pista para passar pela porta.[44] As pistas no chão reduzem a quantidade de tomada de decisão necessária.[44] Os comprometimentos visuoperceptivos na DP estão associados ao processamento anormal na via de identificação visual do lobo temporal.[45]

Dado que uma proporção significativa dos núcleos da base é dedicada a *funções não motoras*, os déficits que afetam os sistemas não motores na DP devem ser previstos. Dos dois tipos de DP, a DMIP está associada a uma probabilidade maior de desenvolver comprometimentos não motores.[46] Frequentemente a depressão, *psicose* (normalmente alucinações visuais), *demência de Parkinson* e *disfunção autônoma* (constipação, hipotensão ortostática) diminuem ainda mais a independência da pessoa. Demência é a deterioração da função intelectual. A demência da DP (DDP) é diferente da demência de Alzheimer. A demência de Alzheimer afeta basicamente a memória, enquanto a DDP interfere na capacidade para planejar, manter a direção do objetivo e tomar decisões.[47] A incidência de DDP pode ser de até 80% na DMIP.[48] A doença de Parkinson tremor dominante (DP TD) não está associada a distúrbios psicológicos.[49]

Doença de Parkinson Tremor Dominante

As pessoas com DP TD sofrem tremores de repouso e ação. Os tremores de ação ocorrem durante os movimentos voluntários, como enquanto a pessoa se veste ou se alimenta. No subtipo TD, a rigidez e a lentidão dos movimentos são relativamente brandas e os tremores são o principal fator a interferir nas atividades diárias.[50] O acionamento rítmico de grupos de neurônios no NST está correlacionado com o tremor na DP.[51] Os pacientes com DP TD sofrem uma progressão dos sinais e sintomas mais lenta que as pessoas com DP DMIP.[31,52] As diferenças entre a DP TD e a DP DMIP são atribuídas a dano/degradação das diferentes regiões dentro da substância negra compacta.[53,54]

Patologia na Doença de Parkinson

A patologia na DP é a morte das células produtoras de dopamina na substância negra compacta (Fig. 16.8) e das células produtoras de ACh no NPP. O estresse oxidativo, a disfunção mitocondrial e a morte celular programada matam as células.[55] A morte celular ocorre muito depois de os sinais clínicos da DP se tornarem evidentes; aproximadamente 80% das células produtoras de dopamina morrem antes de os sinais da doença aparecerem.[56]

O efeito da perda de dopamina da substância negra é a menor inibição do GPi pelo putâmen, portanto, o GPi inibe excessivamente as três rotas de saída dos núcleos da base. Os resultados da saída inibitória excessiva do GPi são reunidos na Tabela 16.2 e exibidos esquematicamente na Figura 16.9A. A morte das células pedúnculo-pontinas, combinada com a maior inibição do NPP, desinibe ainda mais os tratos reticulospinais, exacerbando a contração excessiva dos músculos posturais. A Figura 16.10 compara as localizações e os efeitos das lesões de TM com as localizações e os efeitos da DP (Patologia 16.1).[57,58]

Tratamentos para a Doença de Parkinson

Medicamentos, terapia ocupacional e fisioterapia, além de procedimentos invasivos, são utilizados para tratar a DP. Como a DP envolve a perda de células produtoras de dopamina na substância negra, o tratamento medicamentoso que repõe a dopamina com

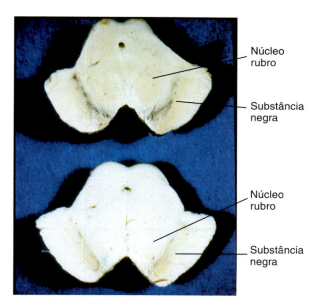

Fig. 16.8 Doença de Parkinson. Cortes horizontais do mesencéfalo. A seção superior é normal, com células de pigmentação escura na substância negra. A seção inferior é de uma pessoa com doença de Parkinson, com a perda característica de células produtoras de dopamina de pigmentação escura.
(Cortesia de Dr. Melvin J. Ball.)

RACIOCÍNIO CLÍNICO DIAGNÓSTICO 16.6

P. D., Parte VI

Seu paciente, P.D., reclama que seu medicamento (Sinemet) parece acabar mais cedo do que costumava, mas ela sabe que não toma mais vezes do que o necessário por saber de seus efeitos colaterais.

P. D. 17: Quais são os efeitos colaterais do Sinemet?
P. D. 18: O que é efeito "on-off"?
P. D. 19: O subtipo de DP de P. D. está associado a um risco maior ou menor de desenvolver défi cits não motores?
P. D. 20: Compare a palidotomia com a estimulação cerebral profunda (ECP)

L-dopa (Sinemet) ou que age como um agonista (pramipexol, ropinirol ou rotigotina) inicialmente é eficaz na redução dos sinais da doença. No entanto, a tolerância a esses medicamentos e os efeitos colaterais (incluindo alucinações, delírios, psicose, discinesia e comprometimento do controle dos impulsos causando hipersexualidade, transtornos alimentares e jogos de azar)[59] e a progressão da doença com envolvimento de outras células e neurotransmissores limitam a sua eficácia. A discinesia é o movimento involuntário que lembra coreia (movimentos contorcidos ou rápidos, bruscos) e/ou distonia (posturas ou movimentos repetitivos sustentados e involuntários). Com a terapia prolongada com L-dopa, as pessoas com DP costumam desenvolver flutuações do seu desempenho motor. O desgaste é um declínio previsível na função que ocorre perto da hora da próxima dose. O fenômeno ligado-desligado se refere às mudanças

---

PATOLOGIA 16.1	DOENÇA DE PARKINSON COM DIFICULDADE DE MARCHA COM INSTABILIDADE POSTURAL
Patologia	Morte dos neurônios dopaminérgicos na substância negra compacta e no núcleo pedúnculo-pontino (NPP)
Etiologia	Estresse oxidativo, disfunção mitocondrial e morte celular programada
Velocidade de início	Crônica
Sinais e sintomas	
Psicológicos	A depressão é comum
Cognição	A demência da doença de Parkinson interfere na capacidade para planejar, manter a direção da meta e tomar decisões. A psicose (alucinações) ocorre na fase final da doença.
Consciência	Alterações nos ciclos de sono/vigília causam excessiva sonolência diurna
Comunicação e memória	Normal
Sensoriais/perceptivos	Bloqueios visuoperceptivos: o movimento desacelera ou para em resposta a estímulos visuais próximos, incluindo portas, outros objetos, pessoas
Autônomos	Constipação, hipotensão ortostática, desregulação térmica, disfunção da bexiga ou sexual
Motores	Hipocinesia; rigidez; postura inclinada; marcha baralhada; dificuldade de iniciar os movimentos, virar e parar; tremor em repouso; bloqueios visuoperceptivos do movimento; congelamento durante os movimentos; menor controle postural
Região afetada	Núcleos da base no cérebro e mesencéfalo
Demografia Incidência	Início, em geral, entre 50 e 65 anos de idade; homens e mulheres afetados igualmente 8-18 casos por 100.000 habitantes por ano[57]
Prevalência vitalícia	3 casos por 1.000 habitantes[57]
Prognóstico	Progressiva; idade média na morte, 75 anos de idade;[58] morte normalmente por doença cardíaca ou infecção

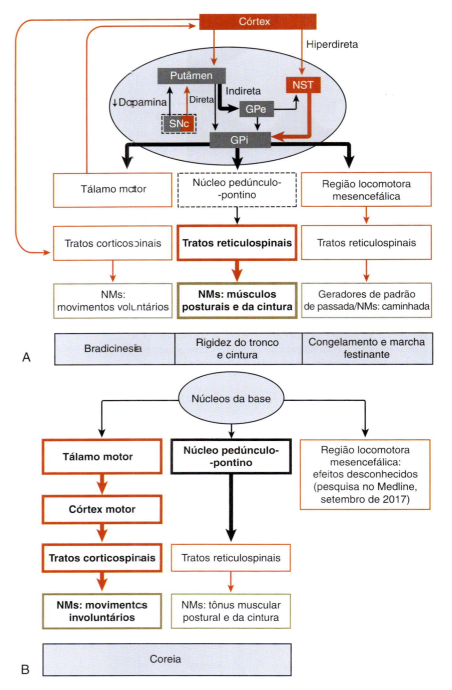

Fig. 16.9 Alterações na atividade neural nas doenças de Parkinson e de Huntington. Compare com a Figura 16.6. A fonte em negrito e as setas mais largas representam maior atividade em relação aos níveis normais. Os comprometimentos associados são relacionados abaixo de cada via. **A,** Doença de Parkinson. Na doença de Parkinson, os neurônios morrem na substância negra compacta e no núcleo pedúnculo-pontino (*linhas pontilhadas*). A diminuição da dopamina da substância negra compacta é a alteração primária que leva à atividade excessiva do globo pálido interno (GPi). O GPi inibe o tálamo motor, o núcleo pedúnculo-pontino e a região motora mesencefálica. **B,** Doença de Huntington. Os circuitos dentro dos núcleos da base foram omitidos para simplificar. A doença de Huntington é caracterizada pela inibição direta excessiva do GPi pelo putâmen. O resultado final é a atividade excessiva das áreas motoras do córtex cerebral, produzindo hipercinesias, combinada com saída inibitória excessiva do núcleo pedúnculo-pontino, causando atividade insuficiente nos tratos reticulospinais para os músculos da cintura e posturais. A coreia é apresentada abaixo das duas vias porque a ausência de uma base estável (menor tônus muscular postural) exacerba o movimento distal. Os tratos corticospinais normalmente controlam o movimento voluntário, mas a doença de Huntington provoca movimentos involuntários.

imprevisíveis na função motora. Durante o período "desligado", a função piora. O *fenômeno ligado-desligado* afeta as funções não motoras e também as motoras.[60] Com o tempo, a duração dos períodos "ligado" tende a diminuir, e a duração dos períodos "desligado" tende a aumentar. Além disso, o desempenho motor costuma variar em diferentes horários do dia, apesar da medicação.

A terapia ocupacional e a fisioterapia melhoram a mobilidade e o *status* funcional nas pessoas com DP.[61,62] O treinamento intenso de resistência produz mais hipertrofia muscular e ganhos funcionais que o produzido pelo exercício padrão.[63] O treinamento cardiovascular de intensidade moderada a alta demonstrou melhorar a marcha e a bradicinesia,[64-66] e a prática de tai chi chuan se mostrou capaz de melhorar a estabilidade postural.[67]

Os procedimentos invasivos, incluindo estimulação cerebral profunda (ECP), cirurgia destrutiva e transplante neuronal, são utilizados para tratar discinesia, tremores e hipocinesia associados à DP. Em pessoas selecionadas portadoras de DP, a ECP é um adjuvante eficaz à terapia medicamentosa. A ECP requer implantação cirúrgica de um estimulador e eletrodos. Em geral, o estimulador é implantado inferiormente à clavícula. Para tratar tremores, os eletrodos são implantados no tálamo (Fig. 16.11).[68] A estimulação elétrica contínua de alta frequência inibe o acionamento dos neurônios talâmicos hiperativos. A ECP do NST bilateral melhora a velocidade do movimento, rigidez, marcha e estabilidade postural e permite a menor dosagem de L-dopa.[69] No entanto, a ECP do NST somente é apropriada para pacientes cognitivamente intactos, jovens e relativamente saudáveis que estão fazendo uso dos melhores medicamentos e que têm flutuações graves dos sinais motores.[70] A estimulação do GPi é eficaz para reduzir as discinesias e pode ser utilizada em pacientes mais velhos.[70] O acompanhamento de longo prazo demonstra que a ECP talâmica é segura e eficaz para diminuir os tremores,[71] e a estimulação do NST proporciona uma melhoria sustentada da função motora.[72] A ECP ligeiramente posterior ao NPP é mais eficaz para melhorar a marcha e os reflexos posturais.[69,73]

Em um estudo de 255 pacientes com DP avançada, a ECP bilateral foi mais eficaz que a melhor terapia médica no aperfeiçoamento de função motora, qualidade de vida e tempo sem discinesias.[74] Em um estudo retrospectivo de 10 anos com 510 pacientes submetidos à implantação cirúrgica de ECP para gerenciamento de sistemas de DP, o evento adverso perioperatório mais comum foi uma mudança no estado mental, (3,5%), e, no pós-operatório, os eletrodos tiveram de ser substituídos em um pouco mais que 25% dos pacientes em até 7 anos após o implante. Os pesquisadores resumiram seus achados como indicativos de baixa incidência de eventos adversos após implantação de ECP.[75] É mais comum que essas cirurgias sejam realizadas com o paciente acordado e capaz de fornecer *feedback* (retroalimentação) sobre o alívio dos sintomas, porém mais recentemente estudos mostraram que a ECP pode ser realizada com segurança nos pacientes submetidos à anestesia geral.[76,77]

Alguns centros de tratamento especializados realizam cirurgia destrutiva para reduzir o tremor grave e a acinesia associados à DP.[68] Nessas cirurgias, chamadas de *talamotomia* e *palidotomia*, o nitrogênio líquido ou os *lasers* são utilizados para destruir uma região pequena e precisa de células no tálamo (para tratamento do tremor) ou no globo pálido dos núcleos da base (para o tratamento de acinesia). A destruição dessas células, que se acredita serem hiperativas no processo da doença, pode resultar em melhoria funcional. No entanto, ao contrário da ECP, a cirurgia destrutiva não é reversível. Mais recentemente têm sido utilizadas ondas de ultrassom com foco guiado por ressonância magnética (RM) para destruir essas células.[78,79]

Embora não reversível, o procedimento de ultrassom é não invasivo, portanto, apresenta menos riscos que a cirurgia para implantar um estimulador e eletrodos.

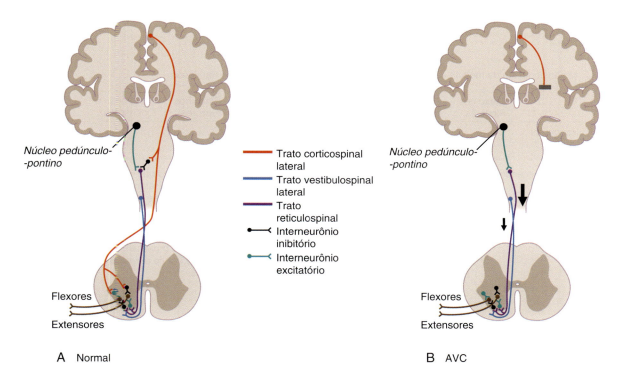

Fig. 16.10 A a D, Comparação dos efeitos do AVC, lesão completa da medula espinal e doença de Parkinson na atividade nos tratos motores e níveis de atividade resultantes nos músculos esqueléticos. Os interneurônios negros são inibitórios; os interneurônios verdes são excitatórios. O corte da medula espinal é um segmento lombar. Em cada tabela um sinal de " + " indica facilitação, e um sinal de " − " indica inibição. Desse modo, em um sistema nervoso intacto, o trato corticospinal lateral facilita os neurônios motores para os músculos flexores e inibe os neurônios motores para os extensores.

(Continua)

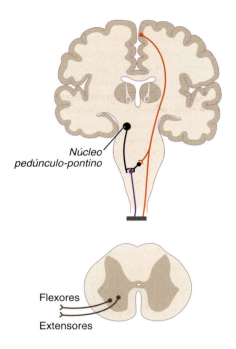
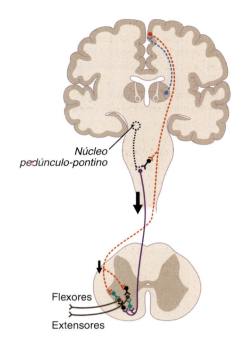

C Lesão completa da medula espinal

	Efeito nos Flexores	Efeito nos Extensores
Corticospinal lateral		
Reticulospinal		

Todos os tratos descendentes são interrompidos

D Doença de Parkinson

	Efeito nos Flexores	Efeito nos Extensores
Corticospinal lateral	+	−
Reticulospinal	+++	+++

O trato corticospinal lateral é menos ativo que o normal, dada a maior inibição do globo pálido do tálamo motor. O trato reticulospinal é hiperativo por causa da menor inibição (tanto do trato corticospinal lateral quanto do núcleo pedúnculo-pontino). Os sinais reticulospinais excessivos provocam hiperatividade dos neurônios motores para os músculos posturais e proximais dos membros, causando rigidez do tronco e desses músculos proximais dos membros.

Fig. 16.10 (Cont.)

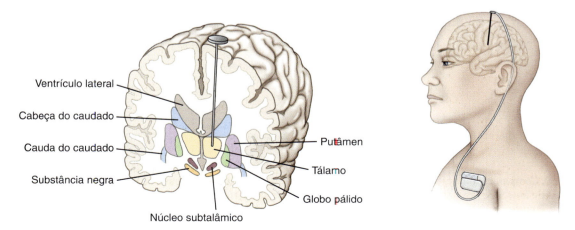

Fig. 16.11 Esquema da estimulação cerebral profunda (ECP): estimulador, fios metálicos especiais e eletrodos no tálamo motor.

Pesquisadores também usaram transplante neuronal para tratar DP, colocando nos núcleos da base células produtoras de dopamina provenientes de doador fetal. Essa abordagem se baseia na hipótese de que se as células transplantadas prosperarem no cérebro, transformariam-se em fontes internas de dopamina. No entanto, para otimizar o transplante, é preciso superar problemas com a cultura e o fornecimento de células e escolha dos locais.[80] ECP, cirurgia destrutiva e transplante neural também são utilizados para tratar outros distúrbios de movimento e para a dor crônica intratável.

Síndromes de Parkinson Plus

Outros distúrbios causam sinais similares à DP e devem ser distinguidos da verdadeira DP idiopática. Sinais de alerta indicando um diagnóstico diferente de DP incluem instabilidade postural inicial, progressão rápida dos sinais, disfunção respiratória, posturas anormais, labilidade emocional (riso ou choro inconveniente e descontrolado),[81] e sinais de disfunção cerebelar, corticospinal ou voluntária do olhar. Síndromes de Parkinson Plus é o nome coletivo das doenças neurodegenerativas primárias que causam sinais motores semelhantes a DP.

O termo *doença neurodegenerativa primária* indica que a causa é idiopática ou genética. As síndromes de Parkinson Plus incluem paralisia supranuclear progressiva, demência com corpos de Lewy e atrofia múltipla dos sistemas. Aproximadamente 25% das pessoas com síndromes de Parkinson Plus são mal diagnosticadas inicialmente como portadoras de DP.[82]

A *paralisia supranuclear progressiva* (PSP) é caracterizada pelo início precoce de instabilidade da marcha com uma tendência para cair para trás, rigidez axial e congelamento da marcha. Outros problemas incluem apatia, depressão, pensamento lento, psicose, ataques de fúria, fechamento involuntário da pálpebra, fala arrastada, dificuldade de deglutição, paralisia supranuclear do olhar. *Supranuclear* se refere à perda dos neurônios córtico-tronco encefálicos que fazem sinapse nas áreas do tronco encefálico que controlam os movimentos oculares voluntários; a lesão da PSP é superior aos núcleos dos nervos cranianos que controlam os movimentos oculares. Na paralisia supranuclear do olhar, o paciente é incapaz de controlar voluntariamente o olhar. O olhar vertical normalmente é afetado antes do olhar horizontal, então de início o paciente pode ser incapaz de olhar para baixo ou para cima. Os movimentos oculares reflexivos continuam normais. A patologia é a neurodegeneração com tauopatia (acúmulo anormal da proteína estrutural tau dentro dos neurônios). A causa da PSP é desconhecida. A prevalência da PSP é de 2 a 7 casos por 100.000 pessoas-anos.[83]

A *demência com corpos de Lewis* causa declínio cognitivo generalizado, alucinações iniciais visuais e sinais motores indistinguíveis da DP DMIP. Os corpos de Lewis são acúmulos anormais de proteínas (tau e alfa-sinucleína) dentro dos neurônios. Diferentemente da doença de Alzheimer, a memória não fica desproporcionalmente prejudicada em comparação com outras funções cognitivas. As estimativas de prevalência variam de 0% a 5%, e a incidência é de 0,1% por ano.[84]

A *atrofia múltipla dos sistemas* (AMS) é uma doença degenerativa progressiva que afeta os núcleos da base e os sistemas cerebelar e autônomo; o sistema nervoso periférico; e o córtex cerebral (Patologia 16.2).[85]

A AMS é caracterizada por:
- Síndrome acinética/rígida
- Sinais cerebelares
- Disfunção autônoma
- Disfunção do trato corticospinal

As características do tipo Parkinson da AMS incluem movimentos lentos e rigidez. Os aspectos cerebelares são *disartria* (fala incoordenada) e ataxia do tronco e da marcha (Cap. 15). A ataxia da marcha na AMS não é típica da ataxia da marcha cerebelar, pois a marcha atáxica na AMS tem base estreita. As características autônomas incluem hipotensão postural; incontinência urinária e intestinal; respiração anormal, menos suor, lágrimas e saliva; e, nos homens, impotência. Uma diminuição na capacidade cognitiva direcionada

PATOLOGIA 16.2 — ATROFIA MÚLTIPLA DOS SISTEMAS

Patologia	Doença degenerativa progressiva afetando núcleos da base, sistema cerebelar, sistema autônomo e córtex cerebral
Etiologia	Desconhecida; associada a acúmulo de alfa-sinucleína nos neurônios e oligodendrócitos
Velocidade de início	Crônica
Sinais e sintomas	
Consciência	Hipotensão ortostática pode causar perda de consciência
Cognição	Menor cognição direcionada a objetivo e dificuldade com a atenção; pode ter demência do tipo Parkinson no fim do processo da doença
Comunicação e memória	Podem estar comprometidas no fim do processo da doença
Sensoriais	É possível ter polineuropatia que inclui as fibras sensoriais
Autônomos	Hipotensão postural; hipotensão depois de comer; incontinência urinária e intestinal; respiração anormal; menos suor, lágrimas e saliva; impotência masculina
Motores	Movimentos lentos, rigidez, disartria, ataxia do tronco, ataxia de marcha com base estreita, sinais de Babinsky e hiperreflexia
Região afetada	Núcleos da base, cerebelo, sistema autônomo e córtex cerebral
Demografia	
Prevalência	2-7 casos por 100.00 habitantes por ano;[85] os homens são, aproximadamente, 1,5 vez mais afetados que as mulheres[85]
Prognóstico	Progressiva; expectativa de vida média após o diagnóstico é de aproximadamente 8 anos[85]

a objetivo e dificuldade para direcionar a atenção foram relatadas.[86] Nas mulheres, o primeiro sinal de AMS normalmente é a dificuldade de controlar a urinação. Nos homens, o primeiro sinal normalmente é a impotência.

O diagnóstico requer a diferenciação da AMS da DP, parkinsonismo secundário (veja a próxima seção) e insuficiência autônoma pura. A distinção entre a AMS e a DP ou o parkinsonismo é feita por exclusão; se não houver sinais autônomos ou cerebelares, o distúrbio é DP ou parkinsonismo. Na insuficiência autônoma pura, a hipotensão ortostática e outros sinais autônomos ocorrem sem sinais dos núcleos da base ou envolvimento cerebelar. Os sinais indicando que a AMS é o diagnóstico mais provável que a DP incluem resposta ruim à L-dopa, hipotensão ortostática, dificuldade com a urinação, progressão rápida das limitações funcionais, respiração alta e impotência.

Os subtipos de AMS foram designados de acordo com as primeiras estruturas afetadas. Quando os sinais iniciais de AMS são cerebelares (descoordenação, disartria e déficits de equilíbrio), o distúrbio é AMS-C. O C indica tipo cerebelar. Quando os sinais mais proeminentes inicialmente são rigidez e bradicinesia, a doença pode ser denominada *AMS-P*. O P indica tipo Parkinson. Quando os primeiros sinais são disfunção autônoma, o distúrbio se chama atrofia múltipla de sistemas com hipotensão ortostática.

A causa da AMS é desconhecida. O tratamento é sintomático: fludrocortisona e midrodina, para elevar a pressão arterial; e pergolida, bromocriptina e medicamentos anticolinérgicos, para melhorar o distúrbio de movimento. Os terapeutas aconselham as pessoas com AMS sobre métodos para diminuir a hipotensão ortostática (mudança lenta de posição, evitar muito tempo de pé, comer refeições menores, aumentar o consumo de sal e cafeína, usar roupas elásticas, evitar temperaturas quentes) e sobre programas de exercício para manter a força e a forma fisiológica o máximo possível.

Parkinsonismo

O parkinsonismo abrange distúrbios com sinais de simulam a DP, mas a origem é reconhecidamente tóxica, infecciosa ou traumática. As lesões do núcleo lentiforme estão associadas a parkinsonismo. O parkinsonismo costuma ser um efeito colateral de medicamentos que tratam problemas de psicose ou digestivos. Fenotiazina, tioxanteno, antieméticos e outros medicamentos que bloqueiam os receptores de dopamina do sistema nervoso central podem causar parkinsonismo; quase 40% das pessoas tratadas com medicamentos antipsicóticos desenvolvem parkinsonismo.[87] O *parkinsonismo induzido por medicamento* leva frequentemente ao diagnóstico equivocado e ao tratamento desnecessário da DP em idosos.[87] Os sinais de que o parkinsonismo pode ser induzido por medicamentos incluem início subagudo bilateral com progressão rápida; tremor postural inicial e movimentos involuntários da face e da boca.

A *encefalopatia traumática crônica* (ETC) é caracterizada por parkinsonismo, pensamento desordenado, depressão, perda de memória, disfunção do comportamento orientado a objetivos e desinibição. Uma história de vários incidentes de traumatismo craniano e acúmulo de proteína tau nos núcleos da base, diencéfalo, tronco encefálico e áreas focais do córtex cerebral frontal, temporal e insular são necessários para o diagnóstico. A ECT foi documentada em pessoas sujeitas a abuso físico, pessoas com epilepsia ou comportamento de sacudir a cabeça, veteranos militares e muitos tipos de atletas: jogadores de futebol americano, lutadores profissionais, jogadores de futebol e hóquei, além de boxeadores.[88,89]

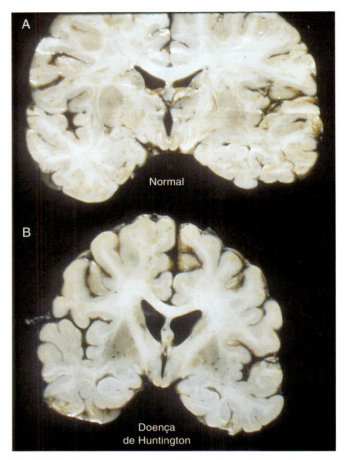

Fig. 16.12 Cortes coronais do cérebro: Normal *versus* doença de Huntington. **A,** Cérebro normal. Compare o tamanho do núcleo caudado e o tamanho global do cérebro com **(B)** um cérebro de uma pessoa com doença de Huntington. A atrofia do núcleo caudado produz aumento dos ventrículos laterais. *(Cortesia de Dr. Melvin J. Ball.)*

Distúrbios Hipercinéticos

Movimentos involuntários anormais são característicos da doença de Huntington, distonia, síndrome de Tourette e encefalopatia crônica infantil não progressiva discinética.

Doença de Huntington

A *coreia*, consistindo em movimentos involuntários, bruscos e rápidos, e a demência são sinais da doença de Huntington. Este distúrbio autossômico dominante hereditário causa degeneração em muitas áreas do cérebro, mais proeminentemente no estriado e no córtex cerebral (Fig. 16.12). A degeneração diminui os sinais dos núcleos de saída dos núcleos da base, resultando na desinibição do tálamo motor e do NPP. O resultado é a saída excessiva das áreas motoras do córtex cerebral (Fig. 16.9B). Embora a coreia diminua durante o sono, as pessoas com a doença de Huntington se movem com mais frequência e força enquanto estão dormindo que as pessoas sem a doença.[90] O início é, em geral, entre 40 e 50 anos de idade, e a doença é progressiva, resultando em morte aproximadamente 15 anos após o aparecimento dos primeiros sinais. A prevalência da doença de Huntington é de 7 casos por 100.000 pessoas.[91] Atualmente, não existem tratamentos que alterem o curso da doença.[92] Os atuais esforços de pesquisa estão usando modelos animais para avaliar a eficácia das terapias de edição do genoma e reposição celular focadas em combater a perda neuronal no cérebro.[93]

Distonia

A distonia é um distúrbio de movimento caracterizado por contrações musculares sustentadas involuntárias que causam posturas anormais ou movimentos de torção e/ou repetitivos (Fig. 16.13). As distonias são genéticas e normalmente não progressivas. Frequentemente, a distonia aumenta durante a atividade e o estresse emocional, desaparecendo completamente durante o sono.[94] O tremor está associado frequentemente à distonia.[95] As proteínas anormais no NPP ocorrem em um tipo grave de distonia.[96]

As distonias focais são as mais comuns, limitadas a uma parte do corpo (Tabela 16.3 e Fig. 16.14). Um exemplo de distonia focal é o torcicolo espasmódico (também conhecido como *distonia cervical*). O torcicolo é uma contração assimétrica involuntária dos músculos do pescoço, causando posição anormal da cabeça. Os tremores da cabeça frequentemente estão associados à distonia cervical. Nem todo torcicolo é causado por distonia: o torcicolo também pode ser causado por distúrbios inflamatórios, oculares, congênitos, ortopédicos e outros distúrbios neurológicos.

As distonias focais da mão ocorrem apenas durante uma tarefa específica. Por exemplo, a câimbra do escritor é a deterioração da escrita manual decorrente de contrações musculares involuntárias no membro superior. De modo similar, a câimbra do musicista envolve frequentemente o quarto e quinto dedos que flexionam involuntariamente, interferindo na capacidade de tocar um instrumento (Patologia 16.3).[94,97] Um distúrbio de movimento específico do esporte, o *yips* no golfe, pode ser provocado por distonia focal ou por ansiedade de desempenho. O *yips* consiste em movimentos de punho abruptos e involuntários que interferem na colocação suave.[98]

A distonia focal da mão pode ser produzida em alguns macacos, exigindo que eles abram e fechem uma das mãos centenas de vezes por dia, durante várias semanas.[99] No entanto, alguns macacos fazem pausas espontâneas e realizam a tarefa mais lentamente que outros; tais macacos não desenvolveram distonia. Nos macacos que desenvolveram distonia, a atividade neuronal no córtex somatossensorial primário foi mapeada. Os campos receptivos dos neurônios corticais eram 10 a 1.000 vezes maiores que o normal, e muitos campos receptivos múltiplos foram documentados.

Nos seres humanos com distonia focal, a RM exibe degradação somatotópica no córtex somatossensorial e na parte somatossensorial do tálamo.[97,100] Desse modo, a perda de fracionamento do movimento resulta de plasticidade neural mal adaptativa. A propriocepção e a estereognosia são comprometidas.[101] Um protocolo de tratamento para a distonia do musicista consiste em cessar os

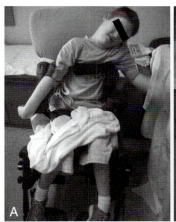
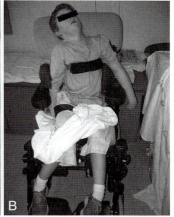

Fig. 16.13 Distonia generalizada grave. Os movimentos involuntários interferem na capacidade para ficar de pé e caminhar.
(*Modificada de Jiménez RT, Puig JG: Purine metabolism in the pathogenesis of hyperuricemia and inborn errors of purine metabolism associated with disease. In Terkeltaub R, editor:* Gout and other crystal arthropathies, *Philadelphia, 2012, Elsevier.*)

TABELA 16.3	TIPOS DE DISTONIA FOCAL	
Tipo de Distonia	**Região do Corpo Afetada**	**Diagnóstico Diferencial**
Distonia cervical (torcicolo espasmódico)	Pescoço	Torcicolo muscular congênito; torcicolo causado por distúrbios inflamatórios, oculares ou outros distúrbios neurológicos ou ortopédicos
Blefaroespasmo (fechamento involuntário dos olhos)	Músculos orbiculares dos olhos	Irritação ou inflamação dos olhos ou pálpebras
Distonia ocupacional: câimbra do musicista, câimbra do escritor	Membro superior	Síndrome do túnel do carpo, apraxia
Oromandibular	Músculos faciais inferiores, mastigatórios e músculos da língua	Problemas dentários, ranger de dentes, efeito colateral medicamentoso
Disfonia espasmódica	Músculos laríngeos	Condições inflamatórias, mau uso vocal, nódulos, tumores, fatores psicológicos

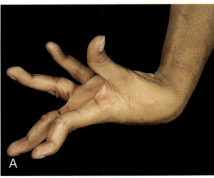

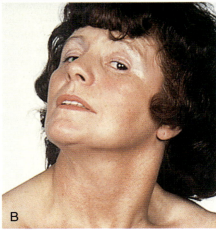

Fig. 16.14 Distonia focal. **A,** Contração muscular involuntária sustentada da mão. **B,** Torcicolo espasmódico. A contração involuntária dos músculos do pescoço causa postura anormal da cabeça.
(Reproduzida com a permissão de Perkin GD: Mosby's colour atlas and text of neurology, *ed 2, Edinburgh, 2002, Mosby.)*

movimentos anormais, evitar a fixação pesada dos instrumentos (canetas, instrumentos musicais), realizar retreinamento sensorial e ensaio mensal do movimento pretendido sem movimento corporal evidente. Após completar o protocolo, todos os indivíduos no estudo exibiram melhoria na força, estereognosia, controle motor e outros indicadores clínicos. A melhoria no controle motor foi acompanhada pela melhoria na organização do córtex somatossensorial.[99] A distonia focal da mão costuma ser mal diagnosticada como síndrome do túnel do carpo, cotovelo de tenista, torção ou um distúrbio psicogênico. Como as contrações musculares são causadas por disfunção dos núcleos da base, as tentativas de tratar o distúrbio alongando os músculos são ineficazes. Calor, frio e exercício podem ser úteis para aliviar a dor e/ou espasmos. A distonia grave pode ser aliviada pela destruição cirúrgica de parte do tálamo motor ou pela injeção de toxina botulínica nos músculos afetados.

A distonia generalizada causa posturas de torção involuntária dos membros e do tronco. Diferentemente das demais distonias, a distonia generalizada costuma ser progressiva. Em geral, a distonia generalizada começa com a inversão e flexão plantar do pé durante a caminhada. Às vezes, as contrações musculares prolongadas podem ser aliviadas pela estimulação táctil aplicada à parte do corpo afetada ou suas proximidades. As medicações que afetam os níveis de ACh, GABA e/ou dopamina são eficazes em alguns casos. Um distúrbio muito raro, a distonia de Segawa, interfere na caminhada e pode simular a aparência de encefalopatia crônica infantil não progressiva; no entanto, a distonia evolui lentamente e pode ser tratada efetivamente com medicações.

Síndrome de Tourette

A síndrome de Tourette causa tiques vocais e motores. Os tiques são movimentos abruptos, repetitivos, estereotipados, incluindo repetição de sílabas, palavras ou frases; tosse; pigarro; espasmo; piscar dos olhos. O início é durante a infância. Muitas pessoas com o distúrbio têm consciência da vontade quase irresistível que precede os tiques. O estresse, a excitação emocional e a fadiga exacerbam os

PATOLOGIA 16.3	DISTONIA FOCAL DA MÃO
Patologia	Disfunção dos núcleos da base
Etiologia	Predisposição genética combinada com padrões de movimento altamente repetitivos
Velocidade de início	Crônica
Sinais e sintomas	
Consciência	Normal
Comunicação e memória	Normais
Sensoriais	Propriocepção e estereognosia comprometidas; degradação da representação somática no córtex somatossensorial
Autônomos	Normais
Motores	Contrações musculares involuntárias, sustentadas
Região afetada	Cérebro: núcleos da base
Demografia	Idade média de início: 45 anos de idade; homens e mulheres afetados igualmente
Incidência	Distonia da mão: desconhecida. Distonias focais, incluindo distonia da mão: 30 casos por 100.000 habitantes por ano.[94] A distonia do musicista afeta aproximadamente 1% dos músicos profissionais e geralmente encerra a sua carreira[97]
Prognóstico	Expectativa de vida normal

tiques. Os tiques podem ser suprimidos temporariamente de modo voluntário, mas o desejo do tique se acumula durante a supressão. Os circuitos motor, emocional e comportamental córtico-núcleos da base-talâmicos estão envolvidos na síndrome de Tourette, assim como as anomalias de transmissão da dopamina e norepinefrina.[102]

Encefalopatia Crônica Infantil não Progressiva Discinética

Movimentos involuntários anormais também são observados nas pessoas com encefalopatia crônica infantil não progressiva discinética (os outros tipos principais de encefalopatia crônica são a espástica e a atáxica; Cap. 8). Na encefalopatia crônica infantil não progressiva discinética, o tônus muscular e a postura são anormais, ocorrendo movimentos involuntários. A distonia (contrações musculares sustentadas involuntárias) causa postura anormal, os movimentos involuntários são coreoatetose; o termo coreia indica movimentos abruptos, bruscos, e o termo *atetose* identifica movimentos lentos, de contorção, sem propósito. A encefalopatia crônica infantil não progressiva discinética está associada a lesões envolvendo os núcleos da base e o tálamo ventrolateral.[103]

Os distúrbios dos núcleos da base interferem nos movimentos voluntários e automáticos e produzem movimentos involuntários. A hipocinesia é uma diminuição na quantidade e velocidade dos movimentos voluntários e automáticos, característicos da doença de Parkinson DMIP, das síndromes de Parkinson Plus e do parkinsonismo. A doença de Parkinson tem um subtipo tremor dominante e um subtipo misto, além do subtipo DMIP. As síndromes de Parkinson Plus e o parkinsonismo causam sinais motores similares aos da doença de Parkinson DMIP, mas com outras disfunções, no caso das síndromes de Parkinson Plus. As síndromes de Parkinson Plus incluem atrofia múltiplas dos sistemas, paralisia supranuclear progressiva e demência com corpos de Lewy. O parkinsonismo é causado por drogas, toxinas e trauma. A encefalopatia traumática crônica é um exemplo específico de parkinsonismo traumático. A hipercinesia é o movimento excessivo anormal, visto na doença de Huntington, distonia, síndrome de Tourette e encefalopatia crônica infantil não progressiva discinética.

RESUMO DOS NÚCLEOS DA BASE

Os núcleos da base são um grupo de núcleos interconectados, localizados no cérebro e mesencéfalo. Juntos esses núcleos regulam a força muscular, contração muscular, movimentos multiarticulares e sequenciamento dos movimentos. A patologia dos núcleos da base provoca um espectro de distúrbios do movimento, variando de hipocinesia da DP até hipocinesia da distonia. Os núcleos da base também regulam o comportamento orientado a objetivos, comportamento social, emoções e controle oculomotor. Este capítulo conclui com um resumo do sistema de movimento.

MOVIMENTO

Feedforward e Feedback

Nas ações normais, o *feedforward* e o *feedback* (retroalimentação) interagem para criar e ajustar o movimento, e o cerebelo e os núcleos da base integram esses processos. A preparação para o movimento (*feedforward*) se baseia no conhecimento das experiências pregressas, informação sensorial, predição e antecipação. O *feedforward* consiste em impulsos motores antecipatórios que preparam o corpo para o movimento. Um exemplo de *feedforward* é que, antes de uma pessoa de pé alcançar à frente, o músculo gastrocnêmio se contrai para prevenir a perda de equilíbrio que ocorreria quando o centro de gravidade se desloca.

Feedback é a informação sobre o estado do sistema. Por exemplo, se eu escorregar enquanto caminho no gelo, obtenho um *feedback* dos proprioceptores, receptores vestibulares e visão. O *feedback* é comparado com a meta do sistema nervoso de permanecer de pé ao se caminhar, e a comparação provoca ajustes no equilíbrio. Um exemplo comum de *feedforward* e correção de erro com *feedback* ocorre quando eu calculo mal o número de degraus que estou descendo. Se pensar que tem um degrau a mais, a informação de *feedforward* do meu cérebro para a medula espinal a prepara para esperar a continuação do movimento para baixo a fim de alcançar o próximo degrau. Em vez disso, os proprioceptores enviam um sinal (*feedback*) para a medula espinal de que o assoalho foi contatado em um momento que este contato não estava previsto. Os circuitos da medula espinal corrigem o erro na atividade motora, então eu corrijo o meio passo e não caio.

Três Tipos Fundamentais de Movimentos

Os movimentos podem ser classificados em três tipos:
- Postural
- Ambular
- Alcance/preensão

A postura é controlada principalmente por mecanismos tronco encefálicos, ambulação pelas regiões tronco encefálico e espinal e alcance/preensão pelo córtex cerebral; no entanto, todas as regiões do sistema nervoso contribuem para cada tipo de movimento.

Controle Postural

O controle postural fornece orientação e equilíbrio. A orientação é o ajuste do corpo e da cabeça em relação à vertical, e o equilíbrio é a capacidade para manter o centro de massa em relação à base de apoio. Para nos orientarmos no mundo, usamos três sentidos:
- Sensação somática
- Visão
- Sensação vestibular

A sensação somática fornece informações sobre o suporte de peso e as posições relativas das partes do corpo. A visão fornece informações sobre o movimento e pistas para julgar a posição ereta. O estímulo vestibular dos receptores na orelha interna nos informa sobre a posição da cabeça relativa à gravidade e a respeito do movimento da cabeça. A informação visual e somatossensorial pode prever a desestabilização; todas as três sensações podem ser usadas para moldar a reação motora à instabilidade (Fig. 16.15).

A posição da cabeça em relação a gravidade, pescoço e mundo visual afeta a ativação muscular. A posição da cabeça no espaço é sinalizada por sentido vestibular, propriocepção cervical e informação visual.

O controle postural é alcançado pelos comandos centrais para os NMs; a saída central é ajustada ao contexto ambiental pela entrada sensorial. Os comandos posturais centrais são mediados pelos tratos reticulospinal, vestibulospinal e corticospinal medial.

Certas disfunções do sistema nervoso produzem anomalias posturais reconhecíveis. As pessoas com DP têm rigidez muscular e menor controle central. Esta combinação de déficits resulta em postura flexionada, falta de reações protetivas e ajustes posturais antecipatórios fracos. Os efeitos posturais das lesões cerebelares dependem da região

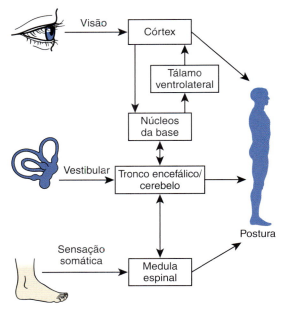

Fig. 16.15 Influências sensoriais no controle postural.

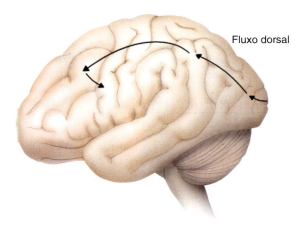

Fig. 16.16 **Fluxo da ação visual.** A informação visual do córtex occipital, passando pelo parietal e chegando ao pré-motor, ajuda a controlar o movimento.

cerebelar envolvida. Como observado no Capítulo 15, as lesões cerebrocerebelares têm pouco efeito na postura, as lesões espinocerebelares resultam em marcha atáxica e as lesões vestibulocerebelares resultam em ataxia troncular. A sequência de ativação muscular é normal nas pessoas com lesões espinocerebelares, mas a duração e amplitude dos ajustes posturais são maiores que o normal, e os ajustes antecipatórios para condições previsíveis estão ausentes.

Ambulação

Todas as regiões do sistema nervoso são necessárias para a ambulação humana normal. O córtex cerebral fornece orientação para o objetivo e controle dos movimentos do tornozelo, os núcleos da base governam a geração de força e o cerebelo promove o sincronismo, coordenação e correção de erros. Os tratos descendentes do tronco encefálico (reticulospinais) ajustam a força das contrações musculares por meio de dois mecanismos: conexões diretas com os NMs e transmissão ajustada nas vias de reflexo espinal. Na medula espinal, os geradores de padrão de passada são as redes neurais que controlam o padrão de ativação muscular dos membros inferiores durante a caminhada ou a corrida (Cap. 18). A informação sensorial é utilizada para adaptar a saída motora adequadamente às condições ambientais.

Embora a marcha possa parecer automática, a atenção é necessária.[104] A atenção necessária foi demonstrada por estudos da marcha com duas tarefas, ou seja, realizando outra tarefa enquanto caminha. Um teste clínico muito utilizado é pedir a pessoa para caminhar enquanto subtrai serialmente 7 s de 100. Os adultos com déficits neurológicos exibem frequentemente menor velocidade de marcha quando realizam duas tarefas. As tarefas duplas causam mais diminuição na caminhada em pessoas com distúrbios neurológicos. As pessoas com doença de Alzheimer, lesão cerebral traumática, DP e queda idiopática demonstram menor velocidade de marcha, passadas mais curtas, mais tempo no duplo apoio e maior variabilidade da marcha durante as tarefas duais.[104]

Alcance e Preensão

A visão e a sensação somática são essenciais para alcance e preensão normais. A visão fornece informações para localizar o objeto no espaço, bem como avaliar a forma e o tamanho do objeto. A preparação para o movimento (*feedforward*) é o papel principal da informação visual; se o movimento for impreciso, a visão também guia as correções (*feedback*). O fluxo de informação visual utilizado no movimento ("fluxo da ação"[105]) vai do córtex visual para o córtex parietal posterior (Fig. 16.16). O córtex parietal posterior contém neurônios associados à sensação e ao movimento; esses neurônios se projetam para as áreas corticais pré-motoras que controlam alcance, preensão e movimentos oculares. As áreas corticais pré-motoras para cada ação são um pouco diferentes, com o resultado de que alcance, preensão e movimentos oculares são controlados separadamente, mas coordenados por conexões entre as áreas. A informação das áreas sensoriais e de planejamento do córtex cerebral se projeta para os núcleos da base e cerebelo, depois via tálamo para o córtex sensoriomotor, a origem dos tratos corticospinais. A propriocepção é utilizada de modo similar à visão, para preparar para o movimento e fornecer informações relativas a erros de movimento. A informação proprioceptiva e cutânea também desencadeia mudanças no movimento, como quanto o contato com um objeto faz com que os dedos se fechem em volta do objeto.

Antes de uma pessoa alcançar algo com precisão, a preensão visual (fixar o objeto na visão central) e a informação proprioceptiva sobre a posição do membro superior são necessárias. Essa informação permite a previsão bem-sucedida da dinâmica da tarefa e o controle da primeira fase do alcance: a aproximação rápida do objeto, que é principalmente um processo de *feedforward*. A segunda fase do alcance é o foco – um ajuste corretivo lento para conseguir contato com o alvo. A orientação visual (*feedback*) é necessária para o foco.[106] Ao contrário dos conceitos clássicos de ativação muscular proximal para distal durante o alcance, os músculos proximais movem a mão para o alvo; os músculos são controlados pelos TMs mediais. Simultaneamente, os músculos distais orientam e moldam a mão para a preensão; essas ações são controladas primariamente pelos mecanismos de *feedforward* via TMs laterais. Se forem utilizados movimentos fracionários, como no ato de pegar uma moeda com o indicador e o polegar, a atividade neural que começa no córtex pré-frontal acaba ativando o trato corticospinal lateral (Fig. 16.17).

A preensão é coordenada com a atividade dos olhos, da cabeça, do membro superior proximal e do tronco; a orientação e a preparação postural são integrantes do movimento. Quando o objeto é tocado, a força de preensão se ajusta rapidamente, indicando controle *feedforward*. Após o objeto ser agarrado, a informação somatossensorial corrige qualquer erro na força de preensão. A informação somatossensorial também é utilizada para desencadear mudanças no movimento, por exemplo, para mudar de toque para preensão ou de preensão para levantamento.[107]

Durante o desenvolvimento, os bebês normais pegam os objetos antes de conseguirem controlar sua postura, e a capacidade dos bebês para manipular objetos em suas mãos não depende do controle proximal.[108] Na verdade, a atividade manual inicial pode ser importante no desenvolvimento do controle proximal normal.[109]

Os adultos com lesão no lobo parietal têm sincronismo anormal de alcance e preensão, ausência de ajustes antecipatórios dos dedos e usam preensão palmar e não em pinça.[110] A preensão em pinça requer controle corticospinal. A ausência de entrada proprioceptiva para o trato corticospinal explica por que os adultos com lesão no lobo parietal utilizam preensão palmar. Os bebês empregam a preensão palmar antes de a mielinização dos tratos corticospinais se completar.

RESUMO DO CONTROLE MOTOR NORMAL

Para o movimento normal das áreas de planejamento motor, os circuitos de controle e os tratos descendentes devem agir em conjunto com a informação sensorial para fornecer instruções para os NMs. Os núcleos da base recebem a maior parte de seu estímulo do córtex cerebral e sua influência no movimento é exercida via córtex cerebral, NPP e formação reticular. A patologia dos núcleos da base causa um espectro de distúrbios de movimento, da hipocinesia da DP até à hipercinesia da distonia. Por outro lado, o cerebelo recebe informações abundantes da medula espinal, do sistema vestibular e do tronco encefálico. O cerebelo coordena os movimentos e o controle postural via áreas motoras do tálamo e córtex cerebral e conexões extensivas com os TMs que surgem no tronco encefálico. As disfunções cerebelares podem causar ataxia, nistagmo e disartria. Os TMs fornecem sinais do cérebro para os NMs na medula espinal. Os NMs fornecem sinais do sistema nervoso central para os músculos esqueléticos que geram movimento. A Figura 16.18 resume as contribuições neurais complexas necessárias para gerar movimento.

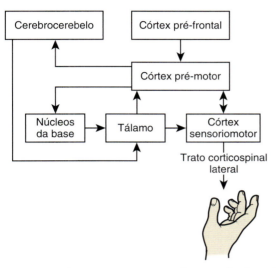

Fig. 16.17 O circuito motor para os movimentos fracionados dos dedos.

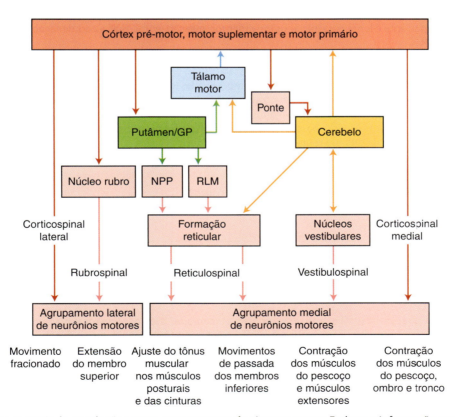

Fig. 16.18 Fluxograma resumindo as relações entre componentes do sistema motor. Embora a informação sensorial seja essencial para o movimento normal, para simplificar, a informação sensorial foi omitida desse gráfico. As cores na figura não correspondem às figuras em outras partes deste livro; aqui as cores se destinam apenas a diferenciar as estruturas, não implicam função. *GP*, Globo pálido; *RLM*, região locomotora mesencefálica; *NPP*, núcleo pedúnculo-pontino.

RACIOCÍNIO CLÍNICO DIAGNÓSTICO AVANÇADO

RACIOCÍNIO CLÍNICO DIAGNÓSTICO 16.7

P. D., Parte VII

RACIOCÍNIO CLÍNICO DIAGNÓSTICO AVANÇADO

P. D. 21: O subtipo de DP de P. D. está associado a um risco maior ou menor de desenvolver déficits não motores?

P. D. 22: Faça uma revisão do Capítulo 15. Se a paciente não fosse previamente diagnosticada com DP, como você descartaria a disfunção cerebelar?

—**Cathy Peterson**

NOTAS CLÍNICAS

Caso 1

A paciente tem 78 anos de idade.

Queixa principal: "Me sinto rígida o tempo todo. Faço alongamento, ioga, caminho, tomo banho quente, parece que nada adianta. Meus músculos simplesmente ficam apertados. Costumava ter uma boa postura – eu fui dançarina profissional – mas hoje me inclino para a frente e, embora tente ficar ereta, não consigo. Também perco o equilíbrio quando olho para cima. Eu meio que cambaleio para trás. Não caí, mas tenho medo de cair. Me canso com muita facilidade; só ando a metade do que andava 6 meses atrás e depois me sinto exausta pelo restante do dia. Também tenho alguma dificuldade para engolir." A paciente não sabe quando isso começou. Os problemas de movimento parecem piorar progressivamente.

S: Normal.

A: Dificuldade com constipação; senão, normal.

M: *AMP:* maior resistência ao alongamento em todos os músculos testados, mais grave no lado esquerdo; a resistência não varia com a velocidade do alongamento.

      AMA: a paciente é lenta para iniciar os movimentos, que são lentos, mas a coordenação é normal.

      Força: DLN.

      Tremor em repouso na mão esquerda; paciente não tem consciência do tremor.

      O rosto da paciente está destituído de expressão.

      Da posição de pé para sentada: iniciação lenta, requer várias tentativas, contudo é capaz de sentar sem ajuda.

      De pé: A paciente parece rígida e tem postura inclinada. Quando ela olha para cima, perde o equilíbrio para trás, mas consegue se recuperar com alguns passos.

      Marcha: Lenta para começar, passos lentos, sem balanço dos braços, passos arrastados, perde o equilíbrio e precisa de ajuda quando tenta parar de andar.

A, Autônomo; *AMA*, amplitude de movimento ativa; *M*, motor; *AMP*, amplitude de movimento passiva; *S*, somatossensorial; *DLN*, dentro dos limites normais.

Perguntas

1. Qual é a localização da lesão e o provável diagnóstico?
2. Qual é o prognóstico?

Caso 2

O paciente tem 30 anos de idade.

Queixa principal: "Sou violinista profissional. Pratico e toco aproximadamente 30 horas por semana. Minha mão esquerda tem câimbras. Especificamente o dedo anelar e o mínimo ficam retos e o meu punho se torce excessivamente, de modo que não consigo tocar. Se tento continuar a tocar, a câimbra simplesmente piora."

Duração: "Dois meses."

Gravidade/características: O quanto este problema incomoda? "Não consigo tocar mais de 10 minutos, então não consigo me apresentar. O substituto teve de tocar no meu lugar. Tenho medo de perder meu emprego."

Dor: "Sim, as câimbras doem bastante."

Localização/irradiação: "Apenas minha mão esquerda. Nenhum outro problema."

O que faz os sintomas melhorarem ou piorarem? "Aspirina não ajuda. A única maneira de parar a câimbra é parar de tocar." Nenhum outro movimento provoca a câimbra.

Padrão de progressão: "Está piorando. Quando isso começou eu conseguia tocar 30 minutos antes de começarem as câimbras."

Com o que você está preocupado que isso pode ser? "Não tenho ideia."

NOTAS CLÍNICAS *(Cont.)*

S:	Mão esquerda: menor discriminação e dois pontos nos dedos; propriocepção comprometida, estereognosia comprometida.
A:	Normal.
M:	AMP, AMA, força, coordenação, reflexos, postura, apoio e marcha todos normais.
	Quando o paciente tenta tocar violino, a extensão involuntária do quarto e do quinto dedos na mão esquerda ocorre com a flexão involuntária do punho. Com a abdução exagerada do ombro, ele consegue tocar por mais alguns minutos, depois não consegue continuar.

A, Autônomo; *AMA*, amplitude de movimento ativa; *M*, motor; *AMP*, amplitude de movimento passiva; *S*, somatossensorial.

Perguntas
1. Qual é o diagnóstico?
2. O que causa esse distúrbio?

Caso 3

O paciente é um homem de 74 anos de idade cuja fala é mole e arrastada.

Queixa principal: "Estou tendo problemas com equilíbrio e caminhada. Está ficando mais difícil me levantar da cadeira; não consigo sair de cadeiras com assento baixo. Depois que estou de pé, demora um pouco para conseguir caminhar, tropeço com frequência e caio aproximadamente duas vezes por semana. Parece que caio sobre meus próprios pés. Fico tonto quando me levanto."

Duração: "Aproximadamente 4 anos."

Gravidade/características: "Costumava caminhar cerca de 800 metros. Agora não consigo caminhar nem do estacionamento ao mercado. Segurar um carrinho de compras me ajuda a ter algum equilíbrio."

Localização/irradiação: "Parece que tudo em mim foi afetado."

O que faz os sintomas melhorarem ou piorarem? "Nada que eu tenha notado."

Padrão de progressão: "Piorando muito lentamente."

Quaisquer outros sintomas que começaram ao mesmo tempo? "Alguma dificuldade para urinar, constipação e disfunção erétil."

O que você acha que é o problema? "Doença de Parkinson. Meu pai morreu de Parkinson."

S:	Normal.
A:	Problemas urinários, intestinais e eréteis; PA: 145/112, supino, 95/70, de pé.
M:	*AMP*: maior resistência ao alongamento, não depende da velocidade.
	AMA: iniciação lenta, movimentos lentos.
	Força: DLN.
	Reflexos: reflexo de estiramento fásico normal; sinal de artelho subindo lateralmente.
	Postura: inclinada.
	Expressão facial: em máscara; fala: arrastada.
	Coordenação: dedo no nariz: dismétrica bilateralmente; calcanhar na canela: dismétrica bilateralmente; disdiadococinesia bilateralmente: todos os movimentos dos membros são atáxicos, em supino, sentado de pé.
	Apoio: instável, base estreita.
	Marcha: base estreita, atáxica, menor oscilação dos braços. Giro: em bloco. Marcha em Tandem: incapaz. Caminhada sobre os artelhos, caminhada sobre o calcanhar: requer assistência moderada.

A, Autônomo; *AMA*, amplitude de movimento ativa; *M*, motor; *AMP*, amplitude de movimento passiva; *S*, somatossensorial; *DLN*, dentro dos limites normais.

Pergunta
1. Qual é a localização da lesão e o provável diagnóstico?

ⓔ *Veja a lista completa das referências em* www.evolution.com.br.

PARTE 5   REGIÕES

17 Região Periférica

Laurie Lundy-Ekman, PhD, PT

Objetivos do Capítulo

1. Associar o diâmetro do axônio à velocidade de condução e às estruturas inervadas.
2. Listar as estruturas inervadas pelos principais nervos terminais dos plexos braquial, lombar e sacral.
3. Explicar como o movimento afeta a saúde dos nervos periféricos.
4. Descrever as alterações sensoriais, autônomas, motoras e tróficas que ocorrem com a desnervação.
5. Comparar as causas, as patologias e os prognósticos de mononeuropatia, mononeuropatia múltipla e polineuropatia.
6. Descrever a distribuição em meia/luva do comprometimento sensorial.
7. Explicar como determinar se uma lesão que causa sinais e sintomas motores, autônomos e somatossensoriais no membro inferior está situada no sistema nervoso periférico ou central.

Sumário do Capítulo

Nervos Periféricos
    Plexos Nervosos
    O Movimento é Essencial para a Saúde dos Nervos
Junção Neuromuscular
Disfunção dos Nervos Periféricos
    Alterações Sensoriais
    Alterações Autônomas
    Alterações Motoras
    Desnervação: Alterações Tróficas
Classificação das Neuropatias
    Lesão Traumática em um Nervo Periférico:
        Mononeuropatia
        Mielinopatia Traumática
        Axonopatia Traumática
        Ruptura
    Mononeuropatia Múltipla
    Polineuropatia
        Polineuropatia Diabética
        Polineuropatia Idiopática

        Síndrome de Guillain-Barré
        Neuropatia Motora e Sensorial Hereditária
            (Doença de Charcot-Marie-Tooth)
Disfunções da Junção Neuromuscular
Miopatia
Estudos Eletrodiagnósticos
Teste Clínico
Avaliação e Intervenção
    Avaliação
    Intervenções para Neuropatia Periférica
Resumo
Raciocínio Clínico Diagnóstico Avançado
Apêndice 17.1: Distribuição dos Nervos nos
    Membros Superiores
Apêndice 17.2: Distribuição dos Nervos nos
    Membros Inferiores

> Sou uma mulher que aos 32 anos de idade trabalhava 40 horas semanais como auxiliar de cozinha. O primeiro sinal que notei foi uma dor no punho e na mão enquanto trabalhava. Após o trabalho, minha mão ficava entorpecida e com sensações de formigamento. À medida que o problema evoluiu, ficou difícil segurar uma faca ou um cutelo
>
> Quando fui ao médico pela primeira vez, o problema foi diagnosticado como tendinite e fui aconselhada a usar mais a outra mão. Continuei trabalhando e a condição piorou; ao voltar ao médico, recebi medicação para dor e uma faixa para o punho. Quando isso não ajudou, fui encaminhada para um ortopedista. Estudos de condução nervosa foram realizados por um fisioterapeuta. A condição foi diagnosticada como síndrome do túnel do carpo. Fui ao fisioterapeuta duas vezes por semana para me submeter a tratamentos com calor e exercícios por aproximadamente 3 meses. Disseram que eu não poderia mais continuar naquele tipo de trabalho. Acabei com um gesso por 6 meses para me impedir de usar o braço e a mão do meu lado esquerdo.
>
> A dor no meu punho e na minha mão continuaram intensas, muito piores à noite. Só conseguia dormir com meu braço apoiado em um travesseiro acima da minha cabeça. Acabei a terapia após duas injeções de cortisona no meu punho, que não surtiram qualquer efeito.
>
> Hoje, se faço jardinagem ou uso minha mão esquerda por bastante tempo digitando ou jogando tênis, sinto dor e sei que preciso pegar leve.
>
> —Genevieve Kelly
>
> A síndrome do túnel do carpo é causada por compressão do nervo mediano do punho, onde os ossos do carpo e um ligamento formam um túnel que envolve os tendões dos músculos flexores e o nervo mediano. A compressão leva à dor, dormência e formigamento nas partes da mão abastecidas pelo nervo mediano: a pele das superfícies palmares dos 3½ dedos laterais e da palma adjacente. A fraqueza e atrofia podem afetar os músculos inervados distais ao punho que movem o polegar.

O sistema nervoso periférico inclui todas as estruturas neurais distais aos nervos espinais e os axônios dos nervos cranianos fora do crânio. Assim, os axônios dos neurônios sensoriais, motores e autônomos, junto com terminações sensoriais especializadas e os neurônios autônomos pós-ganglionares inteiros, formam o sistema nervoso periférico. Exemplos de nervos periféricos incluem o mediano, ulnar e tibial. Embora os axônios dos nervos cranianos sejam nervos periféricos, os nervos cranianos serão abordados nos Capítulos 19 a 21, pois sua função pode ser mais bem entendida no contexto da função do tronco encefálico.

Todas as estruturas do sistema nervoso confinadas por osso são consideradas partes do sistema nervoso central; as raízes nervosas, os gânglios da raiz dorsal e os nervos espinais, portanto, estão dentro da região espinal (Fig. 17.1). Distalmente ao nervo espinal, os grupos de axônios se dividem nos ramos posterior e anterior. Os axônios nos *ramos posteriores* inervam os músculos paravertebrais, as partes posteriores das vértebras e as áreas cutâneas sobrejacentes. Os axônios nos *ramos anteriores* inervam as áreas esquelética, muscular e cutânea dos membros e o tronco anterior e lateral.

A diferença clínica entre as lesões espinais e periféricas é facilmente distinguida: os déficits sensorial, autônomo e motor nas lesões da região espinal exibem uma distribuição miotomal e/ou dermatomal; os déficits sensorial, autônomo e motor nas lesões periféricas exibem uma distribuição nervosa periférica (Figs. 10.6 e 10.7). Os sinais de lesões neuronais periféricas incluem paresia ou paralisia, perda sensorial, sensações anormais, atrofia muscular e reflexos tendinosos profundos reduzidos ou ausentes.

> As lesões nervosas periféricas produzem sinais e sintomas em uma distribuição nervosa periférica. As lesões da região espinal produzem sinais e sintomas em uma distribuição miotomal e/ou dermatomal.

NERVOS PERIFÉRICOS

Os nervos periféricos consistem em feixes paralelos de axônios circundados por três bainhas de tecido conjuntivo: endoneuro, perineuro e epineuro. O *endoneuro* separa os axônios individuais, o

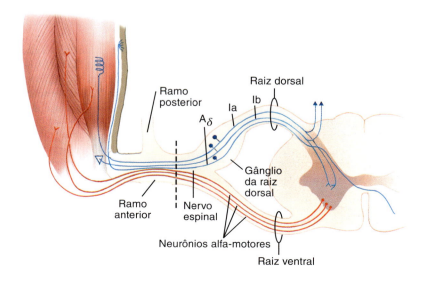

Fig. 17.1 A linha pontilhada vertical indica a divisão entre os sistemas nervosos periférico e central. As estruturas neurais na periferia incluem receptores do fuso muscular (*espiral azul no músculo*), o órgão tendinoso de Golgi (*triangulo azul no tendão*), terminações motoras no músculo (*Vs vermelhos*) e axônios. Os ramos posteriores inervam as estruturas ao longo da linha média posterior do corpo, e os ramos anteriores abastecem as estruturas nas regiões lateral e anterior do corpo.

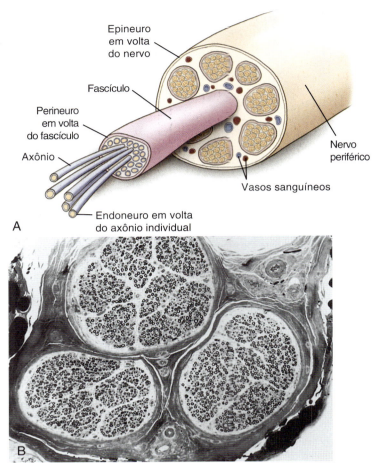

Fig. 17.2 A, Nervo periférico e seu tecido conjuntivo: epineuro; perineuro e endoneuro. **B,** Corte transversa; de um nervo periférico normal exibindo três fascículos. Dentro de cada fascículo, estão muitas bainhas de mielina com coloração escura, aparecendo como pequenas estruturas ovais rodeando os axônios, que aparecem brancos. O endoneuro circunda os três fascículos. O epineuro interno e os vasos sanguíneos preenchem as áreas entre os fascículos.
(De Richardson EP Jr, DeGirolami U: Pathology of the peripheral nerve, Philadelphia, 1995, WB Saunders, p. 3.)

perineuro circunda os feixes de axônios chamados de *fascículos*, e o *epineuro* envolve o tronco nervoso inteiro (Fig. 17.2). Uma camada externa de tecido conjuntivo, o *mesoneuro*, circunda o epineuro. Os tecidos conjuntivos protegem os axônios e a glia, além de suportarem as alterações mecânicas no comprimento aos quais os nervos são submetidos durante os movimentos.

Os nervos periféricos recebem suprimento sanguíneo via ramos arteriais que entram no tronco nervoso (Fig. 17.3). Dentro do nervo, os axônios são isolados eletricamente uns dos outros pelo endoneuro e por uma bainha de mielina. A bainha de mielina é proporcionada pelas células de Schwann, que podem envolver parcialmente um grupo de axônios de pequeno diâmetro ou podem envolver completamente uma seção de um único axônio grande. Os axônios de pequeno diâmetro que compartilham células de Schwann se chamam de *não mielinizados* (embora *parcialmente mielinizados* fosse um termo mais exato) e os axônios de grande diâmetro que são completamente envolvidos por células de Schwann individuais são denominados *mielinizados*.

Os nervos periféricos abastecem as vísceras ou estruturas somáticas. O suprimento visceral é discutido no Capítulo 9.

Os nervos periféricos somáticos normalmente são mistos, consistindo em axônios sensoriais, autônomos e motores. Os ramos cutâneos abastecem a pele e os tecidos subcutâneos; os ramos musculares abastecem os músculos, os tendões e as articulações. Os ramos cutâneos não são puramente sensoriais porque fornecem neurônios eferentes simpáticos para as glândulas sudoríparas e arteríolas. Os ramos musculares não são puramente motores porque contêm axônios sensoriais dos proprioceptores.

Os axônios periféricos são classificados em grupos de acordo com a sua velocidade de condução e o seu diâmetro (Tabela 17.1). Dois sistemas de classificação para axônios periféricos são utilizados normalmente. O sistema de classificação alfabético (A, B, C) se aplica a axônios aferentes e eferentes; o sistema de algarismos romanos se aplica apenas aos axônios aferentes.

Plexos Nervosos

As junções dos ramos anteriores formam quatro plexos nervosos:
- Plexo cervical
- Plexo braquial
- Plexo lombar
- Plexo sacral

Consulte os apêndices no fim deste capítulo para visualizar a inervação nas extremidades superiores e inferiores.

O plexo cervical surge dos ramos anteriores de C1 a C4 e fica bem abaixo do músculo esternocleidomastóideo (Fig. 17.4A). O plexo cervical fornece informações sensoriais cutâneas da região posterior do couro cabeludo para a clavícula e inerva os músculos da parte anterior do pescoço e do diafragma. O nervo frênico, cujos corpos celulares estão na medula espinal cervical (C3 a C5), é o ramo mais importante do plexo cervical porque é o único suprimento motor e o principal nervo sensorial para o diafragma.

O plexo braquial é formado pelos ramos anteriores de C5 a T1 (Fig. 17.4B). O plexo surge entre os músculos escalenos anterior e médio, passa por baixo da clavícula e entra na axila. Na axila distal os axônios do plexo se tornam os nervos radial, axilar, ulnar, mediano e musculocutâneo. O membro superior inteiro é inervado pelos ramos do plexo braquial (veja outras ilustrações dos nervos do membro superior no Apêndice 17.1).

O plexo lombar é formado pelos ramos anteriores de L1 a L4 (Fig. 17.5A); o plexo se forma no músculo psoas maior. Os ramos do plexo lombar inervam a pele e os músculos da coxa anterior e medial. Um ramo cutâneo do plexo, o nervo safeno, continua na perna para inervar a parte medial da perna e do pé. Os ramos dos plexos cervical, braquial e lombar fornecem inervação simpática via conexões com a cadeia simpática.

O plexo sacral se localiza anteriormente ao músculo piriforme. Este plexo é formado pelos ramos anteriores de S1 a S4. O plexo sacral inerva a coxa posterior a maior parte da perna e pé (Fig. 17.5B). A relação dos plexos lombar e sacral com as vértebras e a pelve é exibida na Figura 17.5C. Diferentemente dos demais plexos, que contêm axônios simpáticos além dos axônios somatossensoriais e somático-motores, o plexo sacral contém axônios parassimpáticos além dos axônios somáticos. Veja outras ilustrações dos nervos do membro inferior no Apêndice 17.2.

O Movimento é Essencial para a Saúde do Nervo

O movimento otimiza a saúde dos nervos ao promover o fluxo sanguíneo por todos os nervos e o fluxo de axoplasma através dos axônios. Normalmente os fascículos deslizam dentro do nervo, que, por sua vez, desliza em relação a outras estruturas. O fluxo sanguíneo adequado é necessário para fornecer nutrição e oxigênio, além de remover o resíduo dos tecidos neurais. O axoplasma engrossa e fica mais resistente ao fluxo quando está estacionário. O movimento faz com que o axoplasma adelgace e escoe com mais facilidade, simplificando o transporte retrógrado e anterógrado. O transporte axoplasmático retrógrado move as substâncias químicas dos axônios e as estruturas circundantes para o corpo da célula, fornecendo as informações necessárias para ajustar a produção de canais iônicos, transmissores, vesículas e estruturas de suporte. O transporte axoplasmático anterógrado leva os novos componentes estruturais e de sinalização para os seus locais corretos no neurônio.

Os tecidos conjuntivos dão suporte às mudanças no comprimento sofridas pelos nervos durante os movimentos. Por exemplo, com o ombro abduzido a 90 graus, o nervo mediano é aproximadamente 10 cm mais comprido quando o cotovelo e o punho estão estendidos que quando estes estão flexionados.[1] Esse aumento no comprimento do nervo sem lesão é viabilizado pelos axônios enrugando dentro do endoneuro quando o nervo não está esticado (Fig. 17.6), pelo tecido conjuntivo e pelos plexos fasciculares. Os plexos fasciculares são conexões que espalham carga de tração entre os fascículos, prevenindo o carregamento excessivo sobre um único fascículo.

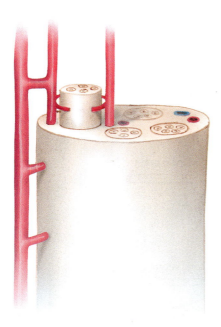

Fig. 17.3 Suprimento arterial para um grupo de axônios em um nervo periférico.

TABELA 17.1	AXÔNIOS PERIFÉRICOS						
				AXÔNIOS EFERENTES		**AXÔNIOS AFERENTES**	
Axônio	Velocidade de Condução, m/s	Diâmetro do Axônio, μm	Grupo	Inervam	Grupo	Inervam	
Grande mielinizado	70-130	12-20	Aα	Fibras musculares extrafusais	Ia, Ib	Fusos, órgãos tendinosos de Golgi	
Médio mielinizado	12-45	3-6	Aγ	Fibras musculares intrafusais	II, Ab	Fusos, tato, vibração, pele e receptores de pressão	
Pequeno mielinizado	12-30 3-15	2-10 1-5	B	Autônomos pós-sinápticos	Aδ	Receptores nociceptivos, temperatura, viscerais	
Não mielinizados	0,2-2,0	0,4-1,2	C	Autônomos pós-sinápticos	C	Receptores nociceptivos, temperatura, viscerais	

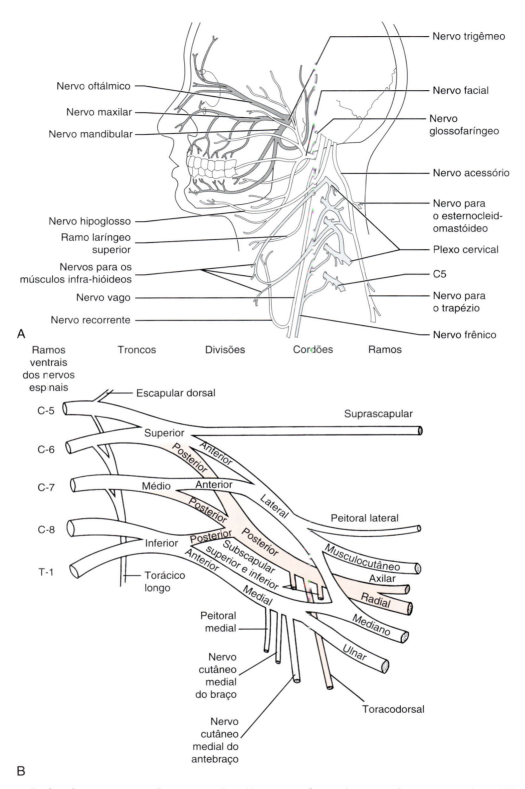

Fig. 17.4 A, Inervação da cabeça e pescoço. O nervo craniano V tem a sombra mais escura. Os nervos cranianos VII e IX a XI não são sombreados. O plexo cervical é moderadamente sombreado. B, O plexo braquial.

(De Jenkins DB: Hollinshead's functional anatomy of the limbs and back, ed 9, Philadelphia, 2009, WB Saunders.)

À medida que um nervo é esticado, primeiro os tubos viscoelásticos formados pelo endoneuro, perineuro e epineuro externo alongam, os axônios desdobram e os fascículos deslizam uns em relação aos outros. Com a continuação do alongamento, o nervo inteiro desliza em relação às estruturas circundantes. À medida que o alongamento continua e ultrapassa a capacidade desses mecanismos, desenvolve-se a carga de tração nos tecidos neurais. À medida que o nervo encolhe, o processo se inverte: a carga de tração é aliviada primeiro, depois o nervo desliza em relação às estruturas circundantes, os tubos viscoelásticos recuam e os axônios se dobram. O nervo também pode se dobrar, como o faz o nervo mediano no cotovelo flexionado. Esses mecanismos permitem que os nervos aumentem e diminuam de tamanho sem lesão nos axônios ou em suas estruturas de suporte.[2,3]

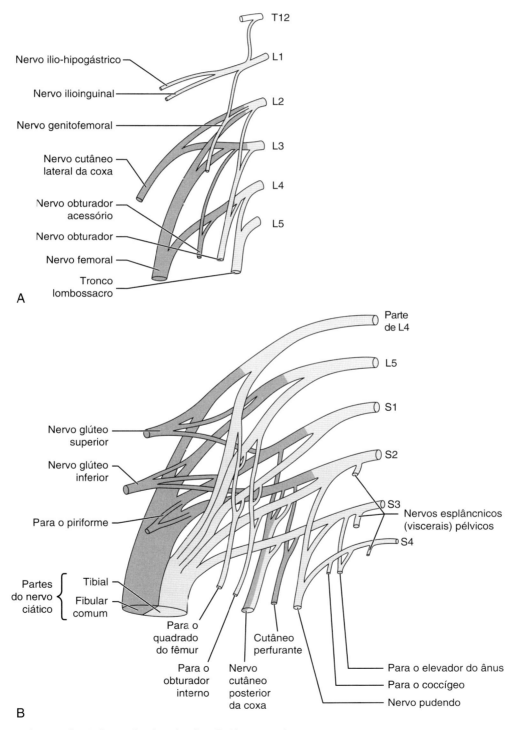

Fig. 17.5 Inervação do membro inferior. **A,** Plexo lombar. **B,** Plexo sacral.

(Continua)

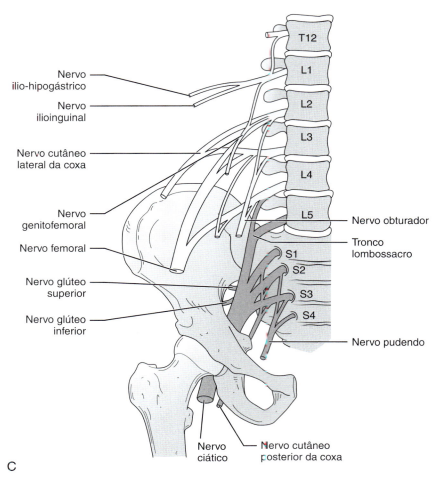

Fig. 17.5 (Cont.) Em **A** e **B**, as partes posteriores têm sombreamento mais escuro. **C,** Plexo lombossacro. O plexo sacral tem sombreamento mais escuro.
(De Jenkins DB: Hollinshead's functional anatomy of the limbs and back, *ed 9, Philadelphia, 2009, WB Saunders.)*

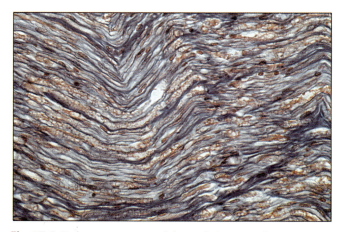

Fig. 17.6 Dobramento normal dos axônios quando um nervo está na posição encurtada. Corte longitudinal do nervo femoral, 100 vezes ampliado. O tecido conjuntivo está corado em azul.
(De Warner JJ: Atlas of neuroanatomy, *Maryland Heights, MO, 2001, Butterworth-Heinemann.)*

JUNÇÃO NEUROMUSCULAR

Os axônios motores fazem sinapse com as fibras musculares nas junções neuromusculares. As sinapses nervo-músculo requerem apenas a despolarização do axônio motor para liberar acetilcolina (ACh), a qual se difunde através da fenda sináptica e se liga aos receptores para provocar a despolarização da membrana muscular. Diferentemente das sinapses neurônio-neurônio, nenhuma adição de potenciais de ação é necessária para despolarizar a membrana pós-sináptica. Não é possível nenhuma inibição, porque apenas um ramo de um axônio faz sinapse com uma fibra muscular e a ação do neurotransmissor é sempre excitatória. Em uma unidade motora normal, cada despolarização do axônio motor libera ACh suficiente para iniciar potenciais de ação nas fibras musculares inervadas. Mesmo quando é inativo (não ocorre nenhum potencial de ação), um neurônio motor libera espontaneamente quantidades mínimas de ACh. A ligação da pequena quantidade de ACh aos receptores na membrana muscular causa potenciais de placa terminal em miniatura. Acredita-se que esses potenciais, embora não suficientes para iniciar o processo de contração muscular, forneçam os fatores necessários para manter a saúde muscular. Sem potenciais de placa terminal em miniatura, os músculos atrofiam.

DISFUNÇÃO DOS NERVOS PERIFÉRICOS

Os sinais de dano no nervo periférico incluem alterações sensoriais, autônomas e motoras. Todos os sinais se apresentam em uma distribuição nervosa periférica.

Alterações Sensoriais

As alterações sensoriais incluem uma redução ou ausência de sensações e/ou sensações anormais: hiperalgesia; disestesia; parestesia; e alodinia (Cap. 12).

Alterações Autônomas

Os sinais autônomos dependem do padrão de disfunção axonal. Caso um único nervo seja danificado, os sinais autônomos normalmente são observados somente se o nervo for completamente cortado. Esses sinais incluem ausência de sudorese e perda de controle simpático das fibras musculares lisas nas paredes arteriais, sendo que esta última pode contribuir para o edema em um membro afetado. Quando muitos nervos estão envolvidos, os problemas autônomos podem incluir impotência e dificuldade para regular a pressão arterial, a frequência cardíaca, a sudorese e as funções intestinal e urinária.

Alterações Motoras

Os sinais motores de dano no nervo periférico incluem paresia (fraqueza) ou paralisia. Caso o músculo esteja desnervado, os registros de eletromiografia (EMG) não exibem atividade por aproximadamente 1 semana após a lesão. A atrofia muscular progride rapidamente. Depois, as fibras musculares começam a desenvolver sensibilidade generalizada à ACh ao longo de toda a membrana muscular, advindo a fibrilação, a qual consiste na contração espontânea de cada fibra muscular, sendo observável apenas com a EMG de agulha. Ao contrário da fasciculação (uma contração rápida visível das fibras musculares), a fibrilação não pode ser observada na superfície da pele. A fibrilação é sempre anormal, mas não é diagnóstico de qualquer lesão específica.

Desnervação: Alterações Tróficas

Quando o suprimento nervoso é interrompido, as alterações tróficas começam nos tecidos desnervados. O nervo danificado não fornece fatores tróficos (nutricionais) para os tecidos-alvo. As alterações tróficas incluem atrofia muscular, pele brilhosa, unhas quebradiças e espessamento dos tecidos subcutâneos. A ulceração dos tecidos cutâneos e subcutâneos, a má cicatrização das feridas e infecções e o dano articular neurogênico são comuns, secundários a alterações de suprimento sanguíneo, perda de sensação e falta de movimento.

CLASSIFICAÇÃO DAS NEUROPATIAS

A neuropatia periférica pode envolver um único nervo (mononeuropatia, p. ex., síndrome do túnel do carpo), vários nervos (mononeuropatia múltipla) ou muitos nervos (polineuropatia). A mononeuropatia é a disfunção focal, e a mononeuropatia múltipla é multifocal. A mononeuropatia múltipla se apresenta como o envolvimento assimétrico dos nervos individuais. A polineuropatia é um distúrbio generalizado que se apresenta geralmente distal e simétrico. A disfunção pode ser uma consequência de danos aos axônios, bainhas de mielina ou ambos. A Tabela 17.2 resume os tipos, a patologia e o prognóstico das neuropatias periféricas.

Lesão Traumática em um Nervo Periférico: Mononeuropatia

Vários tipos de trauma, incluindo estímulos repetitivos, compressão prolongada ou feridas, podem lesionar os nervos periféricos. Dependendo da gravidade do dano, as lesões traumáticas nos nervos periféricos são classificadas em três categorias"

- Mielinopatia traumática
- Axonopatia traumática
- Ruptura

Mielinopatia Traumática

A *mielinopatia traumática* é a perda de mielina limitada ao sítio da lesão. As mielinopatias periféricas interferem na função dos axônios de grande diâmetro, produzindo déficits motores, de tato discriminativo, proprioceptivos e de reflexo de estiramento fásico, o que

TABELA 17.2	NEUROPATIAS PERIFÉRICAS		
Neuropatia	Causa Usual	Patologia	Recuperação Típica
MONONEUROPATIA			
Mielinopatia traumática	Trauma	Desmielinização	Completa e rápida, por remielinização
Axonopatia traumática	Trauma	Dano axonal	Lenta, pela volta do crescimento dos axônios, mas recuperação, pois as bainhas de células de Schwann e tecido conjuntivo estão intactas
Ruptura traumática	Trauma	Degeneração de axônios e mielina	Lenta, com resultados ruins, em decorrência da reinervação inadequada e do neuroma traumático
MONONEUROPATIA MÚLTIPLA	Complicação do diabetes ou inflamação de vaso sanguíneo	Isquemia do neurônio	Lenta, mas com a retomada do crescimento dos neurônios normalmente tem uma boa recuperação
POLINEUROPATIA	Complicação do diabetes ou distúrbio autoimune (p. ex., síndrome de Guillain-Barré) ou genético (neuropatia motora e sensorial hereditária)	Metabólica ou inflamatória	A neuropatia diabética pode ser estável, progressiva ou melhorar com o maior controle da glicose sanguínea; a síndrome de Guillain-Barré normalmente melhora gradualmente; a neuropatia motora e sensorial hereditária progride muito lentamente

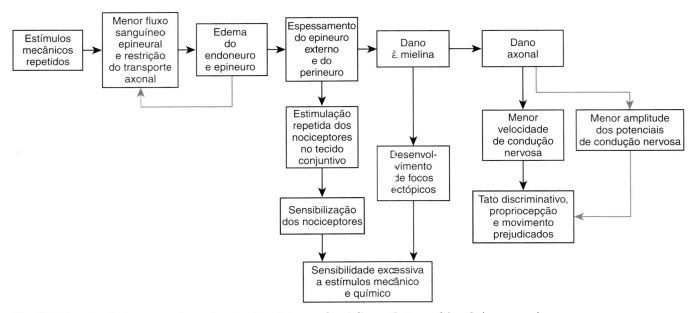

Fig. 17.7 Sequência de eventos levando a sinais e sintomas de mielinopatia traumática. O dano axonal ocorre apenas nos vasos incomumente graves.
(Modificada de Nee RJ, Butler D: Management of peripheral neuropathic pain: integrating neurobiology, neurodynamics, and clinical evidence. Phys Ther Sport 7:36-49, 2006.)

causador neuropática. A menos que a lesão seja incomumente grave, a função autônoma fica intacta e os axônios não são danificados (se os axônios forem danificados, a lesão é designada uma *axonopatia*; veja mais adiante). A recuperação da mielinopatia traumática tende a ser completa porque a remielinização pode ocorrer rapidamente, antes da ocorrência de danos irreversíveis nos tecidos-alvo.

A compressão focal de um nervo periférico causa mielinopatia traumática. A estimulação mecânica repetida, incluindo pressão excessiva, alongamento, vibração e/ou atrito, pode causar compressão focal. A sequência de eventos a seguir produz mielinopatia traumática (Fig. 17.7):

1. A compressão nervosa diminui o transporte axonal[4] e o fluxo sanguíneo epineural.
2. O menor fluxo sanguíneo causa edema do endoneuro e do epineuro.
3. O edema restringe ainda mais o fluxo sanguíneo e axoplasmático, interferindo na função do axônio apesar de os axônios estarem fisicamente intactos.
4. O epineuro externo e o perineuro engrossam, causando danos à mielina e levando à menor velocidade de condução nervosa. Os sinais da parte do nervo deficiente em mielina alteram a atividade dos genes no corpo celular, estimulando a produção de quantidades excessivas de canais iônicos mecano e quimiossensíveis que subsequentemente são inseridos na membrana deficiente em mielina, produzindo focos ectópicos.[5] Os axônios que antes transmitiam apenas potenciais de ação agora podem gerar repetidamente esses potenciais de ação.[5]
5. A menor velocidade de condução nervosa resulta em comprometimento do tato discriminativo, propriocepção e movimentos. A estimulação mecânica ou química dos focos ectópicos gera dor neuropática na distribuição dos nervos periféricos.[5]

O aprisionamento do nervo, a constrição mecânica de um nervo dentro de um canal anatômico, costuma causar mielinopatia traumática. O aprisionamento é mais comum nos seguintes nervos: mediano (túnel do carpo), ulnar (sulco ulnar), radial (sulco espiral) e peroneal (cabeça fibular). A pressão prolongada dos gessos, muletas

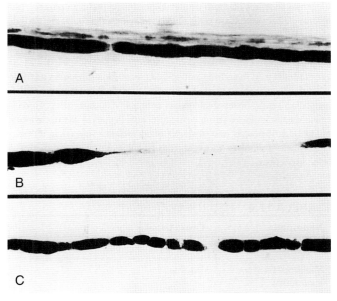

Fig. 17.8 Fibra nervosa com mielina corada para aparecer preta. **A,** Mielina normal. **B,** Desmielinização segmentar suficientemente grave para causar degeneração axonal secundária. **C,** Remielinização, com distância anormalmente curta entre os nodos de Ranvier.
(De Richardson EP Jr, DeGirolami U: Pathology of the peripheral nerve, Philadelphia, 1995, WB Saunders, p. 18.)

ou posições sustentadas (p. ex., sentar-se com as pernas cruzadas) pode comprimir os nervos. A compressão interfere temporariamente no abastecimento sanguíneo ou, no caso da compressão prolongada, pode causar desmielinização local. A desmielinização local desacelera ou impede a condução nervosa no sítio desmielinizado (Fig. 17.8).

PATOLOGIA 17.1	SÍNDROME DO TÚNEL DO CARPO
Patologia	Compressão do nervo mediano no túnel do carpo
Etiologia	Segurar ferramentas vibratórias, trabalhar em ambiente frio; associada a fatores genéticos e endócrinos, além de doenças reumáticas[6]
Velocidade de início	Crônica
Sinais e sintomas	
Consciência	Normal
Comunicação e memória	Normal
Sensoriais	Dormência, formigamento, sensação de queimação na distribuição do nervo mediano. Os sintomas podem ser evocados pela compressão do nervo mediano ou pelo alongamento do nervo (teste de tensão neural)
Autônomos	Quando anormalmente grave, ocorre ausência de sudorese na distribuição do nervo mediano
Motores	Paresia e atrofia dos músculos tênares
Região afetada	Periférica
Demografia	Mais comum nas pessoas > 30 anos de idade; mulheres mais afetadas que homens
Prevalência	3,8% dos adultos[7]
Incidência	2,3 por 100 pessoas-anos[8-10]
Prognóstico	Variável. Terapia ocupacional (entalar e instruir) eficaz nos casos brandos.[7] Fisioterapia (terapia manual e deslizamento de tendão/nervo) e cirurgia igualmente eficazes em 6 e 12 meses de acompanhamento; fisioterapia mais eficaz em 1 e 3 meses de acompanhamento[8]

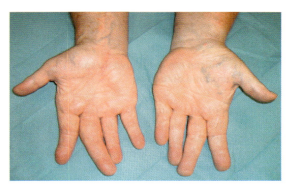

Fig. 17.9 Síndrome do túnel do carpo na mão esquerda. A eminência tênar atrofiou em consequência da com pressão do nervo mediano.
(De Leclère FMP, Unglaub F, Gohritz A, et al: Carpal tunnel syndrome caused by supernumerous lumbrical muscle in hemihyperplasia of the upper extremity. Neurochirurgie 58(5):309-313, 2012. https://doi.org/10.1016/j.neuchi.2012.05.002.)

A síndrome do túnel do carpo é uma lesão comum por compressão do nervo mediano no espaço entre os ossos do carpo e o retináculo flexor (Patologia 17.1).[6-10] Inicialmente, são observadas dor e dormência à noite. Mais tarde, esses sintomas persistem durante todo o dia e a sensação diminui ou acaba nos 3½ dedos laterais e na palma da mão adjacente. No dorso da mão, as metades distais dos mesmos dedos estão envolvidas. A paresia e a atrofia dos músculos intrínsecos do polegar (abdutor curto do polegar, oponente do polegar, primeiro e segundo lumbricais e metade do flexor curto do polegar) podem advir em seguida (Fig. 17.9). A dor da síndrome do túnel do carpo pode irradiar para o antebraço e às vezes até o ombro.[6]

A síndrome do túnel do carpo nas pessoas cujas ocupações requerem o trabalho em um ambiente frio ou segurar ferramentas vibratórias é mais prevalente que na população em geral. Nos casos brandos, muitas vezes o tratamento com terapia ocupacional de imobilização em tempo integral e um programa de educação formal sobre a síndrome do túnel do carpo constituem uma intervenção suficiente.[7] Nos casos mais graves, a cirurgia e a fisioterapia manual foram eficazes nos acompanhamentos de 6 e 12 meses para melhorar a dor e a função, mas a fisioterapia teve resultados melhores nos acompanhamentos de 1 e 3 meses. A fisioterapia consistiu em sessões de 30 minutos, incluindo instruções sobre exercício domiciliar.[8]

Axonopatia Traumática

A *axonopatia traumática* rompe os neurônios, mas deixa a mielina intacta. A degeneração walleriana ocorre distal à lesão (Cap. 7). As axonopatias afetam todos os tamanhos de neurônios, então os reflexos, a sensação somática e a função motora são acentuadamente reduzidos ou ausentes, advindo a atrofia muscular. Como a mielina e os tecidos conjuntivos permanecem intactos, os axônios em regeneração são capazes de reinervar os alvos certos. O novo crescimento axonal avança a uma taxa de 1 mm/dia. A recuperação das axonopatias geralmente é boa porque o tecido conjuntivo e as bainhas de mielina proporcionam orientação e suporte para os brotos axonais. As axonopatias traumáticas surgem normalmente do esmagamento do nervo secundário a deslocamentos ou fraturas fechadas.

Ruptura

A *ruptura* ocorre quando os nervos são divididos fisicamente pelo alongamento excessivo ou laceração. Os axônios e o tecido conjuntivo são completamente rompidos, causando perda imediata de sensação e/ou paralisia muscular na área abastecida. A degeneração walleriana começa distal à lesão, 3 a 5 dias mais tarde. Depois os axônios nos cotos proximais começam a brotar. Se os cotos nervosos proximais e distais estiverem apostos e a cicatrização não interferir, alguns brotos entram no coto distal e são guiados até o seu tecido-alvo na periferia.

No entanto, em um nervo periférico misto, a ausência de orientação do tecido conjuntivo e das células de Schwann pode permitir que os brotos axonais alcancem os órgãos finais errados, resultando em má recuperação. Por exemplo, um axônio motor pode inervar um órgão tendinoso de Golgi; embora o neurônio motor possa ser acionado, o órgão tendinoso não responde, então a conexão seria não funcional. Se os cotos forem deslocados ou se o tecido cicatricial intervir entre os cotos, os brotos podem crescer na massa emaranhada de fibras nervosas, formando um *neuroma* traumático (tumor de axônios e células de Schwann). A condução nervosa distal à lesão pode nunca retornar por causa da má regeneração.

RACIOCÍNIO CLÍNICO DIAGNÓSTICO 17.1

P. N., Parte I

Seu paciente, P. N., é um homem de 65 anos de idade. Dois dias após uma amputação abaixo do joelho direito em seguida a uma infecção por ulcera diabética no pé, ele se queixa de dor grave em seu "pé direito", bem como de dormência na extremidade inferior esquerda com dor em queimação à noite. Sua história médica pregressa é significativa para diabetes melito do tipo 2 e hipertensão (mal gerenciada, dada a não observância das medicações e da dieta).

Exame neurológico parcial: Ele relata uma sensação de alfinetada em sua extremidade inferior esquerda distal ao joelho. Na mesma distribuição, o tato discriminativo é significativamente menor e ele relata "agudo" para quase todos os estímulos no teste *sharp-dull*. O tato discriminativo também é comprometido nas duas mãos. A propriocepção é menor no hálux e tornozelo esquerdos, mas normal em outras partes.

P. N. 1: Como você descreveria a distribuição dos comprometimentos sensoriais de P. N.?

P. N 2: Como você classificaria a sua neuropatia?

P. N. 3: Por que o seu pé esquerdo é brilhante e as unhas são quebradiças e como se chamam essas alterações?

Mononeuropatia Múltipla

Na mononeuropatia múltipla, os nervos individuais são afetados, produzindo uma apresentação dos sinais de maneira aleatória e assimétrica. O envolvimento de dois ou mais nervos em diferentes partes do corpo ocorre na maioria das vezes quando o diabetes ou a vasculite provocam isquemia dos nervos. A vasculite, que é a inflamação dos vasos sanguíneos, que pode causar mononeuropatia múltipla ao restringir o fluxo sanguíneo ou enfraquecer as paredes dos vasos sanguíneos, resultando em ruptura. Se houver suspeita de vasculite, deve ser feito o encaminhamento urgente para uma avaliação eletrodiagnóstica.

Polineuropatia

O envolvimento simétrico das fibras sensoriais, motoras e autônomas, progredindo frequentemente de distal para proximal, é a marca registrada da polineuropatia. Os sintomas começam geralmente nos pés e depois aparecem nas mãos — áreas do corpo abastecidas pelos axônios mais compridos. O padrão distal dos sintomas se chama de distribuição em meia/luva (Fig. 17.10). A degeneração da parte distal dos axônios longos pode ocorrer em virtude do transporte axonal inadequado para manter os axônios distais viáveis. A desmielinização também tende a primeiro produzir sintomas distais, pois os axônios mais compridos têm mais mielina ao longo do seu

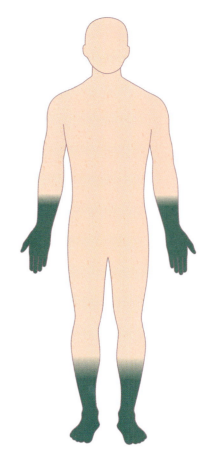

Fig. 17.10 Distribuição em meia/luva do comprometimento sensorial na neuropatia diabética.

comprimento e, por conseguinte, maior chance de serem afetados pela destruição aleatória da mielina. Na polineuropatia grave, a pessoa não tem sensação, portanto, não tem consciência da lesão na parte do corpo afetada. Essa falta de consciência leva frequentemente à lesão (ulceração da pele, dano articular neurogênico) e má cicatrização na parte afetada.[11] Desse modo, a educação pertinente ao monitoramento e cuidado das áreas insensíveis é vital.

Em contraste com as mononeuropatias, as polineuropatias não se devem a trauma ou isquemia. A causa pode ser tóxica, metabólica, autoimune ou hereditária. As causas mais comuns de polineuropatias são diabetes, deficiências nutricionais secundárias ao alcoolismo e doenças autoimunes. Uma série de medicamentos terapêuticos, toxinas industriais e agrícolas e distúrbios nutricionais (incluindo desnutrição secundária ao alcoolismo) podem causar também a polineuropatia. Os terapeutas são mais suscetíveis a tratar as pessoas com polineuropatias diabéticas (metabólicas) e Guillain-Barré (autoimunes).

Polineuropatia Diabética

Na *polineuropatia diabética*, os axônios e a mielina são danificados. Normalmente a sensação é afetada mais gravemente, com frequência em uma distribuição em meia/luva. Todos os tamanhos de axônios sensoriais são danificados (Fig. 17.11), resultando em uma sensação menor acompanhada de dor, parestesia e disestesia. A sensação de vibração comprometida frequentemente é o primeiro sinal. Os reflexos no tornozelo são menores. A perda de regulação autônoma do fluxo sanguíneo aumenta a reabsorção óssea, a neuropatia motora causa tensões anormais nas articulações, e a ausência

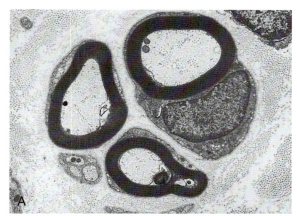

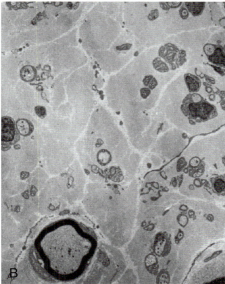

Fig. 17.11 Amostras de biópsia do nervo sural. O nervo sural é usado frequentemente porque é um nervo puramente sensorial; desse modo, a remoção de uma pequena seção não causa perda motora. **A,** Corte transversal do nervo normal com três axônios mielinizados (circundados por anéis de mielina de coloração escura) e um pequeno grupo de axônios não mielinizados à esquerda do axônio mielinizado inferior. **B,** Corte transversal de um nervo com dano decorrente de retinopatia diabética. Todos os tamanhos de axônios foram perdidos; apenas uma fibra mielinizada está presente e muitos axônios foram substituídos por colágeno.
(De Kumar V, Abbas AK, Fausto N, et al, editors: *Robbins and Cotran pathologic basis of disease,* ed 8. Philadelphia, 2010, Saunders.)

de sensação de dor leva frequentemente a articulações dos pés danificadas (pé de Charcot; Fig. 17.12) e úlceras do pé. No fim do processo da doença, a fraqueza e atrofia muscular também tendem a ocorrer distalmente. Os pacientes geralmente têm dificuldade para caminhar em seus calcanhares, mas conseguem caminhar sobre seus artelhos.[12] Todas as funções autônomas são suscetíveis à neuropatia diabética; cardiovascular, gastrintestinal, geniturinária e sudorese. A disfunção da sudorese é a ausência de suor distalmente com a sudorese excessiva compensatória proximalmente. Infelizmente, os médicos não diagnosticam a neuropatia periférica em aproximadamente dois terços dos casos brandos a moderados e em um terço dos casos graves.[13]

RACIOCÍNIO CLÍNICO DIAGNÓSTICO 17.2

P. N., Parte II

P. N. 4: Por que é importante ensinar P. N. a fazer as inspeções cutâneas diárias no seu pé esquerdo?
P. N. 5: Por que o balanço pré-protético e o treinamento da marcha são parte importante do plano de cuidado de P. N.?

O cuidado correto do pé diabético, incluindo o teste sensorial regular com monofilamentos (Cap. 3), uso de calcados apropriados, autoinspeção regular dos pés e cuidado apropriado da pele e das unhas dos artelhos, podem prevenir ou anunciar amputações dos membros nas pessoas com diabetes. A incidência média anual de amputações em um hospital de Londres foi relatada em 18,9 casos por 10.000 indivíduos com diabetes.[14]

O treinamento de equilíbrio e força reduz o risco de quedas em pessoas com neuropatia diabética.[15] A marcha e o equilíbrio melhoram com o exercício.[16] Dado o risco de hipoglicemia ou hiperglicemia induzida por exercício, o automonitoramento dos níveis de glicose sanguínea deve ser feito antes, durante e depois da atividade física moderada a intensa.[17] O controle glicêmico pode limitar a progressão da neuropatia diabética,[18] e a neuropatia diabética dolorida pode ser tratada com pregabalina.[19] A Patologia 17.2[20-22] resume a polineuropatia diabética.

Polineuropatia Idiopática

Embora a incidência de polineuropatia periférica seja particularmente alta nas pessoas com diabetes, as pessoas mais velhas sem diabetes também desenvolvem polineuropatia periférica. Entre as pessoas com mais de 60 anos de idade portadoras de polineuropatia, nenhuma causa pode ser identificada em 10% a 18%.[23]

Síndrome de Guillain-Barré

A polineuropatia na *síndrome de Guillain-Barré* (SGB) abrange um espectro de polirradiculopatias desmielinizantes inflamatórias agudas (PDIAs).[24] Na SGB clássica, o sistema motor é mais afetado que o sistema sensorial e os pacientes apresentam fraqueza e arreflexia ou hiporreflexia nos quatro membros (Patologia 5.1). O início é rápido com a paralisia evoluindo geralmente de distal para proximal, exigindo um diagnóstico e tratamento urgentes para prevenir a insuficiência respiratória. Um terço das pessoas com SGB necessita de ventilação.[25] As variantes raras da SGB causam arreflexia dos membros superiores ou hiporreflexia com fraqueza dos membros superior, da orofaringe e dos músculos cervicais (SGB com fraqueza faríngea-cervical-braquial), fraqueza afetando apenas os membros inferiores e poupando os membros superiores (SGB paraparética), ou fraqueza e parestesias afetando a face e poupando os quatro membros (SGB com fraqueza bifacial).[24]

Neuropatia Motora e Sensorial Hereditária (Doença de Charcot-Marie-Tooth)

A forma herdada mais comum de neuropatia periférica é a *neuropatia motora e sensorial hereditária* (NMSH), também conhecida como *doença de Charcot-Marie-Tooth*. Geralmente essa doença causa paresia dos músculos distais ao joelho, com o resultante pé caído, uma marcha equina (*steppage*), tropeços frequentes e atrofia muscular

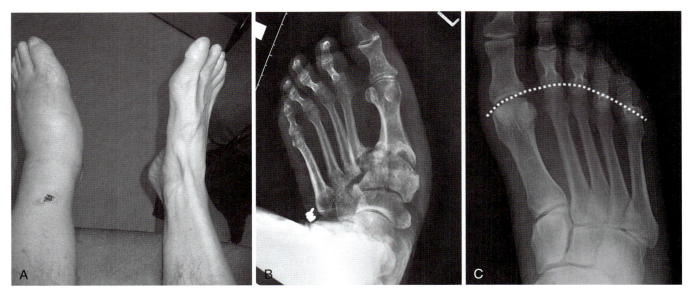

Fig. 17.12 Pé de Charcot secundário a neuropatia. O pé de Charcot consiste em fratura patológica, deslocamento articular e, se não for tratado, deformidade articular incapacitante. **A,** Aparência do pé de Charcot no lado esquerdo; compare com o pé normal no lado direito. **B,** Imagem de raios X do pé de Charcot à esquerda, que mostra primeiro metatarso encurtado, lacuna entre a base do primeiro e segundo metatarsos e inchaço do médio pé. **C,** Imagem de raio-X do pé normal para comparação.
(**A** de Rogers LC, Bevilacqua NJ: The diagnosis of Charcot foot. *Clin Podiatr Med Surg* 25:43-51, 2008, Figura 1, p. 44. **B** de Dreher T: Reconstruction of multiplanar deformity of the hindfoot and midfoot with internal fixation techniques. *Foot Ankle Clin* 14:489-531, 2009, Figura 22, p. 324, painel A. **C** de Banerjee R, Nickisch F, Easley ME, et al: Foot injuries. In Browner BD, Levine AM, editors: Skeletal trauma, ed 4, Philadelphia, 2009, WB Saunders, Figura 61.82.)

PATOLOGIA 17.2	POLINEUROPATIA DIABÉTICA
Patologia	Desmielinização e dano axonal; anomalias dos canais iônicos prejudicam a condução nervosa[20]
Etiologia	Metabólica
Velocidade de início	Crônica
Sinais e sintomas	
Consciência	Normal
Comunicação e memória	Normal
Sensoriais	Dormência, dor, parestesia (formigamento, alfinetadas), disestesia (queimação, dor)
Autônomos	Hipotensão ortostática; sudorese comprometida; disfunção intestinal, urinária, digestiva, genital, pupilar e lacrimal
Motores	Problemas de equilíbrio e coordenação (secundários aos déficits sensoriais); fraqueza
Nervos cranianos	Geralmente normais; às vezes o nervo craniano III está envolvido, produzindo caimento da pálpebra superior e paresia dos quatro músculos que movem o olho para olhar para cima, para baixo e medialmente
Região afetada	Periférica
Demografia	Afeta todas as idades; sem predominância de gênero
Incidência	8 por 1.000[21]
Prevalência de tempo de vida	Aproximadamente 12,3% dos adultos nos Estados Unidos têm diabetes,[21] e dos portadores de diabetes, 60% a 70% têm neuropatia diabética[22]
Prognóstico	Estável ou progressiva; às vezes o melhor controle dos níveis de glicose leva à melhoria

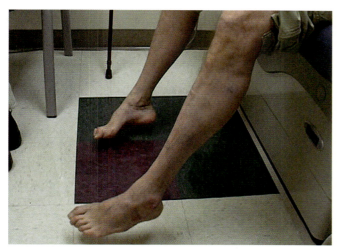

Fig. 17.13 Doença de Charcot-Marie-Tooth (neuropatia motora e sensorial hereditária). Deformidades do pé incluem arcos altos e artelhos em martelo. O artelho em martelo é a flexão da articulação interfalangiana proximal
(De Pascuzzi RM: Peripheral neuropathy. Med Clin North Am 93:317-342, 2009.)

(Fig. 17.13). Como a doença progride lentamente, a atrofia muscular e a paresia afetam as mãos. Apesar do envolvimento dos neurônios sensoriais, é incomum a dormência significativa. Em vez disso, a capacidade para sentir calor, frio e estímulos doloridos é menor. A dor neuropática, uma queixa frequente, provavelmente está relacionada com a perda dos neurônios $A\delta$.[26] O início ocorre geralmente na adolescência ou no início da vida adulta, mas isso varia com o tipo específico de NMSH. Vários tipos de NMSH são causados por diferentes mutações genéticas, que afetam a produção das diferentes proteínas essenciais para a estrutura e função dos axônios periféricos ou bainhas de mielina. O padrão de herança pode ser autossômico dominante, autossômico recessivo ou ligado ao X (gene anormal no cromossomo X). Raramente a NMSH resulta de uma mutação genética espontânea (não hereditária). A prevalência é 1 caso por 1.214 pessoas.[27] A terapia envolve fortalecimento, alongamento, condicionamento e proteção da articulação, músculo e pele.

DISFUNÇÕES DA JUNÇÃO NEUROMUSCULAR

Dois distúrbios que afetam a junção neuromuscular têm efeitos similares. Na miastenia grave, uma doença autoimune que danifica os receptores de ACh na junção neuromuscular, o uso repetido de um músculo leva à fraqueza crescente. No botulismo, a ingestão de toxina botulínica de alimentos armazenados de maneira inadequada causa interferência na liberação de ACh pelos axônios motores. Isso produz fraqueza aguda progressiva, com perda dos reflexos de estiramento. A sensação permanece intacta. A toxina botulínica (Botox®, Dysport®, Xeomin®) é utilizada terapeuticamente nas pessoas com espasticidade ou distonia para enfraquecer músculos hiperativos. A toxina é injetada diretamente nos músculos hiperativos e interfere na liberação de ACh na junção neuromuscular e, com isso, reduz a contração muscular. A toxina não surte efeito na contratura muscular. A injeção de toxina botulínica melhora frequentemente a função ao aumentar a capacidade da pessoa para controlar os músculos antagonistas e sinérgicos.

MIOPATIA

Miopatia são distúrbios intrínsecos ao músculo. Um exemplo é a distrofia muscular; as fibras musculares aleatórias degeneram, deixando as unidades motoras com menos fibras musculares que o normal. Ativar um músculo que carece de um número significativo de fibras musculares produz menos força que a produzida por uma unidade motora saudável. Como o sistema nervoso não é afetado pela miopatia, a sensação e a função autônoma continuam intactas. A coordenação, o tônus muscular e os reflexos não são afetados até a atrofia muscular ficar tão grave que a atividade muscular não possa ser provocada.

RACIOCÍNIO CLÍNICO DIAGNÓSTICO 17.3

P. N., Parte III

P. N. 6: Estudos EMG não se justificam nesse caso. Se estes foram realizados, quais anomalias, se havia, poderiam confirmar um diagnóstico de neuropatia diabética?
P. N. 7: Que achados poderiam ser esperados do teste das velocidades de condução nervosa distais versus proximais?

ESTUDOS ELETRODIAGNÓSTICOS

A disfunção dos nervos periféricos e dos músculos que eles inervam pode ser avaliada por estudos eletrodiagnósticos. Registrar a atividade elétrica dos nervos e músculos pelo estudo de condução nervosa (ECN) e estudos de EMG (Caps. 10 e 13) revela a localização da patologia e muitas vezes é o diagnóstico. Os ECNs podem ser utilizados para diferenciar:

- Os processos que são primariamente desmielinizantes (mielinopatia) e os que danificam principalmente os axônios (axonopatia). As mielinopatias produzem acentuada redução da velocidade. As axonopatias produzem reduções na amplitude dos potenciais de condução nervosa e podem produzir desaceleração da velocidade de condução.
- Paresia do trato motor e dos neurônios motores. As lesões do trato motor não têm efeito na condução dos nervos periféricos, então os resultados do ECN são normais. As lesões dos neurônios motores produzem resultados anormais no ECN.
- Mononeuropatia e polineuropatia.
- Bloqueio de condução local e degeneração walleriana. O bloqueio de condução local interfere na condução nervosa somente no local, enquanto a degeneração walleriana afeta o axônio inteiro distal à lesão.
- A EMG diferencia entre distúrbios nervosos e musculares, distinguindo, assim, a neuropatia da miopatia (Cap. 13).

O efeito da mielinopatia na condução nervosa é desacelerar ou parar a condução no sítio de dano, com a condução normal nos segmentos axonais proximal e distal à lesão (Fig. 17.14). Na axonopatia, os axônios perdem sua capacidade para conduzir potenciais de ação no sítio danificado no momento da lesão, assim, a amplitude do potencial evocado é menor (Fig. 17.15). A velocidade de condução nervosa na seção do nervo distal à lesão diminui gradualmente ao longo de vários dias, acabando por cessar em consequência da degeneração walleriana distal à lesão. Quando um nervo é completamente rompido, a condução nervosa pode jamais retornar distal à lesão.

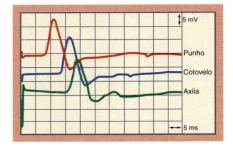

	Latência (ms)	Amplitude (mV)	Distância (mm)	Velocidade (m/s)
Valores registrados:				
Estimulados no punho	8,0 (distal)	13,0		
Estimulados no cotovelo	12,8	13,2	240	49,6
Estimulados na axila	15,2	11,5	145	62,1
Valores normais para o nervo mediano	Latência distal <4,2	>5,0		>50

A

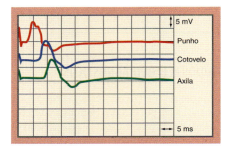

	Latência (ms)	Amplitude (mV)	Distância (mm)	Velocidade (m/s)
Valores registrados:				
Estimulados no punho	3,0 (distal)	8,0		
Estimulados no cotovelo	6,7	7,5	205	55,9
Estimulados na axila	8,8	7,8	150	69,2
Normal values for ulnar nerve	Latência distal <3,4	>5,0		>49,5

B

Fig. 17.14 Estudo de condução nervosa. **A,** Desmielinização grave do nervo mediano no punho. Isso é indicado pela latência distal de 8,0 e pela lenta velocidade de condução no antebraço, combinada com a amplitude do potencial registrado. **B,** Resultados normais do estudo de condução nervosa (ECN) ulnar ipsilateral na mesma pessoa.
(Cortesia de Robert A. Sellin, PT.)

As neuropatias generalizadas (i.e., polineuropatias) são caracterizadas por condução nervosa mais lenta por todos os nervos afetados e pela menor amplitude, particularmente com a maior distância entre os sítios de estimulação e registro. Na miopatia, a condução nervosa é normal, mas a amplitude do potencial registrado no músculo é menor.

TESTE CLÍNICO

Richardson[28] identificou três sinais clínicos que detectam a neuropatia periférica em pacientes ambulatoriais com 50 anos de idade ou mais. A presença de dois ou três desses sinais está altamente correlacionada com evidências eletrodiagnósticas de neuropatia periférica. Os três sinais são a ausência de reflexo aquileu apesar da facilitação, sensação de vibração prejudicado e sentido de posição prejudicado no hálux. O reflexo aquileu foi testado de duas maneiras:

atingindo o tendão e atingindo a superfície plantar do pé, como mostra a Figura 17.16. As técnicas de facilitação do reflexo aquileu incluem fazer com que o paciente realize suavemente a flexão plantar do pé, feche bem os olhos ou puxe contra a resistência de suas próprias mãos entrelaçadas imediatamente antes do golpe do martelo de reflexos. Para o reflexo de vibração, um diapasão de 128 Hz foi golpeado; depois foi colocado até o paciente relatar que a vibração havia terminado. Os sítios testados, na ordem, fora a clavícula, imediatamente proximal ao leito ungueal do dedo indicador do membro superior dominante, imediatamente proximal ao leito ungueal de cada um dos hálux, e no maléolo medial. O sentido de posição foi testado no hálux dominante. O examinador agarrou as superfícies medial e lateral e flexionou e estendeu o hálux. Os olhos do paciente estavam abertos em alguns ensaios, depois o paciente fechou os olhos e 10 movimentos de 1 segundo, com aproximadamente 1 cm, foram administrados suavemente. Os resultados indicando neuropatia

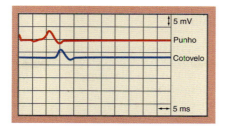

	Latência (ms)	Amplitude (mV)	Distância (mm)	Velocidade (m/s)
Valores registrados:				
Estimulados no punho	9.2	3.3		
Estimulados no cotovelo	13.2	3.2	230	57.5
Valores normais para o nervo mediano	Latência distal <4,2	>5.0		>50

Fig. 17.15 Estudo de condução no nervo motor mediano exibindo latência distal gravemente prolongada e uma diminuição acentuada na amplitude, comparada com o normal. A velocidade de condução entre o punho e o cotovelo é normal.
(Cortesia de Robert A. Sellin, PT.)

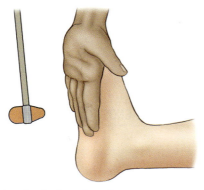

Fig. 17.16 O método de golpe plantar para testar o reflexo aquileu. O paciente está em supino com os joelhos estendidos. O examinador coloca o dorso da mão contra a sola do pé do paciente, fazendo a flexão dorsal passiva do pé e depois atingindo seus próprios dedos com o martelo de reflexos.

periférica incluíram ausência de reflexo aquileu apesar da facilitação, menor sensação de vibração no hálux (vibração percebida por menos de 8 segundos) e menor sentido de posição nos dedos dos pés (percepção correta menos de 8 vezes em 10 tentativas).

AVALIAÇÃO E INTERVENÇÃO

Avaliação

À medida que a gravidade da neuropatia periférica aumenta, o mesmo ocorre com os relatos de sensação de alfinetadas.[12] As funções sensoriais, autônomas e motoras são examinadas como indicado no Capítulo 3. Os sinais de danos ao sistema nervoso periférico resultam da hipoatividade ou hiperatividade dos neurônios. Por exemplo, na hipoatividade neuronal, uma redução ou perda de atividade neuronal, pode produzir perda de propriocepção. Um exemplo de hiperatividade neuronal é o toque leve provocando uma sensação dolorosa.

A Tabela 17.3 reúne os sinais e sintomas de mononeuropatia. Na polineuropatia, as mesmas características são encontradas, mas em uma distribuição simétrica, às vezes outros sinais anatômicos,

TABELA 17.3	SINAIS E SINTOMAS DE MONONEUROPATIA	
	Hipoatividade Neuronal	**Hiperatividade Neuronal**
Sensoriais	Diminuição ou ausência de sensação (tato, pressão, propriocepção ou dor)	Dor, disestesia, alodinia, hiperestesia
Autônomos	Rubor cutâneo, edema, ausência de suor	Vasoconstrição: pele fria, palidez, cianose (pele azul-escura); suor excessivo; perpetuação da dor na síndrome de dor regional complexa em estágio inicial (Cap. 9)
Motores	Paresia, paralisia, hipotonia, atrofia muscular	Espasmos, fasciculações e/ou fibrilações musculares
Reflexos	Reduzidos ou ausentes	Normais

incluindo hipotensão postural, incontinência intestinal ou urinária, e incapacidade para ter uma ereção sexual.

Clinicamente, é vital fazer a distinção entre neuropatia periférica e disfunção do sistema nervoso central. A Tabela 17.4 indica os fatores que diferenciam as lesões do sistema periférico das lesões do sistema nervoso central.

Intervenções para Neuropatia Periférica

Os resultados do teste sensorial, muscular manual e, se for indicado, eletrodiagnóstico, guiam as decisões de tratamento. A educação é necessária para prevenir complicações dos danos decorrentes de falta de sensação, desuso ou uso excessivo. A pessoa com neuropatia periférica que afeta a sensação deve ser instruída a inspecionar visualmente todos os dias as áreas envolvidas, usando espelhos se for necessário, e a monitorar feridas e vermelhidão da pele que persista por mais de alguns minutos. Se os pés estiverem envolvidos, deve ser ensinado o cuidado

TABELA 17.4	DISTINÇÃO ENTRE DISFUNÇÃO DO SISTEMA NERVOSO PERIFÉRICO E DO SISTEMA NERVOSO CENTRAL	
	Sistema Nervoso Periférico	**Sistema Nervoso Central**
Distribuição dos sinais e sintomas	Padrão do nervo periférico	Padrão dermatomal ou miotomal
Estudos de condução nervosa	Condução mais lenta ou bloqueada; menor amplitude dos potenciais registrados	Normal
Tônus muscular	Se houver envolvimento de neurônio motor, hipotonia	Se houver envolvimento do trato motor, hipertonia
Atrofia muscular	Atrofia muscular rápida indica desnervação	Atrofia muscular progride lentamente
Reflexos de estiramento fásico	Reduzidos ou ausentes	Hiperativos ou normais
Sensação paraespinal e/ou músculos paraespinais	Normal	Envolvido

apropriado. As intervenções para edema incluem elevação do membro, bandagem compressiva com uma atadura elástica e estimulação elétrica.

O exercício de tolerância após uma lesão por esmagamento do nervo periférico tem se demonstrado capaz de melhorar a recuperação tanto sensorial quanto motora; o treinamento de resistência ou uma combinação de resistência e tolerância pode atrasar a recuperação funcional.[29] Os exercícios devem enfatizar o fortalecimento gradual e o uso funcional de cada músculo e grupo muscular. As órteses são utilizadas frequentemente para estabilizar as articulações que suportam peso, prevenindo, assim, entorses e distensões, e para prevenir queda do pé durante a marcha nos casos de paresia ou paralisia do músculo tibial anterior. As órteses também são utilizadas para impedir deformidades que possam resultar de paresia, paralisia e falta de sensação. O uso de estimulação elétrica para evitar atrofia dos músculos desnervados provocando contrações musculares pode ser benéfico.[30]

RESUMO

Os nervos periféricos somáticos transmitem sinais entre os receptores sensoriais e o sistema nervoso central e entre o sistema nervoso central e os músculos esqueléticos e os efetores autônomos. Os nervos periféricos somáticos consistem em axônios, tecido conjuntivo e terminações sensoriais. As lesões nervosas periféricas produzem sinais e sintomas em uma distribuição nervosa periférica. Por outro lado, as lesões da região espinal produzem sinais e sintomas em uma distribuição miotomal e/ou normal. Quando os nervos periféricos são estirados, os axônios desenrugam, os tubos de tecido conjuntivo se estendem, os fascículos deslizam em relação uns aos outros, os plexos fasciculares compartilham a carga e o nervo inteiro desliza em relação aos tecidos circundantes. O estiramento e encurtamento normais dos nervos facilitam o fluxo de sangue e axoplasma, contribuindo para a saúde dos nervos periféricos.

A mononeuropatia ocorre quando estímulos mecânicos excessivos danificam os nervos periféricos ao comprometer o fluxo sanguíneo e o transporte axonal, causando edema e eventual espessamento de certos tecidos conjuntivos, levando a lesões na mielina, desenvolvimento de focos ectópicos e menor velocidade de condução nervosa. A polineuropatia é o dano simétrico nos nervos periféricos. Os exemplos incluem polineuropatia diabética, SGB e NMSH. Os estudos eletrodiagnósticos são úteis para avaliar a neuropatia e podem ser usados para distinguir a neuropatia da miopatia.

RACIOCÍNIO CLÍNICO DIAGNÓSTICO AVANÇADO

RACIOCÍNIO CLÍNICO DIAGNÓSTICO AVANÇADO 17.4

P.N., Parte IV

Reveja o Capítulo 12.

P. N. 8: P. N. está sofrendo parestesia ou disestesia? Se estiver, onde?

P. N. 9: Qual é a causa dessa dor ardente em sua extremidade inferior esquerda?

P. N. 10: Como o paciente pode sentir dor em seu pé amputado? Como você explicaria isso a ele?

P. N. 11: Quais mudanças a terapia do espelho induz?

NOTAS CLÍNICAS

Caso 1

P. D. é uma aluna do ensino médio de 15 anos de idade. Ela mantém seu dedo mínimo e anelar direitos em hiperextensão na articulação metacarpofalângea (MCP) e flexão na articulação interfalângica (IP); ela não consegue endireitar as articulações IP desses dedos.

Preocupação principal: "Meu dedo mínimo direito está entorpecido e mal consigo mexê-lo."

Duração: Os sinais e sintomas começaram 1 semana atrás.

Gravidade/características: O quanto o problema incomoda? "É realmente irritante. Não consigo escrever normalmente e não posso usá-lo para digitar."

Localização: "Precisamente meus dedos mínimo e anelar direito."

O que faz os sintomas melhorarem ou piorarem? "Na última semana piorava no fim do dia, mas não era tão ruim de manhã."

Padrão de progressão: "Acho que está melhorando um pouco desde ontem."

Quaisquer outros sintomas que começaram mais ou menos na mesma época? "Não. Eu torci o meu tornozelo 2 semanas atrás e parei de usar muletas ontem."

Região Periférica **CAPÍTULO 17** 341

NOTAS CLÍNICAS *(Cont.)*

EXAME DA EXTREMIDADE SUPERIOR DIREITA

S: Localização prejudicada dos estímulos tácteis e má discriminação entre dois pontos: quinto dedo, o lado ulnar do quarto dedo e o lado ulnar da palma da mão. Sensação de dor e temperatura intactas por todo o corpo

M: Fraqueza dos seguintes movimentos:

No punho: adução, flexão no lado ulnar (paresia do flexor ulnar do carpo)

Dedos 2 a 5: adução e abdução (paresia dos interósseos)

Quarto e quinto dedos: flexão da falange distal, flexão da articulação MCP, extensão das articulações IP (paresia do flexor profundo do dedo, terceiro e quarto lumbricais e flexor curto do dedo mínimo)

Quinto dedo: oposição e abdução (oponente do dedo mínimo e abdutor do dedo mínimo)

Todos os outros movimentos têm força normal

M, Motor; *S,* somatossensorial.

Questões

1. Onde é a lesão?
2. Qual é o mecanismo da lesão?
3. Quanto tempo P.D. vai levar para se recuperar?

Caso 2

V. X. é um gerente de loja de 24 anos de idade.

Observação: Expressão facial mínima.

Preocupação principal: "Acordei me sentindo realmente fraco. Me Eu me senti cansado ontem, mas hoje mal posso me mover. Estou com falta de ar."

Duração: "Ontem e hoje. Diferente de qualquer problema passado."

Gravidade: "Não consigo caminhar mais de 4,5 m sem ter que descansar. Meus pés estão estranhos. Em geral, eu corro quatro a cinco maratonas por ano. Meus membros doem um pouco, talvez 1 na escala de 1 a 10."

Localização: "Eu me sinto inteiramente fraco. Minhas mãos e pés formigam."

O que melhora ou piora os sintomas? "Que eu saiba, nada."

Padrão de progressão: respondido anteriormente.

Quaisquer outros sintomas que começaram mais ou menos na mesma época? "Fico tonto quando me levanto e meus batimentos cardíacos parecem irregulares."

S: Formigamento nas mãos e pés; toda a sensação somática intacta

A: arritmia cardíaca e hipotensão ortostática

M: Paralisia facial bilateral

Movimentos oculares lentos

TMM SCM, trapézio: fraqueza bilateral 4/5

TMM ES: fraqueza bilateral, 4/5 proximalmente, 3 + /5 distalmente

TMM EI: fraqueza bilateral, 3/5 a 4/5 completamente

A, Autônomo; *EI,* extremidade inferior; *M,* motor; *TMM,* teste muscular manual; *S,* somatossensorial; *SCM,* esternocleidomastóideo; *ES,* extremidade superior.

Questões

1. Qual é a sua suspeita de diagnóstico?
2. Depois que você encaminhou V. X. para o departamento de emergência, são realizadas a velocidade de condução nervosa (VCN) e a eletromiografia (EMG). Quais são os resultados que você espera do teste de diagnóstico?

Caso 3

R. V. é um homem de 35 anos de idade que foi levado para o departamento de emergência por um amigo 2 dias atrás. Na internação no hospital, R. V. se queixou de ardência persistente nas coxas e uma sensação de fraqueza que começou 2 dias antes da internação. Ele não tinha história de trauma. Sua condição atual é:

- Ele não consegue se comunicar, então as sensações e funções cognitivas não podem ser testadas.
- Ele está sujeito a variações anormais na pressão arterial e na frequência cardíaca.
- Ele está completamente paralisado. Sua respiração é mantida por um respirador.
- A velocidade de condução nervosa é acentuadamente mais lenta bilateralmente nos nervos testados — os nervos mediano e tibial. A amplitude dos potenciais registrados é normal.

Questão

1. Qual é a localização da lesão e a provável etiologia?

(Continua)

NOTAS CLÍNICAS   *(Cont.)*

Caso 4

Uma mulher de 16 anos de idade se machucou 2 dias atrás quando um feixe de lenha caiu da prateleira, prendendo seu antebraço esquerdo. Os seguintes sinais e sintomas foram observados no lado esquerdo da paciente:

- Ela não sente alfinetadas, toque, diferenças de temperatura ou vibração na parte medial da mão, dedo mínimo e metade medial do dedo anelar.
- O suor está ausente na mesma distribuição da perda sensorial.
- A extensão e flexão radial do punho e a extensão do dedo têm força normal nos testes musculares manuais.
- Ela não consegue flexionar as falanges média e distal do quarto e do quinto dedos, abduzir ou aduzir seus dedos ou aduzir a mão.

Questões
1. Qual é a localização da lesão?
2. Qual seria a previsão da provável taxa de recuperação?

Caso 5

Um menino de 7 anos de idade tem fraqueza muscular proximal progressiva. O exame clínico e os testes eletrodiagnósticos revelam:

- Sensação e coordenação dentro dos limites normais.
- Ele cai duas vezes mais quando caminha 30 m.
- Ele tem dificuldade para ficar de pé e subir escadas.
- A lordose lombar é aumentada.
- Os testes musculares manuais indicam que os músculos da cintura escapular e do quadril têm aproximadamente 50% da força normal, os músculos do joelho e cotovelo têm aproximadamente 75% da força normal e os músculos distais têm força quase normal.
- A velocidade de condução nervosa é normal.
- Os potenciais eletromiográficos registrados dos músculos do quadril são de pequena amplitude.

Questão
1. Qual é a localização da lesão e a provável etiologia?

Caso 6

Um homem de 22 anos de idade torceu o seu tornozelo na semana passada e durante a fisioterapia ele mencionou que seus tornozelos parecem ficar gradualmente mais fracos. Ele relatou dificuldades para caminhar em chão irregular e no escuro. O exame revelou o seguinte:

- Teste muscular manual bilateralmente normal para os músculos dos quadris e joelhos. Incapaz de caminhar nos calcanhares; flexão dorsal do tornozelo 4-/5 bilateralmente. Incapaz de se erguer nos artelhos. Todos os músculos intrínsecos do pé são fracos. A força do membro superior é normal, exceto 4/5 extensão do dedo e abdução do dedo.
- *Observação:* artelhos em martelo (contraturas por flexão afetando a articulação interfalângica proximal de todos os artelhos) e arcos altos em ambos os pés.
- *Picada:* normal em todos os dedos testados (dedos 1, 3 e 5 das duas mãos e pés).
- *Vibração (diapasão de 128 Hz):* ausente bilateralmente na articulação interfalângica do hálux e na cabeça do primeiro metatarso, presente por 4 s sobre os maléolos mediais. Normal bilateralmente na articulação interfalângica distal dos dedos indicadores e no processo estiloide ulnar.
- *Propriocepção:* nos artelhos, incapaz de detectar a posição ou direção do movimento com precisão; tornozelos, 75% de precisão em relação à posição, capaz de detectar precisamente a direção dos movimentos passivos com mais de 5 graus; propriocepção normal no joelho e membro superior
- Marcha equina (passada alta para compensar o leve pé caído)
- Reflexos de estiramento fásico não podem ser provocados com pancada no tendão do calcâneo, pancada no tendão do quadríceps ou pancada no tendão do braquiorradial. Reflexos de estiramento fásico residuais podem ser provocados com pancada no tendão do bíceps.

Questões
1. Qual é a localização da lesão?
2. Qual é o provável diagnóstico? Qual é o próximo passo com o paciente?

Ⓔ *Veja a lista completa das referências em* www.evolution.com.br.

Apêndice 17.1 — Distribuição dos Nervos nos Membros Superiores

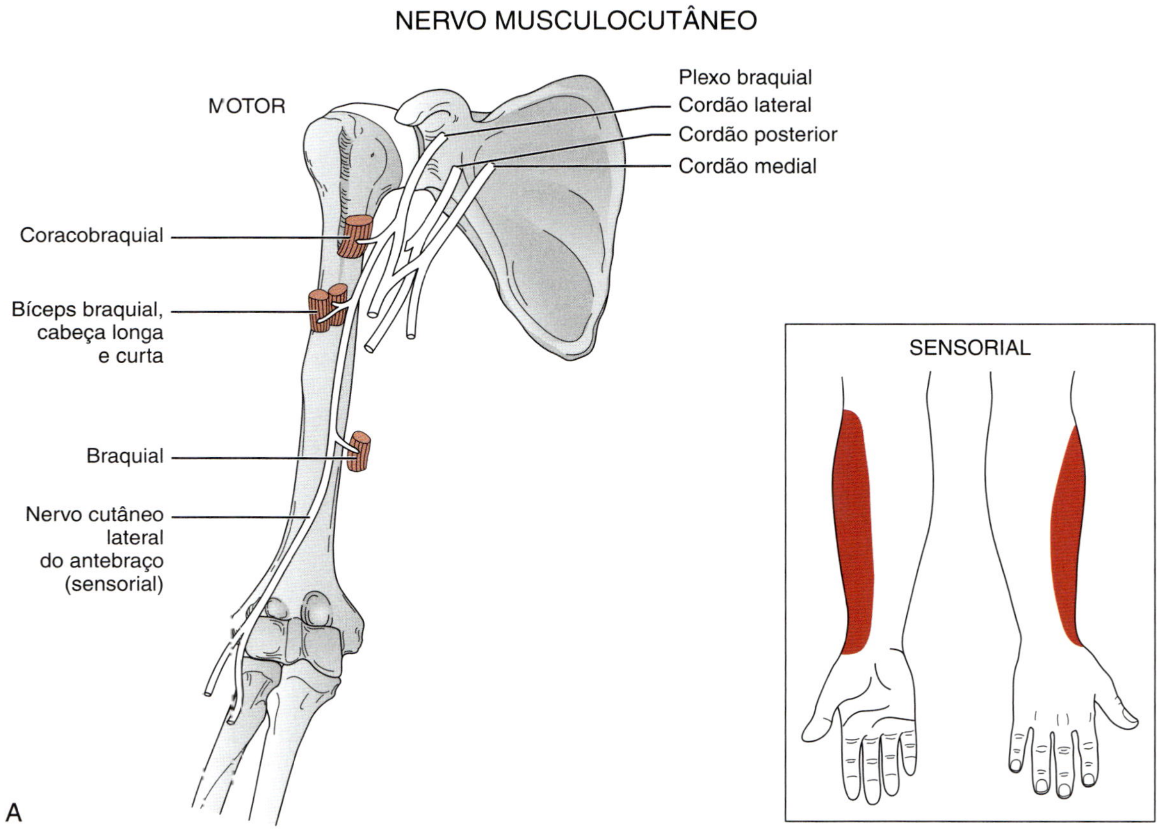

NERVO MUSCULOCUTÂNEO

MOTOR

Plexo braquial
Cordão lateral
Cordão posterior
Cordão medial

Coracobraquial

Bíceps braquial, cabeça longa e curta

Braquial

Nervo cutâneo lateral do antebraço (sensorial)

SENSORIAL

A

A, Distribuição do nervo musculocutâneo.

(Continua)

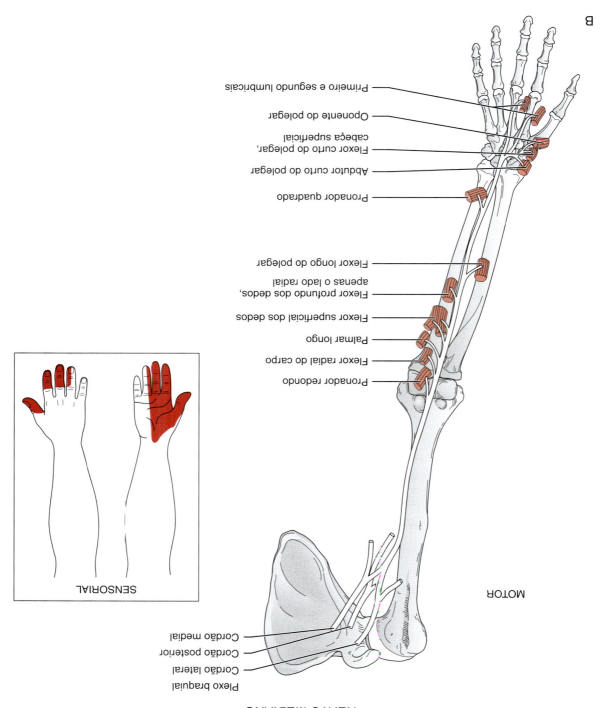

B, Distribuição do nervo mediano.

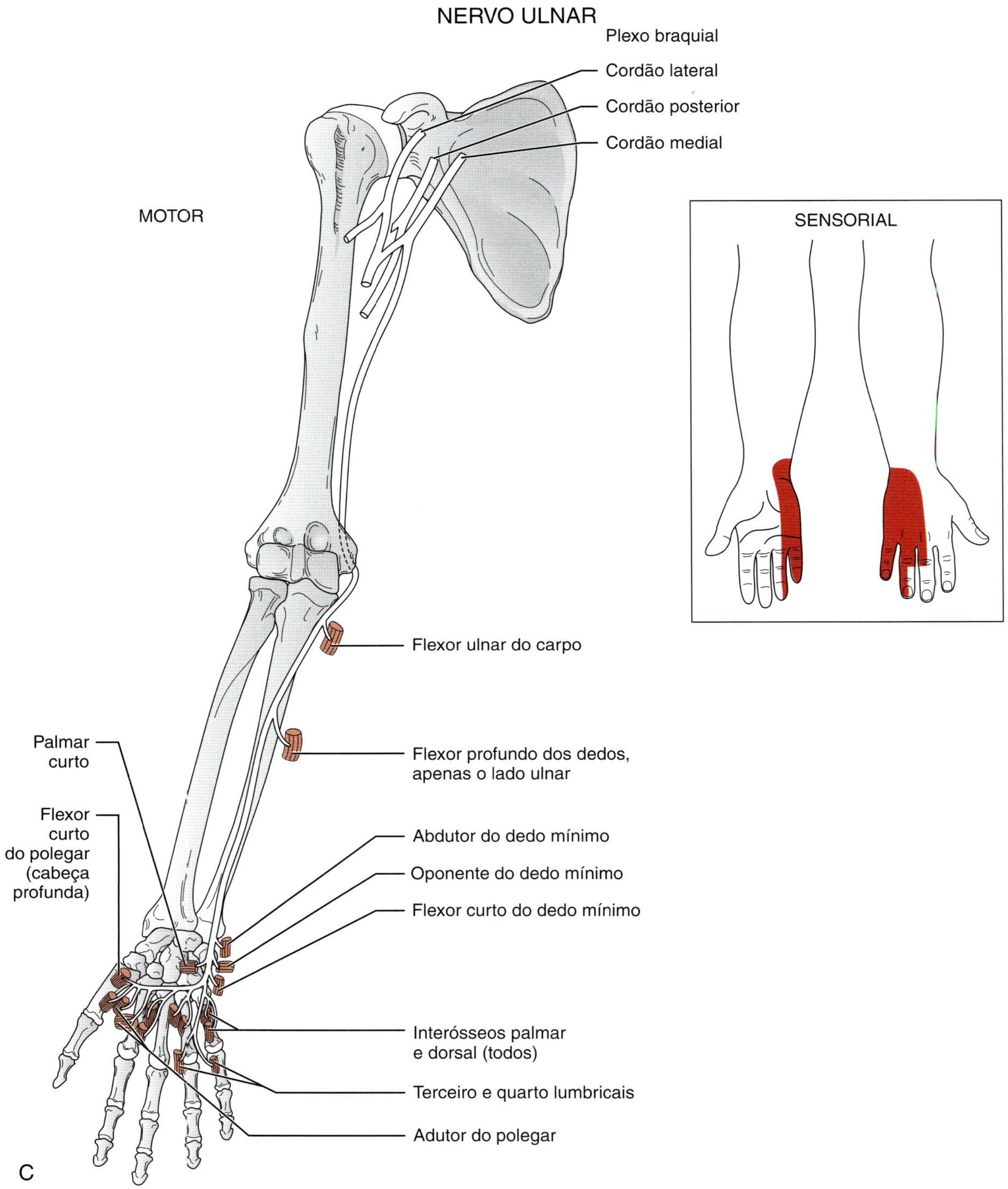

Região Periférica **CAPÍTULO 17** 345

NERVO ULNAR

Plexo braquial

Cordão lateral

Cordão posterior

Cordão medial

MOTOR

SENSORIAL

Flexor ulnar do carpo

Flexor profundo dos dedos,
apenas o lado ulnar

Palmar
curto

Abdutor do dedo mínimo

Flexor
curto
do polegar
(cabeça
profunda)

Oponente do dedo mínimo

Flexor curto do dedo mínimo

Interósseos palmar
e dorsal (todos)

Terceiro e quarto lumbricais

Adutor do polegar

C

C, Distribuição do nervo ulnar.

(Continua)

346 PARTE 5 Regiões

NERVOS RADIAL/AXILAR

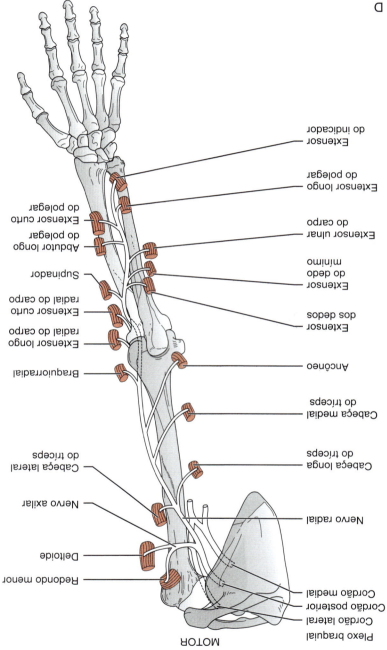
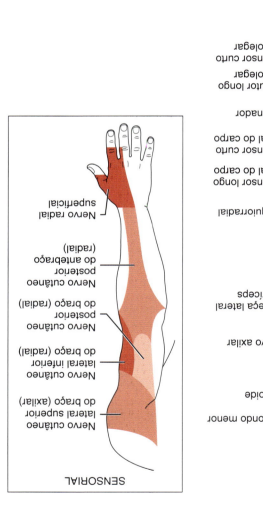

D, Distribuição dos nervos radial e axilar.
(De Jenkins DB: Hollinshead's functional anatomy of the limbs and back, ed 9, Philadelphia, 2009, WB Saunders.)

Apêndice 17.2 — Distribuição dos Nervos dos Membros Inferiores

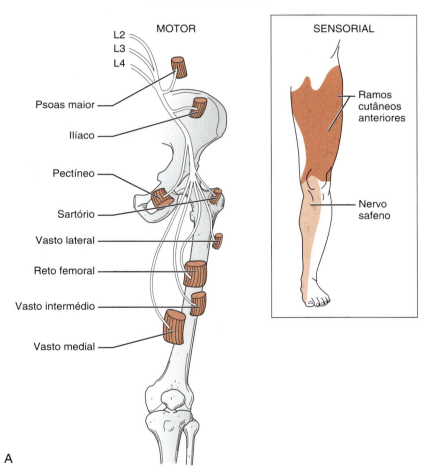

A, Distribuição do nervo femoral.

(Continua)

NERVO FIBULAR COMUM

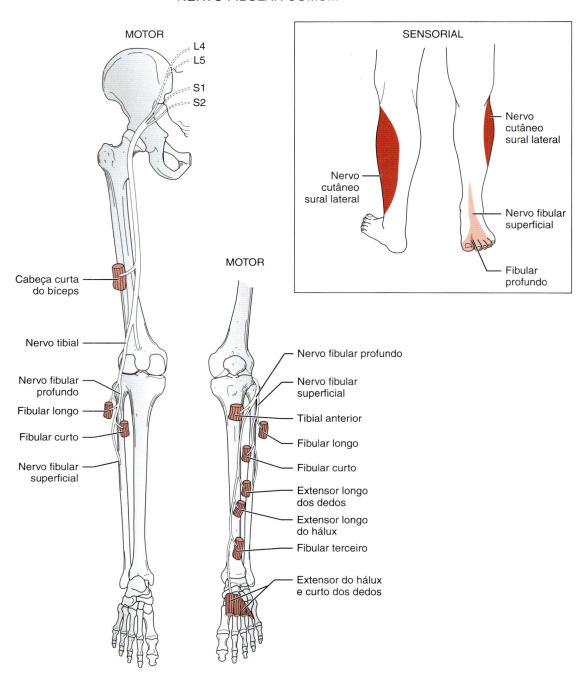

B, Distribuição do nervo fibular comum.

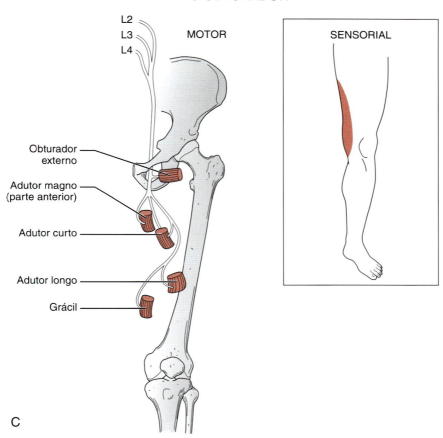

C, Distribuição do nervo obturador.

(Continua)

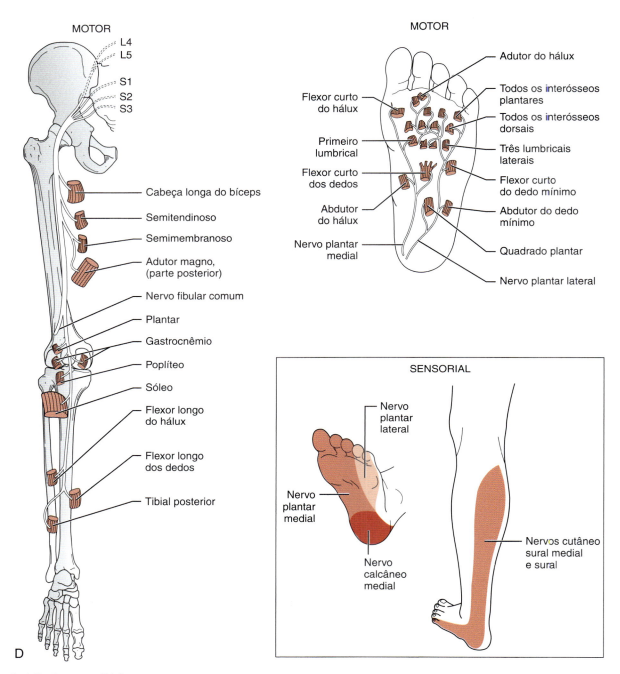

D, Distribuição do nervo tibial.
(De Jenkins DB: Hollinshead's functional anatomy of the limbs and back, *ed 9, Philadelphia, 2009, WB Saunders.)*

18 Região Espinal

Laurie Lundy-Ekman, PhD, PT

Objetivos do Capítulo

1. Descrever as relações anatômicas entre os segmentos da medula espinal e as vértebras nos adultos.
2. Listar as inervações do nervo espinal dos principais grupos musculares esqueléticos.
3. Descrever a localização do funículo posterior, do trato espinotalâmico lateral e do trato corticospinal lateral em um corte transversal da medula espinal.
4. Explicar quais estruturas são alongadas durante o teste de *slump* e o teste de elevação da perna estendida (*straight leg raise* — SLR).
5. Identificar os tratos da medula espinal pelos seus nomes, origens, decussações e funções.
6. Descrever como a flexão e extensão repetitivas, rítmicas e alternadas dos quadris e joelhos são provocadas para caminhar.
7. Descrever o *reflexo de retirada* quanto a estímulo, membros aferente e eferente e resposta.
8. Descrever o *reflexo de extensão cruzada* quanto a estímulo, membros aferente e eferente e resposta.
9. Comparar a *inibição reciproca* com a *inibição atual*.
10. Descrever o controle autônomo e somático para o enchimento e esvaziamento normais da bexiga.
11. Descrever a *função reflexa da bexiga*.
12. Descrever uma *função reflexa* ou *flácida da bexiga*
13. Listar os comprometimentos que podem interferir nos modos habituais de expressão sexual de uma pessoa.
14. Explicar os efeitos no funcionamento sexual em homens e mulheres das seguintes lesões da medula espinal: acima de T12, entre T12 e S1 e abaixo de S1.
15. Descrever o impacto da lesão da medula espinal na fertilidade masculina e feminina.
16. Discutir os possíveis problemas associados à gravidez em uma mulher com lesão da medula espinal.
17. Definir e listar sinais comuns de *disfunção segmentar*.
18. Definir e listar sinais comuns de *disfunção do trato vertical*.
19. Comparar e confrontar a síndrome medular anterior, síndrome medular central, síndrome de Brown-Séquard e síndrome da cauda equina.

Sumário do Capítulo

Anatomia da Região Espinal
   Raízes anteriores e posteriores
   Segmentos da Medula Espinal
   Nervos e Ramos Espinais
   Estrutura Interna da Medula Espinal
   Meninges
   Suprimento Sanguíneo
Movimentos da Medula Espinal e das Raízes dentro da Coluna Vertebral
Funções da Medula Espinal
   Classificação dos Interneurônios Espinais
Coordenação Motora da Medula Espinal
   Geradores de Padrão de Passada
   Reflexos
   Circuitos Inibitórios
      Inibição Recíproca
      Inibição Recorrente

Controle Espinal da Função do Órgão Pélvico
Efeitos das Lesões Segmentares e de Trato na Região Espinal
   Sinais de Disfunção Segmentar
   Sinais de Disfunção do Trato Vertical
   Disfunção dos Tratos Segmentar e Vertical
Diferenciando as Lesões da Região Espinal e da Região Periférica
Síndromes da Região Espinal
Efeitos da Disfunção da Região Espinal na Função do Órgão Pélvico
Lesão Traumática da Medula Espinal
   Atividade Interneuronal Anormal na Lesão Crônica da Medula Espinal
   Classificação das Lesões da Medula Espinal
   Determinação dos Níveis Neurológicos
   Disfunção Autônoma na Lesão da Medula Espinal

Disreflexia Autónoma
Termorregulação Deficiente
Hipotensão Ortostática
Prognóstico e Tratamento na Lesão da Medula Espinal
Distúrbios Específicos que Afetam a Função da Região Espinal
Mielomeningocele
Encefalopatia Crônica Infantil não Progressiva Espástica
Lesões das Raízes Nervosas Posteriores e Anteriores
Lesões dos Gânglios da Raiz Posterior

Esclerose Múltipla
Mielite Transversa
Compressão na Região Espinal
Tumores da Região Espinal
Estenose do Canal Vertebral
Estenose Cervical
Estenose Lombar
Siringomielia
Alertas da Região Espinal
Resumo
Raciocínio Clínico Diagnóstico Avançado

Cinco anos atrás, eu sofri um acidente. Lembro-me do médico dizendo depois: "Você tem uma lesão na medula espinal, uma lesão toracica,[7] mas pode cuidar de si mesmo no futuro."

A última parte foi a mais importante, pois eu tenho dois filhos. O que o médico não me disse foi como alcançar minha independência e voltar a ter uma vida normal. Sou fisioterapeuta e minha especialidade era tratar problemas neurológicos em crianças. Sou pioneiro nesse campo na Holanda e nos últimos 25 anos trabalhei com crianças deficientes em suas situações diárias.

Deixei o centro de reabilitação após 9 meses de terapia e treinamento. Poderia ter sido mais cedo, mas a minha casa não estava pronta para a minha volta. Algumas coisas precisaram ser adaptadas e tornada acessíveis para mim a partir de uma cadeira de rodas. Tenho um carro que o meu trabalho remunerado pagou para ser adaptado para controle manual. Posso organizar todas as coisas do dia a dia na minha vida e dos meus filhos. Somos uma boa equipe.

Agora, tenho que trabalhar por uma nova vida para mim. Por causa de minha profissão e minha especialidade, consegui voltar ao trabalho depois de apenas 6 meses. Parte do meu trabalho envolveu minha própria fisioterapia, e outra parte foi trabalhar como instrutor/tutor de crianças com encefalopatia crônica infantil não progressiva. Por causa da minha lesão, vendi o meu consultório de fisioterapia e comecei a lecionar, em minha cadeira de rodas, em uma escola de fisioterapia. Nesse ambiente ninguém notou a minha cadeira de rodas; eu era apenas eu.

Agora se passaram 5 anos e às vezes penso comigo mesmo. "O que mudou?" Consigo fazer tudo o que quero e gosto. Não consigo andar e às vezes sinto muita dor. Uma vez derramei chá quente na altura do meu estômago e me queimei com bastante gravidade e só percebi mais tarde. Dada a ausência de sensação no meu abdome e pernas, não tomei consciência da queimadura até ver as bolhas na minha pele. Mas, estou feliz em minha cadeira de rodas e estou feliz com meu filho (18) e minha filha (16). O médico estava certo. É um caminho longo e difícil, mas é possível.

No ano passado, enquanto eu visitava os Estados Unidos, aprendi a cateterizar a minha bexiga enquanto estou sentado na cadeira de rodas. Isso foi muito importante para a minha independência. Agora eu consigo ir a qualquer lugar e não preciso de equipamento especial. Neste ano fui aos Estados Unidos a trabalho e dirigi um carro na rodovia interestadual. Pensei comigo mesmo: "Isso é verdade realmente; você consegue fazer quase qualquer coisa se tiver amigos e seus próprios desejos." Quando eu uso os termos deficiência, incapacidade e desvantagem, posso dizer que não sou deficiente.

Não uso remédios. Consigo ligar muito bem com as espasticidades, uma vez que durante 25 anos em minha profissão trabalhei com espasticidades em outras pessoas. Eu controlo a espasticidade usando alongamento lento, posicionamento correto do pé e perna, posições prolongadas e me certificando de esvaziar a bexiga oportunamente. Meu conhecimento profissional me ajudou muito, mas por outro lado agora eu sou um paciente e às vezes preciso de orientação de profissionais.

—Tineke Dirks

ANATOMIA DA REGIÃO ESPINAL

A região espinal inclui todas as estruturas neurais contidas dentro das vértebras: medula espinal, raízes anteriores e posteriores, nervos espinais e meninges (Figs. 18.1 e 18.2). Os aumentos laterais da medula nos níveis cervical e lombossacro acomodam os neurônios para a inervação dos membros superiores e inferiores. A medula espinal é contínua com o bulbo e termina no espaço intervertebral L1-L2 nos adultos (Fig. 18.3).

Como a medula espinal no adulto é bem mais curta que a coluna vertebral, os níveis dos segmentos da medula espinal abaixo de C2 não correspondem aos níveis vertebrais. Isso cria uma discrepância entre o diagnóstico ortopédico e o diagnóstico neurológico do nível da lesão medular espinal. Normalmente os ortopedistas classificam a lesão da medula espinal de acordo com o nível vertebral danificado, e o diagnóstico neurológico classifica o nível de lesão de acordo com o segmento da medula espinal danificado. A Tabela 18.1 lista a correspondência entre os segmentos da medula espinal e as vértebras nos adultos.

Inferiormente à extremidade da medula espinal, encontra-se o *filamento terminal*, um feixe de tecido conjuntivo e glia que conecta a extremidade da coluna com o cóccix. Como a medula espinal não está presente abaixo do nível vertebral L1, as raízes longas são necessárias para os axônios da terminação da medula até a saída da coluna vertebral lombossacra. Essas raízes longas formam a cauda equina dentro do canal vertebral inferior (Fig. 18.4).

Sulcos verticais marcam a medula espinal externa. A medula anterior tem uma fissura mediana profunda, e a medula posterior tem um sulco mediano raso. A medula anterior também tem dois sulcos anterolaterais, onde as radículas nervosas emergem da medula. A medula posterior também tem dois sulcos posterolaterais, nos quais as radículas nervosas entram na medula.

> **RACIOCÍNIO CLÍNICO DIAGNÓSTICO 18.1**
>
> **C. E., Parte I**
>
> Seu paciente, C. E., é um reparador de telhados que sofreu uma fratura do tipo explosão quando caiu de uma escada 2 dias atrás. A imagem por ressonância magnética (RM) revelou uma fratura por explosão em T12 resultando na transecção completa da medula espinal. Ele foi encaminhado para a fisioterapia e terapia ocupacional após a descompressão cirúrgica e fixação interna das vértebras T10-L2. O teste de resistência revela força normal no tronco e membros superiores. A força dos membros inferiores é simétrica bilateralmente: 2/5 flexão do quadril; 0/5 extensão dos joelhos; 0/5 dorsiflexão; 0/5 extensão dos artelhos; 0/5 flexão plantar.
>
> **C. E. 1:** O corpo da vértebra T12 é bem grande, e, quando este explodiu em fragmentos, a medula espinal adjacente foi cortada. Com base na relação anatômica entre os segmentos da medula espinal e as vértebras, e em seus achados motores, qual é o *nível neurológico* intacto mais rostral?

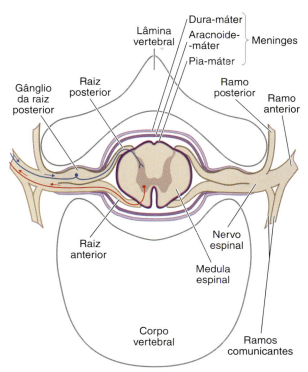

Fig. 18.1 Região espinal: corte horizontal, incluindo as vértebras, medula espinal e raízes, o nervo espinal e os ramos. Os neurônios aferentes (*azul*) e eferentes (*vermelho*) estão ilustrados no lado esquerdo. O nervo espinal é formado de axônios das raízes dorsais e ventrais. A bifurcação do nervo espinal nos ramos posterior e anterior marca a transição da região espinal para a periférica.

Raízes Anteriores e Posteriores

Os corpos celulares dos neurônios motores estão situados no corno anterior da medula espinal, e seus axônios saem da medula anterolateral em pequenos grupos chamados de *radículas*. As radículas ventrais de um único segmento coalescem formando uma *raiz anterior*. A *raiz posterior* contém axônios sensoriais que levam informações para a medula espinal e entram na medula espinal posterolateral via radículas. Ao contrário das raízes anteriores, cada raiz posterior tem um *gânglio da raiz posterior* situado fora da medula espinal. O gânglio da raiz posterior contém os corpos celulares dos neurônios sensoriais. Onde os axônios sensoriais entram na medula espinal, as fibras de grande diâmetro, que transmitem informação proprioceptiva e táctil, estão situadas medialmente, e as fibras de pequeno diâmetro, que transmitem nocicepção e informação sobre temperatura, estão situadas lateralmente (Fig. 18.5).

As raízes, posterior e anterior, unem-se brevemente e formam um nervo espinal. O nervo espinal é um nervo misto porque contém axônios sensoriais e motores. Os nervos espinais estão situados no forame intervertebral (Fig. 18.1).

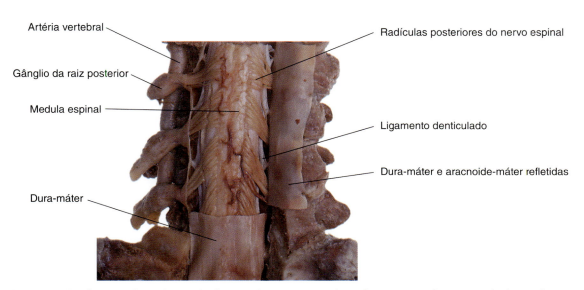

Fig. 18.2 Vista posterior de parte da região espinal cervical. Os arcos vertebrais foram removidos e parte da dura e da aracnoide foram refletidas.

(Com a permissão de Abrahams PH, Marks SC, Hutchings R: McMinn's color atlas of human anatomy, ed 6, Philadelphia, 2008, Mosby.)

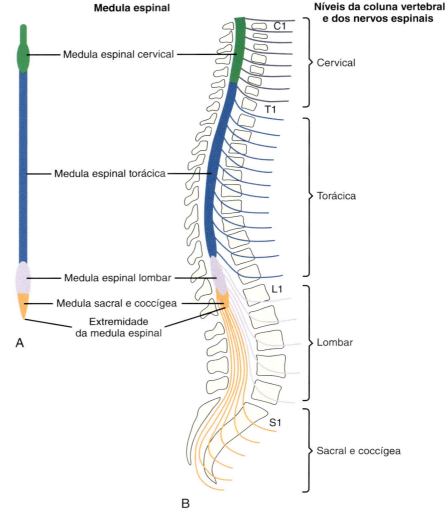

Fig. 18.3 Relação dos segmentos da medula espinal com a coluna vertebral. **A,** Vista anterior da medula espinal. **B,** Níveis do segmento da medula espinal (níveis neurológicos) indicados à esquerda. Os níveis vertebrais e os nervos espinais são indicados à direita. Os nervos espinais são denominados de acordo com o nível vertebral por onde saem do canal vertebral. A medula espinal termina no espaço intervertebral L1-L2. Como a medula espinal é muito mais curta que a coluna vertebral, apenas em C1 e C2 os níveis do segmento da medula espinal e os níveis vertebrais são os mesmos. As raízes nervosas L2-S5 descem abaixo da extremidade da medula espinal antes de saírem do canal vertebral. Essa coleção de raízes nervosas inferior à medula espinal dentro do canal ósseo é a cauda equina.

TABELA 18.1	RELAÇÃO ANATÔMICA ENTRE OS SEGMENTOS DA MEDULA ESPINAL E AS VÉRTEBRAS EM ADULTOS	
Segmento da Medula Espinal	Corpos Vertebrais	Processo Espinhoso Ósseo
C8	C6-C7	C6
T1	C7-T1	T3
T10-T11	T9	T8
L2-L5	T12	T10
S	L1	T12-L1

A raiz anterior contém axônios motores. A raiz posterior contém neurônios sensoriais. Os somas dos neurônios sensoriais são encontrados no gânglio da raiz posterior. O nervo espinal consiste em todos os axônios sensoriais e motores conectados com um único segmento da medula.

Segmentos da Medula Espinal

Uma característica impressionante e importante da medula espinal é a *organização em segmentos*. Cada segmento da medula está conectado a uma região específica do corpo pelos axônios que "viajam" através de um par de nervos espinais. As conexões das radículas nervosas com o exterior da medula indicam os segmentos (Fig. 18.6). Os segmentos são identificados pela mesma designação de seus nervos espinais correspondentes. Por exemplo, o termo *segmento espinal L4* se refere à seção da medula cujo nervo espinal atravessa o forame intervertebral L4. No entanto, dentro da medula, segmentos distintos não são evidentes porque a medula consiste em funículos verticais contínuos que se estendem do cérebro até o seu término.

RACIOCÍNIO CLÍNICO DIAGNÓSTICO 18.2

C. E. Parte II

C. E. 2: Explique por que C. E. tem as seguintes deficiências:
- Ausência de força na flexão plantar
- Ausência de sensação de picada nos joelhos e abaixo deles
- Ausência de propriocepção nos joelhos, tornozelos e artelhos
- Ausência de tato discriminativo nos joelhos e abaixo deles

C. E. 3: As deficiências estão acima dos sinais segmentares ou nos sinais do trato vertical?

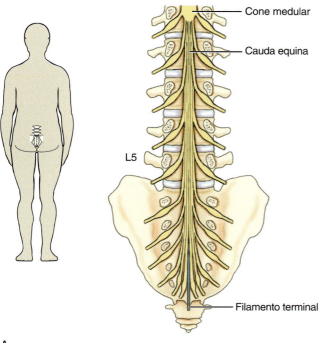
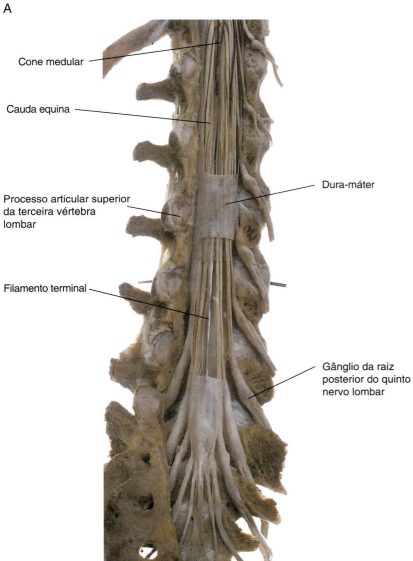

Fig. 18.4 Cauda equina. A, Vista posterior da cauda equina em relação à coluna vertebral. Observe o fim da medula espinal (cone medular) no espaço intervertebral L1-L2. **B,** Arcos vertebrais e parte da dura-máter e da aracnoide-máter foram removidos para revelar a cauda equina. (**B** com a permissão de Abrahams PH, Marks SC, Hutchings R: McMinn's color atlas of human B anatomy, ed 6, Philadelphia, 2008, Mosby.)

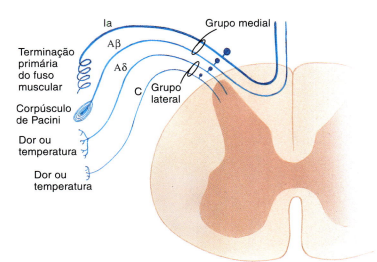

Fig. 18.5 Na zona de entrada da raiz posterior, os axônios que transmitem informações dos receptores táteis e proprioceptivos entram na medula medialmente, e os axônios que carregam informações sobre danos teciduais ou ameaças aos tecidos e temperatura entram na medula lateralmente.

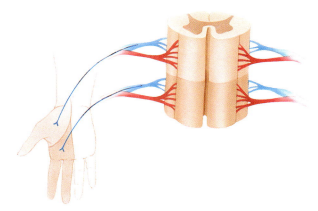

Fig. 18.6 Dois segmentos da medula espinal. Axônios percorrem as radículas, raízes e nervos espinais conectam um segmento espinal a uma parte específica do corpo. Os axônios exibidos são sensoriais, transmitindo informações dos dermátomos C6 e C7 através da raiz posterior para os segmentos C6 e C7 da medula espinal.

Nervos e Ramos Espinais

Os *nervos espinais* são únicos pelo fato de carregarem todos os axônios motores e sensoriais de um único segmento espinal. Na região cervical, os nervos espinais são encontrados acima das vértebras correspondentes, exceto o oitavo nervo espinal, que surge entre as vértebras C7 e T1. No restante da coluna, os nervos espinais ficam abaixo da vértebra correspondente. A inervação dos músculos pelos nervos espinais nos membros superiores e inferiores está resumida na Figura 18.7.

Após um breve trânsito através do forame intervertebral, o nervo espinal se divide em dois ramos; essa divisão marca o fim da região espinal e o início do sistema nervoso periférico. Os ramos posteriores inervam os músculos paravertebrais, as partes posteriores das vértebras e as áreas cutâneas sobrejacentes. Os ramos anteriores inervam as áreas esquelética, muscular e cutânea dos membros e o tronco anterior e lateral. Os dois ramos consistem em nervos mistos.

Um segmento da medula espinal está conectado a uma região específica do corpo por um par de nervos espinais.

Estrutura Interna da Medula Espinal

A estrutura interna da medula espinal pode ser observada nos cortes horizontais. Por toda a medula espinal, a substância branca envolve a substância cinzenta. A substância branca contém os axônios que conectam vários níveis da medula e ligam-na ao cérebro. Os axônios que começam e terminam dentro da medula espinal se chamam *proprioespinais*. Os axônios proprioespinais são adjacentes à substância cinzenta. As células com axônios longos conectando a medula espinal ao cérebro são *células de trato*. Os funículos posterior e lateral da substância branca contêm axônios das células de trato, transmitindo informações sensoriais para o cérebro. A substância branca lateral e anterior contém axônios dos tratos motores, transmitindo informações descendentes do cérebro para os interneurônios e neurônios motores. Os tratos específicos foram discutidos nos Capítulos 11 e 14. Os tratos na medula espinal estão ilustrados na Figura 18.8.

A parte central da medula é marcada por um padrão de substância cinzenta em forma de "H" característicos (Fig. 18.9). As seções laterais da substância cinzenta espinal são divididas em três regiões chamadas de *cornos*:
- Corno posterior
- Corno lateral
- Corno anterior

O *corno posterior* é principalmente sensorial, contendo terminações e colaterais de neurônios sensoriais de primeira ordem, interneurônios e dendritos e somas das células de trato. Por exemplo, os somas dos neurônios de segunda ordem na via espinotalâmica estão no corno posterior. O núcleo posterior, ou coluna de Clarke, estende-se verticalmente de T1-L3 na substância cinzenta medial anterior ao corno posterior. O núcleo posterior recebe informações proprioceptivas, e seus axônios retransmitem informações proprioceptivas inconscientes para o cerebelo. O *corno lateral* (presente apenas nos segmentos espinais T1-L2) contém os corpos celulares dos neurônios simpáticos pré-ganglionares. Uma região análoga ao corno lateral nos segmentos espinais S2-S4 inclui os corpos celulares parassimpáticos pré-ganglionares. Os neurônios autônomos pré-ganglionares são neurônios eferentes. Os neurônios pré-ganglionares simpáticos e parassimpáticos saem da medula via raiz anterior. O *corno anterior* consiste principalmente em corpos celulares de neurônios motores cujos axônios saem da medula espinal via raiz anterior.

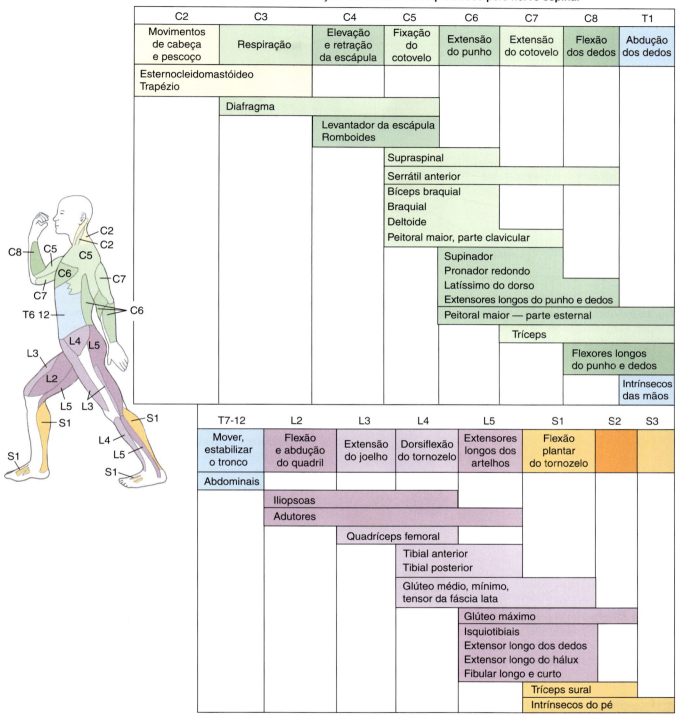

Fig. 18.7 Miótomos, a inervação dos músculos pelos nervos espinais. Diretamente abaixo de cada segmento da medula espinal está o movimento associado ao segmento. Repare que nem todos os músculos relacionados abaixo de um segmento da medula espinal contribuem para esse movimento. Por exemplo, o tibial posterior é inervado por L4, mas não produz a dorsiflexão do tornozelo.

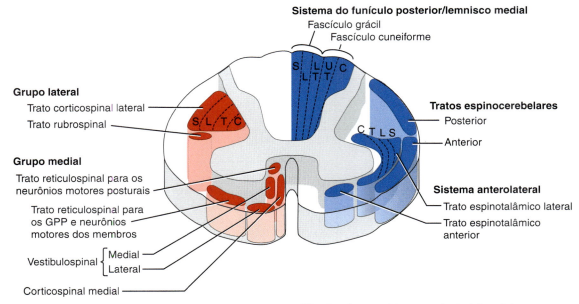

Fig. 18.8 Substância branca da medula espinal. Os tratos sensoriais são indicados em azul, e os tratos motores em vermelho. As letras indicam a organização somatotópica dos tratos: C, Cervical; L, Lombar; TI, torácica inferior; S, sacral; T, torácica; TS, torácica superior; GPP, gerador de padrão de passada.

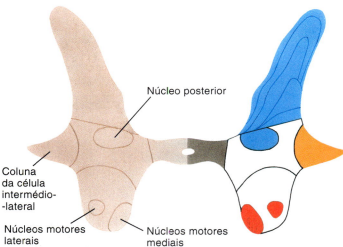

Fig. 18.9 Substância cinzenta da medula espinal torácica inferior. À direita, a área azul indica terminações dos neurônios de primeira ordem somatossensoriais e corpos celulares das células do trato somatossensorial, a laranja indica os corpos celulares simpáticos, e a vermelha indica os corpos celulares dos neurônios motores.

O corno posterior processa informações sensoriais, o corno lateral processa informações autônomas, e o corno anterior processa informações motoras. Grande parte da substância cinzenta é composta de interneurônios espinais, células com seus somas na substância cinzenta que exercem influência em outras células dentro da medula. Os interneurônios espinais incluem células que permanecem inteiramente dentro da substância cinzenta e células cujos axônios trafegam na substância branca até níveis diferentes da medula.

Meninges

As meninges, camadas de tecido conjuntivo que circundam a medula espinal, são contínuas com as meninges que circundam o cérebro. A pia-máter adere intimamente à superfície da medula espinal, a aracnoide-máter é separada da pia-máter pelo fluido cerebrospinal no espaço subaracnóideo (ou *intratecal*), e a dura-máter é a rígida camada externa. Entre a aracnoide-máter e a dura-máter, há o espaço subdural e o espaço epidural separa a dura-máter das vértebras. A Figura 18.10 retrata a anestesia epidural.

Suprimento Sanguíneo

O sangue é fornecido para a medula espinal por três artérias distintas que seguem verticalmente pela medula: uma está na linha média anterior, e duas estão posteriores, em ambos os lados da linha média, porém medialmente às raízes posteriores (Fig. 18.11). A artéria espinal anterior abastece os dois terços anteriores da medula. As artérias espinais posteriores abastecem o terço posterior da medula. As artérias espinais recebem sangue via artérias vertebral e medular. As artérias medulares são ramos das artérias vertebral, cervical, torácica e lombar. As artérias vertebrais fornecem sangue para a medula espinal superior.

MOVIMENTOS DA MEDULA ESPINAL E DAS RAÍZES DENTRO DA COLUNA VERTEBRAL

Deformações estáticas e dinâmicas da coluna vertebral e movimentos dos membros são transmitidos diretamente para a medula espinal, raízes nervosas e nervos espinais via meninges. Como as meninges que envolvem a medula espinal estão ancoradas no crânio e nas vértebras, a flexão da coluna vertebral estende a medula e os nervos espinais. O tecido conjuntivo do sistema nervoso é contínuo, então a avaliação da tensão neural alongando esses tecidos pode ser uma ferramenta diagnóstica para avaliar as meninges, as raízes nervosas e os nervos periféricos.

Você consegue demonstrar a continuidade do tecido conjuntivo neural por meio do teste de *slump*, o qual compara a sua capacidade para estender totalmente o seu joelho em diferentes posturas sentadas. Primeiro, sente-se ereto com as coxas totalmente apoiadas e estenda o joelho enquanto seu pé está em flexão plantar. Segundo, flexione a sua coluna lombar e torácica, coloque suas mãos posteriormente à cabeça e realize uma flexão cefálica, faça a dorsiflexão e depois estenda o seu joelho. A menor extensão do joelho na posição de *slump* provavelmente é o resultado da tensão nas estruturas neurais, criada pelo alongamento das meninges e do tecido conjuntivo nervoso periférico.[1]

A elevação da perna estendida também avalia a tensão neural. A elevação da perna estendida alonga os nervos ciático e tibial pela flexão da articulação do quadril, extensão do joelho e dorsiflexão do tornozelo, gerando com isso uma tensão no tronco lombossacro e na medula espinal.[2] A flexão do quadril produz movimento anterior da cauda equina,[3] alongando as raízes lombossacras. A flexão de qualquer parte da coluna vertebral pode produzir alongamento longitudinal de toda a medula espinal e das raízes nervosas. O comprimento da medula aumenta em até 10% quando uma pessoa flexiona a coluna. No entanto, estudos de imagem por ressonância magnética (RM) indicam que a cauda equina se move muito pouco — no máximo, 4 mm (0,16 de 1 polegada) — quando as pessoas passam de uma coluna neutra para uma coluna flexionada.[4] A extensão da coluna reduz o alongamento das estruturas do sistema nervoso central (SNC).

As raízes nervosas e os nervos espinais são protegidos contra as cargas mecânicas excessivas assim:
- Ocupando 23% a 50% do espaço disponível dentro dos forames intervertebrais[5]
- Pelo amortecimento da gordura
- Pelos embainhamentos durais que envolvem as raízes nervosas dentro dos forames intervertebrais
- Pelos ligamentos que mantêm o nervo espinal dentro do espaço intervertebral e aliviam a tração no nervo espinal[6,7]

Embora os movimentos fisiológicos não mudem significativamente o espaço do canal vertebral nas pessoas com canais vertebrais normais, a extensão e/ou a inclinação lateral do pescoço aumenta a pressão do forame intervertebral em todos os níveis cervicais.[8] A extensão do pescoço e a inclinação lateral aumentam, portanto, os sinais e sintomas da raiz nervosa cervical.

FUNÇÕES DA MEDULA ESPINAL

Segmentos da medula espinal trocam informações com outros segmentos da medula espinal com os nervos periféricos e com o cérebro. Os tratos transmitem essas informações, contudo as funções da medula espinal são bem mais complexas que um simples canal. Apenas para um tipo de informação, a medula espinal serve como um simples canal: axônios carregando informação de tato e propriocepção entram na coluna posterior e se projetam no bulbo sem fazer sinapse. Todos os outros tratos que transmitem informações na medula espinal fazem sinapse na medula espinal e, assim, sua informação está sujeita a processamento e modificação dentro da medula.

Por exemplo, após alguém martelar o dedo, os sinais nociceptivos podem ser modificados esfregando o dedo e/ou pela atividade das vias de inibição nociceptiva descendentes (Cap. 11). A informação nociceptiva é modificada dentro da medula espinal pelos sinais dos aferentes sensoriais de grande diâmetro e pelos sinais inibitórios dos tratos descendentes, ambos diminuindo a frequência dos sinais nas vias nociceptivas lentas. De modo similar, a informação transmitida por um trato motor para um neurônio motor é uma das muitas influências sobre esse neurônio motor (Cap. 13). As origens e funções dos tratos na medula espinal são apresentados na Tabela 18.2.

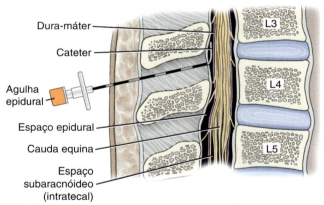

Fig. 18.10 Anestesia epidural. Um cateter é colocado no espaço epidural. Para a anestesia espinal, o anestésico é injetado no espaço subaracnóideo ou intratecal.

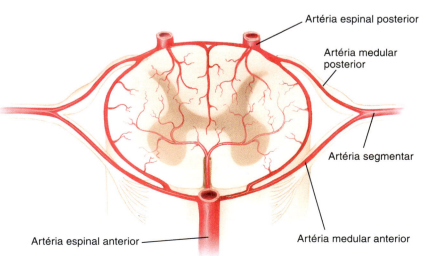

Fig. 18.11 Suprimento sanguíneo da medula espinal.

TABELA 18.2 ORIGENS E FUNÇÕES DOS TRATOS DA MEDULA ESPINAL

Trato	Origem	Função
Funículo posterior/ lemnisco medial	Receptores periféricos; neurônios de primeira ordem fazem sinapse no bulbo	Transmite informações sobre tato discriminativo e propriocepção consciente
Espinotalâmico	Corno posterior da medula espinal	Transmite informação discriminativa sobre nocicepção e temperatura.
Espinoemocional, espinomesencefálico, espinorreticular	Corno posterior da medula espinal	Percepção não localizada da dor; excitação, respostas reflexas, motivacionais e analgésicas à nocicepção
Espinocerebelar posterior e cuneocerebelar	Caminhos de alta fidelidade se originam nos receptores periféricos; os neurônios de primeira ordem fazem sinapse no núcleo posterior ou no bulbo	Transmitem informação proprioceptiva inconsciente
Espinocerebelar anterior e rostroespinocerebelar	Tratos de *feedback* interno se originam no corno posterior da medula espinal	Transmitem informação sobre a atividade nas vias de trato motor e interneurônios espinais
Corticospinal lateral	Córtex cerebral motor suplementar, pré-motor e motor primário	Fracionamento contralateral do movimento, particularmente movimentos das mãos
Corticospinal medial	Córtex cerebral motor suplementar, pré-motor e motor primário	Controle dos músculos do pescoço, ombro e tronco
Rubrospinal	Núcleo vermelho do mesencéfalo	Facilita os extensores do membro superior contralateral
Reticulospinal	Formação reticular no bulbo e na ponte	Facilita os músculos posturais e os movimentos grosseiros dos membros
Vestibulospinal medial	Núcleos vestibulares no bulbo e na ponte	Ajusta a atividade nos músculos do pescoço e da parte superior das costas
Vestibulospinal lateral	Núcleos vestibulares no bulbo e na ponte	Facilita ipsilateralmente os neurônios motores para os extensores; inibe os neurônios motores para os flexores
Ceruleospinal	Lócus cerúleo no tronco encefálico	Aumenta a atividade dos interneurônios e neurônios motores na medula espinal
Rafespinal	Núcleo da rafe no tronco encefálico	*Idem*

Classificação dos Interneurônios Espinais

Na maioria dos livros acadêmicos, os interneurônios espinais são considerados apenas no contexto dos reflexos. Para estudar os interneurônios, experimentos desconectaram a medula espinal do encéfalo, estimularam apenas um tipo de neurônio aferente e depois registraram as informações dos interneurônios. Esses experimentos levaram ao conceito de reflexos como um pareamento invariável entre a entrada e a saída, com circuitos espinais discretos dedicados a cada reflexo. O movimento voluntário foi considerado inteiramente separado dos reflexos. Embora o reducionismo possa ser necessário para simplificar o sistema para os experimentos, os interneurônios normalmente não funcionam com entradas isoladas. A pesquisa subsequente demonstrou o seguinte:

- Estímulos naturais excitam simultaneamente uma série de tipos de receptores. Por exemplo, flexionar uma articulação estimula os fusos musculares, órgãos neurotendíneos de Golgi, receptores articulares de estiramento e pressão, e receptores cutâneos de estiramento e pressão.
- A informação aferente e descendente converge nos mesmos interneurônios espinais.
- Os reflexos e o controle voluntário agem para produzir movimentos orientados a objetivo. Os reflexos não são conectados, mas dependem do contexto ambiental e da tarefa.

Integrando descargas de estímulos periféricos, ascendentes e descendentes, os circuitos espinais proporcionam o seguinte:

- Modulação da informação sensorial
- Coordenação dos padrões de movimento
- Regulação autônoma

A modulação da informação sensorial foi abordada no Capítulo 11 e não será considerada aqui. Os outros mecanismos serão discutidos individualmente para simplificar; no entanto, lembre-se de que nenhum desses mecanismos age isoladamente.

COORDENAÇÃO MOTORA DA MEDULA ESPINAL

Os circuitos interneuronais integra as atividades de todas as fontes e depois ajustam a saída dos neurônios motores. Desse modo, os interneurônios coordenam a atividade em todos os músculos quando um membro se move.

O que determina se um único neurônio motor alfa será acionado? O somatório da atividade em 20.000 a 50.000 sinapses determina se um neurônio motor alfa será acionado. Essas sinapses fornecem informações provenientes de:

- Aferentes Ia, Ib e II
- Interneurônios
- Tratos motores descendentes incluindo tratos medial, lateral e inespecífico

No movimento normal, a atividade motora despertada pelos comandos descendentes pode ser modificada pela entrada aferente. A contribuição dos interneurônios para essa modificação é ilustrada na Figura 18.12.

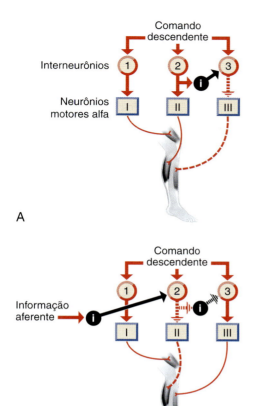

Fig. 18.12 Modificação da ação dos comandos descendentes pelas informações aferentes. Na parte de baixo de **A** e **B**, há três músculos no membro inferior. As linhas sólidas indicam axônios ativos. As linhas pontilhadas indicam axônios inativos. **A,** Os comandos descendentes estimulam todos os três interneurônios (1, 2 e 3). Um colateral do interneurônio 2 excita um interneurônio (*preto*) que inibe o interneurônio 3. Como consequência, os neurônios motores alfa I e II são ativados e III fica inativo. **B,** A informação aferente excita um interneurônio (*preto*) que inibe o interneurônio 2. Como consequência, os neurônios motores alfa I e III são ativados e II fica inativo.
(*Modificada com a permissão de McCrea DA: Can sense be made of spinal interneuron circuits? In Cordo P, Harnad S, editors:* Movement control, *Cambridge, 1994, Cambridge University Press, pp. 31-41.*)

Como alternativa, os comandos descendentes podem modificar a atividade motora provocada pela informação aferente. A *manobra de Jendrassik* fornece uma demonstração dos efeitos das influências descendentes nos neurônios motores alfa. A manobra consiste na contração voluntária de certos músculos durante o teste de reflexo e outros músculos. Por exemplo, indivíduos seguram seus dedos flexionados em gancho e depois puxam isometricamente contra a sua própria resistência (Fig. 3.44); esta atividade facilita o reflexo tendinoso profundo do quadríceps ao produzir um aumento generalizado na atividade interneuronal espinal. Na manobra de Jendrassik, os sinais dos tratos motores contribuem para aumentar o nível geral de excitação na medula.

Os seguintes circuitos geradores de padrão, reflexos e inibitórios são exemplos de conexões que usam a atividade interneuronal para moldar a saída motora.

Geradores de Padrão de Passada

Os geradores de padrão de passada (GPPs) são redes neurais adaptáveis que produzem saída rítmica (introduzida no Cap. 13). Os GPPs contribuem para a passada ativando neurônios motores, provocando a flexão e extensão alternadas nos quadris e joelhos. Nos seres humanos, os GPPs normalmente são ativados quando a pessoa emite sinais voluntariamente do cérebro para os GPPs na medula espinal para iniciar a caminhada. Os neurônios de GPP são ativados em sequência (Fig. 18.13A). Em momentos específicos na sequência, sinais dos ramos dos neurônios de GPP ativam neurônios motores que inervam os músculos flexores. Em outros momentos na sequência, os neurônios motores para os músculos extensores são ativados. Desse modo, a atividade de GPP desencadeia movimentos repetitivos, rítmicos e alternados de flexão e extensão dos quadris e joelhos. Cada um dos membros inferiores tem um GPP dedicado. Os movimentos recíprocos dos membros inferiores durante a caminhada são coordenados por sinais transmitidos na comissura anterior da medula espinal.[9]

O processamento da informação proprioceptiva no GPP produz um instantâneo biomecânico em um momento específico. Quando uma pessoa está caminhando ou correndo, a informação de todos os proprioceptores ativados é processada para criar uma imagem proprioceptiva do tempo e espaço. O GPP calcula a posição exata do membro, o *status* das contrações musculares e a relação do membro com o ambiente. A informação somatossensorial que afeta a função do GPP é exibida na Figura 18.13B. Desse modo, os GPPs interpretam a estimulação somatossensorial dentro do contexto de uma tarefa e do ambiente, depois prevê e programa as ações corretas.[10] Por exemplo, a informação proprioceptiva do iliopsoas no fim da fase de apoio dispara a iniciação da fase de balanço.[11]

A saída de GPP é adaptada para a tarefa, o ambiente e o estágio do ciclo de caminhada. A caminhada requer uma saída de GPP diferente da corrida. Se você descer de uma calçada para a areia, seus GPPs alteram sua saída para adaptar os seus movimentos de passada ao ambiente modificado. O efeito da sensação somática na atividade de GPP depende do estágio do ciclo de passada. Por exemplo, durante a fase flexora da caminhada, a estimulação dos órgãos neurotendíneos de Golgi do músculo flexor facilita os neurônios motores para os músculos flexores, e, durante a fase extensora, a mesma entrada inibe os neurônios motores para os músculos flexores.[12] Outro exemplo é a modificação do reflexo de retirada despertado durante a marcha (Fig. 18.14).

Quando uma pessoa está caminhando, a estimulação elétrica em um único ponto do pé produz diferentes respostas, dependendo da fase do ciclo da marcha. Se o estímulo ocorrer no fim da fase de balanço, a atividade do tibial anterior diminui e a atividade do músculo agonista aumenta.[13] Essa inversão de resposta adapta a atividade dos GPPs em andamento à tarefa e ao ambiente. No início da fase de balanço, a dorsiflexão é necessária para retirar o pé. No entanto, no fim da fase de balanço, aumentar a contração do tibial anterior impediria o posicionamento correto do pé para sustentação do peso. A flexão plantar durante o fim do balanço resultaria em um contato mais rápido do pé inteiro com o solo.[13]

Os GPPs humanos normalmente são ativados quando uma pessoa inicia a caminhada enviando sinais do cérebro para a medula espinal. Após lesão da medula espinal, os GPPs podem ser ativados por estimulação artificial. Quando a medula espinal é completamente seccionada, o cérebro não consegue se comunicar com a medula abaixo do nível da lesão. Portanto, uma lesão torácica completa causa paralisia dos movimentos voluntários dos membros inferiores.

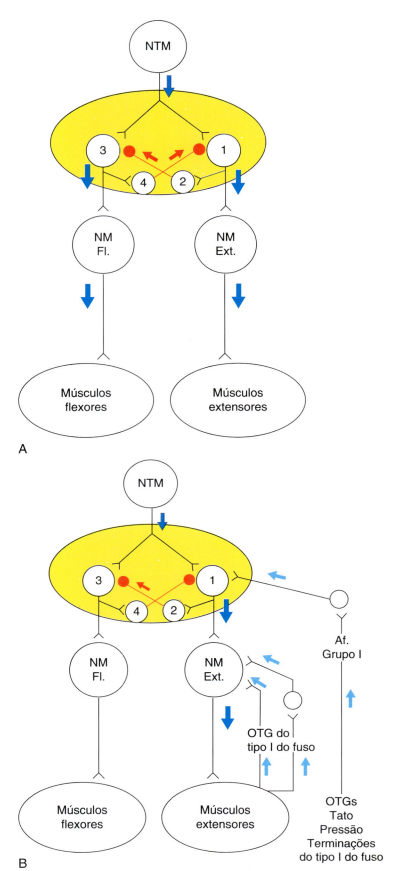

Fig. 18.13 Modelo conceitual simplificado de um gerador de padrão de passada. A, Somente as vias motoras são exibidas. O gerador de padrão de passada (GPP) é representado pelos neurônios dentro da elipse grande. O acionamento do neurônio do trato motor (*NTM*) inicia ciclos de atividade no GPP. O neurônio 1 de GPP ativa os neurônios motores extensores (*NM Ext.*) que sinalizam os músculos extensores para se contraírem. Os contralaterais do neurônio 1 fazem sinapse com um interneurônio inibitório (neurônio 2), inibindo o neurônio 3. Quando o interneurônio se "cansa", o neurônio 3 começa a disparar, ativando os neurônios motores flexores (*NM Fl.*), que sinalizam os músculos flexores a se contraírem. Os colaterais do neurônio 3 fazem sinapse com um interneurônio inibitório (neurônio 4) inibindo o neurônio 1. Quando esse interneurônio se "cansa", o neurônio 1 dispara novamente. **B,** As vias sensoriais foram adicionadas no lado direito da ilustração. As setas indicam atividade neural durante a fase de apoio. A informação sensorial das terminações do tipo 1 do fuso muscular e dos órgãos neurotendíneos de Golgi realimenta os neurônios motores extensores. A via do OTG para o grupo de neurônios motores extensores envolve um interneurônio (IN). Os aferentes do grupo I transmitem informações das terminações do tipo 1 do fuso muscular, OTGs e receptores de tato e pressão para ajustar a atividade no GPP. Durante a fase de apoio, a estimulação do OTG facilita os neurônios motores extensores. As vias sensoriais similares estão presentes no lado esquerdo (flexor), mas foram omitidas para simplificar o diagrama.

(Desenvolvida com base nos modelos que constam em Rybak IA, Stecina K, Shevtsova NA, et al.: Modelling spinal circuitry involved in locomotors pattern generation: insights from the effects of afferent stimulation. J Physiol 577[Pt 2]:641-658, 2006; and Quevedo J, Fedirchuk B, Gosgnach S, et al.: Group I disynaptic excitation of cat hindlimb flexor and bifunctional motoneurones during fictive locomotion. J Physiol 525 [Pt 2]:549-564, 2000.)

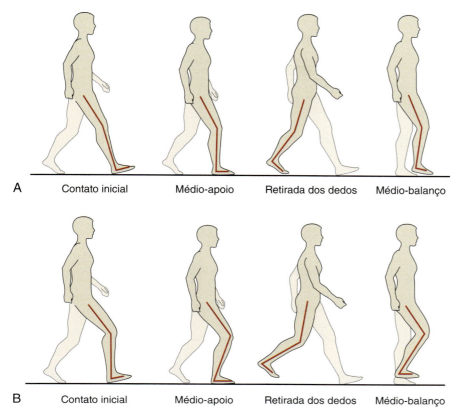

Fig. 18.14 O reflexo de retirada induz mudanças nos ângulos da articulação durante a caminhada. **A,** Ângulos normais nas articulações dos quadris, do joelho e do tornozelo em quatro pontos durante o ciclo de marcha. **B,** Mudanças no ângulo da articulação induzidas pela estimulação elétrica da face médio-medial do pé. Aumentos máximos nos ângulos das articulações ocorreram quando houve estimulação na fase de balanço. Durante o balanço, a resposta à estimulação elétrica aumentou a flexão máxima média do quadril em 9 graus, a flexão do joelho em 20 graus e a dorsiflexão em 4 graus. *(Criada dos dados que constam em Spaich EG, Arendt-Nielsen L, Andersen OK: Modulation of lower limb withdrawal reflexes during gait: a topographical study. J Neurophysiol 91[1]:258-266, 2004.)*

Entretanto, uma medula espinal lombar isolada do cérebro ainda é capaz de gerar movimentos recíprocos quase normais dos membros inferiores, similares à caminhada. Os pacientes com lesões completas da medula espinal podem sofrer movimentos do tipo passada nos membros inferiores após uma estimulação elétrica não padronizada da medula espinal lombar posterior. Minassian et al.[14] estimularam a medula espinal lombar em pessoas com lesões completas da medula espinal usando um eletrodo na superfície da dura-máter. Durante a estimulação, um eletromiograma (EMG; registro da atividade elétrica produzida pelas fibras musculares) e o movimento da articulação dos membros inferiores foram registrados. A estimulação elétrica provocou atividade EMG rítmica similar a um passo e movimentos de flexão-extensão dos membros inferiores (Fig. 18.15). No entanto, sem controle neural adicional, a flexão/extensão alternadas provocadas pela atividade de GPP é inadequada para produzir caminhada. Controle postural, controle cortical da dorsiflexão[15] e informação aferente para adaptar os movimentos ao ambiente e à tarefa também são essenciais para a caminhada humana normal.

A informação sensorial influencia fortemente a saída dos GPPs nas pessoas com lesões da medula espinal. Quando os indivíduos com função sensorial ou motora voluntária mínima ou ausente abaixo do nível da lesão são ajudados manualmente na caminhada sobre uma esteira, sua saída neuronal motora é modulada pela estimulação sensorial. Apesar da ausência de estímulo do trato motor para os neurônios motores, a informação sobre posição da articulação do quadril, estimulação cutânea e posição do membro contralateral contribui para os padrões de atividade neuronal motora.[14] A estimulação sensorial dos movimentos bilaterais alternados da perna amplifica a atividade do tipo passada induzida pelos membros inferiores nas pessoas com lesões completas da medula espinal, indicando que a medula espinal é capaz de coordenar os movimentos de caminhada dos membros inferiores, apesar de estarem privadas de informações provenientes do cérebro.[14]

Reflexos

Exceto pelo reflexo de estiramento fásico monossináptico, os reflexos espinais envolvem interneurônios. Os reflexos de estiramento fásico, a inibição recíproca e os reflexos de retirada foram introduzidos no Capítulo 13 como reflexos da região espinal. Neste capítulo, o foco está na capacidade dos circuitos interneuronais para gerarem movimentos complexos. Isso é demonstrado pelo *reflexo de retirada*, discutido aqui em mais detalhes. A informação aferente proveniente da pele, músculos e/ou articulações pode provocar uma série de movimentos de retirada. Cada movimento de retirada é específico para mover com mais eficácia a área estimulada para longe da provocação. Por exemplo, se alguém pisar em uma tacha, o membro inferior envolvido se flexiona para retirar o pé do estímulo. No entanto, se uma abelha picar a panturrilha de uma pessoa, o membro inferior se abduz. A especificidade do padrão de movimento é referida como *um sinal local*, indicando que a resposta depende do sítio de estimulação. Como o segmento da medula espinal que recebeu o estímulo aferente normalmente não inerva os músculos que removem a parte que está sofrendo estimulação, a informação é retransmitida para outros segmentos da medula pelos colaterais dos aferentes primários e pelos interneurônios. Em um sistema nervoso intacto, a estimulação deve ser bem forte para provocar um reflexo de retirada poderoso. Se uma pessoa estiver de pé quando o membro inferior é abruptamente retirado, outro circuito interneuronal ajusta rapidamente a atividade muscular no membro de apoio para impedir a queda; este é o *reflexo de extensão cruzada*. Os reflexos de retirada e extensão cruzada associada estão ilustrados na Figura 18.16.

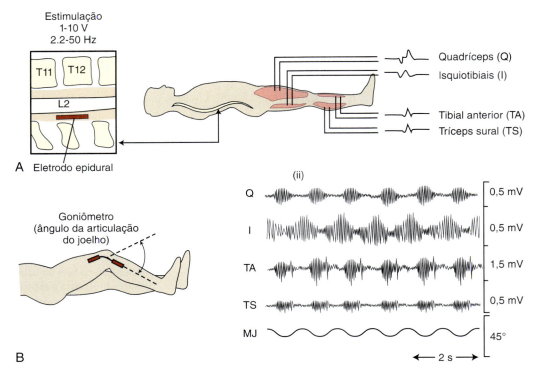

Fig. 18.15 Em um paciente com lesão completa da medula espinal, a estimulação elétrica das raízes espinais posteriores provoca movimentos parecidos com passos. **A,** Eletrodo estimulador foi implantado dentro das vértebras T11 e T12, fora da dura-máter nos níveis L2-L4 da medula espinal. O paciente está em supino durante a estimulação elétrica. **B,** A estimulação elétrica epidural a uma frequência de 31 Hz produz atividade eletromiográfica (EMG) rítmica no quadríceps (*Q*), isquiotibiais (*I*), tibial anterior (*TA*) e tríceps sural (*TS*). A atividade EMG produz flexão e extensão alternadas do joelho. *MJ,* Movimento do joelho.
(Modificada com a permissão de Minassian K, Jilge B, Rattay F, et al.: Stepping-like movements in humans with complete spinal cord injury induced by epidural stimulation of the lumbar cord: electromyographic study of compound muscle action potentials. Spinal Cord *42:401-416, 2004.)*

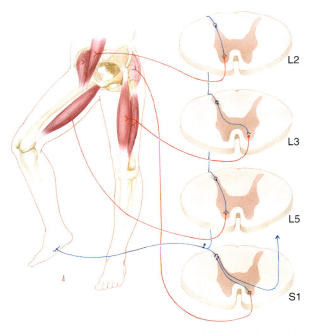

Fig. 18.16 Reflexo de retirada da perna direita e reflexo de extensão cruzada na perna esquerda. É necessária a interação de vários segmentos da medula espinal para produzir a ação muscular coordenada.

Circuitos Inibitórios

Os interneurônios nos circuitos inibitórios também contribuem para a coordenação motora da medula espinal. Os interneurônios inibitórios proporcionam:
- Inibição recíproca
- Inibição recorrente

Inibição Recíproca

A *inibição recíproca* diminui a atividade em um antagonista quando um agonista está ativo, permitindo ao agonista agir sem sofrer oposição. Quando os agonistas são recrutados voluntariamente, os interneurônios inibitórios recíprocos impedem a atividade indesejada nos antagonistas (Fig. 18.17). Desse modo, a inibição recíproca separa os músculos em agonistas e antagonistas. Para o controle motor eficiente, os colaterais dos tratos motores ativam os interneurônios inibitórios recíprocos simultaneamente com a excitação de neurônios motores selecionados.

Os aferentes do tipo Ia, cutâneos e articulares, outros interneurônios e os tratos corticospinal, rubrospinal e vestibulospinal fornecem estímulo para os interneurônios inibitórios recíprocos.[16] A inibição recíproca ocorre com a informação aferente, bem como durante o movimento voluntário. Por exemplo, durante um reflexo de estiramento do quadríceps, os interneurônios inibitórios recíprocos inibem os isquiotibiais. Às vezes a inibição recíproca é suprimida para permitir a cocontração dos antagonistas. Isso ocorre nas pessoas com sis-

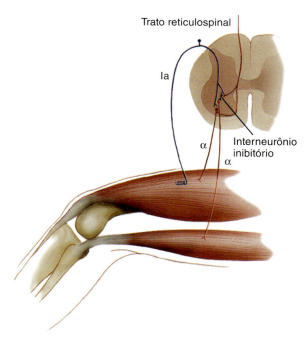

Fig. 18.17 Inibição recíproca. Para simplificar, são exibidas apenas a estimulação reticulospinal para um neurônio motor alfa que ativa fibras no quadríceps e um interneurônio inibitório recíproco que inibe um neurônio motor alfa que ativa fibras no músculo semitendinoso.

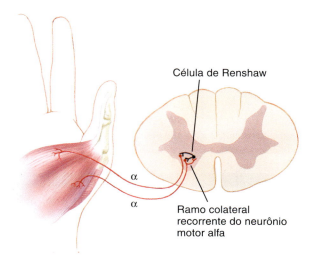

Fig. 18.18 Inibição recorrente. O ramo colateral recorrente do neurônio motor alfa estimula a célula de Renshaw. A célula de Renshaw inibe os agonistas e sinergistas, facilitando os antagonistas. Para simplificar, a facilitação dos antagonistas não é exibida.

temas nervosos intactos quando estão ansiosas, antecipam distúrbios de movimento imprevisíveis ou estão aprendendo novos movimentos.

Inibição Recorrente

A *inibição recorrente* tem efeitos opostos aos da inibição recíproca: inibição dos agonistas e sinergistas, com desinibição dos antagonistas (Fig. 18.18). As *células de Renshaw* inibem o mesmo neurônio motor alfa que origina o colateral e inibem os neurônios motores alfa dos sinergistas. As células de Renshaw se concentram na atividade motora, isolando, assim, a atividade motora desejada da ativação grosseira.[16] A perda de influência descendente na atividade das células de Renshaw pode causar dificuldades para alcançar o controle motor fino.

A inibição recíproca diminui a oposição do antagonista à ação dos músculos agonistas. A inibição recorrente foca a atividade motora.

RACIOCÍNIO CLÍNICO DIAGNÓSTICO 18.3

C. E., Parte III

C. E. 4: Descreva os componentes anatômicos necessários para a continência e esvaziamento normais da bexiga e intestino.
C. E. 5: Com base na lesão, C. E. é mais suscetível de ter uma bexiga flácida ou hipertônica após a recuperação do choque espinal? Explique a sua resposta.
C. E. 6: Descreva os componentes anatômicos necessários para o funcionamento sexual normal.
C. E. 7: Como a lesão da medula espinal vai afetar a capacidade de C. E. para ter um intercurso sexual?

CONTROLE ESPINAL DA FUNÇÃO DO ÓRGÃO PÉLVICO

A medula espinal sacral contém centros de controle da urinação, função intestinal e função sexual. Em um bebê normal, quando a bexiga está vazia, os eferentes simpáticos dos níveis T11-L2 inibem a contração da parede da bexiga e mantêm a contração do esfíncter interno (Fig. 18.19A). Quando a bexiga enche, a sequência de eventos é a seguinte: receptores de estiramento são estimulados na parede da bexiga, sinais relativos à bexiga cheia são transmitidos para o centro de reflexos na medula sacral, eferentes parassimpáticos estimulam a contração da parede da bexiga e abrem o esfíncter interno, e eferentes somáticos (S2-S4) param de agir para permitir a abertura do esfíncter externo (Fig. 18.19B). Desse modo, a *função reflexa da bexiga*, que é normal nos bebês, requer:
- Aferentes
- Níveis medulares T11-L2 e S2-S4
- Eferentes somáticos, simpáticos e parassimpáticos

Mesmo quando o controle voluntário da micção é alcançado, o enchimento da bexiga continua sendo principalmente um processo involuntário, controlado por sinais simpáticos que induzem o relaxamento da parede da bexiga e a contração do esfíncter interno. Para o controle voluntário da micção, três centros de urinação do SNC são essenciais. Esses centros ficam no córtex frontal, na ponte e na medula espinal sacral. Quando a bexiga está se enchendo, o centro de urinação do córtex frontal inibe o centro de urinação pontino, impedindo a ponte de sinalizar o centro de urinação sacral para esvaziar a bexiga. Se a bexiga estiver cheia, mas as circunstâncias não forem adequadas para a micção, o centro de urinação do lobo frontal sinaliza os neurônios corticospinais para os neurônios motores que controlam a contração dos músculos do assoalho pélvico. A contração do elevador do ânus comprime o colo da bexiga, ajudando, assim, o esfíncter externo a prevenir a urinação.

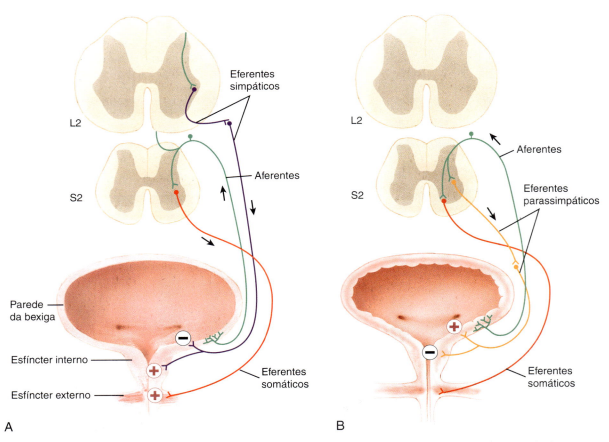

Fig. 18.19 Controle reflexo da bexiga. A, A bexiga está enchendo. Os aferentes transmitem para a medula espinal informações pertinentes ao estiramento da parede da bexiga. Sinais nos eferentes simpáticos mantêm o relaxamento da parede da bexiga e a constrição do esfíncter interno. Os sinais eferentes somáticos provocam a contração do esfíncter externo. **B,** Quando a bexiga está cheia, a micção reflexa é iniciada pelos sinais nos eferentes parassimpáticos, produzindo contração da parede da bexiga e relaxamento do esfíncter interno. A menor atividade eferente somática permite o relaxamento do esfíncter externo. Os sinais " + " indicam a facilitação, e os sinais " − " indicam inibição.

Quando a bexiga está cheia e as condições são apropriadas, o córtex frontal inicia a micção por meio da desinibição do centro de urinação pontino. O centro de urinação pontino envia o sinal "SIGA" para o centro de urinação da medula espinal sacral, que sinaliza os neurônios parassimpáticos para estimularem a contração da parede da bexiga e relaxarem o esfíncter interno (Fig. 18.20). Simultaneamente, os sinais do centro pontino para a medula espinal inibem os neurônios motores alfa que provocam a contração do esfíncter externo e dos músculos do assoalho pélvico; juntas, essas ações esvaziam a bexiga. O Quadro 18.1 resume o controle neural da bexiga.

O controle intestinal é similar ao controle da bexiga. O sinal para esvaziar os intestinos é a estimulação dos receptores de estiramento na parede do reto. As fibras aferentes transmitem a informação para a medula lombar e sacral, a informação é transmitida para o cérebro, e, se for apropriado, o sinal eferente é enviado para relaxar os esfíncteres.

A parte inferior da medula espinal também é vital para a função sexual. Em um sistema nervoso intacto, a ereção peniana ou o ingurgitamento e a lubrificação clitorianos podem ser iniciados e mantidos por processos psicogênicos ou reflexogênicos. O processo *psicogênico* envolve pensamentos eróticos e é mediado pelas fibras simpáticas L1-L2. Por outro lado, a *ereção reflexogênica* ou o ingurgitamento e a lubrificação reflexogênicos resultam da estimulação sensorial direta dos genitais e são mediados pelos aferentes S2-S4 e pelas fibras parassimpáticas S2-S4. Os nervos simpáticos que se originam em L1 a L2 e o nervo pudendo com corpos celulares em S2 a S4 provocam a ejaculação nos homens ou a contração do assoalho pélvico e do esfíncter anal nas mulheres.

As funções reflexas da bexiga, dos intestinos e dos órgãos sexuais requerem aferentes, segmentos lombares e sacrais, e eferentes somáticos e autônomos intactos. O controle voluntário dessas funções requer vias neurais intactas entre o órgão e o córtex cerebral.

EFEITOS DAS LESÕES SEGMENTARES E DE TRATO NA REGIÃO ESPINAL

Uma lesão na região espinal pode interferir na:
- Função segmentar
- Função do trato vertical
- Função segmentar e função do trato vertical

Sinais de Disfunção Segmentar

Uma lesão focal envolvendo um nível único da medula espinal causa sinais segmentares neste nível. Uma lesão focal envolvendo as raízes

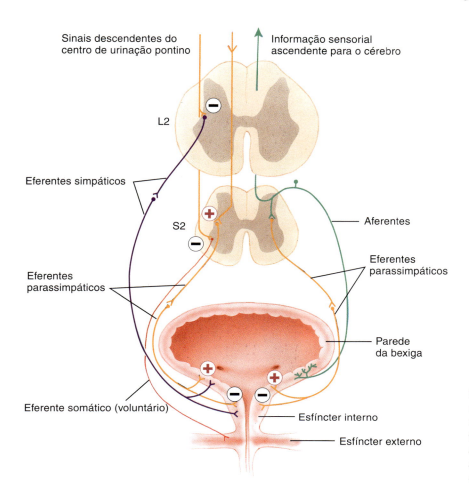

Fig. 18.20 Controle neural da bexiga. Os sinais eferentes e descendentes do cérebro são indicados no lado esquerdo da ilustração. Os neurônios sensoriais ascendentes, os aferentes e uma conexão reflexa entre os aferentes e os eferentes parassimpáticos são exibidos no lado direito.

QUADRO 18.1 CONTROLE NEURAL DA BEXIGA

Para permitir o enchimento da bexiga	Para esvaziar a bexiga

• O córtex frontal *inibe o centro de urinação pontino* para impedir a parede da bexiga de se contrair até a micção ser socialmente adequada.
• A partir do centro de urinação da medula espinal sacral:
  • Os sinais simpáticos *relaxam a parede da bexiga e constringem o esfíncter interno.*
  • Os sinais somáticos *constringem o esfíncter externo.*
• *Se a necessidade de urinar for poderosa, mas as circunstâncias forem inadequadas,* sinais corticospinais para os neurônios motores provocam contração *dos músculos do assoalho pélvico para reforçar a contração do esfíncter externo.*
	• O córtex frontal *libera a inibição do centro de urinação pontino.*
	• O centro de urinação pontino *fornece o sinal "SIGA" para a medula espinal sacral para esvaziar a bexiga; os sinais da ponte facilitam a atividade parassimpática da medula espinal sacral e inibem a atividade simpática.*
	• A partir do centro de urinação da medula espinal sacral: os sinais parassimpáticos provocam a contração da parede da bexiga e relaxam o esfíncter interno.

posterior ou anterior ou um nervo espinal também resulta em sinais segmentares, dada a interrupção dos sinais sensoriais e motores de/para um segmento espinal. No nível da lesão ocorrem alterações sensoriais, motoras e/ou reflexas. Na Figura 18.21, os efeitos de uma lesão do nervo espinal C5 causando sinais segmentares é confrontada com os efeitos de uma hemissecção em C5 da medula espinal que produz sinais segmentares e de trato. Os sinais autônomos são difíceis de detectar com uma lesão em um único nível, em decorrência da distribuição sobreposta de fibras autônomas dos segmentos da medula adjacentes.

Uma lesão da raiz posterior, nervo espinal ou corno posterior interfere na função sensorial em um segmento espinal, causando sensações anormais ou perda de sensação em uma distribuição dermatomérica. Por exemplo, uma raiz posterior pode sofrer avulsão (forçosamente desprendida) da medula espinal cervical pela tração extrema no membro superior. Se ocorrer avulsão em C5, a medula espinal é privada de informação sensorial do dermátomo e do miótomo de C5 (informação proprioceptiva e nociceptiva muscular) inervados pela raiz posterior.

Uma lesão do corno anterior, raiz anterior ou nervo espinal interfere na função neuronal motora. Os sinais de disfunção dos neurônios motores incluem fraqueza flácida, atrofia, fibrilação e fasciculação. Se os sinais dos neurônios motores ocorrerem em um padrão miotômico (Cap. 13), a lesão é na região espinal. Um miótomo inclui músculos paraespinais, então os sinais de envolvimento paraespinal ajudam a diferenciar a região espinal das lesões do nervo periférico. Os reflexos estão ausentes se as fibras sensoriais ou motoras que contribuem para o circuito reflexo forem danificadas.

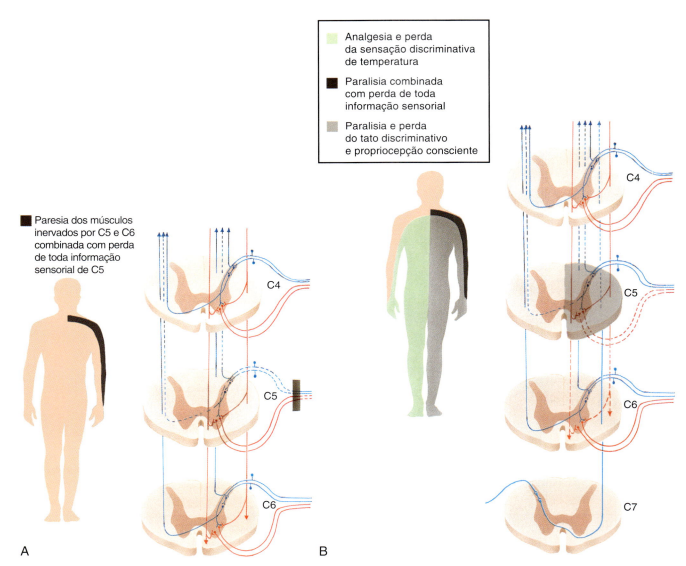

Fig. 18.21 Lesões da região espinal: sinais segmentares *versus* sinais do trato vertical e segmentar. As linhas pontilhadas indicam vias neurais que foram interrompidas e não transmitem informações. **A,** A lesão interrompe todos os axônios no nervo espinal C5 esquerdo. Isso produz perda de sensação do dermátomo C5 e fraqueza do bíceps e do braquiorradial, parcialmente inervado pelo nervo espinal C5. O bíceps e o braquiorradial não ficam paralisados porque C6 também abastece esses músculos. Desse modo, as perdas são limitadas somente a uma parte do braço esquerdo. Todo o restante do sistema nervosos funciona normalmente. **B,** Por outro lado, a hemissecção da medula em C5 produz as seguintes condições abaixo do nível de C5: paralisia no lado esquerdo, perda de tato discriminativo e propriocepção consciente no lado esquerdo, e analgesia e perda de sensação discriminativa de temperatura no lado direito. Além disso, as perdas segmentares são as mesmas da lesão em **A**.

Os sinais segmentares incluem sensação anormal ou perda de sensação em uma distribuição dermatomérica e/ou dos sinais dos neurônios motores em uma distribuição miotômica.

Sinais de Disfunção do Trato Vertical

As lesões que interrompem os tratos verticais resultam na perda de comunicação de/para os níveis espinais abaixo da lesão. Portanto, todos os sinais de dano aos tratos verticais ocorrem abaixo do nível da lesão. Os sinais do trato ascendente (informação sensorial) são ipsilaterais se o funículo posterior for interrompido, e contralaterais se os tratos espinotalâmicos estiverem envolvidos, pois funículos posteriores continuam ipsilaterais por toda a medula, enquanto os tratos espinotalâmicos cruzam a linha média a poucos níveis de onde a informação entra na medula. Os sinais de trato autônomo podem incluir problemas com a regulação da pressão arterial, sudorese e controle de bexiga e intestino.

Uma lesão bilateral incompleta no nível de C5 limitada funículos posteriores impediria a informação proprioceptiva consciente ascendente e a informação de tato discriminativo de chegarem ao cérebro. Desse modo, uma pessoa com um tumor na medula espinal que danificou funículos posteriores em C5 não teria consciência da localização do toque discriminativo ou do movimento passivo da articulação abaixo do nível de C5, mas seria capaz de distinguir entre estímulos agudos e vagos, localizações de sensações de alfinetadas e temperaturas diferentes. A informação nas vias descendentes também estaria intacta, embora a coordenação estivesse um pouco prejudicada em razão da ausência de informação proprioceptiva consciente.

Os sinais do trato descendente (trato motor) incluem paralisia, espasticidade e hipertonia muscular; se o trato corticospinal lateral for interrompido, há sinal de Babinski (Cap. 14). O teste do reflexo tendinoso profundo (bíceps, tríceps, patelar e tendão do calcâneo [Cap. 3]) pode ajudar a distinguir entre o envolvimento dos neurônios motores e trato motor: hiper-reflexia indica trato motor, e hiporreflexia ou arreflexia pode indicar envolvimento dos neurônios motores. No entanto, a hiporreflexia ou a arreflexia também podem ocorrer com danos aos aferentes do tipo Ia.

Disfunção do Trato Segmentar e Vertical

As lesões da região espinal podem causar sinais segmentares e de trato. Uma lesão no nível C5 à direita envolvendo o quadrante posterior direito impediria que o tato discriminativo e a propriocepção consciente do lado direito do corpo abaixo de C5 chegassem ao cérebro, que a informação do trato corticospinal chegasse ao lado direito do corpo abaixo de C5 (sinais de trato) e que a informação sensorial do dermátomo e miótomo de C5 fosse perdida (sinais segmentares).

DIFERENCIANDO AS LESÕES DA REGIÃO ESPINAL DAS LESÕES DA REGIÃO PERIFÉRICA

As lesões da região periférica produzem déficits na distribuição de um nervo periférico. As lesões do nervo periférico provocam:
- Alteração ou perda de sensação em uma distribuição nervosa periférica
- Diminuição ou perda da força muscular em uma distribuição nervosa periférica
- Nenhum sinal de trato vertical
- Diminuição ou perda do reflexo de estiramento fásico.

Os sinais segmentares da região espinal ocorrem quando um segmento espinal, raiz nervosa e/ou nervo espinal está comprometido. Os sinais segmentares incluem:
- Alteração ou perda de sensação em um dermátomo
- Diminuição ou perda de força muscular em um miótomo
- Redução ou perda de reflexo de estiramento fásico.

Os sinais do trato vertical da região espinal incluem:
- Alteração ou perda de sensação abaixo do nível da lesão
- Alteração ou perda de controle descendente da pressão arterial, víscera pélvica e termorregulação
- Sinais do trato motor incluindo diminuição ou perda de força muscular, espasticidade, hipertonia muscular, e, se o trato corticospinal lateral estiver envolvido, sinal de Babinski positivo e clônus.

SÍNDROMES DA REGIÃO ESPINAL

Síndrome é uma coleção de sinais e sintomas que ocorrem consistentemente juntos e que não indicam uma causa específica. As seguintes síndromes resultam normalmente de tumores ou trauma (Fig. 18.22):
- A síndrome medular anterior (Fig. 18.22A) é causada geralmente por uma perturbação do fluxo sanguíneo na artéria espinal anterior. A isquemia danifica os dois terços anteriores da medula espinal, afetando os tratos espinotalâmicos descendentes e os tratos motores descendentes, danificando os somas dos neurônios motores. Desse modo, a síndrome medular anterior interfere na sensação nociceptiva e de temperatura e no controle motor. Como os tratos que transmitem propriocepção e informação de tato discriminativo estão situados na medula posterior, essas funções são poupadas.

- A síndrome medular central (Fig. 18.22B) ocorre normalmente no nível cervical como consequência de trauma. Se a lesão for pequena, a perda de informação nociceptiva e de temperatura ocorre no nível da lesão porque as fibras espinotalâmicas que cruzam a linha média estão interrompidas. As lesões maiores prejudicam também a função motora dos membros superiores, dada a localização medial das fibras desses membros nos tratos corticospinais laterais.
- A síndrome de Brown-Séquard (Fig. 18.22C) resulta da hemissecção da medula. As perdas segmentares são ipsilaterais e incluem perda de neurônios motores e de todas as sensações. Abaixo do nível da lesão, o controle motor voluntário, a propriocepção consciente e o tato discriminativo são perdidos ipsilateralmente; a sensação nociceptiva e de temperatura é perdida contralateralmente. Esta síndrome também é ilustrada e explicada na Figura 18.20B.
- A síndrome da cauda equina (Fig. 18.22D) indica lesões às raízes lombar e/ou espinal sacral, causando comprometimento sensorial e paresia flácida ou paralisia dos músculos dos membros inferiores, bexiga e intestinos (Patologia 18.1).[17-20] A espasticidade e a hiper-reflexia não ocorrem porque as lesões da cauda equina estão abaixo da própria da medula espinal, portanto, os tratos motores estão intactos. As lesões completas da cauda equina são raras.
- *Síndrome da medula presa* (não ilustrada). Durante o desenvolvimento, a coluna vertebral cresce mais que a medula espinal (Cap. 8). Raramente a medula espinal fica presa às estruturas circundantes durante o desenvolvimento inicial. O tecido cicatricial, presença de massa gordurosa (lipoma), ou o desenvolvimento abdominal podem levar ao aprisionamento da medula espinal. À medida que a coluna vertebral alonga durante o desenvolvimento normal da criança, a medula espinal presa fica esticada. A lesão por estiramento danifica a medula espinal e/ou a cauda equina. As consequências de uma medula espinal presa incluem dor lombar, e, nos membros inferiores, dificuldade para caminhar, lordose excessiva, escoliose, problemas com o controle intestinal e/ou da bexiga e deformidades do pé. Os sinais neuronais motores (fraqueza, flacidez) ocorrem se a cauda equina anterior for estirada. Os sinais do trato motor (reflexos anormais, paresia e alterações nos músculos esqueléticos) ocorrem se a medula espinal for excessivamente alongada. Muitas vezes os sinais anormais na região lombar indicam uma medula presa associada à espinha bífida oculta: uma covinha excepcionalmente localizada, um tufo de cabelo, um hemangioma (emaranhado de vasos sanguíneos) ou uma protuberância de massa gordurosa. A medula presa está associada frequentemente à mielomeningocele da espinha bífida no nível de L4, L5 ou S1. Nos casos graves, a cirurgia pode ser indicada para soltar a medula. Os sinais e sintomas de uma medula presa quase sempre aparecem nas crianças durante um surto de crescimento.

As síndromes são coerentes com coleções de sinais e sintomas. As síndromes da medula espinal indicam a localização de uma lesão, mas não significam a causa. Desse modo, uma síndrome medular anterior poderia ser causada por trauma, perda de suprimento sanguíneo ou outra patologia.

EFEITOS DA DISFUNÇÃO DA REGIÃO ESPINAL NA FUNÇÃO DO ÓRGÃO PÉLVICO

Os efeitos das lesões da região espinal na bexiga, no intestino e na função sexual dependem do nível de dano na medula. As lesões completas envolvendo os níveis S2-S4 da medula espinal ou as raízes

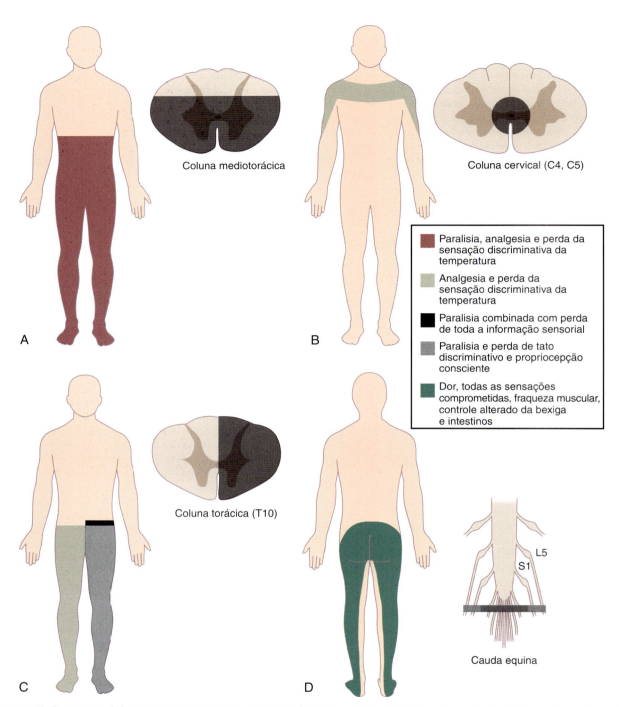

Fig. 18.22 Síndromes medulares espinais. A, Anterior. **B,** Central. **C,** Brown-Séquard. **D,** Cauda equina. A síndrome da cauda equina demonstrou afetar as raízes nervosas L5 a S5, causando paralisia do pé e dos flexores dorsais e plantares dos artelhos, além dos esfíncteres da bexiga e anais.

nervosas associadas na cauda equina (aferentes e/ou os eferentes somáticos e parassimpáticos) danificam o circuito de esvaziamento reflexo da bexiga. Isso resulta em uma bexiga flácida, paralisada (Fig. 18.23A). A bexiga flácida e paralisada fica excessivamente cheia de urina e quando não pode ser alongada nem um pouco, a urina pinga.

As lesões acima do nível sacral da medula produzem sinais similares aos das lesões do trato motor. As lesões completas acima da medula sacral interrompem os axônios descendentes que normalmente controlam a função da bexiga, mas não interrompem o controle reflexo da bexiga no nível sacro. Isso resulta em uma bexiga hipertônica, hiper-reflexa, com menor capacidade (Fig. 18.23B). Como o circuito reflexo para esvaziar a bexiga está intacto, o esvaziamento reflexo pode ocorrer automaticamente sempre que a bexiga estiver estendida, ou, se o esfíncter também for hipertônico, o fluxo de urina é obstruído funcionalmente e a contração reflexa da parede da bexiga pode forçar a urina de volta para os rins, causando dano renal. Cateteres intermitentes ou de demora, relaxantes musculares

Região Espinal **CAPÍTULO 18** 371

PATOLOGIA 18.1 — SÍNDROME DA CAUDA EQUINA

Patologia	Compressão e/ou irritação das raízes nervosas abaixo do nível vertebral L2.
Etiologia	Menor espaço no canal vertebral abaixo de L2. As causas comuns incluem um disco herniado (pode ser secundário ao estreitamento do canal vertebral e/ou história longa de carga mais pesada que a normal na coluna lombar em decorrência de trabalho e/ou recreação), fratura vertebral e tumor. Noventa por cento das hérnias de disco ocorrem em L4-L5 ou L5-S1.
Velocidade de início	Normalmente aguda (desenvolve-se em menos de 24 horas); raramente subaguda ou crônica.
Sinais e sintomas	
Consciência	Normal.
Comunicação e memória	Normal.
Sensoriais	Dor lombar e ciática agravada pela manobra de Valsalva e pelo ato de sentar; aliviada ao deitar. Diminuição da sensação: o grau de diminuição da sensação depende do nível da cauda equina afetada. A "área de sela" (parte do corpo que estaria em contato com a sela em um cavalo; inervada por S2-S5) normalmente é afetada.
Autônomos	Retenção ou incontinência da urina e/ou fezes. Impotência.
Motores	Paresia ou paralisia; a distribuição depende das raízes nervosas afetadas.
Reflexos	Comprometimento das raízes nervosas causa diminuição ou perda dos reflexos.
Região afetada	Raízes nervosas lombossacras da região espinal; a lesão não afeta diretamente a medula espinal.
Demografia	Rara.
Incidência	Síndrome da cauda equina: 1 a 3 por 100.000 habitantes.[17] Casos de disco operado: entre 2% e 3%.[18]
Prevalência	Nas pessoas com dor lombar: 4 por 10.000 habitantes.[17]
Prognóstico	Melhora acentuadamente com a descompressão cirúrgica. Sem cirurgia, maior chance de problemas persistentes com a função da bexiga, déficits motores graves e disfunção sexual.[19] Os resultados estão correlacionados com os déficits neurológicos pré-cirúrgicos.[20]
Sinais de alerta	Dor lombar e/ou ciática combinada com retenção ou incontinência da bexiga ou intestino requer encaminhamento médico de emergência porque a síndrome da cauda equina pode progredir para paraplegia e/ou problemas permanentes com o controle da bexiga e/ou intestino.

e procedimentos cirúrgicos podem ser utilizados para gerenciar a função da bexiga após lesão da medula espinal.

O efeito das lesões da medula espinal no controle do intestino e na função do órgão sexual é similar ao efeito da lesão da medula espinal na função da bexiga, porque os sinais do cérebro influenciam o controle dos intestinos e dos genitais e porque as conexões reflexas parassimpáticas para esses órgãos também estão situadas nos níveis S2 a S4. A pessoa com uma lesão da medula espinal acima da medula sacra não tem consciência do estiramento retal e não tem controle voluntário dos esfíncteres, ainda que o estiramento retal possa provocar esvaziamento reflexo da parte inferior do intestino porque o circuito para esse esvaziamento reflexo está intacto. Raramente o reflexo é adequado sozinho, mas pode ser eficaz se for utilizado com supositórios e amolecedores de fezes. Se uma lesão da medula espinal danificar os segmentos espinais S2-S4 ou as conexões parassimpáticas com S2 a S4, a influência parassimpática na peristalse e no esvaziamento reflexo dos intestinos é perdida. A evacuação manual do material fecal agendada regularmente ou a colostomia frequentemente são necessárias para gerenciar um intestino flácido.

A função sexual é uma questão importante para muitas pessoas após lesão da medula espinal. A Tabela 18.3 resume os efeitos do nível da lesão na função sexual masculina. Após lesão da medula espinal, a fertilidade das mulheres volta ao normal após alguns meses, e elas podem conceber e ter uma gravidez normal, mas frequente-

TABELA 18.3 — EFEITO DO NÍVEL DA LESÃO NA FUNÇÃO SEXUAL MASCULINA

Lesão completa da medula espinal	Efeito
Acima de T12 com circuitos reflexos sacros intactos	Perda de ereção psicogênica; ausência de sensação genital. Possível ereção reflexa. Se a coluna lombossacra estiver intacta, a ejaculação reflexa é possível em alguns homens porque os axônios simpáticos dos níveis L1 e L2 e os nervos somáticos de S2 a S4 controlam a ejaculação
Entre L2 e S2 com circuitos reflexos sacros intactos	Maior propensão a ter função sexual normal porque os sinais psicogênicos chegam aos neurônios simpáticos nos níveis L1 e L2 e os nervos somáticos e parassimpáticos em S2 a S4 estão intactos; a sensação genital está ausente
Lesão do circuito reflexo S2-S4	Impotência; ausência de sensação genital

Fig. 18.23 Disfunção da bexiga após lesão da região espinal. As linhas pontilhadas indicam vias neurais que foram interrompidas e não transmitem informações. **A,** Bexiga flácida devido à lesão completa da cauda equina. Todas as conexões neurais com a bexiga estão cortadas, exceto os eferentes simpáticos. Uma lesão completa dos níveis da medula espinal S2 a S4 também produziriam uma bexiga flácida, dada a interrupção do circuito de esvaziamento reflexo da bexiga. **B,** Bexiga hipertônica causada por uma lesão completa acima do nível de S2. A comunicação entre o cérebro e os neurônios parassimpáticos do nível sacro que controlam a bexiga é interrompida, prevenindo o controle voluntário. As conexões reflexas entre a bexiga e a medula espinal estão intactas, então pode ocorrer o esvaziamento reflexo da bexiga.

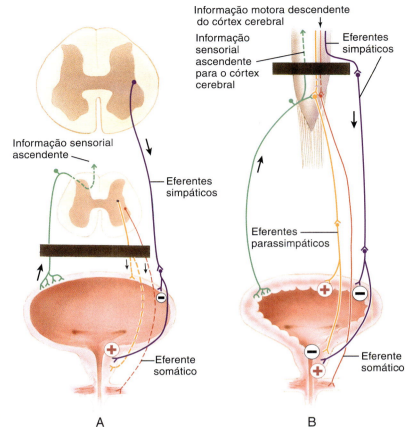

mente necessitam de parto através de cesariana em razão do comprometimento da sensação e do controle volitivo, além de prevenir a disreflexia autônoma. De 10 a 45 anos após a lesão, 94% das mulheres não tinham problemas com a lubrificação vaginal e 22% deram à luz após a lesão.[21] Nos homens, em 10 a 45 anos após a lesão espinal, 75% conseguiram alcançar a ereção, 44% conseguiram ejacular e 19% tinham engravidado uma parceira.[21]

As lesões completas acima da medula sacral interferem na transmissão da informação sensorial dos órgãos pélvicos para o cérebro e no controle descendente da função do órgão pélvico. As lesões completas da medula espinal sacral, do neurônio aferente e parassimpáticas interferem no controle reflexo dos órgãos pélvicos.

RACIOCÍNIO CLÍNICO DIAGNÓSTICO 18.4

C. E., Parte IV

Quatro semanas após a lesão de C. E., a equipe médica relata o retorno de seu reflexo bulbocavernoso, sinal de Babinski bilateralmente e reflexões do tendão patelar e do calcâneo exagerados.
C. E. 8: Por que esses reflexos estiveram ausentes nas últimas 4 semanas?
C. E. 9: Você espera que C. E. se torne um ambulante funcional? Por quê?
C. E. 10: Você prevê que o C. E. vai sofrer disreflexia autônoma? Por quê?

LESÃO TRAUMÁTICA DA MEDULA ESPINAL

As lesões traumáticas da medula espinal normalmente são causadas por acidentes com veículos motorizados, lesões esportivas, quedas ou ferimentos penetrantes. Os três primeiros tipos de lesões normalmente não seccionam a medula. Em vez disso, o dano se deve a esmagamento, hemorragia, edema e infarto. Os ferimentos penetrantes, por uma faca ou bala, seccionam diretamente os neurônios na medula.

Imediatamente após uma lesão traumática na medula espinal, as funções da medula abaixo da lesão são deprimidas ou perdidas. Esta condição, conhecida como *choque espinal*, se deve à interrupção dos tratos descendentes que promovem a facilitação tônica para os neurônios da medula espinal. Durante o choque espinal, abaixo do nível da lesão:
- Os reflexos somáticos, incluindo os reflexos de estiramento, reflexos de retirada e reflexões de extensão cruzada são perdidos.
- Os reflexos autônomos, incluindo o tônus muscular liso e o esvaziamento reflexo da bexiga e dos intestinos, são perdidos ou comprometidos.
- A regulação autônoma da pressão arterial é comprometida, resultando em hipotensão.
- O controle da sudorese e da piloereção é perdido.

Várias semanas após a lesão, a maioria das pessoas sofre a mesma recuperação da função na medula, levando ao retorno da atividade reflexa abaixo da lesão. Em geral, o retorno dos reflexos sacrais é utilizado como uma indicação de que o choque espinal recuou. A equipe médica vai avaliar regularmente o retorno do reflexo clitoroanal, reflexo bulbocavernoso e/ou reflexo anal; todos os três provocam contração do ânus. Para o reflexo clitoroanal, o clitóris é comprimido. Para o reflexo bulbocavernoso, a glande do pênis é comprimida. Para o reflexo anal, o toque no ânus provoca contração do mesmo. Todos os três reflexos são mediados por S2 a S4.

Em algumas pessoas após a recuperação do choque espinal, os neurônios espinais ficam excessivamente excitáveis, resultando em reflexos de estiramento hiper-reflexos (Cap. 14). A hiper-reflexia se desenvolve à medida que a neuroespasticidade produz novas sinapses na via reflexa.[22]

O dano à medula cervical resulta em *tetraplegia* (quadriplegia) com comprometimento do braço, tronco, membro inferior e função do órgão pélvico. As pessoas com lesões acima do nível C4 não conseguem respirar de maneira independente, pois o nervo frênico (C3 a C5) inerva o diafragma, e os nervos torácicos inervam os músculos intercostais e abdominais. A *paraplegia* resulta de dano à medula abaixo do nível cervical, poupando a função do braço. A função do tronco, dos membros inferiores e dos órgãos pélvicos na paraplegia depende do nível da lesão. A Tabela 18.4 reúne as capacidades motoras e as sensações mediadas por nível da medula espinal.

Atividade Interneuronal Anormal na Lesão Crônica da Medula Espinal

Lesão crônica da medula espinal é o período após a recuperação do choque espinal quando o déficit neurológico é estável, nem progredindo nem melhorando (Patologia 18.2).[23,24] Este período pode durar décadas.

Na lesão crônica da medula espinal, duas anormalidades na atividade interneuronal ocorrem abaixo do nível da lesão:
- A resposta interneuronal inibitória para a atividade aferente do tipo Ia é reduzida.

- A transmissão dos aferentes cutâneos para os neurônios motores é facilitada.

A primeira mudança está correlacionada com hiper-reflexia, e a segunda mudança ocorre em razão da perda de inibição descendente. Os tratos motores normalmente inibem os interneurônios que produzem o reflexo de retirada. Sem essa inibição, ocorre um reflexo de retirada exagerado em resposta a estímulos normalmente inócuos em algumas pessoas com lesão da medula espinal.[25] Por exemplo, o toque leve na coxa pode desencadear um reflexo de retirada de todo o membro inferior. Outras mudanças secundárias à lesão da medula espinal incluem perda dos neurônios motores e mudanças nas propriedades mecânicas das fibras musculares: atrofia das fibras musculares, fibrose e alteração das propriedades contráteis em prol das características musculares tônicas.

Classificação das Lesões da Medula Espinal

As lesões da medula espinal são classificadas de acordo com dois critérios:[26]
- Se a lesão é completa ou incompleta
- O nível neurológico da lesão

Uma *lesão completa* é definida como ausência de função sensorial ou motora no segmento sacral mais baixo. Uma *lesão incompleta* é definida como preservação da função sensorial e/ou motora no segmento sacral mais baixo.

O *nível neurológico* é o mais baixo, ou mais caudal, com a função sensorial ou motora normal bilateralmente. No entanto, a função motora pode ser comprometida em um nível diferente da função sensorial,

PATOLOGIA 18.2	LESÃO CRÔNICA DA MEDULA ESPINAL
Patologia	Esmagamento, ruptura, hemorragia, edema e/ou infarto.
Etiologia	Trauma.
Velocidade de início	Aguda.
Sinais e sintomas	
Consciência	Normal.
Comunicação e memória	Normal.
Sensoriais	Dependem de que parte da medula espinal está danificada. Em uma lesão completa da medula espinal, toda a sensação é perdida abaixo do nível da lesão.
Autônomos	Dependem de que parte da medula espinal está danificada. Em uma lesão completa da medula espinal, toda a regulação autônoma descendente abaixo do nível da lesão é perdida, incluindo o controle voluntário da bexiga e do intestino; se a lesão for acima de T6, podem ocorrer disreflexia autônoma, má termorregulação e hipotensão ortostática.
Motores	Dependem de que parte da medula espinal está danificada. Em uma lesão completa da medula espinal, todo o controle motor voluntário abaixo do nível da lesão é perdido.
Região afetada	Região espinal
Demografia	Proporção de 4:1 entre homens e mulheres.[23]
Incidência	1,9 por 100.00 habitantes por ano.[24]
Prevalência vitalícia	0,7 por 1.000 habitantes.[23]
Prognóstico	Atualmente não ocorre qualquer regeneração funcional dos neurônios no sistema nervoso central em humanos. A recuperação neurológica, se ocorrer, é inicialmente rápida (de horas a semanas), à medida que o edema e a hemorragia se resolvem. As pessoas com lesão incompleta da medula espinal têm uma recuperação muito melhor da função que as pessoas com lesão completa da medula espinal. Uma vez que a lesão está estável (sem sangramento, infarto ou edema), o déficit neurológico não muda. As pessoas com lesão da medula espinal podem ter uma expectativa de vida normal.

TABELA 18.4 CAPACIDADES FUNCIONAIS ASSOCIADAS ÀS LESÕES COMPLETAS DA MEDULA ESPINAL EM VÁRIOS NÍVEIS

Nível da Lesão	Capacidade Motora[a]	Sensação Intacta	Mobilidade	ADVs/Transferências	Limitações
C2-C3	Músculos faciais, trapézio descendente (C2-C4 via nervo acessório), SCM (C1-C2 via nervo acessório)[b]	Pescoço e cabeça (nervos cranianos da face; C2: cabeça posterior, pescoço superior; C3: pescoço inferior)	CR elétrica controlada pela respiração/queixo	Dependente em todas as ADVs/transferências	Dependente de ventilador
C4	Diafragma	Ombro superior	CR elétrica controlada pela respiração/queixo	Dependente em todas as ADVs/transferências	Nenhum movimento do membro superior
C5	Flexores do cotovelo	Braço superior lateral	CR elétrica com controle manual; capaz de usar a CR manual com aros projetados, mas requer tempo e energia excessivos	Capaz de realizar algumas ADVs com equipamento adaptado se um assistente configurar os itens necessários. Dependente nas transferências	Incapaz de estender o cotovelo ou mover a mão
C6	Extensores do punho	Lateral do antebraço e da mão	CR manual com aros projetados; direção usando controles manuais	ADVs independentes, exceto vestir os membros inferiores. Transferências independentes, exceto toalete.	Incapaz de estender o cotovelo ou mexer a mão
C7	Extensores do cotovelo	Dedo médio	CR em superfícies niveladas	Independentes, exceto transferências para assoalho/CR	Incapaz de mover os dedos e o polegar
C8	Flexores dos dedos	Mão medial	Subir/descer meio-fio de 5 a 10 cm na CR	Vida independente	Alguma função intrínseca dos músculos das mãos; dificuldades com as tarefas motoras finas
T1	Abdutores dos dedos	Antebraço medial			Sem abdominais inferiores
T2-T6		T2: braço superior medial; T3-T6: torso	Subir/descer meio-fio de 15 cm na CR		Sem abdominais inferiores
T7-T12	Abdominais, flexão lateral da coluna	T7-T12: torso (T10: nível do umbigo)	Sentar-levantar e caminhar com órtese em casa		Sem flexores do quadril
L1	—	Coxa superior anterior			
L2	Flexores do quadril	Coxa anterior, abaixo de L1	Caminhada na comunidade com órtese		Sem quadríceps
L3	Extensores do joelho	Joelho anterior			Sem glúteo máximo
L4	Dorsiflexores do tornozelo	Perna medial			
L5	Extensores longos dos artelhos	Perna lateral, dorso do pé			
S1	Flexores plantares do tornozelo	Panturrilha posterior e lateral do pé			Sem controle voluntário de intestino/bexiga
S2	—	Coxa posterior			
S3	—	Anel circundando S4-S5			
S4-S5	Contração anal voluntária	Anel circundando o ânus			

[a]Cada nível adicional acrescenta funções para capacidades de níveis superiores. Os músculos citados podem ter somente inervação parcial nos níveis indicados. Portanto o quadríceps usualmente tem alguma atividade voluntária se o nível de L3 está intacto; entretanto, a ação é fraca, a menos que o nível L4 também esteja intacto. AVD (atividades de vida diária) incluindo comer, banhar, vestir-se, arrumar-se, trabalhar, trabalho doméstico e lazer.
[b]Os neurônios que inervam o trapézio e o ECOM tem corpos celulares na medula espinal cervical; os axônios desses neurônios cervicais tornam-se o nervo craniano 11. o nervo acessório (ver capítulo 19).
AVD, Atividade de vida diária; ECOM, esternocleidomastóideo; CR, cadeira de rodas.

e as perdas podem ser assimétricas. Nesses casos, até quatro segmentos neurológicos diferentes podem ser descritos em um único paciente: sensorial direito, sensorial esquerdo, motor direito e motor esquerdo.

Determinação dos Níveis Neurológicos

A American Spinal Injury Association (ASIA) desenvolveu uma avaliação padronizada do nível neurológico na lesão de medula espinal. O formulário de classificação da ASIA é apresentado na Figura 18.24. Pontos sensoriais-chave (28 pontos bilaterais) são testados com um alfinete descartável para determinar a capacidade da pessoa para distinguir agudo e rombo, e com toques leves usando algodão para determinar a capacidade de tato discriminativo. Além disso, recomenda-se o teste de pressão profunda e de senso de posição nos dedos indicadores e hálux. Músculos-chave são testados nos lados direito e esquerdo do corpo.

Disfunção Autônoma na Lesão da Medula Espinal

Durante o choque espinal, o controle neural dos órgãos pélvicos é reduzido. Portanto, as paredes da bexiga e do intestino estão atônicas, permitindo o enchimento excessivo dessas vísceras e ocorrendo o vazamento por transbordamento (Fig. 18.23A). O enchimento excessivo e o vazamento por transbordamento normalmente podem ser evitados estabelecendo uma rotina de esvaziamento regular da bexiga e intestino. Após a recuperação do choque espinal, uma lesão completa acima do nível sacral permite geralmente algum funcionamento reflexo dos órgãos pélvicos, mas o controle voluntário não é possível e a pessoa fica privada de percepção consciente do estado dos órgãos pélvicos.

As lesões completas em níveis mais altos da medula espinal causam anormalidades mais graves da regulação autônoma porque mais segmentos da medula estão livres do controle simpático des-

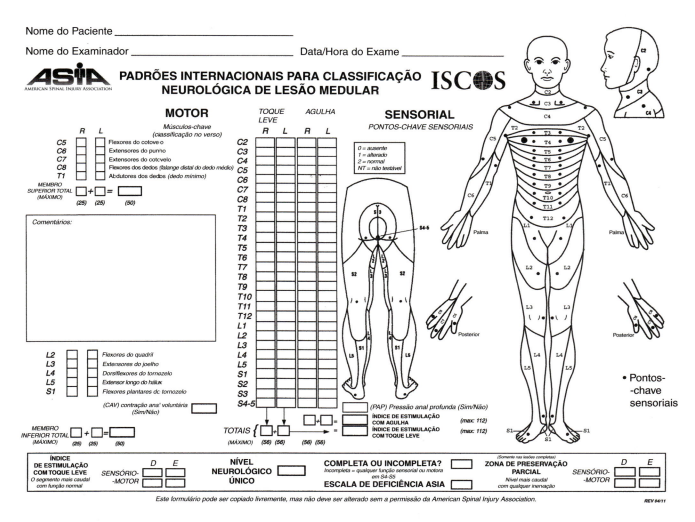

Fig. 18.24 Classificação da lesão da medula espinal pela American Spinal Injury Association. Os índices motores são registrados na metade esquerda do formulário. Os índices motores variam de 0 (paralisia) a 5 (normal). As duas colunas, encabeçadas pelas letras D (direita) e E (esquerda), são utilizadas para registrar os índices dos músculos relacionados. À esquerda das colunas, há uma lista de segmentos da medula espinal. Os índices sensoriais são registrados na metade direita do formulário. Os critérios de classificação estão no quadro pequeno. As áreas de sensação comprometida ou ausente podem ser indicadas nos diagramas de dermátomo. Na parte de baixo das seções motora e sensorial, estão pequenos quadros totalizando os índices motores e sensoriais. O nível neurológico é registrado na parte inferior do formulário, de acordo com critérios mencionados.

(© 2011 American Spinal Injury Association. Reimpressa e traduzida com permissão.)

cendente. A perda de controle simpático descendente decorrente de lesões acima de T6 resulta em três disfunções:
- Disreflexia autônoma
- Termorregulação deficiente (regulação da temperatura corporal)
- Hipotensão ortostática

Disreflexia Autônoma

A *disreflexia autônoma* é uma emergência médica que pode afetar pessoas com lesões da medula espinal acima de T6. Na disreflexia autônoma, um estímulo nocivo abaixo do nível da lesão da medula espinal provoca hiperatividade simpática que constringe os vasos sanguíneos abaixo do nível da lesão, causando um aumento abrupto na pressão arterial. Frequentemente o estímulo precipitante é o estiramento excessivo da bexiga ou do reto (outros irritantes da bexiga, do intestino, dos órgãos genitais ou da pele também podem causar disreflexia autônoma). Na medula espinal, os colaterais dos neurônios que transmitem sinais relativos a estímulos nocivos facilitam os neurônios simpáticos. Em um sistema nervoso normal, a facilitação simpática é balanceada pelos sinais inibitórios provenientes do cérebro e isso mantém a pressão arterial normal.

No entanto, as lesões acima do nível T6 impedem a maior parte da medula espinal de receber sinais do cérebro que inibem a atividade simpática. Na disreflexia autônoma, a resposta simpática excessiva constringe os vasos sanguíneos que abastecem as vísceras e os músculos esqueléticos, causando um aumento abrupto na pressão arterial. O aumento abrupto na pressão arterial põe a pessoa em risco de acidente vascular cerebral (AVC) — que pode ser fatal — e de danos nos rins, na retina, nos pulmões e no coração. A vasoconstrição causa palidez na pele abaixo do nível da lesão. Além disso, o desvio de um grande volume de sangue para a cabeça causa rubor da pele e sudorese profunda acima do nível da lesão e uma cefaleia latejante.

Como o AVC é a preocupação imediata e potencialmente fatal quando alguém sofre disreflexia autônoma, a primeira ação é ajudar a pessoa a se sentar, se estiver deitada, para reduzir a pressão arterial no cérebro. A próxima ação é encontrar, e, se possível, eliminar, a fonte da estimulação nociva, incluindo perguntar sobre defecação e urinação antes da disreflexia. Em suma, a disreflexia autônoma ocorre quando um estímulo nocivo não percebido abaixo do nível da lesão provoca respostas incoordenadas do controle autônomo que causam:
- Elevação da pressão arterial
- Palidez abaixo da lesão
- Sudorese e rubor acima da lesão
- Menor frequência cardíaca

A Figura 18.25 compara a resposta normal à distensão visceral ou aos sinais nociceptivos com a disreflexia autônoma.

Má Termorregulação

A *má termorregulação* pode interferir na capacidade para manter a homeostase. Normalmente, a regulação da temperatura corporal é alcançada pela inervação simpática descendente. Na lesão da medula espinal, a sudorese reflexa abaixo da lesão pode estar intacta; no entanto, a interrupção das vias simpáticas descendentes previne o suor

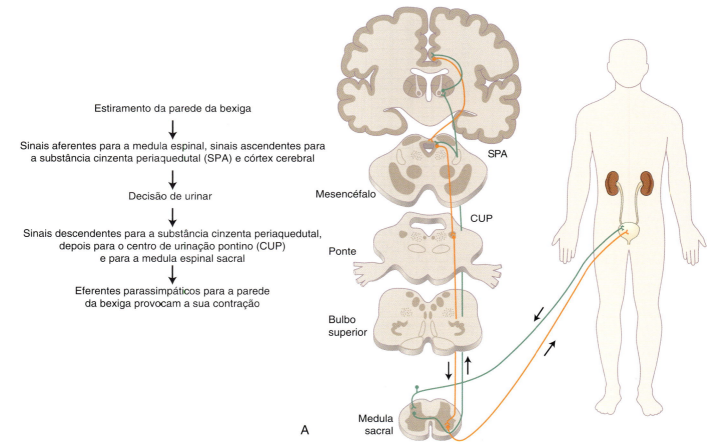

Fig. 18.25 Resposta normal à distensão da bexiga *versus* disreflexia autônoma. **A,** Resposta normal à distensão da bexiga.

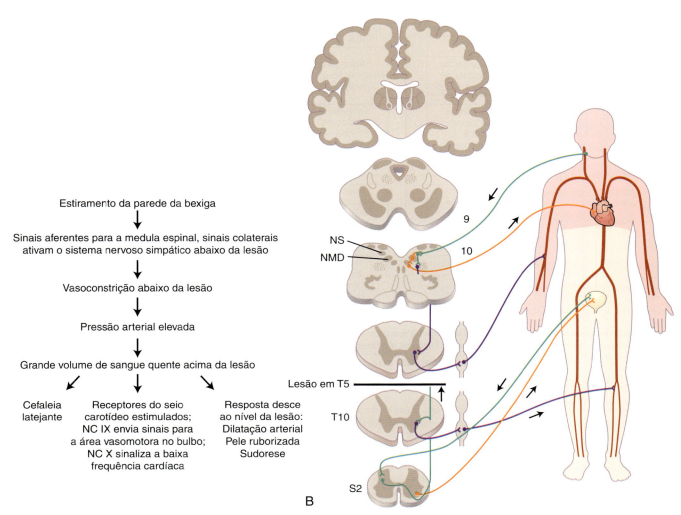

Fig. 18.25, Cont. B, Disreflexia autônoma em resposta à distensão da bexiga. O núcleo solitário (*NS*) é a localização do centro vasomotor. Outras causas de disreflexia autônoma (não mostradas) incluem distensão intestinal e sinais nociceptivos viscerais. *NMD*, Núcleo motor dorsal do nervo vago (eferentes para o coração).

termorregulatório (resposta à maior temperatura ambiente) abaixo do nível da lesão. Para compensar, a sudorese excessiva pode ocorrer acima do nível da lesão. As pessoas com lesões completas acima do nível T6 devem evitar a exposição a temperaturas ambiente elevadas, dado o risco de insolação. Os sinais de insolação incluem temperatura corporal elevada, pulso rápido e pele seca, ruborizada. Esses sinais indicam uma emergência médica porque a insolação não tratada pode causar dano cerebral permanente ou convulsões e morte. No clima frio, a hipotermia é um risco porque a pessoa com uma lesão completa acima de T6 perdeu o controle descendente dos vasos sanguíneos e a capacidade para se arrepiar abaixo da lesão. Os sinais de hipotermia incluem irritabilidade, confusão mental, alucinações, letargia, falta de jeito, respiração lenta e desaceleração dos batimentos cardíacos.

Hipotensão Ortostática

A *hipotensão ortostática* é uma queda igual ou superior a 20 mmHg na pressão arterial sistólica ou uma queda igual ou superior a 10 mmHg na pressão arterial diastólica ao assumir uma posição vertical. Nas pessoas com lesão da medula espinal, isso é provocado pela perda de vasoconstrição simpática combinada com a perda de ação de bombeamento muscular para o retorno do sangue. A pessoa sente uma tontura. Os sinais visíveis incluem palidez afetando a parte superior do corpo, sudorese e diminuição da consciência. Envolver os membros com bandagens compressivas e usar uma cinta pode impedir a hipotensão ortostática durante a reabilitação inicial. Se ocorrer hipotensão ortostática, a pessoa pode precisar de ajuda para se reclinar a fim de prevenir a síncope. Como os cursos de ação são opostos, é essencial entender como as pessoas estão sofrendo hipotensão ortostática e disreflexia autônoma. A Figura 18.26 resume as disfunções autônomas associadas a vários níveis de lesão da medula espinal.

Prognóstico e Tratamento na Lesão da Medula Espinal

Ao contrário dos axônios no sistema nervoso periférico, os axônios rompidos na medula espinal adulta não se regeneram funcionalmente. As barreiras para a regeneração incluem moléculas inibitórias nos oligodendrócitos, cicatrizes gliais impenetráveis e menor taxa de crescimento (comparada com os neurônios embrionários) nos neurônios maduros.[27-29] No entanto, algumas das perdas funcionais após lesão da medula espinal não se devem a trauma original, mas a alterações secundárias que incluem sangramento, edema, isquemia, dor e inflamação. As pessoas com paraplegia incompleta têm a maior taxa de recuperação durante os primeiros 3 meses após a lesão, com

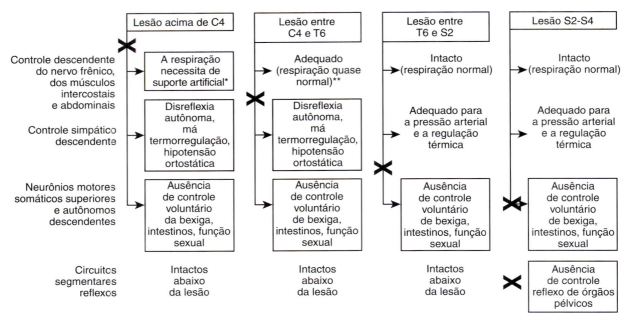

Fig. 18.26 Disfunções autônomas associadas a vários níveis de lesão da medula espinal.

ganhos relativamente pequenos após 3 meses. O contraste entre a recuperação funcional na paraplegia completa *versus* incompleta em 1 ano após a lesão é impressionante. A Tabela 18.5 resume o prognóstico de ambulação para pessoas com paraplegia.

As complicações típicas após lesão da medula espinal incluem infecção do trato urinário, espasticidade, calafrios e febre, escaras de decúbito, disreflexia autônoma, contraturas, ossificação heterotópica e pneumonia. A postura vertical pode proporcionar alguma proteção contra infecção do trato urinário e pneumonia; a mobilidade pode ajudar a evitar contraturas e escaras de decúbito. Atualmente, os exercícios de fortalecimento e amplitude de movimentos, o treinamento de mobilidade e de atividades da vida diária, o equipamento adaptado e as modificações ambientais são usados frequentemente na reabilitação de lesão da medula espinal.

Um estudo de 64 pessoas com lesão incompleta na medula espinal mais de 1 ano após a lesão comparou quatro métodos de treinamento com sustentação de peso corporal para melhorar a marcha: esteira com ajuda manual, esteira com estimulação elétrica, esteira com assistência robótica e treinamento no solo com estimulação elétrica. A sustentação do peso corporal usou um elevador e um arnês suspenso. A marcha melhorou em todos os grupos, sem diferença na velocidade da marcha entre os grupos. O grupo de treinamento no solo melhorou bem mais que os outros grupos quanto à distância caminhada. Os autores sugeriram que o treinamento no solo pode ter sido superior porque as pessoas aprenderam a maximizar o controle de seu trato motor restante do circuito da medula, mas os grupos de esteira contaram com a estimulação diferente fornecida pela esteira móvel.[30]

DISTÚRBIOS QUE AFETAM A FUNÇÃO DA REGIÃO ESPINAL

Outros distúrbios além da lesão medular interferem na função da região espinal. Esses distúrbios incluem mielomeningocele, encefalopatia crônica infantil não progressiva espástica, lesões das raízes

TABELA 18.5 PORCENTAGEM DE PESSOAS COM ÍNDICES ASIA[a] DIFERENTES CAPAZES DE CAMINHAR NA HORA DA ALTA HOSPITALAR

Escala de Deficiência ASIA Índice na Internação	Capazes de Caminhar na Hora da Alta
A: Completa — nenhuma função motora ou sensorial é preservada nos segmentos sacrais S4-S5	6%
B: Incompleta — a função sensorial, mas não a motora, é preservada abaixo do nível neurológico e inclui os segmentos sacrais S4-S5	23%
C: Incompleta — a função motora é preservada abaixo do nível neurológico e mais da metade dos músculos-chave abaixo deste nível neurológico têm um grau muscular menor que 3	50%
D: Incompleta — a função motora é preservada abaixo do nível neurológico e mais da metade dos músculos-chave abaixo deste nível neurológico têm um grau muscular maior que 3	89%

[a]ASIA Impairment Scale from American Spinal Injury Association: *Reference manual of the International Standards for Neurological Classification of Spinal Cord Injury*, Chicago, IL, 2006. Dados sobre a capacidade de caminhar na hora da alta extraídos de Morganti B, Scivoletto G, Ditunno P, et al.: Walking index for spinal cord injury (WISCI): criterion validation. *Spinal Cord* 43:27-33, 2005.

nervosas posterior e anterior, esclerose múltipla e lesões que causam compressão na medula espinal.

Mielomeningocele

Os resultados da mielomeningocele, um defeito do desenvolvimento oriundo do não fechamento do neuroporo inferior (Cap. 8), são aproximadamente equivalentes aos da lesão da medula espinal no fim da vida. Se a lesão for na medula espinal lombar inferior, os músculos da parte anterior da coxa podem ser funcionais e a sensação pode estar intacta na pele sobrejacente, com o restante dos membros inferiores imóveis e insensíveis à estimulação sensorial e sem controle voluntário ou reflexo dos órgãos pélvicos. Se a lesão for abaixo de S1, o controle do músculo esquelético está intacto por todo o corpo (exceto o esfíncter externo da bexiga e o esfíncter anal) e os dermátomos estão intactos acima do nível S2; no entanto, o controle reflexo e voluntário da bexiga e do intestino está ausente porque a medula sacral contém as conexões para esses reflexos.

Encefalopatia Crônica Infantil não Progressiva Espástica

A encefalopatia crônica infantil não progressiva é um distúrbio motor que se desenvolve dentro do útero ou durante a infância. A encefalopatia crônica infantil não progressiva espástica é caracterizada pela contração muscular excessiva e pela hiper-reflexia de estiramento fásico. A hiper-reflexia resultante da hiperexcitação dos circuitos reflexos local pode ser inibida seccionando cirurgicamente radículas posteriores selecionadas, diminuindo, assim, a estimulação sensorial para o circuito reflexo. Desse modo, para aliviar a hiper-reflexia do membro inferior nas crianças com encefalopatia crônica infantil não progressiva espástica, às vezes são seccionadas cirurgicamente algumas radículas posteriores selecionadas (rizotomia dorsal). A rizotomia dorsal reduz a hiper-reflexia, ao interromper o membro aferente para o reflexo de estiramento. Cada radícula é estimulada eletricamente e apenas as radículas que contribuem para a atividade muscular anormal são seccionadas. A rizotomia dorsal é feita geralmente no nível L2-L5. Os objetivos da cirurgia são melhorar a função motora e facilitar o banho, mudar de posição e se vestir. Em crianças cuidadosamente selecionadas para ter o potencial de se beneficiar da cirurgia, a rizotomia dorsal combinada com fisioterapia melhora: a espasticidade do membro inferior e a amplitude de movimento, a amplitude de movimento durante a caminhada nas crianças capazes de caminhar, o nível de ambulação nas crianças incapazes de ambular com independência antes da cirurgia e a função do membro superior. Os eventos adversos, embora incomuns, incluem dor nas costas, deformidade espinal, retenção urinária transitória e disestesia temporária.[31]

Lesões das Raízes Nervosas Posteriores e Anteriores

A lesão de uma raiz nervosa se chama radiculopatia; no entanto, este termo também é utilizado clinicamente para se referir a danos em um nervo espinal. A irritação mecânica ou infecção de uma raiz posterior provoca dor percebida no dermátomo inervado e nos músculos inervados pelo segmento da medula espinal. A irritação mecânica pode ser produzida por um disco intervertebral herniado, um tumor ou uma fratura deslocada. No entanto, os discos vertebrais herniados nem sempre causam sintomas; entre 60% e 90% das pessoas com discos herniados são assintomáticas.[32] Quando uma raiz posterior é irritada, tossir ou espirrar costumam agravar a dor.

Outras condições que afetam as raízes do nervo espinal incluem infecção, avulsão e ruptura. A avulsão ou ruptura completa da raiz posterior causa perda de sensação no dermátomo. A avulsão ou ruptura completa de uma raiz anterior priva de inervação motora os músculos em seu miótomo, resultando em atrofia e fibrilação muscular.

A avulsão traumática das raízes nervosas motoras C5 e C6 causam paralisia de Erb (veja o caso de raciocínio clínico no Cap. 13). Esta paralisia é o resultado da separação forçada da cabeça e do ombro. O trauma do nascimento, produzido pela tração da cabeça para longe do ombro, e os acidentes de motocicleta nos quais uma pessoa cai sobre o ombro costuma causar paralisia de Erb. A abdução do ombro, rotação externa e flexão do cotovelo se perdem, produzindo a posição característica de "gorjeta do garçom" do membro superior. Os reflexos de estiramento do bíceps e do braquiorradial se perdem.

A paralisia de Klumpke, decorrente da avulsão das raízes motoras de C8 e T1, resulta em paralisia e atrofia dos músculos intrínsecos da mão e dos flexores longos e extensores dos dedos. A lesão precipitante é a tração no braço abduzido.

Lesões dos Gânglios da Raiz Posterior

Os gânglios da raiz posterior (GRP), situados dentro dos forames intervertebrais, são mais sensíveis ao dano mecânico que os axônios proximais ou distais dos aferentes nociceptivos primários. A compressão dos GRP induz alterações na produção dos neuropeptídios, receptores (incluindo os receptores de N-metil-d-aspartato [NMDA]) e canais iônicos nos aferentes nociceptivos primários. O GRP desenvolve focos ectópicos que geram potenciais de ação em resposta à estimulação mecânica.[33] Normalmente, os potenciais de ação são gerados apenas no montículo axonal (trato e interneurônios) ou perto do receptor (neurônios sensoriais). Os potenciais de ação gerados por GRP são percebidos como dor na distribuição do axônio periférico, resultando em hiperalgesia grave, um exemplo é a ciática — dor que irradia da parte inferior do tronco, descendente pelo membro inferior ao longo do caminho do nervo ciático. A ciática é um sintoma causado geralmente pela compressão das raízes posteriores e/ou GRP por disco herniado, estenose espinal, espondilolistese (deslizamento anterior de uma vértebra em relação a outra) ou síndrome piriforme. Na síndrome piriforme, o músculo comprime o nervo ciático. Se a compressão do GRP causar ciática, a dor pode ser incapacitante. Se as raízes nervosas ou os axônios periféricos forem comprimidos, a dor é menos intensa. A ciática pode ser acompanhada por dormência, fraqueza e/ou sensações de formigamento.

Uma infecção comum dos somas na raiz posterior é a varicela-zóster, também chamada de herpes-zóster (Cap. 11).

Esclerose Múltipla

A esclerose múltipla é caracterizada por desmielinização multifocal aleatória, limitada ao SNC (Cap. 5). Os sinais e sintomas da esclerose múltipla são excepcionalmente variáveis porque a desmielinização pode ocorrer em uma grande variedade de locais e o grau das lesões varia. As queixas sensoriais podem incluir dormência, parestesia e sinal de Lhermitte. O sinal de Lhermitte é a irradiação de uma sensação similar ao choque elétrico no tronco posterior ou nos membros, provocada pela flexão do pescoço. Frequentemente, a esclerose múltipla da medula espinal produz fraqueza assimétrica causada por placas que interferem nos tratos motores descendentes e ataxia dos

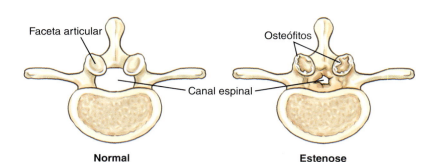

Fig. 18.27 Estenose espinal. Estreitamento do canal espinal e dos forames intervertebrais comprimindo a medula espinal e/ou as raízes nervosas espinais.

membros inferiores decorrente de interrupção da condução nos funículos posteriores.

Mielite Transversa

A *mielite transversa* é um distúrbio imune raro que danifica uma parte limitada da medula espinal. A inflamação resultante se espalha pela largura da medula espinal (transversalmente), produzindo perdas do segmento espinal e bloqueando os sinais que sobem e descem pela medula espinal. Os sinais e sintomas são bilaterais. Os efeitos segmentares incluem fraqueza miotômica e perda sensorial dermatomérica. O dano aos tratos verticais produz sinais do trato motor, perda de sensação somática e disfunção de bexiga, intestino e sexual, dependendo da localização da lesão. Em geral, a mielite transversa começa com dor lombar aguda e uma área de rigidez similar a uma faixa circundando o tórax e o abdome em volta dos segmentos espinais afetados. Em horas até alguns dias, fraqueza, formigamento e dormência afetam os pés; depois os sinais e sintomas tornam-se ascendentes. A mielite transversa piora progressivamente após o início, por até 3 semanas. A maior parte da recuperação ocorre em 3 meses após o início, embora a melhoria possa continuar por mais de 1 ano. As causas incluem esclerose múltipla e doença multissistêmica, ou a condição pode ser idiopática. A incidência é de 0,13 a 0,8 por 100.000.[34] A recuperação começa normalmente em 6 meses. A boa recuperação ocorre em aproximadamente um terço dos casos; o outro terço tem incapacidade moderada permanente e o último terço tem deficiências graves.[35]

Compressão na Região Espinal

A pressão na região espinal ou a restrição do fluxo sanguíneo em decorrência da compressão podem causar qualquer um dos seguintes sintomas: dor (normalmente constante), alterações sensoriais, fraqueza, paralisia, hipertonia, ataxia e comprometimento da função da bexiga e/ou intestino. A apresentação clínica depende da localização da lesão. O início gradual, piora progressiva, sem história de trauma e combinação de sinais de trato segmentar e vertical indicam a possibilidade das condições discutidas a seguir: tumor na região espinal, estenose do canal vertebral ou siringomielia.

Tumores na Região Espinal

Os tumores fora da dura-máter ou no espaço subaracnóideo podem comprimir a medula espinal, as raízes nervosas e o nervo espinal, ou seu suprimento sanguíneo. Os tumores também podem ocorrer dentro da medula espinal, resultando em pressão sobre os neurônios e o suprimento vascular de dentro da medula. A dor, agravada pela tosse ou espirro, é o sintoma inicial mais comum. Os tumores podem produzir sinais segmentares e do trato vertical, dependendo de sua localização.

Estenose do Canal Vertebral

A estenose é o estreitamento do canal vertebral (Fig. 18.27) que resulta na compressão das estruturas neurais e vasculares. A estenose normalmente é um distúrbio degenerativo causado por crescimento ósseo, hipertrofia de facetas, discos protuberantes e hipertrofia do ligamento amarelo. A Figura 18.28 mostra a compressão da medula espinal em um paciente com estenose espinal cervical em vários níveis.

Estenose Cervical

Os sinais e sintomas variam, dependendo se a lesão afeta os forames intervertebrais, ou o canal central, e de quantos níveis vertebrais cervicais estão envolvidos. O estreitamento dos forames intervertebrais comprime os nervos espinais, resultando em uma distribuição dermatomérica das sensações anormais (formigamento, picadas, ardor e/ou sensações elétricas), dor e dormência, junto com distribuição miotômica (neurônios motores) de fraqueza e atrofia no membro superior.

O estreitamento do canal central comprime a medula espinal, causando mielopatia espondilótica cervical (*mielo* = medula espinal). A lesão interfere na função segmentar e do trato vertical. Embora a localização da lesão seja na medula espinal, os efeitos na função segmentar (anomalias somatossensoriais e disfunção dos neurônios motores) são iguais aos que ocorrem quando o nervo espinal é comprimido, porque a lesão compromete os axônios proximais dos neurônios somatossensoriais e dos corpos celulares dos neurônios motores. Além disso, a compressão dos tratos verticais afeta os membros superiores e inferiores.

Alguns casos de mielopatia espondilótica cervical podem causar apenas dor axial no pescoço e/ou dor escapular.[36] Os casos mais graves envolvem os tratos verticais.

A compressão dos tratos verticais somatossensoriais causa:
- Sensações anormais (formigamento, picadas, ardência, choque elétrico)
- Dormência nos membros superiores e inferiores

A compressão dos tratos verticais que transmitem informação proprioceptiva e motora causa:
- Marcha anormal
- Descoordenação
- Sinais do trato motor

A marcha anormal frequentemente é o primeiro sinal de mielopatia cervical, causada por danos aos tratos espinocerebelar e motor. Outros sinais do trato motor no membro inferior podem incluir paresia, hiper-reflexia do reflexo de estiramento, sinal de Babins-

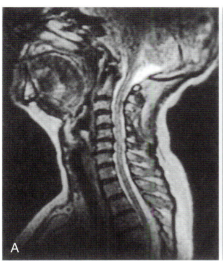
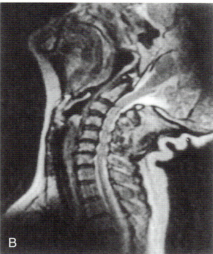

Fig. 18.28 Imagem por ressonância magnética da estenose espinal cervical multiníveis com o pescoço em posição neutra **(A)** e em extensão **(B)**.
(De Vitaz TW, Shields CB, Raque GH, et al.: Dynamic weight-bearing cervical magnetic resonance imaging: technical review and preliminary results. South Med J 97:456-461, 2004.)

ki, clônus e espasticidade. Mais tarde, à medida que a estenose avança, a coordenação do membro superior e o controle motor fino são prejudicados pelo dano aos tratos espinocerebelares e tratos corticospinais. O controle neural da bexiga e dos intestinos pode ser comprometido.

A incidência de mielopatia espondilótica cervical é de 2 casos por 100.000 pessoas por ano, com uma prevalência de 0,4 caso por 1.000 pessoas.[37] A pesquisa recente indica que as pessoas com mielopatia espondilótica cervical de moderada a grave se beneficiam da cirurgia e que as pessoas com sinais neurológicos mínimos e espaço maior dentro do canal espinal podem ser gerenciadas com um colar macio, medicamentos anti-inflamatórios não esteroides (AINEs) e evitando atividades que tenham alto risco de trauma no pescoço.[36]

Estenose Lombar

A *estenose lombar* produz dor no membro inferior e lombar, que pode ser agravada pela caminhada e melhorar com o repouso. Se a estenose for grave, a compressão das raízes nervosas espinais e/ou da cauda equina causa outros sinais e sintomas. Na estenose grave, podem ocorrer paresia, falta de jeito, quedas, pé caído durante a marcha, dormência, formigamento e/ou uma sensação de peso, cansaço nos membros inferiores. Muitas vezes a flexão da coluna lombar alivia esses sinais e sintomas.

Siringomielia

A *siringomielia* é um distúrbio progressivo raro que ocorre na maioria das vezes em pessoas de 35 a 45 anos de idade. Uma siringe, ou cavidade cheia de fluido, desenvolve-se na medula espinal, quase sempre na região cervical. A siringomielia normalmente é congênita, mas pode ocorrer secundária a trauma ou tumor. O acúmulo de líquido cerebrospinal na siringe causa aumento da pressão dentro da medula espinal, expandindo a cavidade e comprimindo as fibras nervosas adjacentes. Os sinais segmentares ocorrem nos membros superiores, a saber: perda de sensibilidade para sinais nociceptivos e estímulos de temperatura decorrente de interrupção dos axônios que atravessam a linha média na comissura branca anterior; paresia; e atrofia muscular. A perda sensorial frequentemente é distribuída como uma capa drapejada sobre os ombros (Fig. 18.22B). Os sinais do trato motor nos membros inferiores incluem paresia, hipertonia muscular, espasticidade e perda de controle do intestino e bexiga.

SINAIS DE ALERTA DA REGIÃO ESPINAL

Os sinais e sintomas que indicam uma lesão da medula espinal incluem:
- Alteração bilateral ou perda da sensação somática
- Incoordenação causada por informações somatossensoriais inadequadas para o cerebelo. Confirme que a ataxia é somatossensorial e que não é cerebelar ou vestibular pelos achados de propriocepção comprometida, vibração e discriminação entre dois pontos.
- Sinais do trato motor: menor potência muscular, espasticidade, hipertonia muscular, sinal de Babinski e clônus.

Os sinais e sintomas que indicam uma possível lesão de cauda equina incluem:
- Dificuldade com a urinação/defecação
- Sensação reduzida ou ausente na lombar
- Dor lombar
- Ciática unilateral ou bilateral
- Paresia do membro inferior e déficits sensoriais
- Diminuição ou perda dos reflexos dos membros inferiores

Na síndrome da cauda equina, não ocorrem sinais do trato motor porque a lesão é inferior à extremidade da medula espinal; desse modo, apenas as raízes nervosas são afetadas. O início súbito da síndrome da cauda equina é uma emergência médica que requer encaminhamento imediato.

Os sinais e sintomas que indicam claudicação intermitente, um distúrbio vascular que deve ser diferenciado da ciática, incluem:
- Dor nas nádegas, no membro inferior posterior e/ou no pé durante a caminhada ou o exercício, que desaparece após um rápido descanso
- Menor pulsação no membro inferior
- Cianose (cor azulada da pele decorrente da hemoglobina desoxigenada nos vasos sanguíneos perto da superfície da pele)

RESUMO

As lesões da medula espinal produzem sinais segmentares e/ou de trato vertical. Os sinais segmentares incluem:
- Alterações sensoriais: sensações comprometidas, parestesias e disestesia em uma distribuição dermatomérica

382 **PARTE 5** *Regiões*

- Sinais dos neurônios motores (paresia ou paralisia, atrofia, câimbras) em uma distribuição miotômica
- Se as raízes nervosas posteriores estiverem envolvidas, o aumento da pressão intra-abdominal pelo esforço na defecação, espirro ou tosse pode produzir dor aguda, irradiante.
  Os sinais comuns do trato vertical incluem:
- *Alterações sensoriais*: redução ou perda de sensação abaixo do nível da lesão
- *Sinais autônomos*: redução ou perda do controle voluntário dos órgãos pélvicos, disreflexia autônoma, má termorregulação e/ou hipotensão ortostática
- *Sinais de lesão do trato motor*: hipertonia muscular, paresia, espasticidade, sinal de Babinski

RACIOCÍNIO CLÍNICO DIAGNÓSTICO AVANÇADO

RACIOCÍNIO CLÍNICO DIAGNÓSTICO AVANÇADO 18.5

C.E., Parte V
A lesão da C.E. é classificada como L2 ASIA A.
C.E. 11: Preencha o formulário ASIA (Fig. 18.24) para que corresponda. com o ferimento da C.E.
C.E. 12: Compare e contraste os achados sensoriais que você criou no formulário ASIA com o que você esperaria se usasse os diagramas de dermatoma nas Figs. 10.6 e 10.7 .
C.E. 13: O que você concluiria se o bulbocavernoso e o reflexo calcâneo nunca mais voltarem, mas eles ainda se desenvolvem exageradamente no tendão patelar? Que diferenças esperadas em seu intestino, bexiga e o funcionamento sexual?

NOTAS CLÍNICAS

Caso 1

P .E. é uma adolescente de 17 anos de idade. Ela fraturou a vértebra C7 em um acidente de mergulho há 2 meses. A fratura é estável. Os achados atuais são:
- A sensação está intacta (estimulação com agulha, temperatura, propriocepção consciente e toque leve) em sua cabeça, pescoço e na lateral dos membros superiores.
- Todos os movimentos de cabeça e pescoço têm força normal, exceto a extensão do ombro.
- A flexão do cotovelo e os extensores radiais do punho têm força normal.
- Os músculos restantes dos membros superiores, tronco e membros inferiores não têm vestígios de movimento voluntário.
- O sinal de Babinski está presente bilateralmente.

Sem equipamento adaptativo, P. E. é incapaz de cuidar de si mesma. Usando equipamento adaptado, ela consegue comer, vestir-se e cuidar da aparência com independência. Ela usa uma cadeira de rodas e não consegue controlar voluntariamente a bexiga ou os intestinos.

Questões
1. A lesão é na raiz posterior, anterior ou na medula espinal?
2. Qual é o nível neurológico da lesão? *Nota:* O nível neurológico em uma lesão da medula espinal é o mais caudal, com função sensorial e motora bilateral normal. Consulte a Tabela 18.5 para determinar o nível neurológico. A lesão é completa ou incompleta?

Caso 2

B. D. é um adolescente de 16 anos de idade. Ele sofreu uma lesão da medula espinal há 2 meses em uma queda de bicicleta. Os achados atuais são:
- A sensação de picada e de temperatura está comprometida, conforme indicado na Figura 18.29. Todas as outras sensações estão plenamente intactas.
- Os índices de teste muscular manual também estão indicados na Figura 18.29.
- O sinal de Babinski está presente bilateralmente.
- Ele é independente em todas as atividades, sendo capaz de caminhar 30 m usando uma órtese de tornozelo-pé em sua perna esquerda e uma bengala.

Questões
1. Qual é o nível da lesão medular? A lesão é completa ou o padrão indica uma síndrome medular espinal?
2. Por que esse paciente é independente, enquanto a paciente no Caso 1 requer equipamento adaptado, uma cadeira de rodas e assistência máxima nas escadas?

Caso 3

V. K é um homem de 30 anos de idade. Ele pratica esportes amadores 4 dias por semana e é um jogador de futebol altamente competitivo. Dois anos atrás ele sofreu uma fraqueza temporária na parte inferior de sua perna esquerda, que se resolveu gradualmente sem consulta ou tratamento. Sua queixa primária hoje é a incapacidade para controlar seu pé direito. Primeiro ele notou pouca habilidade nos chutes 3 semanas atrás. A sensação e o controle motor são normais, exceto no membro inferior direito. Os seguintes déficits são observados no membro inferior direito:

NOTAS CLÍNICAS Cont.

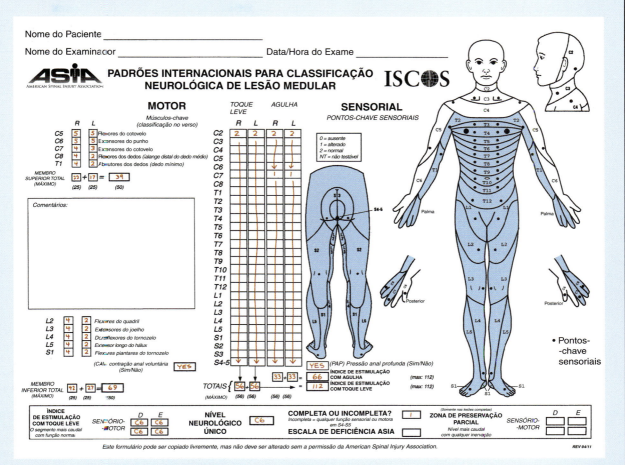

Fig. 18.29 Resultados motores e sensoriais do Caso 2.
(© 2011 American Spinal Injury Association. Reimpressa e traduzida com permissão.)

- Toque leve, sensação palestésica e senso de posição comprometidos no corpo todo.
- Sensações de dor e temperatura intactas.
- O movimento é atáxico. Déficits de marcha: arrasto dos pododáctilos no solo durante a fase de balanço da caminhada (pé caído), má colocação do pé no solo, sustentação de peso no membro inferior direito somente na metade do tempo em que houve sustentação de peso no membro inferior esquerdo.
- Glúteos, isquiotibiais e todos os músculos que se originam abaixo do joelho estão fracos, menos da metade da força dos músculos homólogos à esquerda. Os mesmos músculos estão hipertônicos. O teste de reflexo revela hiper-reflexia do gastrocnêmio e sinal de Babinski à esquerda.

Questões
1. Por que as sensações de dor e temperatura estão intactas bilateralmente?
2. Onde é a lesão?
3. Qual é a etiologia provável?

Caso 4

E. V. é uma mulher de 62 anos de idade. Ela relata dor ardente constante irradiando pela parte traseira de sua perna esquerda até o pé. Quando ela tosse ou espirra, as dores agudas e penetrantes se tornam insuportáveis. A dor começou como uma dor lombar 3 meses atrás. A intensidade da dor tem aumentado consistentemente. A seguir estão os resultados do teste:

- Sensação intacta no membro inferior direito.
- Resultados do teste sensorial do membro inferior exibidos na Tabela 18.6.

Continua

NOTAS CLÍNICAS *Cont.*

TABELA 18.6 RESULTADOS DO TESTE SENSORIAL DO MEMBRO INFERIOR ESQUERDO PARA O CASO 4[a]

Nível Espinal	Tato Discriminativo	Cinestesia Articular	Estimulação com agulha	Calor	Frio
L4	2	Joelho 2	2	2	2
L5	2	Tornozelo 1	2	2	2
S1	0	Tornozelo 1	0	0	0
S2	0	–	1	1	1
S3	0	–	1	1	1
S4	2	–	2	2	2
S5	2	–	2	2	2

[a]Classificação: 2 = intacto; 1 = comprometido; 0 = ausente.

- A força em todos os membros está dentro dos limites normais.
- O reflexo tendinoso profundo do tornozelo está ausente no lado esquerdo.

Questões
1. Onde é a lesão?
2. Qual é a provável etiologia?
3. Por que o tato discriminativo é mais afetado que as sensações de dor e temperatura?

Caso 5

Uma mulher de 48 anos de idade tem uma história de 5 anos de dor lombar intermitente. Fora isso, é saudável. Ontem, ela teve o início abrupto de uma dor grave na região perineal e sacral e uma dor latejante intermitente na parte posterior do membro inferior direito, exacerbada ao sentar e tossir. Duas horas mais tarde, ela desenvolveu uma frequência urinária maior e uma sensação de não conseguir esvaziar totalmente a bexiga. A frequência de defecação também aumentou.

- *Sensação somática:* menos tato discriminativo e estimulação com agulha na região perineal e sacral. Sensação somática intacta no restante do corpo. Com a paciente na posição de supino, a dor latejante é provocada na parte posterior da perna direita quando o terapeuta ergue a perna da paciente a 30 graus de flexão do quadril com o joelho estendido. A mesma manobra flexionando o quadril a 70 graus não provoca dor. Normalmente esse teste, de elevação da perna reta, não provoca dor com flexão do quadril a 70 graus.
- *Autônomos:* maior frequência de urinação e defecação; sensação anormal de incapacidade para esvaziar completamente a bexiga.
- *Motores:* contração fraca do esfíncter anal. Teste muscular manual (TMM) grau 5 pelos membros inferiores.

Questões
- Onde está a lesão?
- Qual é a provável etiologia?
- Após o exame, qual é o próximo passo a ser adotado neste paciente?

 Veja a lista completa das referências em www.evolution.com.br.

19 Nervos Cranianos

Laurie Lundy-Ekman, PhD, PT

Objetivos do Capítulo

1. Listar as quatro funções dos nervos cranianos.
2. Identificar cada nervo craniano por número, nome, função(ões), atividade reflexa (se houver), e conexão com o cérebro.
3. Identificar os déficits associados às lesões nos nervos cranianos I, V e VII a XII.
4. Identificar o nervo craniano que pode transmitir informações diretamente para o córtex, ignorando o tálamo.
5. Descrever os caminhos para transmitir informações sensoriais da face.
6. Descrever a paralisia de Bell.
7. Distinguir entre os efeitos da lesão do trato cortical ou motor nos músculos faciais e os efeitos das lesões nervosas faciais.
8. Descrever o processo de conversão de ondas mecânicas em som.
9. Listar o estímulo, receptor, via aferente, via eferente e resposta para o reflexo córneo e para o reflexo de engasgo.

Sumário do Capítulo

Nervo Craniano I: Olfatório
Nervos Cranianos II a IV e VI: Óptico, Oculomotor, Troclear e Abducente
Nervo Craniano V: Trigêmeo
Nervo Craniano VII: Facial
Nervo Craniano VIII: Vestibulococlear
    Cóclea
        Convertendo Som para Sinais Neurais
    Função Auditiva dentro do Sistema Nervoso Central
Nervo Craniano IX: Glossofaríngeo
Nervo Craniano X: Vago
Nervo Craniano XI: Acessório
Nervo Craniano XII: Hipoglosso
Nervos Cranianos Envolvidos na Deglutição e Fala
    Deglutição
    Fala
Sistemas de Controle de Neurônios Motores do Nervo Craniano
    Controle Descendente dos Nervos Cranianos Motores
        Controle Voluntário do Nervo Motor Craniano
            Neurônios: Tratos Córtico-tronco Encefálicos

        Controle Voluntário versus Emocional
            dos Neurônios Motores do Nervo
            Craniano
Distúrbios que Afetam as Funções dos Nervos Cranianos
    Nervo Olfatório
    Nervo Trigêmeo
        Neuralgia do Trigêmeo
    Nervo Facial
        Lesões do Nervo Facial versus Trato
            Córtico-tronco Encefálico
        Paralisia de Bell
        Síndrome de Ramsay Hunt
    Vestibulococlear Nervo e Distúrbios do Sistema Auditivo
    Nervo Glossofaríngeo
    Nervo Vago
    Nervo Acessório
    Nervo Hipoglosso
    Disfagia
    Disartria
Resumo
Raciocínio Clínico Diagnóstico Avançado

Tenho 25 anos de idade. Há alguns anos, nadei em águas frias. Era um sábado. No dia seguinte, o lado direito da minha língua e boca parecia revestido, e nessa mesma noite meus lábios estavam se contorcendo, sempre levemente. Segunda-feira, minha pálpebra direita às vezes se contorcia incontrolavelmente. Terça-feira de manhã, eu tinha apenas 25% a 50% de controle sobre minha pálpebra direita e meus músculos faciais; conseguia executar apenas três quartos de um sorriso. Quarta-feira de manhã, eu tinha 0% a 5% de controle dos músculos faciais direitos. Não conseguia fechar o olho direito. Sentia como se tivesse aplicado Novocaína® no lado direito da minha face, exceto por ainda ter sensação na área afetada. Foi assustador. O médico realizou um teste de velocidade de condução nervosa, testes de reflexo de piscar de olhos e uma eletromiografia com agulha para determinar o estado do nervo. O distúrbio foi diagnosticado como paralisia de Bell.

— *Darren Larson*

Paralisia de Bell afeta os axônios do nervo craniano VII, o nervo facial. Este nervo inerva os músculos da face, incluindo o orbicular que fecha o olho, os receptores do gosto da língua anterior, a pele ao redor da orelha e a glândula lacrimal, que produz as lágrimas. Como Darren descreve, as pessoas com paralisia de Bell muitas vezes têm uma sensação de dormência no lado afetado, apesar de ter estimulação com agulha e sensação de toque intactos. Um nervo craniano diferente, o número V, que é o nervo trigêmeo, inerva a pele da face. A ausência de *feedback* proprioceptivo dos músculos paréticos/paralisados causa a sensação de dormência. A incapacidade de fechar o olho e a ausência de lágrimas criam um alto risco de lesão na córnea; para evitar a lesão ocular, a pessoa usa um tapa-olho, e para evitar a secagem da córnea, usa colírios lubrificantes e unguentos. A incapacidade de contrair os músculos que movem os lábios provoca inclinação do canto da boca e baba, além de dificuldade para comer e falar. Na paralisia de Bell, a paralisia facial ipsilateral pode ser psicologicamente devastadora porque a face está desfigurada e as consequências sociais são angustiantes. Em casos raros, as pessoas com uma grave paralisia facial unilateral tornam-se reclusas porque não ficam à vontade para serem vistas em público.

Os nervos cranianos (NCs) trocam informações entre os sistemas nervosos periféricos e centrais. Doze pares destes nervos emanam da superfície do cérebro e inervam as estruturas da cabeça e do pescoço. O NC X (o vago) inerva as vísceras torácicas e abdominais, além de estruturas na cabeça e no pescoço. Os axônios e receptores dos NCs fora do crânio fazem parte do sistema nervoso periférico e são mielinizados por células de Schwann. Dois NCs, os nervos olfativo e óptico, estão inteiramente dentro do crânio e não têm nenhum componente periférico. Os nervos olfativo e óptico são mielinizados por oligodendróglia, portanto, podem ser afetados por doenças que afetam a oligodendróglia, incluindo a esclerose múltipla.

Os corpos celulares dos neurônios sensoriais nos NCs geralmente estão localizados em gânglios fora do tronco cerebral (a exceção são os neurônios que transmitem informações proprioceptivas da face, que têm corpos celulares dentro do tronco cerebral). Este local é similar à localização do gânglio de raiz posterior dos neurônios somatossensoriais periféricos que se conectam à medula espinal. Os corpos celulares do neurônio motor dos NCs ficam em núcleos dentro do tronco cerebral, similar à localização dos corpos celulares dos neurônios motores da medula espinal no corno ventral da medula espinal.

Os NCs diferem dos nervos espinhais quanto à especialização. Alguns NCs transmitem apenas sinais motores, outros transmitem apenas sinais sensoriais, e alguns transmitem ambos os sinais. Os neurônios do NC que inervam os músculos da cabeça e pescoço são neurônios motores. Assim como na medula espinal, estes neurônios motores são influenciados pela entrada dos tratos motor e aferente sensorial. Vários NCs têm funções únicas, não compartilhadas por quaisquer outros nervos, incluindo a transmissão de informações visuais, auditivas ou vestibulares.

Os NCs têm quatro funções:
- Fornecer inervação motora para os músculos da face, olhos, língua, mandíbula, e os dois músculos do pescoço superficial (esternocleidomastóideo e trapézio)
- Transmitir a informação somatossensorial da pele e dos músculos da face e da articulação temporomandibular
- Transmitir informações sensoriais especiais relacionadas com sensações visuais, auditivas, vestibulares, gustativas, olfativas e viscerais
- Fornecer a regulação parassimpática do tamanho da pupila, curvatura da lente do olho, frequência cardíaca, pressão arterial, respiração e digestão

Os NCs são ilustrados na Figura 19.1. Todas as conexões dos NCs com o cérebro são visíveis no cérebro inferior, exceto o NC IV, que emerge da parte mediana posterior. Os nomes dos NCs, suas funções primárias e conexões com o cérebro estão reunidos na Figura 19.2.

NERVO CRANIANO I: OLFATÓRIO

Categoria	Função
Sensorial especial	Aferente para olfato

Nervo olfatório.

O *nervo olfatório* é sensorial e conduz a informação do quimiorreceptor nasal para o bulbo olfatório (Fig. 19.3). Dentro do bulbo olfatório encontra-se um centro de processamento complexo onde os sinais olfatórios são modulados pela estimulação do tronco cerebral. Os sinais do bulbo olfatório trafegam no trato olfatório diretamente para o córtex olfatório primário na ínsula e para duas áreas no lóbulo temporal medial:

- Núcleo amigdaloide
- Giro hipocampal[1]

O núcleo amigdaloide está envolvido em reações emocionais aos odores e envia informações olfativas para o hipotálamo, onde o odor afeta a fome. O giro para-hipocampal medial (incluindo o unco) percebe a qualidade dos aromas e odores e envia informações para a área

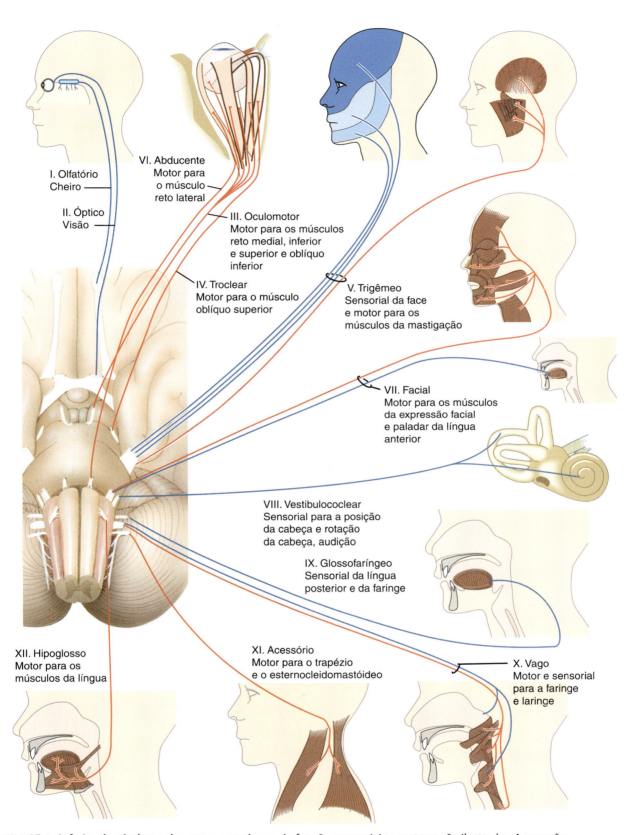

Fig. 19.1 Vista inferior do cérebro e dos nervos cranianos. As funções sensoriais e motoras são ilustradas. A conexão tronco-encefálica do nervo troclear está localizada posteriormente, inferiormente aos colículos. A Figura 19.14 mostra a inervação autônoma do nervo craniano.

Número	Nome	Função Relacionada	Conexão com o Cérebro
1	Olfatório	Olfato	Lobo frontal inferior
2	Óptico	Visão; aferentes para os reflexos pupilar e de acomodação*	Diencéfalo
3	Oculomotor	Move o olho para cima, para baixo, medialmente; eleva a pálpebra superior; eferente para o reflexo vestíbulo-ocular* Constringe a pupila; ajusta a forma da lente do olho; eferente para os reflexos pupilar e de acomodação*	Mesencéfalo (anterior)
4	Troclear	Move o olho medialmente e para baixo; eferente para o reflexo vestíbulo-ocular*	Mesencéfalo (posterior)
5	Trigêmeo	Sensação somática da face, articulação temporomandibular; aferente para o reflexo da córnea Mastigação	Ponte (lateral)
6	Abducente	Abduz os olhos; eferente para o reflexo vestíbulo-ocular*	Entre a ponte e o bulbo
7	Facial	Expressão facial, fecha os olhos, protege a audição; eferente para o reflexo da córnea Paladar Lágrimas, salivação	Entre a ponte e o bulbo
8	Vestibulo-coclear	Sensação de posição da cabeça em relação a gravidade e movimento da cabeça; aferente para o reflexo vestibulococlear*; audição	Entre a ponte e o bulbo
9	Glosso-faríngeo	Sensação da faringe, língua posterior, orelha média; aferente para os reflexos de engasgo e deglutição Constringe a faringe Paladar; pressão arterial e química da artéria carótida Salivação	Bulbo
10	Vago**	Sensação da faringe, laringe, pele no canal auditivo externo Regula a deglutição e a fala; eferente para os reflexos de engasgo e deglutição Aferentes das vísceras Regula as vísceras	Bulbo
11	Acessório	Eleva os ombros, gira a cabeça	Medula espinal e bulbo
12	Hipo-glosso	Move a língua	Bulbo

* Veja no Capítulo 21 uma discussão sobre os reflexos pupilar, de acomodação, da córnea e vestíbulo-ocular.
** Embora alguns textos citem o paladar como uma função do NC X, poucos neurônios que transmitem o paladar percorrem o vago, então essa função é desprezível.

Fig. 19.2 Nervos cranianos. Azul indica sensações que alcançam a percepção consciente, cor-de-rosa indica motor, verde indica aferente visceral e laranja indica eferente parassimpático.

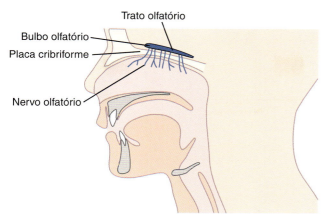

Fig. 19.3 Nervo olfatório. Transmite sinais da membrana mucosa do nariz através da placa cribriforme para o bulbo olfatório. O trato olfatório transmite sinais do bulbo para o córtex cerebral e o núcleo amigdaloide.

NERVOS CRANIANOS II A IV E VI: ÓPTICO, OCULOMOTOR, TROCLEAR E ABDUCENTE[a]

Esses NCs estão envolvidos na visão e no movimento ocular. O nervo óptico (NC II) transmite informações visuais para outras áreas do cérebro. O nervo oculomotor (NC III) inerva os músculos que movem os olhos, levantam as pálpebras (para abrir os olhos), contraem a pupila e aumentam a curvatura da lente nos olhos. Os nervos troclear (NC IV) e abducente (NC VI) inervam um músculo que move os olhos. Os NCs II a IV e VI são discutidos detalhadamente no Capítulo 21.

[a]*Abordado com profundidade no Capítulo 21.*

RACIOCÍNIO CLÍNICO DIAGNÓSTICO 19.1

F. P., Parte I

Sua paciente, F. P., é uma mulher de 24 anos de idade com um neurinoma do acústico esquerdo (tumor benigno de crescimento lento no nervo coclear vestibular) que foi encaminhada a você para treinamento de equilíbrio. Relata que durante o mês passado o lado esquerdo de sua face começou a cair e ela não conseguia fechar seu olho completamente. O histórico médico passado é gritantemente banal.

F. P. 1: Compare as funções do nervo trigêmeo com as do nervo facial.
F. P. 2: Ela tem contração simétrica do masseter, como especificado pela observação e palpação durante o trincar dos dentes. Além disso, sua mandíbula abre na linha média. Que nervos e divisões são responsáveis por essas ações?
F. P. 3: Quando você pede para ela sorrir e fechar os olhos, o lado direito da face se comporta dentro do esperado, mas o lado esquerdo parece muito fraco. Que nervo é responsável por essas ações?
F. P. 4: Com base nas descobertas motoras, o que você espera ao avaliar a sensação de toque leve de sua face?
F. P. 5: Por que o reflexo da córnea está ausente à esquerda?

olfatória secundária no córtex orbitofrontal para fazer julgamentos de valor e tomar decisões.[2] O giro para-hipocampal lateral integra o cheiro com a memória declarativa (o tipo de memória que pode ser facilmente apresentada de maneira verbal).

O olfato é a única estimulação sensorial que pode chegar ao córtex sem primeiro fazer sinapse no tálamo. O sentido do olfato depende da função do nervo olfatório. As células do nervo olfatório sofrem substituição aproximadamente a cada 30 a 90 dias; no entanto, a substituição declina com a idade, explicando, em parte, por que o sentido do olfato também declina com a idade.[3,4] Grande parte da informação atribuída ao gosto é olfativa porque a informação das papilas gustativas é limitada ao quimiorreceptor para os gostos salgado, doce, azedo, umami (sabor salgado, encontrado nos peixes, carne curada, marisco, cogumelos e tomates maduros) e amargo.

NERVO CRANIANO V: TRIGÊMEO

Categoria	Função
Somatossensorial	Aferentes para informações de tato, proprioceptivas, nociceptivas e de temperatura provenientes da face, 2/3 anteriores da língua, seios da face, dentes e meninges
Motor	Eferentes para os músculos da mastigação e para o músculo tensor do tímpano
Reflexo	Via aferente do reflexo da córnea

Nervo trigêmeo.

O NC V é um nervo misto contendo axônios motores e sensoriais. O *nervo trigêmeo* é assim denominado pelos seus três ramos: oftálmico, maxilar e mandibular (Fig. 19.4A). A *ramificação mandibular* contém axônios motores para os músculos utilizados na mastigação e tensor do tímpano, um músculo da orelha média que ajusta a tensão do tímpano para proteger a orelha interna. Neurônios sensoriais transmitem informações da face e da articulação temporomandibular. Todos os três ramos transmitem sinais somatossensoriais. Os caminhos que transportam informações de toques leves, nociceptivas rápidas e de temperatura provenientes da face são ilustrados na Figura 19.4B.

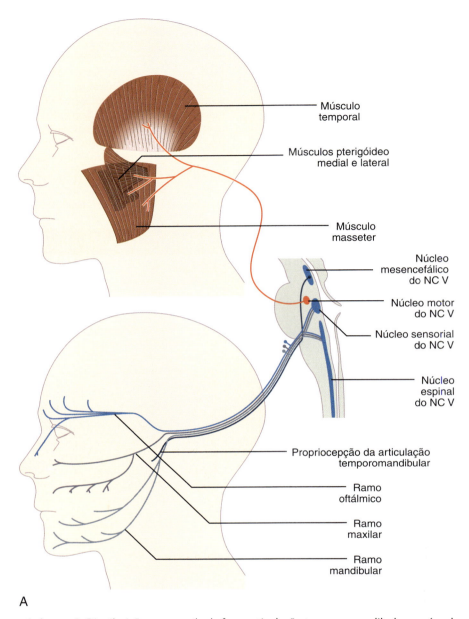

Fig. 19.4 Nervo trigêmeo. **A,** Distribuição para a pele da face, articulação temporomandibular e músculos da mastigação.

Os corpos celulares dos neurônios que transportam informações sensoriais para o *toque leve* são encontrados no gânglio do trigêmeo. Os neurônios de primeira ordem fazem sinapse no *principal núcleo sensorial* da ponte. Neurônios de segunda ordem sofrem decussação e se projetam para o núcleo ventroposteromedial (VPM) do tálamo. Os neurônios de terceira ordem então se projetam para o córtex somatossensorial, onde sinais de toques leves são reconhecidos conscientemente.

A *informação proprioceptiva* dos músculos da mastigação é transmitida ipsilateralmente pelos axônios do NC V para o *núcleo mesencefálico* no mesencéfalo (Fig. 19.4A). Os corpos celulares dos neurônios sensoriais primários são encontrados dentro do mesencéfalo, no núcleo mesencefálico em vez do gânglio do trigêmeo. Esta localização dos corpos celulares sensoriais é atípica porque a localização usual dos corpos celulares dos neurônios primários é o NC ou os gânglios da raiz posterior fora do tronco encefálico ou da medula espinal. Os axônios centrais dos neurônios do trato mesencefálico se projetam para a formação reticular. As vias da formação reticular para a percepção consciente são desconhecidas. Os colaterais dos axônios proprioceptivos se projetam para o cerebelo visando à coordenação motora.

Os corpos celulares dos neurônios nociceptivos (Aδ e C) estão no gânglio do trigêmeo. Os axônios centrais dos neurônios Aδ entram na ponte e depois descem como trato espinal do nervo trigêmeo na medula espinal cervical. Esses neurônios formam sinapses com neurônios de segunda ordem no *núcleo espinal do trigêmeo*. Os axônios dos neurônios de segunda ordem que transmitem informações nociceptivas rápidas sofrem decussação e sobem no lemnisco trigeminal para o núcleo VPM do tálamo. Os neurônios de terceira ordem surgem no núcleo VPM e se projetam para o córtex somatossensorial. A informação nociceptiva lenta viaja na via *trigêmeo-retículo-emocional*. As fibras C do nervo trigêmeo fazem sinapse na formação reticular.

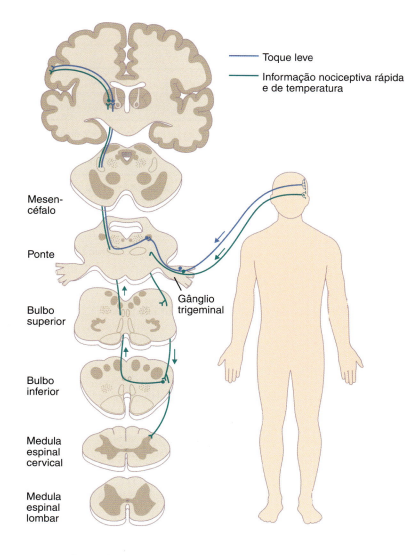

Sensação	Corpo Celular do Neurônio Primário	Primeira Sinapse	Segunda Sinapse	Terminação
Toque Somatosensorial Leve	Gânglio Trigeminal	Núcleo Sensorial Primário	Núcleo Ventral Pósterolateral do Tálamo	Córtex Somatosensorial
Nocicepção Rápida	Gânglio Trigeminal	Núcleo Trigeminal Espinal	Núcleo Ventral Pósterolateral do Tálamo	Córtex Somatosensorial

Fig. 19.4 (Cont.) B, Vias que transmitem informações de toque leve e nociceptivas rápidas da face.

Os neurônios de projeção terminam nos núcleos talâmicos intralaminares. As projeções dos núcleos intralaminares são similares às vias espinoemocionais, com projeções para muitas áreas do córtex.

As ações de reflexo também são mediadas pelo nervo trigêmeo. Os neurônios oftálmicos do nervo trigêmeo fornecem a via aferente do *reflexo da córnea* (*piscar*). Quando a córnea é tocada, a informação é retransmitida para o núcleo trigêmeo espinal através do nervo trigêmeo. A partir do núcleo trigêmeo espinal, os interneurônios transmitem informações bilateralmente para os núcleos dos nervos faciais (NC VII). Os nervos faciais, em seguida, ativam por reflexo os músculos para fechar as pálpebras de ambos os olhos.

> As informações somatossensoriais da face e anterior da orelha são transmitidas pelo nervo trigêmeo (NC V) e distribuídas para os três núcleos do trigêmeo: mesencefálico (propriocepção), sensorial principal (toque leve) e espinal (nocicepção rápida e temperatura). A informação nociceptiva lenta se projeta para a formação reticular. O NC V também inerva os músculos da mastigação, um músculo da orelha média e fornece os aferentes para o reflexo da córnea.

NERVO CRANIANO VII: FACIAL

Categoria	Função
Somatossensorial	Aferentes para a sensação da orelha anterossuperior e do canal auditivo externo
Função motora	Eferentes para os músculos da expressão facial e para o músculo estapédio
Visceral	Aferentes para o paladar a partir dos 2/3 anteriores da língua
Parassimpática	Eferente para as glândulas lacrimais, nasais e todas as glândulas salivares, exceto a glândula salivar parótida
Função reflexa	Via eferente do reflexo da córnea

Nervo facial.

O *nervo facial* (Fig. 19.5) é um nervo misto contendo axônios sensoriais e motores. Neurônios sensoriais transmitem informações de toque, nociceptivas e de pressão da língua, faringe e pele perto do canal auditivo para o núcleo espinal trigêmeo, e informações do paladar provenientes da língua anterior para o núcleo solitário.

O nervo facial inerva os músculos que fecham os olhos, movem os lábios, e produzem expressões faciais. Corpos celulares para os neurônios motores situam-se no núcleo do nervo facial. O controle cortical do núcleo do nervo facial é incomum: os tratos córtico-tronco encefálicos fornecem sinais bilaterais para a parte superior do núcleo do nervo facial. Os neurônios do núcleo facial superior inervam os músculos na face superior. Os tratos córtico-tronco encefálicos fornecem sinais contralaterais para a região inferior do núcleo do nervo facial. Os neurônios do núcleo facial inferior inervam os músculos na face inferior (Fig. 19.6).

O nervo facial fornece a via eferente do reflexo da córnea. O nervo trigêmeo fornece a informação aferente da córnea, e o nervo facial ativa o fechamento da pálpebra. O nervo facial também inerva o músculo estapédio, um músculo que estabiliza o osso do estribo na orelha média para reduzir o impacto de sons altos na orelha interna.

O nervo facial inerva as glândulas salivares, nasal e lacrimal (produtoras de lágrimas). Corpos celulares para os neurônios pré-ganglionares que inervam as glândulas estão situados no núcleo salivar superior no bulbo.

O nervo facial (NC VII) inerva os músculos da expressão facial e a maioria das glândulas na cabeça; ele também transmite informações sensoriais do canal auditivo posterior e do paladar da língua anterior. O NC VII transporta sinais eferentes para o reflexo da córnea (piscar). Os sinais do/para o NC VII são processados em núcleos localizados na ponte, no bulbo e na medula espinal superior. O controle cortical dos músculos na face inferior é bilateral.

NERVO CRANIANO VIII: VESTIBULOCOCLEAR[b]

Categoria	Função
Sensorial especial	Aferentes para o senso de movimento e posição da cabeça; audição
Reflexo	Aferentes para o reflexo vestíbulo-ocular (Cap. 21)

Nervo vestibulococlear.

O NC VIII, *nervo vestibulococlear*, é um nervo sensorial com dois ramos distintos. O ramo vestibular transmite informações sobre a posição da cabeça em relação a gravidade e movimento da cabeça. O ramo coclear transmite informações relacionadas com a audição. Receptores periféricos para estas funções estão localizados na orelha interna, em uma estrutura chamada de *labirinto*, que consiste no aparelho vestibular e na cóclea (Fig. 19.7). O aparelho vestibular e as funções do sistema vestibular são discutidos no Capítulo 22. As estruturas essenciais para o processamento de informações auditivas e do nervo coclear são discutidas em seguida.

Cóclea

A *cóclea* é um órgão em forma de concha de caracol, formado por um tubo espiral cheio de fluidos (Fig. 19.8 A). Uma membrana basilar

---

[b] *A função do nervo vestibular é abordada com profundidade no Capítulo 22*

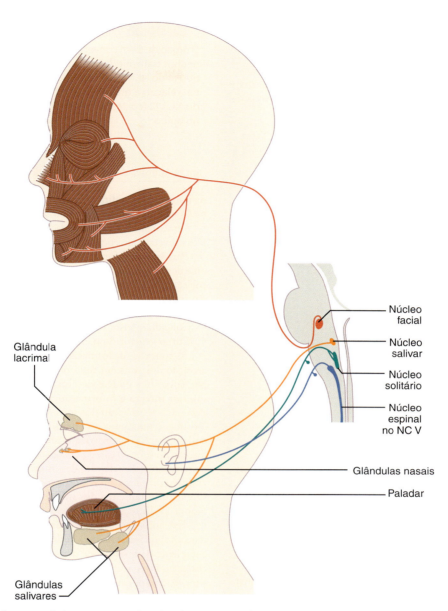

Fig. 19.5 Nervo facial, fornecendo inervação a músculos da expressão facial e maioria das glândulas na cabeça. O nervo facial também transmite informações sensoriais da pele perto do canal auditivo e da língua e faringe.

estende-se quase pelo comprimento total da cóclea, dividindo-a na parte superior e nas câmaras inferiores. A membrana basilar consiste em fibras orientadas na largura da cóclea. A câmara superior (escala vestibular) é dividida por uma membrana que separa o *ducto coclear* do restante da câmara superior. Dentro do ducto coclear, assentado na membrana basilar, está o *órgão de Corti*, o órgão da audição. O órgão de Corti é composto por células receptoras (ciliadas), células de apoio, uma membrana tectorial e os terminais do ramo coclear do NC VIII (Fig. 19.8 B). As partes superiores dos cílios que se projetam das células ciliadas são incorporadas à membrana tectorial sobrejacente.

Convertendo Som para Sinais Neurais

O som é convertido em sinais neurais por uma sequência de ações mecânicas. A membrana timpânica (tímpano), pequenos ossos chamados *ossículos* e uma membrana na abertura da câmara superior da cóclea são conectados em série. Quando ondas sonoras entram na orelha externa, a vibração da membrana timpânica move os *ossículos*. Os ossículos, por sua vez, vibram a membrana na abertura da câmara superior, movendo o fluido contido na câmara superior. Isso move o fluido dentro da cóclea, vibrando a membrana basilar e suas células ciliadas associadas. Como as pontas das células ciliadas estão incorporadas à membrana tectorial, o movimento das células ciliadas dobra os cílios. Isso resulta na excitação das células ciliadas e na estimulação das terminações nervosas cocleares (Fig. 19.9). Os sinais neurais trafegam no nervo coclear para os núcleos cocleares, localizados na junção do bulbo e da ponte.

A forma da membrana basilar é importante na codificação da frequência dos sons. Uma vez que a membrana basilar é mais estreita perto da orelha média e mais larga na extremidade livre, as fibras na extremidade livre da membrana basilar são mais longas que as fibras na extremidade fixa. As fibras mais longas vibram em uma frequência mais baixa que as fibras mais curtas. Um som de baixa frequência (baixo-agudo) fará com que as fibras mais longas na extremidade livre vibrem mais que as fibras na extremidade fixa da membrana. Quando a extremidade livre da membrana basilar vibra, os sinais neurais resultantes são eventualmente percebidos como sons de baixa densidade.

O órgão de Corti converte a energia mecânica do som em sinais neurais transmitidos pelo ramo coclear do NC VIII. O ramo vestibular do NC VIII fornece informações sobre posição da cabeça em relação à gravidade e movimento da cabeça. Os núcleos do NC VIII (coclear e vestibular) estão localizados na ponte e no bulbo.

Função Auditiva dentro do Sistema Nervoso Central

As informações auditivas fazem o seguinte:
- Orientam a cabeça e os olhos em direção aos sons
- Aumentam o nível de atividade em todo o sistema nervoso central
- Fornecem percepção consciente e reconhecimento de sons

Para que as informações auditivas sejam usadas por qualquer uma dessas funções, primeiro os sinais são processados pelos núcleos cocleares. A partir dos núcleos cocleares, as informações auditivas são transmitidas a três estruturas (Fig. 19.10):
- Formação reticular
- Colículo inferior (diretamente e através do olivar superior)
- Corpo geniculado medial

As conexões de formação reticular contribuem para o efeito de ativação dos sons em todo o sistema nervoso central. Por exemplo, sons altos podem despertar uma pessoa do sono. O colículo inferior integra a informação auditiva de ambas as orelhas para detectar a localização dos sons. Quando a informação da posição é transportada para o colículo superior, a atividade neural no colículo superior provoca o movimento dos olhos e da face na direção do som. O *corpo geniculado medial* serve como uma estação de retransmissão talâmica das informações auditivas para o córtex auditivo primário, onde os sons alcançam a percepção consciente. O encaminhamento das informações auditivas é ilustrado na Figura 19.11.

Três áreas corticais são dedicadas ao processamento das informações auditivas. O córtex auditivo primário é o local de percepção consciente da intensidade dos sons. Uma área cortical adjacente, o córtex auditivo secundário, compara sons com memórias de outros sons, e, então, categoriza esses sons como linguagem, música ou ruído. A compreensão da linguagem falada ocorre em outra área cortical, chamada de *área de Wernicke*. Estas áreas corticais são discutidas mais adiante no Capítulo 29.

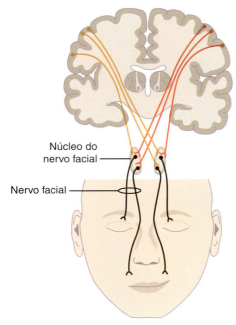

Fig. 19.6 Sinais corticais para o núcleo do nervo facial. Os tratos córtico-tronco encefálicos fornecem sinais bilaterais para a região do núcleo facial que inerva os músculos na face superior. Por exemplo, o córtex motor direito e o esquerdo enviam sinais para o núcleo do nervo facial direito que ativa o nervo facial para fechar o olho direito. Os tratos córtico-tronco encefálicos enviam sinais contralaterais para a região do núcleo facial que inerva os músculos da face inferior. Assim, o córtex motor esquerdo envia sinais para o núcleo do nervo facial direito, e o nervo facial direito sinaliza os músculos que movem o lado direito dos lábios. O córtex motor direito não influencia os movimentos do lado direito dos lábios.

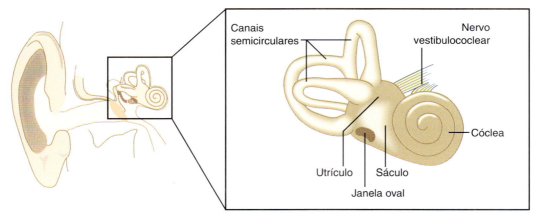

Fig. 19.7 O nervo vestibulococlear e o labirinto da orelha interna.

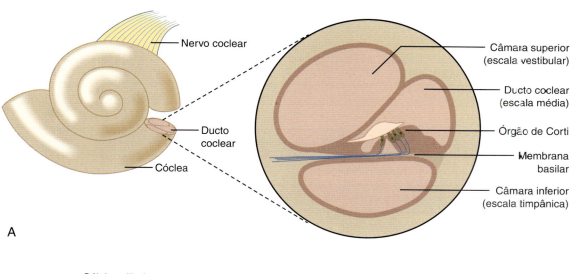

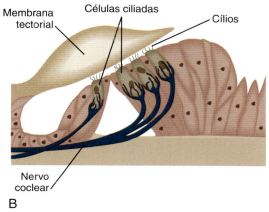

Fig. 19.8 A, Cóclea com uma pequena seção cortada e ampliada para mostrar os espaços cheios de fluido em seu interior e o órgão de Corti. **B,** Órgão de Corti.

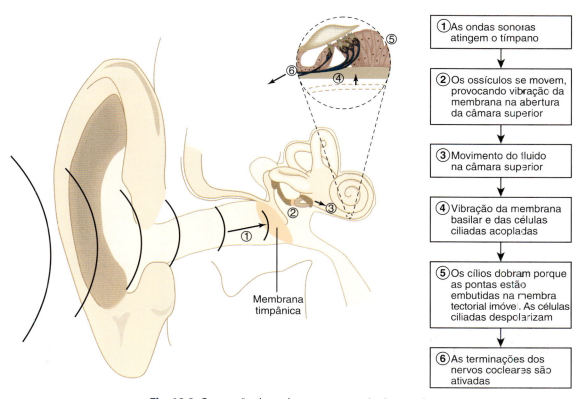

Fig. 19.9 Conversão de ondas sonoras em sinais neurais.

NERVO CRANIANO IX: GLOSSOFARÍNGEO

Categoria	Função
Somatossensorial	Aferentes para a faringe, 1/3 posterior da língua, orelha média e canal auditivo externo
Motor	Eferente para um músculo na faringe
Visceral	Aferentes para o paladar do 1/3 posterior da língua; pressão arterial e informação química da artéria carótida
Parassimpático	Eferente para a glândula parótida
Reflexo	Via aferente dos reflexos de engasgo e deglutição

Nervo glossofaríngeo.

O *nervo glossofaríngeo* é um nervo misto contendo axônios sensoriais, motores e autônomos. Os neurônios sensoriais transmitem sensação somática do palato mole e da faringe e informações dos receptores do paladar na língua posterior (Fig. 19.12). O componente motor inerva o músculo estilofaríngeo e a glândula parótida salivar. Os aferentes autônomos do seio e corpo da carótida transmitem a pressão arterial e sinais químicos da artéria carótida.

Os neurônios sensoriais glossofaríngeos fornecem a via aferente de dois reflexos: o reflexo de engasgo e o reflexo de deglutição. Tocar a faringe com um abaixador de língua estéril ativa o reflexo de engasgo. A informação é transmitida para o núcleo espinal localizado posteriormente no bulbo, depois pelos interneurônios para o núcleo ambíguo localizado lateralmente no bulbo. O NC X (veja a próxima seção) fornece os sinais eferentes, fazendo com que os músculos da faringe contraiam. O reflexo de deglutição, acionado quando o paladar é estimulado, usa as mesmas vias aferentes (NC IX) e eferentes (NC X) do reflexo de engasgo.

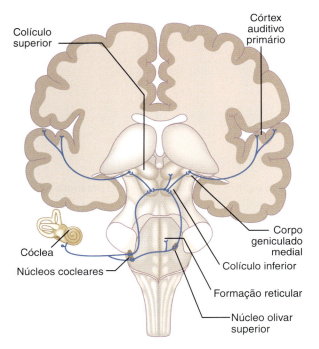

Fig. 19.10 Vias para as informações auditivas da cóclea para os núcleos cocleares, depois para a formação reticular, colículo inferior e geniculado medial. O núcleo olivar superior transmite informações dos núcleos cocleares para o colículo inferior. A informação do corpo geniculado medial se projeta para o córtex auditivo primário.

O nervo glossofaríngeo (NC IX) transmite informação somatossensorial do palato mole e da faringe; esta informação fornece a via aferente dos reflexos de engasgo e deglutição. O NC IX também fornece informações sobre o paladar da língua posterior e inerva o seio e o corpo da carótida, glândula parótida e um músculo faríngeo. Informações no NC IX são processados em núcleos no bulbo e na medula espinal cervical superior.

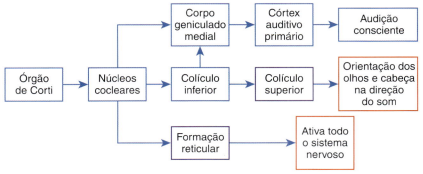

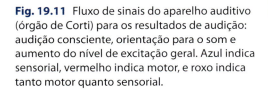

Fig. 19.11 Fluxo de sinais do aparelho auditivo (órgão de Corti) para os resultados de audição: audição consciente, orientação para o som e aumento do nível de excitação geral. Azul indica sensorial, vermelho indica motor, e roxo indica tanto motor quanto sensorial.

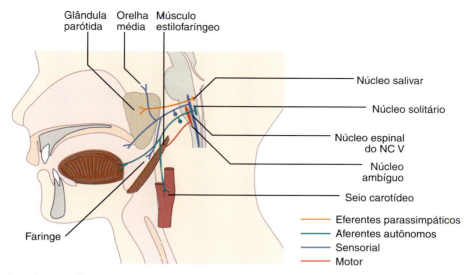

Fig. 19.12 O nervo glossofaríngeo fornece a via aferente dos reflexos de engasgo e deglutição, fornece informações de paladar, inerva uma glândula salivar e transmite informações químicas do corpo carotídeo e informações de pressão do seio carotídeo.

NERVO CRANIANO X: VAGO

Categoria	Função
Somatossensorial	Aferentes da faringe, laringe e pele no centro da orelha externa
Motor	Eferentes para os músculos da faringe e laringe
Visceral	Aferentes da faringe, laringe, tórax e abdome
Parassimpático	Eferentes para os músculos lisos e glândulas na faringe, laringe, tórax e abdome
Reflexo	Via eferente dos reflexos de engasto e deglutição

Nervo vago.

O *nervo vago* é um nervo misto, consistindo em axônios sensoriais, motores e autônomos (Fig. 19.13). Os aferentes somatossensoriais do NC X fornecem informações de toque, propriocepção e nocicepção da faringe, laringe e parte da orelha externa. Os neurônios motores do vago inervam os músculos da faringe e da laringe.

O vago fornece intensa inervação das vísceras torácicas e abdominais. Os axônios vagais autônomos, tanto aferentes quanto eferentes, são distribuídos para a laringe, faringe, traqueia, pulmões, coração, trato gastrointestinal (exceto o intestino grosso), pâncreas, vesícula biliar e fígado. Estas conexões de longo alcance permitem que o vago diminua a frequência cardíaca, realize a constrição dos brônquios, afete a produção da fala e aumente a atividade digestiva.

Os corpos celulares dos neurônios aferentes viscerais estão localizados no núcleo inferior do vago, fora do tronco cerebral. Os corpos celulares dos neurônios eferentes intersimpáticos estão no núcleo ambíguo e no núcleo motor dorsal do vago, ambos no bulbo.

A Figura 19.14 resume a inervação autônoma do NC. A Figura 19.15 resume a inervação da orelha externa. A Figura 19.16 resume os reflexos envolvendo os NCs V, VII, IX e X.

O nervo vago (NC X) inerva a laringe, a faringe e as vísceras torácicas e abdominais. As funções parassimpáticas do NC X incluem redução da frequência cardíaca, constrição dos brônquios e estimulação da digestão. O NC X fornece sinais eferentes para os reflexos de engasgo e deglutição. Os núcleos associados ao NC X estão no bulbo.

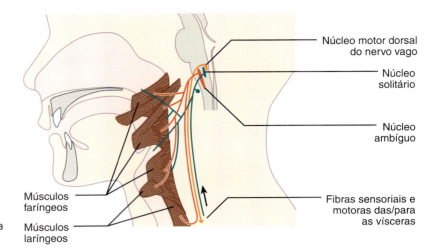

Fig. 19.13 O nervo vago regula a deglutição, a fala e as vísceras torácicas e abdominais.

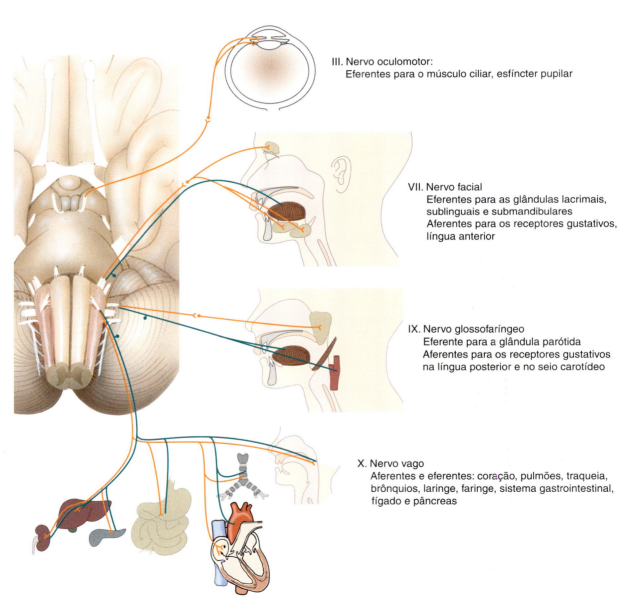

Fig. 19.14 Inervação autônoma de nervo craniano. Somente os nervos cranianos III, VII, IX e X contêm axônios autônomos. Nesta figura, verde indica axônios aferente autônomos e laranja indica axônios eferentes parassimpáticos.

Parte da orelha externa	Inervação
Canal auditivo anterossuperior e anterior	NC V
Centro	NC X, vago
Posteroinferior	Nervo espinal C2
Canal auditivo posterior	NC VII, IX, X
Proeminência anterior para o canal auditivo	NC X e C2

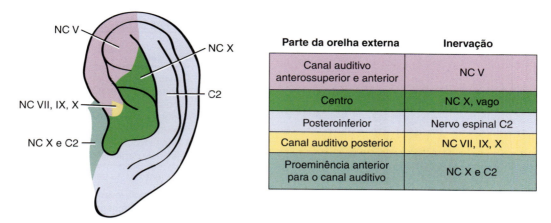

Fig. 19.15 Inervação da orelha externa.

Reflexo	Descrição do reflexo	Via aferente	Via eferente
Córnea	Tocar a córnea provoca o fechamento das pálpebras	Trigêmeo	Facial
Engasgo	Tocar a faringe provoca contração dos músculos faríngeos	Glossofaríngeo	Vago
Deglutição	O alimento tocando a entrada da faringe provoca movimento do palato mole e contração dos músculos faríngeos	Glossofaríngeo	Vago

Fig. 19.16 Reflexos envolvendo os nervos cranianos V, VII, IX, e X.

NERVO CRANIANO XI: ACESSÓRIO

Categoria	Função
Motor	Eferentes para os músculos esternocleidomastóideo e trapézio.

Nervo acessório.

O *nervo acessório* é motor, fornecendo inervação aos músculos trapézio e esternocleidomastóideo. O nervo acessório (Fig. 19.17) origina-se no núcleo acessório espinal na parte superior da medula espinal cervical, sobe pelo forame magno e depois deixa o crânio pelo forame jugular. Os corpos celulares estão no corno ventral nos níveis C1 a C4.

NERVO CRANIANO XII: HIPOGLOSSO

Categoria	Função
Motor	Eferentes para os músculos intrínsecos da língua e três dos quatro músculos extrínsecos da língua.

Nervo hipoglosso.

O *nervo hipoglosso* é motor, fornecendo inervação aos músculos intrínsecos e ipsilaterais da língua (Fig. 19.18). Os corpos celulares estão localizados no núcleo hipoglosso no bulbo. Ambos os circuitos neurais voluntários e reflexos controlam a atividade do nervo hipoglosso.

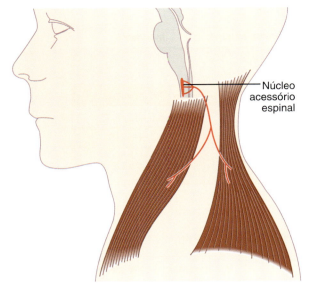

Fig. 19.17 O nervo acessório inerva os músculos esternocleidomastóideo e trapézio.

TABELA 19.1	FASES DA DEGLUTIÇÃO	
Estágio	Descrição	Nervo Craniano
Oral	Alimento na boca, lábios fecham	VII
	Movimentos da mandíbula, bochecha e língua manipulam o alimento	V, VII, XII
	A língua move o alimento para a entrada da faringe	XII
	A laringe fecha	X
	Reflexo de deglutição ativado	IX
Faríngeo/laríngeo	O alimento passa para a faringe	IX
	O palato mole levanta para bloquear a entrada do alimento na cavidade nasal	X
	A epiglote cobre a traqueia para impedir que o alimento entre nos pulmões	X
	A peristalse move o alimento para a entrada do esôfago, o esfíncter abre, o alimento passa para o esôfago	X
Esofágico	A peristalse move o alimento para o estômago	X

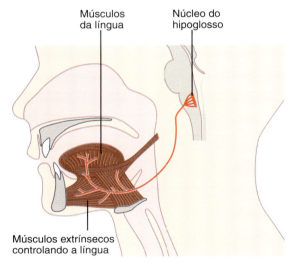

Fig. 19.18 O nervo hipoglosso inerva os músculos da língua.

NERVOS CRANIANOS ENVOLVIDOS NA DEGLUTIÇÃO E FALA

Deglutição

Engolir envolve três estágios: oral, faríngeo/laríngeo e esofágico. A Tabela 19.1 descreve a participação dos NCs em cada fase.

Fala

Falar requer controle cortical, que será discutido no Capítulo 29. No nível do NC, os sons gerados pela laringe (NC X) são articulados pelo palato mole (NC X), pelos lábios (NC VII), pelas mandíbulas (NC V) e pela língua (NC XII).

SISTEMAS QUE CONTROLAM OS NEURÔNIOS MOTORES DO NERVO CRANIANO

Os NCs III a VII e IX a XII contêm neurônios motores. A atividade dos neurônios motores nos NCs é controlada via estimulação descendente das estruturas voluntárias e emocionais do tronco encefálico e do cérebro e, também, via mecanismos reflexos locais.

Controle Descendente dos Nervos Cranianos Motores

De modo similar aos neurônios motores na medula espinal, os eferentes de NC recebem regulação descendente pelos tratos córtico-tronco encefálicos (também chamados de tratos córtico-bulbares) e o sistema emocional. Desse modo, sua atividade pode ser afetada por vias voluntárias, emocionais ou, como foi mencionado para nervos individuais, por vias reflexas. As vias motoras emocionais descendentes estão situadas nos neurônios cingulados, separados dos tratos córtico-tronco encefálicos.[5]

Controle Voluntário dos Neurônios Motores dos Nervos Cranianos: Tratos Córtico-Tronco Encefálicos

Os tratos córtico-tronco encefálicos transmitem sinais motores do córtex cerebral para os núcleos dos NCs no tronco encefálico. Assim, os neurônios com axônios no trato córtico-tronco encefálico servem como neurônios de trato motor para os neurônios motores nos NCs V, VII, IX, X, XI e XII (veja no Cap. 21 o controle cortical de neurônios motores que inervam os músculos oculares). As projeções do trato córtico-tronco encefálico são bilaterais, exceto para os neurônios motores que inervam os músculos da face inferior e, por vezes, para o núcleo hipoglosso. O controle córtico-tronco encefálico dos músculos na face superior é bilateral. O controle córtico-tronco encefálico dos músculos na face inferior é contralateral.

Controle Voluntário *Versus* Emocional dos Neurônios Motores do Nervo Craniano

Um exemplo da dissociação de movimentos controlados emocionais e voluntários é a atividade do nervo facial que produz um sorriso espontâneo — um resultado da inervação emocional e uma expressão da emoção verdadeira — contra um sorriso insincero — produzido voluntariamente e geralmente podendo ser detectado. Expressões faciais associadas a emoções poderosas são difíceis de suprimir voluntariamente, mas as mesmas expressões podem ser difíceis de produzir intencionalmente.

Do mesmo modo, os movimentos oculares podem ser controlados voluntária, reflexiva ou emocionalmente, como é o caso quando os olhos são automaticamente desviados de locais emocionalmente perturbadores. A fala é principalmente voluntária, mas pode ocorrer automaticamente em contextos altamente emocionais. Em alguns casos em que o dano cerebral interfere no discurso voluntário, a capacidade do sistema emocional para produzir palavras carregadas emocionalmente, tais como palavrões, pode ser preservada. Emoções extremas, ativando caminhos emocionais que influenciam a atividade motora, podem interferir na capacidade de comer e falar.

DISTÚRBIOS QUE AFETAM A FUNÇÃO DOS NERVOS CRANIANOS

Nervo Olfatório

As lesões do nervo olfatório podem resultar em uma incapacidade de detectar odores. Como as células do olfato estão precariamente localizadas na placa cribriforme, estas células muitas vezes se desgastam como resultado de lesão cerebral traumática, deixando os pacientes com anosmia, a incapacidade de sentir cheiros. O tabagismo ou o muco nasal excessivo também podem interferir na função do nervo olfatório.

Nervo Trigêmeo

A separação completa de um ramo do nervo trigêmeo resulta na anestesia da área abastecida pelo ramo oftálmico, maxilar ou mandibular. Se a ramificação oftálmica for afetada, a *via aferente* do reflexo de piscar será interrompida, evitando piscar em resposta à estimulação do toque na córnea. Se a ramificação mandibular for completamente cortada, a mandíbula vai se desviar para o lado envolvido quando a boca estiver aberta.

Neuralgia do Trigêmeo

A *neuralgia do trigêmeo* (também conhecida como *tic douloureux*) é uma disfunção do nervo trigêmeo que produz dor severa, aguda, lancinante na distribuição de um ou mais ramos do nervo trigêmeo (Patologia 19.1).[6] A dor é desencadeada por estímulos que normalmente não são nocivos, como comer, falar ou tocar a face. A dor começa e termina abruptamente, dura menos de 2 minutos, e não está associada a perda sensorial. O ramo oftálmico do nervo trigêmeo é raramente afetado,[7] e os pacientes com sintomas oftálmicos devem ser encaminhados para um especialista.

Na maioria dos casos de neuralgia do trigêmeo, a pressão de um vaso sanguíneo no nervo provoca desmielinização local e focos ectópicos que sensibilizam a raiz do nervo trigêmeo e do núcleo do nervo trigêmeo.[8,9] Outras causas comuns incluem trauma, distúrbios temporomandibulares e neuralgia pós-herpética. Quatro por cento das pessoas com neuralgia do trigêmeo têm placas de esclerose múltipla que afetam os axônios proximais dos neurônios sensoriais do trigêmeo entre o gânglio do trigêmeo e o tronco encefálico.[8] Raramente, a neurite viral ou tumores causam neuralgia do trigêmeo. A neuralgia do trigêmeo muitas vezes pode ser tratada eficazmente com medicamentos ou cirurgia.[7]

RACIOCÍNIO CLÍNICO DIAGNÓSTICO 19.2

F. P., Parte II

F. P. 6: Se a paresia facial de F. P. tivesse se desenvolvido rapidamente, como você usaria a piscada e a elevação das pálpebras para determinar se a patologia estava localizada no nervo craniano, ao contrário dos tratos motores córtico-tronco encefálicos? Explique sua resposta.

F. P. 7: Você espera alguma diferença no sorriso dela quando lhe for pedido para sorrir mediante solicitação *versus* gerar um sorriso autêntico quando a sua filha entrar no quarto? Justifique sua resposta.

PATOLOGIA 19.1	NEURALGIA DO TRIGÊMEO (*TIC DOULOUREUX*)
Patologia	Desmielinização, focos ectópicos, sensibilização
Etiologia	Causada mais frequentemente pela compressão do ramo nervoso por um vaso sanguíneo
Velocidade de início	Abrupta
Sinais e sintomas	
Consciência	Normal
Comunicação e memória	Normal
Sensorial	Normal, exceto pelas dores agudas, graves, que duram menos de 2 minutos, normalmente em apenas um ramo da distribuição do nervo trigêmeo e desencadeada geralmente pela mastigação, fala, escovação dos dentes ou barbear
Autônomos	Normais
Motores	Normais
Região afetada	Parte periférica do nervo craniano V; também pode envolver o núcleo espinal do nervo craniano V
Demografia	As mulheres são 1,5 vez mais propensas que os homens a ter neuralgia do trigêmeo; a idade média de início é 55 anos
Incidência	12,6 casos por 100.000 habitantes por ano[6]
Prognóstico	Variável; pode se resolver espontaneamente após alguns surtos, pode recorrer ou pode exigir medicação ou cirurgia para descomprimir o nervo

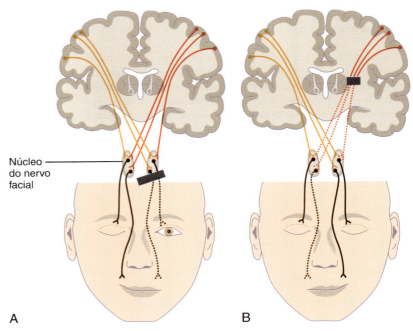

Fig. 19.19 Lesão do neurônio motor *versus* lesão do trato motor (córtico-tronco encefálico) afetando o nervo facial. Em ambos, **A** e **B**, a pessoa foi pedida para fechar os olhos e sorrir. Linhas pontilhadas indicam axônios que, subsequentes às lesões, não transmitem informações. **A,** Com uma lesão do nervo facial, os neurônios motores são interrompidos, evitando o controle dos músculos ipsilaterais da expressão facial. Consequentemente, a pessoa não consegue fechar o olho ou contrair os músculos que movem os lábios à esquerda. **B,** Uma lesão do trato córtico-tronco encefálico impede que a informação do córtex esquerdo alcance os núcleos do nervo facial. Como o córtex contralateral controla os músculos da face inferior, a pessoa é incapaz de sorrir com o lado direito. No entanto, como a face superior é inervada bilateralmente, a pessoa com esta lesão do trato córtico-tronco encefálico consegue fechar os olhos. Além disso, os tratos motores inespecíficos são capazes de produzir um sorriso emocional, pois os neurônios do cíngulo para o núcleo do nervo facial e o nervo facial estão intactos.

Nervo Facial

Uma lesão do nervo facial causa paralisia ou paresia dos músculos ipsilaterais da expressão facial. Isso faz com que um lado da face fique flácida e impeça a pessoa de conseguir fechar completamente o olho ipsilateral. A paralisia facial unilateral pode resultar de uma lesão do núcleo do NC VII ou de uma lesão dos axônios do NC VII.

Lesões do Nervo Facial *versus* Lesões do Trato Córtico-Tronco Encefálico

Uma lesão completa do neurônio motor do nervo facial, NC VII, impede que os comandos alcancem todos os músculos faciais ipsilaterais. O resultado é a paralisia flácida dos músculos da face ipsilateral. Uma pessoa com uma lesão completa do nervo facial é completamente incapaz de contrair os músculos da expressão facial e não consegue fechar o olho ipsilateral (Fig. 19.19A). Em contrapartida, as lesões unilaterais do trato córtico-tronco encefálico interrompem o controle voluntário dos músculos faciais contralaterais na metade inferior da face. Os músculos na metade superior da face são poupados porque as áreas corticais dos hemisférios cerebrais direito e esquerdo têm projeções bilaterais para os neurônios motores que inervam o músculo frontal e os orbiculares dos olhos (Fig. 19.19 B). Assim, uma lesão do trato motor que impede a informação córtico-tronco encefálica do córtex cerebral esquerdo em alcançar os núcleos do nervo facial causa paresia ou paralisia da face inferior direita, mas o controle cerebral dos músculos da face superior é relativamente inalterado. Pessoas com lesões do trato córtico-tronco encefálico que impedem o controle voluntário da face inferior contralateral são capazes de rir e chorar normalmente porque a via envolvida na expressão emocional é separada do trato córtico-tronco encefálico para a mesma atividade.[10] A Tabela 19.2[11] reúne os critérios para distinguir uma lesão do trato motor de uma lesão do nervo facial.

Paralisia de Bell

Se uma lesão envolver os axônios do nervo facial e a causa for desconhecida, o distúrbio é chamado de paralisia de Bell (Patologia 19.2).[12,13]

TABELA 19.2 DISTINÇÃO DAS LESÕES DO TRATO MOTOR E DAS LESÕES DO NERVO FACIAL

Resposta do Paciente	Lesão do Nervo Facial	LESÃO DE TM	
		TMs Voluntários	TMs Emocionais
Quando solicitado a "fechar os olhos"	Um olho não fecha	Os dois olhos fecham completamente	Os dois olhos fecham completamente
Quando solicitado a "sorrir"	Fraqueza afeta um lado da boca	Fraqueza afeta um lado da boca	Sorriso mais simétrico que na resposta a uma situação absurda
Resposta a "E se um cavalo entrasse aqui?"	Mesma quantidade de fraqueza afetando um lado da boca como em resposta a um "sorriso"	Mais simétrico que quando solicitado a sorrir	Mais fraqueza que na resposta quando solicitado a "sorrir"

Localização da lesão: Lesão do nervo fácil afeta o núcleo do nervo facial na ponte ou os axônios do nervo facial; lesão do TM voluntário afeta os neurônios córtico-tronco encefálicos do hemisfério contralateral; as lesões do TM emocional afetam os neurônios cingulados.[10]
TM, Trato motor.

A Figura 19.20 mostra as consequências clínicas de uma lesão de neurônio motor *versus* lesão de trato motor: o contraste entre os movimentos faciais na paralisia de Bell e os movimentos faciais após acidente vascular cerebral. A paralisia de Bell é um diagnóstico de exclusão, permanecendo após outras causas de paralisia facial terem sido excluídas. Outras causas de paralisia do nervo facial incluem

PATOLOGIA 19.2 PARALISIA DE BELL

Patologia	Paralisia dos músculos inervados pelo nervo facial (NC VII) em um lado da face, incluindo os músculos orbicular do olho e frontal.
Etiologia	Infecção viral ou distúrbio imune causando inchaço do nervo facial dentro do osso temporal, resultando em compressão e isquemia do nervo.
Velocidade de início	Aguda.
Sinais e sintomas	
Consciência	Normal.
Comunicação e memória	Normal.
Sensorial	A sensação somática é normal, embora as pessoas possam relatar dormência; a dormência é causada pela falta de *feedback* proprioceptivo dos músculos paréticos/paralisados. A sensação de agulhada e de toque leve são normais (pele facial inervada pelo NC V). Em alguns casos, a audição é mais alta na orelha afetada por causa da perda de sinais do NC VII para o músculo estapédio, que amortece os movimentos de um dos ossículos na orelha interna. Em alguns casos, ocorre dor na orelha ou na região posterior, muitas vezes antes do desenvolvimento de paresia/paralisia. A sensação somática pode ser comprometida no canal auditivo externo posterior.
Autônomos	Nos casos graves, a salivação e a produção de lágrimas podem ser afetadas. Perda de sensação de paladar dos dois terços anteriores da língua.
Motores	Paresia ou paralisia de toda hemiface, incluindo os músculos frontal e orbicular do olho. Nos casos graves, o olho ipsilateral não consegue fechar e as pálpebras devem ser presas com fita ou suturadas fechadas, ou o olho deve ser coberto por um curativo oftálmico. A paralisia é completa em 45% dos casos.[12]
Região afetada	Parte periférica do nervo craniano VII.
Demografia Incidência	Homens e mulheres afetados igualmente; normalmente afeta os idosos. 20 a 25 casos por 100.000 habitantes por ano.[12]
Prognóstico	Oitenta por cento recuperam o controle neural dos músculos faciais dentro de 2 meses; a recuperação depende da gravidade dos danos, que podem ser avaliados pela velocidade da condução do nervo e eletromiografia; a paresia normalmente é seguida por recuperação completa; o resultado após a paralisia completa varia de recuperação completa até paralisia permanente. Em alguns casos, reinervações anormais do músculo facial causam sincinesia — movimentos involuntários que acompanham movimentos voluntários; um exemplo é o fechamento do olho sempre que a pessoa sorri. A sincinesia é tratada com estratégias cognitivas e, se for grave, com toxina botulínica. O tratamento precoce com corticosteroides para reduzir a inflamação do NC VII reduz a incidência de maus resultados e a incidência de sincinesia.[13]

NC, Nervo craniano.

trauma, doença de Lyme (uma infecção bacteriana transmitida por carrapatos), esclerose múltipla, cisto na orelha média, tumor e síndrome de Ramsay Hunt (ver próxima seção). Trinta e dois por cento das pessoas com paresia unilateral do nervo facial têm uma causa identificável, portanto, não têm paralisia de Bell.[14]

Síndrome de Ramsay Hunt

Os nervos faciais e vestibulococlear são ambos afetados na *síndrome de Ramsay Hunt*. A síndrome, causada por infecção de varicela-zóster (herpes-zóster), geralmente consiste em paralisia facial aguda acompanhada de dor na orelha e bolhas na orelha externa. Em alguns casos, bolhas na boca e problemas com equilíbrio, estabilidade do olhar, vertigem, audição e raramente *zumbido* (a percepção de zumbido ou sons de assobio na ausência de sons externos) também podem ocorrer. O controle muscular facial se recupera totalmente nos casos leves a moderados, mas permanece prejudicado 6 meses após o início nos casos graves. Quando é fornecido o tratamento precoce com corticosteroides e medicamentos antivirais, a recuperação motora e vestibular é boa, mas a audição tende a não se recuperar.[15]

Distúrbios do Nervo Vestibulococlear e do Sistema Auditivo

A surdez geralmente resulta de distúrbios que afetam as estruturas periféricas do sistema auditivo: a cóclea, o órgão de Corti dentro da cóclea ou o ramo coclear do nervo vestibulococlear. A perda de audição em uma orelha interfere na capacidade de localizar sons, porque normalmente o tempo de entrada de cada orelha é comparado para localizar os sons no espaço. A surdez causada por distúrbios periféricos pode ser classificada como condutiva ou neurossensorial.

A *surdez condutiva* ocorre quando a transmissão de vibrações é impedida na orelha externa ou na média. Causas comuns de surdez condutiva são cera excessiva no canal auditivo externo e otite média (inflamação na orelha média). Na otite média, o movimento dos ossículos é restringido por fluido espesso na orelha média.

A *surdez neurossensorial*, devido ao dano às células receptoras ou ao nervo coclear, é menos comum que a surdez condutiva. As causas usuais incluem trauma acústico (exposição prolongada a ruídos altos), fármacos ototóxicos, doença de Ménière (veja uma discussão sobre distúrbios vestibulares no Cap. 22) e neuroma do acústico. Fármacos ototóxicos envenenam as estruturas auditivas, danificando o NC VIII e/ou os órgãos auditivos e vestibulares. Um

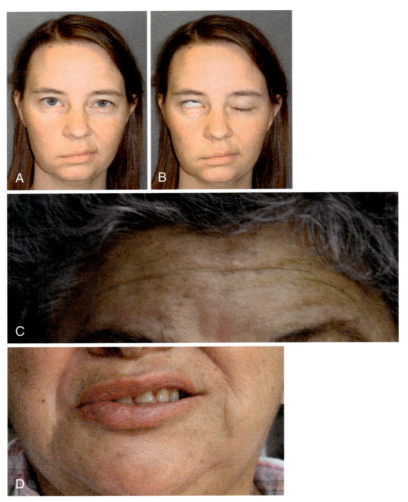

Fig. 19.20 Efeito da paralisia de Bell *versus* paralisia facial em curso. **A** e **B,** paralisia de Bell dos músculos inervados pelo nervo facial que afeta o lado direito da face. **A,** O espaço vertical entre as pálpebras é mais largo no lado direito, e o lado direito da boca se inclina. **B,** O paciente está tentando fechar os olhos. Note o desvio da comissura labial para o lado não afetado e a incapacidade para fechar a pálpebra direita. O movimento ascendente do olho direito é um movimento normal ao fechar os olhos que normalmente é obscurecido pelo fechamento da pálpebra. **C-D,** Paralisia facial após acidente vascular encefálico. **C,** O controle voluntário do músculo frontal está intacto bilateralmente. **D,** O lado direito da boca não se move quando o paciente sorri.
(***A-B*** modificadas de Tan ST, Staiano JJ, Itinteang T, et al: Gold weight implantation and lateral tarsorrhaphy for upper eyelid paralysis, J Craniomaxillofac Surg 41(3):e49- e53, 2013. https://doi.org/10.1016/j.jcms.2012.07.015. **C-D** cortesia de Dr. Denise Goodwin.)

neuroma do acústico é um tumor benigno das células de mielina que cercam o NC VIII dentro do crânio (Fig. 19.21). O neuroma do acústico causa perda lenta, progressiva e unilateral de audição. Zumbido e problemas com equilíbrio ocorrem com frequência. À medida que o neuroma do acústico cresce, outros NCs são comprimidos, produzindo paralisia facial (NC VII) e diminuição da sensação da face (NC V). Tumores muito grandes podem interferir nas funções dos NCs V a X. Os tumores acústicos geralmente são removidos cirurgicamente.

Zumbido na forma de sons infrequentes, suaves, agudos e com duração de poucos segundos a minutos é normal, particularmente em ambientes silenciosos. O zumbido pode ser causado por medicamentos (na maioria das vezes aspirina), estimulação dos receptores na orelha ou sensibilização central após desaferentação. Contração dos músculos (na tuba auditiva, na orelha média, no palato ou na faringe) ou turbulência em estruturas vasculares perto da orelha podem estimular os receptores na orelha, produzindo zumbido. O zumbido central é causado pela sensibilização do córtex cerebral auditivo, similar à dor de membro fantasma.[16] A ilusão auditiva pode causar angústia psicológica significativa e interferir no sono. Os tratamentos de zumbido que podem ser eficazes incluem sons de mascaramento fornecidos por um aparelho auditivo, medicação, técnicas de habituação e estimulação magnética transcraniana no sistema auditivo central.[17]

Distúrbios dentro do sistema nervoso central raramente causam surdez, porque a informação auditiva se projeta bilateralmente no tronco cerebral e no cérebro. Assim, pequenas lesões no tronco cerebral normalmente não interferem na capacidade de ouvir. No córtex cerebral, cada córtex auditivo primário recebe informações auditivas de ambas as orelhas, de modo que a audição permanece razoavelmente normal quando um córtex auditivo primário é danificado. Se o córtex auditivo primário for destruído de um lado, a única perda é

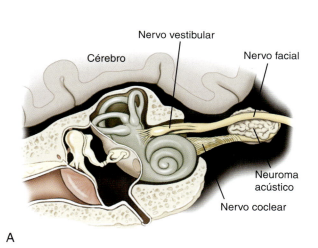
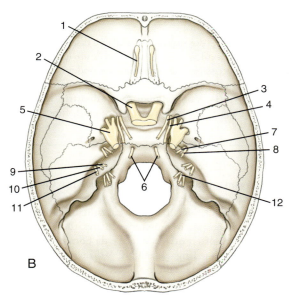

Fig. 19.21 Neuroma acústico. A, Este tumor benigno, também chamado de Schwannoma, surge das células de Schwann no nervo coclear ou vestibular. Neste caso, o tumor surge no nervo coclear e é grande o suficiente para comprimir os nervos coclear, vestibular e facial. **B,** A proximidade dos nervos cranianos V e VII e do nervo craniano VIII torna-os vulneráveis à compressão do neuroma acústico.

a capacidade de identificar conscientemente a localização dos sons, porque a localização consciente do som é realizada comparando o intervalo de tempo entre as informações auditivas que alcançam o córtex em um lado *versus* o tempo necessário para as informações auditivas chegarem ao córtex oposto.

Uma lesão completa do ramo coclear do NC VIII causa surdez unilateral. As disfunções vestibulares são discutidas no Capítulo 22.

Nervo Glossofaríngeo

Uma lesão completa do NC IX interrompe a via aferente tanto do reflexo de engasgo quanto do reflexo de deglutição (o NC X fornece a via eferente para ambos os reflexos). A salivação também é diminuída.

Nervo Vago

Uma lesão completa do nervo vago resulta em dificuldade em falar e engolir, má digestão causada por diminuição das enzimas digestivas e menos peristaltismo, elevação assimétrica do paladar, rouquidão e perda dos reflexos de engasgo e deglutição.

Nervo Acessório

Uma lesão completa do nervo acessório provoca paralisia flácida dos músculos ipsilaterais esternocleidomastóideo e trapézio. Lesões do trato motor, por outro lado, causam paresia, em vez de paralisia, porque a inervação cortical é bilateral e os músculos tornam-se hipertônicos em vez de hipotônicos.

Nervo Hipoglosso

Uma lesão completa do nervo hipoglosso causa atrofia da língua ipsilateral. Quando uma pessoa com esta lesão é pedida para colocar a língua de fora, a língua se projeta para o lado com o nervo lesionado,

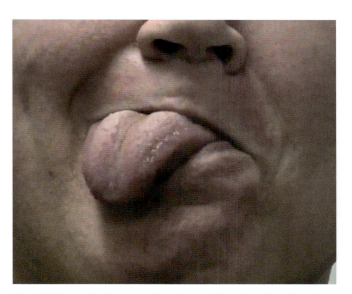

Fig. 19.22 Lesão do nervo hipoglosso. Quando o impulso é para a frente, a língua se desvia em direção ao lado paralisado porque um músculo da língua (o genioglosso) está desnervado. *(Cortesia de Dr. Denise Goodwin.)*

em vez de na linha média (Fig. 19.22). Problemas com o controle da língua resultam em dificuldade em falar e engolir.

Disfagia

Dificuldade para engolir é *disfagia*. Aspiração frequente, asfixia, falta de consciência do alimento em um lado da boca ou comida saindo pelo nariz podem indicar disfunção do NC V, VII, IX, X ou XII. As lesões do trato motor também podem causar disfunções de deglutição.

Disartria

O controle deficiente dos músculos da fala é a disartria. Na disartria, apenas o discurso vocal, ou seja, a produção de atividade motora para os sons, é afetada. As pessoas com disartria podem compreender a língua falada e podem escrever e ler. O envolvimento do neurônio motor do NC V, VII, X ou XII pode causar disartria. Disartria também pode resultar de lesões do trato motor ou disfunção muscular.

RESUMO

Os NCs inervam a cabeça, o pescoço e as vísceras. Os NCs I e II fazem parte do sistema nervoso central e transmitem informações olfativas e visuais. Os NCs III a XII continuam na periferia. Os NCs III, IV e VI inervam os músculos oculares. O NC V transmite informações somatossensoriais da face e da boca e sinais motores para os músculos da mastigação. O NC VII inerva os músculos de expressão facial, glândulas salivares e receptores de paladar. O NC VIII transmite informações auditivas e vestibulares. Os últimos quatro NCs inervam a boca, o pescoço e as vísceras. O NC IX transporta informações da língua e da laringe. O NC X transmite informações somatossensoriais da parte externa da orelha e da faringe e da laringe; é motor para o paladar, a faringe, a laringe e o coração; e é tanto aferente quanto eferente para as vísceras torácicas e abdominais e para as glândulas do trato digestório. O NC XI é motor para os músculos esternocleidomastóideo e trapézio. O NC XII é motor para a língua.

RACIOCÍNIO CLÍNICO DIAGNÓSTICO AVANÇADO

RACIOCÍNIO CLÍNICO DIAGNÓSTICO 19.3

F. P., Parte III

F. P. 8: Consulte o atlas para explicar como o neuroma acústico causaria dormência facial ipsilateral.

F. P. 9: Consulte a seção sobre NC VIII no Capítulo 3 e descreva os achados previstos bilateralmente no teste de Rinne e no teste de Weber.

— Cathy Peterson

NOTAS CLÍNICAS

Caso 1

M. R., um eletricista de 56 anos de idade, acordou sem conseguir mexer o lado esquerdo da face. Os resultados do seu exame neurológico foram normais, incluindo a sensação facial e o controle dos músculos da mastigação e da língua, exceto quanto ao:
- Caimento do lado esquerdo da face.
- Total falta de movimento dos músculos da expressão facial à esquerda. Exemplos incluem a incapacidade de M. R. para sorrir voluntariamente, franzir os lábios ou levantar a sobrancelha no lado esquerdo. Expressões faciais emocionais também estavam ausentes; quando ele sorriu com o lado direito dos lábios, a metade esquerda de seus lábios não se moveu.
- Incapacidade para fechar o seu olho esquerdo.

Questão
1. Qual é a localização mais provável da lesão?

Caso 2

P. F., uma contadora de 52 anos de idade, foi encaminhada para a fisioterapia, dada a paralisia de Bell. Ela apresentava paralisia facial direita, dor no lado direito da face e aumento da sonoridade do som na orelha direita. O início da paralisia foi gradual, piorando progressivamente durante 3 semanas. A dor começou depois da paralisia. No momento do encaminhamento, a paralisia já tinha se manifestado havia 5 meses. Os resultados do exame neurológico foram normais, com exceção dos seguintes:
- Incapacidade de sentir toque ou picada na divisão mandibular do NC V direito (região do queixo e da mandíbula inferior)
- Nenhuma contração dos músculos masseter direito e temporal quando solicitada a cerrar os dentes
- Paralisia completa dos músculos da expressão facial à direita; incapacidade de fechar o olho direito

Questão
1. Qual é a localização mais provável da lesão?

 Veja a lista completa das referências em www.evolution.com.br.

20 Região do Tronco Encefálico

Laurie Lundy-Ekman, PhD, PT

Objetivos do Capítulo

1. Descrever onde cada um dos nervos cranianos (NCs) III a XII se liga ao tronco encefálico.
2. Listar as estruturas dentro de cada uma das três seções longitudinais do tronco encefálico.
3. Identificar as três funções da formação reticular.
4. Listar os quatro principais núcleos reticulares e suas funções.
5. Descrever as localizações e/ou decussações das vias verticais no bulbo inferior.
6. Listar as quatro funções primárias do bulbo.
7. Descrever a localização e função do fascículo longitudinal medial.
8. Descrever o conteúdo das seções basilar (anterior) e tegmentar (posterior) da ponte.
9. Descrever a localização do mesencéfalo.
10. Listar o conteúdo do pedúnculo basilar, tegmento e teto do mesencéfalo.
11. Descrever a localização e função da substância cinzenta periaquedutal.
12. Listar e definir a regra dos quatro da disfunção da região do tronco encefálico.
13. Descrever os sinais associados a um AVC no bulbo lateral.

Sumário do Capítulo

Anatomia do Tronco Encefálico
    Tratos Verticais no Tronco Encefálico
    Seções Longitudinais no Tronco Encefálico
Formação Reticular
**Núcleos Reticulares e seus Neurotransmissores/
    Neuromoduladores**
    Área Tegmentar Ventral: Dopamina
    Núcleo Pedunculopontino: Acetilcolina
    Núcleos da Rafe: Serotonina
    Lócus Cerúleo e Zona Reticular Medial: Norepinefrina
    Regulação da Consciência pelo Sistema de
        Ativação Reticular Ascendente
Bulbo
    Anatomia Externa do Bulbo
    Bulbo Inferior
    Bulbo Superior
    Funções do Bulbo
Ponte
Mesencéfalo
    Pedúnculos Basilares

    Tegmento Mesencefálico
    Teto Mesencefálico
Cerebelo
**Suprimento Arterial para o Tronco Encefálico
    e Cerebelo**
**Regra dos Quatro do Tronco Encefálico: Método
    para Memorizar a Anatomia e o Suprimento
    Arterial do Tronco Encefálico**
Distúrbios na Região do Tronco Encefálico
    Sinais do Trato Vertical
        Lesões do Trato Córtico-tronco Encefálico
    Sinais Contralaterais e Ipsilaterais
    Distúrbios das Funções Vitais
    Quatro D da Disfunção da Região do Tronco
        Encefálico
    Distúrbios de Consciência
    Tumores na Região do Tronco Encefálico
    Isquemia da Região do Tronco Encefálico
Resumo
Raciocínio Clínico Diagnóstico Avançado

O tronco encefálico é superior à medula espinal e inferior ao cérebro, com o cerebelo anexado posteriormente. De inferior a superior, as partes do tronco encefálico são o bulbo, a ponte e o mesencéfalo. A conexão dos nervos cranianos (NCs) com o tronco encefálico segue uma regra 2-4-3: dois NCs (III e IV) conectam-se com o mesencéfalo, quatro NCs (V a VIII) conectam-se com a ponte e os três NCs (IX, X e XII) restantes conectam-se com o bulbo (Fig. 20.1C). O NC XI se conecta com a medula espinal cervical.

ANATOMIA DO TRONCO ENCEFÁLICO

Tratos Verticais no Tronco Encefálico

Os tratos sensorial, autônomo e motor vertical percorrem o tronco encefálico, assim como na medula espinal. Os tratos sensoriais que transmitem informações da medula espinal para o cérebro e os tratos motores que transmitem sinais do córtex para o tronco encefálico e a medula espinal foram discutidos nos Capítulos 9, 11 e 14. Alguns desses tratos continuam pelo tronco encefálico sem alterações. Nesses tratos, o tronco encefálico age como um canal. Outros tratos verticais saem do tronco encefálico ou fazem sinapse nos núcleos do tronco encefálico. Um trato, o lemnisco trigeminal, sobe até o tálamo a partir do núcleo sensorial principal e do núcleo espinal do nervo trigêmeo. O lemnisco trigeminal transmite informação nociceptiva rápida, de temperatura e de tato da face. As modificações dos tratos verticais no tronco encefálico são resumidas na Tabela 20.1 e ilustradas na Figura 20.2

Os tratos motores que se originam no tronco encefálico e se projetam para a medula espinal são o rubrospinal, reticulospinal, vestibulospinal medial e lateral, ceruleospinal e rafespinal. As origens e funções desses tratos são discutidas no Capítulo 14.

Seções Longitudinais do Tronco Encefálico

O tronco encefálico é dividido longitudinalmente em duas seções: a seção basilar e o tegmento. Por todo o tronco encefálico, a seção basilar está situada anteriormente e contém predominantemente estruturas do sistema motor:

- Axônios descendentes do córtex cerebral: tratos corticospinal, córtico-tronco encefálico, corticopontino e corticorreticular.
- Núcleos motores: substância negra, núcleos pontinos e oliva inferior
- Axônios pontocerebelares

O tegmento, situado posteriormente, inclui:

- A formação reticular, que ajusta o nível geral de atividade por todo o sistema nervoso
- Núcleos sensoriais e tratos sensoriais ascendentes
- Núcleos dos NCs (discutidos mais adiante neste capítulo)
- O fascículo longitudinal medial, um trato que coordena os movimentos dos olhos e da cabeça

Além das seções basilar e tegmentar, o mesencéfalo tem uma seção longitudinal, posterior ao tegmento, chamada *teto*. O teto inclui estruturas envolvidas no controle reflexo dos músculos oculares intrínsecos e extrínsecos e nos movimentos da cabeça:

- Área pré-tectal
- Colículos superior e inferior

As estruturas precedentes são discutidas no contexto de sua localização no bulbo, ponte ou mesencéfalo. Como a formação reticular se estende verticalmente por todo o tronco encefálico, esta é discutida em seguida.

As seções longitudinais do tronco encefálico são a basilar, o tegmento e, no mesencéfalo, o teto. A seção basilar é principalmente motora. O tegmento está envolvido no ajuste do nível geral de atividade neural, integração da informação sensorial e funções de nervos cranianos. O teto regula os reflexos oculares e os movimentos reflexos da cabeça.

FORMAÇÃO RETICULAR

A formação reticular é uma rede neural complexa que inclui os núcleos reticulares, suas conexões e as vias reticulares ascendente e descendente (Fig. 20.3). A formação reticular faz o seguinte:

TABELA 20.1	TRATOS VERTICAIS NO TRONCO ENCEFÁLICO	
	Trato Vertical	**Modificação do Trato no Tronco Encefálico**
Tratos sensoriais (ascendentes)	Espinotalâmico	Não modificado (trato passa pelo tronco encefálico sem alteração)
	Coluna dorsal	Axônios fazem sinapse no núcleo grácil ou cuneiforme; neurônios de segunda ordem atravessam a linha média, formando o lemnisco medial
	Espinocerebelar	Os axônios saem do tronco encefálico via pedúnculos cerebelares inferior e superior, entrando no cerebelo
	Lemnisco trigeminal	Corpos células dos neurônios de segunda ordem estão no núcleo sensorial principal e no núcleo espinal do nervo trigêmeo e atravessam a linha média
Tratos autônomos (descendentes)	Simpático	Trato não modificado (passa pelo tronco encefálico sem alteração)
	Parassimpático	Os axônios fazem sinapse com os núcleos parassimpáticos do tronco encefálico ou continuam pelo tronco encefálico e pela medula, indo até o nível do sacro da medula espinal
Tratos motores (descendentes)	Corticospinal	Não modificado (trato passa pelo tronco encefálico sem alteração)
	Córtico-tronco encefálico	Axônios fazem sinapse com os núcleos dos nervos cranianos no tronco encefálico
	Corticopontino	Axônios fazem sinapse com os núcleos na ponte
	Corticorreticular	Axônios fazem sinapse com a formação reticular

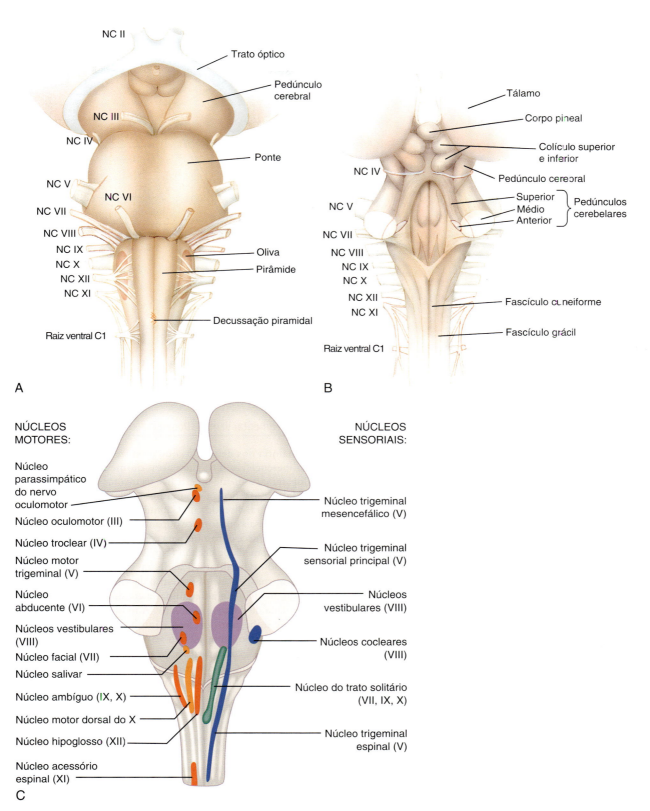

Fig. 20.1 Anatomia do tronco encefálico. Vistas **(A)** anterior e **(B)** posterior do tronco encefálico. **C,** Vista posterior dos núcleos dos nervos cranianos dentro do tronco encefálico. No lado esquerdo, os núcleos motores são indicados em vermelho e os núcleos eferentes parassimpáticos em laranja. No lado direito, os núcleos sensoriais são indicados em azul e o núcleo anatômico que recebe informações aferentes é verde. Nos dois lados, os núcleos vestibulares são roxos.

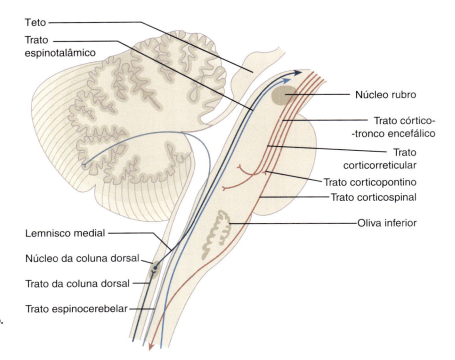

Fig. 20.2 Tratos verticais no tronco encefálico. Para simplificar, os tratos autônomos foram omitidos.

- Integra informações sensoriais e corticais
- Regula a atividade motora somática, função autônoma e consciência
- Modula a informação nociceptiva

NÚCLEOS RETICULARES E SEUS NEUROTRANSMISSORES/NEUROMODULADORES

Os núcleos reticulares regulam a atividade por todo o sistema nervoso central. Os neurônios em cada núcleo produzem um neurotransmissor/neuromodulador diferente. As substâncias químicas liberadas pelos núcleos reticulares são todas de ação lenta ou neuromoduladoras, embora a mesma substância química possa ser de ação rápida em outros subsistemas neurais. Por exemplo, a acetilcolina (ACh) liberada por um núcleo reticular é de ação lenta, e a ACh liberada no sistema nervoso periférico é de ação rápida.[1] Os neurotransmissores de ação lenta alteram a liberação dos neurotransmissores de ação rápida ou a resposta dos receptores aos neurotransmissores de ação rápida. A ação lenta é alcançada pela abertura indireta dos canais iônicos ou ativando uma cascata de eventos intracelulares (Cap. 6). Esses neuromoduladores e neurotransmissores de ação lenta influenciam acentuadamente a atividade em outras partes do tronco encefálico e no cérebro e cerebelo. Vários também influenciam a atividade neural na medula espinal.

Embora os núcleos reticulares sejam confinados a pequenas regiões no tronco encefálico, seus axônios se projetam para áreas espalhadas do cérebro e, em alguns casos, para a medula espinal. Os principais núcleos reticulares são:
- Área tegmentar ventral
- Núcleo pedunculopontino
- Núcleos da rafe
- Lócus cerúleo e a área reticular medial

Área Tegmentar Ventral: Dopamina

A maioria dos neurônios que produzem dopamina está situada no mesencéfalo. Das duas áreas do mesencéfalo que produzem dopamina, somente uma, a área tegmentar ventral (ATV), faz parte da formação reticular. A outra área produtora de dopamina é a substância negra, discutida no Capítulo 16 como parte do circuito dos núcleos basais que fornece dopamina para o caudado e o putâmen. A ATV fornece dopamina para áreas cerebrais importantes na motivação e tomada de decisão (Fig. 20.4A). A ativação da ATV afeta o estriado ventral, provocando um comportamento de busca por recompensa.[2] O efeito poderoso da atividade da ATV é demonstrado no vício em anfetaminas e cocaína. As duas drogas ativam o sistema de dopamina da ATV. A morfina é formadora de hábito porque inibe as estimulações inibitórias, aumentando, assim, a liberação de dopamina. Criou-se a hipótese de que a atividade excessiva da ATV explica certos aspectos da esquizofrenia, pois as drogas que bloqueiam determinado tipo de receptor de dopamina (D2) têm efeitos antipsicóticos.[3] A esquizofrenia é um transtorno dos processos de percepção e pensamento caracterizado pela retirada do mundo exterior.

Núcleo Pedunculopontino: Acetilcolina

O núcleo pedunculopontino (NPP) fica no mesencéfalo caudal (Fig. 20.4B). Axônios ascendentes do NPP se projetam para a parte inferior do córtex cerebral frontal e dos núcleos intralaminares do tálamo. O NPP influencia o movimento via conexões com:[4,5]
- Globo pálido e núcleo subtalâmico
- Sistema emocional
- Áreas reticulares que originam os tratos reticulospinais

Em gatos que têm uma lesão separando o tronco encefálico do cérebro, a estimulação elétrica do NPP pode induzir a caminhada,

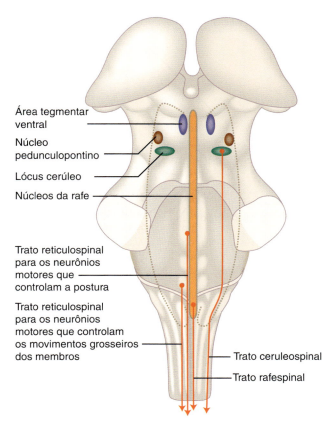

Fig. 20.3 Formação reticular: núcleos e tratos reticulares. As linhas pontilhadas indicam o tamanho da formação reticular. Os núcleos reticulares incluem a área tegmentar ventral, o núcleo pedunculopontino, o lócus cerúleo e os núcleos da rafe. Quatro tratos motores surgem na formação reticular: dois tratos reticulospinais, um trato ceruleospinal e um trato rafespinal (*tratos exibidos em vermelho*). Projeções ascendentes dos núcleos reticulares são ilustradas na Figura 20.5.

apesar da falta de conexão cerebral com a medula espinal. Nas pessoas com doença de Parkinson, a perda de neurônios pedunculopontinos explica a persistência dos sinais que não respondem às medicações de reposição da dopamina. Os sinais que não respondem às medicações de reposição da dopamina incluem: dificuldade com a iniciação da marcha, instabilidade postural e problemas de sono.[5] A estimulação cerebral profunda do NPP ou das regiões adjacentes melhora a marcha e a postura na doença de Parkinson.[4]

Núcleos da Rafe: Serotonina

A maioria das células que produzem serotonina é encontrada ao longo da linha média do tronco encefálico, nos núcleos da rafe (Fig. 20.4C). Os axônios os núcleos da rafe do mesencéfalo se projetam por todo o cérebro. Os níveis de serotonina têm efeitos profundos no humor. O antidepressivo fluoxetina (Prozac®) prolonga a disponibilidade da serotonina ao inibir a recaptação deste hormônio.[6]

Os núcleos da rafe pontina modulam a atividade neural em todo o tronco encefálico e no cerebelo. Os núcleos da rafe medular enviam axônios para a medula espinal para modular a atividade sensorial, autônoma e motora.[7] Alguns núcleos da rafe medular fazem parte da via neuronal de ação rápida para inibição nociceptiva descendente (Fig. 11.17A). A informação nociceptiva ascendente estimula a substância cinzenta periaquedutal e os núcleos da rafe medular. Em resposta, os axônios dos núcleos da rafe medular liberam serotonina nos interneurônios no corno dorsal que inibem a transmissão da informação nociceptiva (Cap. 11). As terminações rafespinais no corno lateral influenciam o sistema cardiovascular. As terminações rafespinais no corno anterior fornecem ativação inespecífica dos interneurônios e neurônios motores (Cap. 14).

Lócus Cerúleo e Zona Reticular Medial: Norepinefrina

O lócus cerúleo e a zona reticular medial são fontes da maior parte da norepinefrina no sistema nervoso central (Fig. 20.4D). Os axônios do lócus cerúleo se projetam por todo o cérebro e a medula espinal. O lócus cerúleo é mais ativo quando uma pessoa está atenta, e inativo durante o sono. A atividade dos axônios ascendentes do lócus cerúleo fornece a capacidade para direcionar a atenção.[8] Os axônios descendentes do lócus cerúleo formam o trato ceruleospinal, fornecendo a ativação inespecífica dos interneurônios e dos neurônios motores na medula espinal. As terminações ceruleospinais no corno dorsal fornecem inibição direta dos neurônios espinotalâmicos que transmitem informação nociceptiva.

A zona reticular medial produz norepinefrina e epinefrina, ela regula as funções autônomas — respiratórias, viscerais e cardiovasculares — através de projeções para o hipotálamo, núcleos tronco encefálicos e corno lateral da medula espinal.

>
> Os níveis de excitação no cerebelo são influenciados pelos núcleos da rafe e a atenção é direcionada pelo lócus cerúleo. Os axônios descendentes do lócus cerúleo e dos núcleos da rafe determinam o nível geral de atividade neuronal na medula espinal.

Regulação da Consciência pelo Sistema de Ativação Reticular Ascendente (SARA)

A consciência é a percepção de si e do entorno. O sistema de consciência governa a atenção, o sono e a vigilância. Os componentes do tronco encefálico do sistema da consciência são a formação reticular e seu *sistema de ativação reticular ascendente* (SARA; Fig. 20.5). Os axônios do SARA se projetam para os componentes cerebrais do sistema de consciência: prosencéfalo basal (anterior ao hipotálamo), tálamo e córtex cerebral.[9] Para os ciclos normais de sono/vigília e a capacidade de direcionar a atenção enquanto desperto, todos os componentes do tronco encefálico e cerebrais do sistema de consciência devem estar funcionais.

O sono, uma perda periódica da consciência, é induzido ativamente pela atividade das áreas dentro do SARA. A função do sono é controversa. A especulação atual sobre o papel do sono inclui a consolidação da memória, particularmente da memória das habilidades motoras, e o ajuste da atividade imune.[10,11]

BULBO

O bulbo é a parte inferior do tronco encefálico, contínua com a medula espinal inferiormente e com a ponte superiormente (Fig. 20.6).

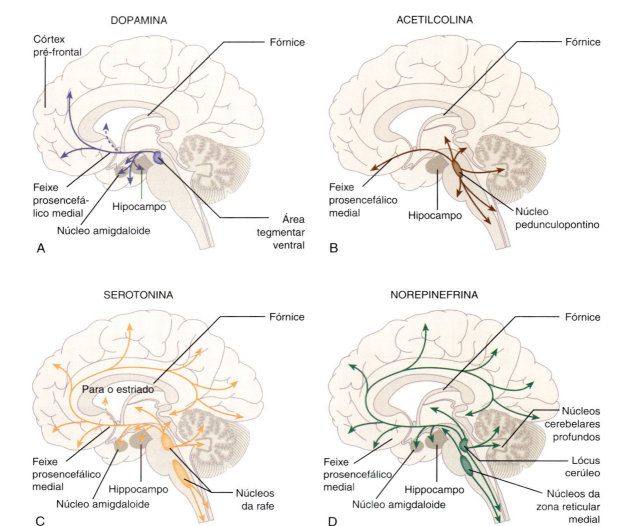

Fig. 20.4 Neurotransmissores/neuromoduladores de ação lenta são produzidos no tronco encefálico pelos núcleos reticulares. As fibras ascendentes dos núcleos reticulares formam o sistema de ativação reticular ascendente, que regula a atividade no córtex cerebral. As fibras descendentes ajustam a atividade na medula espinal. **A,** A área tegmentar ventral fornece dopamina para o córtex frontal e as áreas da emoção. **B,** O núcleo pedunculopontino fornece acetilcolina para o tálamo, córtex cerebral frontal, tronco encefálico e cerebelo, e inibe o trato reticulospinal para os neurônios motores que controlam os músculos posturais. **C,** Os núcleos da rafe fornecem serotonina para o tálamo, teto do mesencéfalo, estriado, núcleo amigdaloide, hipocampo e cerebelo; para todo o córtex cerebral; e para a medula espinal (trato rafespinal). **D,** O lócus cerúleo e os núcleos da zona reticular medial fornecem norepinefrina em uma distribuição ampla, similar ao padrão de distribuição da serotonina. Os tratos descendentes dos núcleos reticulares para a medula espinal são o reticulospinal, o rafespinal e ceruleospinal.

Anatomia Externa do Bulbo

Anteriormente, o bulbo tem duas protuberâncias verticais, chamadas de *pirâmides*. Lateralmente às pirâmides, estão dois pequenos caroços ovais, chamados *olivas* (Fig. 20.1). O NC XII se conecta com o bulbo entre a pirâmide e a oliva. Em um sulco vertical lateralmente à oliva, os NCs IX e X se prendem ao bulbo. As características mais proeminentes do bulbo posterior são o pedúnculo cerebelar inferior e o alargamento do canal central, transformando-se em um espaço maior que é o quarto ventrículo.

Bulbo Inferior

A metade inferior do bulbo contém um canal central que é contínuo com o canal central da medula espinal. Anteriormente, axônios descendentes do trato corticospinal formam as pirâmides. Os axônios corticospinais mais laterais (88%) atravessam a linha média na decussação piramidal na borda inferior do bulbo (Cap. 14). Os tratos espinotalâmicos mantêm uma posição anterolateral, similar à sua localização na medula (Fig. 20.6B). Os tratos da coluna dorsal fazem sinapse em seus núcleos associados, o núcleo grácil e o cuneiforme.

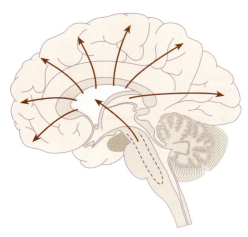

Fig. 20.5 Sistema de ativação reticular ascendente (SARA). Células da formação reticular (*indicadas pela linha tracejada*) se projetam para a linha média e os núcleos intralaminares do tálamo, depois os axônios desses núcleos talâmicos se projetam por todo o córtex cerebral. Quando ativado, o SARA produz excitação de todo o córtex cerebral.

> **RACIOCÍNIO CLÍNICO DIAGNÓSTICO 20.1**
>
> **L. M., Parte I**
>
> Sua paciente, L. M., é uma mulher de 38 anos de idade internada ontem com um diagnóstico de infarto bulbar lateral esquerdo (tronco encefálico). Sua voz está rouca e ela demonstra ataxia quando mexe seu braço e perna esquerdos.
>
> Conforme sugere o nome *bulbar lateral*, a isquemia danificou estruturas no bulbo lateral. Essas estruturas podem incluir núcleos, nervos cranianos, fibras autônomas e tratos situados no bulbo lateral esquerdo. Como o dano resultou de um infarto na artéria cerebelar inferior posterior (ACIP), o dano é na região posterolateral esquerda do bulbo superior.
>
> **L. M. 1:** Os tratos corticospinais, lemniscos mediais e núcleos do NC XII e nervos estão entre as estruturas bulbares que continuam intactas após o AVC da paciente. Descreva suas funções e preveja os achados de avaliação associados.
>
> **L. M. 2:** O núcleo solitário esquerdo está danificado. Como isso afetaria sua sensação de paladar a partir da língua anterior ipsilateral?

Fibras de segunda ordem atravessam a linha média na decussação do lemnisco medial, alcançando uma posição posterior às pirâmides antes de descer.

Além das conexões entre a medula espinal e o cérebro, o bulbo inferior contém estruturas de NC. O trato espinal e o núcleo do nervo trigêmeo estão situados em uma posição anterolateral ao núcleo cuneiforme e transmitem informações nociceptivas e de temperatura da face. O fascículo longitudinal medial, situado perto do centro do bulbo inferior, coordena os movimentos dos olhos e cabeça via conexões entre os núcleos vestibulares, o núcleo acessório espinal e os núcleos que controlam os movimentos oculares (Fig. 21.13).

> As vias corticospinal e da coluna dorsal/lemnisco medial atravessam a linha média no bulbo caudal. Assim, esses tratos conectam a medula espinal com o córtex cerebral oposto. Os neurônios do nervo craniano que transmitem informação nociceptiva e de temperatura fazem sinapse com o bulbo caudal.

Bulbo Superior

Na metade superior do bulbo, o canal central se alarga para formar parte do quarto ventrículo. Os tratos no bulbo superior mantêm aproximadamente as posições do bulbo caudal (Fig. 20.6A). A maioria dos núcleos de NC no bulbo superior está agrupada na seção dorsal; de medial para lateral, esses núcleos incluem o núcleo hipoglosso (NC XII), o núcleo motor dorsal do vago (NC X), o núcleo solitário (aferentes viscerais dos NCs VII, IX e X) e os núcleos vestibulares (NC VIII). O núcleo solitário recebe informação aferente visceral e do paladar. O núcleo ambíguo é o único núcleo de NC no bulbo que é separado do grupo situado dorsalmente. O núcleo ambíguo fica mais anterior e contribui com fibras motoras para os músculos estriados na faringe, na laringe e no esôfago superior via NCs IX e X. Os tratos córtico-tronco encefálicos fornecem estimulação cortical do núcleo ambíguo e núcleo hipoglosso. As projeções córtico-tronco encefálicas normalmente são bilaterais; no entanto, às vezes as projeções para o núcleo hipoglosso são contralaterais.

Na junção do bulbo e da ponte, estão os núcleos coclear e vestibular, que recebem informação auditiva e vestibular via NC VIII. A informação auditiva da cóclea do ouvido interno é transmitida para os núcleos cocleares pelo nervo coclear. O movimento e a posição da cabeça relativos à gravidade são sinalizados pelos receptores nos labirintos da orelha interna (Cap. 22); o nervo vestibular retransmite esta informação para os núcleos vestibulares. Os tratos vestibulospinal medial e lateral (Cap. 14) que surgem dos núcleos vestibulares contribuem para o controle da atividade muscular postural.

Abaixo da oliva, encontra-se o núcleo olivar inferior (Fig. 20.6A). Com a forma de um saco de papel amassado, este núcleo recebe estimulação da maioria das áreas motoras do cérebro e da medula espinal. Os axônios do núcleo olivar inferior se projetam para o hemisfério cerebelar contralateral via trato olivocerebelar. A teoria atual sobre o papel do núcleo olivar inferior é que esses neurônios são importantes para a percepção do tempo.[12]

O bulbo envia muitas fibras (espino, olivo, vestíbulo e reticulocerebelares) para o cerebelo através do pedúnculo cerebelar inferior. Apenas um trato fibroso, o trato cerebelovestibular, envia informações do cerebelo para o bulbo.

> O bulbo superior contém núcleos dos nervos cranianos VII a X e XII. A maioria dos núcleos de nervos cranianos está situada dorsalmente. Os núcleos vestibulares ajudam a regular os movimentos de cabeça e pescoço e a atividade postural.

Funções do Bulbo

Redes neuronais bulbares coordenam o controle cardiovascular, respiração, movimento da cabeça e deglutição. Essas atividades são executadas parcialmente pelos NCs com núcleos no bulbo: VII a X e XII. As redes neuronais bulbares que regulam essas funções são

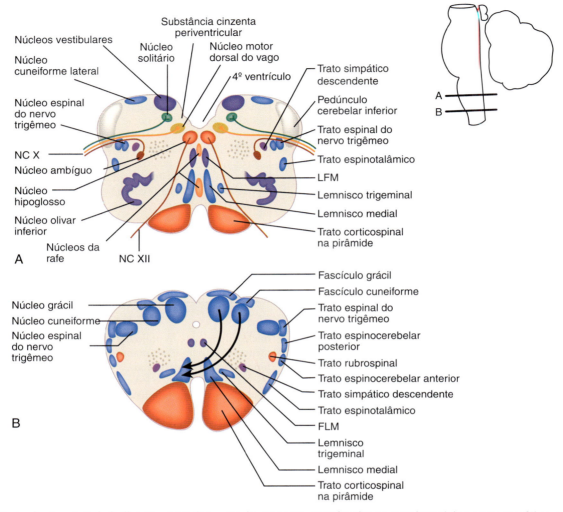

Fig. 20.6 Cortes horizontais do bulbo. Os níveis dos cortes horizontais são indicados na vista lateral do tronco encefálico. Os núcleos são rotulados no lado esquerdo de cada corte horizontal. Os tratos são rotulados no lado direito. **A,** Bulbo superior; **B,** bulbo inferior; *NC,* Nervo craniano; *FLM,* fascículo longitudinal medial. Codificação de cores: vermelho, motor; azul, sensorial; roxo, motor e sensorial ou bidirecional; verde, aferentes autônomos; roxo-escuro, axônios simpáticos; laranja, parassimpático; e laranja-escuro, modulação da atividade motora e nociceptiva na medula espinal.

influenciadas normalmente pela atividade cerebral. Por exemplo, os reflexos tônicos do pescoço vistos nos bebês com menos de 6 meses de idade requerem circuitos reflexos no bulbo (Cap. 16). À medida que o córtex cerebral amadurece, a informação do córtex modula a atividade do circuito reflexo, modificando a atividade reflexa.

O bulbo contribui para o controle dos movimentos oculares e da cabeça, coordena a deglutição e ajuda a regular a atividade cardiovascular, respiratória e visceral.

PONTE

A ponte fica entre o mesencéfalo e o bulbo (Fig. 20.7). A ponte posterior faz fronteira com o quarto ventrículo. A maioria dos tratos verticais continua inalterada através da ponte. Apenas os tratos corticopontinos e alguns tratos córtico-tronco encefálicos fazem sinapse na ponte. Os tratos corticopontinos fazem sinapse com os núcleos pontinos; então, os axônios pós-sinápticos, chamados de *fibras pontocerebelares,* saem da ponte e entram no cerebelo via pedúnculo cerebelar médio. Os tratos córtico-tronco encefálicos fazem sinapse com os neurônios no núcleo motor trigeminal e o núcleo facial.

A seção basilar (anterior) da ponte contém tratos descendentes (axônios corticospinais, córtico-tronco encefálicos e corticopontinos), núcleos pontinos e axônios pontocerebelares. A seção posterior da ponte, o tegmento, contém tratos sensoriais, formação reticular, vias autônomas, fascículo longitudinal medial e núcleos dos NCs V a VIII. Esses nervos cranianos estão envolvidos em:

- Processamento da sensação da face (NC V)
- Controle do movimento lateral do olho (NC VI)
- Controle dos músculos faciais e da mastigação (NCs VII e V, respectivamente)
- Transmissão de informações sobre som, além de posição e movimento da cabeça (NC VIII)

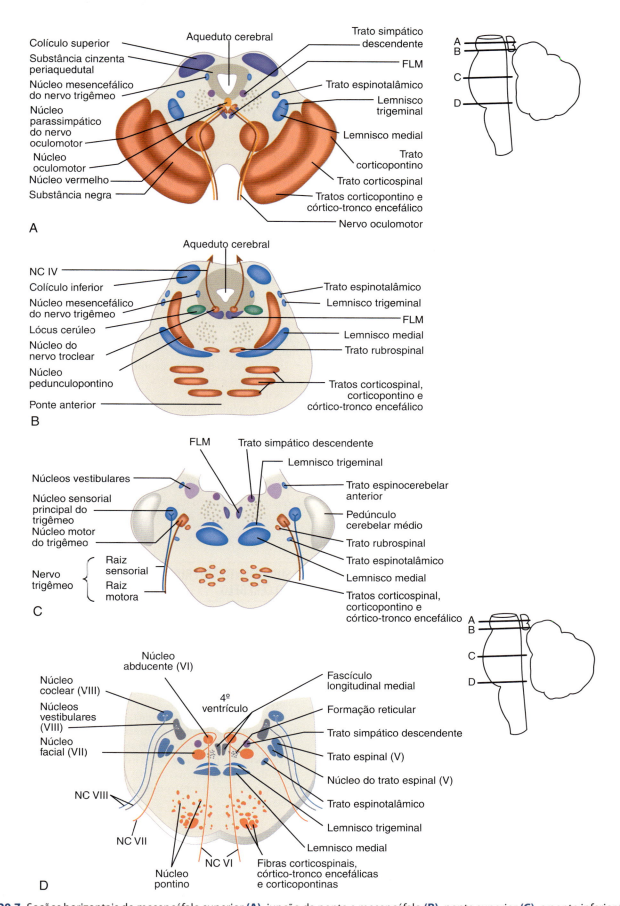

Fig. 20.7 Seções horizontais do mesencéfalo superior **(A)**, junção da ponte e mesencéfalo **(B)**, ponte superior **(C)**, e ponte inferior **(D)**. Os níveis das seções horizontais são indicados na vista lateral do tronco encefálico. Os núcleos são rotulados no lado esquerdo de cada seção horizontal, e os tratos no lado direito. *NC*, Nervo craniano; *FLM*, fascículo longitudinal medial. As áreas pontilhadas são a formação reticular. Codificação de cores: vermelho, motor; azul, sensorial; roxo, motor e sensorial ou bidirecional; verde, aferente autônomo ou, no caso do lócus cerúleo, modulação da atenção e da atividade motora e nociceptiva na medula espinal; e laranja, eferente parassimpático.

> A ponte processa informações motoras do córtex cerebral e as repassa para o cerebelo. Os núcleos dos nervos cranianos pontinos processam informações sensoriais da face (NC V) e controlam a contração dos músculos envolvidos na expressão facial (NC VII), movimento lateral dos olhos (NC VI) e mastigação (NC V) e processam informações auditivas e sobre posição/movimento da cabeça (NC VIII).

MESENCÉFALO

A parte mais superior do tronco encefálico, o mesencéfalo, conecta o diencéfalo e a ponte. O aqueduto cerebral, um pequeno canal através do mesencéfalo, une o terceiro e o quatro ventrículos. O mesencéfalo pode ser dividido em três regiões, de anterior para posterior: pedúnculos da base, tegmento e teto.

Pedúnculos Basilares

Anteriormente, os pedúnculos basilares são formados pelos pedúnculos cerebrais (compostos dos tratos descendentes do córtex cerebral) e um núcleo adjacente, a substância negra (Fig. 20.7A). A substância negra é um dos núcleos nos circuitos dos núcleos basais (Cap. 16). Os outros núcleos dos núcleos basais são caudado, putâmen, globo pálido, NPP e núcleo subtalâmico.

Tegmento do Mesencéfalo

A região média do mesencéfalo, o tegmento, contém os tratos sensoriais verticais, o pedúnculo cerebelar superior, o núcleo rubro, o NPP (Fig. 20.7B) e núcleos dos NCs III e IV. A maioria dos tratos verticais ocupa posições similares na ponte, exceto o trato espinotalâmico e o lemnisco medial, que estão situados mais lateralmente no mesencéfalo. O pedúnculo cerebelar superior conecta o mesencéfalo com o cerebelo, transmitindo principalmente informações eferentes do cerebelo.

O núcleo rubro é uma esfera de substância cinzenta que recebe informações do cerebelo e do córtex cerebral e se projeta para o cerebelo, medula espinal (via trato rubrospinal) e formação reticular. A atividade no trato rubrospinal contribui para o controle da extensão da parte distal do membro superior. Os neurônios do NPP fazem parte do circuito dos núcleos basais e estão envolvidos na regulação do tônus muscular.[13-15]

Anteriores ao aqueduto cerebral estão o complexo oculomotor (núcleos do NC III) e o núcleo do nervo troclear (NC IV). O complexo oculomotor consiste no núcleo oculomotor, fornecendo fibras somáticas eferentes para os músculos extraoculares inervados pelo nervo oculomotor, e o núcleo parassimpático oculomotor (Edinger-Westphal), fornecendo controle parassimpático do esfíncter pupilar (constringe a pupila) e o músculo ciliar (ajusta a forma do cristalino). O complexo oculomotor é superior ao núcleo troclear. O nervo troclear inerva o músculo oblíquo superior que mexe o olho (Cap. 21).

Em volta do aqueduto cerebral se encontra a substância cinzenta periaquedutal. O envolvimento da substância cinzenta periaquedutal na supressão da nocicepção foi discutido no Capítulo 11. A substância cinzenta periaquedutal também coordena as reações somática e autônoma à nocicepção, as ameaças e as emoções. A atividade da substância cinzenta periaquedutal provoca a reação de lutar ou fugir[16] e a vocalização durante o riso ou choro.[17]

Teto do Mesencéfalo

A região posterior do mesencéfalo, o teto, contém a área pré-tectal e os colículos. A área pré-tectal está envolvida nos reflexos relativos aos olhos (Cap. 21). Os colículos inferiores retransmitem informações auditivas dos núcleos cocleares para o colículo superior e para o corpo geniculado medial do tálamo. Os colículos superiores são os centros do tronco encefálico para a orientação, recebendo informações sensoriais e motoras e orientação reflexa dos olhos e da cabeça na direção dos estímulos e movimentos externos (Cap. 21).

CEREBELO

O cerebelo é discutido abreviadamente neste capítulo porque a função cerebelar é inteiramente dependente das conexões de entrada e saída com o tronco encefálico. Além disso, o cerebelo e o tronco encefálico compartilham do espaço exíguo da fossa posterior, colocando-os em estreita relação anatômica. A lista a seguir resume as funções cerebelares:

- Coordenação dos movimentos, incluindo os movimentos finos dos dedos e os da cabeça, controle postural e movimentos oculares.
- Planejamento motor.
- Funções cognitivas, incluindo mudança rápida de atenção.[18] Os axônios do cerebelo fazem sinapse com os neurônios na formação reticular para realizar seu papel no direcionamento da atenção.

> Além de seus papéis no controle e planejamento motor, o cerebelo contribui para a mudança voluntária da atenção.

SUPRIMENTO ARTERIAL PARA O TRONCO ENCEFÁLICO E O CEREBELO

Ramos das artérias vertebrais e ramos da artéria basilar abastecem o tronco encefálico e o cerebelo (Fig. 20.8). A união das artérias vertebrais forma a artéria basilar. Cada **artéria vertebral** tem três ramos principais: *as artérias espinais anterior* e *posterior* e a *artéria cerebelar inferior posterior*. O bulbo recebe sangue dos três ramos das artérias vertebrais. A artéria cerebelar inferoposterior também abastece o cerebelo inferior.

Perto da junção bulbopontina, as artérias vertebrais se unem e formam a **artéria basilar**. A artéria basilar e seus ramos (*cerebelar inferior anterior, cerebelar superior*) abastecem a ponte e a maior parte do cerebelo. Na junção da ponte e do mesencéfalo, a artéria basilar se divide e transforma nas artérias cerebrais posteriores. A *artéria cerebral posterior* é a fonte primária de suprimento sanguíneo para o mesencéfalo.

REGRA DOS QUATRO DO TRONCO ENCEFÁLICO: MÉTODO PARA MEMORIZAR A ANATOMIA E O SUPRIMENTO ARTERIAL DO TRONCO ENCEFÁLICO

A regra dos quatro do tronco encefálico foi desenvolvida por Gates,[19] e o método a seguir para organizar a anatomia tronco encefálica é ligeiramente modificado em relação à regra dos quatro. A Figura 20.9 resume a regra dos quatro. Nesta regra, existem quatro regras:

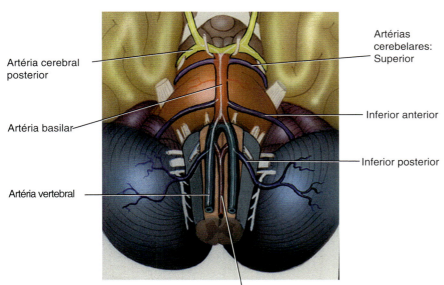

Fig. 20.8 Suprimento arterial para o tronco encefálico. As principais artérias que abastecem o tronco encefálico estão rotuladas à esquerda. As artérias cerebelares, que ramificam das artérias vertebrais e basilares, são rotuladas à direita.

1. Existem quatro estruturas perto da linha média que começa com *M*.
2. Existem quatro estruturas ao lado que começam com *S*.
3. Existem quatro NCs no bulbo, quatro na ponte e dois no mesencéfalo.
4. Os quatro núcleos motores no tronco encefálico são números que dividem igualmente em 12; ou seja, os NCs III, IV, VI e XII.

As quatro estruturas mediais são:

1. Núcleos motores dos NCs que inervam os músculos que mexem os olhos (NCs III, IV e VI) ou mexem a língua (NC XII)
2. Trato motor: trato corticospinal
3. Fascículo longitudinal medial: neurônios dentro do tronco encefálico que coordenam os movimentos dos olhos e da cabeça (Cap. 21)
4. Lemnisco medial: parte da via da coluna dorsal/lemnisco medial (tato discriminativo e propriocepção)

As quatro estruturas laterais são:

1. Trato simpático (faz sinapse com os eferentes para um dos músculos que elevam a pálpebra e com o músculo dilatador da pupila)
2. Trato espinotalâmico (nocicepção rápida e temperatura)
3. Trato sensorial do nervo trigêmeo: lemnisco trigeminal (nocicepção rápida e temperatura)
4. Trato espinocerebelar (propriocepção inconsciente)

As vias citadas se estendem verticalmente por todo o tronco encefálico, e os núcleos do NC situam-se em níveis específicos do tronco encefálico. Desse modo, o sítio de uma lesão pode ser determinado identificando a intersecção das vias afetadas nos núcleos de NC.

Os quatro NCs no bulbo são os NCs VIII a X e XII.

Os quatro NCs na ponte são os NCs V a VIII. Os núcleos do NC VIII se estendem na ponte e no bulbo.

Os dois NCs no bulbo são os NCs III e IV.

O núcleo do NC XI está na medula espinal, então o NC XI não é afetado pelas lesões do tronco encefálico.

Uma lesão medial do tronco encefálico afeta os quatro Ms, e o envolvimento do NC motor estabelece se a lesão é no mesencéfalo (NC III ou NC IV), na ponte (NC VI) ou no bulbo (NC XII). Uma lesão tronco encefálica lateral afeta os 4 Ss e, se a lesão for na ponte, os NCs V, VII e VIII; se a lesão for no bulbo, a lesão afeta os NCs VIII, IX e X.

As artérias que abastecem o tronco encefálico têm ramos paramedianos e circunferenciais. A oclusão dos ramos paramedianos causa síndromes tronco encefálicas mediais. A oclusão dos ramos circunferenciais causa síndromes tronco encefálicas laterais.

DISTÚRBIOS NA REGIÃO DO TRONCO ENCEFÁLICO

A avaliação da função dos NCs e dos tratos verticais pode ser usada para localizar lesões dentro do tronco encefálico. Uma única lesão no tronco encefálico pode causar uma mistura de sinais ipsilaterais e contralaterais (Fig. 20.10). A mistura de sinais ipsilaterais e contralaterais ocorre em decorrência do suprimento de NCs para a face e o pescoço ipsilaterais, enquanto muitos dos tratos verticais atravessam a linha média no tronco encefálico para abastecer o corpo contralateral. Além dos danos ao trato vertical e ao NC, as lesões no tronco encefálico podem interferir nas funções vitais e a consciência.

Sinais do Trato Vertical

Os tratos corticospinal lateral, da coluna dorsal/lemnisco medial e espinotalâmico conectam a medula espinal com o cérebro contralateral. As lesões dos tratos corticospinal lateral e da coluna dorsal no tronco encefálico normalmente causam sinais contralaterais porque esses tratos atravessam a linha média na parte inferior do bulbo. Os únicos locais onde uma lesão do tronco encefálico causaria sinais ipsilaterais corticospinais e da coluna dorsal/lemnisco medial seriam os núcleos do trato corticospinal ou da coluna dorsal na parte inferior do bulbo. O trato espinotalâmico atravessa a linha média na medula espinal, então qualquer lesão tronco encefálica que danifique o trato espinotalâmico causa sinais contralaterais.

Lesões do Trato Corticospinal

Os tratos corticospinais transmitem sinais motores do córtex cerebral para os núcleos de NC no tronco encefálico. Assim, os neurônios com axônios no trato córtico-tronco encefálico servem como neurônios do trato motor para os neurônios motores nos NCs V,

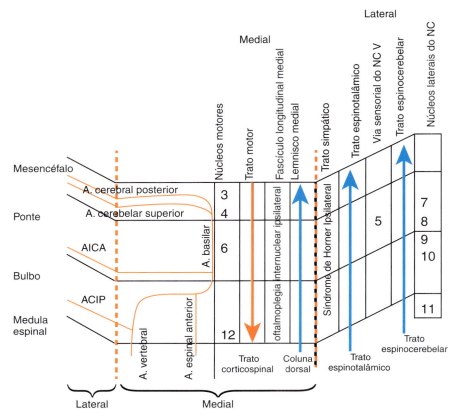

Fig. 20.9 A regra dos quatro do tronco encefálico, de Gates. O lado esquerdo da figura mostra a distribuição do suprimento arterial para o bulbo, ponte e mesencéfalo. O lado direito mostra os locais dos núcleos nervosos cranianos (indicados por números) e os tratos e vias verticais (indicados por *setas; setas azuis,* sensação somática; *setas vermelhas,* motores). A oclusão dos pequenos ramos mediais das artérias causa síndromes tronco encefálicas mediais. As síndromes tronco encefálicas mediais afetam as quatro estruturas mediais: a via motora (trato corticospinal), lemnisco medial, fascículo longitudinal medial e núcleo e nervo motor. A síndrome consiste em paresia contralateral, perda contralateral do tato discriminativo e da propriocepção consciente, oftalmoplegia internuclear ipsilateral e perda ipsilateral da função do nervo craniano afetando os NCs III, IV, VI ou XII. A oclusão dos ramos arteriais longos (ramos laterais) causa síndromes tronco encefálicas laterais. A síndrome tronco encefálica lateral afeta as quatro estruturas laterais: trato espinocerebelar, via espinotalâmica, núcleo sensorial do NC V e a via simpática. A síndrome causa ataxia ipsilateral do membro superior, perda contralateral da nocicepção e temperatura dos membros contralaterais, perda ipsilateral da dor e temperatura da face e síndrome de Horner[A] ipsilateral (ptose parcial e pupila pequena). *ACIA,* Artéria cerebelar inferior anterior; *NC,* nervo craniano; *ACIP,* artéria cerebelar inferior posterior. *(Modificada com a permissão do Dr. Tor Ercleve, Life in the Fast Lane.)*

VII, IX, X, XI e XII (Fig. 14.7). Embora as lesões do trato motor e dos neurônios motores causem paresia ou paralisia, as lesões do trato motor estão associadas à hipertonia muscular, e as lesões dos neurônios motores estão associadas à hiporreflexia e flacidez muscular. As projeções córtico-tronco encefálicas são bilaterais, exceto os neurônios motores que inervam os músculos da face inferior e às vezes o núcleo hipoglosso.

No tronco encefálico, as lesões causam sinais do trato vertical contralateral, a menos que a lesão afete os tratos corticospinais ou os núcleos da coluna dorsal na parte inferior do bulbo. As lesões dos axônios córtico-tronco encefálicos para o núcleo facial causam paralisia da face inferior contralateral com preservação do controle da face superior.

RACIOCÍNIO CLÍNICO DIAGNÓSTICO 20.2

L. M., Parte II

L. M. 3: Desenhe a via para levar a nocicepção rápida e a sensação discriminativa da temperatura do corpo até o córtex. O AVC medular lateral resulta na ausência de estimulação com agulha em seus membros ipsilaterais ou contralaterais e no tronco? Explique sua resposta.

L. M. 4: Desenhe a via para levar a nocicepção rápida e a sensação discriminativa da temperatura da face até o córtex. O AVC medular lateral resulta na ausência de estimulação com agulha em seus membros ipsilaterais ou contralaterais e no tronco? Explique sua resposta.

L. M. 5: Por que o tato discriminativo de sua face não é afetado pelo AVC?

L. M. 6: Onde está situado o núcleo facial e o que você espera quando avalia os músculos da expressão facial?

[A]**Nota da Revisão Científica:** *Outros autores relatam que essa síndrome ainda inclui: miose, enoftalmia, anidrose, além da ptose já citada.*

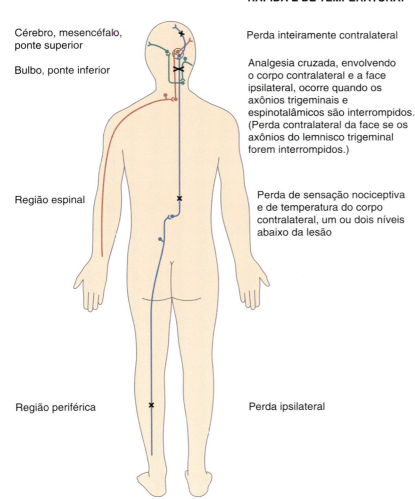

Fig. 20.10 Efeitos do local da lesão na transmissão da nocicepção rápida e da informação discriminativa da temperatura. A analgesia cruzada ocorre com as lesões na ponte inferior e no bulbo porque os axônios que transmitem informação nociceptiva rápida da face descem ipsilateralmente perto do trato espinotalâmico, levando informação de nocicepção proveniente do corpo contralateral.

Sinais Contralaterais e Ipsilaterais

Uma lesão no tronco encefálico costuma causar uma combinação de sinais ipsilaterais e contralaterais, análogo ao efeito de uma hemissecção da medula espinal que provoca síndrome de Brown-Séquard. A Figura 20.10 ilustra as diferenças na perda somatossensorial com lesões na periferia, região espinal, tronco encefálico inferior e acima do mesencéfalo. Por exemplo, os sinais ipsilaterais e contralaterais ocorrem com uma lesão no bulbo lateral que produz síndrome bulbar lateral (também conhecida como síndrome de Wallenberg): a ataxia do membro ipsilateral e a perda ipsilateral de sensação nociceptiva e de temperatura da face, combinada com perda contralateral da sensação nociceptiva e de temperatura do corpo. Como os axônios no pedúnculo cerebelar inferior e no trato espinal e núcleo do nervo trigêmeo continuam ipsilaterais, os efeitos de uma lesão afetando essas estruturas são ipsilaterais. Como os axônios no trato espinotalâmico atravessam a linha média na medula espinal, uma lesão que interrompe o trato espinotalâmico no tronco encefálico causa perda contralateral de sensação nociceptiva e de temperatura do corpo. Três sítios comuns de acidente vascular cerebral (AVC) tronco encefálico são ilustrados na Figura 20.11.

Distúrbios das Funções Vitais

Interrupção das funções vitais secundária a dano tronco encefálico pode fazer com que o coração pare de bater, com que a pressão arterial varie e/ou com que a respiração pare. Áreas no bulbo e na ponte regulam as funções vitais.

Quatro Ds da Disfunção da Região do Tronco Encefálico

Disfagia, disartria, diplopia e dismetria são sinais cardinais de disfunção do tronco encefálico. A disfagia é o comprometimento da deglutição, a disartria é o comprometimento da fala (dificuldade de pronúncia e fonação; a linguagem não fica comprometida), a diplopia é visão dupla (Cap. 21) e a dismetria é o comprometimento da capacidade para controlar a distância dos movimentos.

Distúrbios de Consciência

Estados de consciência alterada podem ocorrer com lesões que afetam o tronco encefálico ou o cérebro, pois as estruturas nas duas regiões são necessárias para a consciência. O dano no tronco

Nervos cranianos

	Estruturas envolvidas	Função	A lesão provoca
①	NC VIII Núcleos vestibulares	Controle da postura, posição da cabeça, movimentos oculares	Vertigem, náusea, vômito, nistagmo, posição inclinada da cabeça, problemas de equilíbrio
②	NC X Eferentes do núcleo motor dorsal do vago	Sinais parassimpáticos para as vísceras torácicas e abdominais	Problemas com a digestão e menor capacidade para desacelerar a frequência cardíaca
③	NC X Aferentes para o núcleo solitário	Aferentes da faringe, laringe, sistema GI, vísceras torácicas	Perda de paladar da língua anterior ipsilateral
④	NCs IX, X, XII Núcleo ambíguo	Inervam os músculos estriados na faringe, laringe, palato	Problemas com a deglutição, fala, perda de reflexo de engasgo, rouquidão

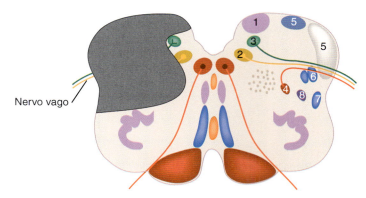

Estruturas laterais

	Estruturas envolvidas	Função	A lesão provoca
⑤	Espinocerebelares: núcleo cuneiforme lateral e pedúnculo cerebelar inferior	Informação proprioceptiva para o cerebelo	Ataxia
⑥	Trato espinal e núcleo do nervo trigêmeo	Informação pertinente a dano tecidual e temperatura da face ipsilateral	Perda de nocicepção e informação de temperatura do corpo contralateral
⑦	Trato espinotalâmico	Informação pertinente a dano tecidual e temperatura do corpo contralateral	Perda de sensação nociceptiva e de temperatura do corpo contralateral
⑧	Trato simpático descendente	Sinais simpáticos do hipotálamo para a medula espinal T1-T2	Síndrome de Horner ipsilateral

Fig. 20.11 Sítios frequentes de AVC do tronco encefálico. Os gráficos resumem as estruturas danificadas pela lesão e os resultados dos danos. **A,** O sítio mais frequente de AVC do tronco encefálico é ilustrado: bulbo lateral. O AVC afeta a artéria cerebelar inferior posterior e produz síndrome bulbar lateral (também chamada de *síndrome de Wallenberg*).

Nervos cranianos

	Estruturas envolvidas	Função	A lesão provoca
①	NC VII Núcleo facial	Inerva os músculos da face, incluindo o orbicular do olho; também inerva o músculo estapédio	Paralisia ipsilateral dos músculos da face, perda do membro eferente do reflexo da córnea e do reflexo do estapédio (faz com que os sons fiquem mais altos por causa da perda de amortecimento do movimento do estribo)
②	NC VII Núcleo salivar	Inerva as glândulas salivares e lacrimais	Falta de lágrimas no olho e menor salivação
③	NC VIII Núcleo coclear	Retransmissão da audição	Surdez unilateral
④	NC VIII Núcleos vestibulares	Controle da postura, posição da cabeça, movimentos oculares	Vertigem, náusea, vômito, nistagmo

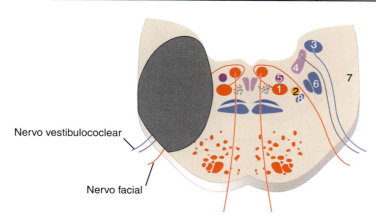

Estruturas laterais

	Estruturas envolvidas	Função	A lesão provoca
⑤	Trato simpático descendente	Sinais simpáticos do hipotálamo para a medula espinal T1-T2	Síndrome de Horner ipsilateral
⑥	Trato espinal e núcleo do nervo trigêmeo	Informação pertinente ao dano tecidual e temperatura da face ipsilateral	Perda de informação nociceptiva e de temperatura da face ipsilateral
⑦	Espinocerebelar: pedúnculo cerebelar inferior	Fornece informação proprioceptiva do corpo para o cerebelo	Ataxia
⑧	Trato espinotalâmico	Informação pertinente a dano tecidual e temperatura do corpo contralateral	Perda de sensação nociceptiva e de temperatura do corpo contralateral

Fig. 20.11 *(Cont.)* B, O segundo sítio mais frequente de AVC do tronco encefálico é ilustrado: ponte inferior lateral. O AVC afeta a artéria cerebelar inferior.

(Continua)

Estruturas envolvidas	Função	A lesão provoca
① NC III Núcleo parassimpático do nervo oculomotor	Inerva o músculo esfíncter pupilar e os músculos ciliares que ajustam o cristalino para a visão de perto	Dilatação da pupila e incapaz de focar nos objetos próximos
② NC III Núcleo oculomotor	Inerva os músculos extraoculares que movem o olho para cima, para baixo e para dentro; inerva parcialmente o elevador da pálpebra (eleva parcialmente a pálpebra superior)	Incapaz de mover o olho para cima, para baixo e para dentro; caimento da pálpebra superior. Abdução do olho e depressão pelo reto lateral intacto (NC VI) e oblíquo superior (NC IV); visão dupla

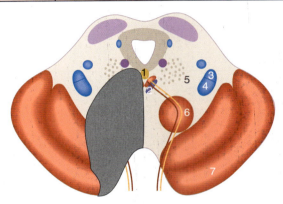

Estruturas mediais

Estruturas envolvidas	Função	A lesão provoca
③ Lemnisco trigeminal	Sensação somática discriminativa da face	Perda contralateral de sensação da face
④ Lemnisco medial	Sensação somática discriminativa do corpo	Perda contralateral de sensação do corpo
⑤ Axônios cerebelo-talâmicos	Coordenam os movimentos	Ataxia cerebelar contralateral
⑥ Motor: núcleo rubro	Facilita os NMs que provocam extensão do punho e dedos	Fraqueza branda do punho e extensores dos dedos, obscurecida pela ataxia
⑦ Trato motor: trato corticopontino	Sinais do córtex cerebral somatossensorial e motor para a ponte; faz sinapse com os neurônios pontocerebelares; informação utilizada para coordenar os movimentos do membro distal	Ataxia cerebelar contralateral

C

Fig. 20.11 *(Cont.)* C, O sítio mais frequente de AVC mesencefálico: artéria basilar, afetando o mesencéfalo anteromedial. O envolvimento dos axônios cerebelo-talâmicos não está incluído na regra dos quatro de Ds de Gates para o tronco encefálico.

TABELA 20.2	ESTADOS DE CONSCIÊNCIA[B] ALTERADA[C]
Coma	Não excitável; nenhuma resposta a estímulos fortes, incluindo beliscão forte do tendão do calcâneo.
Estupor	Excitável apenas por estímulos fortes, incluindo o beliscão forte do tendão do calcâneo.
Prostração	Dormir mais do que ficar acordado; sonolento e confuso quando acordado.
Estado vegetativo; também conhecido como estado de vigília não responsiva	Perda completa de consciência, sem alteração das funções vitais. Estado vegetativo distinguido do coma pelos seguintes sinais: abertura espontânea dos olhos, ciclos regulares de sono/vigília e padrões respiratórios normais.
Estado minimamente consciente	Consciência gravemente alterada com, pelo menos, um sinal comportamental de consciência. Os sinais incluem seguir comandos simples, respostas sim/não por gestos ou verbais, discurso inteligível e movimentos ou comportamentos afetivos que não são reflexos.[20]
Síncope (desmaio)	Perda breve de consciência por causa de queda de pressão arterial.[a]
Delírio	Atenção reduzida, orientação e percepção, associadas a ideias confusas, alucinações e agitação. Normalmente reversível tratando a causa: as causas incluem condições médicas, substâncias ingeridas ou abstinência de bebidas alcoólicas ou certas medicações.

[a]A síncope benigna resulta da hiperatividade do nervo vago (síncope vasovagal). A hipotensão ortostática (diminuição da pressão arterial na posição de pé) pode causar síncope em pacientes com lesão da medula espinal e em pessoas que sofreram repouso no leito prolongado.

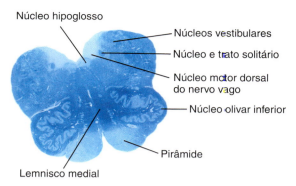

Fig. 20.12 Corte do bulbo, mielina em coloração escura, ilustrando a degeneração das pirâmides bulbares. Destruição do trato corticospinal, indicada pela aparência pálida das pirâmides (normalmente, o trato teria coloração escura) e outras vias descendentes produziram síndrome do encarceramento. *(Cortesia de Dr. Melvin J. Ball.)*

encefálico que afeta a formação reticular e/ou os axônios do SARA interfere na consciência. O dano ao cérebro que interfere nas áreas de ativação hipotalâmica/talâmica ou na função do córtex cerebral inteiro também pode prejudicar a consciência. Os estados de consciência alterada são definidos na Tabela 20.2.

As pessoas nos estados vegetativo ou minimamente consciente têm perda de tecido nas regiões subcortical, talâmica e tronco encefálica. No estado vegetativo, a perda na substância branca talâmica e subcortical é maior que no estado minimamente consciente.[21]

Uma síndrome de desconexão, chamada de *síndrome de encarceramento*, pode simular os sinais de comprometimento da consciência. Na síndrome de encarceramento, a consciência está intacta, mas o dano aos tratos motores impede completamente a pessoa de se mover voluntariamente ou, em alguns casos, a pessoa é incapaz de controlar voluntariamente os movimentos oculares e consegue se comunicar por movimentos oculares codificados. A Figura 20.12 mostra um corte da medula de um paciente com síndrome de encarceramento.

A integridade da função tronco encefálica pode ser avaliada com potenciais auditivos provocados. Como nos potenciais somatossensoriais evocados, estimula-se um órgão dos sentidos e a atividade elétrica resultante é registrada por eletrodos no couro cabeludo. Nos potenciais auditivos provocados, um breve tom intermitente é apresentado e a resposta do tronco encefálico é registrada. Os potenciais auditivos provocados são utilizados mais comumente para avaliar a função do tronco encefálico nos pacientes comatosos. Os potenciais auditivos provocados também podem ser usados para avaliar se a cóclea, o nervo coclear e os núcleos auditivos no tronco encefálico estão funcionando.

Tumores na Região do Tronco Encefálico

Tumores dentro do cerebelo ou do tronco encefálico causam aumento da pressão intracraniana. Esta pressão pode causar cefaleia, náusea, vômito, distúrbios dos NCs e/ou hidrocefalia. Se o tumor for dentro do cerebelo, muitas vezes ocorre ataxia.

O dano causado por um tumor benigno pode ser extenso porque o osso inflexível e a dura-máter impedem o tecido cerebral de se afastar da pressão. Por exemplo, um *neuroma acústico* é um tumor benigno das células de Schwann circundando o nervo vestibulococlear. Se os ossos circundantes não confinarem o nervo, o neuroma acústico poderia aumentar sem comprometer a função. Infelizmente, a restrição óssea faz com que o tumor que está aumentando comprima o nervo vestibulococlear, resultando em zumbido e eventual surdez. Se o tumor continuar a crescer, cada vez mais estruturas serão comprimidas. Os nervos trigêmeo e facial serão as próximas estruturas comprimidas pelo tumor em crescimento, causando perda de sensação da face e paresia dos músculos faciais. Em seguida, os sinais cerebelares, incluindo a ataxia do membro ipsilateral, tremor intencional e nistagmo (movimentos oculares anormais), aparecem quando a pressão aumenta no cerebelo. No fim das contas, a compressão do tronco encefálico interfere nos tratos verticais e nas funções nucleares. Os neuromas acústicos afetam aproximadamente 1 em 100.000 adultos por ano.[22] Os tumores acústicos podem ser removidos cirurgicamente em qualquer estágio do seu crescimento.

Isquemia da Região Tronco Encefálica

Em geral, a isquemia na região tronco encefálica produz um início abrupto de sintomas neurológicos, incluindo tontura, distúrbios visuais, fraqueza, incoordenação e distúrbios somatossensoriais. A insuficiência da artéria basilar produz sintomas transitórios de isquemia da região tronco encefálica quando o pescoço é estendido e girado.

Os AVCs que afetam o bulbo lateral produzem *síndrome bulbar lateral*, também chamada de *síndrome da artéria cerebelar inferior posterior* ou *síndrome de Wallenberg* (Fig. 20.11A). Esta síndrome consiste

[B]**Nota da Revisão Científica:** *Alguns consideram um estado de obnubilação.*
[C]**Nota da Revisão Científica:** *Muitos autores (Kaplan) consideram delírio diferente de alucinação.*

PARTE 5 · Regiões

em ataxia do membro ipsilateral, disartria, disfagia, vertigem (sensação de que tudo está girando), *nistagmo patológico* (movimentos oculares involuntários anormais), síndrome de Horner ipsilateral, comprometimento ipsilateral da sensação nociceptiva e de temperatura na face e perda contralateral da informação nociceptiva e de temperatura do corpo. A ataxia resulta de dano ao pedúnculo cerebelar inferior, disartria e disfagia decorrentes de danos ao núcleo ambíguo, vertigem e nistagmo por danos aos núcleos vestibulares, síndrome de Horner por danos à via simpática descendente e distúrbios somatossensoriais decorrentes de danos no trato espinotalâmico e no núcleo espinal do nervo trigêmeo.

RESUMO

O tronco encefálico contém a origem da maioria dos neurônios do trato motor (excluindo os neurônios corticospinais e córtico-tronco encefálicos), axônios que transmitem informações somatossensoriais e núcleos dos NCs III a X e XII e da formação reticular. A formação reticular é essencial para a modulação da atividade neural por todo o sistema nervoso central. Um mnemônico para lembrar os efeitos de uma lesão na região tronco encefálica são os quatro *Ds*: disfagia, disartria, diplopia e dismetria.

RACIOCÍNIO CLÍNICO DIAGNÓSTICO AVANÇADO

> #### RACIOCÍNIO CLÍNICO DIAGNÓSTICO 20.3
>
> **L. M. Parte III**
>
> **L. M. 7:** Descreva o círculo arterial do encéfalo e explique por que ele não pode compensar o dano isquêmico.
>
> —Cathy Peterson

NOTAS CLÍNICAS

Caso 1

P. C. é um homem de 32 anos de idade que foi encontrado inconsciente há 4 dias atrás. Ele readquiriu a consciência hoje. A avaliação do terapeuta revela o seguinte:
- Falta de informação nociceptiva e de temperatura do lado direito do corpo
- Falta de sensação somática no lado esquerdo da face
- Ataxia no lado esquerdo do corpo
- Paralisia dos músculos da expressão facial no lado esquerdo
- Perda de reflexo da córnea no lado esquerdo (pisca em resposta ao toque na frente do olho; o aferente é o nervo craniano [NC] V e o eferente é o NC VII)

O terapeuta também observa nistagmo, vertigem, náusea e vômito quando P. C. gira a cabeça.

Questões
1. Liste a estrutura associada a cada perda
2. Onde é a lesão?

Caso 2

L. D., uma mulher de 78 anos de idade, acordou sem conseguir mexer voluntariamente os músculos da expressão facial no lado inferior direito de sua face. Na clínica, foram observados os seguintes sinais:
- A sensação está intacta por todo o corpo e a face e os movimentos dos membros e tronco são normais.
- Movimentos da face superior e da face inferior esquerda são normais. Ela não consegue fechar completamente os olhos mediante solicitação. Quando é solicitada a sorrir ou fazer careta, os músculos em sua face inferior direita não contraem. No entanto, quando ela faz careta em resposta à frustração, os músculos em sua face inferior direita se contraem.
- Os resultados do teste de todos os NCs, exceto o NC VII, são normais.

Questão
1. Onde é a lesão?

Caso 3

M. Z. tem 17 anos de idade. Ele sofreu um traumatismo cranioencefálico grave em um acidente de carro 2 meses atrás. Após uma internação hospitalar de 1 mês de duração, M. Z. ficou em uma instalação de cuidados de longo prazo por 4 semanas. Observações em seu prontuário indicam que ele está em estado vegetativo e não se espera pela sua recuperação. M. Z. está completamente imóvel, exceto pelos movimentos oculares. Sua família acredita que ele está consciente e que é capaz de se comunicar com eles via movimentos oculares. Quando o terapeuta lhe pede para piscar três vezes, M. Z. obedece. Quando o terapeuta lhe pede para olhar para a direita, ele olha. No entanto, M. Z. não mexe nenhuma outra parte do seu corpo mediante solicitação.

Questões
1. O comportamento de M. Z. é coerente com um estado vegetativo?
2. Se não for, qual é a condição?

NOTAS CLÍNICAS *(Cont.)*

Caso 4

R.V., um homem de 58 anos de idade, estava em uma reunião quando repentinamente perdeu o controle do lado direito do seu corpo, incluindo o rosto. Ele caiu da cadeira e o lado direito do seu rosto pareceu desabar, mas ele não perdeu a consciência. R.V. se queixa de visão dupla. Os achados clínicos são:
- A sensação somática está intacta.
- O movimento e a força no lado esquerdo do seu corpo estão normais. Ele é capaz de sentar sem ajuda em uma cadeira com braço e apoio para as costas, mas não consegue sentar sem ajuda se não tiver um apoio. R.V. é capaz de mover voluntariamente o seu membro superior direito na altura do ombro e seu membro inferior direito na altura do quadril, mas a força é menos da metade da obtida no lado esquerdo. Ele não consegue mover nenhuma outra articulação em seus membros do lado direito.
- Todos os nervos cranianos estão intactos, exceto pelo fato de ele ser incapaz de mover voluntariamente a parte inferior direita do seu rosto.

Pergunta
1. Onde é a lesão?

 Veja a lista completa das referências em www.evolution.com.br.

21 Sistema Visual

Laurie Lundy-Ekman, PhD, PT

Objetivos do Capítulo

1. Identificar os nervos cranianos (NCs) II, III, IV e VI por nome, função, atividade reflexa e conexão com o cérebro.
2. Descrever a via visual que transmite sinais da retina para o tálamo e córtex.
3. Explicar a relação entre as metades nasal e temporal das retinas e os campos visuais.
4. Descrever como a informação visual do campo visual direito é transmitida para o córtex visual esquerdo.
5. Listar quatro tipos de informações necessárias para os movimentos oculares normais.
6. Descrever os locais das lesões que causam *hemianopsia bitemporal, hemianopsia homônima, cegueira monocular* e *cegueira cortical*.
7. Listar os seis músculos extraoculares, suas inervações e ações.
8. Descrever o estímulo, receptor, membro aferente, sinapse(s), membro eferente e resposta a reflexões pupilares e de acomodação.
9. Descrever o conteúdo do fascículo longitudinal medial (FLM).
10. Identificar os déficits associados às lesões que afetam cada um dos seguintes elementos: FLM, NCs II, III, IV e VI.
11. Descrever o reflexo vestíbulo-ocular e a resposta optocinética e suas finalidades.
12. Comparar o nistagmo fisiológico e patológico.
13. Definir sacadas e dar um exemplo,
14. Comparar movimentos oculares conjugados com movimentos oculares de vergência.
15. Descrever a inervação autônoma do olho e da pálpebra.

Sumário do Capítulo

Sistema Visual
  Visão: Informação Transmitida da Retina para o Córtex
    Primeiro Neurônio: da Retina por Meio do Nervo Óptico, Quiasma Óptico e Trato Óptico até o Núcleo Geniculado Lateral
    Segundo Neurônio: do Corpo Geniculado Lateral até o Córtex Visual Primário
    Destino da informação visual Cortical
  Processamento da Informação Visual
  Distúrbios do Sistema Visual
    Lesões do Nervo Óptico
    Déficits do Campo Visual
    Cegueira Cortical e Visão Cega
Nervo Craniano III: Eferentes Parassimpáticos Oculomotores para o Reflexo Pupilar à Luz e para a Tríade Próxima
  Reflexo Pupilar à Luz
  Tríade Próxima
Nervo Cranianos III, IV e VI: Oculomotor, Troclear e Abducente: Controle dos Movimentos Oculares
  Músculos Extraoculares
Coordenação dos Movimentos Oculares: Fascículo Longitudinal Medial

Distúrbios que Afetam os Nervos Cranianos III, IV e VI, ou o Fascículo Longitudinal Medial
  Nervo Oculomotor
  Nervo Troclear
  Nervo Abducente
  Fascículo Longitudinal Medial
O Sistema do Movimento Ocular
  Tipos de Movimentos Oculares
  Estabilização do Olhar: Reflexos Vestíbulo-oculares, Nistagmo Optocinético, *Nistagmo Fisiológico Versus Patológico*
    Reflexos Vestíbulo-oculares
    Nistagmo Optocinético
    Nistagmo Fisiológico Versus Patológico
  Direção do Olhar: Sacadas, Perseguição Suave e Convergência
    Sacadas
    Movimentos Oculares de Perseguição Suave
    Movimentos Oculares de Convergência
  Distúrbios do Sistema de Movimentos Oculares
Enjoo de Movimento
Resumo
Raciocínio Clínico Diagnóstico Avançado

Número do NC	Nome do NC	Função Relacionada
II	Óptico	Visão
III	Oculomotor	Move os olhos para cima, para baixo e medialmente; eleva a pálpebra superior
		Constringe a pupila; ajusta a forma do cristalino
IV	Troclear	Move os olhos para cima, particularmente quando o olho está aduzido
VI	Abducente	Abduz os olhos

Fig. 21.1 Nervos cranianos que inervam o olho. *Azul*, Sensorial; *rosa*, motor; *laranja*, parassimpático.

A informação visual é utilizada para identificar objetos visuais, perceber as relações entre os objetos visuais e si próprio, e guiar a postura e os movimentos corporais. Coerente com os outros sistemas sensoriais que alcançam a consciência, a informação proveniente dos receptores visuais atravessa a linha média para chegar ao córtex oposto. Desse modo, a informação do campo visual direito (informação visual à direita de uma linha vertical através do você está olhando) se projeta no córtex visual esquerdo.

O nervo óptico, nervo craniano II, transmite informação visual da retina para outras partes do cérebro. O nervo craniano III fornece fibras parassimpáticas que inervam músculos dentro do olho que constringem a pupila e ajustam a forma do cristalino. Os nervos cranianos III, IV e VI inervam os músculos extraoculares que movem o olho. Esses nervos cranianos são listados na Figura 21.1. A informação sobre os movimentos da cabeça, objetos visuais, movimentos oculares e propriocepção, e escolha de um alvo visual, é integrada para controlar a posição do olho.

Este capítulo começa com uma seção sobre o sistema visual, incluindo o nervo craniano II. A segunda seção abrange os eferentes parassimpáticos do nervo craniano III e os reflexos pupilares e de acomodação. A terceira seção discute os músculos e os nervos cranianos envolvidos nos movimentos oculares. A quarta seção aborda o sistema de movimento ocular. O capítulo conclui com uma breve discussão do enjoo de movimento.

SISTEMA VISUAL

O sistema visual proporciona o seguinte:
- Visão
- Processamento da informação visual: reconhecimento e localização dos objetos
- Controle do movimento ocular
- Informação utilizada no controle postural e do movimento dos membros[A]

Visão: Informação Transmitida da Retina para o Córtex

A via visual começa com células na retina que convertem luz em sinais neurais. Esses sinais são processados dentro da retina e transmitidos para as células de saída retiniana. A célula de saída retiniana é o primeiro neurônio de projeção na via visual para o córtex visual e transmite sinais para o tálamo. O segundo neurônio na via visual se estende até o córtex visual primário.

Primeiro Neurônio: da Retina por meio do Nervo Óptico, Quiasma Óptico e Trato Óptico até o Núcleo Geniculado Lateral

Axônios dos neurônios na retina viajam no **nervo craniano II, o nervo óptico**. O nervo óptico é sensorial, transmitindo informação visual da retina para o *quiasma óptico* (Fig. 21.2) Os nervos ópticos cruzam o quiasma óptico e os axônios continuam pelo quiasma óptico e o trato óptico antes de fazer sinapse no **corpo geniculado lateral**. O corpo geniculado lateral é um núcleo de retransmissão talâmica.

Segundo Neurônio: do Corpo Geniculado Lateral até o Córtex Visual Primário

Neurônios pós-sinápticos viajam do corpo geniculado lateral no trato geniculocalcarino (radiações ópticas) para o córtex visual primário. O córtex visual[B] primário é a região do córtex que recebe projeções diretas de informação visual. Desse modo, para chegar à percepção consciente, os sinais neurais viajam para o córtex visual pela via retinogeniculocalcarina.

Destinação Cortical da Informação Visual

A destinação cortical da informação visual depende de qual metade da retina processa a informação visual – a retina nasal, mais próxima do nariz, ou a retina temporal, mais próxima do osso temporal. A informação da metade nasal de cada retina atravessa a linha média no quiasma óptico e se projeta para o córtex visual contralateral. A informação da metade temporal de cada retina continua ipsilateralmente através do quiasma óptico e se projeta para o córtex ipsilateral.

O resultado da organização axonal no quiasma é que a informação visual de um campo visual (direito ou esquerdo) é levada para o córtex visual oposto. Por exemplo, o campo visual direito faz parte do ambiente que as pessoas veem à direita da sua própria linha média quando olham diretamente para a frente. A luz proveniente do campo visual direito atinge a metade esquerda das retinas direita e esquerda (Fig. 21.3). A metade esquerda da retina esquerda é temporal e se projeta para o córtex visual ipsilateral. A metade esquerda da retina direita é nasal, e suas projeções atravessam a linha média no quiasma. Desse modo, todos os axônios que saem do quiasma no trato óptico esquerdo carregam informações do campo visual direito. Os axônios do trato óptico esquerdo fazem sinapse no geniculado

---

[A]**Nota da Revisão Científica:** Vale destacar as funções adicionais do sistema visual como um todo, como noção de textura de um objeto, noção de profundidade (principalmente nas relações visuocerebelares), noção de cor e nuances, entre outras.

[B]**Nota da Revisão Científica:** Na verdade, muitos autores consideram a palavra córtex como do gênero masculino e outros como do gênero feminino, não se tendo certeza de qual seria a forma mais correta a ser usada. Na dúvida, adotou-se o gênero masculino, consagrado nos principais dicionários de língua portuguesa.

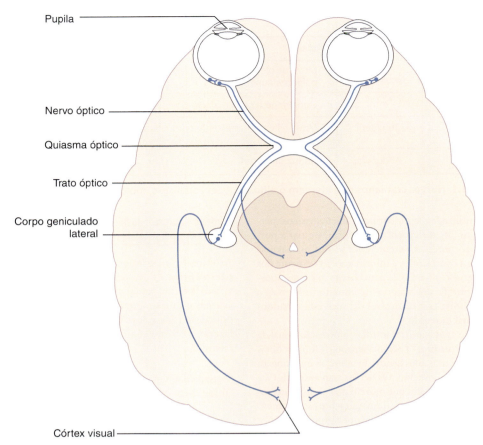

Fig. 21.2 Os axônios no nervo óptico se projetam da retina para o quiasma óptico[C]. Os axônios continuam no trato óptico até o mesencéfalo e o corpo geniculado lateral. As conexões reflexas no mesencéfalo controlam a constrição da pupila (Fig. 21.7) e os movimentos reflexos do olho. A informação visual retransmitida pelo geniculado lateral para o córtex visual fornece visão consciente.

lateral esquerdo e depois a informação é retransmitida para o córtex visual esquerdo através do trato geniculocalcarino. Isso resulta na projeção da informação do campo visual direito para o córtex visual esquerdo. Do mesmo modo, a informação do campo visual esquerdo é projetada para o córtex visual direito.

A via retinogeniculocalcarina transmite informações visuais que alcançam a percepção consciente. As informações de um campo visual são transmitidas via trato óptico contralateral para o córtex visual contralateral.

Processamento de Informações Visuais

Informações visuais que chegam ao córtex visual primário estimulam neurônios a discriminarem a forma, o tamanho ou a textura dos objetos. A informação transmitida para áreas corticais adjacentes, chamadas de *córtex visual secundário*, é analisada quanto à cor e ao movimento. A partir do córtex visual secundário, a informação flui para outras áreas do córtex cerebral, onde é utilizada para ajustar os movimentos ou identificar visualmente os objetos. O fluxo de informação visual que escoa dorsalmente se chama *fluxo de ação* porque essa informação é utilizada para direcionar o movimento, e o fluxo de informação visual que escoa ventralmente se chama *fluxo de percepção*, pois essa informação é utilizada para reconhecer objetos visuais (Fig. 21.4).

Os sinais visuais também são transmitidos para o mesencéfalo, via ramos colaterais do trato óptico. Os sinais visuais enviados para o mesencéfalo estão envolvidos nas respostas reflexas das pupilas e na orientação da cabeça e dos olhos. As duas áreas mesencefálicas que processam informação visual inconsciente são o colículo superior e a área pré-tectal (Fig. 21.3). As vias consciente e inconsciente que transmitem informações visuais estão resumidas na Figura 21.5.

Distúrbios do Sistema Visual

Lesões do Nervo Óptico

A interrupção completa do nervo óptico resulta em cegueira ipsilateral e perda de reflexo pupilar direto à luz. Apesar do dano ao nervo óptico. A pupila ainda se constringe quando a luz incide no olho contralateral. Isso ocorre porque os sinais do nervo óptico oposto atravessam a linha média no mesencéfalo antes de se conectarem ao nervo oculomotor contralateral, o membro eferente do reflexo pupilar. As lesões em outros sítios na via visual também podem causar cegueira. O nervo óptico está inteiramente mielinizado pela oligodendroglia e frequentemente é afetado pela esclerose múltipla.

[C]**Nota da Revisão Científica:** *Vale destacar que a expressão "ótico" se refere a audição, e a expressão "óptico", a visão.*

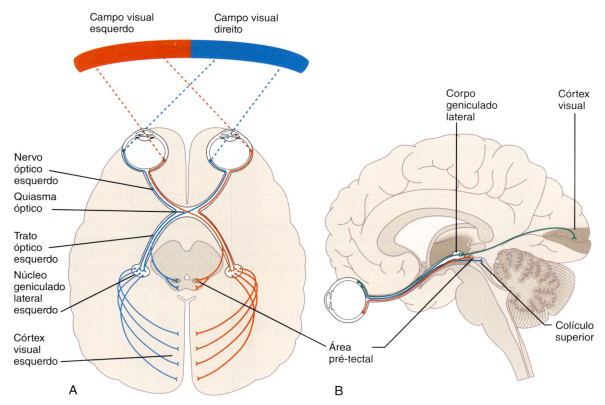

Fig. 21.3 Vias visuais. **A,** A informação do campo visual direito ativa os neurônios na metade esquerda da retina de ambos os olhos. Os axônios da metade temporal da retina se projetam ipsilateralmente para o corpo geniculado lateral, e os axônios da metade nasal da retina atravessam a linha média no quiasma óptico para se projetar no corpo geniculado lateral contralateral. Desse modo, toda a informação do campo visual direito se projeta no geniculado lateral esquerdo e depois através das radiações ópticas para o córtex visual esquerdo. Os colaterais dos axônios no trato óptico para a área pré-tectal e para o colículo superior também são exibidos. **B,** Vista lateral das projeções da retina para o colículo superior, área pré-tectal e córtex geniculado lateral/visual.

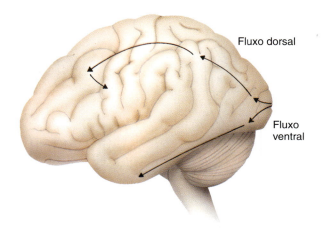

Fig. 21.4 Uso da informação visual pelo córtex cerebral: o fluxo de ação (dorsal) e o fluxo perceptual (ventral).

Déficits do Campo Visual

Clinicamente, a perda visual é descrita fazendo referência ao déficit do campo visual. As consequências do dano ao longo da via retinogeniculocortical varia de acordo com a localização da lesão (Fig. 21.6). Uma lesão completa da retina ou do nervo óptico resulta na perda total da visão no olho ipsilateral. Os déficits do campo visual são denominados de acordo com o campo visual afetado e não com o campo retiniano. A *hemianopsia bitemporal* é a perda de informação nos dois campos visuais temporais, causada por danos às fibras no centro do quiasma óptico, interrompendo os axônios da metade nasal de cada retina. A *hemianopsia homônima* é a perda de informação visual do mesmo campo visual, direito ou esquerdo, nos dois olhos. Uma lesão completa da via visual em qualquer ponto posterior ao quiasma óptico, no trato óptico, geniculado lateral, radiações ópticas ou lobo occipital, resulta na perda de informação do campo visual contralateral, porque toda a informação visual posterior ao quiasma é proveniente do campo visual contralateral. As lesões parciais posteriores ao quiasma óptico resultam na perda de informação de parte do campo visual contralateral, como um quadrante posterior ou inferior.

Cegueira Cortical e Visão Cega

Após a perda bilateral completa da função do córtex visual, algumas pessoas retêm a capacidade para responder aos objetos visuais, apesar de serem corticalmente cegas. *Corticalmente cegas* significa que a pessoa não tem consciência de qualquer informação visual em decorrência de uma lesão no cérebro. A *visão cega* é a capacidade de um indivíduo corticalmente cego para se orientar, aponta ou detectar movimentos dos objetos visuais, ou mesmo distinguir as expressões faciais apesar da limitação funcional para ver conscientemente os objetos. A pesquisa sugere que a visão cega é contingente na função intacta da retina e das vias da retina até o colículo superior e o núcleo geniculado lateral.

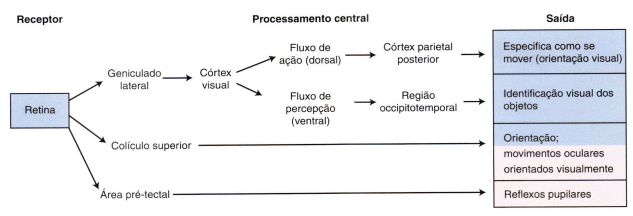

Fig. 21.5 Fluxo de sinais visuais da retina para o córtex visual, colículo superior e área pré-tectal. Os sinais que chegam no córtex visual são analisados e depois enviados para outras áreas do córtex cerebral, onde são criadas as orientações do movimento e onde os objetos são reconhecidos visualmente. Os sinais que chegam ao colículo superior são usados para orientação e controle do movimento ocular, os sinais que chegam à área pré-tectal produzem reflexos pupilares. Azul indica receptores sensoriais e percepção; rosa indica movimento.

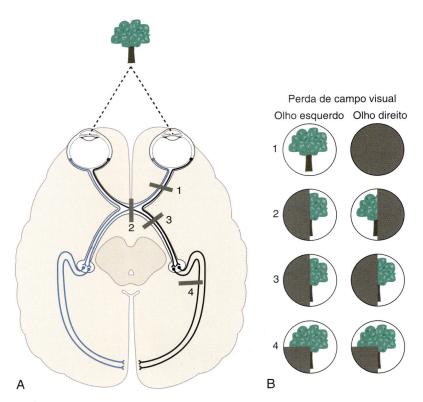

Fig. 21.6 Resultados das lesões em vários locais no sistema visual. **A,** Locais das lesões. **B,** Perda do campo visual com cada lesão. Uma lesão no local 1, o nervo óptico, causa perda de visão do olho direito. Uma lesão no local 2, o meio do quiasma óptico, causa hemianopsia bitemporal, perda do campo visual temporal de ambos os olhos. Qualquer lesão que interrompa completamente os tratos posteriores ao quiasma óptico, incluindo a lesão no local 3, o trato óptico, causa perda de visão do campo visual contralateral de ambos os olhos. Uma lesão incompleta dos tratos posteriores ao quiasma óptico, conforme o local 4, causa perda parcial da visão do campo visual contralateral.

NERVO CRANIANO III: EFERENTES PARASSIMPÁTICOS OCULOMOTORES PARA O REFLEXO PUPILAR À LUZ E PARA A TRÍADE PRÓXIMA

O nervo craniano (NC) III tem neurônios parassimpáticos que inervam os músculos intrínsecos do olho: o esfíncter pupilar e o músculo ciliar. Quando o esfíncter pupilar se constringe, a quantidade de luz que chega à retina é menor. O músculo ciliar se contrai quando olhamos para objetos próximos, aumentando a curvatura do cristalino. A ação, chamada de *acomodação*,[D] aumenta a refração dos raios luminosos, para que o ponto focal seja mantido na retina. Uma via de dois neurônios transmite os sinais do mesencéfalo para os músculos intrínsecos do olho. Os corpos celulares do primeiro neurônio parassimpático estão situados no núcleo parassimpático do nervo oculomotor (também denominado *núcleo de Wedinger-Westphal*). Os axônios parassimpáticos pré-ganglionares fazem sinapse com os axônios pós-ganglionares atrás do globo ocular no gânglio ciliar. Os axônios pós-ganglionares transmitem sinais para o esfíncter pupilar e o músculo ciliar.

[D]**Nota da Revisão Científica:** Após os 40 anos de idade, é esperada a perda da capacidade acomodativa do cristalino para visão para longe, condição clínica essa chamada de presbiopia. Indivíduos que fazem muita convergência ocular para leituras em livros, celulares ou em computadores têm maior chance de apresentarem presbiopia.

Sistema Visual **CAPÍTULO 21** 431

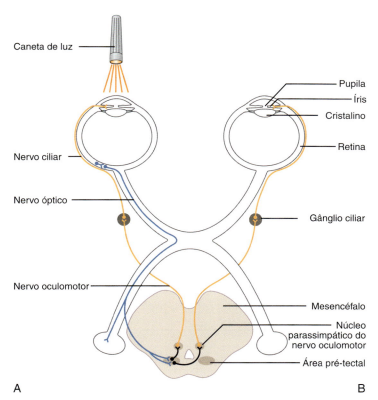

Fig. 21.7 **Reflexo pupilar à luz.** O reflexo pupilar à luz é uma resposta à luz forte incidente em um olho. A luz incidente no olho esquerdo prova constrição reflexa das duas pupilas.[E] O nervo óptico transmite informações da retina para a área pré-tectal. Interneurônios da área pré-tectal fazem sinapse no núcleo parassimpático do nervo oculomotor. Os eferentes viajam no nervo oculomotor e depois no nervo ciliar. **A,** O reflexo pupilar ipsilateral à luz. **B,** A constrição da pupila oposta é provocada pelo neurônio que conecta a área pré-tectal esquerda com o núcleo parassimpático direito do nervo oculomotor.

RACIOCÍNIO CLÍNICO DIAGNÓSTICO 21.1

H. S., Parte I

Seu paciente, H. S., é um homem de 54 anos de idade encaminhado a você com uma protuberância lateral no disco em T1-T2 e resultante radiculopatia. Os movimentos de perseguição suave são normais. A observação revela pupilas desiguais. Quando uma caneta de luz é acesa na direção do olho direito, a pupila direita (medindo 6 mm em luz fraca) se constringe para 3 mm. A pupila esquerda (medindo 3 mm em luz fraca) se constringe para 2 mm. Sua pálpebra esquerda é 3 mm mais baixa que a pálpebra direita.
H. S. 1: Descreva o estímulo, o receptor, o membro aferente, as sinapses, os membros eferentes e as respostas para o reflexo pupilar à luz. Quais componentes do arco reflexo estão intactos? O que é desconhecido?

Reflexo Pupilar à Luz

O reflexo pupilar é despertado pela incidência de uma luz forte em um dos olhos (Fig. 21.7). A incidência de uma luz forte em um dos olhos causa constrição pupilar no olho estimulado diretamente por essa luz. Além disso, as conexões bilaterais entre os núcleos pré-tectal e de Edinger-Westphal resultam na constrição da pupila no outro olho.

O nervo óptico é o membro aferente (i.e., sensorial) desse reflexo, e o nervo oculomotor fornece o membro eferente (i.e., motor). A via para o reflexo pupilar à luz consiste em neurônios que conectam sequencialmente:
- A retina ao núcleo pré-tectal no mesencéfalo
- O núcleo pré-tectal aos núcleos parassimpáticos do nervo oculomotor
- Os núcleos parassimpáticos do nervo oculomotor ao gânglio ciliar
- O gânglio ciliar ao músculo esfíncter pupilar

Tríade Próxima

A tríade próxima consiste em ajustes para visualizar um objeto próximo: as pupilas se constringem, os olhos convergem (aduzem), e o cristalino fica mais convexo. O reflexo de acomodação ajusta a convexidade do cristalino. O reflexo de acomodação requer a ativação do córtex visual em uma área no lobo frontal do córtex cerebral — o campo ocular frontal. O circuito é exibido na Figura 21.8. Os reflexos envolvendo os nervos cranianos que afetam o olho são apresentados na Figura 21.9. A Figura 21.10 resume a inervação autônoma do olho e da pálpebra.

A constrição da pupila e a forma do cristalino do olho são controladas por reflexo pelos aferentes no nervo óptico (NC II) e pelos eferentes parassimpáticos no nervo oculomotor (NC III). A dilatação da pupila é controlada pelos eferentes simpáticos (Fig. 9.9).

RACIOCÍNIO CLÍNICO DIAGNÓSTICO 21.2

H. S. Parte II

H. S. 2: Apresente os músculos extraoculares, suas ações e suas inervações.
H. S. 3: O que é ptose? Qual pálpebra é afetada?
H. S. 4: Descreva a inervação do músculo elevador da pálpebra superior.

[E]**Nota da Revisão Científica:** No caso da constrição da mesma pupila iluminada (miose), chama-se reflexo pupilar direto, e quando esse mesmo estímulo termina por fazer a miose no olho contralateral ao estímulo luminoso, chama-se reflexo pupilar indireto ou consensual.

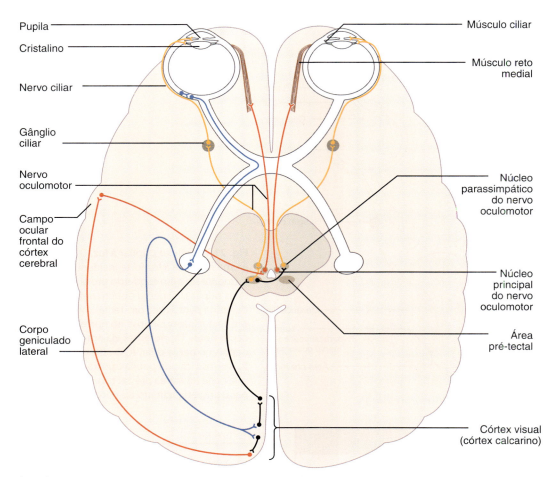

Fig. 21.8 Tríade próxima: ações para ajustar os olhos durante a visualização de um alvo próximo. A tríade consiste em acomodação (mudança na curvatura do cristalino), constrição da pupila e reposicionamento dos olhos para mirar o objeto. O membro aferente é a via retinogeniculocalcarina. O membro eferente para controlar a curvatura do cristalino e contrair a pupila vai do córtex visual até os núcleos no mesencéfalo, depois via neurônios parassimpáticos até o músculo ciliar e o esfíncter da pupila, respectivamente. O membro eferente para mover os olhos na direção da linha média vai do córtex visual até os campos oculares frontais, depois até o núcleo oculomotor principal, o nervo oculomotor, que controla a contração do músculo reto medial.

Reflexo	Descrição do reflexo	Neurônios aferentes	Neurônios eferentes
Pupilar	A pupila do olho se constringe quando a luz incide no olho	Óptico	Oculomotor
Acomodação	O cristalino do olho se ajusta para focalizar a luz na retina	Óptico	Oculomotor
Corneano (piscada)	Quando a córnea é tocada, as pálpebras fecham	Trigêmeo	Facial

Fig. 21.9 Reflexo pupilar, de acomodação e corneano. *Azul*, sensorial; *rosa*, motor; *laranja*, parassimpático.

NERVOS CRANIANOS III, IV E VI: OCULOMOTOR, TROCLEAR E ABDUCENTE: CONTROLE DOS MOVIMENTOS OCULARES

Os nervos *oculomotor, troclear* e *abducente* são principalmente motores, contendo axônios neuronais motores que inervam os seis músculos extraoculares que movem o olho (Fig. 21.11). Como observado previamente, o nervo oculomotor também controla a constrição reflexa da pupila e ajusta o cristalino do olho.

Músculos Extraoculares

Os músculos extraoculares incluem quatro músculos retos e dois músculos oblíquos. Os músculos retos se prendem à metade anterior do globo ocular. Os movimentos oculares são descritos em relação ao movimento da porção anterior do olho. O reto lateral move o olho lateralmente, e o reto medial move o olho medialmente; desse modo, esses músculos formam um par, controlando os movimentos oculares horizontais. Com os olhos mirando diretamente

	Afeta	Músculo Liso	Ação
Parassimpática (nervo craniano [NC] III, oculomotor)	Cristalino	Músculo ciliar	Acomodação à distância de um objeto. Fornece foco para a visão de perto ao diminuir a tensão dos ligamentos que seguram o cristalino. Isso aumenta a curvatura natural do cristalino. Para visualizar objetos distantes, o músculo ciliar traciona os ligamentos que achatam o cristalino.
	Iris	Esfíncter pupilar	Constringe a pupila
Simpáticas (corpos celulares do caminho de três neurônios situado no: · Hipotálamo lateral · Segmento espinal T1 · Gânglio cervical superior) (Fig. 9.9)	Pálpebra superior	Músculo tarsal superior	Auxilia o elevador da pálpebra superior (um músculo esquelético inervado pelo NC III) na elevação da pálpebra superior. Se a inervação simpática for perdida, o resultado é a ptose leve.
	Iris	Músculo dilatador	Dilata a pupila

Fig. 21.10 **Inervação autônoma do olho e da pálpebra.** *Laranja*, parassimpático; *roxo*, simpático.

à frente, as ações do reto superior e inferior são principalmente a elevação e depressão, respectivamente. Os dois músculos oblíquos se prendem à metade posterior do globo ocular (Fig. 21.11B). O olho é abduzido, os músculos oblíquos giram principalmente o olho em volta do eixo pupilar. Embora a maior parte do corpo do músculo oblíquo superior seja posterior ao globo ocular, o tendão do oblíquo superior segue por uma tróclea feita por uma tipoia de ligamento na órbita superomedial que redireciona o ângulo de tração. Quando o olho é aduzido, o músculo oblíquo superior abaixa, e o músculo oblíquo inferior levanta o olho (Fig. 21.11C). O suprimento de nervo craniano para os músculos extraoculares é exibido na Figura 21.12.

O **nervo craniano III**, o nervo oculomotor, controla a contração do reto superior, inferior e medial, do oblíquo inferior e do elevador da pálpebra superior. Esses músculos movem os olhos para cima, para baixo e medialmente; giram os olhos em volta do eixo pupilar; e elevam a pálpebra superior. O músculo tarsal superior inervado simpaticamente ajuda a elevar a pálpebra superior (Fig. 9.9). Os corpos celulares dos neurônios motores oculomotores estão situados no núcleo oculomotor.

O **nervo craniano IV**, nervo troclear, controla o músculo oblíquo superior, que gira o olho ou, se este olho estiver aduzido, abaixa-o. Os corpos celulares do nervo troclear estão situados no núcleo troclear no mesencéfalo, e este nervo é o único nervo craniano a emergir do tronco encefálico dorsal, abaixo do colículo inferior.

O **nervo craniano VI**, o nervo abducente, controla o músculo reto lateral, que move o olho lateralmente. Os corpos celulares do nervo abducente estão situados no núcleo abducente na ponte.

COORDENAÇÃO DOS MOVIMENTOS OCULARES: FASCÍCULO LONGITUDINAL MEDIAL

A coordenação dos dois olhos é mantida via ação sinérgica dos músculos extraoculares. Essa coordenação requer conexões entre os núcleos dos nervos cranianos que controlam os movimentos oculares. Por exemplo, para olhar à direita, o nervo abducente direito ativa o reto lateral para mover o olho direito lateralmente. Um trato tronco encefálico, o *fascículo longitudinal medial* (FLM), transmite um sinal do núcleo abducente direito para o núcleo oculomotor esquerdo. O nervo oculomotor esquerdo ativa o reto medial para mover o olho esquerdo para a direita. Os sinais transmitidos pelo FLM coordenam os movimentos da cabeça e olho, proporcionando conexões bilaterais entre os núcleos motores vestibulares e oculares no tronco encefálico e núcleos nervosos acessórios espinais na medula espinal (Fig. 21.13).

DISTÚRBIOS QUE AFETAM OS NERVOS CRANIANOS III, IV E VI OU O FASCÍCULO LONGITUDINAL MEDIAL

As lesões que afetam os nervos cranianos que inervam os músculos extraoculares ou o FLM causam desalinhamento dos olhos. Se o distúrbio for agudo, ocorrerá visão dupla porque as imagens dos objetos não vão coincidir nas retinas. Se o distúrbio for crônico, o sistema nervoso pode suprimir a visão do olho desviante, e a visão dupla não ocorrerá. No entanto, com a supressão da visão de um olho, a pessoa vai perder a percepção de profundidade. Os efeitos das lesões que afetam cada nervo craniano que inerva os músculos extraoculares são discutidos em seguida.

O nervo craniano III inerva todos os músculos extraoculares com a exceção do oblíquo superior e do reto lateral. O músculo oblíquo superior é inervado pelo nervo troclear (NC IV). O músculo reto lateral abduz o olho e é inervado pelo nervo abducente (NC VI).

RACIOCÍNIO CLÍNICO DIAGNÓSTICO 21.3

H. S. Parte III

H. S. 5: Qual seria a diferença na apresentação do olho em repouso e dos reflexos pupilares à luz se a lesão envolvesse seu nervo oculomotor esquerdo?

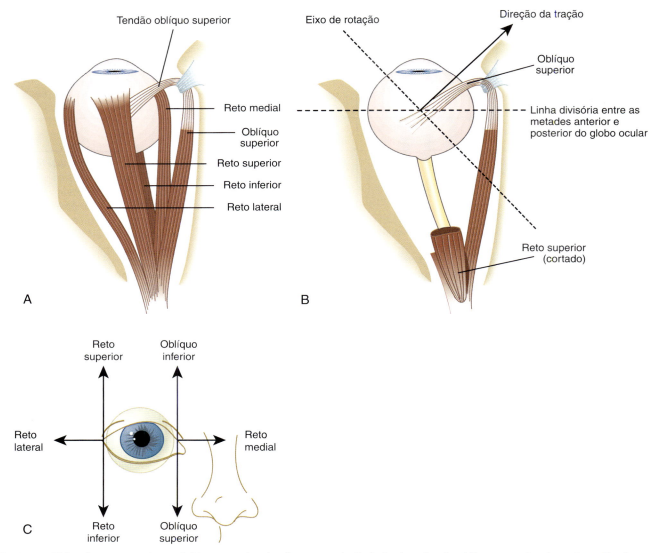

Fig. 21.11 Músculos extraoculares. A, Vista superior do olho esquerdo. **B,** Ação do músculo oblíquo superior. Quando o olho é direcionado para a frente ou abduzido, a contração do músculo oblíquo superior gira o olho em volta do eixo pupilar. Quando o olho é aduzido, a contração do músculo oblíquo superior move a pupila para baixo (não exibido). **C,** Movimentos do olho direito pelos músculos extraoculares. O reto lateral abduz o olho, e o reto medial aduz o olho. Quando o olho é aduzido, o oblíquo superior move o olho para baixo e o oblíquo inferior move o olho para cima. Essas ações dos músculos oblíquos ocorrem em decorrência do ângulo de tração muscular e porque os oblíquos se prendem à metade posterior do globo ocular (veja em **B** a ligação do oblíquo superior).

Nervo Oculomotor

Uma lesão completa do nervo oculomotor causa os seguintes déficits (Fig. 21.14):
- Ptose grave (queda da pálpebra), que ocorre porque o músculo voluntário que eleva a pálpebra está paralisado. Na ausência de inervação do músculo involuntário pelo nervo craniano III, as fibras musculares autônomas inervadas pelos eferentes simpáticos elevam muito pouco a pálpebra.
- O olho ipsilateral é voltado para fora e para baixo porque as ações do reto lateral e do oblíquo superior não sofrem oposição.
- A *diplopia* (visão dupla), que é causada pela diferença na posição dos olhos. Como os olhos não apontam na mesma direção, os raios luminosos dos objetos não caem nas áreas correspondentes de ambas as retinas, produzindo a visão dupla.
- Déficits no movimento do olho ipsilateral medialmente, para baixo e para cima
- Perda do reflexo pupilar direto à luz (ipsilateral)
- Perda de constrição da pupila em resposta ao foco em um objeto próximo.

Os sinais de uma lesão do nervo oculomotor são ilustrados na Figura 21.15A. Para diferenciar uma lesão periférica do NC III das lesões do sistema nervoso central, uma lesão supranuclear ou do FLM terá sinais além dos distúrbios que afetam o olho.

Nervo Troclear

Uma lesão do nervo troclear previne a ativação do músculo oblíquo superior, então o olho ipsilateral não consegue olhar para baixo quando o olho estiver aduzido (Fig. 21.15B). As pessoas com lesões

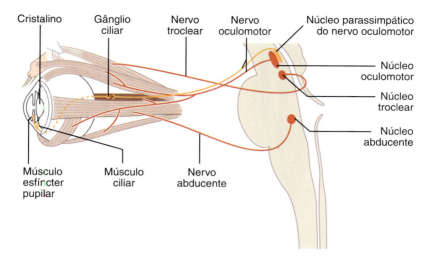

Fig. 21.12 Inervação dos músculos extraoculares e intraoculares. Os núcleos vermelhos e os axônios são motores; os núcleos e os axônios laranja são parassimpáticos.

do nervo troclear se queixam de visão dupla, dificuldade de leitura e problemas visuais quando descem escadas. Outras causas de assimetria do movimento ocular devem ser excluídas, como discutido para o nervo oculomotor.

Nervo Abducente

Uma lesão completa do nervo abducente vai fazer com que o olho desvie para dentro, pois a paralisia do músculo reto lateral deixa a tração do músculo reto medial sem oposição. Uma pessoa com essa lesão será incapaz de abduzir voluntariamente o olho e terá visão dupla (Fig. 21.15C). Outras causas de movimentos oculares assimétricos devem ser excluídas, conforme discutimos em relação ao nervo oculomotor.

Fascículo Longitudinal Medial

Uma lesão afetando o FLM *produz oftalmoplegia internuclear* (OIN), ao interromper os sinais do núcleo abducente para o núcleo oculomotor. Normalmente, quando uma pessoa move voluntariamente os seus olhos em uma direção horizontal, uma área no lobo frontal envia sinais através de uma área na ponte (a formação reticular pontina paramediana, situada adjacente ao núcleo abducente) para o núcleo abducente. Por sua vez, o núcleo abducente envia sinais para o músculo reto lateral ipsilateral e para o núcleo oculomotor contralateral. O núcleo oculomotor envia sinais para o músculo reto medial via nervo oculomotor. Portanto, quando a conexão entre o núcleo abducente e o núcleo oculomotor é interrompida, o olho contralateral à lesão se move normalmente, mas o olho ipsilateral à lesão não consegue aduzir além da linha média quando o olho contralateral se move lateralmente (Figs. 21.15 D e 21.16).

O SISTEMA DO MOVIMENTO OCULAR

O controle preciso da posição do olho é vital para a visão porque a melhor acuidade visual somente está disponível em uma pequena região da retina (i.e., a fóvea) e porque a percepção binocular de um objeto como único requer que a imagem seja visualizada pelos pontos correspondentes nas duas retinas. O FLM, os reflexos vestíbulo-oculares (RVOs; ver adiante nesta seção e no Cap. 22) e os centros cerebrais alcançam esse controle sofisticado da posição ocular. O colículo superior coordena os movimentos de orientação reflexos dos olhos e da cabeça via fascículo longitudinal medial.

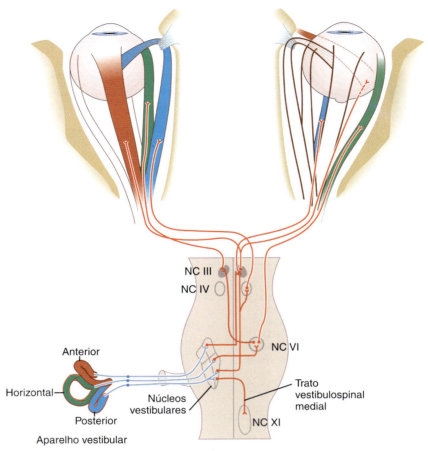

Fig. 21.13 Os axônios no fascículo longitudinal medial (em vermelho) conectam os núcleos nervosos vestibular, oculomotor, troclear, abducente e acessório. Os sinais transmitidos nesse trato coordenam os movimentos da cabeça e dos olhos.

Tipos de Movimentos Oculares

Os movimentos oculares têm dois objetivos: manter a posição dos olhos estável durante os movimentos da cabeça para que o ambiente não pareça saltar; e direcionar o olhar para os alvos visuais. Os movimentos oculares são conjugados ou de vergência. Nos movimentos conjugados, os dois olhos se movem na mesma direção. Nos movimentos de vergência, os olhos se movem na direção da linha média ou para longe da linha média. Os movimentos de vergência ocorrem quando mudamos o olhar de um objeto próximo para um objeto distante, ou vice-versa. Por exemplo, quando deixamos de olhar para fora e passamos a ler, os olhos convergem.

A **estabilização do olhar** (também chamada de *fixação visual*) durante os movimentos da cabeça é alcançada da seguinte forma:
- RVO: a ação da informação vestibular na posição do olho durante os movimentos rápidos da cabeça.
- Nistagmo optocinético: o uso da informação visual para estabilizar as imagens durante os movimentos lentos da cabeça ou quando os objetos visuais estão se movendo em relação à cabeça.

A **direção do olhar** é obtida da seguinte forma:
- Sacadas: movimentos rápidos dos olhos para mudar o olhar de um objeto para outro. Os movimentos oculares de alta velocidade trazem novos objetos para a visão central, onde são vistos os detalhes das imagens.
- Perseguição suave: movimentos oculares que acompanham um objeto em movimento.

- Movimentos de vergência: movimento dos olhos na direção ou para longo da linha média para se ajustar às diferentes distâncias entre os olhos e o alvo visual.

Estabilização do Olhar: Reflexos Vestíbulo-oculares, Nistagmo Optocinético, Nistagmo Fisiológico *Versus* Patológico

Reflexos Vestíbulo-oculares

Os RVOs estabilizam as imagens visuais durante os movimentos da cabeça. Essa estabilização impede que o mundo visual pareça estar saltando quando a cabeça se move, especialmente durante a caminhada. A falta de estabilidade da imagem visual pode ser vista nas gravações em vídeo quando a pessoa que está filmando caminha com a câmera: o vídeo registrado parece saltar. Ainda mais desconcertantes para quem está assistindo são as oscilações abruptas das imagens do vídeo, fazendo com que os objetos visuais saltem. Embora esses efeitos visuais possam ser divertidos nos filmes em tela grande com aviões voando sobre cânions, no dia a dia a ausência de estabilidade da imagem pode ser limitante porque a capacidade de usar a visão para orientação se perde.

Os receptores vestibulares do RVO estão em três tubos cheios de fluido dentro de cada orelha interna, chamados de canais semicirculares. Normalmente, quando a cabeça vira para a direita, os sinais do canal semicircular horizontal direito aumentam e os sinais do canal semicircular horizontal esquerdo diminuem. Essa informação

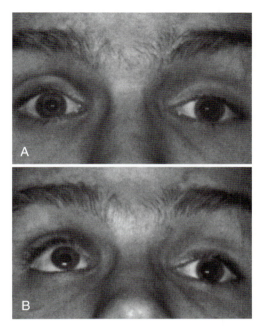

Fig. 21.14 Paralisia do nervo oculomotor. Lesão no nervo craniano III esquerdo causa os seguintes déficits: a pupila esquerda fica dilatada e não responde à luz. **A,** Ptose esquerda. No olhar para a frente, o olho esquerdo olha para baixo e para fora. **B,** O olho esquerdo não levanta. Não exibido: o olho esquerdo não abaixa nem aduz.
(Modificada de Winn HR, editor: Youmans & Winn neurological surgery, *Philadelphia, 2017, Elsevier, Inc.)*

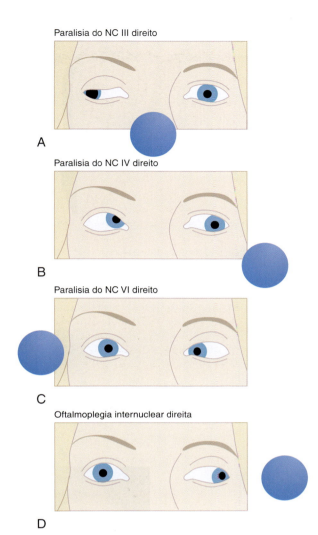

Fig. 21.15 Lesões que afetam os movimentos oculares. A bola é posicionada em cada painel para ilustrar uma direção prejudicada do olhar. A bola está distante dos olhos. Todas as lesões são no lado direito. Os movimentos do olho esquerdo são normais. **A,** Paralisia do nervo oculomotor. O olho direito está abduzido por causa da fraqueza do reto medial, a pálpebra direita está caída e a pupila dilatada. **B,** Paralisia do nervo coclear. O olho direito aduz, mas está elevado em decorrência da fraqueza do músculo oblíquo superior. **C,** Paralisia do nervo abducente. O olho direito não abduz porque o músculo reto lateral está fraco. **D,** Oftalmoplegia internuclear. A lesão afeta o fascículo longitudinal medial direito, interrompendo os sinais do núcleo abducente para o núcleo oculomotor. O olho direito não aduz no olhar voluntário. No entanto, o olho direito aduz durante os movimentos oculares de convergência (não ilustrado) porque diferentes conexões neurais estão envolvidas nos movimentos oculares de convergência.

é retransmitida para os núcleos vestibulares para coordenação da estabilização visual. A informação é enviada dos núcleos vestibulares para os núcleos dos nervos cranianos III e VI, ativando os músculos retos que movem os olhos para a esquerda e inibindo os músculos retos que movem os olhos para a direita (Figs. 21.17 e 21.18).

Do mesmo modo, os RVOs verticais podem ser provocados pela flexão da cabeça e extensão da cabeça. Todos os RVOs movem os olhos na direção oposta ao movimento da cabeça para manter a estabilidade do campo visual e a fixação visual nos objetos. O efeito da estimulação de cada canal semicircular nos músculos extraoculares é ilustrado na Figura 21.19. Estimular um par de canais semicirculares (um par é um canal à direita e um canal à esquerda que estão no mesmo plano) induz movimentos oculares aproximadamente no mesmo plano dos canais.[1]

Às vezes quando uma pessoa vira a cabeça, a intenção é olhar na nova direção em vez de fazer com que os olhos fixem no alvo prévio. Para isso, a supressão do RVO é essencial. O flóculo do cerebelo ajusta o ganho do RVO e pode suprimir completamente este reflexo quando for conveniente.

Nistagmo Optocinético

O nistagmo optocinético ajusta a posição do olho para manter uma imagem estável na retina durante os movimentos de cabeça lentos e sustentados. Uma resposta optocinética também pode ocorrer quando a cabeça está estável e o ambiente está se movendo. *Optocinético* significa que o reflexo é provocado por estímulos visuais móveis. O **nistagmo** é o movimento ocular oscilante involuntário. O sistema optocinético permite que os olhos acompanhem objetos grandes no campo visual. O sistema optocinético pode ser estudado fazendo com que uma pessoa observe um cilindro coberto com listras verticais girando lentamente. Uma resposta normal é que os olhos da pessoa acompanhem uma única listra até a borda do campo visual e depois uma sacada move os olhos para a próxima listra. O controle neurológico do nistagmo optocinético envolve as seguintes

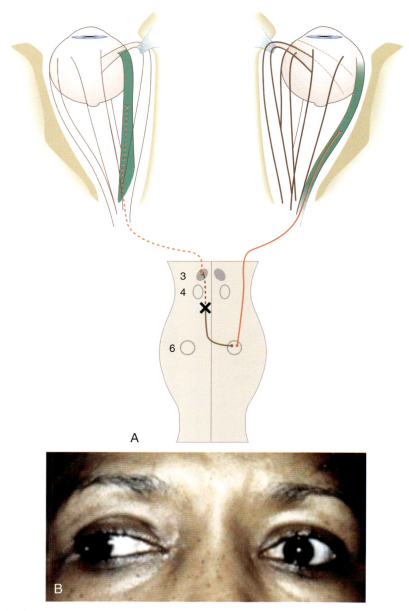

Fig. 21.16 A, Mecanismo da oftalmoplegia internuclear. A lesão indicada do fascículo longitudinal medial previne os sinais do núcleo abducente de chegarem ao núcleo oculomotor contralateral. Quando a pessoa tenta olhar voluntariamente para a direita, o olho esquerdo não aduz. **B,** Oftalmoplegia internuclear, a paciente está tentando olhar para a sua direita, mas a pupila esquerda não aduz. *(Fotografia cedida como cortesia de Dr. Richard London.)*

estruturas em sequência: retina, nervo óptico, quiasma óptico, trato óptico, área pré-tectal (no mesencéfalo; Fig. 21.8), núcleo vestibular medial, núcleos oculomotores e músculos extraoculares (Fig. 21.20).

A influência dos estímulos optocinéticos na percepção do movimento é ilustrada pelas respostas ao movimento inesperado dos grandes objetos próximos. Por exemplo, quando você para em um semáforo, você pode interpretar equivocadamente o movimento de um ônibus para a frente na pista adjacente como se o seu carro estivesse rolando para trás. Você pisa no freio, apenas para perceber que o carro não está se movendo. Essa ilusão de movimento se chama *vecção*.

Nistagmo Fisiológico *Versus* Patológico

O *nistagmo fisiológico* é uma resposta normal que pode ser provocada em um sistema nervoso intacto pela estimulação optocinética, estimulação rotacional ou de temperatura dos canais semicirculares (Cap. 22), ou movendo os olhos para a posição horizontal extrema. O nistagmo patológico, um sinal de anomalia do sistema nervoso, é discutido com distúrbios do sistema de movimento ocular. A direção do nistagmo é batizada de acordo com a direção dos movimentos oculares sacádicos. Assim, se os movimentos rápidos forem para a direita, o nistagmo é *denominado nistagmo à direita*.

O nistagmo (exceto o provocado pela movimentação dos olhos para a posição horizontal extrema ou pela estimulação optocinética) indica que o sistema vestibular ou o cerebelo sente a rotação da cabeça e os olhos estão se movendo para estabilizar o olhar por meio da compensação da rotação.

Direção do Olhar: Sacadas, Perseguições Suaves e Convergência

Sacadas, perseguições suaves e convergência são movimentos que servem para direcionar o olhar para objetos selecionados. Os centros do tronco encefálico controlam os movimentos oculares horizontais e verticais. Os centros corticais que influenciam os movimentos oculares incluem os campos frontal, occipital e temporal dos olhos (Fig. 21.21).

Os seguintes fatores podem influenciar os movimentos oculares:
- Informação auditiva (via colículo superior)
- RVO
- Estímulos visuais
- Informação sensorial dos músculos extraoculares
- O sistema da emoção

Sacadas

As sacadas mudam rapidamente a visão de um objeto para outro. Se uma pessoa estiver lendo e alguém entrar no ambiente, um movimento ocular sacádico muda o olhar do leitor do texto para a pessoa. As sacadas podem ser geradas voluntariamente (p. ex., uma pessoa decide olhar para cima) e, também, podem ser provocadas por uma série de estímulos, incluindo visuais, táteis, auditivos ou nociceptivos. Por exemplo, um objeto se movendo rapidamente na visão periférica provoca movimentos reflexos dos olhos e da cabeça na direção do estímulo.

Nas sacadas horizontais reflexas, o colículo superior sinaliza o núcleo abducente, depois, via FLM, o núcleo abducente sinaliza o núcleo oculomotor. Nas sacadas verticais reflexas, o colículo superior sinaliza diretamente os núcleos oculomotor e troclear (Fig. 21.22A).

Nas sacadas voluntárias, o córtex parietal posterior direciona a atenção visual para o estímulo, e os campos frontais dos olhos proporcionam controle voluntário dos movimentos oculares. As duas áreas corticais sinalizam o colículo superior. Se a sacada necessária for horizontal, o colículo superior sinaliza a formação reticular pontina paramediana (FRPP; Fig. 21.22B) que controla as sacadas horizontais voluntárias. A FRPP ativa o núcleo abducente, que depois ativa o núcleo oculomotor. Nas sacadas verticais voluntárias, o colículo superior sinaliza a formação reticular mesencefálica; a formação reticular mesencefálica ativa os nervos cranianos III e IV (Fig. 21.22B). O ajuste dos níveis relativos de atividade da FRPP e da formação reticular mesencefálica controla as sacadas diagonais.

Movimentos Oculares de Perseguição Suave

Os movimentos oculares de perseguição suave são utilizados para perseguir um objeto em movimento. Se você observar alguém caminhando pelo recinto, os movimentos de perseguição suave mantêm a direção do olhar, para que a imagem seja mantida na fóvea. Os comandos para o movimento de perseguição suave originam-se no córtex visual. Na sequência, os sinais são transmitidos via campos oculares do córtex temporal, ponte dorsolateral, vestibulocerebelo e depois núcleos vestibulares para o núcleo do nervo craniano VI (nervo abducente) e/ou para a formação reticular do mesencéfalo. O núcleo do nervo craniano VI se conecta com o nervo craniano III via FLM. A ativação do nervo craniano VI e parte do nervo craniano III ativam os músculos retos adequados para produzir movimentos de perseguição horizontal. A formação reticular do mesencéfalo ativa os neurônios motores oculares para produzir movimentos de perseguição vertical (Fig. 21.22C). Um estímulo visual móvel é essencial para a produção de movimentos de perseguição suave.

As diferentes ações do sistema guiado visualmente, o RVO, e do sistema de perseguição suave podem ser demonstradas pela seguinte tarefa. Estique o braço à frente e coloque seu dedo indicador aproximadamente 50 cm (1,5 pé) à sua frente. Compare a nitidez visual quando você move o seu dedo de um lado para

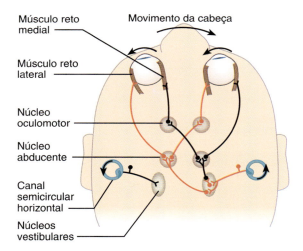

Fig. 21.17 Reflexo vestíbulo-ocular. Quando a cabeça é virada para a direita, a ativação aumenta no nervo vestibular direito. Simultaneamente, a ativação neural tônica diminui no nervo vestibular esquerdo. Os neurônios cujo nível de atividade aumenta com esse movimento são indicados em vermelho. Os neurônios cujo nível de atividade diminui são indicados em preto. Para simplificar, as conexões dos núcleos vestibulares esquerdos não são exibidas. Através das conexões entre os núcleos vestibulares e os núcleos dos nervos cranianos III e VI, os dois olhos se movem na direção oposta ao giro da cabeça.

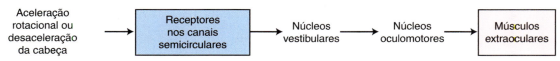

Fig. 21.18 A geração do reflexo vestíbulo-ocular. Azul indica receptores sensoriais, e rosa indica movimento.

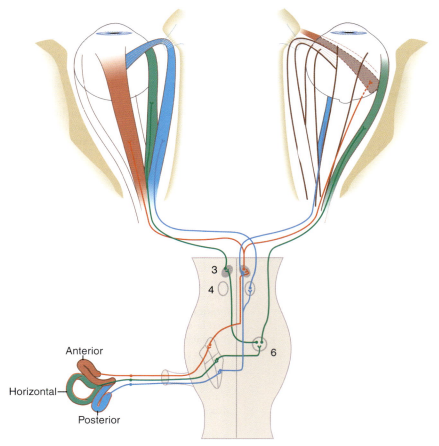

Movimento da face	Canal estimulado	1ª sinapse nos núcleos vestibulares	2ª sinapse nos núcleos do:	Muscles activated:	Movement of the eyes
Face inclina para baixo	Anterior	Superior	NC III	Reto superior ipsilateral Oblíquo inferior contralateral	Para cima
Face vira para a direita ou para a esquerda	Horizontal	Medial	NC III, VI	Reto medial ipsilateral Reto lateral contralateral	Horizontal
Face inclina-se para cima	Posterior	Medial	NC III, IV	Oblíquo superior ipsilateral Reto inferior contralateral	Para baixo

Fig. 21.19 As conexões entre os receptores nos canais semicirculares e os núcleos dos nervos para os músculos extraoculares. Os neurônios e músculos ativados por canal semicircular são codificados em cores para corresponder à cor do canal. Para simplificar, são exibidas apenas as conexões excitatórias. As conexões inibitórias (não mostradas) ajustam a atividade dos nervos aos músculos extraoculares antagonistas, de modo que a sua atividade é inversamente proporcional à atividade dos músculos agonistas.

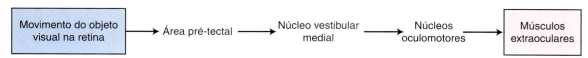

Fig. 21.20 Geração do nistagmo optocinético. Azul indica estimulação sensorial, e rosa indica saída motora.

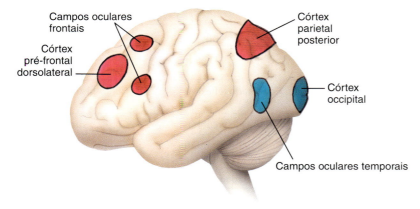

Fig. 21.21 Áreas do córtex cerebral que direcionam os movimentos oculares. Os campos oculares frontais controlam os movimentos oculares voluntários. As regiões occipital e temporal fornecem informações para os movimentos oculares de perseguição. O córtex parietal posterior fornece informação espacial para os movimentos oculares. As áreas em azul fornecem informações sobre o movimento dos objetos visuais, essencial para os movimentos oculares optocinético e de perseguição suave. As áreas em rosa são relevantes para as sacadas. (*Nota:* Os campos oculares occipitais estão no córtex occipital.)

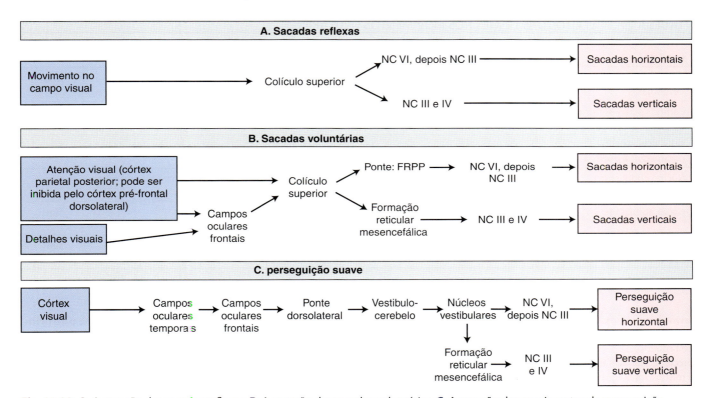

Fig. 21.22 A, A geração das sacadas reflexas. **B,** A geração das sacadas voluntárias. **C,** A geração dos movimentos de perseguição suave. *NC,* Nervo craniano; *FRPP,* formação reticular pontina paramediana. Azul indica informação sensorial/perceptiva; rosa indica movimento.

outro rapidamente *versus* quando o dedo é mantido parado e você mexe a cabeça rapidamente de um lado para o outro. Em seguida, mantenha a sua cabeça parada enquanto move seu dedo lentamente de um lado para o outro. Explique a diferença na capacidade para enxergar detalhes.[a]

---

[a] *A diferença na nitidez se deve à capacidade do sistema nervoso para ajustar os movimentos oculares com base na localização prevista para a cabeça (quando a cabeça se move) versus o processo mais lento de ajuste após a informação visual indicar perda do alvo (quando dedo se move rapidamente). Desse modo, a diferença na capacidade para enxergar detalhes resulta de ajustes de alimentação direta versus o processo lento de retroalimentação visual. Os movimentos lentos dos dedos dão tempo suficiente para processar e usar a retroalimentação visual para controlar os movimentos dos olhos.*

Convergência dos Movimentos Oculares

Durante a leitura e outras atividades nas quais o objeto visual estão próximos, os olhos miram à frente para permitir que a imagem caia nas áreas correspondentes das retinas (fóvea). Essa convergência faz parte do reflexo de acomodação discutida anteriormente neste capítulo. O controle dos movimentos oculares é resumido na Tabela 21.1.

Distúrbios do Sistema de Movimento Ocular

A dificuldade em alinhar os olhos se chama *tropia* ou *foria*. Tropia é um desvio de um olho do olhar em frente quando ambos os olhos

TABELA 21.1 CONTROLE DO MOVIMENTO OCULAR

Sistema de Controle Neural	Propósito	Tipo de Movimento	Origem do Comando
Vestíbulo-ocular durante os movimentos rápidos da cabeça	Manter o olhar fixo em um alvo	Conjugado reflexo	Núcleos vestibulares
Optocinética	Manter o olhar fixo em um alvo durante os movimentos lentos e sustentados da cabeça	Conjugado reflexo	Córtex visual
Perseguição suave	Manter o olhar em um alvo móvel	Conjugado voluntário	Córtex visual
Sacádico	Mover rapidamente os olhos para um alvo novo	Conjugado voluntário ou reflexo	Campos oculares frontais
Vergência	Alinhar os olhos em um alvo próximo	Desconjugado voluntário	Córtex visual

TABELA 21.2 EFEITOS DAS LESÕES NOS MOVIMENTOS OCULARES

Local da Lesão	Efeito na Posição do Olho em Repouso	Capacidade para Direcionar Voluntariamente os Olhos além da Linha Média	Visão Dupla
Nervo vestibular ou núcleos vestibulares	Nistagmo	Normal	Não
Campos oculares frontais	Os dois olhos desviados ipsilateralmente	Incapaz de direcionar os olhos contralateralmente além da linha média	Não
Formação reticular paramediana pontina	Os dois olhos desviados contralateralmente	Incapaz de direcionar os olhos ipsilateralmente além da linha média	Não
Núcleo abducente	Posição normal	Incapaz de direcionar o olho ipsilateralmente além da linha média	Não
Nervo abducente	Olho ipsilateral desviado medialmente	Incapacidade para aduzir o olho ipsilateral	Sim
Fascículo longitudinal medial	Posição normal	Se a lesão for entre os núcleos abducentes e oculomotores, incapaz de aduzir o olho ipsilateral além da linha média	Sim

estão abertos. Foria é um desvio do olhar em frente, aparente apenas quando a pessoa está olhando à frente com um olho (o outro olho está coberto). A pessoa com foria é capaz de alinhar os dois olhos com precisão quando a fusão binocular está disponível. A *fusão binocular* é a mistura da imagem de cada olho para se tornar uma única imagem.

As anomalias do movimento ocular ocorrem com lesões que envolvem:

- Os nervos cranianos que controlam os músculos extraoculares
- Junção neuromuscular ou músculos extraoculares
- FLM
- Sistema vestibular
- Cerebelo
- Campos oculares no córtex cerebral

Uma série de lesões causa movimentos oculares anormais. Os distúrbios de movimento ocular que resultam de lesões dos nervos cranianos foram discutidos anteriormente neste capítulo. Problemas com o direcionamento do olhar podem advir do rompimento da junção neuromuscular entre o nervo craniano e os músculos extraoculares. Por exemplo, quando a miastenia grave destrói os receptores de acetilcolina no músculo reto lateral, este músculo fica fraco. A posição da pupila no olhar à frente será direcionada medialmente, resultando em visão dupla.

Se o FLM for afetado, os movimentos oculares não serão coordenados entre si ou com os movimentos da cabeça. O dano ao

sistema vestibular ou ao cerebelo pode causar nistagmo patológico, movimentos oculares oscilantes anormais que ocorrem com ou sem estimulação externa. As lesões do sistema vestibular ou do cerebelo também podem produzir um RVO deficiente, levando à estabilização inadequada do olhar.

O dano ao campo ocular frontal resulta em desvio ipsilateral temporário do olhar, ou seja, os olhos se voltam para o lado danificado. A recuperação ocorre porque o controle do movimento ocular do campo frontal é feito bilateralmente. O dano ao campo ocular parieto-occipital causa movimentos oculares inadequados de perseguição.[2] Embora o atraso nos movimentos oculares atrás de um alvo móvel não possa ser observado por um examinador, o distúrbio é visível em decorrência das sacadas compensatórias que são necessárias para capturar um objeto em movimento. Os efeitos das lesões nos movimentos oculares são resumidos na Tabela 21.2.

ENJOO DE MOVIMENTO

O enjoo de movimento — náusea, cefaleia, ansiedade e vômito experimentados ocasionalmente nos veículos em movimento — pode ser causado por um conflito ente diferentes tipos de informação sensorial[3] ou por instabilidade postural. Por exemplo, quando você lê em um carro em movimento a uma velocidade constante, a informação na visão central e no aparelho vestibular indica que você não está se movendo, contudo, a visão periférica está reportando movimento. A sensação de mareado pode ser causada por um conflito entre a informação visual e vestibular.[4] A estimulação óptica do balanço normal do corpo pela vibração de barcos, aviões ou automóveis interage com o balanço corporal real nas pessoas suscetíveis, causando um descompasso perceptivo entre o movimento do corpo e a informação visual subconsciente decorrente da vibração dos veículos em movimento.[5]

RESUMO

A informação visual de um hemicampo visual é processada no córtex visual contralateral. Do córtex visual primário, a informação flui dorsalmente no fluxo de ação e ventralmente no fluxo de percepção. Os RVOs e o nistagmo optocinético alcançam a estabilização do olhar. As sacadas, perseguições suaves e movimentos oculares de vergência realizam a direção do olhar. Para o diagnóstico e intervenção adequados, os clínicos devem reconhecer uma série de distúrbios que afetam o sistema visual e o sistema de movimento ocular.

RACIOCÍNIO CLÍNICO DIAGNÓSTICO AVANÇADO

RACIOCÍNIO CLÍNICO DIAGNÓSTICO 21.4

H. S., Parte IV

Esse caso é um exemplo da síndrome de Horner. Faça uma revisão da inervação simpática da cabeça, conforme a descrição no Capítulo 9.

H. S. 6: Como a compressão da protuberância do disco lateral da raiz do nervo espinal em T1 poderia resultar em comprometimento do controle simpático na cabeça?
H. S. 7: O que proporciona a inervação para a dilatação pupilar?
H. S. 8: Quais outros sinais autônomos envolvendo a face estariam presentes em H. S.?
H. S. 9: Faça uma revisão do gráfico de dermátomo nas Figuras 10.6 e 10.7 e dos miótomos apresentados na Figura 18.7. Descreva a distribuição dos comprometimentos sensorial e motor atribuíveis ao seu diagnóstico.

—Cathy Peterson

NOTAS CLÍNICAS

Caso 1

R. F. é um homem de 62 anos de idade que se envolveu em um acidente de carro 5 anos atrás. Ele sofreu fraturas no crânio, nos dois fêmures e na tíbia direita. Ele se queixa de visão dupla.
- A consciência, cognição, linguagem, memória e sensação somática estão normais.
- Todas as funções autônomas, incluindo os reflexos pupilar e de acomodação, estão normais.
- A função motora está normal, exceto por uma limitação funcional para olhar para baixo e para dentro com o olho direito. Todos os outros movimentos oculares, incluindo a capacidade para olhar medial e lateralmente com o olho direito, estão normais. Quando perguntado, ele diz ter problemas para ler desde o acidente.

Questão
1. Qual é o local mais provável da lesão?

Caso 2

A. K., uma engenheira de 46 anos de idade, está se queixando de visão dupla. Ela não consegue ler ou dirigir, a menos que feche um dos olhos. Os resultados do seu exame dos nervos cranianos são:
- Olfato, visão, sensação facial, controle dos músculos da expressão facial, mastigação, audição, equilíbrio, reflexos de engasgo e deglutição e contração dos músculos esternocleidomastóideo, trapézio e língua estão normais. As respostas pupilares e os movimentos do olho esquerdo estão normais.
- Quando A. K. é instruída a olhar diretamente para a frente, seu olho direito vira para fora e para baixo.
- K. não consegue olhar para baixo ou para cima com seu olho direito.
- K. consegue abrir apenas a metade de sua pálpebra direita.
- Quando uma lanterna é acesa em seu olho direito, não ocorre nenhum reflexo pupilar, nem há constrição pupilar quando ela foca em um objeto na frente do seu olho direito.

Questões
1. Essa é uma lesão do trato motor supranuclear? Justifique sua resposta.
2. Onde está a lesão?

 Veja a lista completa das referências em www.evolution.com.br.

22 Sistema Vestibular

Laurie Lundy-Ekman, PhD, PT

Objetivos do Capítulo

1. Identificar as quatro funções dos núcleos vestibulares.
2. Descrever o arranjo anatômico dos três canais semicirculares e sua relação com o plano horizontal.
3. Descrever os dois órgãos otolíticos.
4. Listar os movimentos detectados pelos canais semicirculares e órgãos otolíticos.
5. Listar as estruturas que constituem os sistemas vestibulares periférico e central.
6. Explicar o papel do sistema vestibular no controle motor.
7. Comparar os distúrbios vestibulares periféricos e centrais e dar exemplos de cada um deles.
8. Descrever a interação inibitória visual-vestibular no córtex cerebral.
9. Explicar como diferenciar entre ataxia vestibular, cerebelar e sensorial.
10. Descrever as indicações e procedimentos associados para prova calórica, teste da cadeira giratória e eletronistagmografia.
11. Descrever a eficácia da reabilitação para várias patologias vestibulares.

Sumário do Capítulo

Sistema Vestibular Periférico
    Aparelho Vestibular
        Canais Semicirculares
        Órgãos Otolíticos
    Nervo Vestibular
Sinais e Sintomas de Distúrbios Vestibulares
Distúrbios Vestibulares Periféricos
    Vertigem Posicional Paroxística Benigna: Canalitíase
    Vertigem Posicional Paroxística Benigna Atípica: Cupulolitíase
    Neurite Vestibular
    Doença de Ménière
    Lesão Traumática
    Fístula Perilinfática
    Lesões Bilaterais do Nervo Vestibular
Sistema Vestibular Central
Papel Vestibular no Controle Motor

Percepção: Interação Inibitória Visual-Vestibular no Córtex Cerebral
Distúrbios Vestibulares Centrais
    Lesões da Via Vestibulotalamocortical ou Córtex Vestibular
    Enxaqueca Vestibular
    Tontura Postural-Perceptual Persistente
Perda Vestibular Unilateral
Perda Vestibular Bilateral
Avaliando o Sistema Vestibular
    Diferenciando entre Ataxia Vestibular, Cerebelar e Sensorial: Testes de Coordenação de Membros Inferiores
    Teste Sensorial
    Testes Clínicos Especializados de Reflexos Vestíbulo-oculares
Reabilitação em Distúrbios Vestibulares
Resumo Raciocínio Clínico Diagnóstico Avançado

Quando eu tinha 37 anos de idade, acordei uma manhã em meu quarto completamente escuro. Levantei-me, dei um passo e caí no chão. Deitada no chão, decidi que tinha um dos dois problemas: um derrame ou uma lesão vestibular. Eu rapidamente verifiquei meus nervos cranianos do tronco encefálico: exceto pelo nervo vestibular, os outros nervos cranianos do tronco encefálico e minha audição estavam intactos. Concluí que não tinha tido um acidente vascular, porque este provavelmente afetaria mais funções de nervos cranianos que apenas um nervo vestibular. Quando virei a cabeça, tive uma sensação intensa de rotação, desorientação completa e náusea. Se eu não movesse a cabeça, me sentia tonta, mas a rotação parava. Usando a cama para me equilibrar e movendo a cabeça muito lentamente, levantei-me e acendi a luz. Descobri que podia usar a visão para me manter de pé, mas quando tentei andar, meu caminho se curvou de modo intenso. Eu me diagnostiquei com neurite vestibular, uma infecção viral do nervo vestibular. Um desequilíbrio entre os sinais do nervo vestibular infectado e do nervo vestibular intacto causou ilusão de rotação, desorientação e náusea. Os sinais vestibulares desequilibrados provocavam atividade anormal do trato vestibulospinal, causando contração assimétrica dos músculos posturais e, desta maneira, minha queda no escuro e, com a luz acesa, minha incapacidade de andar em linha reta.

Nos três dias seguintes, sempre que movia minha cabeça, a rotação, a desorientação e a instabilidade eram intensas. Percebi que não conseguia ler placas de rua quando estava andando porque o mundo visual parecia balançar para cima e para baixo quando eu andava. No quarto dia, me senti recuperada o suficiente para dirigir. Quando ia pegar a via expressa pela rampa de acesso, rapidamente virei a cabeça para verificar o tráfego. Imediatamente eu senti como se o carro estivesse capotando. Eu disse a mim mesma que, se o carro estivesse capotando, haveria ruídos metálicos e eu estaria sendo arremessada dentro do carro; em vez disso, havia apenas a ilusão convincente de que o carro estava capotando. Parei no acostamento da rampa de acesso da via expressa e liguei para que meu marido me buscasse e levasse o carro para casa. Evitei movimentos rápidos da cabeça por mais 5 dias, continuei a sentir-me instável enquanto caminhava por mais uma semana, depois, de modo gradual, me recuperei totalmente.

—Laurie Lundy-Ekman

Os receptores vestibulares e os axônios dos nervos cranianos na periferia, os núcleos vestibulares no tronco encefálico e uma área do córtex cerebral são dedicados à função vestibular. A função do sistema visual depende parcialmente do sistema vestibular porque a informação vestibular contribui para movimentos oculares compensatórios que mantêm a estabilidade do mundo visual quando a cabeça se move.

A informação vestibular é essencial para o controle postural e para o controle dos movimentos oculares. O aparelho vestibular, localizado na orelha interna, contém receptores sensoriais que respondem à posição da cabeça em relação à gravidade e aos movimentos da cabeça. Esta informação é convertida em sinais neurais transmitidos pelo nervo vestibular aos núcleos vestibulares. Os núcleos vestibulares estão localizados no tronco encefálico, na junção da ponte com o bulbo. As projeções dos núcleos vestibulares contribuem para as seguintes funções:

- Informações sensoriais sobre movimento e posição da cabeça em relação à gravidade
- Estabilização do olhar (controle dos movimentos oculares quando a cabeça se move)
- Ajustes posturais
- Função autônoma e consciência

SISTEMA VESTIBULAR PERIFÉRICO

Aparelho Vestibular

O aparelho vestibular consiste em labirintos ósseos e membranosos e células ciliadas. O labirinto ósseo é um espaço complexo dentro do crânio que contém a cóclea (parte do sistema auditivo; Cap. 19), três canais semicirculares e dois órgãos otolíticos (Fig. 22.1). O labirinto membranoso é uma fina camada de tecido suspenso dentro do labirinto ósseo. Um fluido, a perilinfa, separa o labirinto membranoso do labirinto ósseo. O labirinto membranoso é oco e preenchido com um fluido chamado de *endolinfa*. Receptores dentro do labirinto membranoso são células ciliadas. A inclinação dos cílios determina a frequência dos sinais transmitidos pelo nervo vestibular (um ramo do nervo vestibulococlear, nervo craniano VIII).

RACIOCÍNIO CLÍNICO DIAGNÓSTICO 22.1

B. V., Parte I

Sua paciente, B. V., é uma mulher de 24 anos de idade com uma história de 2 semanas de tontura intermitente após uma colisão com seu parceiro de duplas enquanto jogava tênis. Ela diz: "Eu sinto como se o mundo estivesse girando em torno de mim." Seus sintomas ocorrem quando ela está levantando da cama (rolando para a direita) ou sacando no tênis e, normalmente, continuam por 15 a 30 s. Os episódios a deixam nauseada, às vezes a fazem vomitar, e sempre a fazem parar de se mover para tentar parar o episódio.

B. V. 1: Descreva o arranjo anatômico dos três canais semicirculares em relação um ao outro, ao plano horizontal e ao plano sagital e como os canais funcionam como pares.

B. V. 2: O que ocorre se os sinais de um par de canais semicirculares não forem *recíprocos* (i.e., iguais e opostos)?

B. V. 3: Descreva a anatomia e a função dos dois órgãos otolíticos.

B. V. 4: Além dos canais semicirculares e dos órgãos otolíticos, que outra estrutura faz parte do sistema vestibular periférico?

Canais Semicirculares

Receptores nos canais semicirculares detectam o movimento da cabeça ao sentirem o movimento da endolinfa. Os canais semicirculares são três anéis ocos dispostos perpendicularmente entre si. Cada canal semicircular se abre em ambas as extremidades para dentro do utrículo, um dos órgãos otolíticos. Cada canal semicircular tem uma protuberância, chamada de *ampola*, contendo uma crista. A crista consiste em células de sustentação e células ciliadas sensoriais. Os cílios estão embebidos em uma massa gelatinosa, a *cúpula*. Quando a cabeça está parada, as células ciliadas disparam a uma taxa de base. Se a cabeça começa a girar, a inércia faz com que o fluido no canal fique para trás, resultando em inclinação da cúpula e dos cílios das células ciliadas (Fig. 22.1B). A inclinação dos cílios resulta em aumento ou diminuição na taxa de base de disparo de células

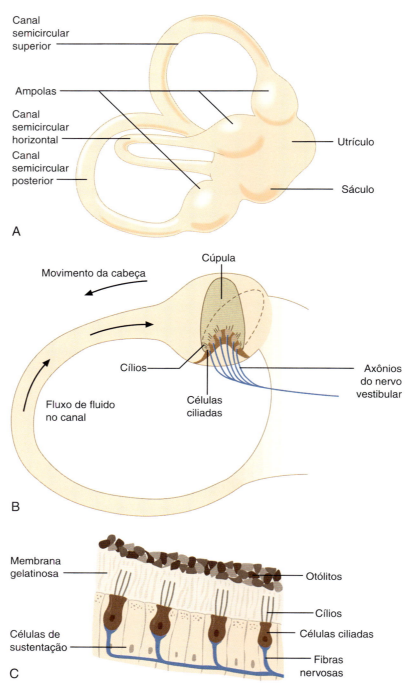

Fig. 22.1 A, O aparelho vestibular consiste em utrículo, sáculo e canais semicirculares. Os três canais semicirculares são perpendiculares entre si. Cada canal semicircular tem uma protuberância, a ampola, que contém um mecanismo receptor, a crista. **B,** Um corte através de um canal semicircular mostra a crista (células ciliadas e células de sustentação) e a cúpula dentro da ampola. O fluxo de fluido no canal, indicado pela seta, move a cúpula e, por sua vez, dobra as células ciliadas. A flexão das células ciliadas altera o padrão de disparo nos neurônios vestibulares. **C,** Dentro do utrículo e do sáculo, há um receptor chamado *mácula*. Na mácula, cílios que se projetam das células ciliadas estão embebidos em um material gelatinoso. Em cima do material gelatinoso, estão os otólitos: cristais pequenos, pesados e parecidos com areia. Quando a mácula é movida para diferentes posições, o peso dos otólitos dobra os cílios, estimulando as células ciliadas e alterando o padrão de disparo do neurônio vestibular.

ciliadas, dependendo da direção da flexão. Os receptores nos canais semicirculares são sensíveis apenas à aceleração ou desaceleração rotacional (isto é, aceleração ou desaceleração da rotação da cabeça).

Se a cabeça gira a uma velocidade constante, os efeitos do atrito gradualmente fazem com que a endolinfa se mova na mesma velocidade que a cabeça. Quando a rotação é constante, as células ciliadas disparam a uma taxa constante. À medida que a rotação da cabeça desacelera ou para, a endolinfa continua se movendo a uma velocidade maior que a da cabeça por causa da inércia. O movimento continuado da endolinfa inclina as cúpulas na direção oposta durante a rotação da cabeça. Por exemplo, a rotação da cabeça para a direita, durante a aceleração, a inclinação das células ciliadas na cúpula fará com que o nervo vestibular direito dispare com mais frequência que antes do movimento da cabeça. Durante a desaceleração, as células ciliadas se curvarão na direção oposta, e o nervo vestibular direito disparará com menos frequência que sua taxa basal.

O fluxo máximo de fluido em cada canal semicircular e, portanto, a mudança máxima na frequência dos sinais gerados pela inclinação dos cílios imersos na cúpula ocorrem quando se dá a rotação da cabeça no eixo de rotação do canal (Fig. 22.2A). Dois canais semicirculares que têm fluxo máximo de fluido durante a rotação em um único plano formam um par. Por exemplo, quando a cabeça é flexionada em 30°, os canais horizontais ficam paralelos ao solo. A rotação da cabeça em 30° de flexão em torno do eixo vertical maximiza o fluxo de fluido em ambos os canais horizontais. Os canais horizontais são classificados como um par, porque o fluxo máximo de fluido ocorre durante o movimento em um único plano. Quando os canais horizontais estão paralelos ao solo, os canais anterior e posterior ficam verticais.

Cada um dos canais de um par produz sinais recíprocos, isto é, sinais aumentados de um canal ocorrem simultaneamente com sinais diminuídos de seu parceiro (Fig. 22.2B). Esses sinais recíprocos são essenciais para a função vestibular normal.

O arranjo anatômico dos canais, com os canais semicirculares orientados em ângulos de 90 graus entre si, garante que a aceleração ou desaceleração em um plano de movimento que causa fluxo máximo de fluido em um par de canais semicirculares não estimule os outros canais semicirculares. Os canais semicirculares anterior e posterior estão verticalmente orientados em um ângulo de 45° em relação à linha média. Rotacionar a cabeça 45° para a esquerda e depois cambalhotar causa um fluxo máximo de fluido no canal anterior direito. Esta cambalhota não causa fluxo de fluido no canal anterior esquerdo porque este está se movendo perpendicularmente ao seu eixo. Como os canais anteriores estão a 90° um do outro, não há um plano de movimento no qual o fluxo de fluido nos canais anteriores possa ser maximizado simultaneamente. No entanto, a mesma cambalhota causa fluxo máximo de fluido no canal posterior esquerdo. Como o movimento em um único plano maximiza o fluxo de fluido nos canais posterior esquerdo e anterior direito, esses canais são classificados como um par (Fig. 22.2C). Do mesmo modo, os canais posterior direito e anterior esquerdo são um par. A influência dos canais semicirculares no movimento ocular é discutida na seção sobre reflexos vestíbulo-oculares (RVOs) no Capítulo 21. Se os sinais de um par de canais semicirculares não forem recíprocos, podem ocorrer dificuldades no controle da postura, movimentos oculares anormais e náusea.

Órgãos Otolíticos

Os dois órgãos otolíticos, o *utrículo* e o *sáculo*, são sacos membranosos no interior do aparelho vestibular. Eles não são sensíveis à

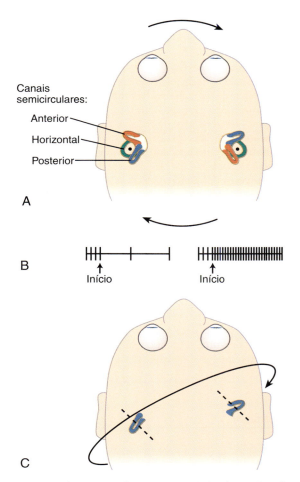

Fig. 22.2 Eixo de rotação dos canais semicirculares. Os três pares de canais — horizontal, anterior direito com posterior esquerdo e anterior esquerdo com posterior direito — estão indicados por cores. **A,** Os eixos dos canais horizontais são indicados por um ponto no centro de cada canal horizontal. Girar a cabeça para a direita, conforme indicado pelas setas, causa fluxo máximo de fluido em ambos os canais horizontais. **B,** Os gráficos indicam o disparo do nervo vestibular. Quando a cabeça não está se movendo, a taxa de descarga de repouso para as células ciliadas direitas e esquerdas é de aproximadamente 90 picos/s. À medida que a cabeça gira, as células ciliadas do lado oposto à direção do giro se hiperpolarizam, diminuindo os sinais do nervo vestibular no lado esquerdo. Simultaneamente, as células ciliadas na direção do giro se despolarizam, aumentando os sinais do nervo vestibular à direita (lado em direção ao giro). **C,** Somente os canais esquerdo posterior e direito anterior são mostrados. Os eixos estão indicados por linhas pontilhadas. Como seus eixos são paralelos, a rotação em um plano (*seta*) simultaneamente estimula ao máximo ambos os canais no par.

rotação, mas respondem à posição da cabeça em relação à gravidade e à aceleração e desaceleração lineares. Em cada um desses sacos há uma mácula, consistindo em células ciliadas envolvidas por massa gelatinosa coberta por cristais de carbonato de cálcio (Fig. 22.1C). Estes cristais, chamados de *otólitos* ("*pedras da orelha*"), são mais densos que o fluido circundante e seu suporte gelatinoso. A mudança da posição da cabeça inclina a mácula, e o peso dos otólitos desloca a massa gelatinosa, inclinando os cílios embebidos. A inclinação dos cílios estimula ou inibe as células ciliadas (dependendo da direção da inclinação), e isso determina a taxa de disparo dos neurônios no nervo vestibular.

A mácula utricular localiza-se no assoalho do utrículo quando a cabeça está ereta; assim, sua orientação é horizontal. A mácula utricular responde de maneira máxima às inclinações da cabeça que começam com a cabeça na posição ereta, como ao inclinar-se para a frente para pegar algo do chão. A mácula sacular é orientada verticalmente. Ela responde de maneira máxima quando a cabeça se move de uma posição lateralmente flexionada, como ao mover-se de decúbito lateral para ficar de pé. Além da posição da cabeça, as máculas utriculares respondem à aceleração e desaceleração linear. À medida que a cabeça começa a se mover para a frente, os otólitos na mácula utricular são deslocados para trás, inclinando os cílios e alterando a taxa de disparo das células ciliadas. Os impulsos resultantes são transmitidos através do nervo vestibular para o tronco encefálico, sinalizando a aceleração da cabeça.

Muito da informação derivada dos canais semicirculares é usado para estabilizar a visão, isto é, a informação mantém os olhos em um alvo quando a cabeça gira. A maior parte das informações fornecidas pelos órgãos otolíticos afeta a medula espinal, ajustando a atividade dos neurônios motores para os músculos posturais.

Nervo Vestibular

O nervo vestibular transmite informações dos canais semicirculares e órgãos otolíticos para os núcleos vestibulares no bulbo e na ponte e para o lobo flóculo-nodular do cerebelo. Os corpos celulares dos aferentes primários vestibulares estão no gânglio vestibular, dentro do canal auditivo interno. A parte periférica do sistema vestibular consiste no aparelho vestibular e na parte periférica do nervo vestibular.

RACIOCÍNIO CLÍNICO DIAGNÓSTICO 22.2

B. V., Parte II

B. V. 5: Descreva as condições provocadoras, a frequência, a duração e a gravidade dos sintomas da vertigem de B. V.

B.V. 6: Quais conexões explicam o aparecimento de náusea e vômito?

SINAIS E SINTOMAS DOS DISTÚRBIOS VESTIBULARES

O sintoma mais comum da disfunção do sistema vestibular é a **vertigem**, uma ilusão de movimento. As pessoas podem perceber falsamente o movimento de si ou do ambiente ao seu redor. A vertigem pode ser fisiológica ou patológica. A vertigem fisiológica ocorre quando há um conflito inter ou intrassensorial. Por exemplo, quando alguém para de girar, o sistema vestibular sinaliza movimento contínuo (por causa da inércia da endolinfa que continua a inclinar a cúpula), criando conflito com os sistemas somatossensorial e visual que não sinalizam movimento. A vertigem patológica ocorre com distúrbios periféricos e centrais e tem origem na perturbação da orientação espacial no córtex vestibular. A vertigem patológica é causada por um súbito desequilíbrio dos sinais vestibulares, secundária a uma lesão do aparelho vestibular, do nervo vestibular, dos núcleos vestibulares ou do vestibulocerebelar.

Os distúrbios vestibulares também podem causar nistagmo patológico, instabilidade, ataxia, náuseas e vômitos. O nistagmo patológico é geralmente mais grave nas lesões periféricas que nas centrais. No entanto, o nistagmo patológico é fatigável e habitua-se na maioria dos distúrbios periféricos, mas não se fatiga nem se habitua nos distúrbios centrais. O nistagmo patológico resulta de entradas não balanceadas para os circuitos (RVOs). Outro sintoma frequente de distúrbios vestibulares é a instabilidade, uma sensação de quase queda. A ataxia pode ocorrer com distúrbios vestibulares. A ataxia vestibular deve ser diferenciada da ataxia cerebelar e da sensorial (veja a seção "Avaliando o Sistema Vestibular" mais adiante neste capítulo). Nas lesões vestibulares, a atividade anormal dos tratos vestibulospinal, corticospinal e reticulospinal causa a instabilidade e a ataxia. Náuseas e vômitos também podem ocorrer, por meio de conexões que ativam a formação reticular.

As lesões do sistema vestibular frequentemente causam vertigem, nistagmo, instabilidade, ataxia e náusea.

Quando uma pessoa se move em relação ao ambiente, ou quando os objetos no ambiente se movem, um fluxo contínuo de informações visuais passa pelas retinas. Normalmente, este fluxo de informação visual é suprimido e não há efeito no equilíbrio. No entanto, pessoas com distúrbios vestibulares podem apresentar instabilidade e desorientação graves nessas situações. Por exemplo, a intensidade do fluxo óptico interfere no equilíbrio e na orientação quando a pessoa está andando em um *shopping* movimentado ou caminhando perto do tráfego. A falha da inibição por parte do córtex vestibular no córtex visual causa o efeito de movimento visual no equilíbrio. Para manter a orientação e o controle da postura, uma pessoa com um distúrbio vestibular pode precisar mover-se lentamente e dedicar atenção consciente para permanecer ereta.

RACIOCÍNIO CLÍNICO DIAGNÓSTICO 22.3

B. V., Parte III

B. V. 7: Use a rapidez do surgimento dos sintomas e sua duração, os movimentos que induzem os sinais e sintomas e a gravidade dos sinais para determinar se é mais provável que esta condição seja VPPB, neurite vestibular ou doença de Ménière.

DISTÚRBIOS VESTIBULARES PERIFÉRICOS

Os distúrbios vestibulares periféricos geralmente causam períodos recorrentes de vertigem, acompanhados de náusea moderada a grave. O nistagmo quase sempre acompanha a vertigem periférica. Como as estruturas auditivas e vestibulares localizam-se muito próximas na orelha interna, é comum que haja diminuição na audição e/ou zumbido. Nenhum outro achado neurológico está associado aos distúrbios vestibulares periféricos. Estes distúrbios incluem vertigem posicional paroxística benigna (VPPB), neurite vestibular, doença de Ménière (Tabela 22.1), lesão traumática e fístula perilinfática. Certos medicamentos também podem causar danos vestibulares periféricos.

Sistema Vestibular   **CAPÍTULO 22**   449

TABELA 22.1	COMPARAÇÃO DE DISTÚRBIOS VESTIBULARES PERIFÉRICOS		
	Vertigem Posicional Paroxística Benigna	**Neurite Vestibular**	**Doença de Ménière**
Etiologia	Otólitos nos canais semicirculares	Infecção	Desconhecida.
Rapidez do início	Aguda	Aguda	Crônica.
Duração do incidente típico	< 2 min	Sintomas graves durante 2-3 dias, melhora gradual ao longo de 2 semanas	0,5-24 h.
Prognóstico	Se não for tratada, melhora em semanas ou meses; se tratada com manobra de reposicionamento de partículas, costuma ser curada imediatamente	Melhora após 3-4 dias; geralmente se resolve ao longo de 2 semanas à medida que a infecção viral é eliminada	Alguns pacientes têm apenas perda auditiva leve e alguns episódios de vertigem. A maioria tem múltiplos episódios de tontura e perda progressiva da audição.
Sinais exclusivos	Provocados pela mudança de posição da cabeça	Nenhum	Associados à perda auditiva, zumbido e sensação de plenitude auricular.

PATOLOGIA 22.1	VERTIGEM POSICIONAL PAROXÍSTICA BENIGNA DE ORIGEM CANALICULAR
Patologia	Os otólitos soltos da mácula flutuam para dentro de um canal semicircular, geralmente para o canal semicircular posterior; quando um movimento rápido da cabeça faz com que os otólitos caiam em uma nova posição dependente da gravidade, o movimento dos otólitos produz um fluxo anormal de fluido no canal semicircular, estimulando as células ciliadas na cúpula e criando sinais anormais no nervo vestibular.
Etiologia	Frequentemente traumática; pode ocorrer após uma infecção viral que afeta o sistema vestibular periférico ou espontaneamente.
Velocidade de início	Rápida.
Sinais e sintomas	Tontura e nistagmo com duração de menos de 2 min provocados por movimento da cabeça para posições específicas.
Consciência	Interferência breve na orientação e concentração.
Comunicação e memória	Normal.
Sensoriais	Somatossensibilidade normal; ilusão de que o ambiente ou a própria pessoa está se movendo.
Autônomos	Náusea
Motores	Equilíbrio deficiente e dificuldade para andar.[2]
Região afetada	Sistema nervoso periférico; orelha interna.
Dados demográficos	Incidência = 0,6% ao ano.[3] Prevalência ao longo da vida = 2,4%.[3] A incidência tende a aumentar com a idade. Em um estudo transversal, 9% dos idosos apresentaram VPPB não reconhecida.[3]
Prognóstico	As manobras de reposicionamento físico são imediatamente efetivas na maioria das pessoas e são mais eficazes que os exercícios.[4,5]

VPPB, Vertigem posicional paroxística benigna

Vertigem Posicional Paroxística Benigna: Canalitíase

A VPPB é um distúrbio da orelha interna que causa vertigem de início agudo e nistagmo. O termo *benigna* indica não maligna, *paroxística* significa um início súbito de um sintoma ou uma doença, e *posicional* denota a posição da cabeça como o estímulo provocador. Na VPPB, uma mudança rápida na posição da cabeça resulta em tontura e nistagmo que desaparecem em menos de 2 minutos, mesmo se a posição da cabeça que provocou os sintomas for sustentada. As atividades que frequentemente provocam a VPPB incluem deitar-se ou levantar-se da cama, abaixar-se para olhar embaixo da cama,

tentar pegar algo em uma prateleira alta ("vertigem da prateleira de cima") e virar-se na cama (Patologia 22.1).[1-5]

A causa mais comum da VPPB é o deslocamento dos otólitos da mácula para o interior de um canal semicircular, uma condição denominada canalitíase. Os otólitos podem ser deslocados em razão de um trauma ou infecção que afete o aparelho vestibular. No entanto, a VPPB parece ocorrer espontaneamente em alguns idosos.

O canal semicircular posterior é mais comumente afetado, pois ele está na posição mais dependente da gravidade quando uma pessoa está ereta ou em posição supina, e os otólitos soltos se acumulam no ponto mais baixo. Quando a cabeça é movida rapidamente para

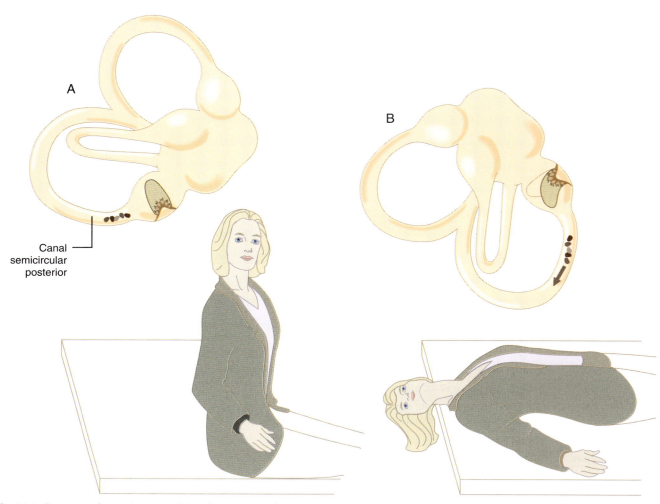

Fig. 22.3 Resposta da vertigem posicional paroxística benigna (VPPB) à manobra de Dix-Hallpike. Na canalitíase, a forma mais comum de VPPB, os otólitos se soltam da mácula e flutuam livremente para o canal semicircular posterior. **A,** Posição dos canais semicirculares quando uma pessoa está sentada com a cabeça virada 45° para a direita. Observe os otólitos no canal posterior. **B,** Para determinar se otólitos estão presentes no canal semicircular posterior, usa-se a manobra de Dix-Hallpike. Esta manobra testa a VPPB ao provocar o movimento máximo dos otólitos. A manobra é realizada girando-se a cabeça da pessoa 45° para a direita (ou para a esquerda) e, em seguida, passivamente movendo a pessoa rapidamente da posição sentada para a posição supina com a cabeça virada e o pescoço estendido em 30°. Os otólitos que flutuam livremente no canal semicircular posterior afetado caem da cúpula em resposta à gravidade, criando um movimento da endolinfa no canal que continua após a cabeça estar parada. O movimento contínuo do fluido dobra a cúpula, produzindo sinais no nervo vestibular ipsilateral que não são recíprocos com os sinais no nervo vestibular do outro lado (porque o nervo vestibular contralateral dispara a uma taxa basal quando a cabeça não está se movendo). Os sinais não recíprocos do nervo vestibular provocam tontura e nistagmo. Quando a endolinfa para de se mover, a tontura e o nistagmo cessam. Assim, a manobra de Dix-Hallpike testa a VPPB do canal posterior, provocando o movimento máximo dos otólitos.

uma posição provocadora, os otólitos caem em uma nova posição dentro do canal. O movimento dos otólitos gera um fluxo anormal da endolinfa, curvando a cúpula e dando início a sinais unilaterais no nervo vestibular que persistem mesmo depois que a cabeça para de se mover. Assim, um nervo vestibular sinaliza que a cabeça está se movendo e, ao mesmo tempo, o outro nervo vestibular sinaliza que a cabeça está parada. Essa incompatibilidade de sinais provoca nistagmo e tontura. Se a posição provocadora da cabeça for mantida, a tontura diminui à medida que a endolinfa para de se mover. Déficits no equilíbrio podem acompanhar a tontura. Frequentemente, o distúrbio do equilíbrio continua após o breve período de tontura.

Os sinais e sintomas de VPPB podem ser provocados com a manobra de Dix-Hallpike (Fig. 22.3; ver também Fig. 3.27 e a descrição do teste no Cap. 3). O tratamento para recolocar os otólitos em sua posição correta, a manobra de reposicionamento de partículas, começa com a manobra de Dix-Hallpike. Se a orelha direita for afetada, a manobra de Dix-Hallpike termina com a cabeça girada para o lado direito. Quando a tontura e o nistagmo cessam, a cabeça do paciente é girada para o lado esquerdo e o paciente fica completamente em decúbito ventral. O paciente permanece em decúbito ventral por 10 a 15 segundos. Mantendo a cabeça voltada para o ombro esquerdo, auxilia-se o paciente a voltar para a posição sentada. Essa manobra move os otólitos para fora do canal semicircular e para o interior do vestíbulo. No vestíbulo, os otólitos não causam sinais ou sintomas. Um grupo de pesquisa relatou que, em 84% dos pacientes, o reposicionamento de partículas eliminou imediatamente a VPPB, e 92% dos pacientes relataram que estavam livres da tontura durante o período de seguimento (seguimento médio de 46 meses).[5]

Vertigem Posicional Paroxística Benigna Atípica: Cupulolitíase

A cupulolitíase, a fixação dos otólitos à cúpula, causa VPPB atípica.[6] Normalmente, o canal semicircular horizontal é afetado. Para verificar a ocorrência de cupulolitíase do canal horizontal, o paciente fica em posição supina e realiza a rotação lateral da cabeça. Na cupulolitíase do canal horizontal, virar a cabeça em decúbito dorsal provoca nistagmo horizontal, que muda de direção quando a cabeça é virada para a esquerda ou para a direita.[7] Esse tipo incomum de VPPB é caracterizado por tontura mais intensa e de duração mais longa que a VPPB típica, sem latência antes do início e persistência prolongada da tontura e do nistagmo quando a posição provocadora é mantida.[7]

Neurite Vestibular

A neurite vestibular é uma inflamação do nervo vestibular, geralmente causada por um vírus. A instabilidade, o nistagmo espontâneo, a náusea e a tontura grave persistem por até 3 dias, e, gradualmente, os sintomas diminuem em aproximadamente 2 semanas. A audição não é afetada. A prova calórica (veja a seção "Testes Clínicos Especializados de Reflexos Vestíbulo-oculares" neste capítulo) apresenta uma resposta diminuída ou ausente no lado envolvido. Durante a fase aguda, pode-se empregar medicação para suprimir a náusea, a vertigem e o vômito.

Doença de Ménière

A doença de Ménière causa sensação de plenitude auricular, zumbido, vertigem aguda grave, náuseas, vômito e perda auditiva. A doença de Ménière está associada à pressão anormal do fluido na orelha interna, causando expansão da escala média (essa expansão é chamada de *hidropisia endolinfática*), mas não se sabe se essa é uma causa ou um efeito da doença. A incidência é de 190 casos por 100.000 pessoas, com uma proporção de mulheres para homens de 1,9:1.[8] Medicamentos que suprimem a tontura são úteis durante os ataques agudos. Em casos extremos, o nervo vestibular pode ser seccionado cirurgicamente para aliviar os sintomas. A destruição do labirinto por injeção de medicamentos que danificam a orelha interna também pode ser usada para controlar náuseas e vômitos.

Lesão Traumática

A lesão traumática na cabeça pode causar concussão da orelha interna, fratura do osso que circunda o aparelho vestibular e o nervo, ou alterações de pressão na orelha interna. Qualquer uma dessas lesões pode comprometer a função vestibular.

Fístula Perilinfática

A perilinfa é o fluido no espaço entre o osso e o labirinto membranoso na orelha interna. A fístula perilinfática ocorre quando há uma abertura entre a orelha média e a interna, permitindo que a perilinfa vaze da orelha interna para a orelha média. Esse vazamento produz o início abrupto de perda auditiva, com zumbido e vertigem. A maioria dos casos é secundária a um trauma. O diagnóstico requer uma incisão e o exame endoscópico.

Lesões Bilaterais do Nervo Vestibular

As lesões bilaterais do nervo vestibular interferem nos movimentos oculares reflexivos em resposta ao movimento da cabeça. As pessoas com lesões bilaterais do nervo vestibular inicialmente se queixam de osciloasia. *Oscilopsia* é a ilusão de que os objetos visuais estão se mexendo quando a cabeça está se movendo. O mundo parece saltar para cima e para baixo, enquanto a pessoa anda porque os ajustes reflexivos normais para o movimento da cabeça estão diminuídos (RVOs diminuídos). Com o tempo, o sistema nervoso se adapta à mudança, e as pessoas relatam menos dificuldade com movimentos desorientadores do campo visual.

Certos antibióticos, especificamente a gentamicina e a estreptomicina, podem danificar permanentemente a cóclea e o aparelho vestibular em pessoas suscetíveis. Os efeitos costumam ser bilaterais. Perda auditiva, instabilidade e oscilopsia são comuns. A tontura é pouco frequente porque o dano ao aparelho vestibular geralmente é simétrico e, por conseguinte, o equilíbrio entre os sinais vestibulares direito e esquerdo é normal.

SISTEMA VESTIBULAR CENTRAL

Os efeitos da ativação do sistema vestibular central podem ser demonstrados ao se girar rapidamente a cabeça. O simples ato de girar ou andar em um brinquedo de parque de diversões que rode, ativa as conexões do canal semicircular, provocando:

- Controle postural alterado (levando a inclinação ou queda)
- Ajuste da orientação da cabeça
- Reflexos de movimentos oculares
- Modificações autônomas (náusea, vômito)
- Alterações na consciência (tontura)
- Alteração na percepção consciente da orientação e do movimento da cabeça

O sistema vestibular central compreende quatro núcleos, seis vias, a vestibulocerebelar e o córtex vestibular (Fig. 22.4). Os núcleos vestibulares estão localizados bilateralmente na junção entre a ponte e o bulbo, perto do quarto ventrículo. Eles são os núcleos vestibulares lateral (ou núcleos de Deiter), medial, inferior (ou espinal) e superior. O fluxo de informação dos receptores vestibulares para as consequências da informação vestibular está resumido na Figura 22.5. Além da informação vestibular, os núcleos vestibulares recebem informação visual, proprioceptiva, tátil e auditiva (Fig. 22.6). Assim, os núcleos vestibulares integram informações de múltiplos sentidos. As seis vias que transmitem a informação vestibular para outras áreas dentro do sistema nervoso central e seus efeitos estão reunidos na Tabela 22.2.

A via vestibulocerebelar (Fig. 15.4) é a seção do cerebelo que recebe informação vestibular e influencia os músculos posturais e os movimentos oculares. A via vestibulocerebelar ajusta o ganho de respostas ao movimento da cabeça através de conexões com o aparelho vestibular, núcleos vestibulares, medula espinal e núcleo olivar inferior. Assim, a magnitude das respostas reflexas às mudanças na posição e no movimento (da cabeça, do corpo ou dos objetos externos) depende do processamento vestibulocerebelar das informações vestibulares e visuais. Por exemplo, ao manter a fixação visual em um alvo enquanto se gira a cabeça, os olhos se movem precisamente ao contrário da direção do movimento da cabeça. O ganho da resposta (razão entre o movimento da cabeça e o movimento dos olhos) é de 1. A via vestibulocerebelar é vital para a adaptação aos distúrbios vestibulares e às alterações nos sistemas postural e de equilíbrio.

PAPEL DO SISTEMA VESTIBULAR NO CONTROLE DO MOTOR

Além de fornecer informações sensoriais sobre o movimento e a posição da cabeça, o sistema vestibular tem dois papéis no controle

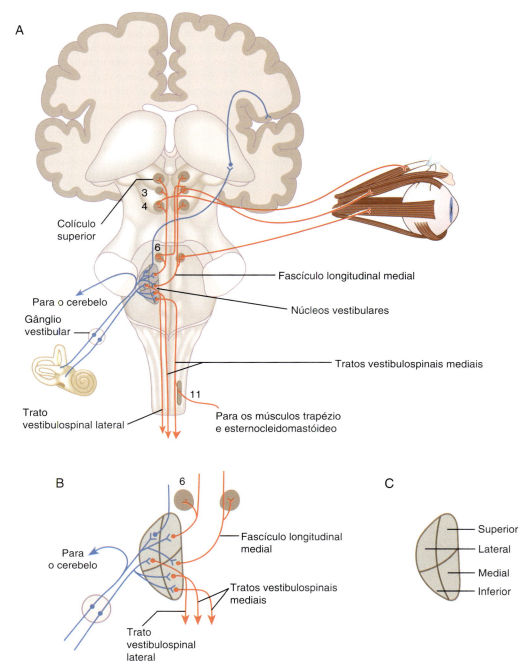

Fig. 22.4 O sistema vestibular e o fascículo longitudinal medial. A, As conexões diretas do aparelho vestibular ao cerebelo estão indicadas. Os quatro núcleos vestibulares são mostrados apenas no lado esquerdo. O fascículo longitudinal medial conecta os núcleos vestibulares aos núcleos que controlam os movimentos oculares, com o colículo superior e com o núcleo do nervo craniano XI (nervo acessório). Observe a conexão entre o núcleo abducente esquerdo e o núcleo oculomotor direito. Os tratos vestibulospinais medial e lateral transmitem informações vestibulares à medula espinal para ajustar a atividade dos músculos posturais. As conexões indiretas dos núcleos vestibulares ao córtex cerebral através do tálamo (núcleo ventroposterolateral) transmitem informações que contribuem para a percepção consciente da posição da cabeça. **B,** Um aumento dos núcleos vestibulares esquerdos e suas conexões. **C,** Os núcleos vestibulares.

motor: estabilização do olhar e ajustes posturais (Fig. 22.5). A estabilização do olhar opera por meio do RVO, apresentado no Capítulo 21.

Ajustes posturais são obtidos por conexões recíprocas entre os núcleos vestibulares e medula espinal, formação reticular, colículo superior, núcleo do nervo craniano XI, córtex cerebral vestibular e cerebelo (Fig. 22.6). O *trato vestibulospinal lateral*, que se origina no núcleo vestibular lateral, é o trato primário da influência vestibular nos neurônios motores dos músculos posturais nos membros e no tronco. O trato *vestibulospinal medial* tem origem nos núcleos ves-

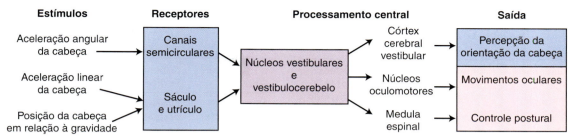

Fig. 22.5 Fluxo de informações dos receptores vestibulares até os resultados da aferência vestibular: percepção do movimento da cabeça, movimento dos olhos e controle postural. Os quadros azuis indicam informação sensorial/perceptiva, o quadro roxo indica que os núcleos vestibulares e o vestibulocerebelo têm funções sensoriais e motoras, e o quadro rosa indica movimentos.

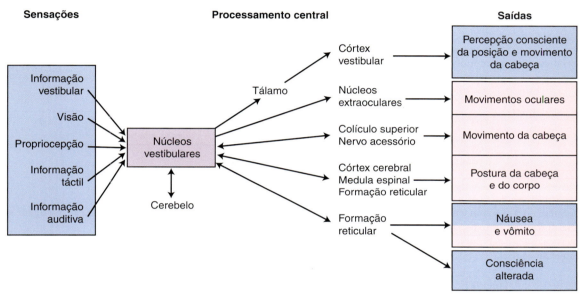

Fig. 22.6 Conexões dos núcleos vestibulares. As entradas sensoriais são mostradas à esquerda (*azul*), a saída do motor à direita (*rosa*) e a informação perceptiva à direita (*azul*). Observe a grande variedade de informações sensoriais que alimentam os núcleos vestibulares. Os núcleos vestibulares integram todos os tipos de informações sensoriais que podem ser usadas para orientação — não apenas informações dos receptores vestibulares.

tibulares medial, superior e inferior e transmite sinais que ajustam a posição da cabeça para a posição ereta por meio de projeções para a medula espinal cervical. Os núcleos vestibulares estão ligados a áreas que afetam os sinais nos tratos corticospinal e reticulospinal. Por essas conexões, os núcleos vestibulares influenciam fortemente a postura da cabeça e do corpo.

PERCEPÇÃO: INTERAÇÃO INIBITÓRIA VISUAL-VESTIBULAR NO CÓRTEX CEREBRAL

A atividade no córtex visual e no córtex vestibular é reciprocamente inibitória. Ou seja, o aumento da atividade do córtex visual inibe o córtex vestibular e o aumento da atividade do córtex vestibular inibe o córtex visual.[9] A inibição visual pode ser sentida pela comparação dos detalhes visuais que você vê quando vira a cabeça e os olhos lentamente de um lado de um cômodo para o outro, com detalhes visuais observados quando você faz o mesmo movimento rapidamente. Quando a atividade vestibular aumenta, os detalhes visuais são suprimidos.

DISTÚRBIOS VESTIBULARES CENTRAIS

Os distúrbios vestibulares centrais resultam de danos aos núcleos vestibulares ou às suas conexões no cérebro. Os distúrbios centrais geralmente produzem sintomas mais leves que os distúrbios periféricos. As causas comuns dos distúrbios vestibulares centrais incluem isquemia ou um tumor no tronco encefálico/região cerebelar, degeneração cerebelar, esclerose múltipla ou malformação de Arnold-Chiari. Lesões unilaterais que interferem nos núcleos vestibulares ou em suas conexões cerebelares produzem VPPC (vertigem posicional paroxística central; Cap. 23), com sinais e sintomas semelhantes aos das lesões vestibulares unilaterais: nistagmo, vertigem e instabilidade. No entanto, como as lesões centrais raramente se limitam apenas aos núcleos vestibulares ou suas conexões, essas lesões produzem sinais adicionais, dependendo do acometimento de outras estruturas. Quaisquer sinais do tronco encefálico, incluindo perda somatossensorial e/ou motora, diplopia, síndrome de Horner, ataxia quando o tronco está apoiado (i.e., sentado ou deitado), ou disartria, são indicações de uma lesão central. Tonturas graves contínuas (com duração de um dia inteiro) que

TABELA 22.2	VIAS QUE TRANSMITEM A INFORMAÇÃO DOS NÚCLEOS VESTIBULARES
Fascículo longitudinal medial	Conexões bilaterais com os núcleos extraoculares (nervos cranianos III, IV e VI) e colículo superior, influenciando os movimentos dos olhos e da cabeça
Tratos vestibulospinais	Mediais e laterais aos neurônios motores que influenciam a postura
Vias vestibulocólicas	Para o núcleo do nervo acessório espinal (nervo craniano XI), influenciando a posição da cabeça
Vias vestibulotalamocorticais	Fornecer consciência da posição e movimento da cabeça e entradas para os tratos corticospinais
Vias vestibulocerebelares	Para o vestibulocerebelo, que controla a magnitude das respostas musculares à informação vestibular (incluindo o ganho do reflexo vestíbulo-ocular)
Vias vestibulorreticulares	Para a formação reticular, influenciando os tratos reticulospinais e os centros autônomos para náusea e vômito

TABELA 22.3	DIFERENCIAÇÃO ENTRE DISTÚRBIOS VESTIBULARES PERIFÉRICOS E CENTRAIS	
Sintoma	Sistema Nervoso Periférico	Sistema Nervoso Central
Nistagmo	Quase sempre presente; geralmente unidirecional, não vertical	Frequentemente presente; pode ser vertical, unidirecional ou multidirecional
Sintomas do nervo coclear	Pode haver zumbido, diminuição da audição	Incomum
Sinais da região do tronco encefálico	Nenhum	Pode haver déficits motores ou sensoriais, sinal de Babinski, disartria, ataxia de membros ou hiper-reflexia
Náusea e/ou vômito	Moderado a grave	Leve
Oscilopsia	Leve, a menos que a lesão seja bilateral	Grave

persistem por mais de 3 dias com vômito e náuseas leves geralmente indicam uma disfunção do sistema nervoso central. O nistagmo posicional vertical puro e a diplopia horizontal ou vertical também indicam uma lesão central.[10]

Lesões na Via Vestibulotalamocortical ou no Córtex Vestibular

As lesões na via vestibulotalamocortical ou no córtex vestibular criam uma percepção anormal de verticalidade sem vertigem. Não ocorre tontura porque os sinais nos núcleos vestibulares são simétricos. A atividade cortical do sistema vestibular está localizada no córtex parietal, na parte posterior da fissura lateral no hemisfério direito, e recebe informações dos canais semicirculares e dos órgãos otolíticos.[11] As pessoas com lesões que afetam o sistema vestibular superior aos núcleos vestibulares sentem inclinação da cabeça, erro na identificação da verticalidade e lateropulsão, sendo esta última a inclinação para um lado do corpo quando se está sentado e/ou de pé. Ocorre na síndrome medular dorsolateral (síndrome de Wallenberg[12]) por lesão dos núcleos vestibulares, pedúnculo cerebelar inferior ou tratos espinocerebelares e nas lesões do córtex vestibular.[13]

Enxaqueca Vestibular

A enxaqueca pode causar disfunção vestibular. O diagnóstico de enxaqueca vestibular baseia-se em sintomas de tontura que não se encaixam em outras síndromes, além de histórico de enxaqueca, história familiar de enxaqueca e suscetibilidade à cinetose.[14] A enxaqueca vestibular geralmente ocorre como um sintoma isolado, não coincidente com cefaleia, e um episódio típico dura minutos ou horas.[15] Pessoas com histórico de enxaqueca têm uma incidência de 34% de função vestibular anormal durante os períodos não sintomáticos.[14] A reabilitação vestibular diminui o desequilíbrio e a gravidade da tontura em pessoas com vertigem associada à enxaqueca.[16]

Tontura Postural-perceptual Persistente

A tontura postural-perceptual persistente (TPPP) consiste em tontura e instabilidade que persistem por mais de 3 meses, piora na postura ereta e é agravada pelo movimento da pessoa, pelo ambiente e pelas demandas visuais. A gravidade da tontura e a instabilidade oscilam, mas estão presentes na maioria dos dias.[17] Embora a TPPP não produza anormalidades dos reflexos vestibulares ou oculares,[18] pessoas com TPPP podem apresentar condições coexistentes que produzem reflexos vestibulares ou oculares anormais.[18]

Os três achados essenciais para o diagnóstico são que a tontura e a instabilidade sejam:[17,19]
- Provocadas por complexidade visual (multidões, tapetes com estampas fortes) e/ou atividades que exijam precisão visual (leitura, uso de computador, tarefas motoras finas)
- Piores quando se caminha ou fica de pé, moderadas quando na posição sentada e ausentes na posição deitada
- Provocadas por movimentos da cabeça que não são específicos a uma direção ou posição

Os eventos que frequentemente precedem o desenvolvimento de TPPP incluem distúrbios vestibulares, lesão cerebral traumática leve, transtornos de ansiedade, depressão e problemas médicos ou medicamentos que causam tontura ou instabilidade. Distúrbios vestibulares ou médicos podem coexistir com a TPPP. Esse distúrbio se desenvolve de uma falha do sistema postural em readaptar-se ou habituar-se após a resolução de um distúrbio agudo que causou tontura e instabilidade;[20] a TPPP não é um distúrbio psicogênico.[18]

A Tabela 22.3 reúne os sinais e sintomas que diferenciam os distúrbios vestibulares periféricos dos centrais.

PERDA VESTIBULAR UNILATERAL

A perda vestibular unilateral causa problemas de postura, controle do movimento dos olhos e náuseas, porque os sinais do lado lesionado não se encontram igualados aos sinais do lado intacto. Uma lesão periférica que interfere na função otolítica de um lado provoca um desequilíbrio porque as informações dos otólitos no lado normal não são equilibradas pela informação dos otólitos no lado lesionado. O desequilíbrio agudo na informação otolítica afeta o sistema vestibulospinal, produzindo uma tendência para queda para o lado da lesão. Após a compensação pelo sistema vestibular central, a direção da queda pode variar.

As lesões unilaterais do canal semicircular estão associadas a nistagmo e a um RVO assimétrico. O nistagmo bate em direção oposta à do lado comprometido e nunca é vertical. Após alguns dias, a compensação central pode suprimir completamente o nistagmo durante a fixação visual. Ao contrário da resolução do nistagmo, o RVO permanece assimétrico enquanto os canais semicirculares estiverem comprometidos.[10]

Uma lesão central que danifica os núcleos vestibulares de um lado causa desequilíbrio nos sinais porque os núcleos vestibulares estão operando normalmente de um lado e os sinais diminuem ou se perdem dos núcleos vestibulares no lado lesionado. As lesões centrais unilaterais produzem uma tendência a cair para o lado da lesão e um nistagmo que bate na direção oposta à do lado da lesão.

Uma lesão unilateral que afeta os otólitos ou os núcleos vestibulares pode produzir uma reação de inclinação ocular (OTR, do inglês *ocular tilt reaction*) completa ou parcial.[21] A OTR (Fig. 22.7) é uma tríade de sinais que consiste em:
- Inclinação da cabeça
- Torção ocular
- Desvio oblíquo dos olhos

A inclinação da cabeça é a sua flexão lateral causada por uma percepção equivocada da verticalidade. Dada a informação vestibular desequilibrada, a pessoa percebe a vertical verdadeira como estando inclinada. Por exemplo, se solicitada a identificar quando uma haste iluminada está de pé em uma sala escura, a pessoa responderá que a haste está na posição vertical quando, na verdade, está inclinada. A torção ocular é a rotação dos olhos ao redor do eixo da pupila. Ambos os olhos giram para baixo em direção ao lado da cabeça que está para baixo. O desvio oblíquo dos olhos é a direção para cima de um olho combinada com o desvio para baixo do outro olho.

PERDA VESTIBULAR BILATERAL

A perda bilateral de informações dos otólitos elimina o senso interno de gravidade de uma pessoa. A pessoa deve, portanto, basear-se apenas em pistas visuais e proprioceptivas para orientação espacial. Isso cria dificuldade para andar no escuro e em superfícies irregulares. Como não ocorre assimetria de informação vestibular, não há tontura.[22]

A perda bilateral de informações do canal semicircular causa a insuficiência do RVO. Quando a pessoa caminha, o mundo parece saltar para cima e para baixo. Quando a pessoa a rotação da cabeça, a visão fica embaçada e instável. Essa falta de estabilização visual causada pela ausência do ramo aferente do RVO é a oscilopsia. As pessoas com disfunção vestibular crônica geralmente têm rigidez do pescoço e ombros. Essa rigidez pode resultar de tentativas de estabilizar a cabeça, diminuir a tontura ou a oscilopsia. A Figura 22.8 resume as causas mais comuns de lesões vestibulares periféricas e centrais.

AVALIANDO O SISTEMA VESTIBULAR

Embora os distúrbios vestibulares geralmente causem tontura, esta não é diagnóstica para os distúrbios vestibulares. Muitos distúrbios não vestibulares causam tontura. Os pacientes que relatam tontura frequentemente descrevem experiências bem diferentes, incluindo:
- Vertigem (ilusão de movimento)
- Quase síncope (sensação de desmaio iminente)
- Instabilidade (perda de equilíbrio)
- Sensação de cabeça leve (incapacidade de se concentrar)

Essas descrições não são diagnósticas. O Capítulo 23 aborda o diagnóstico diferencial da tontura.

Se um paciente tem um distúrbio vestibular, a pergunta mais importante a ser respondida é se a lesão é periférica ou central. As principais questões que fornecem informações diagnósticas nos distúrbios vestibulares incluem perguntas a respeito das condições provocadoras e da frequência, duração e gravidade dos sintomas. A investigação do sistema vestibular inclui autorrelatos, além de exames. As medidas de autorrelato têm como objetivo avaliar o impacto dos sinais e sintomas nas atividades diárias. Uma pergunta típica é: "Você se sente confiante andando em uma loja movimentada?" Os seguintes testes, discutidos no Capítulo 3, são usados para diagnosticar distúrbios vestibulares suspeitos:
- Controle postural
- Marcha
- Coordenação
- Teste da posição da cabeça para vertigem posicional paroxística (teste de Dix-Hallpike)
- Sensação (propriocepção, vibração, audição)
- Teste do impulso da cabeça (testa o RVO)

Além dos testes descritos no Capítulo 3, os movimentos de transição (capacidade de se levantar saindo da posição sentada e de se levantar do chão) também são testados.

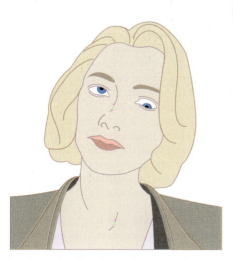

Fig. 22.7 Reação de inclinação ocular. A reação de inclinação ocular completa consiste em uma tríade de sinais: inclinação lateral da cabeça, desvio oblíquo dos olhos e rotação ocular. O desenho mostra parte da reação de inclinação ocular para a esquerda: inclinação lateral da cabeça para a esquerda, olho esquerdo olhando para baixo e olho direito olhando para cima. A rotação de ambos os olhos para a esquerda não está visível na ilustração.

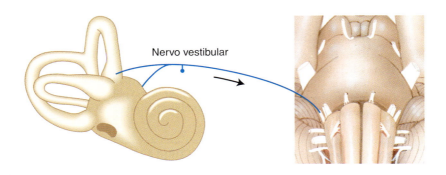

Distúrbios vestibulares periféricos	Distúrbios vestibulares centrais (causas da vertigem central)
Neuroma acústico Vertigem posicional paroxística benigna Ototoxicidade: geralmente bilateral, causada por certos antibióticos Fístula perilinfática Síndrome de Ramsay Hunt Compressão da artéria vertebrobasilar Neurite vestibular	Malformação de Arnold-Chiari AVC do tronco encefálico ou tumor que afeta os núcleos vestibulares AVC ou tumor cerebelar Efeito colateral de medicação Enxaqueca vestibular Esclerose múltipla Epilepsia do lobo temporal Ataque isquêmico transitório

Fig. 22.8 Distúrbios vestibulares periféricos e centrais.

Diferenciando entre Ataxia Vestibular, Cerebelar e Sensorial: Testes de Coordenação de Membros Inferiores

A marcha tandem e o teste do calcanhar-canela (Cap. 3) examinam a coordenação dos membros inferiores. Para diferenciar entre ataxia vestibular, cerebelar e sensorial, são utilizados os seguintes critérios:

- A *ataxia vestibular* é única em sua dependência da gravidade. Os movimentos dos membros (incluindo o teste do calcanhar-canela) são normais quando a pessoa está em decúbito dorsal, mas são atáxicos durante a marcha. A postura com os olhos abertos é mais estável que com os olhos fechados. Na posição sentada, os movimentos alternados rápidos (batida dos dedos da mão ou do pé, pronação/supinação) são normais. A tontura e o nistagmo estão associados à ataxia vestibular.
- A *ataxia cerebelar* é evidente, não importando se a pessoa está de pé, sentada ou deitada. A ataxia pode interferir na capacidade de se sentar ou de ficar de pé sem apoio. Normalmente, a ataxia cerebelar produz incapacidade de ficar de pé com os pés juntos, independentemente de os olhos estarem abertos ou fechados. Tontura e nistagmo podem estar associados à ataxia cerebelar.
- A *ataxia sensitiva* é caracterizada por comprometimento da sensibilidade vibratória e do senso de posição, reflexo aquileu diminuído ou ausente e ausência de nistagmo e de vertigem. Embora o reflexos aquileu esteja comprometido, o cerebelo consegue compensar usando a visão e as entradas vestibulares para manter a postura com os pés juntos.

Teste Sensorial

Os resultados do teste de sensibilidade podem ser usados para localizar uma lesão vestibular. Audição, propriocepção e palestesia são testadas. A audição prejudicada associada a sinais e sintomas vestibulares indica que uma lesão provavelmente está localizada na periferia. Como a propriocepção prejudicada pode causar instabilidade, testes de propriocepção e palestesia são usados para distinguir entre as lesões das vias de propriocepção consciente e as lesões vestibulares.

Testes Clínicos Especializados de Reflexos Vestíbulo-oculares

O ganho do RVO depende da frequência do estímulo. Sendo assim, o teste com uma frequência de 0,5 a 5,0 Hz é ideal, porque a finalidade do RVO durante situações naturais é estabilizar o olhar enquanto uma pessoa está andando e virando a cabeça. O RVO pode ser testado de cinco maneiras: (1) por viradas rápidas e passivas da cabeça (teste de impulso da cabeça); (2) pelo teste da acuidade visual dinâmica; (3) pelo uso de uma cadeira giratória; (4) por prova calórica; e (5) por eletronistagmografia (ENG). O teste de impulso da cabeça e os testes de acuidade visual dinâmica são discutidos no Capítulo 3. Os outros três métodos para teste do RVO são realizados em clínicas especializadas no aparelho vestibular. Estes são o teste da cadeira giratória, a prova calórica e a ENG. A Figura 22.9 ilustra esses testes especializados.

O RVO pode ser testado com o indivíduo sentado em uma cadeira giratória. Com a cabeça em posição neutra, quando o indivíduo é girado para a esquerda, os olhos se moverão lentamente para a direita, como se para manter a fixação em um objeto no campo visual. Quando os olhos alcançam a extrema direita, eles se movem rapidamente para a esquerda e depois voltam a se mover para a direita. Assim, quando a cabeça é girada para a esquerda, os movimentos oculares de perseguição se dirigem para a direita e as sacadas para a esquerda. Apesar do uso frequente do teste da cadeira

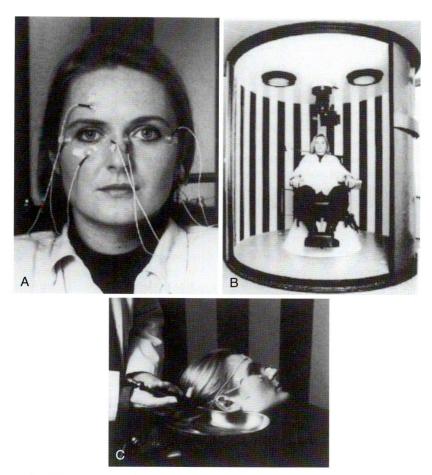

Fig. 22.9 Eletronistagmografia (ENG), o registro de movimentos oculares involuntários para avaliar pacientes com tontura, vertigem ou problemas de equilíbrio. **A,** Colocação dos eletrodos. **B,** Cadeira giratória com tambor giratório com listras verticais. Os movimentos dos olhos podem ser registrados enquanto a cadeira está girando ou o tambor circundante está girando, para distinguir entre respostas à rotação da cabeça ou rotação de estímulos visuais. **C,** Irrigação calórica com ENG. Água fria ou quente é colocada no canal auditivo externo, induzindo o fluxo de fluido no canal semicircular horizontal adjacente. Este teste isola a função de um canal horizontal sem estimular o outro canal horizontal.
(Utilizada com a permissão de Brandt T, Strupp M: General vestibular testing. Clin Neurophysiol 116: 406-426, 2005.)

giratória para avaliar o RVO, este teste geralmente usa frequências de movimento que são muito baixas e muito previsíveis para testar com precisão a capacidade do RVO para compensar o giro da cabeça enquanto uma pessoa está andando.[23]

Outro método para testar o RVO é a prova calórica. Especialistas não terapeutas realizam este teste. Uma pequena quantidade de água fria (30 °C) ou quente (44 °C) é instilada no canal auditivo externo. A mudança de temperatura induz uma corrente convectiva na endolinfa do canal semicircular horizontal adjacente. Podem ocorrer náuseas e vômitos, dada a ação vestibular na função autônoma. A estimulação calórica é excepcionalmente valiosa por permitir a avaliação unilateral da função do canal semicircular (principalmente o canal horizontal). No entanto, a estimulação calórica produz sinais de baixa frequência e baixa velocidade no nervo vestibular; assim, os resultados deste teste não se correlacionam bem com a função do RVO durante as atividades naturais.[24]

A ENG é o registro de movimentos oculares. Eletrodos de superfície próximos aos olhos detectam alterações nos potenciais elétricos do músculo extraocular durante os movimentos oculares. A ENG pode ser usada para avaliar os movimentos oculares sacádicos e de perseguição e o nistagmo provocados por alterações na posição da cabeça ou por provas calóricas.

REABILITAÇÃO NOS DISTÚRBIOS VESTIBULARES

A reabilitação é eficaz para a VPPB, perda ou disfunção vestibular unilateral e perda vestibular bilateral. Em pessoas com distúrbios vestibulares centrais, aprender novos meios de se movimentar pode ser benéfico. No entanto, a reabilitação não afeta diretamente as disfunções centrais do sistema vestibular, nem é eficaz para a doença de Ménière ativa. Consulte Cohen[25] para ver uma revisão de estudos prospectivos dos efeitos da terapia sobre tontura e distúrbios do equilíbrio em pacientes com tontura.

RESUMO

O labirinto vestibular da orelha interna é o receptor periférico do sistema vestibular. Os sinais vestibulares são essenciais para o controle postural e para a coordenação de movimentos, incluindo movimentos oculares. Os sinais vestibulares contribuem para a consciência da orientação da cabeça e para a orientação ativa da cabeça e do corpo em relação à gravidade e ao movimento.

Para o diagnóstico e intervenção adequados, os médicos devem distinguir entre os distúrbios vestibulares periféricos e centrais e devem reconhecer uma variedade de distúrbios que afetam o sistema vestibular. Anormalidades auditivas são os únicos outros sintomas associados a distúrbios vestibulares periféricos, em razão da proximidade da cóclea e do aparelho vestibular, da similaridade da função de suas células ciliadas e da proximidade de seus axônios periféricos. Os distúrbios vestibulares centrais que afetam as estruturas vestibulares no tronco encefálico também envolvem as estruturas próximas, portanto, podem causar ataxia quando o tronco está apoiado, visão dupla, somatossensibilidade prejudicada, fraqueza e/ou disartria.

RACIOCÍNIO CLÍNICO DIAGNÓSTICO AVANÇADO

RACIOCÍNIO CLÍNICO DIAGNÓSTICO 22.4

B. V., Parte IV

RACIOCÍNIO CLÍNICO DIAGNÓSTICO AVANÇADO
Revise a manobra de Dix-Hallpike no Capítulo 3. Dada a apresentação clínica dos sinais e sintomas, você decide (depois de descartar problemas na coluna cervical e considerar as contraindicações para os testes de movimento da cabeça) levar em conta a possibilidade de VPPB, realizando uma manobra de Dix-Hallpike. Se a sua hipótese for corroborada, você realizará imediatamente a manobra de reposicionamento canalítico ou de partículas.
B. V. 8: Descreva a manobra de Dix-Hallpike usada para testar o canal semicircular posterior direito.
Depois de estar na posição de provocação por 4 s, ela fica enjoada e desenvolve nistagmo rotatório direito que persiste por 26 s e cessa.
B. V. 9: Descreva como realizar a manobra de reposicionamento de partículas.
Após a manobra de reposicionamento de partículas, ela consegue jogar tênis e levantar da cama sem sinais ou sintomas.
B. V. 10: Explique a fisiopatologia subjacente à vertigem posicional de B. V., como a manobra de Dix-Hallpike provocou seus sintomas e como a manobra de reposicionamento de partículas curou sua vertigem.

—Cathy Peterson

NOTAS CLÍNICAS

Caso 1

A. J. é um trabalhador da construção civil de 57 anos de idade. Em uma queda de um andaime há 1 semana, fraturou o osso temporal direito. Ele se queixa de dificuldade para manter o equilíbrio, rigidez do pescoço e dos ombros, visão embaçada, náuseas e sensação de rotação. A observação clínica revela o seguinte:
- A marcha é lenta e instável, exigindo contato com paredes ou outros objetos para evitar quedas.
- A. J. evita ao máximo mover a cabeça, resultando em uma ligação rígida entre o tronco e a cabeça.
- O nistagmo é contínuo, mesmo quando a cabeça está parada. A audição está comprometida no lado direito.
- A força muscular e a somatossensibilidade são normais.

Questões
1. Onde está a lesão?
2. Como cada um dos sintomas de A. J. pode ser explicado?

Caso 2

B. F., uma mulher de 37 anos de idade, apresenta os seguintes sinais e sintomas à direita:
- Perda de sensação no rosto
- Perda de movimento voluntário do rosto
- Ataxia dos membros
- Incapacidade de mover o olho direito para a direita
- Surdez

Além disso, as sensações de dor e temperatura estão prejudicadas do lado esquerdo do corpo, e ela tem vertigem, nistagmo e vômitos. O início dos sintomas tem sido gradual ao longo dos últimos 6 meses, mas incessante.

Questões
1. Onde está a lesão?
2. Qual é a etiologia mais provável?

 Veja a lista completa das referências em www.evolution.com.br.

23 Tontura e Instabilidade

Laurie Lundy-Ekman, PhD, PT

Objetivos do Capítulo

1. Listar os fatores considerados na abordagem baseada em evidências para o diagnóstico da tontura.
2. Explicar a diferença entre tontura de início súbito e de início crônico.
3. Explicar a diferença entre tontura contínua e episódica.
4. Listar os critérios para tontura desencadeada. Dar um exemplo de tontura desencadeada.
5. Saber quando o exame HINTS (*Head-Impulse-Nystagmus-Test-of-Skew* ou teste de impulso da cabeça, nistagmo, teste do desvio oblíquo) e os testes de nistagmo são apropriados para um paciente.
6. Listar cinco causas não vestibulares de tontura.
7. Citar as categorias de tontura de início súbito.
8. Citar as categorias de tontura de início crônico.

Sumário do Capítulo

Introdução
Abordagem Tradicional *Versus* Baseada em Evidências à Tontura e Instabilidade
Abordagem Geral para o Diagnóstico Diferencial da Tontura
    Momento
    Gatilhos
    Sinais Oculomotores
    Testes Provocativos para Indicações Específicas
    Outros Testes Direcionados
Frequência das Causas Específicas de Tontura/ Instabilidade
Processo Diagnóstico: Como Usar os Apêndices
Apêndice A: Como Categorizar a Tontura de Início Súbito
    Apêndice A1 — Diagnóstico Diferencial: Tontura Episódica Desencadeada de Início Súbito

    Apêndice A2 — Diagnóstico Diferencial: Tontura Episódica Espontânea de Início Súbito
    Apêndice A3 — Diagnóstico Diferencial: Tontura Contínua Espontânea de Início Súbito
    Apêndice A4 — Diagnóstico Diferencial: Tontura Contínua Traumática/Tóxica de Início Súbito
        Perguntas de Triagem para Tontura Traumática/Tóxica
        Tontura Traumática
        Tontura Causada por Toxinas
Apêndice B: Como Categorizar a Tontura e a Instabilidade de Duração Crônica
    Apêndice B1 — Diagnóstico Diferencial: Tontura e Instabilidade Crônicas Desencadeadas
    Apêndice B2 — Diagnóstico Diferencial: Tontura e Instabilidade Crônicas Espontâneas

INTRODUÇÃO

A tontura é um sintoma, evidente apenas para a pessoa que a sente. A instabilidade pode ser um sinal (visível para um observador) ou um sintoma (aparente apenas para a pessoa que sofre a instabilidade). Este capítulo tem dois propósitos: apresentar uma abordagem baseada em evidências para a avaliação da tontura/instabilidade e servir como referência para uso na prática clínica. Os objetivos para os alunos iniciantes estão listados no começo deste capítulo. No entanto, o capítulo destina-se, principalmente, a ser útil na prática clínica, onde a expectativa é aplicar as informações para diagnosticar pacientes específicos.

Este capítulo é diferente de qualquer outro deste livro. Primeiro, este capítulo se concentra apenas no diagnóstico. Além disso, organiza informações de vários outros. Por exemplo, os testes para a função vestibular no Capítulo 3 são colocados no contexto de seu uso apropriado. Parte-se do princípio de que o leitor tenha familiaridade com os distúrbios do sistema visual (Cap. 21) e do sistema vestibular (Cap. 22).

459

ABORDAGEM TRADICIONAL *VERSUS* BASEADA EM EVIDÊNCIAS À TONTURA E INSTABILIDADE

A abordagem tradicional ao diagnóstico da tontura usava a descrição do paciente de seus sintomas para categorizar a tontura. Perguntava-se ao paciente: "O que você quer dizer com tontura?" A resposta do paciente era usada para categorizar a tontura como vertigem (ilusão de rotação ou inclinação), pré-síncope (sensação de desmaio), instabilidade ou sensação de cabeça leve. Cada uma das categorias era considerada para indicar uma etiologia. A vertigem indicava um distúrbio vestibular; a pré-síncope, um distúrbio cardiovascular; e a instabilidade indicava um distúrbio neurológico e a sensação de cabeça leve, um distúrbio psicológico ou metabólico. No entanto, não há correlação entre a descrição dos sintomas dos pacientes e o diagnóstico final,[1,2] e a descrição dos sintomas pelos pacientes nem sempre é confiável.[3] Mais da metade dos pacientes mudam seu descritor primário 10 minutos após terem sido perguntados, e muitos escolhem mais de um descritor.[3] Como os descritores usados pelos pacientes para seus sintomas tendem a não ser confiáveis, o termo *tontura* neste capítulo pode significar vertigem, pré-síncopes, instabilidade ou sensação de cabeça leve.

A abordagem baseada em evidências, apresentada a seguir, usa o relato do paciente sobre o momento da crise e seus gatilhos, os sinais e os testes específicos para diagnosticar a tontura.[4] Os relatos do paciente sobre o momento e os gatilhos são confiáveis.[3]

ABORDAGEM GERAL AO DIAGNÓSTICO DIFERENCIAL DE TONTURA

Use a abordagem **TTOPO** para o diagnóstico: momento, gatilhos, sinais oculomotores, testes provocativos e outros testes direcionados (***Timing, Triggers, Oculomotor signs, Provocative tests, and Other targeted tests***, em inglês)

Momento[4,5]

As respostas a quatro perguntas sobre o momento da tontura são importantes no diagnóstico:

1. "Quanto tempo leva desde o início da tontura até o momento em que ela está pior?"

    A resposta a essa pergunta diferencia entre início súbito e início crônico. O início súbito é um período de segundos a horas até os sintomas máximos. Um paciente que relata: "Quando viro a cabeça, fico tonto por cerca de 1 minuto" está relatando tontura de início súbito. O início crônico é gradual, piorando ao longo de semanas a anos. No início crônico, os sintomas podem se estabilizar. Um paciente que relata: "Não sei quando a tontura começou. Ela ocorre há cerca de 4 meses. A tontura está pior agora que no mês passado." está descrevendo um início crônico.

2. "Há quanto tempo você está sentindo tontura?"

    A resposta diferencia entre tontura de curta duração e de longa duração. Menos de 3 meses é considerado de curta duração. Uma duração de 3 meses ou mais é considerada crônica. Um paciente que relata: "Fico tonto por alguns minutos toda vez que viro a cabeça. Isso já vem ocorrendo há 6 meses" está descrevendo a tontura de duração crônica.

3. "A tontura está completamente ausente quando você não está se mexendo?"

    A resposta a essa questão diferencia entre tontura contínua e tontura episódica. Na tontura contínua, os sintomas estão sempre presentes. Embora o movimento da cabeça possa agravar os sintomas, na tontura contínua os sintomas estão presentes no repouso. Na tontura episódica, a pessoa fica completamente assintomática entre os episódios.

4. "Quanto tempo dura a tontura e com que frequência ela ocorre?"

    A resposta a esta pergunta ajuda a diferenciar entre várias causas de tontura.

Gatilhos

Se o paciente estiver assintomático entre os episódios, pergunte: "O que você está fazendo quando sente tontura?" Para um diagnóstico de tontura, a palavra *gatilho* tem um significado muito específico e limitado: a tontura desencadeada deve estar ausente quando a cabeça está parada, sempre ocorrer imediatamente após um movimento específico, e ocorrer apenas após esse movimento.[4] A pessoa não fica tonta em repouso. Por exemplo, a hipotensão ortostática ocorre apenas quando se passa da posição sentada ou deitada para a posição vertical e não ocorre na transição da posição vertical para a posição deitada. Os gatilhos devem estar presentes ou ausentes toda vez que a tontura ocorre. Um exemplo de ausência de um gatilho é a tontura que ocorre na neurite vestibular. A tontura está sempre presente. Embora os movimentos da cabeça possam agravar a tontura, a tontura está presente quando a cabeça está parada. Outro exemplo é a falta de um gatilho na enxaqueca vestibular. Embora o consumo de chocolate possa algumas vezes provocar uma enxaqueca vestibular, como a pessoa não sente a enxaqueca vestibular imediatamente toda vez que come chocolate e como, às vezes, sente a enxaqueca vestibular mesmo sem comer chocolate, a enxaqueca vestibular não é desencadeada.

Use a história do momento e dos gatilhos para categorizar a tontura/instabilidade.[4,5] Na Tabela 23.1, as categorias estão na coluna da esquerda, e são dados um ou mais exemplos de um diagnóstico em cada categoria.

Sinais Oculomotores

Investigue a presença de nistagmo com a cabeça do paciente parada. Peça ao paciente para olhar para a frente, depois para a esquerda, para a direita, para cima e para baixo. A Tabela 23.2 resume as diferenças entre o nistagmo central e o periférico

TABELA 23.1	CATEGORIAS DE TONTURAS BASEADAS EM DOIS FATORES: MOMENTO E DESENCADEADA *VERSUS* ESPONTÂNEA	
Momento	**Desencadeada**	**Espontânea**
Tontura contínua de início súbito	—	**Traumática/tóxica aguda**: efeito colateral de medicação; **espontânea contínua aguda**: neurite vestibular
Tontura episódica de início súbito	**Episódica desencadeada aguda**: VPPB, VPPC, hipotensão ortostática	**Episódica espontânea aguda**: enxaqueca vestibular
Tontura de duração crônica	**Crônica desencadeada**: perda vestibular unilateral não compensada	**Crônica espontânea**: esclerose múltipla

VPPB, Vertigem posicional paroxística benigna. *VPPC*, vertigem posicional paroxística central.

Testes Provocativos para Indicações Específicas[4,5]

As indicações para os testes provocativos estão indicadas na Tabela 23.3.

Os testes provocativos são descritos no Capítulo 3. Não realize a manobra de Dix-Hallpike ou o teste de impulso da cabeça (parte do exame HINTS) se houver contraindicações aos movimentos passivos do pescoço (Quadro 3.4, no Cap. 3).

Outros Testes Direcionados

Um exame especializado diferencia melhor as possíveis causas de tontura/instabilidade. Além dos sinais oculomotores e testes provocativos, o exame especializado inclui testes de audição, nervos cranianos V e VII (e nervos cranianos IX, X e XII, se a observação indicar que sejam testados), coordenação (teste do dedo-nariz, calcanhar-canela), postura (Romberg ou Romberg sensibilizado — em tandem), e marcha em tandem, além de verificação de doença arterial. O Capítulo 3 apresenta descrições destes testes. Se a audição estiver comprometida do mesmo lado de uma lesão vestibular, isso geralmente indica uma lesão vestibular periférica. A Tabela 23.4 reúne os sinais que indicam uma causa central de tontura/instabilidade.

TABELA 23.2 NISTAGMO CENTRAL *VERSUS* PERIFÉRICO

	Central	Periférico
Direção do nistagmo	Normalmente puramente horizontal, vertical ou rotatório.	Combinado horizontal, vertical e rotatório.
Direção do olhar	A direção da fase rápida do nistagmo pode mudar. Por exemplo, ao olhar para a direita, a fase rápida fica à direita e, ao olhar para a esquerda, a fase rápida fica à esquerda.	O nistagmo aumenta quando se olha para o lado da fase rápida do nistagmo.
Fixação visual	Sem alteração.	Inibe o nistagmo.

TABELA 23.3 INDICAÇÕES PARA TESTES PROVOCATIVOS

Indicação	Teste
Tontura/instabilidade somente quando se levanta da posição supina ou sentada	Triagem para hipotensão ortostática
Tontura/instabilidade episódica desencadeada	Teste de Dix-Hallpike e teste de rolamento em supino
Tontura/instabilidade contínua espontânea (sintomas sempre presentes, embora possam ser agravados pelo movimento)	Exame HINTS

HINTS, Head-Impulse-Nystagmus-Test-of-Skew (teste de impulso da cabeça, nistagmo, teste do desvio oblíquo).

TABELA 23.4 SINAIS E LOCALIZAÇÕES DE LESÕES PARA CAUSA CENTRAL PARA TONTURA/INSTABILIDADE

Sinais que Indicam uma Causa Central para a Tontura	Localização da Lesão
Exame HINTS: um ou mais de três achados: 1. Ausência de sacada corretiva no teste de impulso da cabeça 2. Nistagmo que muda de direção (p. ex., fase rápida para a direita ao olhar para a direita; fase rápida para a esquerda ao olhar para a esquerda) 3. Desvio oblíquo[6]	Os resultados no teste de impulso da cabeça e no nistagmo com mudança de direção indicam falha dos circuitos de retenção do olhar no tronco encefálico ou no cerebelo. O desvio oblíquo indica assimetria nas vias de percepção gravitacional.
Diplopia (visão dupla)	Déficit dos nervos cranianos III, IV ou VI ou falha dos circuitos de coordenação no tronco encefálico ou no cerebelo.
Face: assimetria em resposta ao teste de picada de agulha; movimento assimétrico da face	Lesão do tronco encefálico ou área adjacente à junção entre cerebelo e ponte que afeta o nervo craniano V ou o nervo craniano VII.
Disartria e disfagia (dificuldade para falar e engolir, respectivamente)	Déficit no nervo craniano V, VII, IX, X ou XII ou falha nos circuitos de coordenação no tronco encefálico ou no cerebelo.
Sinais de ataxia sensorial: Ataxia e instabilidade sem nistagmo Comprometimento da sensibilidade vibratória e proprioceptiva A postura é marcadamente mais estável com os olhos abertos do que com os olhos fechados (Romberg positivo)	Neuropatia periférica ou lesão na coluna posterior.
Sinais de ataxia cerebelar: Os movimentos dos membros são atáxicos enquanto sentado em cadeira com apoio nas costas ou em decúbito dorsal; ou incapaz de sentar-se ereto sem apoio de braço, ou incapaz de ficar de pé de forma independente. Pode ter nistagmo. Romberg negativo	Falha de circuitos de coordenação no tronco encefálico e/ou no cerebelo.
Sinais de ataxia vestibular: Os movimentos dos membros são atáxicos ao andar, mas normais em posição supina ou sentada com apoio. Há nistagmo. Romberg positivo	Falha do circuito vestibular.
Queda da pressão arterial > 20 mmHg na sistólica ou 10 mmHg na diastólica após passar da posição supina para de pé	Hipotensão ortostática: insuficiência da pressão arterial e da regulação da frequência cardíaca em fornecer sangue suficiente ao cérebro ou hipovolemia.
Presença de sopro carotídeo ou subclávio	Doença arterial.

HINTS, Head-Impulse-Nystagmus-Test-of-Skew (teste de impulso da cabeça, nistagmo, teste do desvio oblíquo).

FREQUÊNCIA DAS CAUSAS ESPECÍFICAS DE TONTURA/INSTABILIDADE[7]

Conhecer a frequência das causas específicas de tontura ajuda a determinar a probabilidade de um paciente ter um diagnóstico específico. Os distúrbios vestibulares periféricas são a causa mais frequente de tontura, representando aproximadamente 44% dos casos. Entre estes distúrbios, a vertigem posicional paroxística benigna (VPPB), a neurite vestibular e a doença de Ménière constituem 30% de todos os casos de tontura. As causas não vestibulares e não psicológicas, incluindo doenças cardiovasculares, doença de Parkinson, distúrbios metabólicos e anemia, são responsáveis por 22% dos casos. Dezesseis por cento dos casos são causados por distúrbios psicológicos. Os distúrbios vestibulares centrais, incluindo os de origem vascular, esclerose múltipla e enxaqueca, são responsáveis por aproximadamente 11% dos casos.[7]

A revisão crítica de dados da atenção primária, departamentos de emergência e centros de referência relatados anteriormente descobriu que a causa da tontura era desconhecida em 13% dos casos.[7]

PROCESSO DIAGNÓSTICO: COMO USAR OS APÊNDICES

O diagnóstico começa com a determinação do tipo de tontura: de início súbito ou de duração crônica. Se o início foi súbito, comece com o Apêndice A para classificar a tontura em uma das quatro categorias de início súbito:
- Tontura episódica desencadeada
- Tontura episódica espontânea
- Tontura contínua espontânea
- Tontura contínua traumática/tóxica

Uma vez que a tontura foi categorizada, use as informações na página dedicada a essa categoria para diagnosticar a tontura. Por exemplo, se a história do paciente indicar tontura episódica desencadeada, consulte o Apêndice A1 para o algoritmo de diagnóstico.

Se a tontura for crônica, consulte o Apêndice B para começar categorizando a tontura como crônica desencadeada ou crônica espontânea. Em seguida, avance para os algoritmos para consultar o diagnóstico diferencial de tontura de duração crônica.

Veja a lista completa das referências em www.evolution.com.br/

Como Categorizar a Tontura de Início Súbito

Apêndice A

Passo 1. Confirme o início súbito (o tempo até o sintoma máximo é de segundos a horas).

Passo 2. Determine se a tontura é sempre desencadeada por um estímulo específico e se a tontura ocorre como episódios espontâneos ou é contínua. As categorias de tontura aguda são definidas da seguinte forma.[4,5]

Episódica desencadeada significa que a tontura sempre ocorre após um movimento específico, e a tontura não ocorre sem esse movimento.

Episódica espontânea significa que os episódios ocorrem sem um gatilho e a tontura está ausente entre os episódios.

Contínua espontânea significa que os sintomas estão sempre presentes, embora a intensidade possa ser leve em repouso e agravada pelo movimento, e a tontura não é desencadeada.

Tontura contínua traumática/tóxica significa que os sintomas estão sempre presentes, embora a intensidade possa ser leve em repouso e agravada pelo movimento, e a tontura não é desencadeada.

Passo 3. A tabela a seguir resume as categorias de tontura aguda.[4,5] As categorias de tontura aguda são codificadas por cores para corresponder a cada página de diagnóstico diferencial. Use a tabela para categorizar o tipo de tontura aguda e, em seguida, vá para o apêndice listado na coluna da direita para continuar o diagnóstico diferencial.

Tontura de início súbito	Sempre desencadeada por estímulo específico	Assintomática	Causa benigna comum	Causa perigosa comum	Diagnóstico baseado em história ou testes	Para continuar o diagnóstico, vá para Apêndice:
Episódica desencadeada	Sim	Quando o estímulo não está presente	VPPB	Tumor cerebelar/da região do tronco encefálico; sangramento abdominal interno	Testes: Dix-Hallpike ou teste de rolamento em supino (supine to side roll); hipotensão ortostática	A1
Episódica espontânea	Não	Entre episódios	Enxaqueca vestibular	Ataque isquêmico transitório; arritmia cardíaca	História	A2
Contínua espontânea	Não	Não; tontura presente em repouso e agravada pelo movimento	Neurite vestibular	AVC do tronco encefálico	Teste: exame HINTS	A3
Contínua traumática/tóxica	Não	Não; tontura presente em repouso e agravada pelo movimento	Efeito colateral de medicação		Histórico de exposição a trauma ou toxinas	A4

Diagnóstico Diferencial: Tontura Episódica Desencadeada de Início Súbito

Apêndice A1

Passo 1. Para diagnosticar a tontura episódica desencadeada, confirme se os sintomas atendem a todos os três seguintes critérios:[4,5]
- Desencadeada toda vez por um gatilho específico e desencadeada apenas por aquele gatilho
- Completamente assintomática entre os episódios
- Início súbito (o tempo até o sintoma máximo é de segundos a minutos)

Passo 2. Use o relato do paciente sobre o gatilho e a tabela a seguir para determinar quais testes são indicados.[4,5]

Relato do paciente sobre o gatilho	Teste	Diagnóstico
A tontura apenas é desencadeada ao passar da posição supina ou sentada para a posição vertical; não é desencadeada ao se deitar ou rolar na cama	Teste de hipotensão ortostática (pressão arterial)	Se a pressão arterial cair > 20 mmHg na sistólica ou > 10 mmHg na diastólica, o diagnóstico é = hipotensão ortostática
A tontura é desencadeada pelo movimento da cabeça.[5]	Testes de nistagmo: Dix-Hallpike ou teste de rolamento em supino. Veja no Capítulo 3, Quadro 3.4, as contraindicações à manobra de Dix-Hallpike	Continue para o Passo 3

Passo 3. Se a tontura episódica for desencadeada pelo movimento da cabeça e cessar enquanto a posição da cabeça é mantida, use a seguinte tabela:[4,5]

História	Achados	Descrição/duração do nistagmo	Diagnóstico
Náuseas, vômito, desencadeada por deitar-se, levantar-se da posição deitada, inclinar-se	+ Dix-Hallpike	Principalmente rotatório: parte superior do olho voltada para a orelha virada para baixo/duração de 5-30 s	VPPB do canal posterior
Náuseas, vômito, desencadeada por rolar na cama	+ Teste de rolamento em supino	Horizontal, na direção da orelha virada para baixo; pode reverter espontaneamente/duração de 30-90 s	VPPB do canal horizontal: Canalitíase
Náusea leve, desencadeada por deitar-se, levantar-se da posição deitada, inclinar-se. Também pode ter: sinais cerebelares (instabilidade ou ataxia); sinais de NC (paralisia do olhar conjugado lateral, fraqueza facial, disartria); sinais do trato vertical (fraqueza, + Babinski, somatossensibilidade anormal)	+ Dix-Hallpike	Geralmente, para baixo (na direção dos pés), pode ser puramente horizontal, puramente vertical ou puramente rotatório/muitas vezes, duração de > 90 s	Vertigem posicional paroxística central (VPPC). Lesão cerebelar ou do tronco encefálico; etiologia: EM, vascular, tumor
Perda de audição; tontura desencadeada por alterações de pressão (Valsalva, mudança de altitude)	+ ou - Dix-Hallpike	Horizontal ou rotatório/duração de segundos a horas	Fístula perilinfática

Diagnóstico Diferencial: Tontura Episódica Desencadeada de Início Súbito **CAPÍTULO 23** 465

Passo 4. Se o nistagmo posicional e a vertigem continuarem enquanto a posição da cabeça for mantida:

História	Achados	Descrição/duração do nistagmo	Diagnóstico
Sempre acompanhada de dor de cabeça e/ou cervical. Desencadeada pela posição sustentada da cabeça.[8] Pode ser acompanhada por distúrbios visuais, diplopia, ataxia, disartria, disfagia, hemiparesia, náuseas, vômitos	+ Dix-Hallpike	Geralmente vertical. Início abrupto do nistagmo (sem latência)[8]	Compressão da artéria vertebral ou patologia da faceta cervical
Náuseas, vômito, desencadeada ao rolar na cama	+ Teste de rolamento em supino	Horizontal, que bate para o lado oposto da orelha virada para baixo	VPPB do canal horizontal: cupulolitíase[9]

Diagnóstico Diferencial: Tontura Episódica Espontânea de Início Súbito

Apêndice A2

Passo 1. Confirme se os sintomas atendem a todos os três critérios para tontura episódica espontânea:[5]

- Ausência de um gatilho específico, mas pode ser agravada ou provocada por situações específicas. Por exemplo, o transtorno de pânico pode ocorrer enquanto se dirige, mas dirigir não desencadeia transtorno do pânico todas as vezes. Para ser desencadeada, a resposta acionada deve ser provocada toda vez que o estímulo desencadeador ocorre.
- Completamente assintomático entre os episódios.
- Início súbito (o tempo até o sintoma máximo é de segundos a minutos).

Passo 2. Não há testes para tontura episódica espontânea. O diagnóstico é baseado na história. Use o fluxograma a seguir. Entretanto, os testes podem ser usados para descartar causas cardíacas se houver parestesias/dor mandibular, causas somatossensoriais/cerebelares/ligadas aos núcleos da base se houver tremores/ataxia, além de causas vestibulares periféricas (teste do impulso da cabeça, testes posicionais e testes de acuidade visual dinâmica).

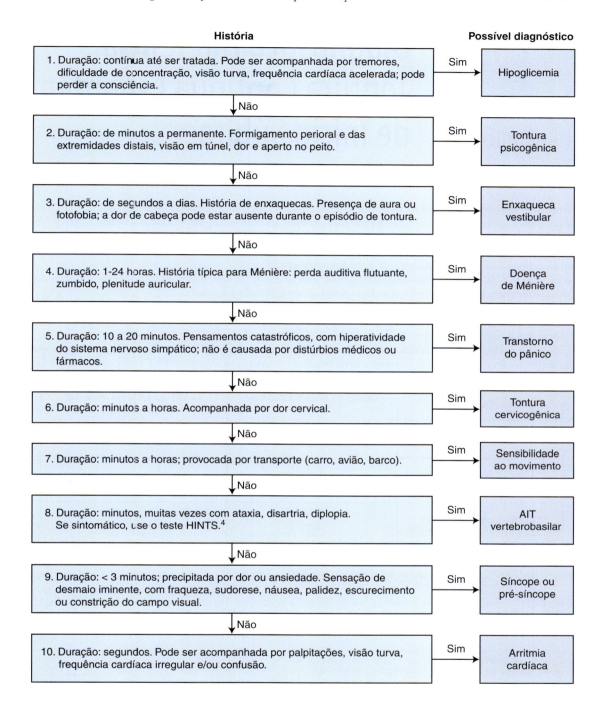

Apêndice A3 — Diagnóstico Diferencial: Tontura Contínua Espontânea de Início Súbito

Passo 1: Confirme se os sintomas atendem a todos os três critérios para tontura contínua aguda:[5]
- Ausência de períodos assintomáticos. A tontura está presente em todos os momentos, embora possa ser menos perceptível em repouso.
- A tontura NÃO é desencadeada pelo movimento. No entanto, pode ser agravada pelo movimento. A diferença: na tontura desencadeada, a linha de base é a ausência de tontura. Na tontura contínua, a linha de base é sempre anormal.[4]
- Início súbito (o tempo até o sintoma máximo é de segundos a minutos).

Passo 2: Use o exame HINTS (*H*ead *I*mpulse test, *N*ystagmus, *T*est of *S*kew, ou teste de impulso da cabeça, nistagmo, teste do desvio oblíquo) para diferenciar entre uma lesão periférica e uma central, como explicado a seguir:[6,10]
- Realize o teste de impulso da cabeça; observe a sacada corretiva.
- Com a cabeça do paciente parada, observe o nistagmo durante o olhar excêntrico.
- Use o teste de cobertura alternada para determinar se há desvio oblíquo do olho.

Use a tabela a seguir para interpretar os achados do exame HINTS. São necessários todos os três resultados na coluna periférica para confirmar uma lesão periférica. É necessário apenas um resultado na coluna do sistema nervoso central (SNC) para indicar uma lesão do SNC.[4,6,10]

Teste	Lesão do sistema nervoso central	Lesão do sistema nervoso periférico
Impulso da cabeça	Normal (sem sacada corretiva)	Sacada corretiva
Direção da fase rápida do nistagmo no olhar excêntrico	Alternada	Sem alteração
Desvio oblíquo: refixação no teste de cobertura alternada	Sim	Não

Nota: O exame HINTS pode ser usado em situações de emergência para diferenciar entre neurite vestibular e acidente vascular do tronco encefálico.[10]

Passo 3: O exame HINTS distingue apenas as lesões centrais das lesões periféricas. Para maior diferenciação entre os diagnósticos, com a cabeça do paciente parada, verifique a presença de **nistagmo espontâneo**. Comece pelo quadro superior esquerdo. Os quadros de cor mais clara contêm achados, e as caixas de cor mais escura são prováveis diagnósticos.

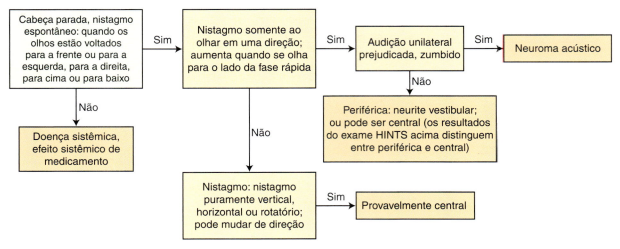

Passo 4: Para continuar com o diagnóstico de lesões centrais, use a Tabela 23.4 na seção "Outros Testes Direcionados" anteriormente apresentada.

Diagnóstico Diferencial: Tontura Contínua Traumática/ Tóxica de Início Súbito

Apêndice A4

Uma história recente de exposição a traumas ou toxinas geralmente faz com que esse diagnóstico seja simples.

Perguntas de Triagem para Tontura Traumática/Tóxica

1. Você já sofreu algum dos seguintes traumas: traumatismo craniano, acidente de carro, queda, lesão por explosão ou golpe na cabeça?
2. Quais medicamentos você está fazendo uso atualmente? Você já utilizou gentamicina?
3. Você foi exposto a solventes industriais? Ou a pesticidas?

Tontura Traumática

A lesão traumática ao sistema vestibular ocorre no traumatismo craniano fechado, trauma por pressão, lesão em chicote (*whiplash*) e lesões por explosão. Os efeitos do trauma costumam ser assimétricos, e a função vestibular assimétrica aguda causa nistagmo espontâneo quando se olha para a frente, além de agravamento dos sintomas com o movimento da cabeça.

A tabela a seguir resume a tontura traumática: a localização da lesão, os distúrbios que afetam essa localização e o mecanismo que causa a tontura traumática.

Local da lesão	Distúrbio	Mecanismo mais comum
Orelha interna	VPPB	Canalitíase ou cupulolitíase
	Concussão da orelha interna	Desconhecido
	Fratura do osso temporal	Danos ao labirinto
	Fístula perilinfática	Laceração ou defeito em uma ou de ambas as membranas que separam a orelha média (preenchida com ar) e a orelha interna (preenchida com fluido perilinfático)
Tronco encefálico ou vestibulocerebelo	VPP central	Lesão vascular
Áreas de emoção do córtex cerebral	Ansiedade crônica ou transtorno do pânico	Psicogênico
Pescoço	Lesão em chicote (*whiplash*)	Lesão mecânica no pescoço
Nervo vestibular	Fratura do osso temporal	Dano ao nervo vestibular

Tontura Causada por Toxinas

A maioria das toxinas interfere na função vestibular bilateralmente, de modo que o nistagmo e o agravamento com o movimento da cabeça geralmente estão ausentes. A gentamicina, um antibiótico, pode produzir perda bilateral permanente da função vestibular com danos mais leves à audição. Os anticonvulsivantes muitas vezes causam tontura grave.[4,5]

469

Como Categorizar a Tontura e a Instabilidade de Duração Crônica

Apêndice B

Passo 1: Confirme a duração crônica: mais de 3 meses.

Passo 2: Determine se a tontura é desencadeada ou espontânea. As categorias de tontura de duração crônica estão codificadas por cores para corresponder a cada página de diagnóstico diferencial.

Veja a tabela de resumo a seguir.

	Sempre desencadeada por estímulo específico	Assintomática	Causa de baixo risco comum	Causa de alto risco	Achados diagnósticos	Próximo passo:
Tontura crônica desencadeada	Sim	Quando o estímulo não está presente	Perda vestibular unilateral não compensada	- - - -	+ Teste de Impulso da Cabeça	Vá para o Apêndice B1
Tontura crônica espontânea	Não	Variável	Enxaqueca vestibular ou pressão arterial baixa	Tumor cerebelar ou do tronco encefálico	Variável; consulte o Apêndice B2	Vá para o Apêndice B2

Apêndice B1 — Diagnóstico Diferencial: Tontura e Instabilidade Crônicas Desencadeadas

Passo 1: Confirme se os sintomas atendem aos critérios de tontura e instabilidade crônicas desencadeadas:
- Duração de mais de 3 meses
- Desencadeada toda vez por um gatilho específico

Passo 2: Use o fluxograma a seguir para o diagnóstico diferencial.

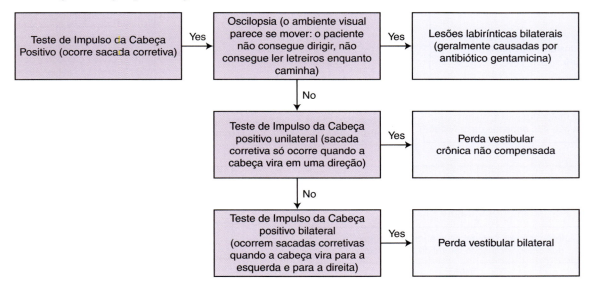

Apêndice B2 — Diagnóstico Diferencial: Tontura e Instabilidade Crônicas Espontâneas

Passo 1: Confirme se os sintomas atendem aos critérios de tontura e instabilidade crônicas espontâneas:
- Duração de mais de 3 meses
- Não é desencadeada toda vez por um gatilho específico

Passo 2: Utiliza-se uma variedade de testes para avaliar a tontura e a instabilidade crônicas. O diagnóstico diferencial baseia-se na história, nos sinais concomitantes e nos resultados dos exames. Use o fluxograma a seguir.

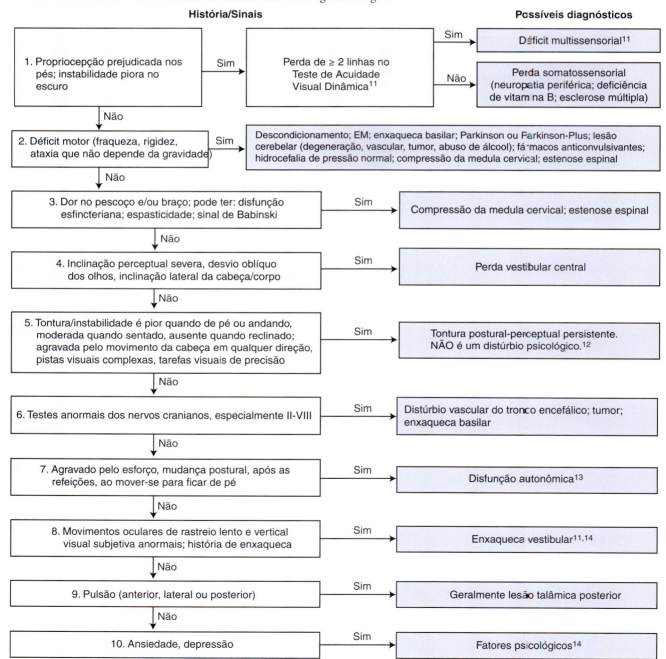

24 Sistema do Líquido Cefalorraquidiano

Laurie Lundy-Ekman, PhD, PT

Objetivos do Capítulo

1. Descrever o fluxo e a função do sistema do líquido cefalorraquidiano.
2. Descrever a localização e os formatos dos quatro ventrículos e do aqueduto cerebral.
3. Descrever as três camadas meníngeas e os espaços associados.
4. Comparar hematomas epidurais e subdurais.
5. Comparar hidrocefalia congênita e adquirida e hidrocefalia comunicante e não comunicante.
6. Descrever a meningite.

Sumário do Capítulo

Sistema do Líquido Cefalorraquidiano
- Ventrículos
- Meninges
- Formação e Circulação do Líquido Cefalorraquidiano

Distúrbios Clínicos do Sistema do Líquido Cefalorraquidiano
- Hematomas Epi e Subdurais

- Hidrocefalia
- Meningite

Terapia Craniossacral
Resumo
Raciocínio Clínico Diagnóstico Avançado

Dois sistemas de líquidos suportam os neurônios e as células gliais do sistema nervoso: o sistema do líquido cefalorraquidiano (LCR) e o sistema vascular. O sistema do LCR inclui os ventrículos, as meninges e o LCR. O sistema vascular inclui o suprimento arterial, as veias e seios venosos e os mecanismos de regulação do fluxo sanguíneo. O sistema vascular é discutido no Capítulo 25.

SISTEMA DO LÍQUIDO CEFALORRAQUIDIANO

O sistema do LCR regula o meio extracelular e protege o sistema nervoso central. O LCR é formado principalmente nos ventrículos, circulando, então, através dos ventrículos até o espaço subaracnóideo (entre a aracnoide-máter e a pia-máter), antes de ser absorvido pela circulação venosa. O LCR fornece água, alguns aminoácidos, vitaminas, proteínas (p. ex., fator neurotrófico derivado do cérebro, uma proteína que promove o crescimento dos neurônios) e íons específicos para o líquido extracelular, e remove metabólitos do cérebro.[1] O LCR e o líquido extracelular se comunicam livremente no cérebro. As meninges e a flutuação do líquido fornecem proteção ao cérebro, absorvendo parte do impacto quando a cabeça é atingida.

O LCR é a terceira circulação, além das circulações sanguínea e linfática.[1]

Recentemente, uma via alternativa para o fluxo do LCR, a circulação glinfática, tem sido defendida.[1] Os defensores desta circulação afirmam que o LCR se move através dos canais formados pela glia. Há poucas evidências a favor e evidências significativas contra um sistema glinfático em seres humanos.[1-3]

RACIOCÍNIO CLÍNICO DIAGNÓSTICO 24.1

H. C., Parte I

A paciente H. C. é uma menina de 9 anos de idade trazida à clínica por sua mãe após queixa de cefaleia persistente e tontura nos últimos 4 dias. A cefaleia havia começado após um acidente de bicicleta. Ela estava andando na garupa da bicicleta de seu irmão quando caiu, pousando sob seu cóccix. Ela não relata dor significativa ao toque, mas diz que a dor de cabeça e tontura começaram após o ocorrido e que a dor aumenta quando ela espirra ou vira a cabeça. Recentemente, ela passou por um surto de crescimento de 10 cm.
H. C. 1: Descreva as passagens estreitas que saem do ventrículo lateral e do terceiro e quarto ventrículos.
H. C. 2: Descreva a circulação do LCR.

Ventrículos

Os espaços preenchidos com LCR dentro do cérebro formam um sistema de quatro ventrículos (Fig. 24.1). Os ventrículos laterais são pareados, um em cada hemisfério cerebral. Os ventrículos laterais em forma de "C" consistem em um corpo; um átrio; e cornos anterior, posterior e inferior. Os espaços se estendem até cada lobo dos hemisférios. Grande parte da parede externa do ventrículo lateral é formada pelo núcleo caudado, e a cauda do núcleo caudado está acima do corno inferior. Abaixo do corpo do ventrículo lateral, está o tálamo; acima, está o corpo caloso. Os ventrículos laterais se conectam um ao outro e ao terceiro ventrículo pelos forames interventriculares (forames de Monro).

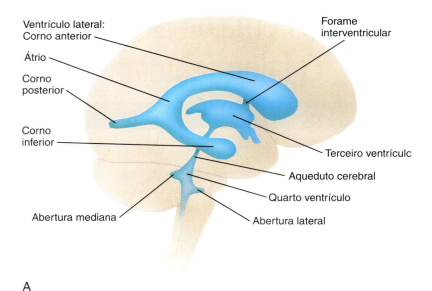

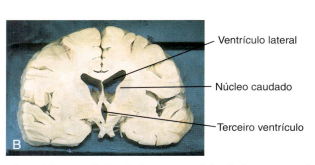

Fig. 24.1 **Ventrículos. A**, Vista lateral dos ventrículos. **B**, Corte coronal do cérebro mostrando os ventrículos laterais e o terceiro ventrículo.

O terceiro ventrículo é uma fenda estreita na linha média do diencéfalo; assim suas paredes são o tálamo e o hipotálamo. Uma adesão intertalâmica, muitas vezes, atravessa o centro do terceiro ventrículo. Um canal através do mesencéfalo, o aqueduto cerebral (aqueduto de Sylvius), conecta o terceiro e quarto ventrículos.

O quarto ventrículo é um espaço posterior à ponte e ao bulbo, e anterior ao cerebelo. Inferiormente, o quarto ventrículo é contínuo com o canal central da medula espinal. O quarto ventrículo drena para o espaço subaracnóideo através de três pequenas aberturas: os dois forames laterais (forames de Luschka) e uma abertura mediana (forame de Magendie).

Meninges

Três camadas de meninges cobrem o cérebro e a medula espinal. De fora para dentro, essas camadas são a dura-máter, a aracnoide-máter e a pia-máter. A dura-máter ao redor do cérebro consiste em uma camada externa firmemente presa ao interior do crânio e uma camada interna. A camada interna se liga à aracnoide-máter. As duas camadas são fundidas, exceto nos seios durais, que são espaços para coleta de sangue venoso e LCR. A camada interna da dura-máter apresenta duas projeções: a foice cerebral, que separa os hemisférios cerebrais, e o tentório cerebelar, que separa o cerebelo dos hemisférios cerebrais. A dura-máter espinal é contínua com a camada interna da dura-máter do cérebro.

A aracnoide-máter é uma membrana delicada frouxamente ligada à dura-máter. Projeções da aracnoide-máter formam as vilosidades aracnoides, que perfuram a dura-máter e se projetam nos seios venosos. As vilosidades aracnoides permitem que o LCR flua para os seios. Agrupamentos de vilosidades aracnoides formam as granulações aracnoides (Fig. 24.2).

A pia-máter, a camada mais interna, é firmemente justaposta às superfícies do cérebro e da medula espinal. As trabéculas aracnóideas (fibras de colágeno) conectam a aracnoide e a pia-máter, servindo para suspender o cérebro nas meninges. O espaço subaracnóideo, entre a pia-máter e a aracnoide-máter, é preenchido com LCR. Extensões da pia-máter, os ligamentos denticulados, ancoram a medula espinal à dura-máter.

Formação e Circulação do Líquido Cefalorraquidiano

Embora alguma quantidade de LCR seja formada pelo líquido extracelular que vaza para os ventrículos, os plexos coroides dos ventrículos secretam a maior parte do LCR. Um plexo coroide é uma rede de capilares inseridos em tecido conjuntivo e células epiteliais. Através de três camadas de células (parede capilar, tecido conjuntivo e epitélio), o LCR é formado do sangue por filtração, transporte ativo e transporte facilitado de certas substâncias. Esses processos resultam na formação de um líquido semelhante ao plasma.

O LCR flui dos ventrículos laterais para o terceiro ventrículo através dos forames interventriculares e do terceiro ventrículo para o quarto através do aqueduto cerebral (Fig. 24.3). O LCR sai do quarto ventrículo através dos forames lateral e medial, entrando no espaço subaracnóideo. Dentro do espaço subaracnóideo, o LCR flui ao redor da medula espinal e do cérebro. Finalmente, o LCR é absorvido pelas vilosidades aracnoides, que se projetam através

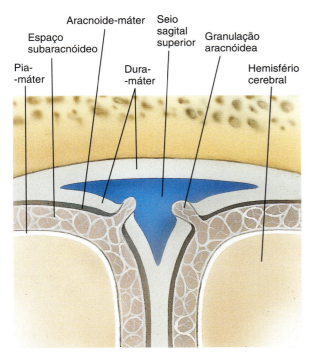

Fig. 24.2 Corte coronal através do crânio, das meninges e dos hemisférios cerebrais. O corte mostra as estruturas da linha média próximas ao topo do crânio. As três camadas de meninges, o seio sagital superior e as granulações aracnóideas estão indicados.

da dura-máter para os seios venosos. No fluxo unidirecional do LCR para o sangue venoso, todo o conteúdo do LCR (proteínas, microrganismos) estão incluídos.

DISTÚRBIOS CLÍNICOS DO SISTEMA DO LÍQUIDO CEFALORRAQUIDIANO

Os distúrbios comuns do sistema do LCR incluem hematomas epi e subdurais, hidrocefalia e meningite.

Hematomas Epi e Subdurais

De modo geral, os hematomas são resultantes de trauma. Normalmente, existem apenas espaços potenciais entre a dura-máter e o crânio, e entre a dura-máter e a aracnoide-máter. Um sangramento para qualquer um desses espaços potenciais pode causar a separação das camadas, resultando em hematoma epi ou subdural. O hematoma epidural é resultante de sangramento arterial entre o crânio e a dura-máter. Na maioria das vezes, um hematoma epidural ocorre quando a artéria meníngea média é dilacerada por uma fratura do osso temporal ou parietal. Como as artérias sangram rapidamente, os sinais e sintomas se desenvolvem em pouco tempo. Após um golpe na cabeça, a pessoa pode ter algumas poucas horas de função normal e, então, desenvolver piora da dor de cabeça, vômitos, diminuição da consciência, hemiparesia e sinal de Babinski. Por outro lado, os sinais e sintomas do hematoma subdural pioram gradualmente durante um período prolongado (dias a meses). O sangramento é lento no hematoma subdural, pois o hematoma é produzido por sangramento venoso, onde a pressão sanguínea é menor que nas artérias. Com exceção da taxa de progressão, os sinais e sintomas são semelhantes aos do hematoma epidural, com a confusão sendo

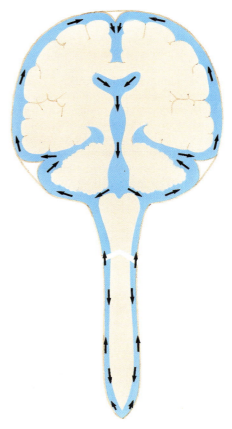

Fig. 24.3 Fluxo de líquido cefalorraquidiano dos ventrículos laterais, terceiro e quarto ventrículos para o espaço subaracnóideo, ao redor do cérebro e da medula espinal. O líquido cefalorraquidiano é reabsorvido nos seios venosos.

mais proeminente. Os dois tipos de hematoma são potencialmente fatais, pois o tecido neural é comprimido e deslocado.

RACIOCÍNIO CLÍNICO DIAGNÓSTICO 24.2

H. C., Parte II

A amplitude ativa de movimento cervical agravou a cefaleia e as queixas de tontura e náusea. Ela relata que, ocasionalmente, vê lampejos de luz após o acidente. Você percebe que ela está tendo dificuldade para andar, então testa sua coordenação. O desempenho no teste do dedo-nariz e no teste de destreza digital é normal. No entanto, seu desempenho é atáxico no teste calcanhar-joelho e na marcha tandem. Você encaminha H. C. de volta ao seu médico de cuidados primários. A ressonância magnética confirma Arnold-Chiari do tipo I. Suas tonsilas cerebelares se projetam através do forame magno. Se associados à síndrome da medula presa, os surtos de crescimento podem exacerbar a protrusão, causando dores de cabeça e sintomas cerebelares. O trauma também pode provocar sintomas.

H. C. 3: Qual parte do sistema do LCR é provavelmente mais comprimida pelas tonsilas cerebelares que desenvolvem herniação através do forame magno?

H. C. 4: A paciente pode desenvolver um aumento da cabeça? Por que sim ou por que não?

H.C. 5: Qual é a explicação provável para os lampejos de luz que H. C. vê?

Hidrocefalia

Se a circulação do LCR estiver bloqueada, ocorre um acúmulo de pressão nos ventrículos, causando hidrocefalia (Fig. 24.4A).[A] A hidrocefalia é o aumento dos ventrículos e pode ser congênita (presente ao nascimento) ou adquirida. A hidrocefalia é categorizada como comunicante ou não comunicante. Na hidrocefalia comunicante, o sistema ventricular está intacto (em comunicação) e há um bloqueio além do quarto ventrículo. Na hidrocefalia não comunicante (também chamada de obstrutiva) o bloqueio se encontra dentro do próprio sistema ventricular, mais frequentemente no aqueduto cerebral.

Em fetos e bebês, os ossos cranianos ainda não se fundiram, portanto, a pressão excessiva do LCR faz com que os ventrículos, hemisférios e crânio se expandam. Os sinais de hidrocefalia em um bebê ou em uma criança pequena incluem tamanho da cabeça desproporcionalmente grande para a idade, fontanela anterior grande, má alimentação, inatividade e olhar descendente[B] (por compressão do centro do nervo oculomotor; Fig. 24.4B). As causas comuns para a hidrocefalia congênita incluem falha de abertura dos forames do quarto ventrículo (hidrocefalia comunicante), obstrução do aqueduto cerebral (hidrocefalia não comunicante), cistos no quarto ventrículo (cistos de Dandy-Walker) e malformação de Arnold-Chiari (Cap. 8).

Em crianças mais velhas ou adultos, como o crânio não pode se expandir, a pressão excessiva nos ventrículos comprime o tecido nervoso, particularmente a substância branca. Isso, geralmente, resulta em problemas de equilíbrio e marcha, incontinência e cefaleia. Frequentemente, as funções do lobo frontal são afetadas (ou seja, alguns aspectos das emoções, planejamento, memória e intelecto). A linguagem, a consciência espacial e a memória declarativa (memória dos fatos) são poupadas. As causas da hidrocefalia adquirida incluem lesão cerebral traumática, hemorragia intraventricular, hemorragia subaracnóidea ou doenças como a meningite. Outra forma de hidrocefalia adquirida, a hidrocefalia de pressão normal (HPN), pode ser derivada da produção excessiva ou reabsorção inadequada do LCR. A HPN pode ser causada por trauma ou doença, ou pode ser idiopática. Independentemente da causa, na hidrocefalia progressiva, uma derivação com válvula unidirecional é implantada, geralmente drenando um ventrículo para o peritônio (Fig. 24.5). Na maioria dos casos, as derivações ficam permanentemente no local.

Meningite

As membranas do sistema cefalorraquidiano podem ser afetadas por doenças. A meningite é uma inflamação das membranas que envolvem o cérebro e/ou medula espinal. Os sinais e sintomas incluem cefaleia, febre, confusão, vômitos e rigidez na nuca. A dor se intensifica na posição ereta, com movimentos da cabeça e com espirro ou tosse. A meningite pode ser acompanhada de fotofobia. Infecção bacteriana ou viral pode causar a meningite.

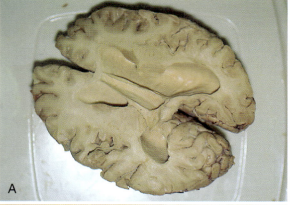
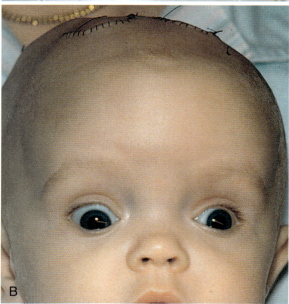

Fig. 24.4 A, Corte horizontal dos hemisférios cerebrais mostrando ventrículos aumentados característicos da hidrocefalia. Observe o deslocamento da substância branca pela pressão excessiva do líquido cefalorraquidiano. **B**, Criança com hidrocefalia. O crânio está aumentado em relação ao rosto. O olhar para cima está paralisado pela compressão do centro do nervo oculomotor, de modo que os olhos se direcionam para baixo. Essa posição dos olhos é chamada de sinal do sol poente. (*B de Zitelli BJ, Davis HW*: Atlas of pediatric physical diagnosis, *ed. 3, St. Louis, 1997, Mosby. Cortesia do Dr. Albert Biglan, Children's Hospital of Pittsburgh.*)

TERAPIA CRANIOSSACRAL

Uma suposta técnica que avalia e trata o sistema do LCR é a terapia craniossacral. Os defensores desta terapia afirmam que a produção de LCR é periódica, com cada período de secreção seguido por um período durante o qual não há produção de LCR. Mudanças na pressão do líquido, supostamente, produzem um movimento rítmico

---

[A]**Nota da Revisão Científica:** Muitos autores consagrados consideram a hidrocefalia o aumento da produção de liquor para simplificar as explicações a cerca desse fenômeno. Na verdade, a questão é um pouco mais complexa que aparenta ser. Em uma criança, ainda com suas fontanelas em processo de ossificação, caso tenha alguma falha na relação produção x-absorção do líquor, pode haver as duas consequências a seguir. (1) Na criança, se a produção for maior que a absorção ou se houver pouca absorção mantendo a produção normal — nesse caso, o liquor que está em excesso pressionará todo o tecido nervoso periventricular em todos os quatro ventrículos e esse tecido nervoso pressionará a caixa craniana. Como essa ainda está em plena expansão por ainda não estar ossificada e, por conseguinte, fechada, ela expandirá, levando a uma condição que chamamos de macrocefalia (cabeça grande). Nesse sentido, temos aqui duas expressões, a hidrocefalia que é a condição onde se tem mais liquor que o normal esperado e o aumento da cabeça que é a macrocefalia. Nem todo caso de macrocefalia é por essa causa, porém a maioria ocorre pelo motivo explicado. (2) No adulto, se ocorrerem diferenças de pressões entre produção e absorção de liquor como descrito, o tecido nervoso adulto não terá como pressionar a caixa craniana para esta crescer e isso gerará pressão intracraniana aumentada (HIC), o que termina por levar a uma tríade conhecida como: cefaleia, papiledema, vômitos.

[B]**Nota da Revisão Científica:** Uma condição de olhar que vários autores chamam de posição do olhar do sol poente, justamente pelo fato de o olho estar virado para baixo constantemente.

pela frequência cardíaca, postura e respiração.[6] As tentativas dos terapeutas de avaliar um ritmo craniossacral independente foram conclusivamente demonstradas como não confiáveis.[7-9]

RESUMO

O LCR é produzido nos ventrículos como um filtrado de sangue. O LCR amortece o cérebro e a medula espinal, fornece nutrientes e equilíbrio iônico ao SNC e remove resíduos. O LCR flui dos ventrículos laterais para o terceiro ventrículo através dos forames interventriculares, depois através do aqueduto cerebral para o quarto ventrículo. O quarto ventrículo tem pequenas aberturas que permitem o fluxo do LCR para o espaço subaracnóideo. O LCR retorna ao sangue nos seios durais. As meninges protegem o cérebro e confinam o LCR. Distúrbios do sistema do LCR incluem hematomas epi e subdural, hidrocefalia e meningite.

RACIOCÍNIO CLÍNICO DIAGNÓSTICO AVANÇADO

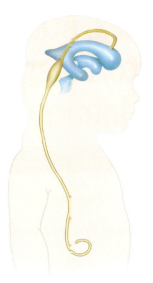

Fig. 24.5 Colocação de uma derivação no ventrículo lateral para drenar o excesso de líquido cefalorraquidiano. O inchaço na derivação mostra a localização de uma válvula que impede o fluxo inverso de líquido na derivação. O tubo drena o líquido dos ventrículos para a cavidade peritoneal. O tubo espiralado na cavidade peritoneal permite seu desenrolamento à medida que a criança cresce.

da dura-máter que pode ser palpado.[4] Não há evidências para a existência de um ritmo craniossacral (movimento tipo pulsátil do LCR transmitido para a dura-máter e para a fáscia do corpo independentemente das frequências cardíaca e respiratória).[5] Em vez disso, as evidências indicam que a produção do LCR humano é influenciada

RACIOCÍNIO CLÍNICO DIAGNÓSTICO 24.3

H. C., Parte III

H. C. 7: Por que H. C. estava assintomática antes do acidente?
H. C. 8: Reveja as informações sobre a síndrome da medula presa no Capítulo 8. Como a medula presa pode contribuir para o desenvolvimento da hidrocefalia?
H.C. 9: Como seu mecanismo de lesão pode ter contribuído para o desenvolvimento da hidrocefalia?

—Cathy Peterson

NOTAS CLÍNICAS

Estudo de Caso

K. F., um lactente de 9 meses, apresenta o crânio aumentado e está sendo avaliado quanto a um possível atraso no desenvolvimento.
- As sensações estão normais.
- K. F. não consegue se sentar sem apoio. Ao se sentar com apoio, é incapaz de manter a cabeça em posição neutra por mais de 10 segundos. Ele se move muito pouco. Em posição supina, seus membros tendem a ficar caídos para o lado, e ele não se vira para o lado.
- Seu olhar se direciona para baixo.

Nota: Crianças saudáveis conseguem se sentar sem apoio entre 4 e 8 meses de vida; viram-se para o lado, geralmente, aos 7 meses.

Perguntas
1. Quais sistemas verticais estão envolvidos?
2. Onde é a lesão?
3. Qual é a etiologia provável?

 Veja a lista completa das referências em www.evolution.com.br.

25 Irrigação Sanguínea, Acidente Vascular Encefálico, Dinâmica dos Fluidos e Pressão Intracraniana

Laurie Lundy-Ekman, PhD, PT

Objetivos do Capítulo

1. Descrever o círculo arterial do cérebro e nomear as artérias que o irrigam.
2. Diferenciar *ataque isquêmico transitório* de *acidente vascular encefálico (AVE) completo* e *acidente vascular encefálico em evolução*.
3. Comparar infarto e hemorragia cerebrais.
4. Relacionar os déficits funcionais que podem ocorrer com isquemia vertebrobasilar.
5. Relacionar os efeitos do acidente vascular encefálico na artéria cerebral anterior, artéria cerebral média e artéria cerebral posterior.
6. Descrever malformação arteriovenosa e aneurisma.
7. Descrever a barreira hematoencefálica.
8. Relacionar os fatores que resultam em dilatação e constrição vasculares cerebrais.
9. Relacionar as causas para hipertensão intracraniana.
10. Descrever a drenagem venosa do cérebro.

Sumário do Capítulo

Transtornos da Irrigação Vascular
Tipos de Acidente Vascular Encefálico (AVE)
   Infarto Cerebral
   Hemorragia
     Hemorragia Subaracnóidea
Sinais e Sintomas de AVE por Localização Arterial
   AVE das Artérias Vertebral e Basilar
   AVE de Artérias Cerebrais
     Artéria Cerebral Anterior
     Artéria Cerebral Média
     Artéria Cerebral Posterior
     Área da Divisão de Águas
Transtornos da Formação Vascular
   Malformações Arteriovenosas
   Aneurisma

Dinâmica dos Fluidos
   Barreira Hematoencefálica
   Fluxo Sanguíneo Cerebral
   Edema Cerebral
Pressão Intracraniana
Herniações Cerebrais
   Herniação do Cíngulo
   Herniação Uncal
   Herniação Central (Transcalvarianas)
   Herniação dos Núcleos Amigdaloides Cerebelares
Revisão da Avaliação do Fluxo Sanguíneo Cerebral
Sistema Venoso
Resumo
Raciocínio Clínico Diagnóstico Avançado

Sou professor de neuroanatomia e tenho 51 anos de idade. Leciono nos cursos de fisioterapia e terapia ocupacional, medicina, odontologia e outros de nível universitário. Meu interesse em particular, tanto no ensino como na pesquisa, é a recuperação da função. Há mais ou menos 10 anos, estava pesquisando sobre a recuperação de lesão medular usando ratos, mas as verbas se escassearam, e não tenho pesquisado há vários anos.

Tive dois acidentes vasculares encefálicos (AVEs). O primeiro foi quando tinha 3 anos de idade. No entanto, na ocasião, foi mal diagnosticado (pensaram que eu tinha pólio), e não fiquei sabendo, até meus 20 anos, que tivera um AVE. As pessoas certamente se recuperam muito melhor quando jovens. O segundo AVE ocorreu quando eu tinha 41 anos.

Os primeiros sinais desse AVE foram uma cefaleia muito intensa (assim me disseram, minha memória sobre esse tempo foi apagada) e um colapso do meu lado esquerdo pela hemiparesia esquerda. Minha esposa me pediu para mexer o braço esquerdo. Eu disse: "Meu braço esquerdo se foi. Tudo que ficou é um grande buraco ali". Esse foi o primeiro sinal de negligência lateral esquerda. Não tive ataques isquêmicos transitórios nem nenhum outro sinal de AVE iminente.

Quando dei entrada em um serviço de emergência próximo, eles imediatamente fizeram uma tomografia computadorizada (TC), que mostrou séria hemorragia no hemisfério direito. Acho que fizeram uma punção lombar e uma angiografia. O médico deu mostras de desistir do meu caso ao ver os resultados do exame de imagens e me colocou sob ordem de não reanimação naquela noite.

Eu tive quatro efeitos principais do AVE. (1) Tinha perda de propriocepção, o que era particularmente notável. Jamais conseguiria dizer a alguém onde estava meu braço esquerdo sem olhar. Também tinha perda focal da sensibilidade tátil e dolorosa (ao iniciar a diálise, sentia uma agulha entrando, mas não a outra), mas essa perda jamais foi mapeada. (2) Tenho hemiparesia à esquerda. Ando com uma bengala de quatro pontas, e meus dedos da mão esquerda ficam em flexão tônica, de modo que meu braço esquerdo não é utilizável. (3) Tenho negligência lateral à esquerda. A princípio, colidia contra bebedouros que simplesmente não via. Isso foi pior imediatamente depois do AVE, quando eu perdia a primeira palavra de cada linha que lia. A negligência melhorou muito com o passar do tempo e já não é um problema real. (4) Tenho perda da memória de curto prazo. Por algum motivo, a perda de memória de curto prazo é pior para alimentos. Não consigo me lembrar do que como a cada dia, mas, em outros aspectos, a perda de memória não me causa grande problema.

Todos esses problemas melhoraram com o tempo, de modo que já não atrapalham como antes. Isso ocorre, em parte, porque aprendi a contorná-los.

Fiz muitas sessões de fisioterapia (FT), inclusive FT intensiva durante a recuperação logo depois do AVE (9 semanas internado, vários meses como paciente ambulatorial). Aprender a ficar em pé e fazer transferências, bem como a andar, foi o mais importante. Também recebi FT depois de duas fraturas — uma da bacia e outra do quadril. A terapia me ajudou a seguir em frente de novo.

Toda a FT foi efetiva; não poderia funcionar sem ela! Trabalhando por mim mesmo, o melhor exercício físico que faço é andar o máximo possível. Faço alguns outros exercícios, mas não muito frequentemente.

Tomo fenobarbital, 400 ml/dia, para prevenir crises convulsivas, mas ocasionalmente estas ocorrem, e preciso aumentar a dose. Tive uma crise do tipo tônico-clônica generalizada ("grande mal") cerca de 2 anos depois do AVE, mas nenhuma outra subsequentemente depois de começar a medicação. Tenho tido algumas pequenas crises atônicas, a maioria das quais não causou problemas. Minhas crises atônicas ("drop attacks") sobrevêm sem aviso — vou seguindo, cuidando da minha vida e subitamente me encontro no chão. Nunca percebo a minha queda e não sei se perco a consciência, provavelmente sim, por um tempo muito breve. Na maioria das vezes, caio como uma boneca de pano (sem tônus muscular) e não me machuco. Assim que percebo estar caído, tenho de imaginar como me levantar novamente, o que não consigo por mim mesmo. Felizmente, alguém sempre está em volta para me ajudar. Somente duas vezes tive problemas sérios. Uma vez, tive a crise quando estava indo para o chuveiro e caí na porta do boxe, descobrindo, no caminho para baixo, que a porta não era de vidro inquebrável. Voltei a mim deitado em um mar de cacos e sangrando muito. Felizmente, minha esposa estava em casa ou eu não teria conseguido. A outra vez foi em fevereiro passado, quando meu colapso se deu enquanto caminhava do ponto de ônibus para casa à noite e fraturei meu quadril. Isso foi muito ruim e precisei de 4 meses de hospitalização.

A maior mudança causada pelo AVE não foi física, mas mental. Eu me sentia muito positivo, apesar do AVE, e sentia que a vida era muito boa! Além disso, descobri novas habilidades sociais que não tinha antes, e pensamentos maravilhosamente criativos me visitam. Essas mudanças são descritas em meu livro, *Life at a Snail's Pace* ("Vida em passo de lesma" — tradução livre), publicado em 1995, por Peanut Butter Publishing, em Seattle, no estado norte-americano de Washington.

—*Dr. Roger Harris*

Quatro das alterações relatadas por Dr. Harris são comuns depois de um AVE no hemisfério direito afetando a artéria cerebral média. A perda de propriocepção na extremidade superior esquerda vem após a perda de neurônios na área da extremidade superior no córtex somatossensitivo direito. A lesão do córtex motor primário causa a hemiparesia contralateral. A lesão do córtex temporoparietal direito causa a negligência à esquerda (tendência de se comportar como se a lateral esquerda do espaço ou o lado esquerdo do corpo não existisse). A lesão do córtex pré-frontal lateral interfere na memória de trabalho.[1] No entanto, alterações do humor e da sociabilidade ocorrem menos frequentemente. As lesões no hemisfério direito algumas vezes também causam humor elevado, aumento da tagarelice, fuga de ideias e desinibição social, particularmente em homens.[2]

Este capítulo aborda irrigação sanguínea do cérebro, acidente vascular encefálico (AVE), dinâmica dos fluidos e pressão intracraniana. As Figuras 25.1, 25.2 e 25.3 ilustram as artérias que irrigam o sistema nervoso central; no Capítulo 2, pode-se rever a irrigação sanguínea. A Tabela 25.1 revê a irrigação arterial do sistema nervoso central.

TRANSTORNOS DA IRRIGAÇÃO VASCULAR

A interrupção do fluxo sanguíneo para uma parte do encéfalo geralmente produz perda de função focal, exceto nos casos de hemorragia subaracnóidea. Os efeitos da interrupção do fluxo sanguíneo variam desde uma breve perda de função, seguida por recuperação completa, até comprometimentos que alteram permanentemente a vida e limitações das atividades, chegando ao óbito. Episódios de perda funcional focal após incidentes vasculares são classificados de acordo com o padrão de progressão e a etiologia. Os seguintes padrões de progressão desde o início incluem os seguintes:

- *Ataque isquêmico transitório*: breve perda focal da função cerebral com recuperação completa dos déficits neurológicos dentro de 24 horas. Acredita-se que os ataques isquêmicos transitórios (AIT) sejam causados por isquemia. O AIT é uma emergência médica apesar da recuperação completa porque 10% a 30% das pessoas que têm um AIT terão um AVE em até 3 meses.[3]
- *AVE completo:* déficits neurológicos por transtornos vasculares que persistem por mais de 1 dia e são estáveis (não progridem nem melhoram).
- *AVE em evolução:* algumas pessoas com AVE isquêmico têm déficits que aumentam intermitentemente ao longo do tempo. Acredita-se que sejam causados por embolias (coágulos de sangue que se formam em outras partes e são transmitidos pelo sangue a um novo local) ou pela formação contínua de um trombo (coágulo de sangue que permanece onde é formado).

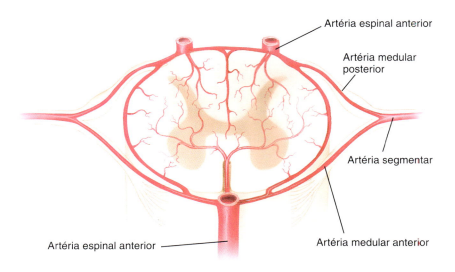

Fig. 25.1 Irrigação da medula espinal.

RACIOCÍNIO CLÍNICO DIAGNÓSTICO 25.1

C.V, Parte I

Sua paciente C.V. é uma mulher de 72 anos de idade internada pela segunda vez em 2 semanas. A primeira internação foi há 10 dias por causa de uma queda com subsequente sangramento interno. Naquela ocasião, seu tratamento com anticoagulante (dicumarínico para fibrilação atrial e ataque isquêmico transitório [AIT] prévio 5 anos antes) foi descontinuado, ela foi estabilizada e recebeu alta para casa depois do quinto dia. O médico não retomou o dicumarínico em razão do risco de quedas e sangramento. Foi internada ontem pelo pronto-socorro com um diagnóstico de acidente vascular encefálico (AVE) na artéria cerebral anterior (ACA) esquerda.

C.V.1: Com base em sua história, esse foi mais provavelmente um AVE hemorrágico ou um infarto? Explique sua resposta.

TABELA 25.1 IRRIGAÇÃO ARTERIAL DO SISTEMA NERVOSO CENTRAL

Artéria	Ramos	Área Irrigada
Artéria vertebral	Artérias espinais anterior e posterior	Medula espinal e bulbo
	Artéria cerebelar inferior posterior	Bulbo e cerebelo
Artéria basilar	Artérias cerebelar inferior anterior e cerebelar superior	Ponte e cerebelo
	Artéria cerebral posterior	Mesencéfalo, lobo occipital e lobo temporal inferomedial
	Ramo da artéria cerebral posterior: corióidea posterior	Plexo corióideo do terceiro ventrículo; partes do tálamo e do hipotálamo
Carótida interna	Corióidea anterior	Plexo corióideo nos ventrículos laterais, partes da via visual (trato óptico e radiação óptica), partes do putâmen, tálamo, cápsula interna e hipocampo
	Artéria cerebral anterior	Lobos frontal e parietal mediais
	Artéria cerebral média	Globo pálido, putâmen, maior parte do hemisfério lateral, parte da cápsula interna e caudado

TIPOS DE ACIDENTE VASCULAR ENCEFÁLICO

Em inglês, a palavra para *acidente vascular encefálico (AVE)* é *stroke*, enquanto *acidente vascular cerebral* é o sinônimo. Atualmente, alguns membros da comunidade médica de idioma inglês defendem "ataque cerebral" como um termo leigo para substituir *stroke*,[A] enfatizando que o tratamento rápido pode beneficiar algumas pessoas que têm AVE, assim como o pronto tratamento é efetivo para alguns "ataques cardíacos". Os dois tipos de AVEs são infarto (isquêmico) e hemorrágico.

Infarto Cerebral

O infarto cerebral ocorre quando um êmbolo ou trombo se aloja em um vaso, obstruindo o fluxo sanguíneo. Em geral, um êmbolo priva abruptamente de sangue uma área, resultando em início quase imediato dos déficits. Algumas vezes, o êmbolo se fragmenta e é desalojado, levando a uma rápida resolução dos déficits. Mais frequentemente, o dano cerebral residual é permanente, ocasionando recuperação funcional prolongada e incompleta. A recuperação espontânea mais rápida do AVE isquêmico ocorre durante a primeira e a segunda semanas após AVE. Os infartos causam 80% dos AVEs. Mais de 90% dos AVEs isquêmicos na circulação anterior afetam a artéria cerebral média.[4] A incidência de AVE isquêmico afetando cada artéria é mostrada na Figura 25.4.

O início dos sinais de isquemia por trombo pode ser abrupto ou pode piorar ao longo de vários dias. A recuperação de um trombo

---

[A]**Nota da Revisão Científica:** *No caso do idioma português, muitos autores têm sugerido a expressão doença cerebrovascular, embora neuroanatomicamente não contemple todo o conteúdo do encéfalo, resultando em algumas controvérsias entre os diversos autores.*

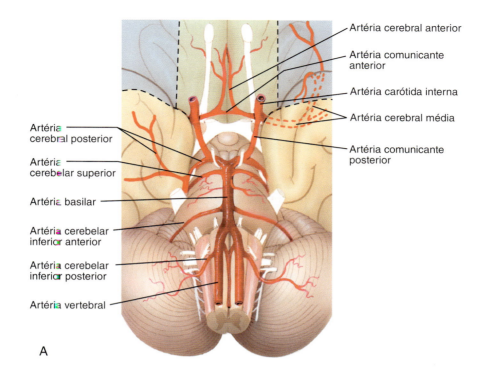

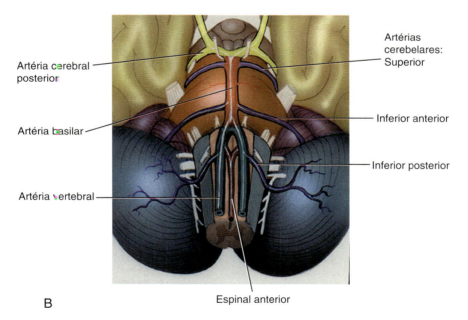

Fig. 25.2 Irrigação arterial do cérebro. A, A circulação posterior, fornecida pelas artérias vertebrais, está marcada à esquerda. A circulação anterior, fornecida pelas artérias carótidas internas, está marcada à direita. A área irrigada pela artéria cerebral posterior está indicada em amarelo; o território da artéria cerebral média é azul, e o território da artéria cerebral anterior é verde. As linhas negras interrompidas indicam a área da divisão de águas, irrigada por pequenas anastomoses nas extremidades das grandes artérias cerebrais. **B,** Irrigação sanguínea do tronco encefálico e cerebelo. Cada artéria é codificada por cor para corresponder ao território que irriga.

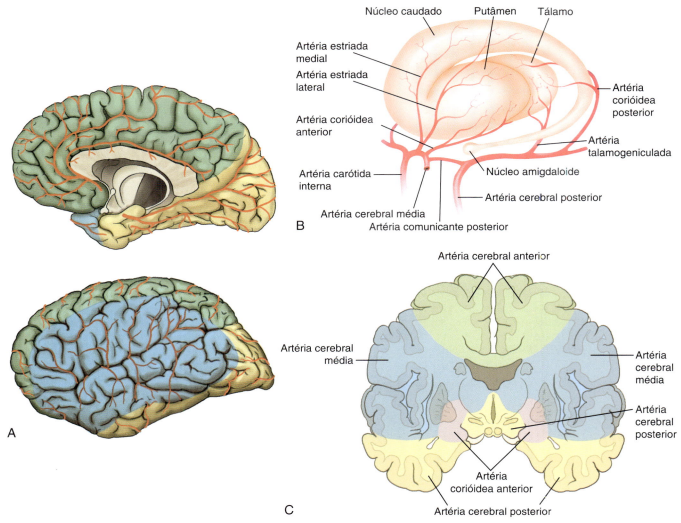

Fig. 25.3 Irrigação arterial para os hemisférios cerebrais. **A,** As grandes artérias cerebrais: anterior, média e posterior. Verde indica a área irrigada pela artéria cerebral anterior; azul indica a área irrigada pela artéria cerebral média e amarelo indica a área irrigada pela artéria cerebral posterior. **B,** Ramos da artéria carótida interna irrigam partes do caudado e do putâmen. A irrigação do putâmen se faz pela artéria corióidea anterior. A artéria corióidea posterior, um ramo da artéria cerebral posterior, irriga o plexo corióideo do terceiro ventrículo e partes do tálamo e hipocampo. **C,** Corte coronal ilustrando a irrigação arterial do telencéfalo.

geralmente é lenta, sendo comum ocorrer incapacidade residual significativa.

Obstruções do fluxo sanguíneo em pequenas artérias profundas resultam em *infartos lacunares*. As lacunas são pequenas cavidades que restam depois que o tecido necrótico é eliminado (Fig. 25.5). Os infartos lacunares ocorrem mais frequentemente nos núcleos da base, na cápsula interna, no tálamo e no tronco encefálico. Os sinais dos infartos lacunares se desenvolvem lentamente e costumam ser puramente motores ou puramente sensitivos; boa recuperação é a norma.

A oclusão lenta de uma artéria tem um desfecho muito diferente de uma oclusão abrupta. Por exemplo, se uma artéria carótida interna é lentamente ocluída, as conexões anastomóticas e a circulação colateral entre as artérias não afetadas podem ser adequadas para manter a função cerebral. A oclusão gradual pode permitir o desenvolvimento do aumento de circulação colateral. Menos frequentemente, uma oclusão abrupta da carótida interna é fatal em razão do infarto dos dois terços anteriores do hemisfério cerebral. A diferença de desfecho é explicada pelo tempo decorrido na oclusão, pela localização da oclusão, pela pressão arterial no momento da oclusão e pela variação individual de conexões colaterais. Pressão arterial baixa durante a oclusão torna menos provável a perfusão adequada do cérebro.

Hemorragia

A hemorragia priva de sangue os vasos correntes abaixo, e o sangue extravascular exerce pressão sobre o cérebro à sua volta. Em geral, os AVEs hemorrágicos apresentam os piores déficits horas após a instalação; depois, ocorre melhora à medida que o edema diminui e o sangue extravascular é removido. A Figura 25.6 mostra hemorragia grave no cérebro.

Hemorragia Subaracnóidea

O sangramento para o interior do espaço subaracnóideo geralmente causa súbita cefaleia lancinante com breve perda (alguns minutos) de consciência. Diferentemente de outras hemorragias, os achados iniciais não costumam ser focais. Os déficits de hemorragia subaracnóidea são

Irrigação Sanguínea, Acidente Vascular Encefálico, Dinâmica dos Fluidos e Pressão Intracraniana CAPÍTULO 25 483

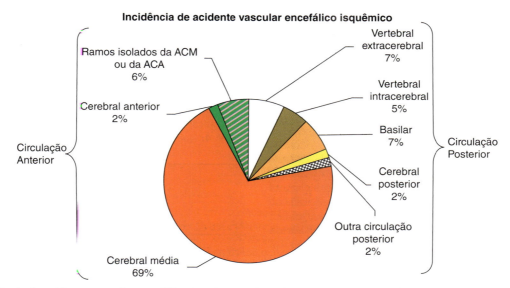

Fig. 25.4 Incidência de acidente vascular encefálico isquêmico afetando cada artéria cerebral. *ACA*, Artéria cerebral anterior; *ACM*, artéria cerebral média.
(Dados de Baird AE, Jichici D, Talavera F, et al.: Anterior circulation stroke, 2011. Disponíveis em: http://emedicine.medscape.com/article/1159900. Acesso em 15 dez. 2011; Caplan L, Wityk R, Pazdera L, et al.: New England Medical Center Posterior Circulation Stroke Registry II: vascular lesions. Clin Neurol 1:31-49, 2005; Ng YS, Stein J, Ning M, et al.: Comparison of clinical characteristics and functional outcomes of ischemic stroke in different vascular territories. Stroke 38:2309-2314, 2007.)

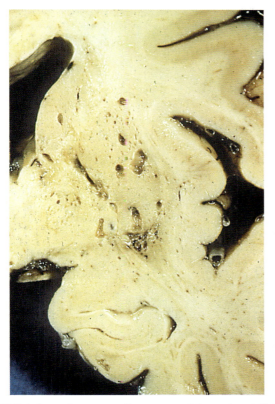

Fig. 25.5 Infartos lacunares. Corte coronal de um hemisfério cerebral, aparecendo o ventrículo lateral perto do canto esquerdo em cima. As pequenas cavidades nos núcleos da base são infartos lacunares, produzidos por oclusões de pequenas artérias profundas.
(Cortesia de Dr. Melvin J. Ball.)

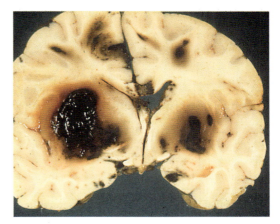

Fig. 25.6 Múltiplas hemorragias no cérebro secundárias a traumatismo craniano.
(Cortesia de Dr. Melvin J. Ball.)

progressivos por causa do sangramento contínuo ou da hidrocefalia secundária. Vasospasmo e infarto são sequelas comuns da hemorragia subaracnóidea. A Figura 25.7 mostra uma hemorragia subaracnóidea.

SINAIS E SINTOMAS DE ACIDENTE VASCULAR ENCEFÁLICO POR LOCALIZAÇÃO ARTERIAL

A doença pode envolver as principais artérias, ramos menores, a rede capilar ou as formações arteriovenosas.

AVE das Artérias Vertebral e Basilar (Fig. 25.2)

Vinte por cento dos AVEs isquêmicos afetam a região do tronco encefálico/cerebelo.[5] Como as artérias vertebrais estão sujeitas a

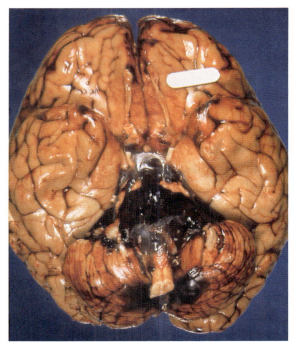

Fig. 25.7 Hemorragia subaracnóidea visível como áreas escuras, mais proeminente na região do tronco encefálico.
(Cortesia de Dr. Melvin J. Ball.)

> **RACIOCÍNIO CLÍNICO DIAGNÓSTICO 25.2**
>
> **C.V, Parte II**
>
> **C.V. 2:** Compare os comprometimentos de força que você esperaria em AVE na ACA com os decorrentes de um AVE na artéria cerebral média (ACM).
> **C.V. 3:** O que espera encontrar quando avaliar a sensibilidade somática? Por quê?
> **C.V. 4:** Qual das extremidades provavelmente desenvolverá hipertonicidade e hiper-reflexia?

---

forças tangenciais na articulação atlantoaxial, a rotação cervical abrupta ou a hiperextensão pode causar isquemia do tronco encefálico. Gouveia et al.[6] publicaram uma revisão de casos de acidentes vasculares encefálicos atribuíveis à manipulação quiroprática e relataram uma incidência máxima de 5 AVEs por 100.000 manipulações. O mecanismo foi dissecção da artéria vertebral, uma separação da parede da artéria que permite sangramento para dentro dessa parede. O sintoma principal da dissecção da artéria vertebral é a dor, geralmente na parte posterior do pescoço ou região occipital, propagando-se para os ombros.[7]

Na isquemia vertebrobasilar, os sinais mais comuns são ataxia de marcha e apendicular, fraqueza nas extremidades, paralisias oculomotoras e disfunção orofaríngea.[7] Outros sinais e sintomas que frequentemente ocorrem são a perda visual, visão dupla, hipoestesia, tonturas, cefaleia e vômitos. Menos de 1% dos pacientes com isquemia vertebrobasilar tem apenas um sinal ou sintoma de apresentação; desse modo, é improvável que tonturas isoladas ou breve perda de consciência seja causada por isquemia vertebrobasilar.[7]

Embolia nas artérias vertebrais intracranianas geralmente causa infarto cerebelar. Os sintomas mais comuns, no infarto cerebelar agudo, são tonturas, incapacidade de se sentar ereto sem apoio, comprometimento da marcha, náuseas e vômitos, disartria e cefaleia.[8]

A oclusão completa da artéria basilar causa óbito por isquemia dos núcleos e tratos do tronco encefálico que controlam funções vitais. Oclusões parciais da artéria basilar podem causar tetraplegia (tratos motores descendentes), perda da sensibilidade (tratos sensitivos ascendentes), coma (sistema reticular ativador) e sinais nos nervos cranianos. Oclusão parcial grave da artéria basilar causa a síndrome do cativeiro,[7] preservando a consciência, mas impedindo o movimento voluntário abaixo do pescoço e impedindo a fala.[9] Acidente vascular encefálico afetando uma artéria cerebelar causa ataxia.

AVE nas Artérias Cerebrais (Figs. 25.2A e 25.3)

Artéria Cerebral Anterior

O AVE que afeta os ramos corticais da artéria cerebral anterior resulta em alterações da personalidade (lobo frontal) com hemiplegia contralateral e perda hemissensorial. A hemiplegia e a perda hemissensorial são mais intensas no membro inferior que na face e no membro superior porque o córtex sensitivomotor medial e a substância branca adjacente são afetados. Ausência de irrigação sanguínea para os ramos profundos da artéria cerebral anterior resulta em disfunção motora, causada por dano à parte anterior do putâmen e aos axônios frontopontinos (axônios motores do córtex frontal para a ponte) na cápsula interna.[10]

Artéria Cerebral Média

O AVE que afeta os ramos corticais da artéria cerebral média priva de sangue a radiação óptica e as partes laterais do córtex sensitivomotor e substância branca adjacente. Isso produz hemianopsia homônima contralateral (Cap. 21) combinada a hemiplegia contralateral e perda hemissensorial. O membro superior e a face são mais afetados que o membro inferior porque os neurônios que regulam o movimento e o processamento da sensibilidade consciente da parte superior do corpo estão localizados no córtex cerebral lateral. É comum o comprometimento da linguagem se a lesão estiver no hemisfério especializado na linguagem (geralmente o hemisfério esquerdo). A dificuldade para compreender relações espaciais, negligência (tendência de se comportar como se um lado do corpo ou um lado do espaço não existisse; Cap. 29) e o comprometimento da comunicação não verbal ocorrem com lesões no hemisfério especializado na compreensão das relações espaciais e na comunicação não verbal (geralmente o hemisfério direito).[10]

Ramos profundos da artéria cerebral média (artérias estriadas) irrigam o estriado e o joelho e os ramos da cápsula interna. A perda de irrigação sanguínea para os ramos profundos priva os axônios que atravessam a cápsula interna, produzindo hemiplegia contralateral, que afeta as extremidades superiores e inferiores e a face igualmente. A maioria dos AVEs isquêmicos oclui a artéria cerebral média, muitas vezes produzindo uma postura em pé estereotipada no lado hemiparético: adução do ombro, flexão do cotovelo e extensão em toda a extremidade inferior. O AVE que afeta a artéria coriódea anterior, um ramo da carótida interna, produz hemiplegia contralateral e perda hemissensorial e hemianopsia homônima contralateral por privação de sangue nos axônios da cápsula interna posterior.[4]

Artéria Cerebral Posterior

O AVE que afeta os ramos mesencefálico da artéria cerebral posterior causa paresia ou paralisia dos movimentos oculares inervados pelo nervo oculomotor (nervo oculomotor e seus núcleos de controle ou neurônios descendentes) e raramente causa hemiparesia contralateral (pedúnculo cerebral).[5] O AVE que afeta os ramos para o córtex calcarino resulta em cegueira cortical, envolvendo informações do campo visual contralateral (Cap. 21). Os ramos profundos da artéria cerebral posterior irrigam grande parte do diencéfalo e hipocampo. A ausência de fluxo sanguíneo para o tálamo pode causar a síndrome talâmica, caracterizada por dor intensa, perda hemissensorial contralateral e hemiparesia flácida. O comprometimento vascular do hipocampo interfere na memória declarativa (Cap. 27). O AVE que afeta o ramo corióideo posterior impede o sangue de chegar a partes do tálamo e do hipocampo (Fig. 25.8).

Área da Divisão de Águas

A área da divisão de águas (Fig. 25.9), local de anastomoses entre os ramos distais das artérias cerebrais, é vulnerável à isquemia. A falta de sangue para a região da divisão das águas causa paresia na extremidade superior e parestesias. A hipotensão pode resultar em diminuição do fluxo sanguíneo na área da divisão de águas, assim diminuindo a efetividade das anastomoses.[5]

Os efeitos de um AVE dependem da etiologia, intensidade e localização. A Figura 25.10 resume os déficits que comumente ocorrem após AVEs em artérias específicas.

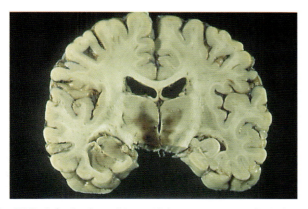

Fig. 25.8 Oclusão da artéria corióidea posterior, produzindo necrose em parte do tálamo.
(Cortesia de Dr. Melvin J. Ball.)

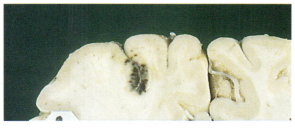

Fig. 25.9 Corte coronal perto do topo do crânio, mostrando um infarto na área da divisão de águas.
(Cortesia de Dr. Melvin J. Ball.)

TRANSTORNOS DA FORMAÇÃO VASCULAR

Malformações Arteriovenosas

As malformações arteriovenosas são anormalidades do desenvolvimento com artérias conectadas a veias por vasos de paredes finas maiores que os capilares. As malformações geralmente não causam sinais ou sintomas até que se rompam; depois, o sangramento causa disfunção em decorrência da falta de sangue para a área que as artérias normalmente irrigam e dada a pressão exercida pelo sangue extravascular. A ruptura de uma malformação arteriovenosa pode causar hematoma subdural, hemorragia intracraniana ou ambos, dependendo da localização da malformação.

Aneurisma

Um aneurisma é uma dilatação da parede de uma artéria ou veia. Essas tumefações têm paredes finas propensas ao rompimento. Os aneurismas saculares são os mais comuns, afetando apenas um lado da parede do vaso. Um aneurisma em amora, que também é um tipo sacular de aneurisma, é uma pequena bolsa que faz protrusão de uma artéria cerebral e tem conexão fina com a artéria (Fig. 25.11). Hemorragia decorrente da ruptura de aneurismas pode ser maciça, causando morte súbita ou uma ampla variedade de sinais e sintomas, dependendo da localização e da extensão do sangramento.

DINÂMICA DOS FLUIDOS

Barreira Hematoencefálica

A barreira hematoencefálica é uma barreira de permeabilidade especializada entre o endotélio capilar do sistema nervoso central e o espaço extracelular (Fig. 25.12). A barreira é formada por junções estreitas entre as células endoteliais capilares, excluindo grandes moléculas (ácidos graxos livres, proteínas, aminoácidos específicos). Essa exclusão é útil para impedir muitos patógenos de entrarem no sistema nervoso central; entretanto, a barreira também impede certos medicamentos e anticorpos proteicos de acessarem o cérebro. Por exemplo, nos primeiros estágios da doença de Parkinson, a dopamina liberada ao cérebro pode amenizar os sinais e sintomas. No entanto, a dopamina não consegue atravessar a barreira hematoencefálica. Portanto, um precursor metabólico da dopamina, chamado de L-dopa, é dado às pessoas com a doença de Parkinson; a L-dopa consegue atravessar a barreira hematoencefálica. Uma vez que esteja no cérebro, a L-dopa é convertida em dopamina. Atualmente, o rompimento intencional da barreira hematoencefálica é um método experimental de oferecer alguns medicamentos ao sistema nervoso central.

A barreira hematoencefálica está ausente nas áreas do cérebro que coletam diretamente amostras do sangue ou secretam para a corrente sanguínea. Essas regiões incluem partes do hipotálamo e outras áreas especializadas em torno do terceiro e quarto ventrículos. Células ependimárias especializadas (tanicitos) separam as regiões com extravasamento do restante do cérebro; essas células especiais podem impedir proteínas, vírus e alguns fármacos de entrarem no cérebro por essas regiões não vedadas.

Fluxo Sanguíneo Cerebral

Como o cérebro não consegue armazenar glicose ou oxigênio efetivamente, é essencial uma irrigação sanguínea consistente. O consumo

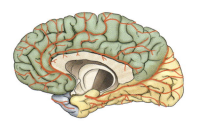
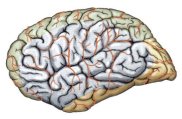
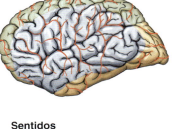
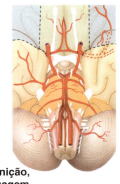

Artéria afetada:	Sinais somatos-sensoriais	Sinais motores	Sentidos especiais e função autônoma	Emoções e comportamento	Cognição, linguagem, memória	Outros
Artéria cerebral anterior	Perda de sensibilidade no membro inferior	Apraxia; hemiplegia (membro inferior mais afetado que o superior e a face); comprometimento da marcha	Nenhuma alteração	Afeto monótono; impulsividade; perseveração; confusão; inatividade motora	Dificuldade com pensamento divergente	Incontinência urinária
Artéria cerebral média	Hemianestesia afetando a face e o membro superior mais que o membro inferior	Face e membro superior mais comprometidos que o membro inferior; se envolvidas artérias do estriado, paresia ou paralisia do membro inferior além do comprometimento da face e do membro superior	Hemianopsia homônima	Se no hemisfério direito (hemiplegia à esquerda): facilmente distraído, impulsividade; se no hemisfério esquerdo (hemiplegia à direita): apraxia, compulsividade, abertamente cauteloso	ACM esquerda: afasia ACM direita: dificuldade para compreender relações espaciais, negligência, comprometimento da comunicação não verbal, apraxia de vestimenta, apraxia construcional	Nenhum
Artéria cerebral posterior	Hemianestesia; nocicepção lenta é preservada	Se a lesão for perto da origem da artéria: paralisia do olhar vertical, perda do desvio medial dos olhos com preservação da convergência, desvio oblíquo vertical dos olhos; raramente, hemiparesia	Hemianopsia homônima; cegueira cortical; alucinações; falta de percepção de profundidade; comprometimento dos movimentos oculares, exceto os movimentos oculares lateral e inferomedial; agnosia visual; extremidades podem mostrar anormalidades vasomotoras e/ou tróficas	Perda de memória	Dificuldade para ler	Nenhum
Artéria basilar	Perda sensitiva bilateral	Tetraplegia; paralisia do nervo abducente (paralisia do olhar lateral); síndrome do cativeiro; paralisia do nervo oculomotor; rigidez em decorticação ou descerebração; paresia ou paralisia dos músculos da língua, lábios, palato, faringe e laringe	Vertigem, diplopia, vômitos, náuseas, nistagmo, perda auditiva, constrição das pupilas (envolvimento das fibras simpáticas descendentes na ponte; entretanto, pupilas podem ser reagentes à luz)	Não há	Rebaixamento da consciência	Coma

Fig. 25.10 Déficits após acidente vascular encefálico afetando artérias específicas. Dependendo da distribuição e da intensidade da oclusão ou da hemorragia, ocorrem vários subgrupos dos sinais listados. Afasia: transtorno da linguagem. Apraxia: incapacidade de realizar um movimento apesar de sensibilidade intacta, eferência motora automática e compreensão da tarefa. Perseveração: repetição incontrolável de um movimento. *ACM*, Artéria cerebral média.

de oxigênio aumenta do tronco encefálico para o córtex cerebral, deixando o córtex cerebral mais vulnerável à hipóxia que os centros vitais na parte inferior do tronco encefálico.[11,12] Essa necessidade diferencial de oxigênio explica alguns incidentes de estado vegetativo persistente. Em alguns casos de estado vegetativo persistente, um traumatismo craniano grave ou anoxia cerebral destrói os córtices cerebral e cerebelar, ainda que a pessoa sobreviva porque as funções do tronco encefálico e da medula espinal continuam.[13]

As artérias cerebrais autorregulam o fluxo sanguíneo local, dependendo primariamente de dois fatores: pressão arterial e metabólitos. As artérias se dilatam se os níveis de pressão arterial, de oxigênio ou de pH forem inadequados ou se o dióxido de carbono ou o ácido lático for excessivo. Inversamente, quando os níveis de pressão arterial, oxigênio ou pH são excessivos, ou se os níveis de dióxido de carbono ou ácido lático ficarem abaixo dos níveis funcionais, as artérias sofrem constrição. Um papel menor na regulação do diâmetro arterial é exercido pelos sistemas autônomo e por outros neurônios no cérebro; esses mecanismos atualmente não são ainda bem compreendidos. A autorregulação é vitalmente importante para garantir fluxo sanguíneo adequado e prevenir edema cerebral.

Edema Cerebral

O edema cerebral é o acúmulo de excesso de líquido tecidual no cérebro. A concussão frequentemente causa edema cerebral porque o trauma permite que líquido vaze dos capilares danificados. Parada cardíaca e grandes altitudes também podem causar edema cerebral. O edema cerebral das grandes altitudes (HACE — sigla do termo em inglês *High Altitude Cerebral Edema*) é um tipo frequentemente fatal de doença das alturas. Os sinais e sintomas incluem cefaleia, fraqueza, desorientação, perda de memória, alucinações, comportamento psicótico, coma e, menos frequentemente, ataxia.[14] O edema costuma ser progressivo porque a pressão do líquido resulta em isquemia, fazendo com que as arteríolas se dilatem, aumentando a pressão capilar e produzindo mais edema. De igual modo, a falta de oxigênio para uma região do cérebro torna os capilares mais permeáveis; desse modo, mais líquido escapa para o compartimento extracelular.[14] O edema pode ser amenizado por derivações ou medicamentos, ou, no caso do HACE, dirigindo-se para uma altitude menor.

PRESSÃO INTRACRANIANA

A pressão intracraniana (PIC) é a pressão no interior do crânio. Um cateter inserido em um ventrículo lateral é usado para medir a PIC. Os valores normais da PIC variam entre 5 e 15 mmHg. Essa pressão normal ajuda a impedir o cérebro de comprimir-se contra o crânio em razão da gravidade. Vazamento do líquido cefalorraquidiano (LCR) diminui a PIC, resultando em cefaleia e náuseas.

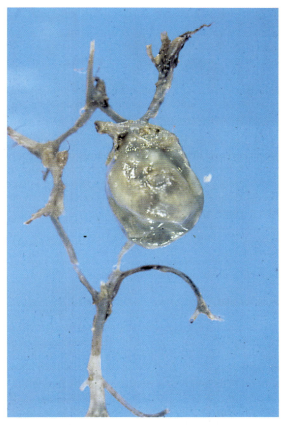

Fig. 25.11 Grande aneurisma em amora na parte terminal da artéria carótida interna direita.
(Cortesia de Dr. Melvin J. Ball.)

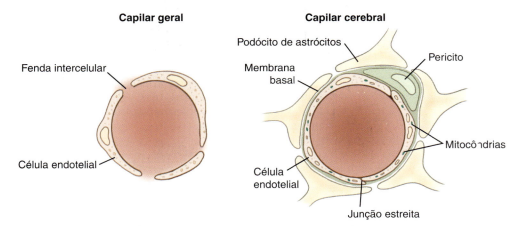

Fig. 25.12 Barreira hematoencefálica. Capilares gerais têm grandes espaços na parede, os quais permitem difusão. Os capilares cerebrais têm junções estreitas entre as células endoteliais em suas paredes, parte do sistema que impede grandes moléculas de entrarem no sistema nervoso central. Os pericitos ajustam a barreira hematoencefálica regulando a função de células endoteliais e podócitos dos astrócitos.

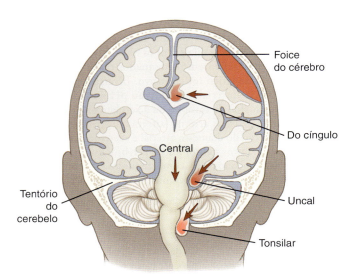

Fig. 25.13 Herniação cerebral

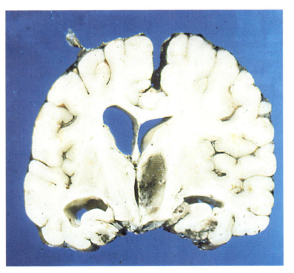

Fig. 25.14 Um grande hematoma subdural deslocou o hemisfério cerebral direito, causando hérnia uncal. Observe a distorção da forma dos ventrículos laterais e que ambos os ventrículos laterais e o terceiro ventrículo estão à esquerda da linha média. Ocorreu um infarto da artéria cerebral posterior secundário à herniação uncal.
(Cortesia de Dr. Melvin J. Ball.)

A PIC acima de 15 mmHg é anormal; acima de 20 mmHg é enfermidade. PIC anormalmente alta pode pôr a vida em risco se não tratada porque a pressão pode comprimir o tecido cerebral, deslocar estruturas cerebrais, causar hidrocefalia ou herniação cerebral (veja mais adiante) e interferir com a irrigação sanguínea do cérebro. Edema cerebral, hidrocefalia, tumores, sangramento e outras lesões que ocupam espaço no cérebro podem causar aumento da pressão intracraniana. Os sintomas incluem vômitos e náuseas (pressão sobre o nervo vago), cefaleia (aumento da pressão capilar), tonturas, ataxia de marcha do lobo frontal e problemas visuais e dos movimentos oculares (pressão sobre os nervos óptico e oculomotor).

Lesões expansivas (que ocupam espaço) podem produzir herniação (protrusão) de parte do cérebro para uma região que aquela parte normalmente não ocupa. A pressão por hemorragia, um edema ou um tumor pode causar deslocamento de estruturas cerebrais com graves consequências.

HERNIAÇÕES CEREBRAIS (FIG. 25.13)

Herniação do Cíngulo

A herniação do cíngulo ocorre quando a massa em um hemisfério desloca o córtex cingulado sob a foice cerebral. Essa lesão pode não causar sinais ou sintomas ou a artéria cerebral anterior pode ser comprimida, causando mais déficits que afetam a extremidade inferior contralateral.

Herniação Uncal

A herniação uncal ocorre quando uma lesão expansiva no lobo temporal desloca o úncus medialmente, forçando-o a entrar pela abertura do tentório do cerebelo. Por sua vez, isso comprime o mesencéfalo, interferindo com a função do nervo oculomotor e da consciência (efeito sobre o sistema reticular ativador ascendente). A Figura 25.14 mostra um infarto secundário à herniação uncal.

Herniação Central

A herniação central ocorre quando um processo expansivo no telencéfalo exerce pressão sobre o diencéfalo, movendo o diencéfalo, mesencéfalo e ponte inferiormente. Esse movimento distende os ramos da artéria basilar, causando isquemia e edema do tronco encefálico. Segue-se uma paralisia bilateral (em decorrência do dano dos tratos motores) e há comprometimento da consciência e do controle oculomotor.

Herniação Tonsilar

A pressão de uma herniação uncal, de um tumor na região do tronco cerebral/cerebelo, de hemorragia ou de edema pode forçar os núcleos amigdaloides cerebelares (pequenos lobos que formam parte da superfície inferior do cerebelo) a atravessar o forame magno. A herniação tonsilar comprime o tronco encefálico, interferindo com sinais vitais, consciência e fluxo de líquido cefalorraquidiano (LCR).

REVISÃO DA AVALIAÇÃO DO FLUXO SANGUÍNEO CEREBRAL

A avaliação do fluxo sanguíneo foi discutida no Capítulo 4 e é brevemente revista aqui. O fluxo sanguíneo para o cérebro pode ser avaliado por tomografia por emissão de pósitrons (PET) ou por ângulo. Uma PET é uma imagem gerada por computador com base no metabolismo de substâncias marcadas radioativamente e injetadas (Fig. 25.15). Uma PET registra variações locais do fluxo sanguíneo, refletindo atividade neural. Dois tipos de angiografia usam raios X: angiografia por cateter (Fig. 25.16) e angiografia por tomografia computadorizada (ATC). A angiografia por ressonância magnética (ARM) usa campos magnéticos e ondas de rádio.

SISTEMA VENOSO

A medula espinal e a parte inferior do bulbo drenam para pequenas veias que correm longitudinalmente. Essas veias drenam para veias radiculares, que, então, desembocam no plexo venoso epidural.

O principal sistema venoso do cérebro consiste em veias cerebrais. Essas veias drenam para seios durais (Fig. 25.17) e finalmente para a veia jugular interna (Fig. 25.18). As veias cerebrais se interconectam extensivamente. Dois grupos de veias drenam para o

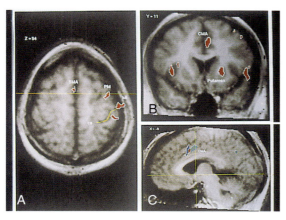

Fig. 25.15 Tomografia por emissão de pósitrons. Este exame mostra áreas corticais que têm significativamente mais fluxo sanguíneo regional durante flexões dos dedos estimuladas eletricamente que durante flexões dos dedos visualmente desencadeadas ou durante o repouso. As cores indicam o nível de atividade metabólica: vermelho é o mais alto, laranja é alto, amarelo é moderado, verde é baixo, e azul é o mais baixo. O córtex motor do cíngulo (CMC) é uma região que não tem sido extensamente estudada. **A,** Corte horizontal. Posteriormente ao sulco central (CS), vê-se aumento da ativação do córtex somatossensorial primário. **B,** Corte coronal. **C,** Corte sagital médio. *M1,* Córtex motor primário; *PM,* área pré-motora; *SMA,* área motora suplementar.
(De Larsson J, Bulyas B, Roland PE: Cortical representation of self-paced finger movement. Neuroreport *7:466, 1996.)*

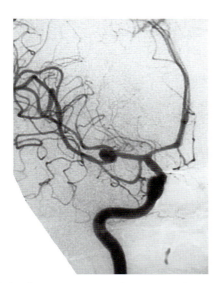

Fig. 25.16 Angiograma mostrando um aneurisma originado na artéria cerebral média.

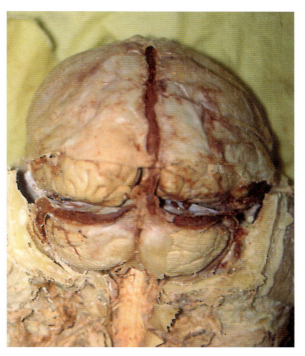

Fig. 25.17 Visualização posterior da dura-máter cobrindo o cérebro com exposição dos seios durais (venosos). São visíveis o seio sagital superior, entre as partes superiores dos hemisférios cerebrais, e os seios transversos, entre os hemisférios cerebrais e cerebelares.

RESUMO

O sangue é fornecido ao cérebro por meio das artérias vertebral e carótidas internas. As duas artérias vertebrais se unem para formar a artéria basilar, e a artéria basilar se divide e se torna as artérias cerebrais posteriores. A carótida interna tem dois grandes ramos: as artérias cerebrais anterior e média.

Os AVEs se classificam de acordo com o padrão de progressão (AIT, AVE completo ou AVE em evolução), a causa (infarto, hemorragia, espaço subaracnóideo) e a localização arterial. Transtornos do desenvolvimento da formação vascular incluem malformações arteriovenosas e aneurismas. A barreira hematoencefálica protege o cérebro de toxinas, patógenos e medicamentos específicos. O fluxo sanguíneo em áreas locais é autorregulado pelas artérias cerebrais. Edema cerebral e pressão intracraniana excessiva interferem com a função cerebral e podem ser fatais.

RACIOCÍNIO CLÍNICO DIAGNÓSTICO AVANÇADO

RACIOCÍNIO CLÍNICO DIAGNÓSTICO 25.3

C.V, Parte III

C.V. 5: Seis semanas mais tarde, sua terapeuta ocupacional ambulatorial relata que C.V. desenvolveu um problema de linguagem e hemianopsia homônima à direita. Isso é compatível com uma extensão de seu infarto na ACA? Explique sua resposta.
C.V. 6: Reveja a seção sobre plasticidade cortical no Capítulo 7. Defina reorganização cortical e descreva os processos que contribuem para ela.

—Cathy Peterson

telencéfalo: superficiais e profundas. As veias superficiais drenam o córtex e a substância branca adjacente, e depois desembocam no seio sagital superior ou em um dos seios em torno da parte inferior do telencéfalo. As veias cerebrais profundas drenam os núcleos da base, o diencéfalo e a substância branca ao redor, e depois desembocam no seio reto. Os seios sagital superior e reto se unem na confluência dos seios. Os seios transversos se originam da confluência e se conectam com as veias jugulares internas.

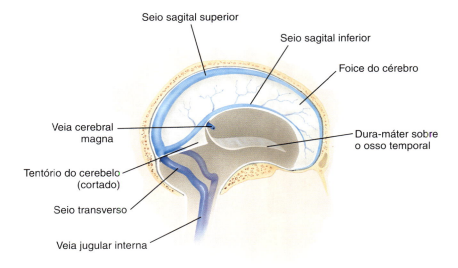

Fig. 25.18 Sistema venoso do cérebro. Os seios venosos finalmente drenam para a veia jugular interna.

NOTAS CLÍNICAS

Para cada um dos seguintes casos, responda às seguintes perguntas:
1. Quais sistemas verticais estão envolvidos?
2. Onde é a lesão?
3. Qual é a etiologia provável?

Caso 1
B. T., um homem de 54 anos de idade, apresentou súbita e completa perda da capacidade de movimentar as extremidades. Não havia ocorrido trauma.
- A sensibilidade térmica e dolorosa é abolida bilateralmente abaixo de T9. Todas as modalidades de sensibilidade estão intactas acima de T9.
- Sensibilidade dolorosa e térmica e senso de posição intactos em todo o corpo.
- Exame motor revela paralisia bilateral abaixo de T9. O sistema motor está normal cima de T9.

Caso 2
L. S., uma mulher de 72 anos de idade, acordou há 3 dias com fraqueza intensa e perda de sensibilidade no lado esquerdo do corpo e na parte inferior da face. Todas as funções sensitivas e motoras no lado direito estão dentro dos limites da normalidade.
- Testes de sensibilidade revelam responsividade apenas à estimulação dolorosa profunda no lado esquerdo.
- Ela não consegue mover nenhuma articulação do lado esquerdo que seja independente do movimento de outras articulações. Ao tentar alcançar algo que esteja à sua frente, não ocorre flexão no ombro; em lugar disso, o ombro se eleva e aumenta a flexão do cotovelo.
- Ao se sentar ou ficar de pé com ajuda, não sustenta o peso à esquerda. Não consegue caminhar, mesmo com assistência. Dá o passo à frente com o membro inferior direito e depois joga o corpo para a frente e tenta continuar a dar passos com o membro inferior direito, arrastando o membro inferior esquerdo.
- Seu olhar tende a se dirigir para a direita. Mesmo com movimentos ou ruídos altos no lado esquerdo, não volta a cabeça nem os olhos além da linha média à esquerda. Parece não estar ciente do lado esquerdo do corpo.
- Sua capacidade de conversar é normal.

Veja a lista completa das referências em www.evolution.com.br.

26 Telencéfalo

Laurie Lundy-Ekman, PhD, PT

Objetivos do Capítulo

1. Descrever os três grupos funcionais de núcleos talâmicos.
2. Descrever aferência, eferência e função dos núcleos talâmicos ventral posterolateral e ventral posteromedial.
3. Definir lateropulsão e especificar as localizações das lesões que causam lateropulsão.
4. Relacionar as funções do hipotálamo, epitálamo e subtálamo.
5. Relacionar as funções dos hormônios liberados pela hipófise.
6. Descrever as três categorias de substância branca subcortical.
7. Descrever a localização da cápsula interna e o tipo de informações carreadas em cada alça.
8. Descrever as localizações e funções das áreas sensitivas primária e secundária do córtex.
9. Descrever as localizações e funções das áreas de planejamento motor.
10. Definir os seguintes transtornos e dar o nome de uma localização de lesão para cada um dos transtornos:
    agnosia, estereognosia, agnosia visual, agnosia auditiva, apraxia e *perseveração motora*.
11. Relacionar os sinais que indicam que um tumor seja a causa de uma cefaleia.
12. Descrever os dois tipos principais de crises epilépticas generalizadas.

Sumário do Capítulo

Introdução
Diencéfalo
  Tálamo
    Lesões Talâmicas
    Lateropulsão: Lesão do Tálamo Posterior
      ou dos Núcleos Vestibulares
  Hipotálamo
    Hipotálamo e Hipófise
      Hormônios Liberados da Adeno-hipófise
      Neuro-hormônios Liberados da Neuro-hipófise
    Tumores da Hipófise
  Epitálamo
  Subtálamo
Estruturas Subcorticais
  Substância Branca Subcortical
    Fibras de Projeção: Cápsula Interna
    Fibras Comissurais
    Fibras de Associação
  Lesões da Substância Branca Subcortical
    Cápsula Interna
    Calosotomia
  Núcleos da Base
Córtex Cerebral
  Mapeamento do Córtex Cerebral
  Funções Localizadas do Córtex Cerebral
Áreas Sensoriais Primárias do Córtex Cerebral

Córtex Somatossensorial Primário
Córtices Auditivo Primário e Vestibular Primário
Córtex Visual Primário
Lesões na Área Sensitiva Primária: Perda de
  Informações Sensoriais Discriminativas
Percepção
Áreas Sensoriais Secundárias
  Uso das Informações Visuais: Correntes de Ação
    e de Percepção
  Lesões que Afetam as Áreas Sensoriais Secundárias:
    Agnosia
    Astereognosia
    Agnosia Visual: Lesão na Corrente Visual Anterior
    Ataxia Óptica: Lesão na Corrente Visual Posterior
    Agnosia Auditiva
Córtex Motor Primário
  Lesões do Córtex Motor Primário: Perda de
    Fracionamento do Movimento e Disartria
  Síndrome da Mão Alienígena: Ativação Isolada do
    Córtex Motor Primário
Áreas Corticais de Planejamento Motor
  Conexões das Áreas Motoras
  Transtornos nas Áreas de Planejamento Motor:
    Apraxia, Perseveração Motora, Afasia de Broca e
    Comprometimento da Comunicação não Verbal
Áreas de Associação do Córtex Cerebral

Doenças que Afetam Várias Estruturas Cerebrais
Acidente Vascular Encefálico
Sinais e Sintomas de AVE
Recuperação do AVE

Tumores
Epilepsia
Resumo
Raciocínio Clínico Diagnóstico Avançado

INTRODUÇÃO

Percepção, movimentos voluntários, uso da linguagem e de comunicação não verbal, compreensão de relações espaciais, uso de informações visuais, tomada de decisões, consciência, emoções, interações mente-corpo e lembrança, tudo depende de sistemas no telencéfalo. Essas atividades complexas exigem redes extensas de conexões neurais, algumas envolvendo circuitos no tronco encefálico.

O telencéfalo consiste em diencéfalo e hemisférios cerebrais.[A] O diencéfalo inclui todas as estruturas com o termo *tálamo* em seus nomes. O diencéfalo está no centro do telencéfalo, superiormente ao tronco encefálico, e é quase inteiramente envolvido pelos hemisférios cerebrais. Duas partes do diencéfalo, o tálamo e o subtálamo, são mostradas na Figura 26.1. No cérebro adulto intacto, apenas uma pequena parte do diencéfalo fica visível: a região entre o quiasma óptico e os pedúnculos cerebrais, marcada pelos corpos mamilares.

Os hemisférios cerebrais incluem estruturas subcorticais e o córtex cerebral. As estruturas subcorticais incluem matéria branca subcortical, gânglios basais e a amígdala. O córtex cerebral é a matéria cinzenta na superfície externa do hemisfério.

DIENCÉFALO

Quatro estruturas com a palavra *tálamo* em seus nomes constituem o diencéfalo. O tálamo é a maior subdivisão do diencéfalo. Outras áreas no diencéfalo recebem o nome de suas localizações relativamente ao tálamo, não por semelhanças de função. Desse modo, o hipotálamo é inferior e anterior ao tálamo, o epitálamo é superior e posterior ao tálamo, e o subtálamo é diretamente inferior ao tálamo.

Tálamo

O tálamo atua como um filtro seletivo para o córtex cerebral, direcionando a atenção para informações importantes, regulando o fluxo de informações para o córtex. O tálamo recebe informações dos núcleos da base, do cerebelo e de todos os sistemas sensoriais, exceto o olfatório, processa a informação e depois retransmite informações selecionadas para áreas específicas do córtex cerebral. Desse modo, o tálamo regula o nível de atividade dos neurônios corticais.

O tálamo é uma coleção grande e em forma de ovo de núcleos localizados bilateralmente acima do tronco encefálico. Uma lâmina em forma de "Y" de substância branca (lâmina intramedular) divide os núcleos de cada tálamo para três grupos: anterior, medial e lateral. O grupo lateral ainda se subdivide em fileiras dorsal e ventral. Todos os núcleos desses grupos recebem o nome de suas localizações. Por exemplo, o núcleo anterior ventral é o mais anterior na fileira ventral.

Núcleos talâmicos adicionais — intralaminares, reticulares e da linha média — não são incluídos nos três grupos principais. Os núcleos intralaminares são encontrados no interior da substância branca do tálamo. Os núcleos reticulares e da linha média formam finas camadas de células nas superfícies lateral e medial do tálamo (Fig. 26.2).

Os núcleos talâmicos individuais podem ser classificados em três principais grupos funcionais:
- Os núcleos de retransmissão levam informações dos sistemas sensoriais (exceto o olfatório), núcleos da base ou o cerebelo para o córtex cerebral.
- Os núcleos de associação processam informações emocionais e algumas de memória ou integram diferentes tipos de sensações.
- Os núcleos inespecíficos regulam a consciência, a vigília e a atenção.

Os núcleos de retransmissão recebem informações específicas e servem como estações de retransmissão, enviando as informações diretamente às áreas localizadas do córtex cerebral. Por exemplo, o núcleo ventral posteromedial recebe informações somatossensoriais da face e as retransmite ao córtex somatossensorial. Todos os núcleos de retransmissão se encontram na fileira ventral do grupo nuclear lateral.

Os núcleos de associação se conectam reciprocamente a grandes áreas do córtex, isto é, axônios dos núcleos de associação se projetam ao córtex cerebral, e axônios das mesmas regiões corticais cerebrais se projetam aos núcleos de associação. Por exemplo, o grupo medial de núcleos tem conexões recíprocas com áreas do córtex envolvidas nas emoções. Os núcleos de associação são encontrados no tálamo anterior, tálamo medial e fileira dorsal do tálamo lateral.

Os núcleos inespecíficos recebem múltiplos tipos de aferências e se projetam a áreas generalizadas do córtex. Esse grupo funcional

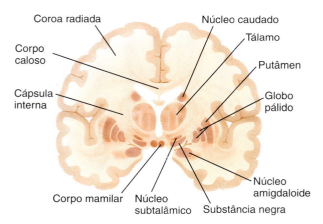

Fig. 26.1 Telencéfalo: diencéfalo e hemisférios cerebrais. Corte coronal.

[A]**Nota da Revisão Científica:** O autor pode até considerar assim, com o intuito de facilitar o entendimento dos leitores, mas pela nomenclatura anatômica internacional o diencéfalo é uma parte e o telencéfalo é outra diferente. Ambos provêm do chamado prosencéfalo, uma estrutura embrionária que termina por dar origem aos dois. Ambos têm funções que se completam, mas são estruturas anatômicas distintas.

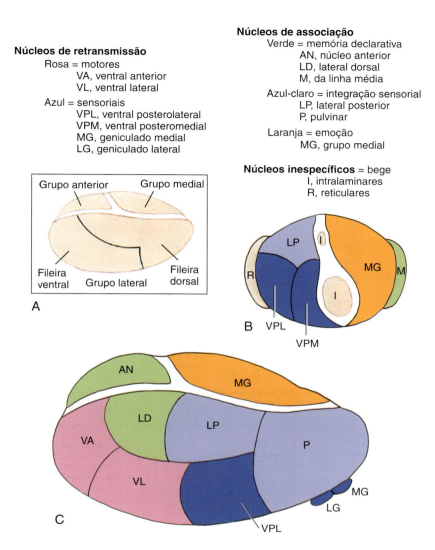

Fig. 26.2 Tálamo. **A,** Três principais grupos de núcleos. **B,** Corte coronal através do tálamo. **C,** Núcleos do tálamo.

inclui núcleos reticulares, da linha média e intralaminares, importantes na consciência e na vigília. A Figura 26.3 enumera as funções e conexões dos núcleos talâmicos.

Lesões Talâmicas

As lesões talâmicas envolvendo os núcleos de retransmissão interrompem as vias ascendentes, comprometendo intensamente ou eliminando a sensibilidade contralateral. Geralmente, a propriocepção é a mais afetada. Raramente, uma síndrome dolorosa talâmica vem após dano do tálamo, produzindo intensa dor contralateral que pode ocorrer com ou sem estímulos externos que a provoquem.

A perda neuronal nos núcleos intralaminares produz limitação funcional moderada ou grave ou um estado vegetativo.[1] A doença de Parkinson, o acidente vascular encefálico (AVE) talâmico ou a lesão cerebral traumática são as causas que mais frequentemente afetam os núcleos intralaminares.[1]

Lateropulsão: Lesão do Tálamo Posterior ou Núcleos Vestibulares

Aproximadamente 10% das pessoas exibem após o AVE o comportamento incomum da *lateropulsão*, a qual é um potente impulso para longe do lado menos parético na posição sentada, durante transferências, durante a posição de pé ou durante a deambulação. O paciente faz extensão dos membros superior e inferior não paréticos e empurra, criando alto risco de quedas. As pessoas que apresentam esse comportamento são extremamente resistentes às tentativas de ajuste passivo de sua postura para uma posição simétrica. Esse problema, algumas vezes, é chamado de *síndrome do empurrão* ou *empurrão contraversivo*. A lateropulsão parece ser uma resposta a um déficit específico em sentir o alinhamento postural relativamente à gravidade em decorrência de uma lesão no tálamo posterior,[2] causando desatenção espacial,[3] ou de uma lesão bulbar, afetando os núcleos vestibulares. Uma semana após o AVE, 63% das pessoas demonstraram lateropulsão; entretanto, somente 21% delas persistiram com os empurrões após 3 meses. A recuperação motora exige mais tempo em pessoas com lateropulsão, mas elas conseguem alcançar uma recuperação motora e funcional significativa.[4] A lateropulsão tem bom prognóstico: 6 meses depois do AVE, o empurrão patológico geralmente está resolvido.[5]

Hipotálamo

O hipotálamo é essencial para a sobrevivência do indivíduo e da espécie porque integra comportamentos com funções viscerais. Por

Classificação funcional	Núcleos	Função	Aferentes	Eferentes
Núcleos de retransmissão	Ventral anterior	Motora	Globo pálido	Áreas de planejamento motor
	Ventral lateral	Motora	Dentado	Córtex motor, áreas de planejamento motor
	Ventral posterolateral	Sensibilidade somática do corpo	Vias espinotalâmica e do lemnisco medial	Córtex somatossensorial
	Ventral posteromedial	Sensibilidade somática da face	Núcleo sensorial do nervo trigêmeo	Córtex somatossensorial
	Geniculado medial	Audição	Colículo inferior	Córtex auditivo
	Geniculado lateral	Visão	Trato óptico	Córtex visual
Núcleos de associação	Grupo medial	Emoções	Recíproco com áreas de emoção	
	Anterior	Memória	Recíproco com áreas de emoção	
	Lateral dorsal	Memória	Recíproco com áreas de emoção	
	Linha média	Memória	Hipocampo	Córtex pré-frontal
	Lateral posterior	Integração sensorial	Recíproco com o córtex parietal	
	Pulvinar	Integração sensorial	Recíproco com os córtices, parietal, occipital e temporal	
Núcleos inespecíficos	Intralaminares	Despertar e atenção	Sistema reticular ascendente	Áreas disseminadas pelo córtex
	Reticulares	Ajustam a atividade talâmica	Interconexões com outros núcleos talâmicos	

Fig. 26.3 Núcleos talâmicos.

exemplo, pequenas áreas no hipotálamo coordenam o comportamento alimentar com a atividade digestiva. A estimulação elétrica dessas áreas hipotalâmicas faz um animal procurar alimento e ingeri-lo enquanto a estimulação for aplicada. Ao mesmo tempo, aumenta o peristaltismo e o fluxo sanguíneo em todo o intestino. A destruição bilateral das áreas associadas aos comportamentos alimentares resulta em recusa alimentar, causando inanição até quando o alimento está prontamente disponível. As seguintes funções são orquestradas pelo hipotálamo:

- Manutenção da homeostase: ajuste da temperatura corporal, taxa metabólica, pressão arterial, consumo e excreção de água e digestão
- Comportamento alimentar, reprodutivo e de defesa
- Expressão emocional de prazer, raiva, medo e aversão
- Regulação dos ritmos circadianos[B](diários), incluindo os ciclos de sono/vigília, junto com outras regiões cerebrais

- Regulação endócrina do crescimento, metabolismo e órgãos da reprodução
- Ativação da parte simpática do sistema nervoso

Essas funções são executadas pela regulação hipotalâmica das secreções da hipófise (hormônios) e por conexões neurais eferentes com o córtex (via tálamo), sistema emocional, tronco encefálico e medula espinal.

Hipotálamo e Hipófise

O hipotálamo auxilia no controle dos hormônios em nosso corpo. Regulando as secreções da hipófise, o hipotálamo controla o metabolismo, a reprodução, a resposta ao estresse e a produção de urina.

A hipófise tem aproximadamente 1 cm de diâmetro e repousa na sela túrcica do osso esfenoide. O pedúnculo hipofisário[C] conecta o hipotálamo com a hipófise. A própria hipófise se divide em duas partes: hipófise anterior (adeno-hipófise) e hipófise posterior

---

[B]**Nota da Revisão Científica:** Não somente controle de ritmos circadianos ("cerca de um dia") mas ciclos infradianos (como beber água, comer, urinar, evacuar, entre outros) e até mesmo ciclos ultradianos (como o ciclo menstrual, por exemplo).

[C]**Nota da Revisão Científica:** Também chamado de infundíbulo.

Telencéfalo **CAPÍTULO 26** 495

TABELA 26.1 HORMÔNIOS LIBERADOS DO HIPOTÁLAMO E HIPÓFISE

Neuro-hormônios Liberados do Hipotálamo	Hormônio Liberado da Adeno-hipófise	Resultado
Hormônio liberador do hormônio do crescimento (GHRH)	Hormônio do crescimento (GH)	Promove o crescimento corporal Regula o metabolismo Aumenta a síntese de glicose pelo fígado
Hormônio inibidor do hormônio do crescimento (GHIH) (também conhecido como somatostatina)		Inibe a secreção do hormônio do crescimento
Hormônio liberador da tirotrofina (TRH)	Hormônio tireostimulante (TSH)	Aumenta a secreção de hormônios da tireoide (T3 e T4)
Hormônio liberador de corticotrofina (CRH)	Hormônio adrenocorticotrófico (ACTH)	Aumenta a secreção de glicocorticoides do córtex da suprarrenal
Hormônio liberador de gonadotrofinas (GnRH)	Hormônio luteinizante (LH) e hormônio foliculostimulante (FSH)	*LH*: ovulação e produção de progesterona nos ovários e síntese de testosterona nos testículos *FSH*: maturação de folículos e secreção de estrogênio nos ovários e produção de espermatozoides nos testículos
Hormônio liberador de prolactina (PRH)	Prolactina	Causa produção de leite em mulheres lactantes
Hormônio inibidor de prolactina (PIH)		Inibe a secreção de prolactina

(neuro-hipófise). A adeno-hipófise se origina de uma excrescência de tecido epitelial no teto da cavidade oral embrionária que mais tarde perde sua conexão com a cavidade oral. A neuro-hipófise é formada de uma excrescência do cérebro inferior na área do hipotálamo e é contínua com o cérebro. As secreções da neuro-hipófise são consideradas neuro-hormônios porque são secretadas de uma extensão do sistema nervoso. Os hormônios hipofisários controlam a maior parte do sistema endócrino e têm como alvos específicos três glândulas:

* Córtex da suprarrenal
* Glândula tireoide
* Ovários ou testículos

Hormônios Liberados da Adeno-hipófise

Os hormônios liberados do hipotálamo desencadeiam aumentos ou diminuições da secreção hormonal da adeno-hipófise (Tabela 26.1). A adeno-hipófise secreta seis hormônios na corrente sanguínea (Fig. 26.4A).

* Hormônio do crescimento

O hormônio do crescimento, também conhecido como somatotrofina, causa aumento do crescimento nos tecidos. O hormônio do crescimento tem um papel na determinação da estatura de uma pessoa, regulando o metabolismo e aumentando a síntese de glicose no fígado. O hipotálamo controla a liberação do hormônio do crescimento pela adeno-hipófise por meio do hormônio liberador do hormônio do crescimento (desencadeia aumento da liberação do hormônio do crescimento) e do hormônio inibidor do hormônio do crescimento (inibe a secreção do hormônio do crescimento).

* Hormônio tireostimulante (TSH)

O TSH, também conhecido como tirotrofina, dirige-se à glândula tireoide no pescoço e causa aumento da secreção de hormônios tireoidianos: tri-iodotironina (T3) e tiroxina (T4). O hipotálamo secreta hormônio liberador de tirotrofina para desencadear a liberação de TSH da adeno-hipófise. A presença de T3 e T4 no sangue

atua como alça de *feedback* negativo para o hipotálamo. O aumento das quantidades de T3 e T4 inibe a secreção do hormônio liberador de tirotrofina, portanto, o TSH. T3 e T4 são essenciais para o crescimento e desenvolvimento normais. Aumentam a taxa metabólica e auxiliam na manutenção da temperatura corporal normal.

* Hormônio adrenocorticotrófico

O hormônio adrenocorticotrófico (ACTH) estimula a liberação de glicocorticoides do córtex da suprarrenal. O termo *glicocorticoide* é derivado da regulação do metabolismo da glicose (glico-), da síntese no córtex da suprarrenal (cortic-) e estrutura esteroide (-oide). Os glicocorticoides inibem a resposta imune, diminuem a inflamação, aumentam a degradação de proteínas e gorduras para fornecer energia para as células, elevam a produção de glicose e reduzem a captação de glicose e aminoácidos no músculo esquelético. Essas ações resultam em níveis elevados de glicose no sangue.

O hipotálamo secreta hormônio liberador de corticotrofina para a adeno-hipófise, onde estimula a liberação de ACTH, o qual, então, se dirige ao córtex da suprarrenal, causando secreção de glicocorticoides para a corrente sanguínea.

Os medicamentos corticosteroides com ações que simulam os glicocorticoides liberados do córtex suprarrenal são comumente prescritos para reduzir inflamação. Como a secreção dos glicocorticoides naturais do córtex da suprarrenal e as medicações que simulam o ACTH causam aumento do nível sanguíneo de glicose, esses medicamentos precisam ser usados com cautela em diabéticos.

* Hormônio luteinizante, hormônio foliculostimulante e prolactina

Esses hormônios e os hormônios liberadores hipotalâmicos associados estão resumidos na Tabela 26.1.

Neuro-hormônios Liberados da Neuro-hipófise (Hipófise Posterior)

Os axônios das células que secretam os neuro-hormônios da neuro-hipófise partem do hipotálamo, atravessam o pedúnculo hipofisário e vão à neuro-hipófise, portanto, um potencial de ação no hipotálamo causa liberação dos neuro-hormônios da neuro-hipófise

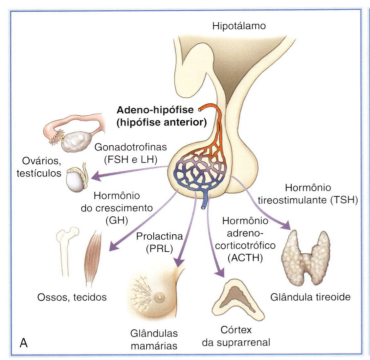
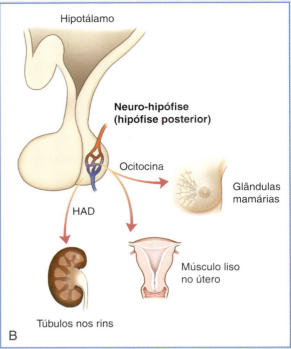

Fig. 26.4 O hipotálamo e a hipófise. A, Hipófise anterior (adeno-hipófise). O hipotálamo secreta hormônios na circulação portal da adeno-hipófise. Esses hormônios estimulam ou inibem a produção ou secreção de hormônios hipofisários. A adeno-hipófise secreta hormônios na corrente sanguínea. **B,** O hipotálamo posterior produz o hormônio antidiurético e a ocitocina, que são transportados por meio de axônios às terminações axonais na hipófise. Quando os neurônios neurossecretores são estimulados, os hormônios são liberados na corrente sanguínea pela hipófise posterior (neuro-hipófise).

diretamente na corrente sanguínea. A neuro-hipófise secreta dois neuro-hormônios (Fig. 26.4B):

1. Hormônio antidiurético
   O hormônio antidiurético (HAD), também conhecido como vasopressina, mantém a osmolalidade e o volume do líquido extracelular, aumentando a reabsorção de água no rim e impedindo a excreção de grandes quantidades de urina. A desidratação aumenta o HAD, fazendo que menos urina seja produzida e preservando a hidratação do corpo. Uma queda na pressão arterial também desencadeia liberação e HAD. Isso causa contração dos vasos e menor produção de urina nos rins. Mais líquido é retido, e a pressão arterial aumenta.
2. Ocitocina
   A ocitocina estimula o músculo liso do útero, causando o trabalho de parto e o parto e desencadeia a eliminação de leite nas lactantes.

Tumores da Hipófise

Os tumores da hipófise são responsáveis por aproximadamente 10% de todas as neoplasias intracranianas (Fig. 26.5). A maioria é benigna e tem crescimento lento. Os sintomas resultam de empurrões da massa sobre estruturas à sua volta ou de hipo ou hipersecreção hormonal. Os sintomas incluem cefaleias, náuseas e vômitos, menstruações e lactação irregulares e disfunção sexual. Além disso, a pessoa pode ter pressão arterial alta, aumento do nível da glicose no sangue, acromegalia (transtorno do hormônio do crescimento que começa na idade adulta, causando gigantismo com aumento da cabeça, das mãos, dos pés) ou doença de Cushing (ACTH excessivo, causando fadiga, hipertensão, osteoporose

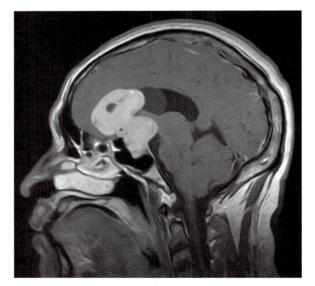

Fig. 26.5 Tumor hipofisário. Ressonância magnética (RM) sagital em T1 contrastada.
(Cortesia de Dra. Denise Goodwin.)

e depósitos anormais de gordura na face e no tronco). Como o tumor pode comprimir os nervos cranianos III, IV ou VI, a pessoa pode apresentar visão dupla. A hemianopsia bitemporal (perda de ambos os campos visuais temporais [Fig. 26.6]) é comum com lesões hipofisárias maiores porque os axônios atravessam o quiasma óptico diretamente acima da hipófise).

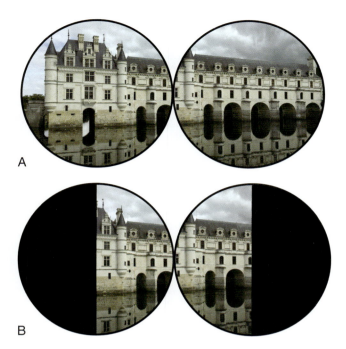

Fig. 26.6 Hemianopsia bitemporal. **A,** Campos visuais normais. **B,** Hemianopsia bitemporal, perda de visão de ambos os campos visuais temporais.

> **RACIOCÍNIO CLÍNICO DIAGNÓSTICO 26.1**
>
> **G. B., Parte I**
>
> Seu paciente G. B. é um homem de 51 anos de idade com história de 2 anos de glioblastoma de grau IV, o mais comum e mais mortal câncer cerebral primário, com uma taxa de sobrevida mediana de 20 meses para seu grupo etário.[31] Seus sintomas iniciais foram ausência de coordenação do pé direito e cefaleia com piora progressiva. A ressonância magnética (RM) ponderada em T2 revelou massa hiperintensa cercada por edema no lobo parietal esquerdo com um desvio da linha média de 2 cm. O tumor foi ressecado por craniotomia 3 dias depois do diagnóstico original, e o paciente foi submetido a radioterapia e quimioterapia com temozolomida concomitantemente. Suas RMs subsequentes não evidenciavam tumor, e ele estava assintomático até 14 dias antes. Foi quando a falta de coordenação do pé direito retornou, e ele começou a ter dificuldade para movimentar as mãos com precisão. A RM revelou massa recorrente no lobo parietal esquerdo e massa menor no lobo parietal direito.
>
> **G. B. 1:** Os gliomas se propagam através da substância branca subcortical e ao longo da superfície do córtex. Ao longo de quais fibras de substância branca o glioma se propagou, causando novos comprometimentos na mão direita do paciente?
>
> **G. B. 2:** Ao longo de quais tipos de fibras de substância branca, o glioblastoma se propagou, causando novos comprometimentos da mão esquerda do paciente?

Epitálamo

A principal estrutura do epitálamo é a glândula pineal, uma glândula endócrina inervada por fibras simpáticas. A glândula pineal ajuda a regular os ritmos circadianos e influencia as secreções da hipófise, das suprarrenais, das paratireoides e das ilhotas de Langerhans.

Subtálamo

Funcionalmente, o subtálamo faz parte do circuito dos núcleos da base, envolvido em regular o movimento. O subtálamo facilita os núcleos de eferência dos núcleos da base. O subtálamo está localizado no diencéfalo superiormente à substância negra do mesencéfalo.

ESTRUTURAS SUBCORTICAIS

Substância Branca Subcortical

Toda a substância branca consiste em axônios mielinizados. No telencéfalo, a substância branca é profunda ao córtex e, desse modo, é chamada de *subcortical*. As fibras da substância branca subcortical são classificadas em três categorias, dependendo de suas conexões (Fig. 26.7):
- De projeção
- Comissurais
- De associação

Fibras de Projeção: Cápsula Interna

As fibras de projeção transmitem sinais de estruturas subcorticais para o córtex cerebral e do córtex cerebral para a medula espinal, o tronco encefálico, os núcleos da base e o tálamo. Quase todas as fibras de projeção caminham pela cápsula interna, uma seção de substância branca limitada pelo tálamo posteromedialmente, o caudado anteromedialmente e o núcleo lentiforme lateralmente (Fig. 26.8). De modo semelhante aos talos de um buquê de flores, os axônios dos neurônios de projeção se juntam em um pequeno feixe, a cápsula interna. Acima da cápsula interna, os axônios se separam e formam a coroa radiada, conectando-se com todas as áreas do córtex cerebral (Fig. 26.1).

As regiões da cápsula interna são o ramo anterior, o joelho (indicando uma curvatura) e o ramo posterior. O ramo anterior, lateral à cabeça do caudado, contém fibras corticopontinas e fibras interconectando áreas emocionais talâmicas e corticais. A parte mais medial da cápsula interna, o joelho, contém fibras corticais que se projetam aos núcleos motores dos nervos cranianos e à formação reticular. O ramo posterior se localiza entre o tálamo e o núcleo lentiforme, com fibras adicionais passando posterior e inferiormente ao núcleo lentiforme (fibras retro e sublenticulares). O ramo posterior consiste em projeções corticospinais e talamocorticais (Fig. 26.8C). As projeções talamocorticais retransmitem informações somatossensoriais, visuais, auditivas e motoras ao córtex cerebral.

Fibras Comissurais

Diferentemente das fibras de projeção que conectam estruturas corticais e subcorticais, as fibras comissurais conectam áreas homólogas dos hemisférios cerebrais. O maior grupo de fibras comissurais é o corpo caloso (Fig. 26.7 A-B), que liga muitas áreas dos hemisférios direito e esquerdo. As fibras das duas outras comissuras, anterior e posterior, ligam os lobos temporais direito e esquerdo.

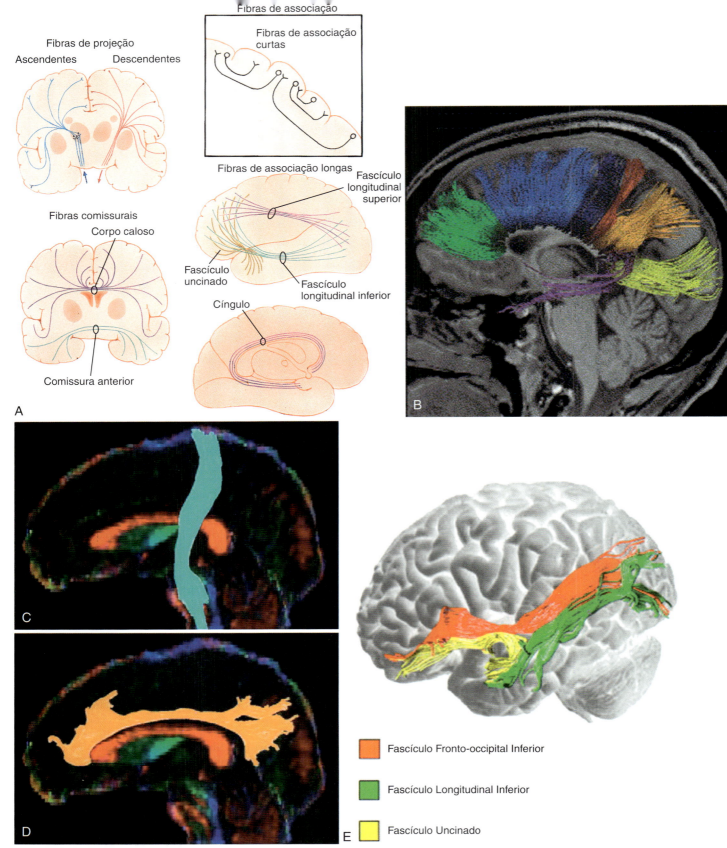

Fig. 26.7 Tipos de fibras da substância branca. A, Fibras de projeção e comissurais em corte coronal. Esquema das fibras de associação. **B,** Imagem por tensores de difusão (DTI) do corpo caloso. As cores indicam conectividade dos neurônios do corpo caloso: azul-escuro, córtex motor primário; amarelo, lobo occipital; verde, córtex pré-frontal; azul, córtex pré-motor e área motora suplementar; laranja, córtex parietal posterior; vermelho, córtex somatossensorial primário; roxo, lobo temporal. **C,** Fibras de projeção: trato corticospinal. **D,** Feixe cingulado dorsal. **E,** Fibras de associação longas.
(**B** com permissão de Hofer S, Frahm J: Topography of the human corpus callosum revisited—comprehensive fiber tractography using diffusion tensor magnetic resonance imaging. Neuroimage 32:989-994, 2006. **C-D** com permissão de Wahl M, Yi-Ou L, Ng J, et al.: Microstructural correlations of white matter tracts in the human brain. Neuroimage 51:531-541, 2010. **E** de Catani M, Mesulam M: The arcuate fasciculus and the disconnection theme in language and aphasia: history and current state. Cortex 44:953-961, 2008.)

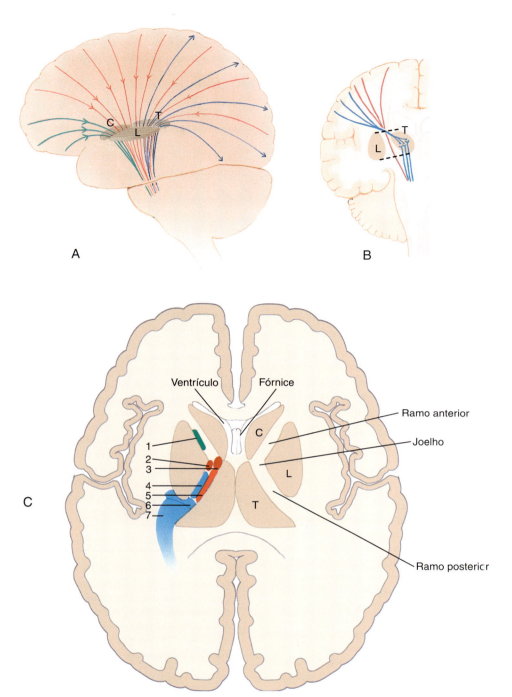

Fig. 26.8 Cápsula interna. Verde indica fibras frontopontinas; vermelho indica fibras motoras; azul indica fibras sensoriais.
A, Visão esquemática da cápsula interna esquerda. As partes superiores dos núcleos caudado (C) e lenticular (L) e do tálamo (T) foram removidas. Somente as fibras que se projetam além do telencéfalo são ilustradas. **B,** Corte coronal mostrando a cápsula interna.
C, Corte horizontal através da cápsula interna. Os ramos da cápsula são indicados à direita; os tratos de fibras que atravessam são indicados à esquerda. As áreas brancas da cápsula interna à esquerda contêm fibras talamocorticais. Tratos de fibras: (1) frontopontinas, (2) corticorreticulares, (3) do córtex para o tronco encefálico, (4) sensoriais ascendentes, (5) corticospinal, (6) radiação auditiva e (7) radiação óptica.

TABELA 26.2	SUBSTÂNCIA BRANCA SUBCORTICAL
Tipo de Fibras	**Exemplos**
Projeção	Talamocorticais
	Corticospinais
	Do córtex para o tronco encefálico
Comissurais	Corpo caloso
	Comissura anterior
	Comissura posterior
Associação	Fibras curtas de associação (conectam giros adjacentes)
	Cíngulo (conecta os córtices dos lobos frontal, parietal e temporal)
	Fascículo uncinado (conecta os córtices dos lobos frontal e temporal)
	Fascículo longitudinal superior (conecta os córtices de todos os lobos)
	Fascículo longitudinal inferior (conecta os lobos temporal e occipital)

Fibras de Associação

As fibras de associação conectam regiões corticais em um hemisfério (Fig. 26.7A, D, E). As fibras de associação curtas conectam giros adjacentes, e as fibras de associação longas conectam lobos em um único hemisfério. Por exemplo, o cíngulo conecta os córtices dos lobos frontal, parietal e temporal. Feixes de fibras de associação longas adicionais estão reunidos na Tabela 26.2.

Lesões da Substância Branca Subcortical

Cápsula Interna

É comum a oclusão ou a hemorragia de artérias que irrigam a *cápsula interna*. Como a cápsula interna é composta por muitos axônios de projeção, até uma pequena lesão pode ter graves consequências. Por exemplo, uma lesão com mais ou menos 2 cm de diâmetro poderia interromper o ramo posterior e a substância cinzenta adjacente. Isso impediria mensagens nas fibras corticospinais e talamocorticais de chegarem a seus destinos, resultando no seguinte:
- Diminuição contralateral do movimento voluntário
- Perda contralateral da sensibilidade somática consciente

Se a lesão se estender mais posteriormente, para as partes retro e sublenticular da cápsula, a visão consciente do campo visual contralateral seria perdida porque as fibras da radiação óptica seriam interrompidas.

Calosotomia

Desfechos notáveis ocorrem quando o imenso feixe de fibras conectando os hemisférios, o *corpo caloso*, é cirurgicamente cortado. A cirurgia (calosotomia) é realizada quando a atividade neuronal excessiva que caracteriza a epilepsia não é controlada com medicação ou dano cirúrgico de um ponto cortical isolado. A calosotomia geralmente tem sucesso em impedir as descargas excessivas de se propagarem de um hemisfério para o outro, limitando as crises a um hemisfério. Embora as pessoas com calosotomias raramente sejam vistas para reabilitação porque as calosotomias são realizadas infrequentemente e porque a recuperação geralmente é espontânea, os resultados das calosotomias ilustram diferenças de função entre os hemisférios cerebrais.

Inicialmente depois da recuperação da cirurgia, muitas pessoas com calosotomias relatam conflitos entre suas mãos: a mão esquerda começará uma tarefa, e a mão direita interferirá na atividade da mão esquerda. Um fisioterapeuta que trabalhava com uma pessoa pós-calosotomia relatou ao médico: "Você deveria ter visto o Rocky ontem — uma das mãos estava abotoando sua camisa, e a outra mão vinha logo atrás desabotoando!"[6] Em geral, esses movimentos manuais competitivos se resolvem com o tempo. Após a recuperação, ocorre a compensação, permitindo que a pessoa com um "cérebro partido" interaja normalmente em situações sociais e tenha um desempenho normal nos exames neurológicos mais tradicionais. São necessários testes especializados elaborados para avaliar o desempenho de um hemisfério isoladamente para demonstrar as anormalidades.

Os testes especializados mais comumente usados envolvem avaliação da visão e de estereognosia. Os resultados de pessoas destras com calosotomias estão resumidos aqui. Quando palavras são apresentadas brevemente ao campo visual direito, as pessoas conseguem ler as palavras. No entanto, quando elas são exibidas rapidamente no campo visual esquerdo, as pessoas não conseguem lê-las e costumam relatar que nada veem.

Para os testes somatossensoriais, as pessoas manipulam objetos fora da sua visão. Por exemplo, ao manipular um pente na mão direita, uma pessoa com calosotomia é capaz de dar o nome e descrever verbalmente o pente, embora não seja capaz de demonstrar o uso do pente. Se o pente for manipulado pela mão esquerda, a mesma pessoa é capaz de demonstrar seu uso, mas não consegue dizer seu nome.

Por que existe tanta disparidade nas capacidades dos hemisférios separados? As informações apresentadas ao campo visual direito[D] ou à mão direita se projetam ao hemisfério esquerdo especializado em linguagem, de modo que a pessoa é capaz de dar o nome e descrever a palavra ou o objeto. As informações do campo visual esquerdo ou da mão esquerda são processadas no hemisfério cerebral direito, que se sobressai em abranger o espaço, manipular objetos e perceber formas. Desse modo, a pessoa é capaz de manipular o objeto apropriadamente, mas não consegue dizer seu nome ou descrever verbalmente o objeto porque, na maioria das pessoas, o hemisfério direito não processa linguagem.

Núcleos da Base

Como observado no Capítulo 16, os núcleos da base são vitais para a função motora normal. Os núcleos da base sequenciam movimentos, regulam o tônus muscular e a força muscular e selecionam e inibem movimentos específicos. Além de suas funções motoras, os núcleos da base estão envolvidos em funções cognitivas, comportamentais e emocionais.[7] As funções não motoras dos núcleos da base são discutidas no Capítulo 28.

CÓRTEX CEREBRAL

O córtex cerebral é uma vasta coleção de corpos celulares, axônios e dendritos cobrindo a superfície dos hemisférios cerebrais. Os tipos mais comuns de neurônios corticais são as células granulares e piramidais. As células granulares são pequenos interneurônios que permanecem no interior do córtex. Embora algumas células piramidais tenham axônios curtos que fazem sinapse sem deixar o córtex, quase todos os axônios das células piramidais seguem pela substância branca como fibras de projeção, comissurais ou de associação. Desse modo, a maioria das células piramidais é de eferência do córtex cerebral.

[D]**Nota da Revisão Científica:** Geralmente especializado em linguagem.

Telencéfalo **CAPÍTULO 26** 501

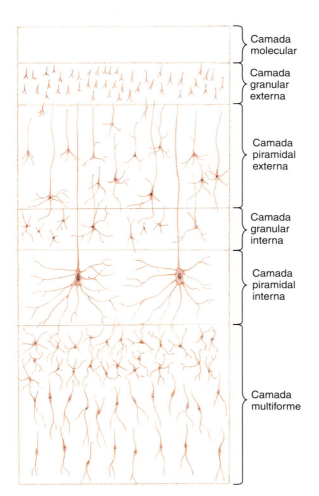

Fig. 26.9 Camadas do córtex cerebral. A camada molecular é principalmente de axônios e dendritos com poucos corpos celulares. As outras camadas são nomeadas pelo tipo celular predominante. Células em camadas multiformes se projetam primariamente ao tálamo.

O córtex cerebral contém camadas, diferenciadas pelo tamanho e pela conectividade das células constituintes. No córtex olfatório e temporal medial, estão presentes somente três camadas de células. No restante do córtex cerebral, encontram-se seis camadas de células (Fig. 26.9). Em 1909, Brodmann[8] publicou um mapa do córtex que distinguia 52 áreas histológicas (Fig. 26.10). As áreas de Brodmann continuam a ser usadas hoje para designar localizações corticais.

Mapeamento do Córtex Cerebral

Pessoas submetidas a uma cirurgia cerebral têm possibilitado que os neurocirurgiões estimulem e façam o registro de várias áreas do córtex cerebral. Durante essas cirurgias, os pacientes ficam inteiramente conscientes. Alguns experimentos consistem em colocar eletrodos de registro na superfície do cérebro e, em seguida, estimular várias partes do corpo para determinar se a área cortical registrada responde ao estímulo. Por exemplo, quando o cirurgião toca a ponta do dedo do paciente, responde apenas uma pequena área específica do córtex, localizada em uma posição consistente do córtex entre várias pessoas.

Outros experimentos envolvem leve estimulação elétrica do córtex. Nesses experimentos, a estimulação pode desencadear

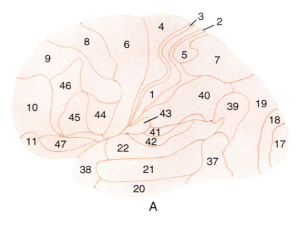

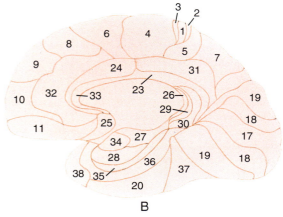

Fig. 26.10 Áreas de Brodmann. A, Córtex cerebral lateral. **B,** Córtex cerebral sagital médio.

movimentos de uma parte do corpo ou pode fazer com que o paciente se recorde de uma situação particular.

Podem-se usar técnicas de imagens para investigar a função cerebral sem procedimentos invasivos. Por exemplo, a atividade cerebral pode ser registrada e analisada enquanto uma pessoa está conversando.

RACIOCÍNIO CLÍNICO DIAGNÓSTICO 26.2

G. B., Parte II

Os achados parciais do exame neurológico incluem força normal para a idade em todas as extremidades, comprometimento da sensibilidade tátil e dolorosa no pé direito e em ambas as mãos, e comprometimento da propriocepção no hálux e tornozelo à direita e em ambos os polegares e punhos.

G. B. 3: Considerando seus comprometimentos e os achados da RM, quais partes do córtex estão sendo comprometidas pelo glioblastoma?

G. B. 4: No transcorrer de uma semana, ele desenvolve agnosia visual afetando o campo visual direito. Defina agnosia visual e descreva sobre qual parte do córtex o glioblastoma está tendo impacto.

G. B. 5: Ao longo de quais tipos de fibras o glioblastoma se propagou, causando o novo comprometimento do processamento visual?

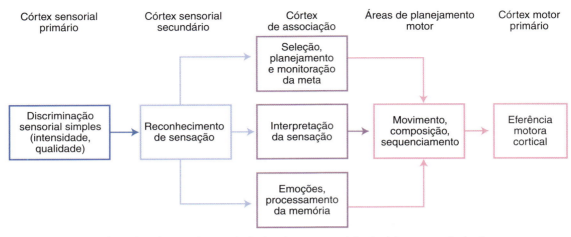

Fig. 26.11 Fluxo de informações corticais do córtex sensorial primário para a eferência motora.

Funções Localizadas do Córtex Cerebral[a]

Diferentes áreas do córtex cerebral são especializadas para realizar várias funções. Com base em suas funções, identificaram-se cinco categorias no córtex:
- O córtex sensitivo primário discrimina entre diferentes intensidades e qualidades de informações sensoriais.
- O córtex sensitivo secundário realiza análise mais complexa da sensibilidade.
- As áreas de planejamento motor organizam movimentos.
- O córtex motor primário fornece controle descendente da eferência motora.
- O córtex de associação controla o comportamento, interpreta as sensações e processa emoções e memórias.

Cada tipo de córtex pode desempenhar um papel em resposta a um estímulo. Por exemplo, quando se vê um sino, o córtex visual primário discrimina sua forma e seu brilho com relação ao fundo. O córtex visual secundário analisa a cor do sino. O córtex de associação pode se lembrar do nome do objeto, qual é o seu som e as lembranças específicas associadas a sinos. O córtex de associação também participa da decisão sobre o que fazer com o sino. Se a decisão for levantar o sino, o córtex pré-motor planeja o movimento e depois o córtex motor primário envia ordens aos neurônios na medula espinal. O fluxo de atividade cortical partindo do córtex sensitivo primário para a eferência motora cortical é ilustrado na Figura 26.11. Essa figura fornece um esquema simplificado que se aplica apenas ao movimento gerado em resposta a um estímulo externo. Uma alternativa igualmente plausível começaria com uma decisão no córtex de associação, levando ao movimento.

ÁREAS SENSORIAIS PRIMÁRIAS DO CÓRTEX CEREBRAL

As áreas sensoriais primárias recebem informação sensorial diretamente da fileira ventral dos núcleos talâmicos. Cada área sensorial primária discrimina entre diferentes intensidades e qualidades de um tipo de aferência. Desse modo, há áreas sensoriais primárias separadas para as informações somatossensoriais, auditivas, visuais e vestibulares. A maioria das áreas sensoriais primárias está localizada nas fissuras corticais de referência e adjacentes a estas (Fig. 26.12). O córtex somatossensorial está localizado no sulco central e no giro pós-central adjacente. O córtex auditivo primário se localiza na fissura lateral e no giro temporal superior adjacente. O córtex visual primário está no sulco calcarino e nos giros adjacentes. O córtex vestibular primário se localiza na extremidade posterior da fissura lateral, no córtex parietoinsular.

Córtex Somatossensorial Primário

O córtex somatossensorial primário recebe informações dos receptores táteis e proprioceptivos por meio de uma via de três neurônios: neurônio aferente periférico/da coluna dorsal, neurônio do lemnisco medial e neurônio talamocortical. Embora a conscientização crua da sensibilidade somática ocorra nos núcleos ventral posterolateral e ventral posteromedial do tálamo, os neurônios no córtex somatossensorial primário identificam a localização dos estímulos e discriminam entre várias formas, tamanhos e texturas de objetos. A terminação cortical das vias nociceptiva e de temperatura é mais generalizada que as informações táteis discriminativas e proprioceptivas e, assim sendo, não é limitada ao córtex somatossensorial primário.

Córtices Auditivo Primário e Vestibular Primário

O córtex auditivo primário fornece a conscientização da intensidade dos sons. O córtex auditivo primário recebe informações da cóclea de ambas as orelhas por meio de uma via que faz sinapses no colículo inferior e no corpo geniculado medial antes de chegar ao córtex (Cap. 19). O córtex vestibular primário percebe o movimento da cabeça e a posição da cabeça relativamente à gravidade (Cap. 22).

Córtex Visual Primário

Neurônios individuais no córtex visual primário se especializam para distinguir entre luz e escuridão, várias formas, localizações dos objetos e movimentos dos objetos. As informações visuais se dirigem ao córtex por meio de uma via da retina ao corpo geniculado lateral do tálamo e depois ao córtex visual primário.

---

[a]Em neurociência, o termo localização de função é usado com conotação de que uma área contribui para o desempenho de uma atividade neural específica. As funções neurais são efetuadas por redes de neurônios, não por centros isolados.

Telencéfalo CAPÍTULO 26 503

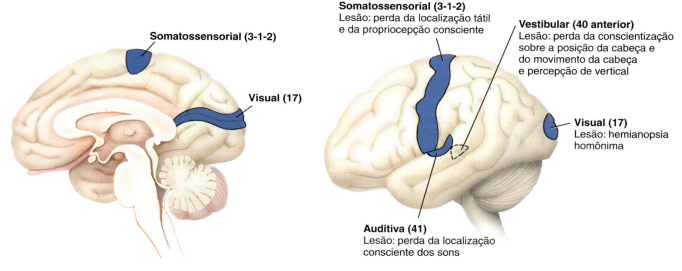

Fig. 26.12 Áreas sensoriais primárias do córtex cerebral. As áreas Brodmann correspondentes são indicadas entre parênteses. A linha tracejada para o córtex vestibular primário indica que essa área está no hemisfério direito.

Lesões na Área Sensitiva Primária: Perda de Informação Sensorial Discriminativa

As lesões das áreas sensoriais primárias comprometem a capacidade de discriminar a intensidade e a qualidade dos estímulos, interferindo intensamente na capacidade de usar as sensações. Lesões do córtex somatossensorial primário interferem mais na localização dos estímulos táteis e na propriocepção. A conscientização crua do toque e de estímulos térmicos não é afetada nas lesões do córtex somatossensorial primário porque a conscientização crua ocorre no tálamo. De igual modo, lesões confinadas ao córtex somatossensorial primário não comprometem a localização de dor. Sinais nociceptivos são processados no córtex somatossensorial secundário, na ínsula e no córtex cingulado anterior, não no córtex somatossensorial primário.[9]

Como as informações auditivas têm extensas projeções bilaterais ao córtex, uma lesão unilateral no córtex auditivo primário interfere na capacidade de localizar sons (Cap. 19). Lesões no córtex vestibular primário interferem na conscientização da posição e do movimento da cabeça. As lesões no córtex visual primário causam hemianopsia homônima contralateral. As consequências das lesões nas áreas sensoriais primárias estão indicadas na Figura 26.12.

PERCEPÇÃO

A percepção é a interpretação da sensação para tipos significativos. A percepção é um processo ativo que exige interação entre o cérebro, o corpo e o ambiente. Por exemplo, os movimentos oculares são essenciais para a percepção visual, e manipular objetos melhora a capacidade de reconhecer os objetos por meio de aferência tátil. A percepção envolve lembrança de experiências passadas, motivação, expectativas, seleção de informações sensoriais e busca ativa de informações sensoriais pertinentes. Muitas áreas do telencéfalo estão envolvidas na percepção, incluindo as áreas sensoriais secundárias e as áreas de associação corticais.

ÁREAS SENSORIAIS SECUNDÁRIAS

As áreas sensoriais secundárias analisam a aferência sensorial de ambos os tálamos e do córtex sensorial primário. Áreas sensoriais

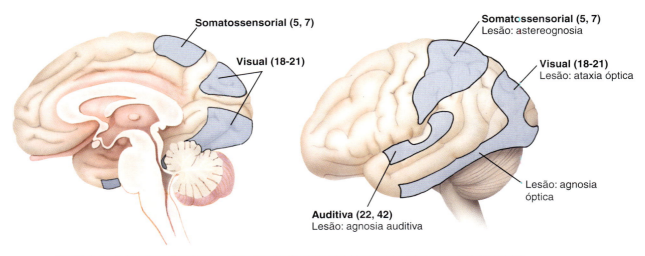

Área Cortical	Função	Lesões causam
Somatossensorial secundária	Estereognosia e memória do ambiente tátil e espacial	Astereognosia
Visual secundária	Análise de movimento, cor; reconhecimento de objetos visuais; compreensão de relações espaciais visuais; controle da fixação visual	Agnosia visual ou ataxia óptica
Auditiva secundária	Classificação dos sons	Agnosia auditiva

Fig. 26.13 Áreas sensoriais secundárias do córtex cerebral. As áreas de Brodmann correspondentes estão indicadas entre parênteses.

secundárias contribuem para a análise do tipo de informação sensorial. Por exemplo, se alguém pega uma caneta, o córtex somatossensorial primário registra que o objeto é pequeno, liso e cilíndrico. A área somatossensorial secundária reconhece o objeto como uma caneta, embora seja necessária uma área diferente do córtex para dar nome ao objeto. Áreas somatossensoriais secundárias integram informação tátil e proprioceptiva obtida da manipulação de um objeto. Os neurônios na área somatossensorial secundária fornecem estereognosia, comparando a sensibilidade somática do objeto corrente com lembranças de outros objetos.

O córtex visual secundário analisa cores e movimento, e sua eferência para o colículo superior direciona a fixação visual, a manutenção de um objeto na visão central. O córtex auditivo secundário compara sons com lembranças de outros sons e, então, categoriza os sons como linguagem, música ou ruído. As áreas sensoriais secundárias estão ilustradas na Figura 26.13.

Uso de Informações Visuais: Correntes de Ação e de Percepção

As informações visuais processadas pelo córtex visual secundário fluem em duas direções: posteriormente, em uma corrente de ação para o lobo frontal via córtex parietal posterior; e anteriormente, em uma corrente de percepção para o lobo temporal (Fig. 26.14). As informações na corrente de ação são usadas para ajustar os movimentos dos membros. Por exemplo, quando uma pessoa estende a mão para pegar uma xícara, a informação visual na corrente posterior é usada para orientar a mão e o posicionamento dos dedos apropriadamente durante o movimento. Diferentemente, a informação na corrente de percepção é usada para identificar objetos,

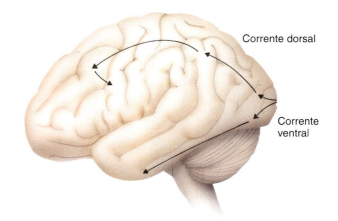

Fig. 26.14 Uso das informações visuais pelo córtex cerebral: corrente de ação (dorsal) e corrente de percepção (ventral).

como no reconhecimento da xícara. As duas correntes operam independentemente.[10]

Lesões que Afetam as Áreas Sensoriais Secundárias: Agnosia

Agnosia é um termo geral para a incapacidade de reconhecer objetos ao usar uma sensibilidade específica, embora a capacidade discriminativa com aquela sensibilidade esteja intacta. Os subtipos de agnosia incluem os seguintes:

- Astereognosia
- Agnosia visual
- Agnosia auditiva

Astereognosia

A *astereognosia* e a incapacidade de identificar objetos pelo toque e pela manipulação, apesar da sensibilidade somática discriminativa intacta. Uma pessoa com astereognosia seria capaz de descrever um objeto palpado, mas não reconheceria o objeto pelo toque e por sua manipulação. A astereognosia resulta de lesões na área somatossensorial secundária. Uma pessoa com astereognosia que afete a informação de uma das mãos pode evitar usar aquela mão, em decorrência das alterações de percepção, se a informação da outra mão for processada normalmente.

Agnosia Visual: Lesão na Corrente Visual Anterior

Lesões no córtex visual secundário anterior interferem na capacidade de reconhecer objetos no campo visual contralateral. *Agnosia visual* é a incapacidade de reconhecer visualmente objetos apesar de ter a visão intacta. Uma pessoa com agnosia visual consegue descrever a forma e o tamanho dos objetos usando a visão, mas não consegue identificar os objetos visualmente. Por exemplo, uma mulher com dano da corrente anterior era profundamente incapaz de reconhecer conscientemente a forma, orientação ou tamanho dos objetos, embora fosse capaz de pegar os objetos não reconhecidos usando uma abordagem normal e com um posicionamento antecipatório da mão e dedos. Se visse um copo de água, não conseguia identificá-lo usando a visão. Mas se estendesse a mão para o copo, sua mão era orientada corretamente, e o espaço entre o polegar e os dedos era apropriado para segurar o copo.[10] Desse modo, apesar de agnosia visual, o uso da informação visual para controlar o movimento era normal.

Um tipo altamente específico de agnosia visual é a *prosopagnosia*. As pessoas com essa condição rara são incapazes de identificar visualmente as faces das pessoas, apesar de serem capazes de interpretar corretamente as expressões faciais emocionais e de serem capazes de reconhecer visualmente outros itens no ambiente. Somente o reconhecimento visual é defeituoso; as pessoas podem ser identificadas por suas vozes ou por maneirismos. A prosopagnosia[E] geralmente se associa ao dano bilateral das áreas visuais secundárias inferiores (parte da corrente anterior).

Agnosia Auditiva

A destruição do córtex auditivo secundário poupa a capacidade de perceber o som, mas priva a pessoa do reconhecimento dos sons. Se a lesão destruir o córtex auditivo secundário esquerdo, a pessoa será incapaz de compreender a fala (Cap. 29). A destruição do córtex auditivo direito interfere na interpretação dos sons ambientais.[11]

[E]**Nota da Revisão Científica:** É curioso nessa condição clínica observar que a pessoa pode não identificar a face mesmo de entes queridos, desconfiando apenas que são eles por seus jeitos, vozes, toques, entre outros, mas suas faces não são vistas. Existe uma versão pior da prosopagnosia, que é conhecida como a síndrome de Capgras, em que a pessoa, além de não reconhecer o ente querido, age com "confabulação" — uma condição neuropsiquiátrica em que a pessoa nega a existência dessa pessoa por não conseguir visualizá-la pela condição de prosopagnosia, relatando até que não pode ser seu parente, como sua mãe, por exemplo, porque ela morreu há 5 anos ou foi abduzida por um disco voador há 12 anos; sendo que quem está na frente desse paciente é sua própria mãe, que não morreu nem viajou com alienígenas. Nessa condição de Capgras, o paciente inventa histórias para não assumir efetivamente que não vê a pessoa real na sua frente.

Por exemplo, uma pessoa não consegue distinguir entre o som de uma campainha e o som de passos. As áreas do córtex envolvidas nas agnosia estão ilustradas na Figura 26.13.

A agnosia resulta de dano a áreas sensoriais secundárias.

Ataxia Óptica: Lesão da Corrente Visual Posterior

A ataxia óptica é a incapacidade de usar informação visual para direcionar os movimentos, apesar da capacidade intacta de identificar visualmente e descrever os objetos. Isso ocorre com dano da corrente visual posterior no lobo parietal. Uma mulher com dano da corrente posterior era incapaz de ajustar os seus movimentos de alcançar algo e a orientação de sua mão apropriadamente para o tamanho e a forma de objetos, embora fosse capaz de descrever e identificar visualmente os objetos.[10] Assim sendo, a ataxia óptica não afeta a capacidade de perceber conscientemente informações visuais.

CÓRTEX MOTOR PRIMÁRIO

O córtex motor primário está localizado no giro pré-central, anteriormente ao sulco central (Fig. 26.15). O córtex motor primário é a fonte da maioria dos neurônios nos tratos corticospinal e do córtex para o tronco encefálico e controla movimentos voluntários contralaterais, particularmente os movimentos finos da mão e da face. Como o córtex motor primário é singular em oferecer controle preciso da mão e dos movimentos faciais inferiores, uma proporção muito maior da área total do córtex motor primário é dedicada aos neurônios que controlam essas partes do corpo que é dedicada ao tronco e à parte proximal das extremidades, em que se necessita de atividade motora mais grosseira. As representações da mão, do pé e da parte inferior da face no córtex motor são quase inteiramente contralaterais. Ao contrário, muitos músculos que tendem a ser ativos bilateral e simultaneamente — músculos do dorso, por exemplo — são controlados pelo córtex motor primário em ambos os lados.

Lesões do Córtex Motor Primário: Perda de Fracionamento do Movimento e Disartria

O dano ao córtex motor primário se caracteriza por paresia contralateral e perda do fracionamento do movimento. Os piores efeitos se dão na parte inferior da face e distal dos membros: as pessoas com destruição completa do córtex motor primário não conseguem movimentar voluntariamente sua mão, parte inferior da face e/ou pé contralaterais porque os movimentos dessas partes do corpo são controlados exclusivamente pelo córtex motor primário contralateral.

Disartria é um transtorno da fala decorrente da espasticidade ou paresia dos músculos usados para falar. Podem-se distinguir dois tipos de disartria: espástica e flácida. O dano dos tratos motores causa *disartria espástica*, que se caracteriza por fala áspera e desajeitada. Ao contrário, o dano dos neurônios motores (nos nervos cranianos IX, X e/ou XII) causa paresia dos músculos da fala, produzindo *disartria flácida*, que consiste em fala ofegante, fraca e imprecisa. Na disartria pura, apenas a produção da fala é comprometida; a geração e compreensão da linguagem não são afetadas. A dificuldade envolve a mecânica de produzir sons precisamente, não na gramática ou em encontrar palavras.

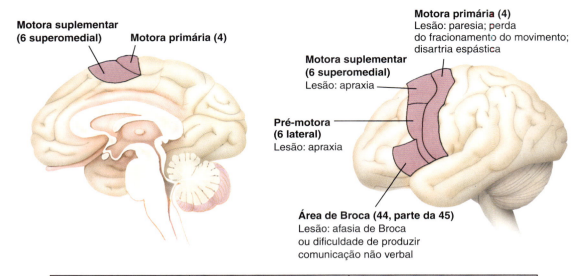

Áreas Motoras	Função	Lesões causam
Córtex motor primário	Movimentos controlados voluntariamente	Paresia, perda do controle motor fino, disartria espástica
Área pré-motora	Controle do tronco e dos músculos dos cíngulos, ajustes posturais antecipatórios	Apraxia
Área motora suplementar	Início do movimento, planejamento da orientação, movimentos bimanuais e sequenciais	Apraxia
Área de Broca	Programação motora da fala (geralmente apenas no hemisfério esquerdo)	Afasia de Broca (geralmente lesão no hemisfério esquerdo)
Giro frontal inferior (geralmente no hemisfério direito)	Planejamento da comunicação não verbal (gestual emocional, tom da voz; geralmente no hemisfério direito)	Dificuldade para produzir comunicação não verbal (geralmente lesão no hemisfério direito)

Fig. 26.15 Áreas motoras do córtex cerebral. As áreas de Brodmann correspondentes são indicadas entre parênteses.

Síndrome da Mão Alienígena: Ativação Isolada do Córtex Motor Primário

A síndrome da mão alienígena é o movimento involuntário e incontrolável do membro superior. A extremidade pode se elevar quando a pessoa está caminhando, pode agarrar objetos involuntariamente e pode interferir nos movimentos da mão não afetada. Na seção sobre calosotomia, foi citado um caso de mão alienígena que desabotoava os botões abotoados pela mão não afetada. Embora a calosotomia possa causar a síndrome da mão alienígena, esta também pode ocorrer com lesão de várias estruturas corticais e subcorticais.[12] Normalmente, iniciar uma atividade motora ativa numerosas redes neurais. Nas pessoas com a síndrome da mão alienígena, somente o córtex motor primário contralateral isolado é ativado.[13] As respostas psicológicas mais comuns à síndrome da mão alienígena são frustração, perplexidade, aborrecimento e raiva.[14] Kikkert et al.[14] recomendam *feedback* visual e estimulação sensorial para a mão alienígena associada à lesão do hemisfério direito e terapia cognitiva para tratar a ansiedade e a raiva associadas à mão alienígena do hemisfério esquerdo.

ÁREAS CORTICAIS DE PLANEJAMENTO MOTOR

As áreas corticais de planejamento motor (Fig. 26.15) incluem as seguintes:
- Área motora suplementar (AMS)
- Córtex pré-motor (CPM)
- Área de Broca
- Giro frontal inferior (área correspondente à área de Broca no hemisfério oposto)

O córtex anterior ao córtex motor primário consiste em três áreas: AMS, área pré-motora, área de Broca (ou, no lado contralateral, o giro frontal inferior). A AMS, localizada anteriormente à região inferior do corpo no córtex motor primário, é importante para início do movimento, orientação dos olhos e da cabeça e planejamento dos movimentos bimanuais e sequenciais. Uma lesão unilateral que elimine totalmente a função da AMS inicialmente causa ausência completa de movimento contralateral e compromete o movimento ipsilateral.[15] O tônus muscular é normal, e os reflexos podem estar normais ou hipoativos.[15] Se a lesão afetar o hemisfério especializado na linguagem, a fala espontânea costuma ficar reduzida.[15] No entanto, esses efeitos são temporários. O único déficit de longo prazo é a dificuldade com movimentos manuais antifase.[15] Exemplos de movimentos antifase são digitar e tocar piano: os dedos das mãos direita e esquerda não pressionam simultaneamente as teclas. O movimento em fase é quando as mãos fazem movimento em espelho entre si, por exemplo, quando ambos os indicadores percutem repetida e simultaneamente. À medida que aumenta a complexidade espacial e de ritmo dos movimentos, a atividade da AMS sobe. Desse modo, a AMS é importante para controlar movimentos mais rápidos e mais complexos.[16]

O córtex pré-motor, localizado anteriormente à região da parte superior do corpo no córtex motor primário, aprende ações orientadas para o objetivo e prepara, seleciona e inicia movimentos. Por exemplo, para escrever uma nota, o córtex pré-motor direciona uma busca visual por caneta e papel, depois planeja e inicia o estender a mão para a caneta, incluindo a postura anteciptória do antebraço e da mão para segurar a caneta. O córtex pré-motor também estabiliza os ombros durante tarefas com o membro superior e os quadris durante a caminhada. Lesões no córtex pré-motor comprometem o seguinte:
- A velocidade e a automaticidade do estender a mão e segurar
- Movimentos sequenciais
- Marcha e postura

Nas pessoas acometidas por um AVE e que têm um volume de lesão equivalente e déficits comparáveis (hemiparesia, perda hemissensorial, hemianopsia homônima), se a lesão incluir o córtex pré-motor, os desfechos de mobilidade e independência são piores que se a lesão poupar o córtex pré-motor.[17] Isso porque uma lesão no córtex pré-motor interfere no controle motor axial, causa fraqueza muscular proximal persistente nas extremidades contralaterais e interfere no planejamento motor.[17]

A área de Broca, anteroinferior ao córtex pré-motor e anterior à região da face e da garganta no córtex motor primário, geralmente está no hemisfério esquerdo. A área de Broca é responsável pelo planejamento dos movimentos da boca durante a fala e pelos aspectos gramaticais da linguagem. O giro frontal inferior, no hemisfério oposto, planeja a comunicação não verbal, incluindo os gestos emocionais e os ajustes de tom de voz. Essas áreas serão consideradas ainda no Capítulo 29.

Conexões das Áreas Motoras

O córtex pré-motor, a área motora suplementar e a área de Broca recebem informações de áreas sensoriais secundárias. Tanto o córtex motor primário como as áreas de planejamento motor recebem informações dos núcleos da base e do cerebelo, retransmitidas pelo tálamo. O córtex motor primário recebe informações somatossensoriais e instruções motoras das áreas de planejamento motor. A eferência motora cortical, incluindo os tratos corticoespinais, os tratos do córtex para o tronco encefálico, os tratos corticorreticulares, os tratos corticopontinos e as projeções corticais para o putâmen, origina-se no córtex motor primário e somatossensorial primário e nas áreas de planejamento motor.

Transtornos na Área de Planejamento Motor: Apraxia, Perseveração Motora, Afasia de Broca e Comprometimento da Comunicação não Verbal

A *apraxia* pode ser considerada uma agnosia motora; perde-se o conhecimento de como realizar um movimento habilidoso.[18] Na apraxia, uma pessoa não é capaz de executar um movimento ou uma sequência de movimentos apesar de sensibilidade intacta, força muscular e coordenação normais e de compreender a tarefa. Um exemplo é escovar os dentes com uma escova de dente seca e depois pôr creme dental na escova. Outro exemplo é calçar as meias sobre os calçados.

A apraxia ocorre em decorrência de dano do córtex pré-motor ou da área motora suplementar ou do lobo parietal inferior.[18] Um subtipo de apraxia, a *apraxia construcional*, interfere na capacidade de compreender a relação das partes com o todo. Esse déficit compromete a capacidade de desenhar e de dispor objetos corretamente no espaço.

A *perseveração motora* é a repetição incontrolável de um movimento. Por exemplo, uma pessoa pode continuar a travar e destravar os freios de uma cadeira de rodas apesar de pretender travar os freios. A perseveração motora se associa mais à quantidade de dano neural que ao dano a um local específico.[19]

A *afasia de Broca* é a dificuldade de se expressar usando linguagem ou símbolos. Uma pessoa com afasia de Broca tem comprometimento de fala e de escrita. A afasia de Broca ocorre com a lesão da área de Broca. Lesões afetando o giro frontal inferior[F] interferem na comunicação não verbal. Esses transtornos serão discutidos melhor no Capítulo 29.

Os quatro As para serem lembrados nos transtornos do córtex cerebral são: afasia, apraxia, agnosia e astereognosia. Esses transtornos indicam dano de áreas específicas do córtex cerebral.

ÁREAS DE ASSOCIAÇÃO DO CÓRTEX CEREBRAL

As áreas do córtex não diretamente envolvidas em sensibilidade ou movimento são chamadas de *córtex de associação*. As áreas de associação são discutidas nos Capítulos 27 a 29.

DOENÇAS QUE AFETAM VÁRIAS ESTRUTURAS CEREBRAIS

O AVE, os tumores e a epilepsia podem afetar uma ampla variedade de estruturas cerebrais.

Acidente Vascular Encefálico

O desfecho neurológico da interrupção do fluxo sanguíneo para o telencéfalo depende da etiologia, da localização e do tamanho do infarto ou hemorragia. Infartos ocorrem quando um êmbolo ou trombo se aloja em um vaso, obstruindo o fluxo sanguíneo. A Figura 26.16 ilustra as alterações nas conexões neurais após o AVE.

Sinais e Sintomas de AVE

Os sinais e sintomas de AVE dependem da localização e do tamanho da lesão; uma agressão pequena ao córtex pode nem produzir sintomas, e uma lesão do mesmo tamanho ou menor no tronco encefálico poderia causar o óbito. Grandes hemorragias ou edema secundário a grandes infartos podem causar o óbito independentemente da localização por compressão de estruturas vitais. Relata-se que cada um dos seguintes déficits neurológicos afeta mais de 25% das pessoas que sobrevivem a infartos cerebrais: hemiparesia, ataxia, hemianopsia, déficits da percepção visual, afasia, disartria, déficits sensoriais, déficits de memória e problemas com o controle vesical. O Capítulo 25 apresenta a localização dos déficits no contexto da irrigação vascular. A Tabela 29.2 traz um resumo dos efeitos das lesões do hemisfério esquerdo *versus* o direito.

Embora hemiplegia e déficits hemissensoriais decorrentes de AVE muitas vezes pareçam ser unilaterais, "lado não envolvido"

[F]**Nota da Revisão Científica:** Particularmente a parte triangular e opercular do giro frontal inferior.

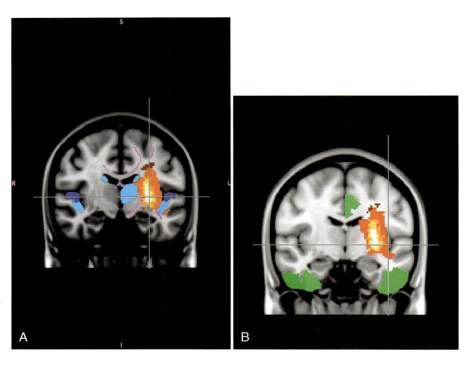

Fig. 26.16 Alterações das conexões neurais após o acidente vascular encefálico. Localização das lesões do AVE mostradas em vermelho a branco. As lesões estão na área da cápsula interna/núcleos da base. **A,** Regiões da substância cinzenta com redução de conexões em pacientes relativamente aos controles. Azul-claro indica diferenças significativas; a área em azul-escuro mostra tendências. Rosa indica áreas de substância branca com conexão reduzida. **B,** Verde indica áreas de substância cinzenta com aumento da conexão relativamente aos controles.
(*A-B* de Crofts JJ, Higham DJ, Bosnell R: Network analysis detects changes in the contralesional hemisphere following stroke. Neuroimage 54:167, 2011.)

geralmente é um termo errôneo. Pessoas com hemiparesia direita capazes de andar independentemente (algumas com dispositivos de assistência) conseguiam fazer transferências com sucesso e manter o peso sobre o lado não parético em apenas 48% dos ensaios clínicos e sobre o lado parético em apenas 20% dos ensaios clínicos.[20] A função manual ipsilateral também é afetada: em comparação com sujeitos controle, as pessoas com hemiplegia têm um comprometimento significativo da destreza ipsilateral à lesão.[21] O comprometimento da destreza ocorre porque aproximadamente 10% dos neurônios corticospinais laterais permanecem ipsilaterais.

Recuperação do AVE

Em fisioterapia e terapia ocupacional, uma controvérsia constante é a efetividade de longo prazo das abordagens de compensação, remediação e controle motor para reabilitação no AVE. As abordagens de compensação enfatizam realizar tarefas usando a extremidade parética com uma abordagem adaptada ou usar a extremidade não parética para realizar a tarefa. As abordagens de compensação pressupõem que os mecanismos neurais danificados não podem ser restaurados, e, então, auxiliares externos ou suportes ambientais são usados para dar assistência aos pacientes nas atividades diárias. Por exemplo, o tornozelo no lado parético pode ser colocado em uma órtese para permitir a deambulação precoce.

As abordagens de remediação tentam diminuir a intensidade dos déficits neurológicos. Aqui, o pressuposto é que a ativação ou estimulação dos processos lesados resultará em alteração nos níveis comportamental e neural. Usando a abordagem por remediação, o terapeuta pode usar técnicas ativas práticas para inibir o tônus muscular e trabalhar em uma sequência de atividades do supino à posição ortostática antes do treino da marcha. Durante o treino da marcha, o terapeuta pode movimentar os quadris do cliente.

As abordagens de controle motor enfatizam a especificidade da tarefa, isto é, praticar a tarefa desejada em um contexto específico. Se o objetivo for a deambulação independente, pratica-se a deambulação, e não atividades preparatórias como o equilíbrio em posição ortostática ou transferências laterais do peso ao ficar em pé.[G] Usando a abordagem do controle motor, o cliente pode caminhar em um trajeto com obstáculos com o terapeuta a postos para intervir em caso de perda de equilíbrio.

As pesquisas atuais indicam que a terapia intensiva e específica para a tarefa produz função motora significativamente melhor, em comparação com a abordagem por remediação.[22-24] As pessoas, em uma média de 3 a 4 meses depois do AVE, melhoraram significativamente com a autoidentificação de seus problemas, em comparação com um grupo que recebeu uma abordagem por remediação convencional.[25] Os progressos incluíram melhor equilíbrio, autocuidado, capacidade para realizar atividades instrumentais da vida diária (lavar roupas, usar transporte público e limpar um piso) e integração à comunidade.[25]

Tumores

Um *tumor* é um crescimento anormal espontâneo de tecido que forma massa. Os sinais e sintomas produzidos por tumores cerebrais geralmente se devem à compressão e, assim, são determinados pela localização e tamanho do tumor. Os tumores cerebrais frequentemente causam cefaleias intermitentes leves a moderadas. As cefaleias são agravadas por alterações da posição ou por aumentos abruptos da pressão intracraniana (tosse, espirros ou força para evacuar, os quais aumentam a pressão intratorácica, e, em seguida, a pressão aórtica, o que subsequentemente eleva a pressão intracraniana) e são acompanhadas por náuseas e vômitos.

[G]**Nota da Revisão Científica:** Aqui o autor está usando apenas uma visão terapêutica das vastas existentes dentro da grande área da fisioterapia. Existem evidências que mostram que fragmentar o movimento desejado e depois associá-lo melhora o desempenho motor de maneira significativa. Nesse sentido, reitera-se que essa é apenas uma das abordagens defendidas pelo autor (esse é um modelo norte-americano clássico).

QUADRO 26.1   TIPOS DE TUMORES CEREBRAIS

Malignos

Astrocitoma (dos astrócitos; alguns são benignos)
Glioblastoma multiforme (das células gliais)
Oligodendroglioma (dos oligodendrócitos)
Ependimoma (das células ependimárias)
Meduloblastoma (das células neuroectodérmicas)
Linfoma (de tecido linfático)
Metastático (comumente se originam no pulmão, pele, rim, colo ou mama)

Benignos

Meningioma (da aracnoide-máter)
Adenoma (de tecido epitelial)
Neuroma do coclear (de células de Schwann)

QUADRO 26.2   CRISES EPILÉPTICAS COMO EMERGÊNCIAS MÉDICAS

Uma crise epiléptica é uma emergência médica se:
- *A causa da crise for desconhecida, isto é, a pessoa não é identificada como tendo epilepsia ou outro transtorno epiléptico.*
- *A paciente for diabética, tiver sofrido traumatismo ou estiver grávida.*
- *A crise durar mais que 5 minutos ou uma segunda crise começar depois da primeira.*
- *A consciência não retornar.*
- *A crise tiver ocorrido na água.*

Os tumores que se originam no cérebro recebem o nome do tipo de célula envolvida (Quadro 26.1). A maioria dos tumores do sistema nervoso central (SNC) é derivada da glia e, por isso, são chamados *gliomas*.

A incidência de tumores no SNC (malignos e benignos) é de 25 casos por 100.000 adultos por ano, e de 4,8 casos por 100.000 crianças por ano.[26] Nos adultos, os tumores não malignos são duas vezes mais comuns que os malignos; nas crianças, 65% dos tumores do SNC são malignos.[26] O prognóstico depende da histologia, do tipo e da localização do tumor, da idade do paciente e da efetividade do tratamento cirúrgico, químico ou radioterápico.

Epilepsia

A epilepsia se caracteriza por crises súbitas de excessivas descargas neuronais corticais interferindo na função cerebral. Podem ocorrer movimentos involuntários, ruptura da regulação autônoma, delírios e alucinações. As crises parciais afetam apenas uma área restrita do córtex. As crises generalizadas afetam o córtex inteiro. Os dois tipos principais de crises generalizadas são as ausências, identificadas por breve perda da consciência sem manifestações motoras, e crise tônico-clônicas, que começam com a contração tônica dos músculos esqueléticos, seguidas por contração e relaxamento dos músculos alternantes. Em geral, as fases tônicas e clônicas duram aproximadamente 1 minuto cada. Depois da crise, a pessoa fica confusa por vários minutos e não tem lembrança da crise. As causas de epilepsia variam de canalopatias genéticas a alterações cerebrais secundárias a tumor, infecção, AVE, trauma cerebral, doença neurodegenerativa e crises febris.[27,28] A prevalência de epilepsia é de 7 a 10 casos por 1.000 pessoas.[29] Crises epilépticas nem sempre são emergências médicas (Quadro 26.2).

Os tratamentos para epilepsia incluem terapia medicamentosa, cirurgia cerebral para remover os neurônios com mais tendência a descargas excessivas ou interromper conexões entre neurônios, ajustes comportamentais (sono regular e estratégias de enfrentamento de estresse) e estimulação do nervo vago. Esta última consiste em anexar um marca-passo ao nervo vago para trans-mitir pulsos elétricos. A fundamentação é que as aferências viscerais vagais se projetam difusamente no SNC, e a ativação dessas vias tem efeitos benéficos generalizados sobre a excitabilidade neuronal.[30]

RESUMO

O diencéfalo tem muitas funções diversas e complexas. O tálamo filtra seletivamente as informações para o córtex cerebral, regulando a atividade cortical. O hipotálamo regula a homeostase; comportamentos alimentares, reprodutivos e defensivos; ritmos cotidianos; e o sistema endócrino. O epitálamo regula os ritmos circadianos, e o subtálamo faz parte dos núcleos da base motores.

Os axônios na substância branca subcortical carregam sinais entre o córtex cerebral e as estruturas subcorticais, bem como entre as áreas corticais. Os núcleos da base têm funções motoras, cognitivas, comportamentais e emocionais.

O córtex cerebral tem muitas funções localizadas. Os córtices sensoriais primários realizam a análise simples das sensações, e as áreas sensoriais secundárias reconhecem as sensações. O córtex motor primário controla os movimentos voluntários contralaterais, especialmente das mãos e da face. As áreas de planejamento motor planejam e iniciam os movimentos, inclusive os movimentos da fala e a comunicação não verbal. O telencéfalo também realiza funções superiores, discutidas nos Capítulos 27 a 29.

RACIOCÍNIO CLÍNICO DIAGNÓSTICO AVANÇADO

RACIOCÍNIO CLÍNICO DIAGNÓSTICO 26.3

G. B., Parte III

G. B. 6: Sua agnosia visual está presente somente no campo visual direito. Faça uma revisão do Capítulo 3 e descreva os testes de campo visual.

G. B. 7: Faça uma revisão do Capítulo 21 e identifique se o novo tumor causador da agnosia visual está no lado direito ou esquerdo do cérebro.

NOTAS CLÍNICAS

Caso 1

H. A. é uma mulher de 47 anos de idade que se recupera de uma cirurgia para remover um tumor benigno na região do quiasma óptico. Um dia após a cirurgia, o terapeuta chega para avaliar a paciente. Ele nota que a paciente não está consciente e não está coberta, o condicionador de ar está a pleno funcionamento e há ventiladores ligados na direção do corpo da paciente, ainda que a temperatura da pele da paciente esteja incomumente quente. Quando o terapeuta chega no dia seguinte, a paciente está muito coberta, o aquecedor está ligado, e a temperatura ambiente é de aproximadamente 32 °C, e, ainda assim, a temperatura da pele da paciente é fria.

Questões
1. O que a equipe hospitalar está tentando fazer manipulando a temperatura ambiente?
2. Qual é a parte do cérebro de H. A. que não está funcionando de maneira ideal?

Caso 2

K. L. é um homem de 72 anos de idade transferido para reabilitação 2 semanas depois de um AVE no lado esquerdo. Ele se queixa de fraqueza nos membros direitos e de não ser capaz de abotoar as roupas nem amarrar os calçados. Os movimentos de sua mão direita são desajeitados. No lado direito do corpo, K. L. não consegue localizar estímulos táteis nem distinguir entre uma flexão e uma extensão passiva das articulações. Consegue relatar corretamente se foi tocado ou não e se um estímulo é pontiagudo ou sem ponta.

Questão
1. Onde é a lesão?

Caso 3

R. B. é um adolescente de 19 anos de idade resgatado inconsciente depois de cair de um penhasco de uma altura de aproximadamente 12 m. Um dia mais tarde, readquiriu a consciência. A força, o senso de posição, a localização do toque e a discriminação de dois pontos estavam normais em ambos os lados. R. B. conseguia facilmente identificar objetos não vistos à esquerda, mas era totalmente incapaz de reconhecer os mesmos objetos usando a mão direita. Embora fosse destro antes do acidente, depois do acidente usava a mão esquerda sempre que possível.

Questões
1. Dê o nome do déficit de capacidade de reconhecer um objeto por palpação.
2. Por que R. B. evita usar a mão direita?

Caso 4

Um homem de 32 anos de idade foi atingido no lado da cabeça por uma bola de beisebol 1 semana antes. Ele se queixa de falta de coordenação para pegar objetos, embora não tenha dificuldades para identificar visualmente os objetos. Quando estende a mão para pegar os objetos, não orienta a posição da sua mão para o objeto; por exemplo, quando estende a mão para pegar uma caneta, segura na mão do examinador, usa uma abordagem com o antebraço pronado, independentemente de a caneta estar vertical ou horizontal. Ao estender a mão para pegar uma xícara, não ajusta a abertura entre os dedos e o polegar para o tamanho da xícara.

Questões
1. Como é chamada essa condição?
2. Qual(ais) área(s) do cérebro está(estão) danificada(s)?

 Veja a lista completa das referências em www.evolution.com.br.

27 Memória, Consciência e Intelecto

Laurie Lundy-Ekman, PhD, PT

Objetivos do Capítulo

1. Descrever *memória de trabalho, memória declarativa* e *memória de procedimentos*. Identificar as estruturas ativadas na memória de trabalho e de procedimentos.
2. Associar os estágios da memória declarativa com suas respectivas áreas cerebrais.
3. Comparar memória declarativa episódica e semântica.
4. Descrever os três estágios da aquisição de habilidades motoras.
5. Descrever os quatro aspectos da consciência. Relacionar o neuromodulador associado a cada aspecto da consciência.
6. Comparar a atenção de orientação, dividida, seletiva, sustentada e alternada.
7. Descrever o transtorno do déficit da atenção e hiperatividade (TDAH).
8. Comparar os sete tipos de demência quanto a seus respectivos transtornos cognitivos, comportamentais/ emocionais e motores.

Sumário do Capítulo

Memória
    Memória de Trabalho
    Memória Declarativa
        Memória Declarativa Episódica Versus *Semântica*
        Falha de Memória Declarativa: Amnésia
    Memória de Procedimentos
Consciência
    Limites de Atenção
    Transtornos que Afetam o Sistema da Consciência
        Perda de Consciência
        Comprometimento da Atenção
        Transtorno do Déficit da Atenção e
            Hiperatividade

Intelecto
    Transtornos do Intelecto
        Trissomia 21
        Fenilcetonúria
        Deficiências de Aprendizagem
Demência
    Doença de Alzheimer
    Demência Frontotemporal
    Demência na Doença de Parkinson, Síndromes
        Parkinson-Plus e Encefalopatia Traumática
        Crônica
Resumo
Raciocínio Clínico Diagnóstico Avançado

Cada uma das funções discutidas neste capítulo envolve muitas áreas do telencéfalo. A memória é a formação de registros de novas experiências e o uso das informações para guiar atividades subsequentes. Memórias pessoais oferecem um elemento essencial da singularidade de cada indivíduo. A memória também fornece a base para as habilidades e para o conhecimento compartilhado, incluindo conceitos de linguagem e sociais. Consciência é um estado de estar ciente de si mesmo e do ambiente. O intelecto é a capacidade de compreender e pensar logicamente.

MEMÓRIA

Foram identificados pelo menos três tipos diferentes de memória (Tabela 27.1):

- De trabalho
- Declarativa
- De procedimentos

A memória de trabalho é o armazenamento temporário e a manipulação de informações. A memória declarativa é facilmente declarada: fatos, eventos, conceitos e localizações. A memória de procedimentos envolve conhecer os procedimentos, isto é, conhecimento de como realizar ações e habilidades.

Memória de Trabalho

A memória de trabalho mantém uma informação relevante para o objetivo por curto tempo. A memória de trabalho é essencial para a linguagem, a resolução de problemas, a navegação mental e o raciocínio. Durante uma conversa, você escuta a pessoa falando, está ciente das sugestões emocionais e sociais, e simultaneamente planeja o que quer dizer e o que quer fazer a seguir. Livrar-se da conversa? Convidar a pessoa para jantar? Planejar seu caminho até a academia? Quando está dirigindo, você é capaz de planejar e rapidamente atualizar sua rota quando uma rua ou ponte está interditada e simultaneamente conversar com as pessoas no carro. Essas complexas multitarefas mentais exigem memória de trabalho e são centrais à cognição. O córtex pré-frontal lateral, o córtex de associação temporoparietal (Fig. 27.1) e os tratos de substância branca que conectam essas áreas do córtex mantêm, manipulam e atualizam informações na memória de trabalho. O armazenamento por mais tempo de informações de memória baseadas na linguagem exige memória declarativa.

RACIOCÍNIO CLÍNICO DIAGNÓSTICO 27.1

C. T, Parte I

Seu paciente, C. T., é um homem de 64 anos de idade 1 dia após fratura do maléolo fibular sofrida por uma queda em casa. Foi aplicado gesso desde abaixo do joelho até os dedos dos pés; não foi necessária cirurgia. Três anos antes, ele se aposentara da função de técnico de futebol americano na universidade comunitária local. Os antecedentes pessoais são significativos para hipertensão, hiperplasia benigna da próstata e depressão. As medicações incluem lisinopril e Prozac®. Como parte de sua avaliação, você determina que ele está alerta e orientado quanto à pessoa, ao local e à situação, mas não quanto ao tempo (ano, estação e horário do dia estão incorretos). Sua esposa menciona que ele jogava futebol americano no ensino médio e na faculdade.

C. T. 1: Se sua memória de trabalho também estiver comprometida, qual será o impacto de receber a visita de um vizinho durante uma sessão de treinamento de marcha sem sustentação do peso com muletas?

C. T. 2: Depois do treinamento de marcha pela manhã, você retorna para uma sessão à tarde. C. T. não se lembra de você nem que seu vizinho veio visitá-lo pela manhã. Qual tipo de memória declarativa foi afetada?

C. T. 3: Se C. T tiver uma contraindicação da memória declarativa semântica, você antecipa que ele terá dificuldade em recordar como andar sem sustentar o peso usando muletas?

Memória Declarativa

Memória declarativa se refere às lembranças que podem ser facilmente verbalizadas. A memória declarativa também é chamada de memória consciente ou explícita.

Um caso famoso de consequências involuntárias de uma cirurgia para aliviar epilepsia grave contribuiu significativamente para nosso conhecimento sobre a memória. O paciente, H. M., sofria de crises epilépticas frequentes e intensas. Como suas crises se originavam nos lobos temporais mediais, essa área do seu cérebro foi removida bilateralmente quando tinha 27 anos de idade. A epilepsia melhorou, mas sua memória foi permanentemente lesada. Ao longo dos 55 anos em que viveu subsequentemente à cirurgia, H. M. não conseguiu se lembrar de nenhuma pessoa, fato ou eventos novos desde 1 ano antes da cirurgia até o fim de sua vida. Não conseguia se recordar de texto que lera minutos antes nem de pessoas que encontrara repetidamente após a cirurgia. As memórias mais antigas ficaram intactas e ele conseguiu aprender novas habilidades.[1] Sua percepção, personalidade e habilidades cognitivas, que não a memória declarativa, não foram afetadas. Esses desfechos indicam que o lobo temporal medial reorganiza a memória para armazenamento, mas que as memórias declarativas não são armazenadas no lobo temporal medial.

A memória declarativa exige atenção durante a recordação. A memória declarativa tem três estágios:

- Codificação
- Consolidação
- Recuperação

A codificação processa as informações em uma representação de memória. A codificação é melhorada quando se presta atenção, pelo alerta emocional, ligando novas informações a outras informações e por revisão. Estar distraído ou sem interesse interfere com a codificação.

A consolidação estabiliza as memórias. Essa estabilização tem duas formas: sináptica e sistemas. A consolidação sináptica envolve potencialização de longo prazo (discutida no Cap. 7) e exige minutos a algumas horas. A consolidação por sistemas é o processamento no lobo temporal medial, que reorganiza as informações de memória através de grandes redes neuronais; esse processo exige minutos a décadas.[2]

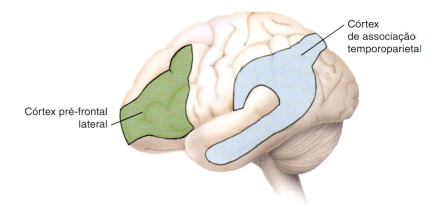

Fig. 27.1 Memória de trabalho. Os córtices pré-frontal lateral e temporoparietal e suas conexões com a substância branca são o substrato neural para a memória de trabalho.

TABELA 27.1	TRÊS TIPOS DE MEMÓRIA		
	De Trabalho	**Declarativa**	**De Procedimentos**
Informação	Informação relevante para o objetivo por um tempo curto	Fatos, eventos, conceitos e localizações	Movimentos e hábitos com experiência
Localização	Córtex de associação pré-frontal e temporoparietal	Córtex pré-frontal lateral e lobo temporal medial	Córtex frontal, tálamo e núcleos da base

Função	Estrutura
Processamento de memória declarativa	Lobo temporal medial Córtex medial temporal
Integração perceptiva	Associação do córtex temporoparietal
Organização e categorização da informação	Córter pré-frontal lateral

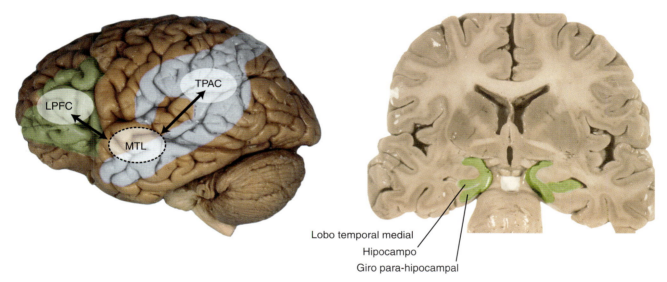

Fig. 27.2 Processamento da memória declarativa. O lobo temporal medial (MTL) é o centro do processamento da memória declarativa. O MTL processa informação perceptiva integrada do córtex de associação temporoparietal (TPAC). O córtex pré-frontal lateral (LPFC) organiza a categoriza informações para o MTL. Este último inclui o hipocampo, parte do fórnice e o giro para-hipocampal (também chamado de córtex temporal medial). O MTL tem um contorno em linha interrompida porque o hipocampo e o fórnice são profundos no lobo temporal, e o giro para-hipocampal é medial à visualização.
(Fotografia Copyright 1994, University of Washington. Todos os direitos reservados. Digital Anatomist Interactive Brain Atlas and the Structural Informatics Group, Department of Biological Structure. Não reutilize, redistribua ou faça uso comercial sem a prévia permissão por escrito do autor Dr. John W. Sundsten e da University of Washington Seattle, Washington, Estados Unidos.)

As estruturas envolvidas na memória declarativa são mostradas na Figura 27.2. A memória declarativa começa com os núcleos talâmicos posteroanterior e lateral, selecionando a informação que é percebida na área de associação temporoparietal e depois codificada no lobo temporal medial. O lobo temporal medial inclui o hipocampo, parte do fórnice e o giro para-hipocampal (Fig. 27.3). O hipocampo recebe este nome em razão de seu aspecto imaginado, em corte coronal, com a forma de um cavalo marinho. O hipocampo é formado pela substância cinzenta e pela branca de dois giros envolvos no lobo temporal medial. O fórnice é um feixe de fibras na forma de arco que liga o hipocampo ao corpo mamilar e ao núcleo anterior do tálamo. A estimulação elétrica do córtex do lobo temporal medial faz as pessoas relatarem que parece que um evento ou experiência do passado esteja ocorrendo durante a estimulação, apesar de sua conscientização de, na realidade, estarem em cirurgia.[3]

O córtex pré-frontal lateral exerce controle voluntário sobre o lobo temporal medial, processando, selecionando e organizando informações para armazenamento; acessando a informação armazenada;[4] e analisando o conteúdo de linguagem. Para recuperar uma memória, o córtex pré-frontal lateral gera dicas que são usadas para buscar memórias

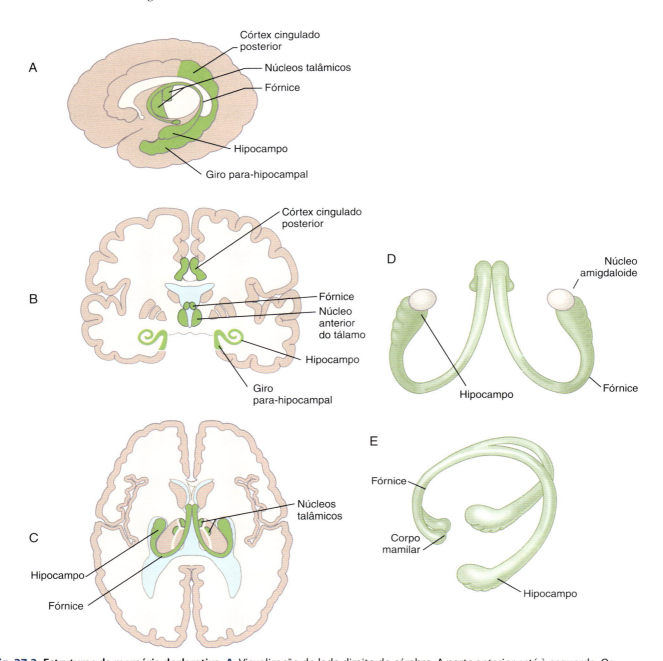

Fig. 27.3 Estruturas da memória declarativa. A, Visualização do lado direito do cérebro. A parte anterior está à esquerda. Os núcleos talâmicos são os anteriores e os posterolaterais. **B,** Corte coronal. As áreas em azul-claro são os ventrículos laterais. **C,** Corte horizontal. A parte anterior está em cima. A visualização, a partir da parte superior, mostra o hipocampo e o fórnice em três dimensões. O hipocampo está abaixo do plano do corte, e o fórnice está acima do plano do corte. As áreas em azul-claro são os ventrículos laterais. **D,** Fórnice, hipocampo e núcleo amigdaloide. O núcleo amigdaloide faz parte do sistema emocional e é mostrado para referência anatômica. A visualização é a partir da parte superior. **E,** Fórnice e hipocampo. A visualização é a partir da parte superior e lateralmente. A parte anterior é em direção à esquerda.

codificadas no lobo temporal medial.[5] Uma vez recuperada a memória, o córtex pré-frontal lateral mantém e verifica a memória.

À medida que as memórias envelhecem, muda a ativação de áreas cerebrais durante a recordação. Em pessoas neurologicamente intactas, recordar as memórias mais recentes (neste estudo, de 1 a 12 anos antes) depende mais da atividade do lobo temporal medial; a recordação de memórias mais antigas (neste estudo, de 13 a 30 anos antes) exige mais atividade dos córtices pré-frontal, parietal e temporal lateral.[6]

Memória Declarativa Episódica versus Semântica

Episódica e semântica são dois tipos de memória declarativa. A memória episódica é a coleção de eventos pessoais específicos, incluindo que estava presente e por quê, e quando cada evento ocorreu. A memória semântica compreende conhecimento comum adquirido, não baseado em experiência pessoal. Os exemplos incluem conceitos numéricos, sons de letras, nomes de países e o significado das palavras.

Falha da Memória Declarativa: Amnésia

Amnésia é a perda da memória declarativa. Amnésia retrógrada envolve a perda de memórias para eventos que ocorreram antes do trauma ou doença que causou a condição. Depois que H. M. teve ambos os hipocampos removidos, suas memórias do passado ficaram intactas, mas ele não conseguia se lembrar de eventos que ocorreram depois da cirurgia. Essa perda de memória para eventos após o evento que causou a amnésia é chamada de *amnésia anterógrada*.

As pessoas com amnésia retêm a capacidade de formar novas preferências, apesar de falta de conscientização cognitiva das preferências. Um paciente com amnésia pós-encefalítica foi estudado para determinar se aprenderia a distinguir entre diferentes padrões de resposta de membros da equipe. Três membros da equipe consistentemente forneciam diferentes respostas ao seu pedido de alimentação especial: positiva, negativa e neutra. Quando lhe perguntaram a quem ele pediria alimentação especial, ele indicou o membro da equipe que respondera positivamente aos seus pedidos, embora fosse totalmente incapaz de mostrar familiaridade com algum dos outros membros da equipe.[7] O comportamento do paciente demonstrou sua capacidade de recordar-se inconscientemente do membro da equipe que lhe forneceria a alimentação especial.

A dissociação da memória declarativa e de procedimentos é importante clinicamente. Pessoas com grandes déficits da memória declarativa após traumatismo craniano aprendem novas habilidades motoras na mesma taxa que as pessoas sem déficits de memória declarativa, apesar de sua incapacidade de recordar-se conscientemente de ter praticado as tarefas.[8] Habilidades e hábitos motores, perceptivos e cognitivos podem ser aprendidos mesmo quando a memória declarativa falha.[8]

RACIOCÍNIO CLÍNICO DIAGNÓSTICO 27.2

C. T, Parte II

C. T. 4: Depois de você o treinar sobre a maneira apropriada de subir e descer escadas, ele não consegue lhe dizer o método correto, mas automaticamente se corrige depois de começar a subir com o pé esquerdo (não envolvido) primeiro. Qual tipo de memória é responsável por esse tipo de aprendizagem?

C. T. 5: Ele para na escada quando sua esposa vem ver, como se não conseguisse conversar com ela e descer a escada ao mesmo tempo. Qual tipo de déficit de atenção é esse?

Memória de Procedimentos

A memória de procedimentos se refere à recordação de habilidades e hábitos. Esse tipo de memória também é chamado de memória não consciente de habilidade, do hábito ou memória implícita. A memória implícita produz mudanças de desempenho sem conscientização. A distinção entre memórias declarativas e memórias de procedimentos pode ser esclarecida pela recordação das memórias de andar de bicicleta. As memórias declarativas descrevem a localização, o terreno e os companheiros do passeio, do tempo que fazia e outras características do passeio. As memórias de procedimentos não são conscientes. Assim sendo, se você perguntar a ciclistas como eles fazem a bicicleta voltar à posição vertical quando a bicicleta começa a pender para a esquerda, a maioria dirá que a inclinando para a direita. No entanto, isso faria a bicicleta inclinar-se ainda mais para a esquerda. O que o ciclista realmente faz é girar o guidão para a esquerda, restaurando o centro de gravidade entre as duas rodas. Desse modo, o ciclista típico realiza precisamente o movimento efetivo para impedir a queda sem estar consciente de como a queda é impedida.

A memória de procedimentos também inclui aprendizagem de habilidades perceptivas e cognitivas. As habilidades perceptivas incluem reconhecimento de objetos, padrões e faces. As habilidades cognitivas incluem raciocínio e lógica.

É necessária a prática para armazenar memórias de procedimentos. Uma vez aprendida a habilidade ou o hábito, é necessária menor atenção enquanto se realiza a tarefa. Por exemplo, a habilidade inicialmente difícil de dirigir um carro no trânsito se torna automática com a prática.

Para aprender habilidades motoras, foram identificados três estágios da aprendizagem:
- Cognitivo
- Associativo
- Automático

Durante o estágio cognitivo, o iniciante está tentando compreender a tarefa e descobrir o que funciona. Muitas vezes, os iniciantes guiam verbalmente seus próprios movimentos. Por exemplo, pessoas que estão aprendendo a usar muletas costumam falar em seu caminho ao descer escadas: "Primeiro as muletas, depois o gesso e depois a perna direita..." Durante o estágio associativo, a pessoa refina os movimentos selecionados como mais efetivos. Os movimentos são menos variáveis e menos dependentes da cognição. Durante o estágio automático, o movimento ou a percepção exige menos atenção. Quando os movimentos são automáticos, pode-se dedicar atenção a uma conversa ou outras atividades enquanto os movimentos estão sendo executados.

Aprender uma sequência motora envolve o córtex motor e o parietal e o estriado.[9] A representação das sequências de movimento aprendidas parece estar localizada na área motora suplementar e no putâmen/globo pálido.[10] A adaptação motora, a capacidade de ajustar movimentos às mudanças ambientais, envolve o cerebelo e os córtices parietal e motor.[9]

As habilidades de H.M., o homem com ambos lóbulos medial temporal removidos ilustram a dissociação de lóbulos declarativos e memórias processuais. Ele foi capaz de aprender novas habilidades motoras, mas não conseguia se lembrar conscientemente que as tinha aprendido. Assim, a sua memória processual estava intacta, apesar da sua perda total da capacidade de se lembrar conscientemente de ter praticado uma tarefa. As capacidades de comunicação de H.M. estavam intactas, porque as diferentes áreas cerebrais são responsáveis pela comunicação do que pelas memórias declarativas.

CONSCIÊNCIA

Acordar e dormir, prestar atenção e iniciar a ação são a área do sistema de consciência. Vários aspectos da consciência requerem subsistemas diferentes. Aspectos da consciência incluem o seguinte:
- Nível geral de excitação
- Atenção
- Seleção do objeto de atenção baseado em objetivos
- Motivação e iniciação da atividade motora e cognição

Cada um desses aspectos da consciência se associa à atividade de neuromoduladores específicos produzidos pelos neurônios do tronco encefálico[11] e transmitidos ao telencéfalo pelo sistema reticular ativador (Cap. 20). Os neuromoduladores são a serotonina, norepinefrina, acetilcolina e dopamina. A serotonina é amplamente distribuída em todo o telencéfalo e modula o nível geral de alerta. A norepinefrina contribui para a atenção e a vigilância por meio de projeções do *locus coeruleus* primariamente às áreas sensoriais. A ativação da acetilcolina ao córtex cingulado anterior[11] contribui para o direcionamento

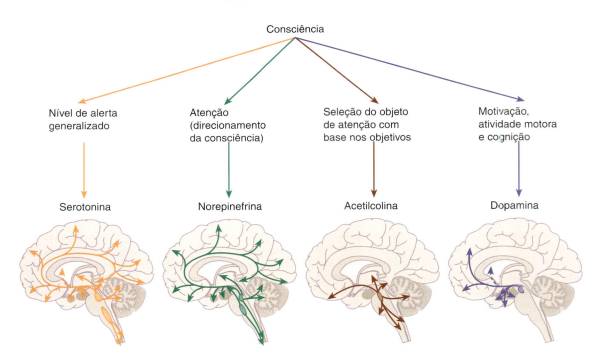

Fig. 27.4 Função e distribuição dos neuromoduladores envolvidos na consciência. Os neuromoduladores são produzidos no tronco encefálico e distribuídos ao telencéfalo pelo sistema reticular ativador. Os quadros coloridos abaixo de cada modulador indicam que o neuromodulador se distribui à área cerebral indicada.

voluntário da atenção a um objeto. Finalmente, a dopamina contribui para o início de ações motoras ou cognitivas com base em atividade cognitiva. A Figura 27.4 resume a função e a distribuição de cada neuromodulador do tronco encefálico envolvido na consciência.

Embora o tronco encefálico seja a fonte de neuromoduladores que regulam a consciência, esta também exige atividade do tálamo e do córtex cerebral. Os núcleos talâmicos intralaminares são essenciais para o alerta, a percepção, o pensamento e o comportamento motor.[12] Desse modo, lesões do tronco encefálico, do tálamo e/ou do córtex cerebral podem resultar nos transtornos da consciência citados no Capítulo 20.

Limites de Atenção

A quantidade de atenção é limitada. Informações às quais não se presta atenção não são processadas, de modo que se você estiver dirigindo e falando ao telefone, mas não procurando pedestres enquanto faz uma curva, pode resultar uma tragédia. À medida que as tarefas se tornam mais automáticas, menor é a atenção necessária. Quando se começa a aprender a dirigir, o número e a coordenação das tarefas parecem incontroláveis. Depois de muita prática, a coordenação se torna quase automática, e o motorista pode estar ciente do tráfego, dos pedestres, dos ciclistas, de equipes de reparos na estrada, de mudanças de rota e de planos para o destino.

A capacidade de prestar atenção é limitada pela quantidade total de atenção disponível e pelas capacidades de direcionar, dividir, selecionar, sustentar e alternar a atenção. *Direcionamento* é a capacidade de localizar informação sensorial específica entre muitos estímulos.[13] Um exemplo é localizar o semáforo enquanto se dirige. *Atenção dividida* é a capacidade de prestar atenção a duas ou mais coisas ao mesmo tempo. Um exemplo de atenção dividida entre tarefas que podem ser realizadas simultaneamente é ajustar a velocidade do carro, de acordo com a trajetória anticipada de outros veículos, enquanto conversa com um passageiro. *Atenção seletiva* é a capacidade de prestar atenção a informações importantes e ignorar distrações. Um exemplo é ouvir somente a pessoa com quem se está conversando em um café com numerosas outras conversas prosseguindo ao mesmo tempo.

Atenção sustentada é a capacidade de continuar uma atividade com o passar do tempo. Muitas tarefas, inclusive ler um livro, dirigir um carro, ter uma conversa e construir móveis, exigem atenção persistente. *Atenção alternada* é a capacidade de mudar de uma tarefa para outra. Ao fazer metade de uma receita, é fácil cometer um erro de conversão enquanto se presta atenção aos processos de medir e misturar, e, desse modo, terminar com a quantidade de sal necessária para uma receita inteira, e não metade da receita. Também é preciso lembrar quais etapas foram realizadas e quais restam: O fermento em pó já foi colocado? A Figura 27.5 ilustra áreas corticais associadas a vários aspectos da atenção.

A atenção também é limitada pela quantidade de esforço disponível. Se alguém está conversando baixinho e monotonamente por uma hora, a capacidade de manter a atenção é desafiada. Se o ouvinte está extremamente interessado no assunto e o orador é um especialista, a atenção pode ser mantida. No entanto, se o ouvinte está cansado ou desinteressado, as distrações prontamente chamarão a atenção, e o orador será esquecido.

Transtornos que Afetam o Sistema da Consciência

Perda de Consciência

Em qualquer idade, um golpe na cabeça pode causar perda temporária da consciência. A perda de consciência resulta do movimento dos hemisférios cerebrais relativamente ao tronco encefálico, causando torque do tronco encefálico e um aumento abrupto da pressão intracraniana. A consciência também pode ficar comprometida por grandes processos expansivos do telencéfalo localizados no diencéfalo ou exercendo pressão sobre o tronco encefálico.

Comprometimento da Atenção

O comprometimento da atenção pode afetar apenas uma modalidade ou mais de uma. Um exemplo de um déficit que afeta uma habilidade de atenção é a falta das crianças com autismo de dirigirem os olhos para os outros durante conversas.[14] A maioria das pessoas dirige os olhos para a outra pessoa ao conversar.

A atenção dividida, a capacidade de prestar atenção a duas ou mais coisas ao mesmo tempo, é avaliada com tarefas duplas. *Tarefas duplas* são frequentemente usadas durante terapia, tanto para avaliar a capacidade de realizar tarefas simultaneamente como em técnica de tratamento. Um exemplo é o teste Para de Andar quando Conversa.[14] Para passar nesse teste, a pessoa é capaz de andar e conversar simultaneamente; a incapacidade de continuar a andar enquanto conversa indica risco de queda.[15] Pessoas que tiveram um acidente vascular encefálico (AVE), as que tiveram traumatismo craniano, com a doença de Parkinson ou com a doença de Alzheimer se beneficiam do treinamento em caminhadas combinadas com tarefas cognitivas para melhorar a atenção dividida.[16-18] Caminhar exige atenção até em adultos jovens e saudáveis.[19]

As pessoas com traumatismo craniano grave têm déficits de atenção total, seletiva, sustentada e alternada.[20] Um exemplo de comprometimento da atenção seletiva é não ser capaz de se concentrar em se vestir quando está ocorrendo uma conversa por perto. A falta de atenção sustentada também interfere com a finalização de tarefas. As pessoas com déficit de atenção alternada têm dificuldade em transferir a atenção de uma tarefa para outra diferente. Um exemplo é

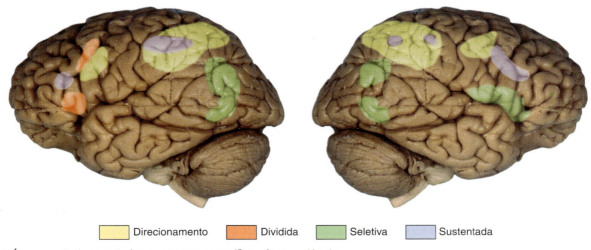

Fig. 27.5 Áreas corticais associadas a aspectos específicos da consciência.
(Fotografia Copyright 1994, University of Washington. Todos os direitos reservados. Digital Anatomist Interactive Brain Atlas and the Structural Informatics Group, Department of Biological Structure. Não reutilize, redistribua ou faça uso comercial sem a prévia permissão por escrito do autor Dr. John W. Sundsten e da University of Washington Seattle, Washington, Estados Unidos.)

transferir informação de um pedaço de papel para uma planilha de computador. As pessoas com déficits de atenção alternada podem cometer muitos erros na segunda tarefa ou ficam tão frustradas, que não conseguem continuar a segunda tarefa.

Transtorno do Déficit da Atenção e Hiperatividade

A dificuldade de sustentar a atenção com início durante a infância é chamada *transtorno do déficit da atenção e hiperatividade (TDAH)*. As pessoas com TDAH exibem desatenção inadequada para seu nível de desenvolvimento e impulsividade. Seu déficit de atenção afeta todos os aspectos da atenção.[21] Déficits de comportamento direcionado para o objetivo, da memória de trabalho e da via de busca de recompensa da dopamina (discutida no Cap. 28) causam dificuldade em manter a atenção quando não estão interessadas em uma tarefa. No entanto, pessoas com TDAH podem se concentrar em tarefas que as interessem.

Estruturas cerebrais específicas e a via de busca de recompensa mostram anormalidades no TDAH. Em crianças que apresentam TDAH e não são medicadas, os circuitos que ligam o córtex pré-frontal ao estriado, ao córtex parietal e ao cerebelo e que ligam o córtex parietal ao córtex temporal são anormais.[22] Também nas crianças não medicaas com TDAH, o volume da substância cinzenta é reduzido no córtex orbital (córtex que se apoia no teto da órbita), no núcleo caudado, no estriado ventral e no cerebelo.[23] Adultos com TDAH mostram incapacidade de prestar atenção a tarefas chatas e desinteressantes, incapacidade de esperar por gratificação e preferência por pequenas recompensas imediatas a recompensas maiores mais demoradas — sinal de dificuldades com o sistema de busca de recompensa e de motivação.[24] Nos adultos com TDAH que não estão medicados e sem história de uso de drogas recreacionais, os déficits de dopamina na via de busca de recompensa (área tegmentar anterior ao estriado anterior) se associam ao comprometimento da atenção.[24]

O TDAH afeta 2% a 6% das crianças e 2% a 4% dos adultos.[25,26] As meninas com TDAH têm mais probabilidade de serem desatentas que os meninos.[27] Os meninos com TDAH tendem a ser hiperativos ou impulsivos. O transtorno geralmente persiste até a idade adulta, comprometendo as capacidades sociais, acadêmicas e de trabalho.[26] Estima-se que a transmissibilidade hereditária esteja acima de 75%.[25] Medicação estimulante melhora todos os aspectos da atenção, embora as modalidades dividida, de direcionamento e alternada continuem comprometidas relativamente aos controles com idade e gênero correspondentes.[21] Medicação estimulante melhora o comportamento social, o desempenho acadêmico e a cognição em crianças e adultos que têm TDAH.[21,28]

INTELECTO

O intelecto é a capacidade de formar conceitos e de raciocinar. A formação de conceitos e o raciocínio envolvem memória e capacidade de processar eventos mentais. Sair-se bem em testes psicológicos especializados de raciocínio verbal e espacial requer integrar funções verbais, visuoespaciais e de memória de trabalho e comportamento direcionado para o objetivo. Essa integração é obtida por conexões da substância branca entre o córtex pré-frontal lateral e os lobos parietais posteriores.[29] No entanto, as pontuações em testes psicológicos de intelecto não estão relacionadas com comportamentos na vida real porque impulsos, escolaridade, socialização e noções sociais influenciam fortemente o comportamento.

Transtornos do Intelecto

Deficiência cognitiva, deficiência de aprendizagem e demência, todas reduzem a capacidade de compreender e raciocinar. As causas genéticas comuns da deficiência cognitiva são a trissomia 21 e a fenilcetonúria não tratada.

Trissomia 21

A *trissomia 21*, também conhecida como a *síndrome de Down*, é um transtorno genético causado por uma cópia extra do cromossomo 21. As pessoas com a trissomia 21 têm cabeça redonda, olhos oblíquos, uma prega cutânea que se estende do nariz à extremidade medial da sobrancelha e pregas simiescas nas palmas das mãos. O peso do cérebro e o tamanho relativo dos lobos frontais são reduzidos, em comparação com cérebros normais. Relata-se uma prevalência de 12 casos por 10.000 nascidos vivos.[30]

Fenilcetonúria

A *fenilcetonúria* é um defeito autônomo recessivo do metabolismo que resulta em retenção de um aminoácido comum, a fenilalanina. O acúmulo de fenilalanina resulta em desmielinização e, mais tarde, perda neuronal. Se a condição for diagnosticada na fase de lactente (por exames de sangue e da urina), pode-se prevenir o dano do sistema nervoso por uma dieta pobre em fenilalanina.

Deficiências de Aprendizagem

Ao contrário dos déficits intelectuais generalizados da deficiência cognitiva e da demência, as deficiências de aprendizagem se originam da falta de desenvolvimento de tipos específicos de inteligência. A deficiência de aprendizagem mais comum é a dislexia, condição de incapacidade de ler em um nível proporcional à inteligência global da pessoa. As pessoas com dislexia têm dificuldade para ler, escrever e soletrar palavras, embora suas capacidades de conversação e visuais sejam normais. Conseguem interpretar objetos visuais e ilustrações sem dificuldade. Alguns casos de dislexia podem passar por triagem para anormalidades de um gene no cromossomo 6.

DEMÊNCIA

Diferentemente da deficiência cognitiva, a demência geralmente ocorre tardiamente na vida. *Demência* é a deterioração mental generalizada, caracterizada por desorientação e comprometimento da memória, julgamento e intelecto. Muitas causas diferentes podem levar à demência. Entre as causas de demência estão a doença de Alzheimer, a doença difusa dos corpos de Lewy, a demência da doença de Parkinson, a encefalopatia traumática crônica (ETC) e múltiplos infartos. Os múltiplos infartos nos hemisférios cerebrais resultam em sinais neurológicos focais, além da deterioração da função intelectual.

Doença de Alzheimer

A *doença de Alzheimer* causa deterioração mental progressiva consistindo em perda de memória, confusão e desorientação. Em geral, os sintomas se tornam aparentes depois da idade de 60 anos, e o óbito sobrevém em 5 a 10 anos. Inicialmente, a doença se apresenta com sinais de esquecimento, evoluindo para incapacidade de recordar palavras e, por fim, falha em produzir e compreender linguagem. As pessoas com a doença de Alzheimer se perdem facilmente devido à cegueira para movimento.[31] A cegueira para movimento é uma incapacidade de interpretar o fluxo de informações visuais. Por exemplo, quando uma pessoa caminha para a frente, os objetos no fluxo do campo visual passam pela pessoa em um padrão radial. As pessoas com a doença de Alzheimer são incapazes de interpretar a direção do movimento dos objetos em seu campo visual. Não conseguem dizer se os objetos estão se movendo em sua direção ou se afastando delas ou se estão se movendo relativamente aos objetos. Essa incapacidade interfere no uso de informações visuais para orientar o automovimento e pode explicar a tendência para os pacientes vagarem e se perderem. Outra dificuldade apresentada por quase 40% das pessoas com a doença de Alzheimer são as explosões emocionais incontroláveis não relacionadas com seu estado emocional (labilidade emocional).[32] Na doença de Alzheimer em estágio final, as pessoas deixam de se vestir, de se arrumar ou de se alimentar.

A causa da perda cognitiva na doença de Alzheimer é uma disfunção que afeta as células endoteliais cerebrais (células que revestem o interior dos vasos sanguíneos). As células endoteliais vasculares alteradas causam mau funcionamento da barreira hematoencefálica e liberam fatores que são prejudiciais ou tóxicos para os neurônios, criando inflamação crônica que resulta na doença de Alzheimer.[33,34] Mais tarde no processo da doença, o agrupamento do amiloide-beta solúvel extracelular e um tipo anormal de proteína tau se acumulam nos neurônios. Os sinais tardios da doença de Alzheimer incluem atrofia grave do córtex cerebral, do núcleo amigdaloide e do hipocampo. A Figura 27.6 compara a atividade neural de um cérebro normal *versus* um cérebro com a doença de Alzheimer.

A prevalência de doença de Alzheimer nas pessoas na faixa etária de 70 anos ou mais é de 8,7%.[35] A incidência aumenta com o aumento da idade, chegando a 41% em pessoas com idade de 100 anos ou mais.[36] Quase todas as pessoas com a trissomia 21 desenvolvem alterações, no nível celular, semelhantes às da doença de Alzheimer por volta dos 40 anos de idade, embora, na maioria dos casos, as alterações comportamentais não sejam óbvias porque o nível de função cognitiva prévio era baixo. As pessoas com a trissomia 21 têm a trissomia do cromossomo 21 em todas as células. Diferentemente, pessoas com a doença de Alzheimer têm algumas células geneticamente normais e outras células com a trissomia 21.[37] A biópsia de pele para uma enzima envolvida na doença de Alzheimer mostra-se promissora como método de diagnóstico.[38]

Demência Frontotemporal

A atrofia dos córtices frontal e temporal causa a demência frontotemporal. Dependendo de qual córtex seja mais afetado, há dois subtipos: afasia progressiva primária e demência frontotemporal comportamental. A variante afasia progressiva primária causa degeneração nas áreas da linguagem no lobo temporal e algumas vezes na junção temporoparietal (Cap. 29). A variante comportamental afeta o lobo frontal e o lobo temporal anterior, interferindo com a cognição social e o comportamento. Isso causa comportamento inadequado e impulsivo, alterações da personalidade, comportamento direcionado ao alvo insatisfatório, labilidade emocional e apatia. Uma pessoa com esse transtorno pode cometer impulsivamente atos antissociais ou criminosos.

Demência na Doença de Parkinson, nas Síndromes Parkinson-Plus e na Encefalopatia Traumática Crônica

As doenças causadoras dos tipos restantes de demência foram apresentadas no Capítulo 16, e aqui se faz uma breve revisão sobre

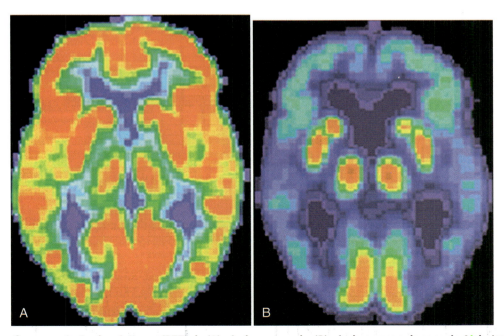

Fig. 27.6 Tomografia por emissão de pósitrons (PET) de (A) cérebro normal e (B) cérebro com a doença de Alzheimer. Vermelho e amarelo indicam áreas de alta atividade neural; azul e roxo representam baixa atividade neural.
(Cortesia de Alzheimer's Disease Education and Referral Center, um serviço do National Institute on Aging.)

elas. Essas doenças todas envolvem disfunção dos núcleos da base e causam sinais motores: rigidez, marcha arrastada, instabilidade postural, bradicinesia, tremor e face sem mímica; e transtornos comportamentais e emocionais além dos transtornos cognitivos. A *demência de Parkinson* primariamente afeta o comportamento direcionado para objetivos: planejamento, orientação para o objetivo e tomada de decisão.[39] A demência da doença de Parkinson também causa alucinações e delírios. A *paralisia supranuclear progressiva* interfere com a velocidade e a qualidade dos pensamentos e com o comportamento direcionado para metas. A *doença difusa de corpos de Lewy* se caracteriza por declínio cognitivo progressivo, comprometimentos da memória e déficits de atenção, do comportamento direcionado a metas e capacidade visuoespacial. Também podem ocorrer alerta e cognição flutuantes, alucinações visuais e parkinsonismo.[40]

A ETC ocorre após repetido trauma craniano e é uma doença degenerativa adquirida do lobo frontotemporal.[41] A ETC causa alterações comportamentais e da personalidade, comprometimento da memória, parkinsonismo e anormalidades da fala e da marcha.[42] As alterações comportamentais e de personalidade incluem irritabilidade, impulsividade e agressividade, dada a degeneração do lobo frontal. A perda da memória de trabalho se deve à degeneração do lobo temporal. Na ETC em estágio tardio, a patologia é generalizada por todo o tronco encefálico e o telencéfalo, exceto para o córtex visual primário.[41] Atualmente, a ETC só pode ser diagnosticada em autópsia. Os sinais e sintomas de doenças que causam demência estão relacionados na Tabela 27.2.

RESUMO

Memória, consciência e intelecto exigem estruturas corticais e subcorticais. A memória de trabalho mantém, manipula e atualiza informações relevantes para o objetivo em um curto tempo. A memória declarativa é facilmente verbalizada e tem dois subtipos: episódico e semântico. A episódica compreende memórias de eventos pessoais; a semântica é a memória para conhecimentos comuns. O lobo temporal medial, incluindo o hipocampo, parte do fórnice e o córtex cerebral circunjacente, codifica a memória declarativa. A memória de procedimentos é conhecimento não consciente sobre como desempenhar uma habilidade.

A consciência é um estado de percepção de si e do ambiente. A capacidade de prestar atenção é limitada pela atenção total disponível e pela capacidade de direcionar, dividir, selecionar, sustentar e alternar a atenção. A consciência exige estruturas do tronco encefálico e neuromoduladores, os núcleos talâmicos intralaminares e o córtex cerebral.

O intelecto é a capacidade de formar conceitos e de raciocinar. A trissomia 21, a fenilcetonúria e as deficiências de aprendizagem interferem no intelecto. O córtex pré-frontal lateral, os lobos parietais posteriores e suas conexões com a substância branca são essenciais para o intelecto.

Demência é deterioração mental generalizada. Dependendo do tipo de demência, os efeitos cognitivos dela podem interferir com a memória, o comportamento direcionado para objetivos, o raciocínio, o julgamento, a percepção visual/espacial, a atenção e a velocidade de pensamento e causam alucinações e delírios. As demências podem causar transtornos comportamentais, emocionais e motores, além dos transtornos cognitivos.

TABELA 27.2 SINAIS E SINTOMAS DE DOENÇAS QUE CAUSAM DEMÊNCIA

Tipo de Demência	Transtornos Cognitivos	Transtornos Comportamentais/ Emocionais	Transtornos Motores
Alzheimer	Memória episódica; memória semântica; comportamento direcionado para um objetivo;[a] raciocínio; cegueira de movimento	Delírios; agitação; agressividade; apatia	Lentidão psicomotora
Encefalopatia traumática crônica	Memória de trabalho, episódica e semântica; confusão, comprometimento do julgamento	Problemas de controle de impulsos; agressividade; alterações da personalidade; depressão; potencial suicida	Parkinsonismo; disartria
Doença difusa com corpos de Lewy	Atenção; percepção visual/espacial; memória episódica; comportamento direcionado para um objetivo[a]	Psicose; depressão, agitação	Parkinsonismo
Demência frontotemporal, variante comportamental	Comportamento direcionado para um objetivo[a]	Comportamentos inapropriados e impulsivos; labilidade emocional; apatia; alterações de personalidade	Subtipo incomum inclui parkinsonismo e disartria
Demência da doença de Parkinson	Lentidão mental; comportamento direcionado para um objetivo;[a] percepção visual/espacial; memória episódica; alucinações/delírios	Depressão, ansiedade; apatia	Rigidez; marcha arrastada; instabilidade postural; bradicinesia; tremor; amimia
Paralisia supranuclear progressiva	Lentidão mental; comportamento direcionado para um objetivo;[a] pensamento	Alterações da personalidade; psicose; labilidade emocional; apatia	Paralisia do olhar vertical; parkinsonismo; disartria
Demência vascular	Lentidão mental; comportamento direcionado para um objetivo;[a] pensamento; atenção	Depressão	Lentidão psicomotora

[a]Déficits de comportamento direcionado para um objetivo afetam primariamente o planejamento, a orientação para uma meta e tomada de decisão.

RACIOCÍNIO CLÍNICO DIAGNÓSTICO AVANÇADO

RACIOCÍNIO CLÍNICO DIAGNÓSTICO 27.3

C. T, Parte III
RACIOCÍNIO CLÍNICO AVANÇADO
C. T. 6: Um ano mais tarde, C. T. é internado com fratura no quadril por uma queda. Puxou seu cateter duas vezes, parece confuso e tenta lhe dar um soco durante a avaliação. Qual parte do cérebro é responsável por sua agressividade e comprometimento do controle de impulsos?
C. T. 7: Reveja o Capítulo 16 e descreve os atributos motores antecipados da encefalopatia traumática crônica.

NOTAS CLÍNICAS

Caso 1

Um caso famoso no debate do direito de morrer envolveu Karen Quinlan. Depois de ingerir um tranquilizante, um analgésico e álcool, ela sofreu uma parada cardiorrespiratória que lesionou permanentemente seu cérebro. Tornou-se o foco de um conflito entre médicos, que pretendiam mantê-la viva, e seus pais, que solicitavam que lhe fosse permitido morrer porque não existia esperança de sua recuperação. Um tribunal ordenou que os médicos desligassem a ventilação mecânica. No entanto, ela continuou a respirar sem a ventilação e sobreviveu em estado vegetativo por mais 9 anos. Jamais readquiriu a consciência. Embora se presumisse que o dano cerebral estivesse no córtex cerebral, uma análise subsequente do seu cérebro mostrou que o córtex estava relativamente intacto e que a região com dano grave era o tálamo.[43]

Questões
1. Por que o dano talâmico interfere na consciência?
2. Quais outras estruturas são necessárias para a consciência?

Caso 2

H. L. é um adolescente de 17 anos de idade que sofreu um traumatismo craniano fechado em um acidente de automóvel 1 mês antes. H. L. estava comatoso há 2 semanas. Durante a 3ª semana, tornou-se responsivo a ordens simples, mas estava mudo. Agora H. L. fala, acredita que está em casa e não consegue relatar o ano ou o mês correto, apesar de lembretes diários de tempo e local. Não inicia atividades a menos que incitado. H. L. frequentemente é verbal e fisicamente agressivo. Os movimentos das quatro extremidades são atáxicos e dismétricos. Ficar de pé saindo da posição sentada exige assistência moderada por causa de comprometimentos de equilíbrio, fraqueza bilateral e coordenação precária.

Questão
1. Quais áreas do cérebro estão comprometidas?

 Veja a lista completa das referências em www.evolution.com.br.

28 Comportamento, Emoções, Tomadas de Decisão, Personalidade: Lobos Pré-frontal e Temporal Anterior

Laurie Lundy-Ekman, PhD, PT

Objetivos do Capítulo

1. Listar as três áreas corticais denominadas *áreas de associação pré-frontais*.
2. Descrever as funções de cada uma das áreas de associação pré-frontais.
3. Descrever os comprometimentos associados à lesão de cada uma das três áreas de associação pré-frontais
4. Definir *labilidade emocional* e sua prevalência em várias condições neurológicas.
5. Descrever como substâncias aditivas alteram a via de busca de recompensa.
6. Explicar como a resposta ao estresse influencia o sistema imune.
7. Descrever o resultado de sofrer uma resposta ao estresse prolongado.
8. Explicar por que os seguintes rótulos diagnósticos não são válidos: psicossomático, somatoforme, somatização ou transtorno sem explicação médica.
9. Explicar a causa do transtorno com sintomas somáticos.
10. Descrever *delírios, alucinações, mania, transtorno bipolar, depressão, ansiedade, transtorno do pânico, transtorno obsessivo-compulsivo, transtorno do estresse pós-traumático* e *esquizofrenia*.

Sumário do Capítulo

Introdução
Áreas de Associação do Córtex Cerebral
Comportamento Direcionado para o Objetivo e Pensamento Divergente
    Córtex Pré-frontal Lateral e a Alça do Comportamento Direcionado para o Objetivo
    Lesões do Córtex Pré-frontal Lateral: Perda do Comportamento Direcionado para o Objetivo e do Pensamento Divergente
Emoções, Autoconsciência e Motivação
    Córtex de Associação Pré-frontal Medial
    Lesões no Córtex de Associação Pré-frontal Medial: Apatia, Falta de Emoções e Crítica
    Identificação de Estímulos Emocionais, Geração e Percepção de Emoções
    Alça da Emoção
    Regulação das Emoções
    Labilidade Emocional
    Motivação
    Transtornos da Parte Anterior do Estriado
    Motivação: Via da Busca de Recompensa e Adição

    Motivação: Via da Busca de Evitação
Comportamento Social
    Córtex Pré-frontal Anterior e Alça do Comportamento Social
    Tomada de Decisão Social e a Hipótese do Marcador Somático
    Lesões da Parte Anterior Córtex Pré-frontal: Comportamento Social Inapropriado
Características da Personalidade
Interações Psicológicas e Somáticas
Sinais e Sintomas Neurológicos/Psiquiátricos
Transtornos Psiquiátricos
    Transtornos da Personalidade
    Transtornos Ansiosos
    Depressão
    Transtorno com Sintomas Somáticos: Causalidade Atribuída Erradamente
    Transtornos do Espectro Autista
    Transtorno Bipolar
    Esquizofrenia
Lesão Cerebral Traumática
Resumo

Comportamento, Emoções, Tomadas de Decisão, Personalidade: Lobos Pré-frontal e Temporal Anterior **CAPÍTULO 28** 523

Sou uma mulher de 39 anos de idade. Antes do meu derrame, era muito atlética. Corria todos os dias. Há dois anos, estava no trabalho, preenchendo pedidos em um depósito de calçados, quando apresentei uma dor de cabeça lancinante. Antes disso, não costumava ter dores de cabeça. Minha irmã, que trabalhava comigo, perguntou se eu precisava de uma ambulância. Eu não achava que precisasse de uma ambulância para uma dor de cabeça e, então, ela me levou de carro a uma clínica médica de emergência local. No carro, a caminho da clínica, tive crises convulsivas. Um aneurisma (dilatação de parte da parede de uma artéria, onde a parede arterial é anormalmente fina) havia se rompido no meu cérebro, causando sangramento para o interior do cérebro. Passei por cirurgia para reparo da artéria danificada. As pessoas me disseram que o médico ficou impressionado de eu ter sobrevivido, e ele reparou um segundo aneurisma durante a cirurgia, de modo que ele não se rompesse mais tarde. Passei por mais uma cirurgia para colocação de uma derivação mais ou menos 2 semanas mais tarde porque os líquidos não estavam drenando normalmente do meu cérebro.

Não me lembro de nada dos 2 meses depois da cirurgia. O derrame jamais afetou minha capacidade de sensibilidade ou linguagem. A primeira coisa de que me lembro é que não conseguia me recordar como mastigar ou engolir. Não conseguia planejar os movimentos. Tinha de imaginar, por mim mesma, lentamente, por tentativa e erro, como era comer. Agora consigo fazer muitas coisas independentemente, exceto transferências e andar. É difícil e cansativo manter o equilíbrio. Quando estou sentada, uso meus braços para me equilibrar. Minhas pernas são muito fracas; consigo movimentá-las um pouco quando estou deitada, mas não quando estou de pé. Tenho feito fisioterapia desde a internação, com foco em equilíbrio, transferências, ficar de pé e caminhada assistida. Tomo fenitoína para prevenir crises convulsivas. Também faço uso dos antidepressivos cloridrato de amitriptilina e cloridrato de nortriptilina. O cloridrato de amitriptilina também age para auxiliar no meu sono, o que eu preciso porque não sou ativa o suficiente para ficar cansada.

O derrame alterou profundamente minha vida. Antes dele, era vigorosa, saudável e independente. Agora vivo em um lar para convalescentes, uso cadeira de rodas e preciso de ajuda para sentar e sair dela. Penso no tempo em que eu conseguia andar antes do derrame e estou planejando andar novamente.

— *Janet Abernathy*

A hemorragia de Janet afetou a artéria comunicante anterior, privando ambas as artérias cerebrais anteriores de fluxo sanguíneo. Em casos semelhantes, ocorre o seguinte: como a parte anterior do estriado e a parte medial dos lobos frontais são danificadas bilateralmente, a motivação e a expressão emocional ficam gravemente comprometidas. As pessoas ficam inativas e apáticas em decorrência da lesão cerebral; não iniciam independentemente qualquer atividade de autocuidados ou outra. A expressão emocional é ausente na fala e no comportamento. A dificuldade inicial com a mastigação e a deglutição podem ser causadas por lesão de áreas corticais frontais mediais envolvidas no planejamento de movimentos e por edema interferindo em sinais no joelho da cápsula interna (Fig. 26.8). O edema subsequentemente se resolve, permitindo que sinais corticais cheguem aos núcleos de nervos cranianos no tronco encefálico, mas superar parcialmente as dificuldades com o planejamento motor exige substituição com o uso de outras áreas cerebrais. A lesão no lobo frontal medial interrompe os neurônios de tratos motores para os membros inferiores, fazendo com que ambos estejam paréticos. Como o telencéfalo lateral não está afetado (a artéria cerebral média está intacta), a função dos membros superiores e do tronco, bem como a linguagem e comunicação estão normais.

INTRODUÇÃO

Funções extremamente complexas estão localizadas no lobo pré-frontal e temporal anterior: comportamento direcionado para um objetivo, emoções, tomadas de decisão, comportamento social e personalidade. A lesão dessas áreas causa déficits específicos. Por exemplo, o dano do córtex pré-frontal anterior altera o comportamento social, enquanto o dano de outras áreas corticais tem pouco efeito sobre o comportamento social. Desse modo, a geração e o controle do comportamento social se localizam no córtex pré-frontal anterior.

ÁREAS DE ASSOCIAÇÃO DO CÓRTEX CEREBRAL

As áreas do córtex cerebral não envolvidas diretamente com a sensibilidade ou o movimento são chamadas de *córtex de associação*. Córtex pré-frontal se refere a estar localizado na parte anterior do córtex frontal. O córtex pré-frontal se divide em três áreas nomeadas por sua localização anatômica, e o córtex de associação temporal anterior se associa a duas das áreas pré-frontais (Fig. 28.1):
- Córtex de associação pré-frontal lateral
- Córtex de associação pré-frontal medial e temporal anterior
- Córtex de associação pré-frontal anterior e temporal anterior

O córtex cingulado anterior dorsal faz parte do córtex pré-frontal medial, e o córtex cingulado anterior rostral faz parte do córtex pré-frontal ventral. Uma quarta área de córtex de associação, o córtex de associação temporoparietal, localiza-se na junção dos lobos parietal, occipital e temporal. Essa área é discutida no Capítulo 29.

RACIOCÍNIO CLÍNICO DIAGNÓSTICO 28.1

B. I., Parte 1

Seu paciente, B. I., é um estudante de medicina de 25 anos de idade que sofreu um acidente de motocicleta 3 meses antes. Ele dirigia a moto e usava capacete, tendo sido atirado a aproximadamente 15 metros da motocicleta quando se chocou com uma árvore. A passageira, sua esposa, foi dada como morta na entrada. A tomografia computadorizada (TC) revelou que o maior dano cortical envolvia o córtex pré-frontal bilateralmente. O paciente ficou em coma por 48 dias e, então, foi transferido para reabilitação aguda, onde consegue seguir comandos simples, mas muitas vezes exibe respostas sem propósito em situações complexas ou não familiares. A metade inferior da hemiface esquerda e o lado esquerdo do corpo estão paréticos, e ele tem hemianopsia homônima à esquerda.

Faz comentários rudes em voz alta sobre quase todas as mulheres que vê. Parece apático e, quando tem de escolher entre trabalho a deambulação ou trabalhar e levantar-se e deitar-se no chão (ele tem um filho de 1 ano de idade), diz: "Nenhum dos dois. Qualquer um." e depois ri. Quando lembrado sobre seu filho, lembra-se de sua mulher morrendo e ri.

B. I. 1: Quais funções são mediadas pelo córtex pré-frontal lateral?
B. I. 2: Qual comportamento descrito se deve à lesão do córtex pré-frontal lateral?
B. I. 3: Quais funções são mediadas pelo córtex pré-frontal anterior e pelo córtex pré-frontal medial?
B. I. 4: Qual comportamento descrito se deve à lesão do córtex pré-frontal anterior e córtex pré-frontal dorsal medial?
B. I. 5: Qual é o termo para seu riso incongruente e incontrolável?

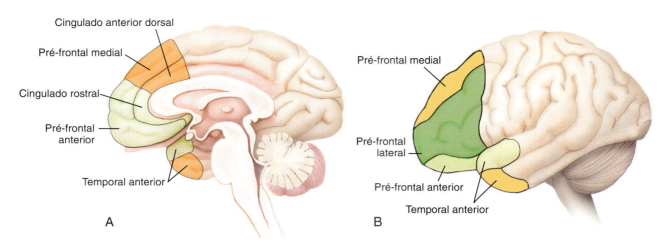

Fig. 28.1 Áreas de associação do córtex cerebral. **A,** Corte sagital médio. **B,** Projeção lateral. O cingulado anterior dorsal faz parte do córtex pré-frontal medial. O cingulado rostral faz parte do córtex pré-frontal anterior. As regiões do córtex temporal anterior compartilham funções com o córtex pré-frontal codificado com a mesma cor.

COMPORTAMENTO DIRECIONADO PARA UM OBJETIVO E PENSAMENTO DIVERGENTE

O comportamento direcionado para um objetivo (também chamado de *função executiva*) inclui o seguinte:
- Decidir sobre um objetivo
- Planejar como utilizar o objetivo
- Executar um plano
- Monitorar a execução do plano

Córtex Pré-frontal Lateral e a Alça do Comportamento Direcionado para um Objetivo

A função do córtex pré-frontal lateral é o comportamento direcionado para o objetivo. Este inclui os processos de memória de trabalho, julgamento, planejamento, raciocínio abstrato, atenção dividida e sequenciamento de atividade. Decisões que variam das triviais às momentâneas são tomadas na área pré-frontal lateral: o que vestir, comprar ou não uma casa nova e ter filhos ou não são questões decididas e executadas por instruções do córtex pré-frontal lateral. O córtex pré-frontal lateral também faz parte do sistema que decide quais comportamentos evitar, inibindo comportamentos socialmente inapropriados.

O pensamento divergente, ou seja, a capacidade de conceber várias possibilidades, também é função do córtex pré-frontal lateral. Exemplos de pensamento divergentes incluem a capacidade de pensar em caminhos alternativos para chegar a um destino e de gerar uma variedade de possibilidades para passar o tempo livre. O córtex pré-frontal lateral faz parte da alça de comportamento direcionado para um objetivo (Fig. 28.2) e também se conecta extensamente com áreas secundárias da memória nos lobos parietal, occipital e temporal e com áreas da emoção.

Lesões do Córtex Pré-frontal Lateral: Perda do Comportamento Direcionado para um Alvo e do Pensamento Divergente

Embora a fisioterapia e a terapia ocupacional não enfoquem ação em déficits do córtex de associação, esses déficits podem ter profunda influência sobre a colaboração e os resultados. Pessoas com lesões na área pré-frontal lateral são incapazes de estabelecer metas, de planejar, de executar um plano e de monitorar a execução de um plano. A falta de iniciativa e de ir até o fim dos projetos interfere na capacidade de viver independentemente e de estar empregado. Em casos extremos, a pessoa não consegue cumprir suas necessidades básicas, inclusive alimentar-se e beber. O comportamento das pessoas com dano pré-frontal lateral pode ser mal interpretado como não cooperativo quando, na realidade, perderá a capacidade neural de iniciar uma ação direcionada para um objetivo.

As lesões no córtex pré-frontal lateral têm pouco efeito sobre a inteligência avaliada por testes de inteligência convencionais. As pessoas com lesão pré-frontal são capazes de realizar tarefas de solução de problemas com papel e lápis quase tão bem quanto antes da ocorrência da lesão. Isso pode ser porque os testes de inteligência convencionais avaliam o pensamento convergente, ou a capacidade de escolher uma resposta correta dentre uma lista de escolhas. Nas pessoas com lesões pré-frontais, o pensamento divergente está comprometido.[1] Por exemplo, se lhes pedem para fazer uma lista dos possíveis usos de um bastão, saem-se muito pior que pessoas sem dano cerebral. Apesar da capacidade de desempenho normal nos testes de inteligência convencionais, as pessoas com lesões pré-frontais funcionam mal na vida diária porque lhes falta direcionamento para um objetivo e flexibilidade de comportamento.

A síndrome pré-frontal lateral consiste na limitação funcional de planejar e a perda do pensamento divergente.

EMOÇÕES, AUTOCONSCIÊNCIA E MOTIVAÇÃO

Uma emoção é uma experiência subjetiva de curto prazo. O humor é uma experiência emocional sustentada, subjetiva, ativa. As emoções colorem nossas percepções e influenciam nossas ações. Por exemplo, uma pessoa contrariada com um problema difícil pode interpretar erradamente uma pergunta sobre progresso na resolução do problema como ameaça e pode ficar zangada. As expressões faciais da pessoa e os movimentos abruptos e agitados indicando raiva são fáceis de reconhecer. As respostas imediatas a uma ameaça incluem alterações somáticas, autônomas e hormonais, incluindo aumento da tensão muscular e da frequência cardíaca, dilatação das pupilas e suspensão da digestão. No entanto, as emoções também modelam nossa vida de modos mais sutis porque estas sinalizam a avaliação não consciente de uma situação.

Alguns tratados usam o termo sistema límbico referindo-se ao sistema das emoções. O termo sistema límbico não é usado neste

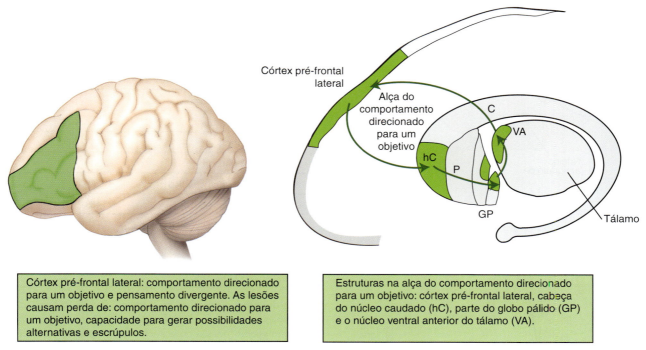

Fig. 28.2 Estruturas envolvidas no comportamento direcionado para um objetivo e pensamento divergente.

texto porque não há consenso sobre as estruturas e funções incluídas no termo.[2] Frequentemente, estruturas da memória e das emoções são incluídas em definições do sistema límbico, combinando dois sistemas que são amplamente separados e aumentando a complexidade da compreensão dos sistemas. Igualmente, alguns autores consideram que o sistema límbico[A] seja um sistema autônomo primitivo controlado por sistemas cerebrais filogeneticamente novos.[3] No entanto, "sistemas filogeneticamente "novos'" estão imersos em sistemas "antigos',[3] alterando significativamente os sistemas filogeneticamente antigos com o passar do tempo.

Córtex de Associação Pré-frontal Medial

Esta área do córtex está envolvida em emoções, autoconsciência e motivação. O córtex pré-frontal medial identifica estímulos emocionais e gera e percebe emoções. A consciência de si e das suas próprias emoções está localizada aqui. O córtex pré-frontal medial também percebe as emoções dos outros e faz suposições sobre o que as outras pessoas acreditam e suas intenções.[4]

Lesões no Córtex de Associação Pré-frontal Medial: Apatia, Falta de Emoções e de Crítica

As lesões que afetam o córtex pré-frontal medial causam apatia e falta de emoções e de crítica. Com o dano bilateral, a apatia é profunda. A pessoa não inicia independentemente nenhuma atividade, inclusive de alimentação ou autocuidados. As pessoas relatam não sentir emoções. O processamento anormal do circuito córtex pré-frontal-núcleos da base-tálamo compromete a compreensão das emoções dos outros, de suas crenças e intenções. Isso pode causar paranoia e delírios. Nas pessoas com esquizofrenia que atribuem erradamente emoções, intenções e crenças a outras pessoas, o córtex pré-frontal medial é menos ativo que o normal.[5]

Identificação de Estímulos Emocionais, Geração e Percepção de Emoções

Seis estruturas reconhecem estímulos emocionais e geram e percebem emoções. Essas estruturas são o núcleo amigdaloide, área 25, a ínsula anterior, o córtex pré-frontal medial (discutido antes), o estriado ventral e o grupo medial dos núcleos talâmicos (Fig. 28.3).

O núcleo amigdaloide produz sentimentos de medo e aversão e interpreta expressões faciais, linguagem corporal e sinais sociais. O núcleo amigdaloide é essencial para o comportamento social[6] e é relevante para a aprendizagem emocional.[7] Todos os sistemas sensoriais fornecem informações ao núcleo amigdaloide. Esta é uma coleção de núcleos profundos em forma de amêndoa no lobo temporal anterior.[B]

A emoção está estreitamente ligada à tomada de decisões.[8] O papel do núcleo amigdaloide na tomada de decisões é ilustrado por uma mulher com lesão em ambos os núcleos amigdaloides.[9] Ela nunca sente medo, mesmo quando ameaçada com uma faca ou um revólver. Relatos da polícia dão apoio à sua recordação de experiências criminosas. Os pesquisadores notam que ela deixa de detectar ameaças e de aprender a evitar situações perigosas. Durante uma ida a uma *pet shop* com os pesquisadores, pediu repetidamente para tocar cobras venenosas.[9] Tem dificuldade em reconhecer o medo transmitido pelas expressões faciais das pessoas e toma decisões sociais e pessoais insatisfatórias. Apesar desses déficits, sua memória para fatos e eventos e sua capacidade para sentir outras emoções estão completamente intactas. Desse modo, o núcleo amigdaloide tem um papel na aprendizagem social e no comportamento associado a interações pessoais.[10]

A área 25 e o grupo medial de núcleos do tálamo geram humor triste e depressão.[11] A área 25 é o córtex cingulado inferior ao joelho do corpo caloso. A ínsula anterior proporciona noção das emoções e dos estímulos no interior do corpo.[12]

As três últimas estruturas formam a alça da emoção.

[A]**Nota da Revisão Científica:** O sistema límbico é considerado, pela nomenclatura anatômica de 2001, um lobo encefálico não muito bem delimitado.

[B]**Nota da Revisão Científica:** Sua forma de amêndoa tem relação direta com suas extremidades e seu centro, onde pode controlar sensações como raiva amigdaloide (raiva em que a pessoa não tem consciência da intensidade dela e age agressivamente e só depois percebe, um dos piores tipos de raiva que o ser humano pode expressar/sentir) e reações impulsivas de sexualidade

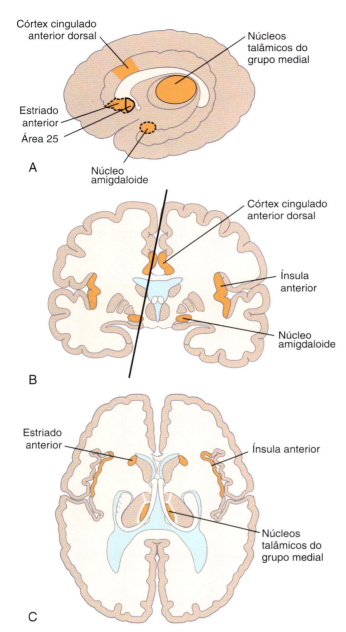

Fig. 28.3 Estruturas envolvidas nas emoções. **A,** Corte sagital médio com estruturas profundas indicadas por linhas interrompidas. **B,** Corte coronal. **C,** Corte horizontal.

Alça da Emoção

Esta alça córtex-núcleos da base-talâmica (Fig. 28.4) liga os sistemas da emoção, cognitivo e motor. A alça da emoção está envolvida no comportamento de busca de recompensa e se refere a encontrar prazer.[13,14] Assim sendo, esta alça costuma sabotar resoluções de dieta e é a participante fundamental no comportamento aditivo. As estruturas são o córtex pré-frontal medial, o estriado ventral e o grupo medial dos núcleos talâmicos. O estriado ventral determina o comportamento direcionado para recompensas e as respostas a estímulos condicionados.[13] O estriado ventral é a região onde o caudado e o putâmen se misturam.

TABELA 28.1	PREVALÊNCIA DE LABILIDADE EMOCIONAL EM CONDIÇÕES NEUROLÓGICAS
Condição Neurológica	**Porcentagem com Labilidade Emocional**
Esclerose lateral amiotrófica	50%
Doença de Alzheimer	39%
Esclerose múltipla	46%
Doença de Parkinson	24%
Acidente vascular encefálico	28%
Lesão cerebral traumática	48%

Dados de Work SS, Colamonico JA, Bradley WG, et al.: Pseudobulbar affect: an under-recognized and under-treated neurological disorder. *Adv Ther* 28:586-601, 2011.

Regulação das Emoções

Além das áreas do cérebro diretamente envolvidas em emoções, múltiplas áreas tentam controlar quais emoções são experimentadas. E como as emoções são experimentadas e expressas. Essa regulação emocional aumenta ou diminui a duração e a intensidade das emoções. Muitas vezes, a regulação é automática (implícita, não consciente). Exemplos incluem ignorar, deixar ou negar uma situação emocional, sustentar crenças particulares sobre uma situação e controlar o comportamento depois de suscitada uma emoção.

A regulação voluntária das emoções ocorre quando uma pessoa decide conscientemente controlar suas emoções, por exemplo, escolhendo não expressar raiva para com o chefe quando injustamente culpada pela falha de um colega. Todas as áreas corticais pré-frontais contribuem para a regulação voluntária das emoções.[15] O córtex cingulado rostral regula automaticamente as emoções, direcionando a atenção para longe dos estímulos emocionais. O córtex pré-frontal medial e ventral também fornece regulação automática da emoção. As áreas do cérebro envolvidas na emoção estão resumidas na Figura 28.5. A perda da regulação normal das emoções causa labilidade emocional.

Labilidade Emocional

Alterações da expressão da emoção podem ocorrer após lesões cerebrais. A labilidade emocional (também chamada de *afeto lábil*) é a expressão anormal e não controlada das emoções. A labilidade emocional tem três aspectos:

1. Mudanças de humor abruptas, geralmente para raiva, depressão ou ansiedade
2. Expressão emocional involuntária e inapropriada na ausência de emoção subjetiva (riso ou choro doentio)
3. A emoção é desencadeada por estímulos inespecíficos não relacionados com a expressão emocional

A expressão emocional pode ou não ser congruente com o humor da pessoa. Por exemplo, a pessoa pode rir incontrolavelmente enquanto está se sentindo triste ou chorar excessivamente quando está apenas um pouco triste. A prevalência de labilidade emocional em várias condições neurológicas é apresentada na Tabela 28.1.

Motivação

A motivação está centrada no córtex pré-frontal medial e no estriado ventral. O estriado ventral serve para ligar motivação e

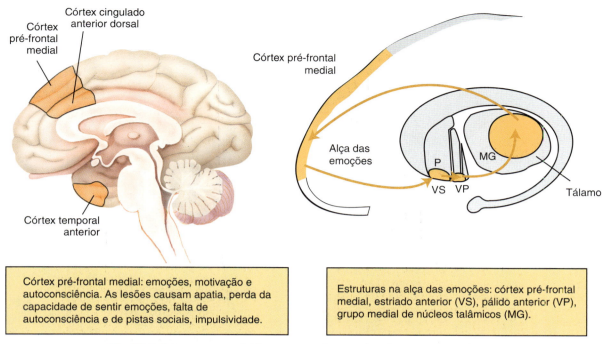

Fig. 28.4 Estruturas envolvidas em emoções, motivação e autoconsciência.

comportamento. Especificamente, a atividade do estriado ventral é essencial para aumentar a frequência dos comportamentos recompensados.[16]

Transtornos do Estriado Ventral

Lesões ou disfunções do estriado ventral causam distúrbios comportamentais. A anormalidade comportamental mais comum secundariamente à lesão do estriado ventral é a apatia, com perda de iniciativa, do pensamento espontâneo e das respostas emocionais.[17] Inversamente, a atividade excessiva no circuito que liga o estriado ventral, o córtex cingulado anterior e o núcleo amigdaloide se correlaciona com transtornos obsessivo-compulsivos,[18] discutidos na seção de transtornos psicológicos.

Motivação: Via de Busca de Recompensa e Adição

A via de busca de recompensa compreende os neurônios de dopamina desde a área tegmentar anterior no mesencéfalo até o estriado anterior.[13,19] Todos os estímulos naturais que reforçam o comportamento e todas as drogas com potencial de abuso aumentam a dopamina no estriado anterior.[20] Desse modo, a dopamina é necessária para a motivação.[21] A alça da emoção, incluindo o córtex pré-frontal medial, impulsiona a motivação.

A capacidade de uma substância de aumentar a dopamina no estriado anterior prediz se esta é aditiva em uma pessoa específica. *Adição* é a perda do controle comportamental em resposta a um estímulo, combinada ao uso contínuo de uma substância, independentemente das consequências negativas. As pessoas aditas a álcool, cocaína, metanfetamina, heroína ou nicotina têm níveis mais baixos de certos tipos de receptores de dopamina que as pessoas sem adições a substâncias; não se sabe se isso é causa ou efeito do uso abusivo de substâncias. Na via de busca de recompensa, as anfetaminas promovem a liberação de dopamina ou norepinefrina; a cocaína bloqueia a recaptação da dopamina; a heroína e a morfina bloqueiam a liberação de transmissores inibitórios; e a nicotina ativa os receptores de acetilcolina que despolarizam os neurônios de dopamina da área tegmentar anterior.[22]

A ação do álcool é mais complexa: o álcool inicialmente causa liberação de dopamina, de peptídeos opioides e de ácido gama-aminobutírico (GABA).[23] A dopamina e os peptídeos opioides desencadeiam sensações de prazer. O GABA reduz a inibição social e o controle motor. Grandes quantidades de álcool diminuem a liberação daquelas substâncias químicas e aumentam a liberação de fator liberador de corticotrofina (CRF). O CRF ativa o núcleo amigdaloide, causando ansiedade, a qual está envolvida na decisão de beber novamente.[24]

Além da doença da via de busca de recompensa na adição, o comportamento direcionado para um objetivo do córtex pré-frontal diminui e se potencializa a atividade do córtex pré-frontal anterior, causando um comprometimento das tomadas de decisão com mais comportamento impulsivo e menos preocupação com as consequências no longo prazo.[25] A via de busca de recompensa e as projeções do estriado anterior estão ilustradas na Figura 28.6. O risco de drogadição depende do inter-relacionamento de genética, transtornos mentais, estágio de desenvolvimento da pessoa, ambiente social e como a droga é consumida.

Motivação: Via de Busca de Evitação

Em vez de buscar recompensas, as pessoas também podem ser motivadas a evitar consequências não desejadas, inclusive a possibilidade de se queimarem, de ficar obesas ou de ser socialmente rejeitadas. Parte do substrato neural para a via de busca de evitação é a via que vai da área tegmentar anterior à via do estriado anterior, semelhante à parte da via de busca de recompensa[16,C]

[C]**Nota da Revisão Científica:** Significando dizer que o que busca o vício, muitas vezes desenfreado, por álcool, drogas, comidas, exercícios exagerados pode ser modulado positivamente para buscar a recompensa, de forma satisfatória, para evitar tais abusos e buscar a sensação de prazer e recompensa com uma alça de moderação e retroalimentação desta, a cada vez que o indivíduo percebe que está conquistando seu objetivo, seja largar a droga, emagrecer, parar de beber álcool etc. Esse é um mecanismo intrínseco de defesa e segurança biológico para nos defendermos naturalmente do que pode nos fazer tanto mal. O que nos faz mal pode nos levar a um autorreconhecimento e nos trazer a um bem-estar fantástico se automodelado corretamente em áreas límbicas pertinentes.

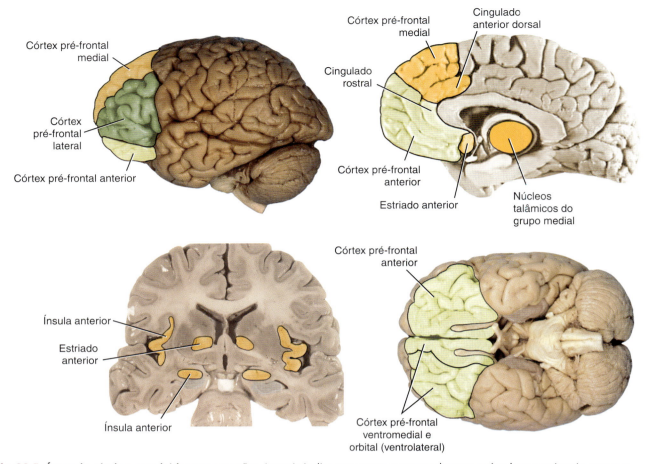

Fig. 28.5 Áreas do cérebro envolvidas nas emoções. Laranja indica estruturas que reconhecem estímulos emocionais, geram e percebem emoções e regulam aspectos autônomos das emoções. As estruturas em amarelo estão envolvidas na regulação automática e voluntária das emoções. A estrutura em verde regula voluntariamente as emoções.
(Fotografia de cima à direita modificada de Nolte J: The human brain: na introduction to its functional anatomy, ed 6, St. Louis, 2009; Mosby. Todas as outras fotografias são modificadas de Copyright 1994, University of Washington. Todos os direitos reservados. Digital Anatomist Interactive Brain Atlas and the Structural Informatics Group, Department of Biological Structure. Proibido reutilizar, redistribuir ou usar comercialmente sem prévia permissão por escrito do autor, Dr. John W. Sundsten, e da University of Washington, Seattle, Washington, Estados Unidos.)

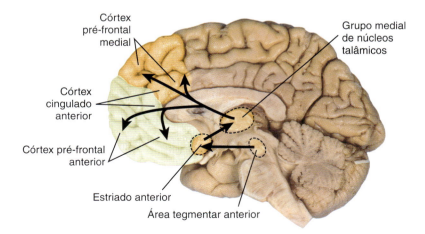

Fig. 28.6 Via de busca de recompensa. Esta via se estende da área tegmentar anterior ao estriado anterior. Depois, o estriado anterior se projeta ao grupo medial dos núcleos talâmicos. O grupo medial dos núcleos talâmicos se projeta ao córtex cingulado anterior dorsal e ao córtex pré-frontal medial e anterior. A linha interrompida em torno do estriado anterior e da área tegmentar anterior indica estrutura que são profundas no lobo e no mesencéfalo. A atividade nesta via motiva uma pessoa a buscar uma recompensa.
(Modificada de fotografia Copyright 1994, University of Washington. Todos os direitos reservados. Digital Anatomist Interactive Brain Atlas and the Structural Informatics Group, Department of Biological Structure. Proibido reutilizar, redistribuir ou usar comercialmente sem prévia permissão por escrito do autor, Dr. John W. Sundsten, e da University of Washington, Seattle, Washington, Estados Unidos.)

COMPORTAMENTO SOCIAL

Córtex Pré-Frontal e Alça do Comportamento Social

A área de associação pré-frontal anterior se conecta com áreas que regulam o humor (sentimentos subjetivos) e o afeto (conduta observável). O córtex pré-frontal anterior usa recompensas e informações emocionais para orientar o comportamento, inibe comportamentos indesejáveis[26] e desencadeia atividade da divisão autônoma do sistema nervoso.[27] O córtex de associação pré-frontal anterior inclui o córtex orbital (localizado superiormente aos olhos; essa região também é chamada de córtex pré-frontal anterolateral) e córtex pré-frontal anteromedial.

Ao tomar decisões sociais, a alça de comportamento social fica ativada. Essa alça reconhece desaprovação social, regula o autocontrole, seleciona as informações relevantes das irrelevantes,[28] mantém a atenção e é importante para aprendizagem de estímulo-resposta.[29-34] Durante uma ocasião triste, a alça de comportamento social mantém o comportamento da pessoa quieto e restringido. Durante uma ocasião festiva, a alça de comportamento social permite que a mesma pessoa fique muito mais barulhenta e expressiva.

Se eu disser algo inapropriado, essa alça reconhece o erro social, gera sensação de embaraço e torna menos provável que eu repita o comportamento no futuro. As estruturas na alça de comportamento social incluem o córtex pré-frontal anterior, a cabeça do núcleo caudado, a substância negra reticular e o grupo medial de núcleos talâmicos (Fig. 28.7).

Tomada de Decisão Social e Hipótese dos Marcadores Somáticos

Parte de nosso processo de tomada de decisão envolve imaginar as consequências e depois atender aos sinais emocionais resultantes dos sistemas visceral, muscular e hormonal.[8] Esses sinais emocionais se baseiam em experiências e fornecem "intuições" sobre as ações a serem ponderadas. Quando eu estava fazendo o curso de graduação, minha colega de quarto estava namorando um rapaz, Ted Bundy, que fazia que eu me sentisse apavorada. Muitos anos mais tarde, ele foi identificado como *serial killer*. Apesar de não saber por que eu me sentia apavorada, tomei a decisão de evitá-lo com base em sensações viscerais. A teoria de que as emoções sejam cruciais para um julgamento saudável é chamada de *hipótese dos marcadores somáticos*.[8] Os sinais emocionais, acessados pelo córtex pré-frontal anterior, não tomam decisões, mas são considerados no processo de decidir. A inteligência emocional e social, a capacidade de lidar com a vida pessoal e social, exige a participação do córtex pré-frontal anterior, do núcleo amigdaloide e da ínsula anterior[35] (Fig. 28.8).

Tomar decisões sociais depende de um sistema de codificação de estímulos, de um sistema de seleção de ações e de um sistema de busca de recompensa.[36] O sistema de codificação de estímulos está localizado na alça do comportamento social, que determina o valor de um estímulo. O sistema de seleção de ações inclui os córtices cingulado anterior, pré-frontal lateral e parietal. Essas áreas determinam o que fazer a seguir: fazer as malas para uma viagem, ligar para a companhia aérea ou sair para correr. O sistema de busca de recompensa envolve

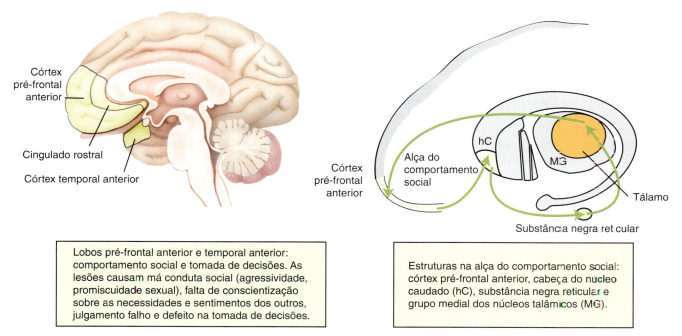

Fig. 28.7 Estruturas envolvidas no comportamento social e na tomada de decisões.

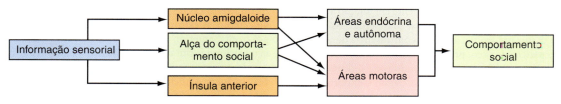

Fig. 28.8 Comportamento social: fluxo de informações da aferência sensorial para o comportamento.

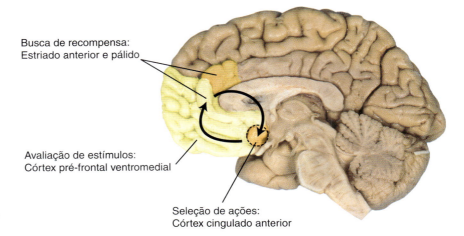

Fig. 28.9 Algumas das áreas de tomadas de decisão em corte sagital médio. A linha tracejada em torno do estriado anterior e do pálido indica que essas estruturas são profundas.
(Modificada de fotografia Copyright 1994, University of Washington. Todos os direitos reservados. Digital Anatomist Interactive Brain Atlas and the Structural Informatics Group, Department of Biological Structure. Proibido reutilizar, redistribuir ou usar comercialmente sem prévia permissão por escrito do autor, Dr. John W. Sundsten, e da University of Washington, Seattle, Washington, Estados Unidos.)

o sistema de emoções, incluindo o estriado anterior, o núcleo amigdaloide e a ínsula.[36] Algumas das estruturas envolvidas nas tomadas de decisões sociais são mostradas na Figura 28.9.

Córtex Pré-frontal Anterior: Comportamento Social Inadequado

Tomar boas decisões depende de um equilíbrio entre um sistema emocional, impulsivo e imediato centralizado no núcleo amigdaloide e o córtex racional pré-frontal lateral.[35] O circuito de marcadores somáticos no córtex pré-frontal anterior integra as informações emocionais e racionais para guiar o comportamento.[36]

Essa dissociação de regulação voluntária e automática do comportamento social é óbvia em pessoas com lesões do córtex pré-frontal anterior, que são capazes de identificar comportamentos indesejáveis (compartilhar informações pessoais com estranhos), mas, na vida real, envolvem-se em comportamentos indesejáveis (realmente compartilham informações pessoais com estranhos).[37] A lesão do córtex pré-frontal anterior interfere na resposta emocional a eventos emocionais inferidos, isto é, pessoas com essas lesões têm comprometida a sensação de empatia, de embaraço, de culpa e de pesar.[38] A lesão do córtex pré-frontal anterior leva a comportamento inadequado e arriscado.[37] As pessoas com essas lesões têm capacidades intelectuais intactas, mas fazem mal uso do julgamento, são impulsivas e têm dificuldade em se conformarem às convenções sociais.

Bechara et al.[39] publicaram que pessoas com lesão do córtex pré-frontal anterior são incapazes de tomar decisões sólidas em um jogo de cartas experimental. Diferentemente das pessoas com sistema nervoso intacto ou daqueles com lesão cerebral de outras áreas, as pessoas com lesões no córtex pré-frontal anterior não mostraram elevação da resposta galvânica da pele antes de escolherem uma carta de um baralho de alto risco. As pessoas com o córtex pré-frontal anterior intacto tiveram uma resposta galvânica da pele elevada antes de escolher cartas de um baralho de alto risco e se basearam nos sinais dos marcadores somáticos de ativação da parte simpática do sistema nervoso (palmas suadas, aperto no estômago, tensão nos músculos do pescoço), gravitaram rapidamente em direção à escolha do baralho com baixo risco para minimizar suas perdas. As pessoas com lesões no córtex pré-frontal anterior, com ausência de sinais de marcadores somáticos de risco, prefeririam cada vez mais escolher do baralho de alto risco, rapidamente perdendo todo o dinheiro em jogo. Desse modo, uma explicação possível para o comportamento inadequado é a falta de um senso de risco, isto é, ausência de preocupação emocional com as consequências.

> A síndrome pré-frontal anterior consiste em desinibição, falta de preocupação com as consequências, impulsividade, comportamentos inadequados e labilidade emocional.

Nas lesões que afetam os circuitos de marcadores somáticos, o julgamento deficiente e um defeito na inteligência social causam problemas graves na função social, no desempenho profissional, nas relações interpessoais e no status social. Embora o comportamento direcionado para um objetivo e a inteligência cognitiva estejam intactos, as pessoas com lesões nos circuitos dos marcadores somáticos deixam de aprender com seus erros.[35] Isso ocorre porque as áreas cerebrais que tomam decisões sobre o comportamento são separadas das áreas que tomam decisões sobre objetivos e das áreas essenciais para a inteligência cognitiva. A inteligência social depende da integração de informações de estruturas que processam as emoções com as informações analíticas, enquanto o comportamento direcionado para um objetivo exige que o córtex pré-frontal lateral interaja com o córtex parietal.[40,41]

Damasio[42] publicou que um homem com lesão do córtex pré-frontal anterior não era capaz de escolher entre duas datas para marcar um retorno. Por quase meia hora, o homem considerou os prós e contras das datas sem se aproximar de uma conclusão. Quando lhe disseram para vir na segunda data, ele rapidamente aceitou a sugestão. De acordo com Damasio, na ausência de pistas emocionais de que algumas considerações eram mais importantes que outras, e sem o senso de que a decisão era trivial, o homem com lesão pré-frontal anterior não era capaz de tomar decisões. Em outras circunstâncias, isto é, dirigir em estradas com gelo, o mesmo homem se saiu bem porque permaneceu calmo mesmo ao testemunhar acidentes.

CARACTERÍSTICAS DE PERSONALIDADE

As características de personalidade são trabalhadas em várias regiões do cérebro. A extroversão se correlaciona com o volume do córtex pré-frontal anterior, a área dedicada ao comportamento social.[43] O neuroticismo inclui traços de ansiedade, inibição e irritabilidade e se correlaciona com variações nas áreas que processam ameaças e punição. Elas incluem o núcleo amigdaloide, o córtex cingulado anterior e médio, o córtex pré-frontal medial e o hipocampo.[43] A afabilidade inclui traços como cooperatividade, compaixão e boas maneiras e se associa à área de associação temporoparietal (Cap. 29) e ao córtex cingulado posterior.[43] A diligência inclui os traços de tendência para trabalhar muito e autodisciplina e se correlaciona com o córtex pré-frontal lateral.[43]

INTERAÇÕES PSICOLÓGICAS E SOMÁTICAS

Pensamentos e emoções influenciam as funções de todos os órgãos. Neurotransmissores, neuromoduladores e hormônios regulados pelo cérebro modulam células do sistema imunológico, e as citocinas (substâncias químicas secretadas pelos leucócitos, incluindo o fator de necrose tumoral e as interleucinas) regulam o sistema neuroendócrino (Fig. 28.10). A reação de um indivíduo a experiências pode romper a homeostase; isso é chamado de *resposta ao estresse*. Quando um indivíduo se sente ameaçado, a resposta ao estresse aumenta força e a energia para lidar com a situação. Três sistemas criam a resposta ao estresse:

- *Sistema nervoso somático:* A atividade dos neurônios motores aumenta a tensão muscular.
- *Sistema nervoso autônomo:* A atividade simpática aumenta o fluxo sanguíneo para os músculos e diminui o fluxo sanguíneo para a pele, os rins e o trato digestório.
- *Sistema neuroendócrino:* A estimulação nervosa simpática da medula da suprarrenal causa liberação de epinefrina na corrente sanguínea. A epinefrina aumenta a frequência cardíaca e a força de contração cardíaca, relaxa o músculo liso intestinal e aumenta a taxa metabólica.

Aproximadamente 5 minutos depois da resposta inicial ao estresse, o hipotálamo estimula a hipófise a secretar hormônio adrenocorticotrófico, causando a liberação de cortisol do córtex da suprarrenal. O cortisol mobiliza energia (glicose), suprime as respostas imunes e serve como agente anti-inflamatório. À medida que termina a resposta ao estresse, a homeostase gradualmente retorna. Infelizmente, muitas vezes a resposta ao estresse não termina porque o estresse é mantido por circunstâncias ou pelos padrões de pensamento do indivíduo. Por exemplo, um deslize social que passaria despercebido por uma pessoa pode fazer com que outra pessoa pondere extensamente por que foi humilhada e como deveria reagir.

Quantidades excessivas de cortisol se associam às doenças relacionadas com o estresse, incluindo colite, transtornos cardiovasculares e diabetes de início na idade adulta. Cortisol excessivo também pode causar instabilidade emocional e déficits cognitivos.[44]

Nos casais saudáveis, comportamentos hostis provocam mais alterações imunológicas adversas graves e tornam mais lenta a taxa de cura, em comparação com comportamentos de apoio. Casais hostis usam desrespeito, crítica e outros comportamentos negativos durante uma discussão de questões conjugais produtoras de conflitos. A taxa de cura de casais hostis foi apenas 60%, comparada à de casais que davam apoio mútuo durante a discussão de conflitos conjugais.[45] Parceiros que se apoiam usam mais humor, autorrevelação e afirmações que fortalecem o relacionamento.[46]

Quando a resposta ao estresse é prolongada, níveis persistentemente altos de cortisol continuam a suprimir a função imunológica. A supressão imunológica é vantajosa para diminuir a inflamação e regular reações alérgicas e respostas autoimunes. No entanto, a supressão imunológica induzida pelo estresse crônico reduz a resistência da pele a vírus, bactérias e fungos.[47] Desse modo, os efeitos da resposta ao estresse podem ser benéficos ou prejudiciais, dependendo da situação e de a resposta ser prolongada ou não. A Figura 28.11 ilustra as consequências do estresse psicológico prolongado. Como se observa na figura, as células imunes reagem aos neurotransmissores e neuropeptídeos.

Os pesquisadores estão começando a analisar modos pelos quais a função imune seja melhorada. Os benefícios de curto prazo do relaxamento hipnótico têm sido demonstrados em estudantes de medicina e de odontologia 3 dias antes de uma prova. Os estudantes que praticaram relaxamento mais frequentemente ficaram mais protegidos do decréscimo imune que costuma acompanhar o estresse agudo.[48] Assim sendo, a cognição, as emoções e a atividade imune estão interligadas.

SINAIS E SINTOMAS NEUROLÓGICOS/PSIQUIÁTRICOS

Os seguintes sinais e sintomas ocorrem em transtornos primários psiquiátricos e neurológicos: delírios, alucinações, mania, depressão, ansiedade e pensamento e comportamentos obsessivo-compulsivos.

Delírios são crenças falsas, apesar de evidências contrárias. Os delírios variam desde pensar que alguém está roubando dinheiro até crer que a televisão está especificamente falando com a pessoa e crer que algumas pessoas assumiram a aparência física de outras. O primeiro tipo de delírio

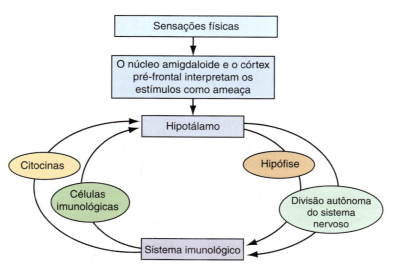

Fig. 28.10 **Sinalização química entre o sistema nervoso e o sistema imunológico em resposta ao estresse.** As citocinas são proteínas não anticorpos que participam da resposta imune (interferons, interleucinas).

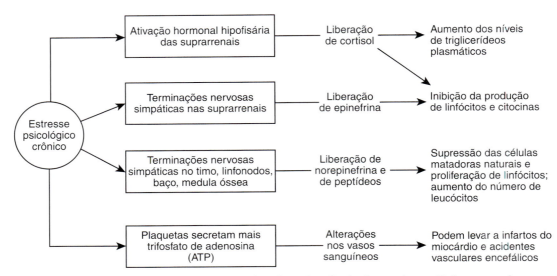

Fig. 28.11 Efeitos do estresse psicológico prolongado sobre a função do sistema imunológico e vascular sanguíneo.

simples é comum no delírio por várias causas, na doença de Alzheimer e na demência vascular. Os delírios mais complicados ocorrem na esquizofrenia e podem ser induzidos por medicação na doença de Parkinson.

Alucinações são percepções sensoriais experimentadas sem os estímulos sensoriais correspondentes. As alucinações visuais ocorrem com anormalidades oculares/do nervo óptico, na enxaqueca, no delírio, na esquizofrenia, na mania, na depressão e nas crises do lobo temporal.[49] Alucinações auditivas são mais comuns em doença psicológica primária, mas podem ocorrer em transtornos neurológicos.[50]

Mania é a animação excessiva, a euforia, os delírios e a atividade excessiva. Fuga de ideias, falta de consideração pelas consequências e pelos comportamentos energéticos tipificam a mania. Substâncias psicoativas, incluindo os esteroides, estimulantes e antidepressivos, podem induzir mania. A mania também ocorre no *transtorno bipolar* (veja a seção a seguir), doença caracterizada por humor elevado ou irritável alternando-se com depressão. Raramente, a mania pode ser causada por lesões cerebrais no lado direito que afetem estruturas na alça do comportamento social, incluindo o córtex pré-frontal anterior, a cabeça do núcleo caudado ou o grupo medial dos núcleos talâmicos.[51] As pessoas com lobectomias temporais direitas relatam aumento da felicidade.[52]

Depressão é uma síndrome de desesperança e uma sensação de inutilidade com pensamentos e comportamento aberrantes. As alterações nas emoções e humor podem ocorrer com lesões do córtex pré-frontal e/ou do lobo temporal. A lesão do córtex pré-frontal esquerdo tende a produzir depressão incomumente grave.[52] De modo semelhante, pessoas com lobectomias temporais esquerdas relatam aumento da depressão.[52] A depressão ocorre frequentemente na demência, na doença de Parkinson, na esclerose múltipla e na epilepsia.

Ansiedade é a sensação de tensão ou inquietação que acompanha a antecipação de um perigo. O sistema autônomo fica hiperativo, os músculos esqueléticos ficam tensos e a pessoa fica excessivamente alerta.

TRANSTORNOS PSIQUIÁTRICOS

Transtornos da Personalidade

Os *transtornos da personalidade* têm efeitos penetrantes no indivíduo. As pessoas com transtornos da personalidade têm padrões inflexíveis e mal adaptados de experiências interiores e de comportamento. Os três tipos gerais são o excêntrico, o histriônico e o temeroso. As pessoas com transtornos da personalidade podem ter propensão a oscilações de humor rápidas, sensibilidade excessiva ao julgamento de outras pessoas, resistência passiva a instruções (p. ex., "perder" um programa de exercícios em casa, falar excessivamente para evitar praticar tarefas durante a terapia) e/ou queixas ambíguas. Nas pessoas com transtornos da personalidade, o córtex cingulado anterior é menos ativo que o normal, e isso permite ativação excessiva do núcleo amigdaloide.[53]

O tratamento oferecido pelos terapeutas ocupacionais e fisioterapeutas para pessoas com transtornos de personalidade deve enfocar a melhora das atividades da vida diária, o trabalho, atividades de lazer e a função física. Aconselhamento psicológico está fora da alçada prática do terapeuta ocupacional e do fisioterapeuta. Pode ser benéfico encaminhar o paciente a um profissional de saúde mental.

Transtornos Ansiosos

Os cinco transtornos ansiosos são: *transtorno de ansiedade generalizada* (preocupação excessiva com eventos cotidianos), *transtorno da ansiedade social* (inibição excessiva e preocupação em ambientes sociais), transtorno do pânico, transtorno obsessivo-compulsivo (TOC) e transtorno do estresse pós-traumático (TEPT). A prevalência de qualquer um dos transtornos ansiosos durante a vida é de 28,8%.[54]

O *transtorno do pânico* é um episódio de intenso medo que começa abruptamente e dura 10 a 15 minutos. Os sintomas incluem palpitação, frequência cardíaca rápida, sudorese, sensação de asfixia, dificuldade para respirar, náuseas, sensação de desmaio iminente ou tonturas e medo de desmaiar, de ficar louco ou de morrer. Além dos transtornos psicológicos, as crises de pânico podem ser causadas por atividade epiléptica, transtornos vestibulares, transtornos cardíacos ou drogas ou fármacos.[55-57]

O *transtorno obsessivo-compulsivo* se caracteriza por pensamentos incômodos persistentes e o uso de comportamento compulsivo em resposta a pensamentos obsessivos. Exemplos comuns incluem medo de germes e lavagem excessiva das mãos. Em comparação com controles, as pessoas com TOC têm diminuição da atividade nas áreas pré-frontais cognitiva e posterior combinada a aumento da atividade nos circuitos pré-frontais-estriado anteriores relacionados com a emoção e a aumento da atividade do núcleo amigdaloide.[58] Lesões no córtex orbital e estriatal, doença de Parkinson, síndromes Parkinson-Plus e transtorno de Tourette se associam a TOC. O *transtorno de Tourette* compreende tiques motores e vocais, produção de movimentos e sons involuntários. Os tiques geralmente são precedidos por uma urgência

Comportamento, Emoções, Tomadas de Decisão, Personalidade: Lobos Pré-frontal e Temporal Anterior **CAPÍTULO 28** 533

forte e geralmente podem ser suprimidos de modo temporário. Os volumes do núcleo caudado são menores nas pessoas com o transtorno de Tourette que em sujeitos controle.[59] A prevalência é de 1% da população, e a maioria dos casos é leve.[59]

O *transtorno do estresse pós-traumático* é um transtorno de ansiedade que pode se desenvolver em sobreviventes de guerra, de agressão física e sexual, de abuso, acidentes, desastres e outros traumas sérios. As pessoas com TEPT reexperimentam o evento original em *flashbacks* ou pesadelos, evitam estímulos ligados ao trauma e estão sempre hiperalertas. O estado hiperalerta interfere no sono e na concentração e se associa a crises de raiva. O núcleo amigdaloide (percepção do medo), a ínsula (percepção das condições internas do corpo) e o córtex pré-frontal medial (percepção das crenças e intenções dos outros) são hiperativos em pessoas com TEPT, em comparação com os controles.[60,61] No TEPT, os córtices pré-frontal anteromedial e rostral anterior são pouco ativos e deixam de inibir adequadamente regiões emocionais.[60] A estimativa para a prevalência de TEPT é de 8% na população adulta.[62]

Depressão

A depressão se associa a anormalidades da atividade neural e dos neuromoduladores, e não a anormalidades estruturais. A atividade na área 25, no córtex cingulado anterior aumenta com o humor triste.[63] Os neurônios da área 25 se projetam aos núcleos da rafe dorsal no tronco encefálico, influenciando o humor por ajustes dos níveis de serotonina em todo o cérebro.[64] A área 25 tem extensas conexões em todo o cérebro anterior. Quando a área 25 fica excessivamente ativa, os sinais para o córtex pré-frontal interferem no pensamento e nos comportamentos direcionados para um objetivo. Sinais para o estriado anterior interferem com as vias de busca de recompensa e contribuem para a falta de prazer. Os sinais para o tronco encefálico e o hipotálamo causam dificuldade com a função motivacional, nutricional, metabólica e endócrina. Sinais para o lobo temporal medial atrapalham o processamento da memória.[63] A área 25 também se conecta reciprocamente com o núcleo amigdaloide, que registra o medo e emoções negativas.[65] O tratamento efetivo da depressão reduz a atividade na área 25.[66]

Pessoas com depressão têm redução dos níveis de metabólitos da serotonina em seu líquido cerebrospinal. Os medicamentos que tratam efetivamente a depressão potencializam a efetividade da transmissão da serotonina. Os medicamentos para depressão incluem inibidores da monoamina oxidase (IMAO), antidepressivos tricíclicos e inibidores seletivos da recaptação da serotonina (ISRS). Os IMAOs degradam as catecolaminas, assim inibindo que os IMAOs elevem os níveis de norepinefrina, serotonina e epinefrina. O efeito principal dos antidepressivos tricíclicos é o aumento da atividade da serotonina e dos receptores α1 (norepinefrina) e a diminuição da atividade dos β-receptores centrais (norepinefrina). Os ISRSs, incluindo a fluoxetina (Prozac®), que inibem seletivamente a captação da serotonina, prolongam a disponibilidade da serotonina nas sinapses.

A prevalência de transtorno depressivo maior durante a vida é de 23%.[54]

Transtorno com Sintomas Somáticos: Causalidade Atribuída Erradamente

O transtorno com sintomas somáticos é definido como um ou mais sintomas somáticos angustiantes persistindo por mais de 6 meses, associados a pensamentos, comportamentos e sentimentos mal adaptados.[67] Este transtorno era previamente chamado de transtorno psicossomático ou somatoforme, somatização ou sintomas sem explicação clínica. O conceito é que o transtorno seja psicológico, gerando o paciente inconscientemente o problema para evitar responsabilidades ou conflitos, ou para exigir cuidado e apoio emocional de outros.

No entanto, o pressuposto de que fenômenos mentais se expressem como sintomas físicos (somáticos) não reflete as atuais evidências. Quando a dor é um dos sintomas somáticos, a base fisiopatológica do transtorno é a sensibilização central (Cap. 12), não a conversão de sofrimento psicológico em sintomas físicos.[68-70] Em casos nos quais a dor não é um dos sintomas, a atividade neural anormal ocorre no estriado e no núcleo amigdaloide.[70] Inflamação, neuroplasticidade prejudicial, genética e atividade excessiva da parte simpática do sistema nervoso também contribuem para o transtorno.[69,70] Apesar de não causarem os sintomas, os fatores psicológicos amplificam a atividade neural anormal. Os fatores psicológicos que amplificam a atividade anormal incluem esperar eventos negativos, tendência para concentrar-se em detectar eventos negativos, dificuldade para reconhecer as próprias emoções, sentir-se inquieto e ansiedade.[70] Dado que fatores psicológicos exacerbam o transtorno com sintomas somáticos, dois tratamentos psicológicos, a terapia cognitivo-comportamental e as técnicas baseadas na atenção, têm demonstrado melhoras na intensidade dos sintomas e no nível da função.[70]

Transtornos do Espectro Autista

As características do transtorno do espectro autista incluem uma variedade de habilidades sociais comprometidas, interesses restritos e comportamentos repetitivos, conforme descrito no Capítulo 8. Encontram-se neuroanatomia anormal,[71] córtex pré-frontal medial[72] e estriado anterior[73] hipoativos, e córtex cingulado rostral hiperativo[74] em pessoas com transtornos do espectro autista. Nas pessoas que desenvolvem autismo, o cérebro cresce de modo anormalmente rápido para os poucos anos, começando logo depois do nascimento; depois, a taxa de desenvolvimento do cérebro fica mais lenta. O padrão, bem como a velocidade de desenvolvimento cerebral, é anormal. Um ataque imune às proteínas cerebrais, além de fatores genéticos, pode causar os transtornos do espectro autista.[75,76]

Transtorno Bipolar

O transtorno bipolar, antes chamado de depressão maníaca, causa extremas oscilações do humor que incluem altos (mania ou hipomania) e baixos (depressão) emocionais. Durante a mania ou a hipomania menos intensa, a pessoa pode se sentir com excepcional energia e eufórica ou irritável. Durante a depressão, a pessoa pode se sentir sem esperança e incapaz de aproveitar as atividades. As oscilações de humor alteram os níveis de atividade, o julgamento, o comportamento, o pensamento e o sono.

As pessoas com transtorno bipolar têm resposta maior do núcleo amigdaloide, do estriado anterior e do hipocampo aos estímulos emocionais que os indivíduos saudáveis, independentemente de seu humor estar maníaco, depressivo ou normal.[15] O córtex orbital e o pré-frontal medial são hipoativos.[15] O transtorno bipolar tem uma prevalência durante a vida de aproximadamente 2,0% na população geral.[77]

Esquizofrenia

A esquizofrenia é um grupo de transtornos que consistem em transtorno do pensamento, delírios, alucinações, falta de motivação, apatia e retraimento social. O comportamento direcionado para um objetivo, incluindo o planejamento, a orientação para metas e a inibição comportamental, fica comprometido. A pouca memória de trabalho interfere na consideração de alternativas possíveis, levando a um comportamento impulsionado para o exterior.[78]

PARTE 5 Regiões

TABELA 28.2 TRANSTORNOS PSIQUIÁTRICOS

Transtorno	Regiões Hiperativas	Regiões Hipoativas
Transtorno bipolar	Núcleo amigdaloide, estriado anterior, hipocampo	Córtex orbital e pré-frontal anterior
Depressão	Área 25	Estriado anterior, córtex pré-frontal lateral, lobo temporal medial
Transtorno obsessivo-compulsivo (TOC)	Córtex orbital e cingulado anterior e estriado anterior	Córtex pré-frontal lateral
Esquizofrenia	Núcleo amigdaloide e hipocampo/região para-hipocampal (delírios e alucinações)	Córtex pré-frontal lateral (transtornos cognitivos). Córtex pré-frontal anterior e estriado anterior (falta de prazer, afeto monótono, falta de fala); córtex pré-frontal medial (delírios e alucinações)
Transtornos de personalidade	Núcleo amigdaloide	Córtex cingulado anterior
Transtornos do espectro autista	Córtex cingulado anterior rostral	Córtex pré-frontal medial, estriado anterior
Transtornos ansiosos, incluindo o transtorno do estresse pós-traumático	Núcleo amigdaloide, córtex pré-frontal medial, hipocampo e córtex insular	Córtex pré-frontal anterior e cingulado anterior rostral

A síndrome envolve anormalidades anatômicas e de neuromoduladores. Os lobos frontal e temporal e o núcleo amigdaloide e o hipocampo são menores na esquizofrenia que em cérebros normais. Anormalidades de conexão funcional entre o córtex pré-frontal lateral e as áreas visuais e entre o córtex frontal inferior e o córtex parietal posterior podem explicar os delírios e sintomas de desorganização.[79,80] Medicamentos que bloqueiem a recaptação da serotonina ou que bloqueiem os receptores de dopamina reduzem os sintomas em muitas pessoas com esquizofrenia. Desse modo, a anormalidade de regulação de neuromoduladores pode contribuir para os sintomas da esquizofrenia. Treinamento com exercícios aeróbicos melhora a função da memória e o volume do hipocampo em pessoas com esquizofrenia.[81] A incidência de esquizofrenia é de aproximadamente 1% da população.[82]

As áreas neurais hiper e hipoativas nos transtornos psiquiátricos estão resumidas na Tabela 28.2.

RACIOCÍNIO CLÍNICO DIAGNÓSTICO 28.2

B. I., Parte 2

O acidente também causou *lesão axonal difusa*. Reveja as informações sobre a substância branca subcortical no Capítulo 26.
B. I. 6: Quais fibras subcorticais foram lesionadas, resultando em paresia da parte inferior da hemiface esquerda e do lado esquerdo do corpo? Seja específico.

Reveja as informações sobre testes de campo visual no Capítulo 3 e sobre déficits do campo visual no Capítulo 21.
B. I. 7: Descreva o procedimento e os achados que demonstrariam uma hemianopsia homônima direita.
B. I. 8: Quais fibras subcorticais foram lesionadas, resultando em uma hemianopsia homônima à direita?

LESÃO CEREBRAL TRAUMÁTICA

A lesão cerebral traumática é leve em 80% dos casos.[83] Uma única lesão cerebral traumática leve não causa anormalidades cognitivas a longo prazo[84] (Patologia 28.1).[83,85-88] A lesão cerebral traumática leve, muitas vezes chamada de *concussão*, distingue-se por breve perda de consciência, amnésia pós-traumática transitória ou breve período de confusão após traumatismo craniano. Após a concussão, uma minoria de pessoas (aproximadamente 15%) desenvolve a síndrome pós-concussional, um conjunto demorado de transtornos que, após 1 ano, frequentemente inclui função cognitiva deficiente, dificuldade de concentração e irritabilidade. A síndrome pós-concussional se associa a fatores psicológicos e de litígio, não a fatores neurológicos.[83,84]

A maioria das lesões cerebrais traumáticas moderadas a graves ocorre em acidentes com veículos. O impacto tende a lesar a região pré-frontal e as regiões temporais anterior e inferior e a causar lesão axonal difusa. A lesão axonal difusa decorre da lesão por estiramento da membrana de um axônio. Essa lesão permite excessivo influxo de cálcio, produzindo colapso do citoesqueleto, o que interrompe o transporte axonal anterógrado. Organelas se reúnem no local lesionado, o axônio incha no local da lesão, e o axônio finalmente se rompe.[89] O axônio distal degenera. A lesão axonal primariamente afeta os núcleos da base, o pedúnculo cerebelar superior, o corpo caloso e o mesencéfalo.

Lesão cerebral traumática grave causa aproximadamente uma perda de volume cerebral de 10% no primeiro ano depois do trauma,[90] e a perda de substância branca continua por até 8 anos depois do trauma. A perda de substância branca prediz o desfecho da lesão cerebral traumática.

Como as áreas pré-frontal e temporal são geralmente danificadas, as pessoas mostram um julgamento deficiente, diminuição do comportamento direcionado para um objetivo (planejamento, início, monitoração do comportamento), déficits de memória, processamento lento das informações, transtornos da atenção e pouco pensamento divergente. A limitação funcional de usar efetivamente novas informações resulta em um pensamento concreto, uma incapacidade de aplicar adequadamente as regras, e um problema para distinguir informações relevantes das irrelevantes. Como o julgamento está prejudicado, as pessoas com lesão cerebral traumática têm um risco significativo de problemas com uso abusivo de substâncias psicoativas, de agressividade e de comportamentos sexuais inadequados. Outros comportamentos problemáticos secundários a uma lesão cerebral traumática podem incluir agitação, labilidade emocional, falta de autocrítica, falta de empatia, falta

Comportamento, Emoções, Tomadas de Decisão, Personalidade: Lobos Pré-frontal e Temporal Anterior **CAPÍTULO 28** 535

PATOLOGIA 28.1	LESÃO CEREBRAL TRAUMÁTICA POR TRAUMA CONTUSO SEM FRATURA
Patologia	Lesão axonal difusa; contusão, hemorragia, edema e/ou laceração
Etiologia	Trauma
Velocidade de início	Aguda
Sinais e sintomas	
Personalidade	Diminuição do comportamento direcionado a metas (funções executivas) se envolvido o córtex pré-frontal lateral; impulsividade e outros comportamentos inadequados se lesado o córtex pré-frontal ventral; baixa tolerância à frustração; labilidade emocional
Cognitivos	Processamento mental lento; diminuição da flexibilidade cognitiva; delírios (causados por lesões temporais que interrompem as conexões entre as áreas sensoriais e da emoção)
Consciência	Pode ser comprometida temporariamente ou por um período prolongado; muitas vezes têm dificuldade em direcionar a atenção (distratibilidade) em prestar atenção a várias coisas ao mesmo tempo
Comunicação e memória	A comunicação geralmente é normal; comprometimentos da memória declarativa podem ser temporários ou prolongados
Sensório	Pode estar comprometido
Autônomos	Podem ter problemas com a regulação autônoma secundariamente à lesão ou compressão do tronco encefálico e/ou hipotálamo
Motores	Perseveração de movimentos; grau de comprometimento motor depende da gravidade da lesão; paresia/paralisia; apraxia; espasticidade; contratura; falta de coordenação; transtornos do equilíbrio, da postura, da marcha, da fala, da deglutição e dos movimentos oculares
Visuais	Diminuição da acuidade, cortes de campo, negligência visual ou desatenção
Região afetada	Mais frequentemente afeta os lobos frontal anterior, frontal ventral e temporal
Dados demográficos	Para a lesão cerebral traumática (inclusive traumatismo craniano aberto e traumas e achados com e sem fraturas), a incidência é de 215 por 100.000 pessoas;[83] o gênero masculino tem 1,4 vez mais probabilidade que o feminino de sofrer lesão cerebral traumática; a incidência global mais alta de lesão cerebral traumática ocorre no grupo etário < 4 anos (1.256 por 100.000); entretanto, ocorrem taxas mais altas de hospitalização e óbito no grupo etário > 85 anos (339 por 100.000 e 57 por 100.000 respectivamente).[85] A prevalência de incapacidade causada pela lesão cerebral traumática é de 20 por 1.000 pessoas.[86]
Prognóstico	A taxa de mortalidade antes e durante a hospitalização é de 23 por 100.000 habitantes por ano;[87] a gravidade da lesão e a idade na ocasião do trauma determinam o desfecho. Cinco a 7 anos depois do traumatismo craniano, 24% tinham morrido; dos sobreviventes, 19% estavam gravemente incapacitados, 33% estavam moderadamente incapacitados e 47% tinham boa recuperação.[88] As graduações de incapacidade e recuperação se basearam em medidas do comprometimento cognitivo, em fatores sociais, no bem-estar psicológico, no estado de saúde e na Escala de Coma de Glasgow Estendida. Os itens da escala de coma incluem abertura dos olhos, respostas verbais e respostas motoras, variando os escores de resposta espontânea a nenhuma resposta. Por exemplo, no item abertura dos olhos, a pessoa pode abrir os olhos espontaneamente ou pode não abrir os olhos em resposta a uma voz em alto volume ou a estímulos dolorosos.

de motivação e inflexibilidade. Inconstância também pode ser um problema persistente: homens fisicamente bem recuperados de trauma cerebral têm comprometimento do equilíbrio, da agilidade e da coordenação.[91]

O traumatismo cerebral em lactentes é mais frequentemente atribuível a quedas acidentais, mas a lesão cerebral consequente à maioria das quedas é relativamente pequena. Uma lesão cerebral mais grave geralmente requer uma força maior que uma queda típica — forças que algumas vezes são geradas quando um lactente é violentamente sacudido. O trauma do sacudimento se deve ao impacto do choque do cérebro contra o crânio repetidamente. Logo depois do incidente, o edema cerebral pode aumentar o perímetro cefálico do lactente e causar abaulamento da fontanela anterior. Exames do cérebro mostram hemorragia e edema. Os resultados da síndrome do bebê sacudido são os seguintes: 17,7% morrem, 22% têm incapacidade grave, 31% têm incapacidade moderada e 29%

têm boa recuperação. A incidência da síndrome do bebê sacudido é de 14 por 100.000 nativivos.[92] Os sobreviventes podem exibir sinais motores semelhantes aos do atraso do desenvolvimento ou da paralisia cerebral e têm um padrão de déficits cognitivos semelhante ao que se vê em adultos com lesão cerebral traumática.[93]

RESUMO

O comportamento direcionado para um objetivo, o julgamento, a emoção, a atenção, a motivação, a flexibilidade para resolver problemas, tanto o comportamento social como a personalidade são funções do córtex de associação pré-frontal e temporal anterior. As lesões do córtex pré-frontal lateral interferem no início e monitoramento do comportamento direcionado a um objetivo, o pensamento divergente e os escrúpulos. O córtex pré-frontal medial e o temporal anterior se associam a neuroticismo, inclusive traços de ansiedade, de inibição e de irritabilidade. As lesões no córtex pré-frontal medial interferem na geração da conscientização sobre as próprias emoções e na percepção das emoções, crenças e intenções de outros. Esses déficits resultam em profunda apatia. As lesões pré-frontais anteriores e temporais anteriores produzem comportamento desinibido, julgamento prejudicado e alteram as características de extroversão/introversão.

A função cerebral é diversa e adaptável. A disfunção cerebral pode ser devastadora, como na lesão cerebral grave ou na esquizofrenia. A compensação cerebral para lesões também pode ser notável porque as pessoas podem se recuperar de lesões e transtornos cerebrais.

NOTAS CLÍNICAS

Caso 1

F. S. tem 47 anos de idade e é ex-sócio em escritório de advocacia. Ele sofreu uma hemorragia da artéria comunicante anterior há 1 ano. Ficou comatoso por 2 semanas. Quando readquiriu a consciência, sua sensibilidade, movimento e capacidade de se comunicar estavam intactos. No entanto, não inicia conversas nem atividades. Não sai da cama, a menos que incentivado pela equipe. Depois de uma fratura de tornozelo recente sofrida em uma queda, F. S. não conseguiu aprender marcha com sustentação parcial do peso, agitava as muletas em vez de sustentar o peso com elas. Está completamente sem preocupações nem interesses, mesmo a respeito de sua situação e de sua família. Quando lhe perguntaram sobre seus objetivos para a terapia, ele respondeu: "Nenhum". Quando lhe perguntaram sobre planos para a vida, ele disse que deseja mudar seu escritório de advocacia para Washington, D. C. Isso apesar de não ter contato com o escritório de advocacia depois que seu emprego foi encerrado 10 meses antes.

Questão
1. Quais áreas cerebrais estão afetadas?

Caso 2

B. G., um corretor de ações de 34 anos de idade, sofreu múltiplas fraturas do crânio frontal em uma queda enquanto praticava montanhismo. Depois da recuperação do reparo cirúrgico, ele ficou hemiparético do lado direito. A força muscular à direita se expressava como uma porcentagem da força da esquerda da seguinte maneira: músculos dos cíngulos, 80%; cotovelo/joelho, 50%; e músculos distais, 0%. Com uma órtese de tornozelo-pé e uma bengala, conseguia andar com assistência mínima. No entanto, frequentemente tentava andar independentemente sem a bengala ou a órtese e caía a cada tentativa. Começou a fazer comentários sem sentido e se tornou impulsivo, frequentemente agarrando ou empurrando as pessoas e objetos. Depois de 3 dias na reabilitação, deixou o hospital contra a recomendação dos profissionais da equipe. Um amigo o levou de carro ao trabalho. Em uma hora, foi despedido por causa de seu comportamento para com os colegas e foi reinternado.

Questão
1. Onde está a lesão?

 Veja a lista completa das referências em www.evolution.com.br.

29 Comunicação, Atenção Dirigida e Cognição Espacial: Córtex de Associação Temporoparietal e Giro Frontal Inferior

Laurie Lundy-Ekman, PhD, PT

Objetivos do Capítulo

1. Descrever a localização e funções das áreas de associação temporoparietal.
2. Comparar linguagem e fala.
3. Descrever as localizações e funções da *área de Wernicke* e *área de Broca.*
4. Descrever as *afasias de Wernicke* e *de Broca.*
5. Comparar e contrastar *disartria, afasia de Broca, afasia de Wernicke, afasia de condução* e *afasia global.*
6. Descrever as funções da junção temporoparietal direita e do giro frontal inferior.
7. Definir *esquema corporal.*
8. Definir e descrever as implicações clínicas de *negligência unilateral* e *anosognosia.*

Sumário do Capítulo

Introdução
Comunicação
    Linguagem
        Transtornos da Linguagem
    Comunicação não Verbal
        Transtornos da Comunicação não Verbal
Atenção Dirigida
Percepção Espacial

Negligência
    Negligência Pessoal
    Negligência Espacial
    Frequência da Negligência e sua Importância
        Clínica
Especialização Hemisférica
Resumo da Função dos Hemisférios Cerebrais
Raciocínio Clínico Diagnóstico Avançado

INTRODUÇÃO

A inteligência cognitiva é primariamente função da área de associação temporoparietal (Fig. 29.1), a quarta das quatro áreas de associação corticais. As outras três áreas de associação corticais são os córtices de associação pré-frontais lateral, medial e anterior discutidos no Capítulo 28. A área de associação temporoparietal é especializada para compreender a comunicação, direcionar a atenção e abranger o espaço.

COMUNICAÇÃO

As pessoas usam a linguagem e métodos não verbais para se comunicarem. Em aproximadamente 95% dos adultos, as áreas corticais responsáveis pela compreensão da linguagem e produção da fala são encontradas no hemisfério esquerdo[1,2] (Fig. 29.2). A distinção entre linguagem, um sistema de comunicação baseado em símbolos, e fala, a produção verbal, é clinicamente importante porque diferentes regiões do cérebro são responsáveis pelas funções.

Linguagem

A compreensão da linguagem ocorre na área de Wernicke, uma sub-região do córtex temporoparietal esquerdo na junção temporoparietal. A compreensão da linguagem inclui entender linguagem falada, escrita e por sinais. Cada uma dessas usa comunicação simbólica. Os símbolos são palavras ou sinais que representam um objeto ou conceito. O significado de um símbolo deriva de um acordo social e é aprendido.

A área de Broca, no lobo frontal esquerdo, fornece instruções para a produção de linguagem. Essas instruções consistem em planejamento dos movimentos para produzir a fala e fornecimento de função gramatical às palavras, inclusive os artigos *um, uma, uns, umas* e *o, a, os, as.* As contribuições das áreas corticais e subcorticais envolvidas na conversação normal são mostradas na Figura 29.3.

537

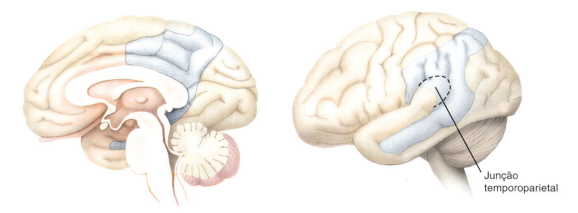

Córtex temporoparietal: integração sensorial, compreensão da comunicação, compreensão espacial, inteligência verbal e espacial. As lesões causam incapacidade de manipular novas informações efetivamente, dificuldade com pensamento concreto, dificuldade para generalizar informações, negligência pessoal e espacial, incapacidade para navegar, tendência para irritar-se com alterações pequenas da rotina. Lesões que afetam a junção temporoparietal no hemisfério esquerdo: afasia de Wernicke; no hemisfério direito: negligência espacial e/ou dificuldade para compreender comunicação não verbal. A linha tracejada indica a junção temporoparietal.

Fig. 29.1 Córtex de associação temporoparietal.

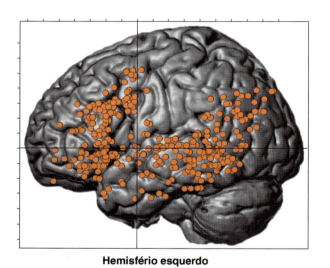
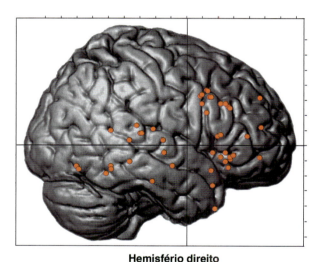

Hemisfério esquerdo — **Hemisfério direito**

Fig. 29.2 Picos de ativação nos hemisférios esquerdo e direito durante tarefas de vocabulário e de significado da linguagem. Os dados estão resumidos a partir de 128 estudos de neuroimagens. O hemisfério esquerdo é significativamente mais ativo do que o direito para tarefas de linguagem, e o hemisfério direito primariamente oferece atenção e processamento de memória de trabalho das informações verbais.
(Com a permissão de Vigneau M, Beaucousin V, Hervé PY, et al.: What is right-hemisphere contribution to phonological, lexico-semantic, and sentence processing? Insights from a meta-analysis. Neuroimage 54:577-593, 2011.)

Ao contrário das redes neurais auditivas usadas durante a conversação, a leitura exige visão intacta, áreas visuais secundárias para o reconhecimento visual dos símbolos escritos e conexões com uma área de Wernicke intacta para interpretação dos símbolos. A escrita exige controle motor da mão além das conexões com as áreas de Wernicke e de Broca. A área de Broca fornece a relação gramatical entre as palavras ao escrever, e a área de Wernicke fornece a formulação da linguagem.

Transtornos da Linguagem

Os transtornos da linguagem podem afetar a linguagem falada *(afasia)*, a compreensão da linguagem escrita *(alexia)* e/ou a capacidade de escrever *(agrafia)*. Como a afasia tem o impacto mais intenso na comunicação durante o tratamento, a discussão a seguir enfoca a afasia. Os tipos comuns de afasia são a de Wernicke, a de Broca, a de condução e a global.

Comunicação, Atenção Dirigida e Cognição Espacial: Córtex de Associação Temporoparietal e Giro Frontal Inferior   **CAPÍTULO 29**   539

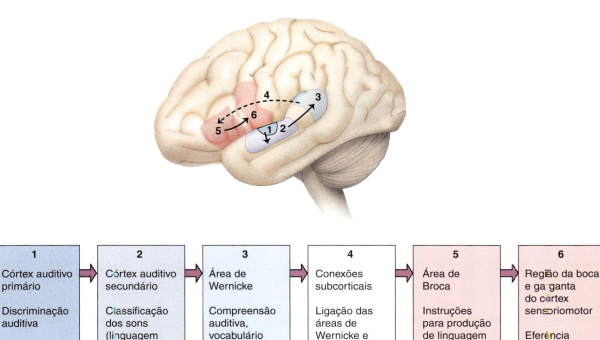

Fig. 29.3 Fluxo de informações durante conversação, desde a audição da fala até a resposta.

RACIOCÍNIO CLÍNICO DIAGNÓSTICO 29.1

C. V., Parte I

Seu paciente, C. V., tem 63 anos de idade e é um engenheiro aposentado. Dois dias antes da internação, teve um acidente vascular cerebral (AVC) à direita. Os antecedentes pessoais são significativos para um ataque isquêmico transitório (AIT) direito 1 mês antes, AVC esquerdo 2 anos antes, prostatectomia 3 anos antes, hipertensão e tabagismo. Quando você chega para avaliá-lo, nota que ele está sentado em uma poltrona reclinável, olhando a 50 graus à direita pela janela. Quando você o aborda, ele não se volta para reconhecê-lo e parece reconhecer apenas que você entrou no quarto assim que você fica em pé entre ele e a janela. Nesse ponto, ele diz: "Bem, e aí?" Durante sua triagem, ele está atento e segue seus comandos, mas, quando tenta falar, fica frustrado facilmente porque diz a palavra errada. Por exemplo, você lhe pergunta se conseguia ficar de pé e andar antes de chegar ao hospital, e ele responde lentamente: "Sim, mas com a vareta. Não. A, a, var. Não." Ele levanta a mão esquerda e, em seguida, diz: "Vareta. Não. B-b-bengala. Com a vareta. Não. Não. Não." Ele sacode a cabeça, indicando "Não."

C. V. 1: Alguns de seus comprometimentos se devem ao acidente vascular encefálico prévio, e alguns se devem ao acidente vascular encefálico atual. Qual hemisfério mais provavelmente é responsável por seu problema de comunicação?
C. V. 2: C. V. tem afasia de Broca ou de Wernicke?
C. V. 3: Como seu comprometimento de linguagem é diferente de disartria?

Na *afasia de Wernicke*, a compreensão da linguagem fica comprometida. Pessoas com afasia de Wernicke facilmente produzem sons falados, mas a produção não tem sentido. Um exemplo de frase sem sentido repetida por um dos meus pacientes é "Desejrab lamislar blag". Para uma pessoa com afasia de Wernicke, ouvir outras pessoas falarem é igualmente sem sentido, apesar da capacidade de ouvir normalmente. A incapacidade de produzir e compreender a linguagem pode ser análoga a quando uma pessoa com idioma nativo intacto se encontra com um idioma estrangeiro desconhecido. A afasia de Wernicke também interfere na capacidade de compreender e produzir movimentos simbólicos, como na linguagem por sinais.[3] Como a capacidade de compreender a linguagem está comprometida, as pessoas com afasia de Wernicke têm alexia (incapacidade de ler), incapacidade de escrever palavras com sentido e parafasia. *Parafasia* é o uso de palavras e frases involuntariamente. A parafasia vai da substituição de palavras ao uso de palavras sem sentido irreconhecíveis. Um exemplo de substituição de palavras é dizer ou escrever "capitão da escola" em vez de "diretor". Diferentemente das pessoas com afasia de Broca, as pessoas com afasia de Wernicke costumam parecer não ter ciência do transtorno. Sinônimos de afasia de Wernicke incluem afasia receptiva, sensorial e fluente, embora a produção de linguagem também seja anormal.

A *afasia de Broca* é definida como a dificuldade em se expressar usando a linguagem. A capacidade de compreender a linguagem, exceto palavras com função gramatical (preposições, pronomes, conjunções), e a capacidade de controlar os músculos usados na fala para outras finalidades (deglutição, mastigação) não são afetadas. As pessoas com afasia de Broca podem não produzir linguagem ou podem ser capazes de gerar frases habituais, como "Olá. Como vai?" ou fazer breves firmações com significado e podem ser capazes de produzir fala emocional (obscenidades, maldições) quando aborrecidas. As pessoas com afasia de Broca geralmente estão cientes de suas dificuldades de linguagem e ficam frustradas com sua incapacidade de produzir linguagem normal. Geralmente, a escrita é tão comprometida quanto a fala. A leitura, exceto para compreender a função gramatical das palavras, é poupada. Os tipos motores, de expressão e não fluentes de afasia são sinônimos de afasia de Broca.

540 **PARTE 5** *Regiões*

A *afasia de condução* resulta da lesão de neurônios que conectam as áreas de Wernicke e de Broca. No tipo mais grave, a fala e a escrita das pessoas com afasia de condução ficam sem sentido. No entanto, sua capacidade de entender linguagem escrita e falada é normal. Nos casos leves, ocorre apenas parafasia por substituição.

O tipo mais grave de afasia é a *afasia global*, uma incapacidade de usar a linguagem em todas as formas. As pessoas com afasia global não conseguem produzir fala compreensível, compreender a linguagem falada, falar fluentemente, ler ou escrever. A afasia global geralmente é secundária a uma grande lesão que afeta grande parte do telencéfalo esquerdo: área de Broca, área de Wernicke, córtex interposto, substância branca adjacente e tálamo anterior. Os tipos comuns de afasia estão resumidos na Tabela 29.1.

Comunicação não Verbal

Dado que o hemisfério direito geralmente não processa linguagem, qual é a contribuição das áreas contralaterais correspondentes às áreas de Wernicke e de Broca? Na maioria das pessoas, a atividade nessas áreas do hemisfério direito se associa à comunicação não verbal. Gestos, expressões faciais, tom de voz e postura transmitem significados, além de uma mensagem verbal. No hemisfério direito, a junção temporoparietal (área correspondente à área de Wernicke) é vital para interpretar sinais não verbais de outras pessoas. O giro frontal inferior do hemisfério direito (área correspondente à de Broca) fornece instruções para produzir comunicação não verbal, inclusive gestos emocionais e entonação da voz.

Transtornos da Comunicação não Verbal

Lesões da unção temporoparietal direita causam dificuldade em compreender a comunicação não verbal, inclusive expressões faciais emocionais, gestos e entonação vocal. Desse modo, a pessoa pode não ser capaz de distinguir entre ouvir "Pare com isso" falado por brincadeira e "PARE COM ISSO" falado com raiva.

O dano do giro frontal inferior direito pode fazer a pessoa falar de maneira monótona, não ser capaz de se comunicar efetivamente de maneira não verbal e não possuir expressões faciais e gestos emocionais. Essas consequências algumas vezes são denominadas *embotamento afetivo*.

ATENÇÃO DIRIGIDA

A área de associação temporoparietal direita determina a importância comportamental dos estímulos e decide o foco de atenção.[4] Por exemplo, se você estiver com fome, o córtex de associação parietal direito dirigirá sua atenção para encontrar comida.

PERCEPÇÃO ESPACIAL

O sistema de coordenadas espaciais do lobo parietal direito é essencial para construir a própria imagem corporal e para planejar movimentos. O córtex de associação parietal do hemisfério direito compreende relações espaciais, fornecendo esquemas do:
- Corpo
- Corpo em relação ao que o cerca
- Mundo exterior

O esquema do corpo, também conhecido como a imagem do corpo, é uma representação mental de como o corpo está anatomicamente organizado (p. ex, com a mão distal ao antebraço). Esquemas do "self" em relação com o ambiente permite-nos localizar objetos no espaço e

navegar com precisão, encontrando o nosso caminho dentro dos quartos e corredores e exteriores. Os esquemas do mundo exterior fornecem informações necessárias para planejar uma rota de um local para outro.

RACIOCÍNIO CLÍNICO DIAGNÓSTICO 29.2

C. V., Parte II

O novo acidente vascular encefálico afetou o córtex de associação temporoparietal direito. O seu posicionamento para olhar à direita é persistente, e jamais atinge uma rotação cervical neutra (olhando para a frente). Quando avalia a sensibilidade, você nota que as extremidades direitas têm sensibilidade somática intacta, e as extremidades esquerdas têm sensibilidade somática comprometida. No entanto, quando você avalia o tato simultâneo bilateral, ele nada sente à esquerda.

C. V. 4: Compare negligência pessoal com negligência espacial. C. V. exibe alguma delas ou ambas? Explique sua resposta.

Ele tem uma força quase normal nos membros inferiores, mas não pode ficar sem assistência moderada devido a instabilidade. Você pede para sentar-se na cadeira de rodas e usar os pés para "andar" até o fundo do corredor. Você demonstra movendo seus pés para puxar a cadeira de rodas para a frente.

C.V. 5: Use a sua resposta à pergunta anterior para prever o que acontece quando ele está no corredor.

NEGLIGÊNCIA

Negligência é a tendência de se comportar como se um lado do corpo e/ou um lado do espaço não existisse. As pessoas com negligência deixam de relatar ou de reagir a estímulos presentes no lado contralesional. Desse modo, a pessoa parece não estar ciente de metade do seu corpo e/ou de um lado do espaço. A negligência geralmente afeta o lado esquerdo do corpo e o lado esquerdo do espaço porque a área de associação parietal direita é necessária para direcionar a atenção e compreender relações espaciais. Nas pessoas com negligência à esquerda, a subatividade das áreas da atenção do cérebro direito lesionado se associa à hiperatividade do sistema de atenção cerebral esquerdo.[5] O sistema de atenção do cérebro esquerdo intacto dirige a atenção para a direita, fazendo que a pessoa se volte para a direita e olhe exclusivamente para a direita. A negligência pode ser mal interpretada por outros como confusão ou falta de cooperação. O termo *negligência* é infeliz por causa de conotações com indiferença voluntariosa ou irresponsabilidade. No entanto, negligência é o termo padrão comumente aceito. A negligência pode ser pessoal ou espacial.

Negligência Pessoal

Aspectos da negligência incluem:
- Falta unilateral da conscientização de estímulos sensoriais
- Falta unilateral de higiene e de embelezamento pessoal
- Falta unilateral de movimento das extremidades

A negligência pessoal decorre da falta de atenção dirigida, afetando a conscientização sobre partes do próprio corpo. Portanto, a negligência pessoal também é chamada de *hemidesatenção*. Algumas pessoas com negligência pessoal conseguem localizar o tato leve e distinguir entre com ponta e sem ponta se um estímulo for apresentado unilateralmente, mas deixam de reagir à estimulação em um lado quando ambos os lados do corpo são estimulados simultaneamente. Esse fenômeno é chamado de *extinção da estimulação simultânea bilateral* (Cap. 3).

A falta unilateral de higiene e embelezamento fica evidente quando uma pessoa se barbeia ou coloca maquiagem apenas na hemiface

TABELA 29.1 TRANSTORNOS DE COMUNICAÇÃO

Nome	Sinônimos	Características	Compreende a Fala Falada	Fala Fluente	Produção de Linguagem com Significado	Uso Normal de Palavras Gramaticais	Leitura	Escrita	Estruturas Envolvidas
Disartria	Nenhum	Falta de controle motor dos músculos da fala	Sim	Não	Sim, embora seja difícil compreender	Sim	Sim	Sim	Neurônios motores ou neurônios do córtex para o tronco encefálico
Afasia de Broca	Afasia motora, de expressão ou não fluente	Omissões e erros gramaticais, frases curtas, fala forçada	Sim, exceto palavras com função gramatical	Não	Sim, embora faltem palavras gramaticais	Não	Sim	Não	Área de Broca, geralmente no hemisfério esquerdo
Afasia de Wernicke	Afasia sensorial, de recepção ou fluente	Não consegue compreender a linguagem; fala fluentemente, mas de modo ininteligível	Não	Sim	Não	Não	Não	Não	Área de Wernicke, geralmente no hemisfério esquerdo
Afasia de condução	Afasia de desconexão	Compreende a linguagem; produção de linguagem ininteligível	Sim	Sim	Não	Não	Sim	Não	Neurônios que conectam a área de Wernicke com a área de Broca
Afasia global	Afasia total	Não consegue falar fluentemente; não consegue se comunicar verbalmente; não consegue compreender a linguagem	Não	Não	Não	Não	Não	Não	Área de Wernicke, área de Broca e as áreas corticais e subcorticais interpostas

direita. Outro exemplo é vestir apenas a metade direita do corpo e deixar a esquerda sem vestimenta.

A *anosognosia*, um tipo de negação, ocorre em algumas pessoas com hemiparesia intensa e negligência pessoal. As pessoas com anosognosia negam sua incapacidade de usar as extremidades paréticas, alegando que poderiam bater palmas ou subir em uma escada. No entanto, quando se pergunta o que o experimentador seria capaz de fazer se tivesse exatamente os mesmos comprometimentos que elas, as pessoas com anosognosia que alegavam poder realizar as tarefas relatam que o experimentador teria comprometimento ou estaria incapacitado para a mesma tarefa.[6] Algumas pessoas com anosognosia acreditam que a extremidade comprometida pertença a outra pessoa.[7] A anosognosia interfere significativamente na reabilitação porque a pessoa não vê razão para fazer algum esforço para se recuperar. Além disso, a anosognosia se associa a poucas necessidades de alerta e à dificuldade de manter o foco, o que prejudica ainda mais a reabilitação. Na anosognosia, a lesão costuma estar na ínsula anterior direita, área dedicada à representação do que é próprio da pessoa e a distinguir entre o que é próprio e o que é de outros.[7]

Negligência Espacial

A negligência espacial se caracteriza por uma falta de compreensão das relações espaciais, resultando em desarranjo da representação interna do espaço. Em uma investigação intrigante sobre negligência espacial, duas pessoas com negligência descreveram de memória o que veriam ao olhar para a praça principal de Milão a partir dos degraus da catedral e depois descreveram a mesma cena olhando do outro lado da praça para a catedral.[8] Ao descreverem a vista a partir dos degraus da catedral, ambas as pessoas mencionaram consistentemente os prédios no lado direito da cena visualizada. Quando foi pedido que mudassem mentalmente sua perspectiva, imaginando que estavam olhando para a catedral, ambas descreveram os prédios no lado direito e omitiram os prédios que tinham descrito momentos antes. De modo semelhante, uma paciente minha, que tinha sido artista de sucesso, pintava a metade direita de uma cena, deixando a metade esquerda da tela em branco. Ela alegava que a pintura estava terminada e parecia perplexa quando eu questionava sobre as partes que faltavam no menino na pintura. Quando inverti a tela para lhe mostrar que a pintura estava incompleta, ela começou uma nova pintura diferente no lado branco esquecendo-se da imagem do lado esquerdo. A Figura 29.4 ilustra aspectos da negligência espacial.

Alguns aspectos da negligência atualmente ainda não têm explicação. Quando se pediu a uma pessoa com negligência espacial para copiar três figuras, ele completou as figuras direita e esquerda, mas desenhou apenas metade da figura central.[9] Teorias de atenção sobre a negligência previam que a pessoa omitira a figura esquerda, não parte da figura central.

As manifestações da negligência espacial incluem problemas:
- De navegação
- Construcionais
- Para vestir-se

Um aspecto de um déficit em compreender relações espaciais é a dificuldade em encontrar a rota correta para um local. As pessoas com negligência espacial podem ter dificuldade em encontrar o caminho até dentro de uma única sala. As pessoas com negligência espacial podem prender parte de uma cadeira de rodas em um objeto e continuar a tentar mover-se para a frente, sem conscientização sobre o objeto que está interferindo com o movimento pretendido. Um paciente internado com negligência grave no hospital em que eu trabalhava tentava ir de carro sozinho para sua casa. Felizmente, ele não conseguiu chegar à rua, até porque havia um total de três carros no seu lado esquerdo no estacionamento. Quando o pessoal da segurança chegou a ele, ainda estava pisando no acelerador apesar da impossibilidade do carro de mover a massa destroçada dos outros três carros, e ele sequer tinha noção de algum problema.

A diminuição da compreensão das relações espaciais também causa dois tipos de apraxia: apraxia para vestir-se e construcional. A *apraxia para vestir-se* é a dificuldade em colocar roupas dada a incapacidade de orientar corretamente as roupas no corpo. A apraxia construcional é a dificuldade de desenhar, construir e reunir objetos.

As pessoas com negligência podem ter apenas um sinal (p. ex., falta de conscientização sobre pessoas ou objetos à sua esquerda) ou qualquer combinação de sinais de negligência. As lesões que danificam alguma parte da rede de conscientização podem causar negligência, inclusive as do lobo parietal, da junção temporoparietal, do córtex pré-frontal lateral ou do putâmen ou núcleo pulvinar do tálamo.[5,10] Desse modo, a negligência é um fenômeno complexo com diferentes apresentações e diversas causas.

Frequência da Negligência e sua Importância Clínica

Agudamente após um acidente vascular encefálico, 43% das pessoas com lesões no hemisfério direito têm negligência; 3 meses após o acidente vascular encefálico, a negligência persiste em 17%.[11] Nas pessoas com acidente vascular encefálico no hemisfério esquerdo, 20% inicialmente têm negligência; isso diminui para 5% após 3 meses.[11] A negligência é mais grave e mais persistente após lesão no hemisfério direito.[5] Ela afeta 45% das pessoas com lesão cerebral traumática grave. Embora a recuperação da negligência ocorra frequentemente, negligência persistente é um preditor de aumento da necessidade de assistência e de maior probabilidade de colocação sob enfermagem especializada.[13]

O dano à junção temporoparietal no hemisfério esquerdo causa afasia de Wernicke, um distúrbio da linguagem. O dano à mesma área no hemisfério direito causa déficits na compreensão da comunicação não verbal, na atenção dirigida e na compreensão do espaço. Lesões do giro frontal inferior esquerdo causam afasia de Broca. Lesões do giro frontal inferior direito causam incapacidade de comunicação não verbal, inclusive falta de expressões faciais e gestos emocionais.

ESPECIALIZAÇÃO HEMISFÉRICA

Os hemisférios esquerdo e direito se especializam em certas funções (Tabela 29.2). O hemisfério esquerdo geralmente se especializa em compreender e produzir linguagem, inclusive a fala e a escrita. O hemisfério direito se especializa em compreender o espaço, em organizar movimentos relativamente à orientação espacial, no processamento de padrões visuais complexos, inclusive no reconhecimento facial, em navegar e compreender e produzir comunicação não verbal. Além dessas diferenças, o comportamento também é lateralizado. Lesões que afetam o hemisfério esquerdo tendem a causar comportamento lento e cauteloso. Lesões no hemisfério direito produzem comportamento impulsivo, superestimativa fora da realidade das capacidades e negligência. Os estilos de processamento dos hemisférios também diferem. O hemisfério esquerdo tende a processar informação em uma sequência linear, como quando se segue em uma conversa ou na resolução de um problema aritmético. O hemisfério direito tende a processar de maneira holística pictórica, como no reconhecimento de faces.

Comunicação, Atenção Dirigida e Cognição Espacial: Córtex de Associação Temporoparietal e Giro Frontal Inferior **CAPÍTULO 29** 543

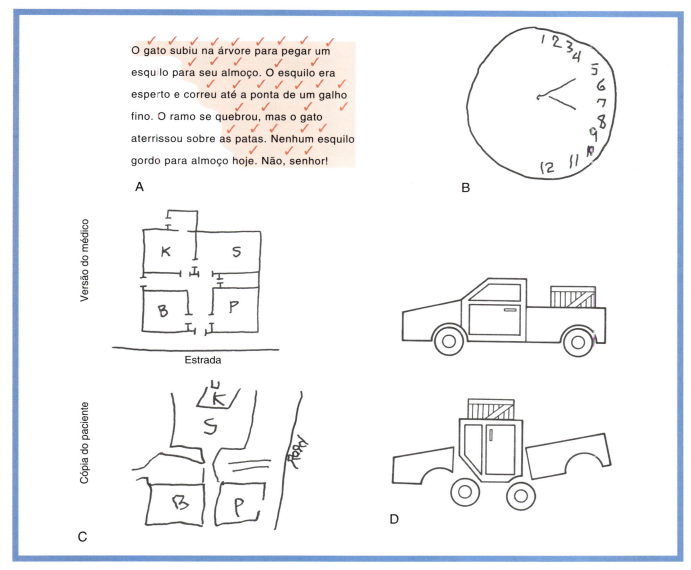

Fig. 29.4 Sinais indicando negligência. **A,** Pede-se ao paciente para ler um parágrafo e ele perde palavras no lado esquerdo do texto. **B,** Quando lhe pedem para desenhar, o paciente desenha um círculo, embora coloque todos ou a maioria dos números no lado direito para a face do relógio. **C,** Compare a versão do médico de um pavimento de uma casa e a versão do paciente. **D,** O paciente não consegue duplicar a construção com blocos enquanto olha um modelo.
(De Haines DE: Fundamental neuroscience for basic and clinical applications, *ed 4, Philadelphia, 2013, Churchill Livingstone.)*

TABELA 29.2	EFEITOS DAS LESÕES DO HEMISFÉRIO ESQUERDO *VERSUS* DIREITO	
Sistema	Sinais e Sintomas de Lesão no Hemisfério Esquerdo	Sinais e Sintomas de Lesão no Hemisfério Direito
Motor, visual, somatossensorial	Hemiparesia/hemiplegia e perda hemissensorial afetam o lado direito do corpo e a face e o campo visual direito	Hemiparesia ou hemiplegia e perda hemissensorial afetando o lado esquerdo do corpo e a face e o campo visual esquerdo
Comunicação	Dificuldade para entender e produzir linguagem (afasia, agrafia), disartria	Incapaz de compreender e produzir conteúdo emocional da fala
Compreensão espacial	Normal	Negligência esquerda; perda das habilidades de navegação; incapacidade para reconhecer faces
Comportamento, emoções	Comportamento cauteloso, hesitante em tentar novas tarefas; ansiedade; depressão, reações catastróficas; facilmente frustrado e zangado	Comportamento impulsivo, não tem consciência dos déficits, superestima as próprias capacidades Pode dirigir veículos com resultados devastadores Pode caminhar sem a necessidade de bengala ou de órtese Fabricação involuntária de informações causadas por déficits de reconhecimento de erros e da memória por desinibição

(Continua)

544 **PARTE 5** *Regiões*

TABELA 29.2	EFEITOS DAS LESÕES DO HEMISFÉRIO ESQUERDO *VERSUS* DIREITO (Cont.)	
Sistema	**Sinais e Sintomas de Lesão no Hemisfério Esquerdo**	**Sinais e Sintomas de Lesão no Hemisfério Direito**
Intelecto; processamento cognitivo	Comprometimento (porque o intelecto geralmente é avaliado verbalmente); perda do processamento linear (sequencial, analítico, lógico); tendência de negligenciar detalhes	Perda do processamento holístico (pictórico e intuitivo); tende a se concentrar apenas em detalhes Como a linguagem está intacta, outras pessoas podem pensar que a pessoa é muito mais capaz do que é

Lobo	Região	Efeito da Lesão
Frontal	Motor primário	Hemiplegia contralateral; perda do fracionamento; disartria espástica
	Pré-motor	Apraxia, perseveração
	Motor suplementar	Dificuldade com movimentos manuais antifase; perseveração
	Área de Broca	Afasia de Broca
	Giro frontal inferior direito	Comprometimento da produção de comunicação não verbal
	Pré-frontal lateral	Perda do comportamento direcionado para um objetivo, do pensamento divergente e dos escrúpulos
	Pré-frontal medial	Falta de emoções e de compreensão de outras pessoas; inatividade; lesões bilaterais causam apatia intensa com perda da ansiedade e da autoconsciência
	Pré-frontal anterior	Comportamento social desinibido; decisões comprometidas na vida real; impulsividade; alteração de extroversão/introversão
Parietal	Somatossensorial primário	Perda contralateral da localização tátil e da propriocepção consciente
	Somatossensorial secundário	Astereognosia; apraxia
	Córtex de associação parietal	Negligência pessoal, negligência espacial; incapacidade de navegar
Junção temporoparietal	Junção temporoparietal bilateral	Comprometimento da compaixão, da cooperação e das boas maneiras
	Área de Wernicke	Comprometimento da compreensão da linguagem
	Junção temporoparietal direita	Comprometimento da comunicação não verbal; negligência; anosognosia
Temporal	Auditivo primário	Comprometimento da localização de sons
	Auditivo secundário	Agnosia auditiva
	Córtex de associação temporal anterior	Mesmo que no córtex pré-frontal medial e anterior
	Hipocampo e giro para-hipocampal	Comprometimento da memória declarativa
Occipital	Visual primário	Hemianopsia homônima
	Visual secundário	Agnosia visual; perda da fixação visual; alucinações visuais; apraxia construcional, ataxia óptica

Fig. 29.5 Efeitos de lesões em regiões específicas de cada lobo cerebral.

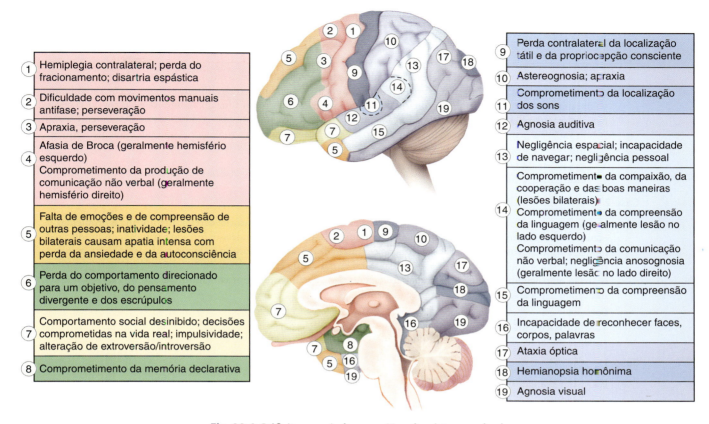

Fig. 29.6 Déficits associados a regiões do córtex cerebral.

RESUMO DA FUNÇÃO DOS HEMISFÉRIOS CEREBRAIS

As funções dos quatro lobos do telencéfalo são consideradas primeiro, seguindo-se uma discussão da área de associação temporoparietal.

Os lobos frontais controlam a função motora, o início de atividades, o planejamento da comunicação não verbal, o comportamento orientado para um objetivo, o julgamento, a interpretação de emoções, a atenção, a flexibilidade na resolução de problemas, o comportamento social e a motivação. Os lobos parietais processam a sensibilidade somática, a atenção dirigida e fornecem esquemas de percepção que relacionam as partes do corpo, o corpo relativamente ao ambiente e ao mundo. Os lobos occipitais processam a visão, inclusive as relações espaciais dos objetos visuais, analisam movimento e cor e controlam a fixação visual. Os lobos temporais processam as informações auditivas, classificam sons e processam a emoção e a memória.

O córtex de associação temporoparietal está envolvido na integração sensorial, comunicação, compreensão das relações espaciais e solução de problemas convergentes. As lesões na junção temporoparietal podem produzir transtornos de linguagem (afasia de Wernicke). As lesões na junção temporoparietal direita podem causar negligência contralateral, dificuldade na compreensão da comunicação não verbal e anosognosia (negação dos déficits). As Figuras 29.5 e 29.6 resumem os efeitos das lesões cerebrais.

A consciência, a atenção, o controle dos movimentos, a motivação, a memória, o intelecto, a sensibilidade, a percepção, a comunicação, todos os tipos de comportamento, a personalidade e as emoções são retransmitidas no telencéfalo. A função cerebral é diversa e adaptável. A disfunção cerebral pode ser devastadora, como na afasia ou negligência. Felizmente, a recuperação significativa das lesões cerebrais é possível.

RACIOCÍNIO CLÍNICO DIAGNÓSTICO AVANÇADO

RACIOCÍNIO CLÍNICO DIAGNÓSTICO 29.3

C. V., Parte III

C. V. 6: Você nota no prontuário que o profissional de fonoaudiologia realizou uma avaliação da deglutição e diagnosticou C. V. com disfagia. Defina disfagia e descreva a causa subjacente para sua disfagia.

C. V. 7: Ele apresenta leve paresia facial à direita. Qual acidente vascular cerebral causou isso?

C. V. 8: Reveja a inervação dos músculos da expressão facial no Capítulo 19. Você espera que sua paresia facial envolva a hemiface superior direita, hemiface inferior direita ou ambas? Explique sua resposta.

C. V. 9: Reveja os tipos de acidentes vasculares encefálicos e a distribuição da irrigação arterial no Capítulo 25. Dada a história de um AIT e seu comprometimento da percepção, descreva o tipo mais provável e o envolvimento arterial de seu AVC recente.

NOTAS CLÍNICAS

Caso 1

H. M., homem de 66 anos de idade, teve um acidente vascular encefálico 5 dias antes. Consegue andar usando marcha com a extremidade fraca à frente primeiro com mínima assistência para o equilíbrio. Não consegue movimentar voluntariamente o membro superior direito. O membro superior direito está aduzido no ombro, e o cotovelo, o punho e os dedos estão flexionados. Sua fala é forçada, áspera e lenta, e alguns sons são produzidos incorretamente assim: "Omo vai? Vou pem." Sua capacidade para produzir e entender linguagem e sua escrita estão inteiramente normais.

Questões
1. Dê o nome do transtorno de comunicação.
2. Onde está a lesão?

Caso 2

V. M. é uma mulher de 72 anos de idade internada com perda hemissensorial direita, hemiplegia e problemas de comunicação. Ela cumprimentou os visitantes com um "Olá. Como vão?" indeciso, forçado e truncado. A produção de linguagem estava deteriorada por má articulação e omissão de palavras com função gramatical. Ela parecia extremamente frustrada pela sua incapacidade de se expressar. Suas tentativas de escrever com a mão esquerda também mostraram omissão de palavras com função gramatical. Ele conseguia facilmente seguir comandos verbais ou escritos simples, indicando capacidade intacta de compreender a linguagem.

Questões
1. Onde é a lesão?
2. Dê o nome do transtorno de comunicação.

Caso 3

P. D., um homem de 86 anos de idade, foi encaminhado para fisioterapia após uma artroplastia total do quadril 1 semana antes. Dois dias antes, enquanto sua esposa o estava visitando no hospital, ele abruptamente começou a falar sem sentido em um tom de conversa como se estivesse falando normalmente. Sua fala era uma mistura de jargões e inglês. Por exemplo, ele insistia: "Eu fico crícon talando e você precisa cofers." Ele ficou agitado quando sua esposa não o entendeu e era incapaz de entender as perguntas dela. Com os funcionários do hospital, ele continuou a falar livremente em sua mistura de jargão e inglês. Não mostrava indicação de compreender a linguagem falada nem escrita, tampouco tinha consciência de que sua produção de linguagem era defeituosa. A comunicação se limitava estritamente aos gestos. Nenhum outro sinal ou sintoma era evidente. Na terapia hoje, cooperou quando o fisioterapeuta fazia mímica sobre os movimentos desejados. Se o terapeuta tentasse instruí-lo verbalmente, ficava retraído e deixava de colaborar.

Questões
1. Dê o nome do transtorno de comunicação.
2. Onde está a lesão?

Caso 4

A. G., um homem de 68 anos de idade, teve um acidente cerebrovascular à direita há 2 semanas. Em todas as situações, ele ignora o lado esquerdo do corpo e os objetos e pessoas à sua esquerda. Jamais olha para a esquerda, não reage ao toque nem à estimulação dolorosa em seu lado esquerdo, não come alimentos que estejam no lado esquerdo do prato, não movimenta as extremidades esquerdas, não se barbeia no lado esquerdo nem veste seu lado esquerdo. Na semana passada, dois dedos da sua mão esquerda foram lacerados pelos aros da cadeira de rodas. Embora os dedos presos impedissem a cadeira de rodas de se mover, A. G. continuou a tentar avançar até que foi parado pelo terapeuta. A marcha necessita de assistência máxima porque não sustenta o peso completo do membro inferior esquerdo e tenta dar passos usando apenas o membro inferior direito, arrastando o membro inferior esquerdo. Perde-se facilmente, e suas tentativas de copiar desenhos são distorcidas porque omite características que deveriam ser incluídas no lado esquerdo do desenho.

Questões
1. Dê o nome do transtorno.
2. Quais subtipos específicos do transtorno A. G. tem?

Caso 5

O paciente tem 47 anos de idade.

História: Teve um colapso enquanto caminhava. Depois da internação, permaneceu em coma por 2 dias. O exame fisioterápico é realizado no dia depois que o paciente readquire consciência.

Preocupação principal: A única produção verbal do paciente é "OK" ou "Tudo bem".

NOTAS CLÍNICAS (Cont.)

EXAME

S	Não é possível avaliar porque o paciente responde "OK" e "Tudo bem" a todos os testes, independentemente das instruções.
A	Normal.
M	Em resposta à demonstração, o paciente consegue movimentar voluntariamente as extremidades esquerdas (TMM 5/5) e o membro inferior D (TMM 4/5); não consegue movimento o MSD exceto pelo meneio do ombro (TMM 4/5) e abdução do ombro até 40 graus (TTM 3-/5). O tônus do MSD é flácido. Babinski em extensão à D.
NCs	*NC I:* Não testado. *NC II:* Movimentou a cabeça em resposta à confrontação visual em todos os campos. *NCs III, IV e VI:* Normais. *NC V:* Não foi possível avaliar o componente sensorial porque o paciente respondeu "OK" e "Tudo bem" a todos os testes, independentemente das instruções. Consegue cerrar a mandíbula em resposta à demonstração; fraca no lado D. *NC VII:* Normal à E. O canto D da boca está caído e escorre saliva do lado D da boca. O paciente não conseguiu imitar expressões faciais usando o lado D da face, exceto pelo levantamento da sobrancelha D e enrugamento da testa. *NC VIII:* Não foi possível testar. *NC IX e X:* Reflexo faríngeo muito fraco. *NC X:* Nenhuma elevação voluntária do palato mole à D. *NC XI:* E: TMM 5/5; D: TMM 4/5. *NC XII:* Língua faz protrusão na linha média.
Consciência	Inteiramente alerta, colabora.
Comunica-ção	Paciente não parece compreender a linguagem falada. Colabora quando os pedidos são demonstrados. Sua produção falada consiste apenas em palavras automáticas, como "OK" e "Tudo bem" independentemente da situação.

A, Autônomo; *NC*, nervo craniano; *E*, esquerdo(a); *M*, motor; *TMM*, teste muscular manual; *D*, direito(a); *S*, somatossensorial; *MS*, membro superior.

Questões
1. Explique os resultados do teste para o NC VII.
2. Dê o nome do transtorno de comunicação.
3. Onde está a lesão?

Caso 6

A. J. é um homem de 48 anos de idade saudável até 4 dias antes. Foi encontrado inconsciente no quintal por um vizinho. Depois de 2 dias no hospital, readquiriu a consciência. Acredita que agora é capaz de voltar para casa e ter uma vida independente. A. J. caiu duas vezes hoje; insiste que é capaz de caminhar sem assistência.

EXAME

S	Não há resposta a estímulos táteis, dolorosos ou ao movimento articular no lado E do corpo ou aos estímulos táteis ou dolorosos no lado E da face. O lado D está normal.
A	A mão e o pé E estão mais frios que a mão e o pé D. Mão e pé E estão edemaciados.
M	TMM: Os músculos testados estão 5/5 à D. Não move os membros à E espontaneamente nem em resposta a solicitações. O paciente não consegue se sentar independentemente no leito. Precisa de assistência para ficar em pé e de assistência para impedir uma queda ao ficar de pé. Os movimentos faciais são fracos na metade inferior do lado E. Os movimentos faciais são normais à E na fronte e no lado D inteiro da face.
NCs	*NCs I-IV, VII, VIII e XII:* Normais, exceto que o paciente não olha para a E com nenhum dos olhos. *NC V:* Fraqueza para fechar a mandíbula à E, normal à D. *NC VI:* Normal à D. *NCs IX e X:* Reflexo faríngeo fraco à E. *NC X:* Ausência de elevação voluntária do palato mole à E. *NC XI:* D: TMM 5/5; E: TMM 4/5.
Consciência	Normal
Linguagem	Intacta
Orientação	Orientado quanto a pessoas, espaço e tempo
Memória	Capaz de se lembrar das palavras "pente, lápis e livro" depois de 3 minutos de conversa (normal)
Memória de curto prazo	Capaz de subtrair 7 números sequencialmente de 100 de modo preciso.

A, Autônomo; *NC*, nervo craniano; *E*, esquerdo(a); *M*, motor; *TMM*, teste muscular manual; *D*, direito(a); *S*, somatossensorial.

NOTAS CLÍNICAS *(Cont.)*

A. J. tem dificuldade para navegar sua cadeira de rodas. O lado esquerdo da cadeira de rodas ou suas extremidades esquerdas consistentemente ficam presos nas passagens das portas ou nos móveis. Ele persiste tentando ir em frente, apesar da falta de progresso, até que alguém o auxilie retirando o obstáculo de seu caminho. A. J. se perde no quarto do hospital, não é capaz de encontrar o leito nem o banheiro.

Questões

1. Por que A. J. se perde no quarto do hospital?
2. Por que A. J. acredita ser capaz de viver independentemente apesar de seus déficits graves?
3. Onde está a lesão?

Veja a lista completa das referências em www.evolution.com.br.

Índice

A

Abernathy, Janet, 523
Abertura mediana, 12*f*
Acetilcolina (ACh), 129-130, 130*t*, 173, 174*f*, 330
  consciência e, 515
  núcleos reticulares e, 410-411, 412*f*
Acidente cerebrovascular, 267, 480
Acidente vascular cerebral, 507-508, 508*f*
  recuperação de, 508
  sinais e sintomas de, 507
Acidente vascular encefálico, 283-284, 478-490, 480*f*-482*f*, 480*t*, 490*q*
  doença de Parkinson *versus*, 313*f*-314*f*
  sinais e sintomas, pela localização arterial, 483-485
  tipos de, 480-483
Acidente vascular encefálico completo, 479
Acidente vascular encefálico progressivo, 479
Acinesia, 309-310
ACM. *Ver* Artéria cerebral média
Acomodação, 430
Acuidade visual dinâmica, 60, 61*f*
Adição, 527
Afasia de Broca, 507, 539, 541*t*
Afasia de condução, 540, 541*t*
Afasia de Wernicke, 539, 541*t*
Afasia global, 541*t*
Afasias, 51, 538
Afeto lábil, 526
Afeto plano, 540
Agnosia, 504-505
Agnosia auditiva, 505
Agnosia visual, 505
Agonistas, 129
Agrafia, 538
AIDS. *Ver* Síndrome da Imunodeficiência Adquirida
Alça de comportamento dirigido por metas, 303-304, 304*t*, 305*f*-306*f*
Alça de comportamento social, 304-305, 304*t*, 305*f*-306*f*
Alça de emoção, 304*t*, 305, 305*f*-306*f*
Alça motora, 305-307, 307*f*
Alcance, 320-321, 320*f*-321*f*
Alça oculomotora, 305, 307*f*
Alerta, 51
Alexia, 538
Alfinetada, 62
  sensação de, 74, 74*f*
Alinhamento dos olhos, 58
Alodinia, 221

Alodinia ao pincel, para dor neuropática, 76, 75*f*, 84*t*
Alongamento, para tratamento de contratura, 286
Alucinações, 531
Ambulação, 320
American Spinal Injury Association (ASIA), 375, 375*f*, 378*t*
Aminas, 131-132, 133*t*. *Ver também* aminas individuais
  diagrama de Venn e, 132*f*
Aminoácidos, 130-131, 131*t*. *Ver também* aminoácidos individuais
Amnésia, 515
Amnésia anterógrada, 515
Ampola, 445-447
Anencefalia, 159
Anestesia peridural, 359*f*
Aneurisma, 259, 485
Aneurisma em baga, 485, 487*f*
Angiografia por cateter convencional (CTA), 92-93
Angiografia por ressonância magnética (ARM), 92-94, 98*f*
Anosognosia, 542
Ansiedade, 532
Antagonistas, 129
Antálgico, 210
Antinocicepção, 212
  fenômeno de, 214
  locais de, 214-215
Antinocicepção induzida por estresse, 214
Aparelho vestibular, 445-448, 446*f*
Apatia, 525
Apertamento lateral, 12*f*
Apraxia, 507
Apraxia de construção, 507
Apraxia de vestir, 542
Apreensão, 320-321
Apreensão generalizada, 508-509
Aprisionamento de nervos, 332, 332*f*
Aqueduto cerebral, 8*f*, 12*f*, 36*f*-37*f*
Aracnoide, 474
Área, 25, 525
Área de Broca, 507, 537
Área de Wernicke, 394, 537
Área limítrofe, 485, 485*f*-486*f*
Áreas de planejamento motor cortical, 506-507, 506*f*
Área sensorial primária, 503, 503*f*
Áreas motoras, conexões de, 507
Áreas motoras corticais, 266, 269*f*
Área somatossensorial secundária, 202

Áreas sensoriais secundárias, 503-505, 504*f*
Arranjo somatotópico, da informação, 202
Artéria basilar, 9, 13*f*, 416
  acidente vascular encefálico, 480*f*, 483-484
Artéria carótida interna, 9, 13*f*
Artéria cerebelar inferior posterior, 13*f*
Artéria cerebelar inferoanterior, 13*f*
Artéria cerebelar superior, 13*f*
Artéria cerebral anterior, 9, 13*f*, 484
Artéria cerebral média (ACM), 9, 13*f*, 30*f*-31*f*, 484
  acidente vascular encefálico, 274-278, 275*f*, 276*f*
Artéria comunicante anterior, 9, 13*f*
Artéria comunicante posterior, 9, 13*f*
Artérias
  basilar, 9, 13*f*, 416
  carótida interna, 9, 13*f*
  cerebral, 9-10, 13*f*. *Ver também* Artérias cerebrais
  coroides, 482*f*, 484
  do sistema nervoso central, 480*t*. *Ver também* Artéria vertebral
Artérias cerebrais, 9-10, 13*f*
  acidente vascular encefálico, 480*f*-481*f*, 484-485
Artérias cerebrais posteriores, 9, 13*f*, 416, 485, 485*f*
Artéria vertebral, 9, 13*f* 416, 417*f*
  acidente vascular encefálico, 480*f*, 483-484
Articulação
  movimento da, 74, 75*f*
  posição da, 74
Astereognose, 505
Astrócitos, 112, 114*f*, 140
Ataque isquêmico transitório, 479
Ataxia, 76, 193, 298
Ataxia cerebelar, 456
Ataxia espinocerebelar (AEC), 299
Ataxia óptica, 505
Ataxia sensorial, 193, 198, 456
Ataxia vestibular, 455
Atenção dividida, 516-517
Atenção prejudicada, 517
Atenção seletiva, 516-517
Atenção sustentada, 517
Atetose, 319
Atividade muscular em repouso, 254-255
Atividades da vida diária, 53
Atlas, 4, 5*f*, 14, 14*f*-43*f*

Números de página seguidos de "f" indicam figuras, de "t" indicam tabelas e de "q" indicam quadros.

550 ÍNDICE

Atlas de imagem de neuroanatomia, 95, 95f-98f
Atrofia, desuso muscular, 271-272
Atrofia do sistema múltiplo (ASM), 299, 315, 315t
Atrofia muscular espinal, 162
Atrofia muscular por desuso, 271-272
Atrofia neurogênica, 253
Atrofia por desuso, 253
Aura, 230
Autoconsciência, 524-527
  estruturas envolvidas na, 527f
Avedisian, Lori, 100
Axônio, 101-102, 101f, 108
Axônio, 2f, 5
  mielinizado, 112, 113f
  não mielinizado, 112, 113f
Axônio não mielinizado, 326
Axônios, 206
Axônios aferentes, 6, 6f, 187
Axônios de diferentes diâmetros, função dos, 192, 194t
Axônios dinâmicos gama, 191
Axônios eferentes, 6, 6f
Axônios estáticos gama, 191
Axônios mielinizados, 113f, 326
Axônios periféricos, 326, 327t
Axônios propriospinais, 356
Axônios somatossensitivos periféricos, 187, 187f
Axonopatia, 333, 337, 339f
Axonopatia traumática, 333
Axoplasma, 327

B

Baclofeno, 285t
Bainha de mielina, 2f, 112
Barbitúricos, 131
Barreira hematoencefálica, 485, 487f
BDNF. Ver Fator neurotrófico derivado do cérebro
Blefaroespasmo, 317t
Boring, Heidi, 151
Bradicinesia, 309-310
Brotamento, 142-143, 142f
Brotamento colateral, 142-143, 142f
Brotamento regenerativo, 142-143, 142f
Bulbo, 3f, 7f, 14f-19f, 34f-35f
  controle de funções autônomas por, 171
Bulbosuprarrenal, 175

C

Cabeça, controle simpático na, 177, 177f
Cabeça-impulso-nistagmo, 61f, 66f, 66-67
Cãibras musculares, 252
Cálculo, 52
Calosotomia, 500
Caminhada, 81, 86t
  calcanhar-dedos, 78
  controle espinal da, 250-251
  enquanto carrega um copo de água, 82, 86t
  enquanto gira a cabeça para a direita e para a esquerda no comando ou move a cabeça para cima e para baixo, 82

Caminhada *(Cont.)*
  interrupção rápida no comando, fazer a volta rápido e ativar o comando ou percorrer pista de obstáculos, 82
  nos calcanhares, 82
  nos dedos do pé, 81
Campo receptivo, 187, 187f
Campos visuais, 54, 56f
Canabinoides, 236
Canais ativados por modalidade, 103
Canais controlados por voltagem, 103, 103f
Canais de membrana, 103, 103f
Canais de vazamento, 103
Canais iônicos, 123
Canais iônicos dependentes de ligante, 103, 127-128
Canais semicirculares, 445-447, 447f
Canalitíase, 449-450
Canalopatia, 135
Cápsula interna, 4-5, 5f, 8-9, 9f-10f, 20f-23f, 26f-27f, 500
Cápsula interna do membro posterior, 22f-23f
Caudado, 10f, 302, 303f-304f
Cauda equina, 155, 156f
Causa mal atribuída, 533
Cefaleia
  alertas para, 231
  tipo tensional episódica, 229
Cefaleia do tipo tensional episódica (ETTH), 229
Cego corticalmente, 429
Cegueira, 145
Célula de Golgi, 291, 291f
Célula granular, 291, 291f, 500
Células bipolares, 102-103, 102f
Células de Purkinje, 103, 291, 291f
Células de Schwann, 112, 113f
Células do trato, 356
Células gliais, 2
Células micróglias, 113–114
Células multipolares, 102-103, 102f
Células pseudounipolares, 102-103, 102f
Células-tronco, 100
Células-tronco neurais, 118–119
Cerebelo, 7, 7f-8f, 14f-19f, 26f-29f, 32f-35f, 290-300, 416
  anatomia celular do, 291, 291f
  anatomia macroscópica do, 291-293, 292f
  ataxia, 298
  desordens do, 299
  disfunção do, 298-299, 299f, 300q
  fluxo de informação no, 291f
  introdução para, 291-293
  regiões funcionais do, 293-298, 294f
  sinais de lesões que afetam, 299t
  suprimento arterial para, 416
Cérebro, 2, 3f, 7-10, 13f, 491-510, 492f, 510q
  consciente, 515-518
  memória e, 511
    trabalho, 511-512
  percepção e, 515
  vias somatossensoriais para, 199, 199t
    tratos de retransmissão inconscientes, 208

Cérebro *(Cont.)*
  vias de transmissão conscientes. *Ver* Vias de retransmissão consciente
  vias divergentes, 204-207
Cérebro-cerebelo, 294, 295f, 297-298, 298t
  funções cognitivas não essenciais do, 298
Ver também regiões individuais de suprimento de sangue cerebral para
Choque do sistema nervoso central, hipotonia temporária, 272
Choque espinal, 268, 372
CIMT. *Ver* Terapia de movimento induzida por restrições
Circuitos inibidores, 364-365
Círculo de Willis, 9, 13f
Clônus, 79, 79f, 270
Coativação alfa-gama, 246-248
Cóclea, 392-394, 395f
Cocontração, 245
  anormal, 274, 279t
Codificação, na memória declarativa, 513
Colículo inferior, 26f-27f, 34f-35f
Colículo superior, 26f-27f, 34f-37f
Coma, 51
Comissura anterior, 16f-17f, 20f-21f
Comissura posterior, 16f-17f
Comportamento dirigido por metas, 52
  córtex pré-frontal lateral e, 524
  estruturas envolvidas no, 525f
  pensamento divergente e, 524, 535-536
  perda de, 524
Comportamento social, 529-530
  estruturas envolvidas no, 529f
  fluxo de informação, 529f
  inapropriado, 529-530
Compreensão, 51
Compressão, na região da coluna vertebral, 380-381
Comprometimento da linguagem, 484
Comprometimento do membro superior ipsilateral após acidente vascular encefálico, 277-278
Comunicação, 537-540
  distúrbios da, 541t
  linguagem, 537-540
  não verbal, 540
Comunicação não verbal, 540
  distúrbios da, 540
Comunicação neural, 121-136, 136q
Concussão, 534
Condução saltatória, 110-111, 111f
Cone de crescimento, 156
Cone medular, 155
Congelamento da marcha (FOG), 310
Consciência, 515-518, 520, 521q
  áreas corticais associadas a, 517f
  desordens que afetam, 517-518
  limites de atenção, 516-517
  neuromoduladores envolvidos na, 516f
  perda de, 517
  regulação da, 515
    pelo sistema de ativação reticular ascendente, 411, 413f
Consciência alterada, 423, 423t
Consolidação, na memória declarativa, 513
Contração, 242, 244f-245f

ÍNDICE   551

Contrações musculares involuntárias, 252-253
  fibrilações como, 252
  tremores como, 252-253
Contratura, 278, 280, 279f-280f, 279t
Contratura de flexão do punho, 247f
Contribuição sensorial, ao controle do movimento, 260
Controle espinal, da caminhada, 250-251
Controle motor, papel vestibular no, 451-453, 453f
Controle postural
  movimentos de, 319-320, 320f
  testes de, 80
Convergência, 111-112, 112f
Conversa cruzada, 224
Conversão do som, para sinais neurais, 393-394, 395f
Coordenação motora, medula espinal, 360-365, 361f
  circuitos inibitórios, 364-365
  geradores de padrão de passos, 361-363, 362f
  inibição recíproca, 364, 365f
  inibição recorrente, 365, 365f
  reflexos, 363, 364f
Coreia, 316-317
Corno dorsal, 153, 356
  dor neuropática e, 226
Corno lateral, 356
Cornos, 356
Corno ventral, 153, 356
Corpo caloso, 8-9, 16f-17f, 20f-23f, 26f-27f, 30f-31f, 500
Corpo geniculado lateral, 427
Corpo geniculado medial, 394
Corpo pineal, 16f-17f
Corpos mamários, 6f, 18f-21f, 30f-31f
Corrente de ação, 320, 320f, 428, 429f, 504, 504f
Corte coronal, 4
Córtex, 5
Córtex auditivo primário, 502
Córtex cerebelar, 28f-29f
  anatomia celular do, 291, 291f
Córtex cerebral, 8, 8f, 16f-17f, 20f-23f, 28f-29f, 500-502, 501f
  áreas de associação do, 507, 523, 524f
  áreas sensoriais do, 502-503
  áreas somatossensoriais do, 202
  déficits associados às regiões de, 544f-545f, 545
  funções localizadas do, 502, 502f-503f
  interação visual-vestibular inibitória no, 453
  mapeamento do, 501
  reorganização funcional do, 145, 145f
  vias de transmissão conscientes para, 199-204
Córtex cingulado anterior dorsal, 523
Córtex de associação, 507, 523
  pré-frontal medial, 525
Córtex de associação pré-frontal medial, 525
  lesões no, 525
Córtex de associação temporoparietal, 538f
Córtex motor primário, 506, 506f
Córtex orbital, 14f-15f

Córtex pré-frontal, 523
  lateral, 524
    lesões no, 524
  ventral, 527-529
    lesões, 529-530
    síndrome, 530
Córtex pré-frontal ventral, 527-529
  lesões, 529-530
  síndrome, 530
Córtex pré-motor, 506-507
Córtex sensorial primário, 204f
Córtex somatossensorial, primário, 202, 502
Córtex vestibular, lesões do, 454
Córtex vestibular primário, 502
Córtex visual primário, 502
Córtex visual secundário, 428
Crescendo em déficit, na CP, 165
Crista neural, 152-153, 152f
Cromatólise central, 142
Cúpula, 445-447
Cupulolitíase, 451

D

Dantrolene sódico, 285t
DBS. *Ver* Estimulação cerebral profunda
DCD. *Ver* Transtorno de coordenação do desenvolvimento
Débito espinocerebelar, 295, 296f
Decomposição do movimento, distúrbios clínicos do cerebelo e, 298, 299f
Decussação piramidal, 6f
Defesa tátil, 138
Deficiência intelectual, 163, 163f
Déficits de campo visual, 429, 430f
Degeneração walleriana, 142, 142f
Deglutição, nervos cranianos para, 400, 400t
Delírios, 531
Demência, 518-520
Demência com corpos de Lewy, 315
Demência frontotemporal, 519
Dendritos, 2f, 101, 101f
Depressão, 532-533
Depressão de longo prazo (LTD), 138
Dermátomo, 153, 154f, 187-188
Derme, 154
Desaferentação, resposta central a, 226-228
Desenho de esquema corporal, 53–54
Desenvolvimento
  do sistema nervoso, 2
  durante a gravidez, 158-159
  em nível celular, 156-158
  no útero, etapas do, 151–152
    embrionário. *Ver* Desenvolvimento embrionário
    fetal, 152
    pré-embrionário, 151-152, 151f
Desenvolvimento embrionário, 152
Desinibição, 306, 308f
Desmielinização
  periférica, 115-116, 116f
  sistema nervoso central, 117-118, 119q-120q
Despolarização de célula, 105
Destino cortical, da informação visual, 427-428, 429f
Desvio da mandíbula, 62, 63f

Desvio do pronador, 69, 70f
Diagnóstico, 48, 49f
Diagrama de Venn, 132f
Diazepam, 285t
Diencéfalo, 3f, 7, 7f, 492-497
  epitálamo, 7, 7f, 16f-17f, 497
  hipotálamo, 6f-7f, 7, 16f-21f, 36f-37f, 155, 493–496
  tálamo, 7, 7f, 10f-11f, 16f-17f, 22f-29f, 34f-35f, 155, 492-493, 93f
Difusão de imagem, 92
Difuso, definição de, 46
Dinâmica dos fluidos, 478-490, 480f-482f, 480t
Diplopia, 434
Direcionamento da atenção, 540
Dirks, Tineke, 352
Disartria, 51, 298, 505, 541t
Disartria espástica, 505
Disartria flácida, 505
Discriminação de dois pontos, 73–74, 74f-75f
Disdiadococinesia, 298
Disestesia, 221
Disfonia espasmódica, 317t
Disfunção do trato vertical, 369
Dismetria, 76, 298
Disreflexia autônoma, 376, 376f-377f
Distonia, 317-318, 317f
Distonia cervical, 317, 317t
Distonia da mão focal, 317, 317t-318t, 318f
Distonia ocupacional, 317t
Distonia oromandibular, 317t
Divergência, 111-112, 112f
Doença de Alzheimer, 518-519, 519f
  frontotemporal, 519
  sinais e sintomas de doenças que causam, 520t
Doença de Charcot-Marie-Tooth, 335-337, 337f
Doença de Huntington, 316-317, 316f
  alterações na atividade neural na, 312f
Doença de Ménière, 451
Doença de Parkinson, 309-315, 309t
  acidente vascular encefálico *versus*, 313f-314f
  alterações na atividade neural na, 312f
  dopamina e, 131
  instabilidade postural dificuldade de marcha, subtipo de, 311t
  lesão medular completa *versus*, 313f-314f
  parkinsonismo, 316
  patologiana, 310, 311f
  síndromes Plus, 315-316, 519
  tratamentos para, 311-315
  tremor dominante, 310
Doença de Parkinson com tremor dominante, 310
Doença de Werdnig-Hoffmann, 162
Doença difusa do corpo de Lewy, 519
Doença neurodegenerativa primária, 315
Dopamina, 131-132, 133t
  consciência e, 515
  nas vias *Go e No-Go*, 309
  nos núcleos reticulares, 410, 412f

552 ÍNDICE

Dor
  aguda
    características da, 218*t*
    lombar, 236*f*
  central, 227-228
  como doença, 220-240, 240*q*
  controlada, 212-215
  crônica, 215-218. *Ver também*
    Dor crônica
    características da, 218*t*
    como doença, 221
    conflitos entre os objetivos do paciente
      e do provedor na, 238
    fatores psicológicos na, 237-238
    tipos de, 239*f*
    tratamento cirúrgico da, 236-237
  de músculos e articulações, 210
  de regiões do cérebro, 212*f*
  fantasma, 227
  neuropática. *Ver* Dor neuropática
  perspectivas clínicas na, 209-215
  referida, 210, 211*f*
Dor aguda, 218*t*
Dor crônica, 215-218
  características da, 218*t*
  como doença, 221
  conflitos entre os objetivos do paciente
    e do médico, 238
  fatores psicológicos na, 237-238
  tipos de, 239*f*
  transmissão de glutamato e, 131
  tratamento cirúrgico da, 236-237
Dor crônica nociceptiva, 215-218
Dor fantasma, 227
Dor neuropática, 220-240, 224*t*, 239*t*
  farmacoterapia baseada em evidências
    para, 231*t*
  locais de, 225-228
    periférica, 226
    sistema nervoso central, 226-228
  mecanismos da, 222-225, 223*f*, 238*f*
  medicamentos para, 236
  sintomas de, 221-222, 222*q*, 222*f*
Dor referida, 210, 211*f*
Dor somática crônica, 239*t*
DTI. *Ver* Imagem por tensor de difusão
Dura-máter, 474

E

Ectoderma, 152
Edema cerebral, 487
Edema cerebral de altitude elevada (HACE), 487
Eficiência sináptica, 143-145
ELA. *Ver* Esclerose lateral amiotrófica
Eletromiografia, 254-255, 255*f*
  dos movimentos do membro inferior
    em marcha, 282*f*
EM. *Ver* Esclerose múltipla
Êmbolo, nas artérias vertebrais
  intracranianas, 484
Emoções, 524-527, 536*q*
  alça de, 526
  áreas do cérebro envolvidas nas, 528*f*
  estímulos das, 525-526
  estruturas envolvidas nas, 526*f*-527*f*

Emoções *(Cont.)*
  falta de, 525
  geração e percepção de, 525-526
  regulação das emoções, 526
  responsabilidade das, 526, 526*t*
Empurrão contraversivo, 493
EMT. *Ver* Estimulação magnética
  transcraniana
Encefalopatia crônica da infância não
  progressiva discinética, 319
Encefalopatia crônica da infância não
  progressiva (EPCINP), 163-165, 164*f*,
  166*t*, 168*t*
  atáxica, 164
  discinética, 164
  espástica, 379
  hipotônica, 164
  neuroimagem da, 165*f*
Encefalopatia crônica da infância não
  progressiva espástica, 274, 280*f*,
  282-283, 379
Encefalopatia traumática crônica (ECT),
  316, 519-520
Endolinfa, 445
Endoneuro, 325-326
Endorfinas, 213-214
Enjoo, 442-443
Enxaqueca, 229-231, 232*f*
Enxaqueca vestibular, 454
EPCINP. *Ver* Encefalopatia crônica
  da infância não progressiva
Epilepsia, 508-509, 509*q*
Epineuro, 325-326
Epitálamo, 7, 7*f*, 16*f*-17*f*, 497
EPSP. *Ver* Potencial pós-sináptico excitatório
Equilíbrio eletroquímico, 104*f*
Escala de Ashworth, 70, 83*t*
Escala de Ashworth Modificada, 70, 84*t*
Esclerose lateral amiotrófica (ELA), 47, 285,
  287*f*, 286*t*
Esclerose múltipla (EM), 100, 117*f*, 118*t*,
  379-380
Esclerótomo, 153, 154*f*
Escrita, 51
Esfregar o dedo, triagem auditiva usando,
  64, 64*f*
Espasticidade, 163-164, 273-274, 279*t*
  após acidente vascular encefálico, 278*f*
  medicamentos para, 284, 286*f*, 285*t*
Especialização hemisférica, 542
Espina bífida, 161, 162*f*, 164*t*, 168*t*
Espinocerebelo, 294-295, 295*f*, 298*t*
Esquema do corpo proprioceptivo, 250
Esquemas, 53–54, 53*f*
Esquizofrenia, 131-132, 533
Estabilidade do olhar e movimentos
  extraoculares, 57-59, 57*f*-58*f*
Estabilização do olhar, 436-438, 451-452
Estágio embrionário, 152
Estágio fetal, 152
  desenvolvimento durante, 156
Estenose cervical, 380-381, 381*f*
Estenose do canal vertebral, 380-381
Estenose espinal, 380*f*
Estenose lombar, 381
Estereognose, 52, 52*f*, 200
Estimulação bilateral simultânea, 53, 53*f*, 73

Estimulação cerebral profunda (ECP),
  312-313, 314*f*
Estimulação magnética transcraniana
  (EMT), 138-140, 140*f*
Estriado ventral, 11*f*, 302, 526*f*
  distúrbios do, 527
Estria medular, 16*f*-17*f*
Estruturas subcorticais, 497-500
Estudos de condução nervosa (NCSs),
  193-195, 195*f*, 337, 338*f*-339*f*
Estudos eletrodiagnósticos, 337
Estupor, 51
Etilismo crônico, 298
ETTH. *Ver* Cefaleia do tipo tensional
  episódica
Exame do cérebro, para síndrome
  da dor lombar crônica, 236
Exame neurológico, 44-82
  história de, 47-48, 48*q*, 48*t*
  testes e medidas, 48
Exame neurológico abrangente, 48-50
Exame para triagem neurológica, 48, 50*q*
Excitotoxicidade, 133, 140, 141*f*
Exposição à cocaína, no útero, 162-163,
  168*t*
Exposição ao álcool, no útero, 162-163
Extinção à estimulação simultânea bilateral,
  540-542
Extinção sensorial, 53

F

Facilitação pré-sináptica, 124-125, 126*f*
Fala, 51
Fala, nervos cranianos para, 400
Fármacos analgésicos, locais de ação dos,
  237*f*
Fármacos anti-inflamatórios não esteroides,
  locais de ação de, 237*f*
Fasciculações, 252
Fascículo cuneiforme, 200, 201*f*
Fascículo grácil, 200, 201*f*
Fascículo longitudinal medial, 16*f*-17*f*,
  36*f*-39*f*, 59, 60*f*, 433
  distúrbios do, 435, 436*f*-438*f*
Fascículos, 325-326
Fase pré-embrionária, 151-152, 151*f*
Fator de crescimento nervoso (NGF),
  142-143
Fator neurotrófico derivado do cérebro
  (BDNF), 145
Fechamento da mandíbula, 62, 63*f*
Feedback (retroalimentação), 260, 319
Feedforward, 260, 319
Fenda sináptica, 101-102, 101*f*, 122, 123*f*
Fenilcetonúria, 518
Fenômeno *on-off*, 310
Fibra *mossy*, 291, 291*f*
Fibra muscular, 243*f*
Fibras A, 203
Fibras "climbing", 291, 291*f*
Fibras comissurais, 497, 498*f*
Fibras corticopontinas, 36*f*-39*f*
Fibras de associação, 498*f*, 500, 500*t*
Fibras de cadeia nuclear, 190
Fibras de projeção, 492*f*, 497, 499*f*
Fibras extrafusais, 189-191, 191*f*

ÍNDICE 553

Fibras intrafusais, 190, 191*f*
Fibras nucleares, 190
Fibras pontocerebelares, 414
Fibrilação, 252
Fibromialgia, 228–229, 230–231
  medicamentos para, 231*t*, 236
Filamentos de miosina, 242
Filamento terminal, 353
Fissura lateral, 14*f*-15*f*
Fístula periforme, 451
Fixação visual, 436
Flacidez, 272, 272*t*
Flóculo, 18*f*-19*f*, 32*f*-33*f*
Fluoxetina, 132
Fluxo perceptual, 428, 429*f*, 504, 504*f*
Fluxo sanguíneo cerebral, 485-487
  revisão da avaliação do, 485*f*-486*f*, 488, 489*f*
Focal, definição de, 46
Focos ectópicos, 222-224, 226
Foice do cérebro, 12*f*
Forame interventricular, 8*f*, 9, 12*f*
Força muscular, 68-69
Foria, 58, 441-442
Formação reticular, 36*f*-39*f*, 207, 408-410
Formação vascular, distúrbios de, 485
Fórnice, 11*f*, 16*f*-17*f*, 22*f*-23*f*
Fracionamento, 264
  do movimento, perda de, 274, 505
Fracionamento do movimento, perda de, 274, 505
Função auditiva no sistema nervoso central, 394, 396*f*
Função executora, 524
Função neurológica, categoria de, 50, 50*q*
Função segmentar de lesões da região vertebral, 366-369
Funções da bexiga urinária, 69
Funções intestinais, 69
Funções sexuais, 69
Funções vitais, distúrbios das, 419
Fusão binocular, 441-442

G

Gânglio, 5
Gânglio basal, 301-323, 322*q*-323*q*, 500
  alças motoras, 307*f*
  circuitos, 303-307
  controle motor, 308-309, 321*f*
  distúrbios do, 309-319
  movimento e, 307*f*, 319-321
  não motor, 304*t*
  neurotransmissores e, 302
  núcleos do, 9, 20*f*-23*f*, 26*f*-27*f*, 32*f*-33*f*
  orientação anatômica para, 302, 302*f*-304*f*
  regulação, 309
  vias de, 308*f*
Gânglios da raiz dorsal (DRG), 353-354, 379
Gânglios paravertebrais, 175
Geniculado lateral, 24*f*-25*f*, 30*f*-31*f*
Geradores de padrão de passos (SPGs), 250-251, 361-363, 362*f*
Giro, 7-8
Giro do cíngulo, 8*f*, 16*f*-17*f*, 22*f*-23*f*

Giro orbital, 30*f*-31*f*
Giro para-hipocampal, 18*f*-19*f*, 22*f*-23*f*
Glândula hipófise, 494-495
  anterior, hormônios liberados pela, 495, 495*t*
  posterior, neuro-hormônios liberados pela, 495-496, 496*f*
  tumores da, 496, 496*f*
Glia, 100, 112-113
Glicina, 131, 131*t*
Glicocorticoide, 495
Globopálido, 10*f*, 20*f*-23*f*, 26*f*-27*f*, 302, 303*f*-304*f*
Glutamato, 130-131, 131*t*, 224
Gradiente de concentração, 103
Gradiente elétrico, 103, 104*f*
Grafestesia, 73
GRD. *Ver* Gânglio de raiz dorsal
Grupos motores, 246

H

Habilidades cognitivas, 515
Habilidades perceptivas, 515
Habituação, 137-138
Harris, Roger, 479
Haste hipofisária, 16*f*-19*f*
Hematomas epidurais, 475
Hematomas subdurais, 475
Hemianopia homônima, 428-429
Hemianopsia bitemporal, 496, 497*f*
Hemidesatenção, 540-542
Hemiplegia, 267, 270*f*
  gravações de marcha do ciclo de etapas durante, 277*f*
Hemisfério cerebelar, 18*f*-19*f*
Hemisfério direito, comunicação e, 538*f*, 540, 543*t*-544*t*
Hemisfério esquerdo, comunicação e, 537, 538*f*, 543*t*-544*t*
Hemisférios cerebrais, 3*f*, 7-9, 7*f*-8*f*, 155, 158*f*
  função, 545, 546*q*-548*q*
Hemorragia, 482-483, 483*f*
  subaracnoide, 482-483, 484*f*
Hemorragia subaracnóidea, 482-483, 484*f*
Herniação tonsilar, 488
Herniação uncal, 488, 488*f*
Hérnia cerebral, 488, 488*f*
Hérnia do cíngulo, 488
Herpes-zóster, 379
Heterotopia, 168*t*
Hidrocefalia, 476, 476*f*
Hidropisia endolinfática, 451
Hiperalgesia, 222
Hipereficiência sináptica, 145
Hiper-reflexia, 78, 273-274, 279*t*, 281*f*
  alongamento fásico, 269, 281*f*
  na lesão medular, 278
Hiper-reflexia de estiramento fásico, 269, 281*f*
Hipersensibilidade de denervação, 143-145
Hipertonia, 272*f*, 273, 279*t*
  dependente de velocidade, 273
Hipertonia dependente da velocidade, 273
Hipocampo, 9, 11*f*, 20*f*-27*f*, 34*f*-35*f*, 138
Hipocinesia, 309-310

Hiporreflexia, 78
Hipotálamo, 6*f*-7*f*, 7, 16*f*-21*f*, 36*f*-37*f*, 155, 493-496
  e hipófise, 494-496
Hipotensão ortostática, 69, 84*t*, 182-183, 183*q*, 377
  teste, 69
Hipótese do marcador somático, 529-530
Hipotonicidade, 272, 272*t*
Histamina, 132, 133*t*
HIV. *Ver* Vírus da imunodeficiência humana
HMSN. *Ver* Neuropatia motora e sensitiva hereditária
Homúnculo, 202
Homúnculo motor, 269*f*
Hormônio adrenocorticotrófico (ACTH), 495
Hormônio antidiurético, 496
Hormônio do crescimento, 495
Hormônio estimulante da tireoide, 495
Hughes, David, 122
Humor, 524

I

Identificação visual, 52
Imagem ponderada por difusão (DWI), 90, 92, 92*f*
Imagem por tensor de difusão (DTI), 92, 92*f*
Implantes de células-tronco neurais, 284
Incidência, de desordens, 46-47
Incisura pré-occipital, 8*f*
Inervação cutânea, 187-188, 187*f*-188*f*
  Inervação musculoesquelética, 188-192
    órgãos tendinosos de Golgi e, 191, 193*f*
    receptores articulares e, 192, 193*f*
    tônus, anormal, 253, 272-273, 272*t*, 179*t*
Inervação periférica *versus* inervação de dermátomos, 187-188
Infância, alterações do sistema nervoso durante o período, 158-159
Infarto cerebral, 480-482, 483*f*
Informação nociceptiva
  processamento do corno dorsal de, 213, 213*t*
  vias para, 205*f*-206*f*
Informação visual
  processamento da, 428, 429*f*-430*f*
  uso da, 504, 504*f*
Informações de temperatura subconsciente, 207
Inibição pré-sináptica, 124-125, 126*f*
Inibição recíproca, 249, 250*f*, 364, 365*f*
Inibição recorrente, 365, 365*f*
Inibidor do Crescimento de Neuritos (NOGO), 143
Início agudo, 47, 48*t*
Início crônico, 47, 48*t*
Início subagudo, 47, 48*t*
Instabilidade, 459-472
  diagnóstico diferencial
    desencadeamento da tontura crônica e, 471, 471*f*
    tontura crônica espontânea e, 472, 472*f*

554 ÍNDICE

Instabilidade *(Cont.)*
frequência de causas específicas de, 462
processo diagnóstico de, 462
sinais e locais de lesão de, 461*t*
tontura de duração crônica e, 470, 470*f*
tradicional *versus* abordagem baseada em evidências, 460
Instabilidade postural, 310
Ínsula, 8, 20*f*-25*f*
Ínsula anterior, 525, 526*f*
Intelecto, 518, 521*q*
desordens do, 518
dificuldades de aprendizagem, 518
fenilcetonúria, 518
trissomia do, 21, 518
Inteligência cognitiva, 537
Intensidade do estímulo limiar, 108
Interações psicológicas, 531
efeitos de, no sistema imunológico e sanguíneo vascular, 532*f*
Interações somáticas, 531
Interneurônios
classificação dos, 360
função dos, 111
IPSP. *Ver* Potencial pós-sináptico inibitório
Isquemia da artéria vertebrobasilar, 484

J
Joelho, 10*f*
Junção neuromuscular, 330
disfunções da, 337
doenças que afetam, 134
Junções *gap*, 112, 114*f*

K
Kelly, Genevieve, 325

L
Labirinto, 392
Lacunas, 482, 483*f*
Larson, Darren, 386
Lateropulsão, 493
Lebens, Jane, 259
Leitura, 51
Lemnisco medial, 36*f*-39*f*, 201, 201*f*
Lesão axonal, 142-143
alterações sinápticas, 143-145
difusa, 143
na periferia, 142-143
no sistema nervoso central, 143
Lesão axonal difusa, 143
Lesão cerebral
córtex cerebral, reorganização funcional do, 145, 145*f*
efeitos metabólicos da, 140-141, 141*f*
Lesão da medula espinal (SCI), 284
atividade anormal do interneurônio em pacientes crônicos, 373
classificação da, 373-375
completa, 364*f*, 373
crônica, 373*t*
disfunção autônoma na, 375-377, 378*f*
disreflexia autônoma, 376
hipotensão ortostática, 377
termorregulação ruim, 376-377

Lesão da medula espinal (SCI) *(Cont.)*
hiper-reflexia na, 278
nível neurológico, 373-375
prognóstico na, 377-378
tratamento na, 377-378
traumática, 372-378
Lesão medular completa, doença de Parkinson *versus*, 313*f*-314*f*
Lesão supranuclear, 59
Lesão traumática da medula espinal, 372-378
Lesão traumática, do sistema vestibular, 451
Lesões, 46
córtex pré-frontal
lateral, 524
ventral, 529-530
da região da coluna vertebral
região periférica *versus*, 369
sinais de disfunção do trato vertical, 368-369
sinais de disfunção segmentar, 366-367, 368*f*
da via vestibulotalamocortical ou do córtex vestibular, 454
de fascículo longitudinal medial, 59
de raízes de nervos dorsais e ventrais, 379
de substância branca subcortical, 500
do cerebelo, 299*t*
do hemisfério esquerdo *versus* direito, 543*t*-544*t*
dos gânglios da raiz dorsal, 379
dos nervos periféricos, 192-193
em regiões específicas do lobo cerebral, 544*f*
medula espinal, 374*t*
nervo óptico, 428
no sistema somatossensorial, 209
supranuclear, 59
talâmico, 493
tontura ou instabilidade causada por, 461*t*
trato córtex-tronco encefálico, 417-418
trato motor, 281-282, 282*f*
características e diferenças de, 281-282
eletromiografia de superfície para, 280-282
intervenções para deficiências secundárias a, 283-285
locais e tipos de, 287*f*
sinais de, 266-274
trato motor espinal, 278, 280*f*
Lesões da raiz do nervo dorsal, 379
Lesões da raiz do nervo ventral, 379
Lesões do trato córtex-tronco encefálico, 417-418
Lesões do trato motor espinal, 278, 280*f*
Lesões talâmicas, 493
Letárgico, 51
Ligações actina-miosina, 244, 246*f*
Linguagem, 51, 537-540, 539*f*
transtornos de, 538-540
Linha M, 242
Linha Z, 242
Lobo frontal, 8*f*, 14*f*-19*f*, 22*f*-23*f*, 26*f*-27*f*
Lobo occipital, 8*f*, 14*f*-17*f*, 26*f*-27*f*, 30*f*-31*f*
Lobo parietal, 8*f*, 14*f*-17*f*, 22*f*-23*f*
Lobos cerebelares, 292*f*, 293

Lobo temporal, 8*f*, 14*f*-15*f*, 18*f*-19*f*, 22*f*-23*f*, 26*f*-27*f*, 30*f*-31*f*, 34*f*-35*f*
Lóbulo límbico, 8, 8*f*
Lombalgia aguda, 236*f*
LTD. *Ver* Depressão de longo prazo
LTP. *Ver* Potenciação de longo prazo
Lundy-Ekman, Laurie, 290, 445

M
Mácula sacular, 448
Mácula utricular, 448
Malformação de Arnold-Chiari, 159-160, 161*f*, 161*t*, 168*t*
Malformações arteriovenosas, 485
Mania, 531-532
Manobra de Dix-Hallpike, 65-66, 66*f*
Manobra de Jendrassik, 78, 80*f*, 361
Mapas corticais, 145
Marcha, 80-82
Marcha modificada, 210
Massa muscular, 70
Matriz de dor, 210-212, 211*f*-212*f*
Mecanorreceptores, 171, 186
Medula espinal, 6
classificação de interneurônios da coluna vertebral, 360
controle da função do órgão pélvico, 365-366, 366*f*-367*f*, 367*q*, 372*f*
coordenação, 249-251
coordenação motora, 360-365, 361*f*
circuitos inibitórios, 364-365
geradores de padrão de passos, 361-363, 362*f*
inibição recíproca, 364-365, 365*f*
inibição recorrente, 365, 365*f*
reflexos, 363, 363*f*-364*f*
desenvolvimento da, 161-162
funções da, 359-360, 359*f*, 360*t*
lesões da, 374*t*
movimentos de, 358-359
nervos da, 356, 357*f*
segmentos da, 354, 356*f*
substância branca da, 358*f*
Medula espinal cervical, segmentos da, 208*f*
Medula espinal presa, 161-162, 163*f*, 369
Medula inferior, 414*f*
Medula superior, 413, 414*f*
Membro posterior, 10*f*
Membros inferiores, distribuição dos nervos nos, 347, 347*f*-350*f*
Membros superiores, distribuição nervosa nos, 343, 343*f*-346*f*
Memória
cérebro e, 511-515, 520, 521*q*
declarativa, 512-515, 513*f*-514*f*
neuroplasticidade e, 138-140
processual, 515
tipos de, 512*t*
trabalho, 511-512
Memória declarativa, 52, 512-515, 513*t*, 513*f*-514*f*
amnésia e, 515
codificação na, 513
codificação na, 513

Memória declarativa *(Cont.)*
  episódica *versus* semântica, 514
  falha da, 514-515
  recuperação da, 513
Memória de longo prazo, 52
Memória de trabalho, 51-52, 511-512, 512*f*, 512*t*
Memória processual, 512*t*, 515
Memória recente, 52
Meninges, 9, 12*f*, 358, 474, 475*f*
Meningite, 477
Meningocele, 161, 168*t*
Mesencéfalo, 3*f*, 6*f*, 30*f*-31*f*, 155, 416
Mesoderme, 151-152
Metabolismo, regulação simpática de, 178
Método de pancada plantar, 338, 339*f*
MG. *Ver* Miastenia grave
Miastenia grave (MG), 134, 135*t*
Mielinização, 157-158
  potencial de ação e, 110, 113*f*
Mielite transversa, 380
Mielomeningocele, 160, 163*f*, 379
Mielopatia espondilótica cervical, 380
Mielopatia traumática, 331-333, 332*f*
Mielosquise, 161, 168*t*
Mioclonia, 252
Miofibrilas, 242, 243*f*
Miopatia, 254, 337
  sinais eletromiográficos de, 255
Mioplasticidade, 271-272, 279*t*
  após acidente vascular encefálico, 276-277
Miótomos, 153, 154*f*, 246, 248*t*, 357*f*
Mononeuropatia, 226, 331-334, 340
Mononeuropatia múltipla, 334
Morte neuronal, 156-157
Motivação, 524-527
  estruturas envolvidas na, 527*f*
  via evitar-recompensar, 527
  via retribuir-recompensar, 527, 528*f*
Movimento da língua, resistência manual do, 68, 84*t*
Movimentos, 327, 330*f*
  alcance, 320-321, 320*f*-321*f*
  apreensão, 320-321
  controle, contribuição sensorial para, 260
  controle motor, função vestibular no, 451-453, 453*f*
  controle postural, 319-320, 320*f*
  da medula espinal, 358-359
  deambulação, 320
  estratégias de, 260
  fracionado, 264-265
  gânglios da base, 319-321
  grosseiros, 260-264
  membro distal, 264-265
  olho. *Ver* Sistema de movimento dos olhos
  postural, 260-264
  precisão e suavidade dos, 76-78
  somatossensibilidade e, 198
  tipos de, 319-321
  voluntário, pós AVC, 275
Movimentos alternados rápidos, 76, 77*f*
Movimentos fracionados, 320, 321*f*
Movimentos involuntários anormais, 79, 81*f*, 85*t*

Movimentos oculares de convergência, 441, 442*t*
Movimentos oculares de perseguição leves, 58-59, 59*f*, 439-441, 441*f*
Movimento voluntário após acidente vascular encefálico, 275
MRA. *Ver* Angiografia por ressonância magnética
Multifocal, definição de, 46
Muscarina, 174
Músculo abdutor do dedo mínimo, 6*f*
Músculo de contração lenta, 157
Músculo de contração rápida, 157
Músculo desnervado, sinais eletromiográficos do, 255
Músculo esquelético
  contração do, 242, 244*f*-245*f*
  estrutura e função de, 242-245, 243*f*
  regulação do fluxo sanguíneo, 177
  resistência ao alongamento de, 242, 245*f*-246*f*
  resistência conjunta ao movimento e à cocontração no, 245
  sarcômeros e adaptação ao comprimento de, 245, 247*f*
  tônus, resistência de alongamento passivo e, 70, 71*f*, 242-245
Músculos
  atrofia, 253
  contração lenta, 157
  contração rápida, 157
  contrações involuntárias, 252-253
  controle de cabeça e pescoço superficial, 266, 268*f*
  fuso muscular e, 189-191, 191*f*-192*f*
  fusos, 189-191, 191*f*-192*f*, 251
    fibras intrafusais e extrafusais, 189-191
Músculos extraoculares, 432-433, 434*f*-435*f*
Músculos oblíquos, 432-433, 434*f*

N

Narcóticos, 214
NCSs. *Ver* Estudos de condução nervosa
NE. *Ver* Norepinefrina
Negligência, 540-542
  espacial, 542
  frequência da, 542
  importância clínica da, 542
  pessoal, 540-542
  sinais que indicam, 543*f*
Negligência espacial, 542
Negligência pessoal, 540-542
Negligência unilateral, 53
Nervo. *Ver* Nervos individuais
Nervo abducente (nervo craniano VI), 18*f*-19*f*, 32*f*-33*f*, 59, 389, 433
  transtornos do, 435, 437*f*
Nervo acessório espinal, 32*f*-33*f*
Nervo acessório (nervo craniano XI), 68, 68*f*, 328*f*, 399, 399*f*-400*f*
Nervo espinal, 6*f*
  raízes motoras, 32*f*-33*f*
Nervo facial (nervo craniano VII), 18*f*-19*f*, 32*f*-33*f*, 63, 64*f*, 328*f*, 392, 392*f*-394*f*
Nervo femoral, 329*f*-330*f*

Nervo frênico, 328*f*
Nervo genitofemoral, 329*f*-330*f*
Nervo glossofaríngeo (nervo craniano IX), 32*f*-33*f*, 67, 328*f*, 396, 396*f*-397*f*
Nervo glúteo inferior, 329*f*-330*f*
Nervo glúteo superior, 329*f*-330*f*
Nervo hipoglosso (nervo craniano XII), 32*f*-33*f*, 68, 328*f*, 399, 399*f*-400*f*
Nervo ilio-hipogástrico, 329*f*-330*f*
Nervo ilioinguinal, 329*f*-330*f*
Nervo lombossacral, 329*f*-330*f*
Nervo mandibular, 328*f*
Nervo maxilar, 328*f*
Nervo motor, estudos de condução do, 254, 254*f*
Nervo obturador, 329*f*-330*f*
Nervo obturatório acessório, 329*f*-330*f*
Nervo oculomotor (nervo craniano III), 16*f*-19*f*, 30*f*-31*f*, 55, 57*f*, 59, 389, 433
  convergência, 57, 57*f*
  desordens do, 434, 437*f*
  posição da pálpebra superior e elevação da pálpebra superior, 55, 57*f*
  respostas pupilares, 55
Nervo oftálmico, 328*f*
Nervo olfativo (nervo craniano I), 54, 55*t*, 386-389, 386*f*, 389*f*
Nervo óptico (nervo craniano II), 7*f*, 16*f*-19*f*, 30*f*-31*f*, 55, 54*t*, 389, 427, 428*f*
  campos visuais, 55, 56*f*
  lesões do, 428
  reflexo de luz pupilar, 55, 56*f*
Nervo recorrente, 328*f*
Nervos cranianos, 7, 7*f*, 18*f*-19*f*, 30*f*-31*f*, 385-406, 387*f*-388*f*, 406*q*, 427, 427*f*. *Ver também* nervos cranianos individuais
  abducentes, 389
  acessórios, 399, 399*f*-400*f*
  controle voluntário *versus* emocional, 401
  desordens que afetam, 401-405
    disartria, 406
    disfagia, 405
    nervo acessório, 405
    nervo facial, 402-403, 402*f*, 402*t*
    nervo glossofaríngeo, 405
    nervo hipoglosso, 405, 405*f*
    nervo olfativo, 401
    nervo trigêmeo, 401
    neuralgia do trigêmeo, 401, 401*t*
  faciais, 392, 392*f*-394*f*
  glossofaríngeos, 396, 397*f*
  hipoglossos, 399, 399*f*-400*f*
  motores, controle descendente de, 401
  neurônios motores, controle voluntário dos tratos do córtex cerebral e, 400
  observação e testes, 54-68, 54*t*-55*t*
  oculomotores, 389
  olfativos, 386-389, 386*f*, 389*f*
  ópticos, 389
  para deglutição, 400, 400*t*
  para fala, 400
  trigêmeos, 389-391, 389*f*-391*f*
  trocleares, 389
  vagos, 397, 397*f*-399*f*
  vestibulocócleares, 392-394, 392*f*, 394*f*

556 ÍNDICE

Nervos cranianos *(Cont.)*
cóclea, 392-394, 395*f*
convertendo som em sinais neurais, 393-394, 395*f*
função auditiva no sistema nervoso central, 394, 396*f*
Nervos periféricos, 325-329, 326*f*-327*f*
disfunção dos, 331
alterações autônomas dos, 331
alterações motoras dos, 331
alterações sensoriais, 331
denervação, alterações tróficas de, 331
estudos de condução nervosa, 337, 338*f*-339*f*
estudos eletrodiagnósticos, 337
método de estimulação plantar, 338, 339*f*
dor neuropática dos, 226
lesões dos, 192-193
movimento para saúde dos, 327-329
plexos, 326-327
braquial, 327, 328*f*
cervical, 327, 328*f*
lombar, 327, 329*f*-330*f*
sacral, 327, 329*f*-330*f*
Nervo trigêmeo (nervo craniano V), 18*f*-19*f*, 32*f*-33*f*, 62, 328*f*, 389-391, 389*f*-391*f*
Nervo troclear (nervo craniano IV), 59, 389, 433
distúrbios do, 435, 437*f*
Nervo vago (nervo craniano X), 18*f*-19*f*, 32*f*-33*f*, 68, 328*f*, 397, 397*f*-399*f*
Nervo vestibular, 448
lesões bilaterais do, 451
Nervo vestibulococlear (nervo craniano VIII), 18*f*-19*f*, 32*f*-35*f*, 63-66, 392-394, 392*f*, 394*f*
cóclea, 392-394, 395*f*
convertendo som para sinais neurais, 393-394, 395*f*
função auditiva no sistema nervoso central, 394, 396*f*
Neurite vestibular, 451
Neuroanatomia, 4-14
Neuroanatomia no nível celular, 4-5, 5*f*
Neuroangiografia, 92-94
Neurociência, 1-3
aprendizagens na, 1
organizações da, 1-2
raciocínio clínico diagnóstico, 3
Neurociência celular, 1
Neurociência cognitiva, 1
Neurociência comportamental, 1
Neurociência de sistemas, 1
Neurociência molecular, 1
Neurogênese, 146
Neuroimagem, 95
orientação por, 89*f*
Neuroinflamação, 114-115, 115*f*
Neuroma, acústico, 403-404, 405*f*
Neuroma acústico, 403-404, 405*f*, 423
Neuromoduladores, 125-127, 127*t*
acetilcolina. *Ver* Acetilcolina
peptídeos, 132-133
Neurônios, 2, 2*f*, 100
adrenérgicos, 174
aferentes, 111

Neurônios *(Cont.)*
canais de membrana, transmissão de informação por, 103, 103*f*
colinérgicos, 173-174, 174*f*
componentes dos, 101-102
convergência dos, 111-112, 112*f*
direção do fluxo de informações nos, 111
divergência dos, 111-112, 112*f*
eferentes, 102. *Ver* Funções neuronais eferentes de
estrutura dos, 100-103
interações entre, 111-112
partes dos, 101*f*
propagação da informação por, 103
tipos de, 102-103
células bipolares, 102-103, 102*f*
células multipolares, 102*f*, 103
Neurônios adrenérgicos, 174
Neurônios aferentes, 111
Neurônios colinérgicos, 173, 174*f*
Neurônios de primeira ordem
na via espinotalâmica, 203-204, 206
somatossensorial, 186-187, 186*f*
Neurônios de projeção, 199-200, 200*f*
Neurônios de projeção ascendente, 206-207
Neurônios eferentes
do sistema nervoso simpático, 175-178
para bulbosuprarrenal, 175, 176*f*
para órgãos abdominais e pélvicos, 175, 176*f*
para periferia, 175, 176*f*
para vísceras torácicas, 175, 176*f*
função dos, 111
Neurônios motores, 241-257
alfa e gama, 246-248
características dos, 248*t*
desordens dos, 255-256, 256*f*
estudos eletrodiagnósticos em, 253-255
grupos na medula espinal, 246, 248*f*
lesões, 253, 280*t*
miótomos e, 246, 248*t*
Neurônios motores gama, 191
Neurônios motores inferiores, 245-246
Neurônios nociceptivos centrais, 225*f*
Neurônios pós-sinápticos, 427
Neurônios sensoriais primários, 154
Neuropatia, 192-193
classificação de, 331-337, 331*t*
fibra pequena, 228, 228*f*
generalizada, 337
periférica. *Ver* Neuropatia periférica
Neuropatia de fibras pequenas, 228, 228*f*
Neuropatia motora e sensitiva hereditária (HMSN), 335-337
Neuropatia periférica
avaliação da, 339, 339*t*-340*t*
intervenções para, 339-340
Neuropeptídeos, 224
Neuroplasticidade, 137-149, 148*q*-149*q*
aprendizagem e memória, 138-140
efeitos de reabilitação, 147, 147*f*
habituação, 137-138
lesão cerebral, efeitos metabólicos da, 140-141, 141*f*
recuperação celular de lesão, 143-146
alterações sinápticas, 143-145

Neuroplasticidade *(Cont.)*
córtex cerebral, reorganização funcional de, 145, 145*f*
lesão axonal, 142-143, 142*f*
liberação de neurotransmissores, alterações relacionadas com a atividade em, 146
neurogênese, 146
Neuroporos, 152-153, 152*f*
Neurotransmissores, 101-102, 127*t*
ação dos, 125-127
acetilcolina. *Ver* Acetilcolina
agonistas, 129
aminas, 131-132
aminoácidos, 130-131
antagonistas, 129
ativação de canais iônicos, 128
cotransmissão de, 127*f*
efeitos de, 130*f*
facilitação e inibição pré-sináptica, 124-125
gânglios da base e, 302
lançamento de alterações relacionadas com a atividade em, 146
núcleos reticulares e, 410-411
acetilcolina, 410-411, 412*f*
dopamina, 410, 412*f*
norepinefrina, 411, 412*f*
serotonina, 411, 412*f*
peptídeos, 132-133
receptores sinápticos, 127-128
sistema de segundo mensageiro e, 128
usados pelo sistema eferente autônomo, 173-174
neurônios adrenérgicos, 174
neurônios colinérgicos, 173-174, 174*f*
receptores adrenérgicos, 174
receptores colinérgicos, 173–174, 174*f*
NGF. *Ver* Fator de crescimento nervoso
Nicotina, 130, 174
Nistagmo, 58, 61, 298, 437-438
Nistagmo à direita, 438
Nistagmo central, periférico *versus*, 461*t*
Nistagmo do olhar excêntrico, 61, 61*f*
Nistagmo espontâneo, 60
Nistagmo fisiológico, 60, 438
Nistagmo optocinético, 60, 61*f*, 432*f*, 437-438, 440*f*
Nistagmo patológico, 61, 438
Nistagmo periférico, central *versus*, 461*t*
Nível celular, 2
Nocicepção, 202
amplificação biológica da, 215
rápida *versus* lenta, 202
Nocicepção discriminativa (rápida), 203-204
Nocicepção espinotalâmica, 202
Nociceptores, 171
Nodos de Ranvier, 110-111, 111*f*
NOGO. *Ver* Inibidor do crescimento de neuritos
Nomeação, 51
Norepinefrina (NE), 132, 133*t*, 174
consciência e, 515
nos núcleos reticulares, 411, 412*f*
Núcleo amigdaloide, 9, 11*f*, 20*f*-21*f*, 525, 526*f*
Núcleo amigdaloide cerebelar, 18*f*-19*f*, 293

Núcleo caudado, 20f-23f, 26f-29f, 34f-35f
Núcleo cuneiforme, 200-201, 201f
Núcleo dentado, 28f-29f, 297
Núcleo dorsal, 294
Núcleo geniculado medial, 36f-37f
Núcleo grácil, 200-201, 201f
Núcleo lentiforme, 34f-35f, 302
Núcleo mamário, 16f-17f, 36f-37f
Núcleo oculomotor, 36f-37f
Núcleo pedunculopontino, 308
regulação dos gânglios da base do, 309
Núcleo posterolateral ventral (VPL), 201, 201f
Núcleos, 5
Núcleos da rafe pontina, 411
Núcleos de associação, 494f
Núcleos de retransmissão, 492, 494f
Núcleos inespecíficos, 494f
Núcleos reticulares, 410
Núcleos septais, 20f-21f
Núcleos talâmicos, 7, 11f, 493, 494f
Núcleos talâmicos do grupo mediano, 526f
Núcleo subtalâmico, 22f-23f, 302, 303f-304f
Núcleos vestibulares, vias que transmitem informações, 454t
Núcleo troclear, 38f-39f
Núcleo vermelho, 22f-25f, 36f-37f, 416

O

Obtundo, definição de, 50
Ocitocina, 496
Oftalmoplegia internuclear, 59, 60f, 435, 437f-438f
Olhar, direção do, 436, 439-441, 441f
Oligodendrócitos, 112, 113f, 114, 117
Oliva, 6f, 18f-19f, 32f-33f
Oliva inferior, 28f-29f
Optocinético, definição de, 437-438
Órgãos abdominais, 175, 176f
Órgãos otolíticos, 446f, 447-448
Órgãos pélvicos, 175, 176f
controle medular de, 365-366, 366f-367f, 367q
Órgãos tendinosos de Golgi (GTOs), 191, 193f, 361
função em movimento, 250, 250f
Orientação, 52
Orientar, definição de, 516-517
Oscilopsia, 451
OTGs. Ver Órgãos tendinosos de Golgi
Otólitos, 447-448
Óxido nítrico, 133

P

Palidotomia, 313-315
Parafasia, 538
Paralisia, 253, 267, 270f, 279t
Paralisia de Bell, 402, 403t, 404f
Paralisia de Erb, 249f, 379
Paralisia de Klumpke, 379
Paralisia supranuclear progressiva (PSP), 315, 519
Paraplegia, 267, 270f, 373

Parar de falar quando caminha, 81-82
Paresia, 253, 267, 270f, 275, 279t
Parestesia, 221
Parkinsonismo, 316
Parkinsonismo induzido por fármacos, 316
Partes do corpo, conceito de relação das, 54
Pedúnculo cerebelar médio, 32f-33f
Pedúnculo cerebral, 6f, 18f-23f, 30f-31f, 34f-35f
Pedúnculo da base, 415f, 416
Pedúnculos, 7
Pedúnculos cerebelares, 34f-35f, 293, 293t
Pele, 69
Pensamento divergente, 524
estruturas envolvidas no, 525f
perda de, 524
Peptídeo relacionado ao gene da calcitonina, 133, 134t
Peptídeos, 132-133. Ver também peptídeos individuais
Peptídeos opioides, 132-133, 134t
Peptídeos opioides endógenos, 132-133
Percepção, 428, 453, 503, 515
Percepção espacial, 540
Perda de consciência, 517
Perda vestibular bilateral, 455
Perda vestibular unilateral, 455, 455f
Periferia, 175, 176f
dor neuropática e, 225
Período refratário absoluto, 108, 110f
Período refratário relativo, 108, 110f
Períodos críticos, 158-159
Períodos refratários, 108, 110f
Perseveração motora, 507
Personalidade
características, 530
distúrbios de, 532
Pescoço, controle dos músculos do, 266, 268f
PET. Ver Tomografia por emissão de pósitrons
Pia-máter, 474
Pirâmides, 6f, 18f-19f, 32f-33f, 412
Placa alar, 153, 154f
Placa motora, 153
Placa neural, 152-153, 152f
Placas, 116, 117f
Plano motor, 52
Plano sagital, 4
Plano sagital mediano, 4
Plasmaférese, 115-116
Plasticidade dependente da experiência, 138-140
astrócitos para, 140
estimulação magnética transcraniana, 138-140
potenciação e depressão a longo prazo, 138, 139f
Plasticidade dependente de atividade. Ver Plasticidade dependente da experiência
Plasticidade dependente de uso. Ver Plasticidade dependente da experiência
Plasticidade. Ver Neuroplasticidade
Plexo braquial, 327, 328f
Plexo cervical, 327, 328f
Plexo lombar, 327, 329f-330f

Plexo sacral, 327, 329f-330f
Polineuropatia, 334-337, 334f
diabética, 334-335, 335f-336f, 336t
idiopática, 335
Polineuropatia diabética, 334-335, 335f-336f, 336t
Polineuropatia idiopática, 335
Ponte, 3f, 6f-7f, 14f-23f, 28f-29f, 414, 415f
controle de funções autônomas por, 171
Pontes cruzadas, 242
Pontes de actina-miosina fracas, 276-277
Posição vertical, orientação, 54
Postura, 273
Potenciação de longo prazo (LTP), 133, 138, 139f
Potenciais de ação, 105-111, 109f
como tudo ou nada, 108-111
comunicação sináptica e, 123, 124f
inibição pré-sináptica e, 125
na célula pós-sináptica, 123, 125f-126f
propagação dos, 106f, 108-109, 110f
Potenciais do receptor, 105, 106f
Potenciais elétricos
ação. Ver Potenciais de ação
local, 105-107, 106f
membrana de repouso, 103-105, 104f
receptor, 106f
sinapses nos, 123-125
sinápticos, 106f
Potenciais evocados somatossensitivos (SEPs), 209
Potenciais locais, 105-107, 106f
Potenciais pós-sinápticos, 123
Potenciais sinápticos, 105, 106f
Potencial de ação muscular (PAM), 254
Potencial de membrana de repouso, 103-105, 104f
Potencial pós-sináptico excitatório (EPSP), 123, 125f
Potencial pós-sináptico inibitório (IPSP), 123, 126f
Potência muscular rápida, 69
Pressão intracraniana, 478-490, 480f-482f, 480t
Prevalência, de distúrbios, 46-47
Princípio do tamanho de Henneman, 248-249
Processamento do corno dorsal, de informação nociceptiva, 213, 213t
Pronocicepção, 212, 215, 217f
Propriocepção, 320
Propriocepção consciente, 74, 200-202, 201f-202f
Prosopagnosia, 505
Proteína, no sarcômero, 243f
Proteínas de ligação a nucleotídeos de guanina (proteínas G)
ativação de canais iônicos, 128, 128f-129f
sistema de segundo mensageiro, 128, 129f
Proteínas G. Ver Proteínas de ligação a nucleotídeos de guanina
Protrusão lingual, 68, 68f
Putâmen, 10f, 20f-23f, 26f-27f, 302, 303f-304f

558 ÍNDICE

Q

Quadriplegia, 373
Quarto ventrículo, 8f, 12f
Quiasma óptico, 16f-19f, 30f-31f, 36f-37f
Quimiorreceptores, 171, 186

R

Radiação visual, 30f-31f
Radícula, 353-354
Radiculopatia, 379
Raízes dorsais, 353-354, 355f
  avulsão das, 227
Raízes ventrais, 353-354, 355f
Ramo, 356
Ramo anterior, 325
Ramo comunicante, 175
Ramo laríngeo superior, 328f
Ramo posterior, 325
Ramo vestibular, do nervo craniano VIII, 65–67
Ranvier, nodos de, 110-111, 111f
Reação ocular à inclinação, 455f
Receptores
  adrenérgicos, 174
  AMPA, 138, 139f
  do sistema nervoso autônomo, 171
    colinérgicos, 173–174, 174f
      mecanorreceptores, 171
      nociceptores, 171
      quimiorreceptores, 171
      termorreceptores, 171
  extrassinápticos, 128
  glutamato, 138
  inativação de, 133-134
  internalizado, 133
  membrana pós-sináptica e, 122, 123f
  nicotínico, 130
  N-metil-D-aspartato, 130-131, 138, 139f
  norepinefrina, 132
  serotonina, 132
  sináptico. Ver Receptores sinápticos
Receptores adrenérgicos, 174, 178f
Receptores AMPA. Ver Receptoresde ácido
  alfa-amino-3-hidroxi-5-metil-
  4-isoxazolepropiônico (AMPA)
Receptores articulares, 192, 193f
Receptores colinérgicos, 173-174, 174f
Receptores cutâneos, 189f-190f
Receptores de glutamato, 138
Receptores de N-metil-D-aspartato
  (NMDA), 130-131, 138, 139f
Receptores de opiáceos, 213-214
Receptores do ácido
  alfa-amino-3-hidroxi-5-metil-4-
  -isoxazolepropiônico (AMPA), 138, 139f
Receptores fásicos, 186
Receptores muscarínicos, 130
Receptores nicotínicos, 130
Receptores sensoriais, 186
Receptores sinápticos, 127-128
  acetilcolina, 129-130
  ativação de canais iônicos, 128
  dopamina, 131-132
  GABA, 127, 131t
  glutamato, 130-131
  norepinefrina, 132

Receptores sinápticos *(Cont.)*
  regulamentação, 133-134
  serotonina, 132
  sistemas de segundo mensageiro, 128
Receptores tônicos, 186
Recuperação, na memória declarativa, 513
Reflexo cutâneo, 251
Reflexo da córnea, 62, 63f
Reflexo de alongamento tônico, 269, 271f
Reflexo de estiramento fásico, 251, 251f
Reflexo de estiramento mandibular, 62
Reflexo de extensão cruzada, 363
Reflexo de luz pupilar, 55, 56f, 431, 431f
Reflexo de retirada, 251, 252f, 363
Reflexo plantar, 80, 81f, 85t
Reflexos
  anormal, 267-271
    clônus como, 269-270
    hiper-reflexia de estiramento fásico
      como, 269, 281f
    reflexo de alongamento tônico como,
      269, 271f
    reflexos cutâneos anormais como,
      267-269
    resposta de canivete como, 270-271
  diminuição ou perda de, 253
  medula espinal, 363, 363f-364f
Reflexos anormais, 267-271
  clônus como, 270
  hiper-reflexia de estiramento fásico como,
    269, 281f
  reflexo de estiramento tônico como, 269,
    271f
  reflexos cutâneos anormais como, 267-269
  resposta de "canivete" (*clasp-knife*) como,
    270-271
Reflexos espinais, 251
  teste dos, 78-80
Reflexos vestíbulo-oculares (RVOs),
    65, 65q, 66f, 436-437, 439f-440f,
    447
  testes de, 456–457, 457f
Reflexo tendíneo, 78, 79f-80f
Reflexo tônico cervical assimétrico, 159
Reflexo tônico cervical simétrico, 159
Reflexo tônico labiríntico, 159
Região cerebelar, 6-7, 8f
Região cerebral, correlações clínicas do
    sistema nervoso autônomo,
    181-182
Região espinal, 2, 3f, 6, 6f. Ver também
    Medula espinal
  alertas para, 381
  anatomia da, 352-358, 353f, 354t,
    382q-384q, 383f, 384t
    estrutura interna, 356, 358f
    meninges, 358
    nervos espinais, 356, 357f
    raízes dorsais, 353-354, 355f-356f
    raízes ventrais, 353-354, 355f
    ramo, 356
    segmentos medulares, 354, 354f
  compressão de, 380-381
  correlações clínicas do sistema nervoso
    autônomo na, 180-181
  desordens que afetam, 379-381
    compressão de, 380-381

Região espinal *(Cont.)*
  encefalopatia crônica da infância não
    progressiva (EPCINP) espástica,
    379
  esclerose múltipla, 379-380
  estenose do canal vertebral, 380-381
  lesões da raiz do nervo dorsal, 379
  lesões da raiz nervosa ventral, 379
  lesões nos gânglios da raiz dorsal, 379
  mielite transversa, 380
  mielomeningocele, 379
  mielopatia espondilótica cervical, 380
  siringomielia, 381
  tumores, 380
  disfunção dos efeitos na função do órgão
    pélvico, 369-372
  função motora, 249-252
    controle espinal da caminhada, 250-251
    coordenação da medula espinal na,
      249-251
    esquema do corpo proprioceptivo, 250
    função dos órgãos tendinosos de Golgi
      em movimento, 250, 250f
    inibição recíproca, 249, 250f
    reflexo cutâneo, 251
    reflexo de estiramento fásico, 251, 251f
    reflexos da coluna vertebral da, 251
    relação entre movimento reflexo e
      voluntário, 252
    sinergias musculares, 249-250
  lesões, 368f, 371t
    região periférica *versus*, 369
    sinais de disfunção do trato vertical,
      368-369
    sinais de disfunção segmentar, 366-367
  nervos da, 356
  síndromes, 369, 370f
    síndrome da cauda equina, 369
    síndrome da medula anterior, 369
    síndrome da medula central, 369
    síndrome da medula presa, 369
    síndrome de Brown-Séquard, 369
  tumores, 380
Região locomotora do mesencéfalo, 308
  regulação dos gânglios da base da, 309
Região periférica, 3f, 324-347, 340q-342q
  correlações clínicas do sistema nervoso
    autônomo, 180
Regiões, do sistema nervoso, 2
Reinervação muscular, sinais
  eletromiográficos de, 255
Relação espacial compreensão da, 53-54
Reorganização estrutural, 225
Repouso, atividade muscular em,
    254-255
Resistência ao alongamento do músculo,
    242, 245f-246f
Resposta ao estresse, 530-531, 531f
Resposta de *clasp-knife* (canivete),
    270-271
Ressonância magnética (RM), 87-92, 88t,
    89f, 313-315
  com contraste, 92
  contraindicação para, 89
  imagem de difusão, 92
    imagem ponderada por difusão, 92
    imagem por tensor de difusão, 92

Ressonância magnética (RM) *(Cont.)*
  ponderadas em T1 e T2, 90, 91*f,* 91*t,*
    93*f,* 95*f*
  recuperação de inversão atenuada
    por fluido, 91
  tipos de, 90
Ressonância magnética com contraste, 92
Ressonância magnética de inversão atenuada
  por fluidos (FLAIR), 90-91
Ressonância magnética funcional (RMf), 87,
  88*t,* 94, 94*f*
  da reorganização do córtex cerebral, 148*f*
Ressonância magnética ponderada em T1
  e T2, 90, 91*f,* 91*t,* 93*f,* 95*f*
Retina, informação da, para o córtex,
  427-428
Retração do axônio, 156-157
Retransmissores não conscientes, 208
Rigidez, 272*t,* 273, 273*f,* 310, 310*f*
Rigidez decorticada, 273, 273*f*
Rigidez descerebrada, 273, 273*f*
Rizotomia dorsal, 198*f,* 236-237
RM. *Ver* Ressonância magnética
RMf. *Ver* Ressonância magnética
  funcional
Ruptura, 333-334

S

Sacadas, 59, 60*f*-61*f,* 439, 441*f*
Sáculo, 447-448
SARA. *Ver* Sistema de ativação reticular
  ascendente
Sarcômeros, 242, 243*f*
  adaptação ao comprimento muscular,
    245, 247*f*
Schweizer, Pauline, 221
SCI. *Ver* Lesão da medula espinal
SDCR. *Ver* Síndrome da dor regional
  complexa
Seio dural, 9
Sensação, 185
  aguçada *versus* entorpecida, 62
Sensação de alfinetada, afiada, 74
Sensação do membro fantasma, 227
Sensações corticais, 73
Sensibilização central, 224, 226*f*
Sensibilização periférica, 210
SEPs. *Ver* Potenciais evocados
  somatossensoriais
Serotonina, 132, 133*t*
  consciência e, 515
  nos núcleos reticulares, 411, 412*f*
Sherrington, Charles, 137
Símbolos, definição de, 537
Sinais de disfunção segmentar, de lesões
  da região vertebral, 366-367
Sinais de trato vertical, 417-418
Sinais e sintomas psiquiátricos, 531-532
Sinais neurais, conversão do som para,
  393-394, 395*f*
Sinais visuais, 428
Sinal contralateral, 419, 419*f*-422*f*
Sinal de Babinski, 267, 271*f*
Sinal de Lhermitte, 100, 379-380
Sinal de Tinel, 226
Sinal ipsilateral, 419, 419*f*-422*f*

Sinal local, 363
Sinapse axodendrítica, 123, 125*f*
Sinapse axossomática, 123, 125*f*
Sinapses
  alterações, após lesão, 143-145, 144*f*
  comunicação das, 123
  distúrbios das, 134-135
  estrutura das, 122, 123*f*
  eventos nas, 122-123
  potenciais elétricos nas, 123-125
  tipos de, 125*f*
Sinapses axoaxônicas, 124, 125*f*
Sinapses silenciosas, 138
  desmascaramento de, 143-145
Sincinesia, 143
Síncope, 183
Síndrome alcoólica fetal, 162, 168*t*
Síndrome da cauda equina, 369, 371*t*
Síndrome da dor lombar crônica, 235-236,
  235*t,* 236*f*
  medicamentos para, 236
Síndrome da dor lombar, farmacoterapia
  baseada em evidências para, 231*t*
Síndrome da medula anterior, 369
Síndrome damedula central, 369
Síndrome de bloqueio, 423, 423*f*
Síndrome de Brown-Séquard, 369
Síndrome de desconexão, 423, 423*f*
Síndrome de dor regional complexa (SDCR),
  233-234, 233*q,* 233*f*-234*f,* 235*t*
Síndrome de Down, 518
Síndrome de empurrador, 493
Síndrome de Guillain-Barré, 115, 116*t,* 335
  degeneração axonal na, 116*f*
Síndrome de Horner, 180, 182*f*
Síndrome de imunodeficiência adquirida
  (AIDS), 114, 141
Síndrome de Ramsay Hunt, 403
Síndrome do trato motor,
  comprometimento da função motora
  e, 280*f*
Síndrome do túnel do carpo, 332-333, 333*f,*
  333*t*
Síndrome pós-pólio, 255, 255*f*
Síndromes de dor, 232-236, 239*t*
  síndrome de dor complexa regional,
    233-234, 233*q,* 234*f,* 235*t*
  síndrome de dor lombar crônica, 233*f,*
    235-236, 235*t,* 236*f*
Síndromes de sensibilidade central, 223*f,*
  228-232, 239*t*
  alertas para cefaleia e, 231
  cefaleia tipo tensional episódica e, 229
  doenças crônicas associadas a lesão chicote
    e, 231-232
  enxaqueca e, 229-231
  fibromialgia e, 228-229, 229*t,* 230*f*-231*f*
Síndromes do trato motor de início na idade
  adulta, problema de controle motor
  primário em, 274
Sinergia de flexão, 262
Sinergia, músculo, 249-250
  anormal, 274, 279*t*
Siringomielia, 381
Sistema de ativação reticular ascendente
  (SARA), regulação da consciência por,
  411, 413*f*

Sistema de memória declarativa, 9, 11*f,*
  20*f*-21*f*
Sistema de motor, 241-289, 242*f,* 257*q,*
  288*q*-289*q*
  emocional, 266
  neurônios motores de. *Ver* Neurônios
    motores
  região da medula espinal de. *Ver* Região
    da medula espinal
  somático 173
Sistema de movimento ocular, 435-442
  desordens do, 441-442, 442*t*
  testes para, 59-62
  tipos de, 436
Sistema de nocicepção medial, 204, 209,
  211*t*
Sistema do líquido cefalorraquidiano(LCR),
  473-477, 477*q*
  anatomia do, 9, 12*f,* 24*f*-27*f*
  formação e circulação do, 474-475, 475*f*
  meninges e, 474, 475*f*
  terapia craniossacral para, 476–477
  transtornos clínicos do, 475-477
  ventrículos e, 473-474, 474*f*
Sistema motor central, 260
Sistema motor emocional, 266
Sistema motor somático, vias eferentes
  do sistema nervoso autônomo *versus,*
  173
Sistema nervoso, 2, 3*f*
  alteração durante a infância, 158-159
    pescoço e reflexos vestibulares, 159,
      160*f*
  análise do, 1
  dano perinatal ao, 159-167
  desenvolvimento de nível celular do,
    156-158
  desenvolvimento do, 150-169
  desordens do, 159-167
  formação do, 152-156
    cérebro, 155, 156*t,* 157*f*
  periférico. *Ver* Sistema nervoso periférico
  propriedades físicas e elétricas de células,
    99-120
Sistema nervoso autônomo, 170-184, 182*f,*
  184*q,* 531
  correlações clínicas, 180-183
    hipotensão ortostática, 182-183
    na região cerebral, 181-182
    na região da coluna vertebral, 180-181
    na região do tronco encefálico, 181
    na região periférica, 180
    síncope, 183
    síndrome de Horner, 180, 182*f*
  fluxo de informação em, 171*f*
  neuroquímicos e receptores, 181*t*
  parassimpático, 178-179, 179*f*
    sistema simpático *versus,* 180, 180*f*
  receptores de, 171
    função visceral, regulação central da,
      171-172, 173*f*
    mecanorreceptores, 171
    nociceptores, 171
    quimiorreceptores, 171
    termorreceptores, 171
  simpático. *Ver* Sistema nervoso simpático
  vias aferentes do, 171, 172*f*-173*f*

Sistema nervoso autônomo *(Cont.)*
vias eferentes, 172-174
neurotransmissores usados por, 173-174
sistema motor somático *versus*, 172–173
Sistema nervoso central (SNC), 2, 6-9
desmielinização do, 116-117
dor neuropática e, 226
função auditiva dentro, 394, 396*f*
lesão axonal no, 143
suprimento arterial do, 480*t*
Sistema nervoso parassimpático, 178-179, 179*f*
sistema simpático *versus*, 180, 180*f*, 181*t*
Sistema nervoso periférico, 2, 6, 6*f*, 325, 325*f*
desmielinização do, 115-116, 116*f*
lesão axonal no, 142-143, 142*f*
Sistema nervoso simpático, 175-178
atividade nos vasos sanguíneos, 180*t*
funções de, 176-178
metabolismo, 178
na cabeça, 177, 177*f*
regulação da temperatura corporal, 177
regulação de vísceras, 177-178
regulação do fluxo sanguíneo do músculo esquelético, 177
neurônios eferentes do, 175, 175*f*
para a periferia e vísceras torácicas, 175, 176*f*
para bulbosuprarrenal, 175, 176*f*
para órgãos abdominais e pélvicos, 175, 176*f*
sistema parassimpático *versus*, 180, 180*f*, 181*t*
Sistema nervoso somático, 531
Sistema neuroendócrino, 531
Sistema nociceptivo lateral, 204, 211*t*
Sistema nociceptivo rápido, 204
Sistemas analgésicos supraspinais, fluxograma de, 214*f*
Sistemas antinociceptivos, 213-214, 215*f*-216*f*
Sistemas de segundo mensageiro, 128, 129*f*
Sistema somatossensorial central, 197-219, 219*q*
Sistema somatossensorial, lesões no, 209
Sistema somatossensorial periférico, 185-196, 186*f*, 196*q*
Sistemas verticais, 2, 2*f*
Sistema venoso, 487*f*, 488-489, 489*f*-490*f*
Sistema vestibular, 444-458, 458*q*
aparelho vestibular em, 445-448, 446*f*
avaliação, 455-457
canais semicirculares, 445-447, 447*f*
central, 451, 453*f*
distúrbios do, 448-451
central, 453-454, 454*t*, 456*f*
doença de Ménière, 451
enxaqueca, 454
fístula perilinfática, 451
lesão traumática, 451
lesões bilaterais do nervo vestibular, 451
lesões da via vestibulotalamocortical ou córtex vestibular, 454
neurite vestibular, 451
perda vestibular bilateral, 455

Sistema vestibular *(Cont.)*
perda vestibular unilateral, 455, 455*f*
periférico, 448-451, 449*t*, 454*t*, 456*f*
reabilitação em, 457-458
sinais e sintomas de, 448
tontura perceptivo-postural persistente, 454
vertigem posicional paroxística benigna, 449-450, 449*t*, 450*f*
vertigem posicional paroxística benigna atípica, 451
fascículo longitudinal medial e, 452*f*
órgãos otolíticos, 446*f*, 447-448
papel de, no controle motor, 451-453, 453*f*
teste sensorial, 456
Sistema vestibular central, 451, 453*f*
Sistema vestibular periférico, 445-448
Sistema visual, 426-443, 443*q*
informação transmitida da retina para o córtex, 427-428
transtornos do, 428-429
SNC. *Ver* Sistema nervoso central
Soma, 2*f*, 100
Somação temporal, 107, 107*f*
Soma espacial, 107, 107*f*
Somatossensação
dor. *Ver* Dor
funções da, 198
movimento e, 198
proteção contra lesões, 198
vias para o cérebro, 199, 199*t*
Somatotópico, definição de, 199
Somitos, 153, 153*f*
Sono, 411
SPGs. *Ver* Geradores de padrão de passos
Substância branca, 4-5
Substância branca subcortical, 497-500, 498*f*, 500*t*
lesões da, 500
Substância cinzenta, 5-6
Substância cinzenta periaquedutal (PAG), 36*f*-39*f*, 207
Substância negra, 22*f*-25*f*, 36*f*-39*f*, 302, 303*f*-304*f*
Substância P, 133, 134*t*
Subtálamo, 7, 22*f*-23*f*, 492*f*, 497
Subtipo da doença de Parkinson: dificuldade de marcha com instabilidade postural, 309-310, 311*t*
Sulco, 7-8
Sulco calcarino, 8*f*, 16*f*-17*f*
Sulco central, 8*f*, 14*f*-17*f*
Sulco do cíngulo, 16*f*-17*f*
Sulco lateral, 8*f*
Sulco neural, 152-153, 152*f*
Sulco parieto-occipital, 8*f*, 16*f*-17*f*
Suprimento de sangue, 478-490, 480*f*-482*f*, 480*t*
cerebelo, 9
hemisférios cerebrais, 9-10
no cérebro, 9-10, 13*f*
tronco encefálico, 9
Suprimento vascular, distúrbios do, 479
Surdez, 145
Surdez condutiva, 403
Surdez neurossensorial, 403-404

T
Tálamo, 7, 7*f*, 10*f*-11*f*, 16*f*-17*f*, 22*f*-29*f*, 34*f*-35*f*, 155, 492-493, 493*f*
regulação autonômica e, 171
Tálamo motor, 308
regulação dos gânglios da base do, 309
Tálamo posterior, 30*f*-31*f*
Talamotomia, 313-315
Tato grosseiro, 187
Tato leve, 72-73, 187, 200-202, 201*f*
teste de limiares táteis para, 73, 73*f*
teste de localização para, 72, 72*t*
Teste de toque *Ipswich*, 72, 73*f*
TC. *Ver* Tomografia computadorizada
TCE. *Ver* Traumatismo cranioencefálico
TDAH. *Ver* Transtorno do Déficit de Atenção e Hiperatividade
Tecidos conjuntivos, 327-329
Técnicas de imagem funcional, 94
Tegmento do mesencéfalo, 16*f*-17*f*, 415*f*, 416
Telencéfalo, 155
Temperatura, 202
regulação do corpo de, 177
Temperatura corporal, regulação da, 177
Temperatura discriminativa, 203-204
sensação, 74
Tentório do cerebelo, 12*f*
Teoria do contrairritante, 213, 213*f*
Teoria do portão da dor, 212-213
Terapia com imunoglobulina intravenosa, 116
Terapia craniossacral, para o LCR, 476–477
Terapia de caminhada robótica, 284
Terapia de movimento induzido por restrição (CIMT), 137, 148*f*, 283
Terapia do espelho, 227*f*
Terapia robótica, 283
Terceiro ventrículo, 12*f*, 24*f*-25*f*, 34*f*-35*f*
Terminais pré-sinápticos, 101-102, 122
Terminal pós-sinántico, 122
Termorreceptores, 171, 186-187
Termorregulação ruim, 376-377
Teste clínico, 338
Teste de calcanhar-joelho, 76, 78*f*
Teste de caminhada em tandem, 81, 86*t*
Teste de cobertura, 58, 58*f*
Teste de coordenação, 76-78
Teste dedo-dedo, 76
Teste dedo-nariz, 76, 78*f*
Teste de impulso da cabeça (exame HINTS – *Head-Impulse-Nystagmus-Test-of-Skew*), 468, 468*f*
Teste de limiares táteis, para toque leve, 73, 73*f*
Teste de nomeação de categoria de um minuto, 51
Teste de nomeação de um minuto, 52
Teste de Rinne, 64, 64*f*
Teste de rolagem supina para o lado, 67, 67*t*
Teste de Romberg, 80, 82*f*, 193
Teste de status mental, 50-54
comportamento direcionado por objetivos, 52
fala, 51
linguagem, 51
memória declarativa, 51-52

ÍNDICE   561

Teste de status mental *(Cont.)*
 nível de consciência, 51
 orientação, 52
 teste mundial ou teste de amplitude
  dos dedos, 51
Teste de Toque Ipswich, 72, 73*f*
Teste de toque leve, 62, 62*f*
Teste de Weber, 64, 64*f*
Teste especial, 50
Teste motor, 68-69
Teste muscular manual, 69
Teste que aponta o passado, 64-65, 64*f*
Testes autônomos, 68
Testes de cobertura e de cobertura
  alternativa, 58
Teste somatossensorial, 72-75
Teste somatossensorial rápido, 72
Testes provocativos, 461, 461*t*
Teto do mesencéfalo, 416
Teto, mesencéfalo, 16*f*-17*f*, 408
Tetraplegia, 267, 270*f*, 373
Tireotropina, 495
Titina, 242, 243*f*
Tizanidina, 285*t*
Tomada de decisão social, 529-530, 530*f*
Tomografia computadorizada (TC), 87-88,
  88*t*, 90*f*, 93*f*
 realce com contraste, 88
Tomografia computadorizada com contraste,
  88
Tomografia por emissão de pósitrons (PET),
  87, 88*t*, 94, 94*f*
Tontura, 442-443
Tontura contínua espontânea, 463
Tontura contínua traumática/tóxica, 463
Tontura crônica espontânea e instabilidade,
  472, 472*f*
Tontura episódica desencadeada por início
  agudo, 464-465, 464*f*-465*f*
Tontura episódica espontânea, 463
Tontura postural perceptual persistente, 454
Tontura traumática, 469, 469*f*
Tontura/vertigem, 459-472
 abordagem tradicional *versus* baseada
  em evidências para, 460
 diagnóstico diferencial de, 460-461, 460*t*
  data de início, 460
  desencadeamento de tontura crônica
   e instabilidade, 471, 471*f*
  gatilhos, 460
  início agudo desencadeando tontura
   episódica, 464–465, 464*f*-465*f*
  sinais oculomotores, 460
  testes direcionados, 461, 468*f*
  testes provocativos para indicações
   específicas, 461, 461*t*
  tontura contínua espontânea de início
   agudo, 468, 468*f*
  tontura contínua traumática/tóxica
   de início agudo, 469
  tontura e instabilidade crônica
   espontânea, 472, 472*f*
  tontura episódica espontânea de início
   agudo, 466-467, 467*f*
 frequência de causas específicas de, 462
 início agudo, 463, 463*f*
 processo diagnóstico de, 462

Tontura/vertigem *(Cont.)*
 sinais e localização de lesão de, 461*t*
 teste para, 65-67, 65*q*
 toxinas que causam, 469
Tontura/vertigem contínua espontânea
  de início agudo, 468, 468*f*
Tontura/vertigem contínua traumática/
  tóxica contínua, 469
 questões de triagem para, 469
Tontura/vertigem de duração crônica
  e instabilidade, 470, 470*f*
Tontura/vertigem de início agudo, 463, 463*f*
Tontura/vertigem episódica espontânea de
  início agudo, 466-467, 467*f*
Tônus muscular
 anormal, 253, 272-273, 272*t*, 279*t*
 resistência ao alongamento passivo e, 70,
  71*f*, 242-245
Tônus muscular anormal, 253, 272-273,
  272*t*, 279*t*
Tônus muscular normal, 272*t*
Toque, 52, 53*f*
Toque discriminativo, informação
  proprioceptiva consciente e, 203*f*
Toque grosseiro, 202, 204
 discriminativo, 203-204
Toxina botulínica (BTX), 129, 283, 285*t*,
  337
Toxinas, tontura causada por, 469
Trabéculas aracnoides, 474
Transmissão efáptica, 224, 226
Transporte anterógrado, 101*f*, 102
Transporte axoplasmático, 101*f*, 102
Transporte retrógrado, 101*f*, 102
Transtorno associado ao chicote cervical
  (*whiplash*) crônico, 231-232
Transtorno bipolar, 531-533
Transtorno de ansiedade generalizada, 532
Transtorno de ansiedade social, 532
Transtorno de coordenação do
  desenvolvimento (DCD), 165
Transtorno de estresse pós-traumático,
  532-533
Transtorno de sintomas somáticos, 533
Transtorno de Tourette, 318, 532
Transtorno do déficit de atenção e
  hiperatividade (TDAH), 166, 518
Transtorno do pânico, 132, 532
Transtorno obsessivo-compulsivo, 532
Transtornos de ansiedade, 532-533
Transtornos do desenvolvimento, 159-167,
  169*q*, 168*t*
 atrofia muscular espinal, 162
 autismo, 166-167
 defeitos do tubo neural, 159-161,
  161*f*-163*f*, 161*t*, 164*t*
 deficiência intelectual, 163, 163*f*
 encefalopatia crônica da infância
  não progressiva. *Ver* Encefalopatia
  crônica da infância não progressiva
  (EPCINP)
 exposição à cocaína no útero, 162-163
 exposição ao álcool no útero, 162-163
 localização celular anormal, 163
 malformação do prosencéfalo, 167
 medula espinal presa, 161-162, 163*f*
 tempo de, 168*t*

Transtornos do desenvolvimento *(Cont.)*
 transtorno de coordenação
  do desenvolvimento, 165
 transtorno do déficit de atenção
  com hiperatividade, 517-518
 transtornos do espectro do autismo,
  166-167, 167*t*
Transtornos do espectro do autismo,
  166-167, 167*t*, 533
Transtornos hipercinéticos, 316-319
Transtornos hipocinéticos, 309-316
Transtornos neurológicos, 44-82
 incidência e prevalência de, 46-47, 47*f*
Transtornos psiquiátricos, 532-533, 534*t*
Trato córtex-tronco encefálico, 266, 268*f*
Trato corticospinal lateral, 264-265, 266*f*
Trato corticospinal medial, 263-264
Trato dorsolateral, 203
Trato espinocerebelar anterior, 295
Trato espinolímbico, 207
Trato espinomesencefálico, 207
Trato espinorreticular, 207
Trato espinotalâmico, 36*f*-39*f*, 199, 204
Trato motor, 258-289
 comparação com neurônio motor e, 280*t*
 inespecífico, 266, 267*f*
 lateral, 260, 261*f*, 264-265, 265*f*
 lesões do, 282-283, 282*f*
  características e diferenças do, 282-283
  eletromiografia de superfície para,
   280-282
  intervenções para deficiências
   secundárias do, 283-285
  locais e tipos de, 287*f*
  sinais de, 266-274
 medial, 260-264, 261*f*-263*f*
 para a medula espinal, 260-266
Trato motor lateral, 260, 261*f*, 264-265,
  265*f*
Trato motor medial, 260-264, 261*f*-263*f*
Trato olfativo, 18*f*-19*f* 30*f*-31*f*
Trato óptico, 6*f*, 18*f*-23*f*, 30*f*-31*f*, 36*f*-37*f*
Trato reticulospinal, 262-263
 superatividade do, 264*f*, 273-276, 276*f*
Trato rostrospinocerebelar, 295
Trato rubrospinal, 264
Tratos cerúleo-espinal, 266, 267*f*
Tratos de *feedback* interno, 295
Tratos espinocerebelares, 208, 294, 297
Tratos rafespinais, 266, 267*f*
Trato tectorreticular, 38*f*-39*f*
Trato vestibulospinal lateral, 263, 452-453
Trato vestibulospinal medial, 263, 452-453
Traumatismo cranioencefálico (TCE), 534,
  535*t*
 lesão axonal da, 141
Treinamento em esteira, suporte para peso
  corporal no, 283-284, 284*f*
Tremor cerebelar, 253
Tremor de "rolar pílulas", 310
Tremores, 252-253, 253*t*
 ação, 298
 na doença de Parkinson, 253
Tremores de ação, 252, 298, 310
Tremores de intenção, 76, 252, 253*t*
Tremores de repouso, 252, 253*t*, 310
Tremores ortostáticos, 252, 253*t*

562 ÍNDICE

Tronco encefálico *(Cont.)*
Tremores posturais, 252
Tremor psicogênico, 253
Tríade próxima, 431, 432*f*-433*f*
Trissomia do 21, 168*t*, 518
Troca de atenção, 517
Tronco encefálico, 2, 6-7, 6*f*, 8*f*, 14*f*-15*f*, 18*f*-19*f*, 408, 409*f*, 424*q*-425*q*
  anatomia do, 408
    cortes longitudinais do, 408
    tratos verticais no, 408, 408*t*, 410*f*
  bulbo, 411-414, 414*f*
    anatomia externa do, 409*f*, 412
    funções do, 413-414
    inferior, 412-413, 414*f*
    superior, 413, 414*f*
  cerebelo, 416
  correlações clínicas do sistema nervoso autônomo, 181
  distúrbios do, 417-424
    funções vitais do, 419
    isquemia, 420*f*-422*f*, 423-424
    lesões do trato corticoencefálico, 417-418
    quatro Ds, 419
    sinais do trato vertical, 417-418
    sinal contralateral, 419, 419*f*-422*f*
    sinal ipsilateral, 419, 419*f*-422*f*
    tumores no, 423
  formação reticular, 408-410, 411*f*
  mesencéfalo, 416
    pedúnculo da base, 415*f*, 416
    teto do mesencéfalo, 416
  núcleos reticulares, neurotransmissores/neuromoduladores e, 410-411
    acetilcolina, 410-411, 412*f*
    dopamina, 410, 412*f*
    norepinefrina, 411, 412*f*
    serotonina, 411, 412*f*
  ponte, 414, 415*f*
  regra dos quatro, 416-417, 418*f*
  regulação da consciência, pelo sistema de ativação reticular ascendente, 411, 413*f*
  suprimento arterial para, 416, 417*f*
  tegmento do mesencéfalo, 415*f*, 416

Tropia, 58, 441-442
Tubo neural
  defeitos do, 159-161, 161*f*-163*f*, 161*t*, 164*t*
  formação do, 152-153, 168*t*
  relação com outras estruturas em desenvolvimento, 153-155, 154*f*-155*f*
Túbulos T (transversos), 242
Tumores
  da região da coluna vertebral, 380
  do cérebro, 508-509, 509*q*
  do tronco encefálico, 423

U

Unco, 18*f*-19*f*, 28*f*-29*f*
Unidades motoras, 248-249, 248*f*
Utrículo, 447-448

V

Varicela-zóster, 209, 209*f*, 210*t*
Varredura visual, 53, 53*f*
Vasos de capacitação, 177
Venografia por ressonância magnética (MRV), 98*f*
Ventrículo lateral, 12*f*, 20*f*-21*f*, 24*f*-25*f*, 28*f*-29*f*, 34*f*-35*f*
Ventrículos, 155, 158*f*, 474*f*
Vertigem posicional paroxística benigna (VPPB), 449-450, 449*t*, 450*f*
Vestibulocerebelo, 293-294, 295*f*, 298*t*, 451
Via cuneocerebelar, 295
Via divergente
  com neurônios de projeção, 204-207
  somatossensorial, 199, 199*t*
Via espinocerebelar posterior, 294
Via espinolímbica, 202
Via espinotalâmica, 203-204
  coluna dorsal/lemnisco medial e, 204
  neurônios de primeira ordem na, 203-204
  neurônios de segunda ordem na, 204
  neurônios de terceira ordem na, 204
Via evitar-recompensar *(avoidance-seeking)*, 527

Via inconsciente, 199, 199*t*
Via retribuição-recompensa, 527, 528*f*
Vias aferentes do sistema nervoso autônomo, 172*f*
Vias de alta fidelidade, 294-295, 297*f*
Vias de baixa fidelidade, 199
Vias de hiperdirecionamento, 306-307
Vias de retransmissão conscientes, 199–204, 199*t*
  nocicepção discriminativa (rápida) e temperatura e toque grosseiro, 203-204
  nocicepção, temperatura e toque grosseiro, 202
  propriocepção consciente, 200-202, 201*f*
Vias eferentes do sistema nervoso autônomo, 172-174
  neurotransmissores usados por, 173-174
  sistema motor somático *versus*, 173
Vias Go, 307
  efeito da dopamina, 309
Vias nociceptivas rápidas, 207*f*
Vias No-Go, 307
  efeito da dopamina nas, 309
Via vestibulotalamocortical, lesões da, 454
Vibração, 74, 75*f*
Vírus da imunodeficiência humana (HIV), 114
Visão, 53
Visão cega, 429
Visão geral de neurologia, 1
Vísceras
  regulação central das, 171-172
  regulação simpática das, 177-178
Vísceras torácicas, 175, 176*f*
VPPB. *Ver* Vertigem posicional paroxística benigna

Z

Zona de gatilho, 108
Zóster, 379

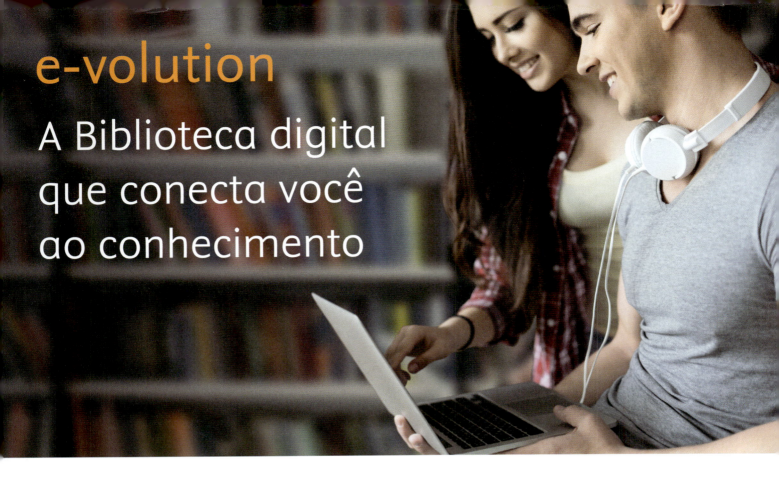

e-volution
A Biblioteca digital que conecta você ao conhecimento

Conheça o e-volution: a biblioteca digital multimídia da Elsevier, que oferece uma experiência completa de ensino e aprendizagem a todos os usuários.

Conteúdo Confiável
Consagrados títulos Elsevier nas áreas de Saúde, Exatas e Humanas.

Uma experiência muito além do e-book
Amplo conteúdo multimídia que inclui vídeos, animações, banco de imagens para download, testes com perguntas e respostas e muito mais.

Interativo
Realce o conteúdo, faça anotações virtuais e marcações de página. Compartilhe informações por e-mail e redes sociais.

Conveniência
Acesso móvel e download ilimitado de e-books, que permite acesso a qualquer hora e em qualquer lugar.

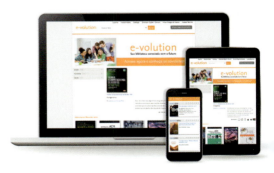

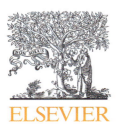
ELSEVIER

Conheça mais em: www.evolution.com.br
Para maiores informações, consulte a biblioteca de sua instituição.